运动医学手术技术图谱
技巧与陷阱

Illustrated Tips and Tricks in

Sports Medicine Surgery

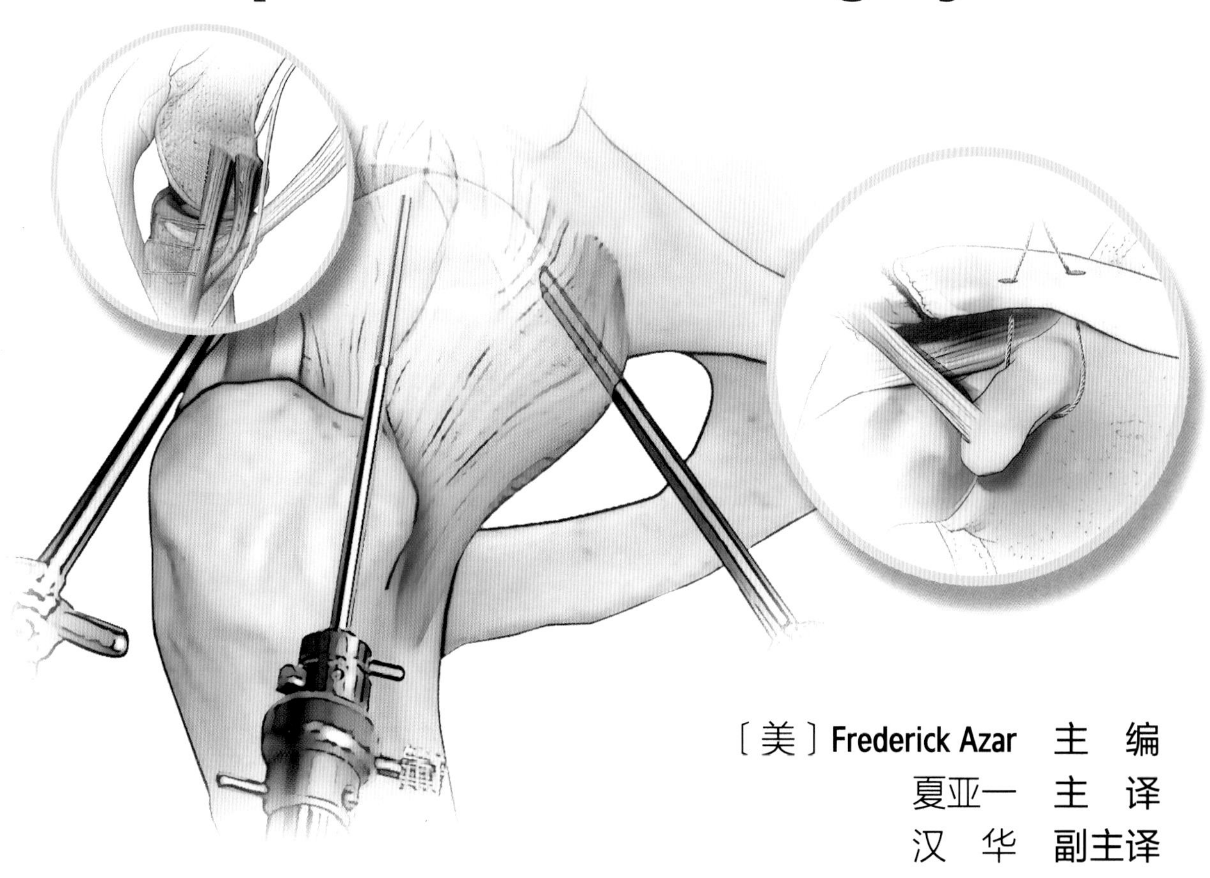

〔美〕Frederick Azar 主 编

夏亚一 主 译

汉 华 副主译

北京科学技术出版社

本书中提供了正确的适应证，以及副作用和用药方法，但这些都有改变的可能。强烈希望读者阅读本书提到的药物的生产厂家所提供在包装上的信息。作者、编辑、出版人、发行商不对任何错误或忽略负责，不对应用本书中的信息后可能造成的任何结果负责，也不会对出版物内容进行明确或不明确的承诺。作者、编辑、出版人、发行商对与本出版物相关的人身或财产伤害不承担任何责任。

著作权合同登记号：图字 01-2019-6469 号

图书在版编目（CIP）数据

运动医学手术技术图谱：技巧与陷阱 /（美）弗雷德里克·阿扎（Frederick Azar）主编；夏亚一主译 .—1 版 .—北京：北京科学技术出版社，2020.1

书名原文 : Illustrated tips and tricks in sports medicine surgery

ISBN 978-7-5714-0514-4

Ⅰ.①运… Ⅱ.①弗… ②夏… Ⅲ.①运动性疾病—外科手术—图谱 Ⅳ.① R658-64

中国版本图书馆 CIP 数据核字（2019）第 218421 号

运动医学手术技术图谱：技巧与陷阱

作　　者：[美] Frederick Azar
主　　译：夏亚一
责任印制：吕　越
责任编辑：杨　帆
出 版 人：曾庆宇
图文制作：北京永诚天地艺术设计有限公司
社　　址：北京西直门南大街 16 号
出版发行：北京科学技术出版社
电话传真：0086-10-66135495（总编室）
0086-10-66161952（发行部传真）
邮政编码：100035
0086-10-66113227（发行部）
电子信箱：bjkj@bjkjpress.com
网　　址：www.bkydw.cn
经　　销：新华书店
印　　刷：北京利丰雅高长城印刷有限公司
开　　本：889mm × 1194mm　1/16
字　　数：800 千字
版　　次：2020 年 1 月第 1 版
印　　张：34.75
ISBN 978-7- 5714-0514-4 / R · 2675
印　　次：2020 年 1 月第 1 次印刷

定价：468.00 元

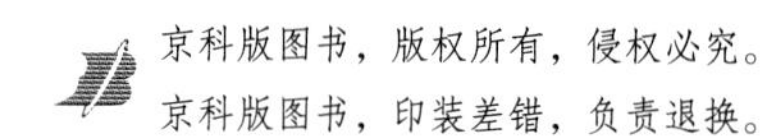

译者名单

主　译：夏亚一

副主译：汉　华

委　员（按编译次序排列）：

董海涛　谭小义　韵向东　张成俊　敏思聪

吴　萌　姜　金　靳佳欣　徐立虎　夏亚一

汉　华　盛晓赟　耿　彬　赵良功　姚长江

郭来威　张世峰　滕元君　王　红

序 言

20多年前，我开始筹划编写《Harborview骨折手术技巧图解》一书，这是此系列丛书的第一部。这本学术专著不仅需要内容简洁、提纲挈领，还要图文并茂，涵盖大量解剖图、影像检查图、术中影像图等。该书收集了大量Harborview医学中心拍摄的骨折固定照片，对于许多骨科医师很具吸引力，尤其是规培医师和社区医师，他们需要了解骨折伤后即时处理的技巧和容易发生失误的地方。第一版于2011年成功发行后，相继被译成多国文字在世界范围内广泛传播，更新后的第二版也于2018年问世。

有了第一版的成功经验，在撰写第二版《Harborview骨折手术技巧图解》时，我与Brian Brown（威科医疗执行编辑）讨论了在这个系列中增加一本有关矫形骨科和运动医学内容的图书的设想。我们联系到Frederick Azar医师，提议由他组织撰写一部涉及运动医学和关节镜方面相关的“技巧与陷阱”的专著。在Azar医师与他的同事们的努力下，最终梦想成真。

M. Bradford Henley, MD, MBA

前 言

正如书名所示，写作本书的目的是分享骨科专家们如何处理运动医学技术难点。为了易于获取技巧和了解陷阱，本书涵盖相关的解剖学、手术适应证、禁忌证和可供选择的治疗方案等内容，同时配有手绘图、手术照片和手术视频以进一步佐证手术技术。

虽然本书章节庞杂，参与作者众多，但在Tim Rinehart和其他威科医疗专家，尤其来自坎贝尔基金会的Wolters Kluwer和Kay Daugherty等人的协助下，编者之间及时沟通，章节校订迅速，整个写作过程推进顺利。

我想把最诚挚的谢意送给从事运动医学的“大咖”医师，他们愿意与我们分享其专业知识和手术技术。不论你在进行第1次还是第100次手术，你总能从本书中学到新的知识——对此我深信不疑。衷心希望骨科住院医师、主治医师和主任医师都能感觉到这是一部有助于他们更好地处理发生在各年龄段的各种运动损伤的书籍。

Frederick M. Azar, MD

悼念：

本书撰写期间，我们非常痛心地失去了一位运动医学最坚定的支持者——Allen Anderson医师。40多年来，他为各个年龄段和各种运动项目的运动员提供了一流的治疗。他的高超技术和热情使许多运动员很快重返高水平赛场。我们十分怀念他的温情和友善，也为不能继续分享他的专业技术和知识感到痛心疾首，但值得欣慰和自豪的是在本书中收录了他所撰写的部分内容（与他的儿子Chris Anderson一起撰写）。

目 录

肩

肘

髋

膝

足和踝

第1章

肩关节镜原理

（W. STEPHEN CHOATE, JASON P. ROGERS, RICHARD J. HAWKINS）

无菌仪器/设备

- 镜头。
  - 肩关节镜常用的光纤镜头直径是4mm，角度30°。
  - 偶尔使用70°镜头，用以最大程度扩大后侧入路视野，消除“锐角效应”，从而避免入路的狭窄。
  - 用于肩胛下肌修补术、Bankart术或前盂唇脱套样撕脱修补术（ALPSA）、喙锁韧带重建术和锁骨远端切除术。
- 标准关节镜吊塔。
  - 显示器、光源、刨削动力系统、射频消融装置、打印机。
  - 观察屏幕位于患者头部正上方或者稍微偏下一点，以方便建立侧卧位时的工作通道。
  - 双向流入流出关节镜灌注泵是管理灌注液的首选设备，有利于控制进入关节腔灌注液体的压力。
  - 考虑到出血和液体渗出的因素，灌注液体的压力设定为35~75mmHg。
  - 使用加入肾上腺素（0.33mg/L）的无菌生理盐水作为灌注液，可有效提高术野清晰度，减少手术时间和灌注液体使用量[1]。
- 关节内或肩峰下器械。
  - 钝性摄像穿刺锥和双端口套管，入水管与灌注液管相连，但出水管不与负压吸引装置相连。
  - 抓线器是一种环形装置，分为有齿和无齿两种，用于去除游离体或异物，抓持缝合线，松解牵拉组织。
  - 探钩。
  - 双极射频热消融（RFA）装置。笔者喜好使用头端为90°的电极头。
  - 动力装置，一般来说，使用3.5~4.5mm骨刀更易于松解增生的骨质及软组织（例如肩峰下减压、锁骨远端切除术）。
  - 对于硬化骨，使用3.0~5.0mm的圆柱形磨钻头反转打磨硬化骨质。

麻醉

- 全身麻醉结合肌间沟区域阻滞麻醉是最好的选择。
  - 这种麻醉方式不但降低了患者术后疼痛评分，同时降低了术后给予额外止痛剂的概率[2]。
  - 单侧膈肌麻痹是肌间沟阻滞的已知并发症，可导致术后呼吸衰竭。
- 低血压麻醉是为了减少出血，从而优化术野清晰度。
  - 这时目标血压是收缩压100mmHg，表示患者的收缩压与手术室灌注液体压力差值小于49mmHg。

麻醉下检查

- 在所有肩关节损伤或疾病患者中，选择性筛选全关节囊粘连的患者，予以松解(图1–1)。

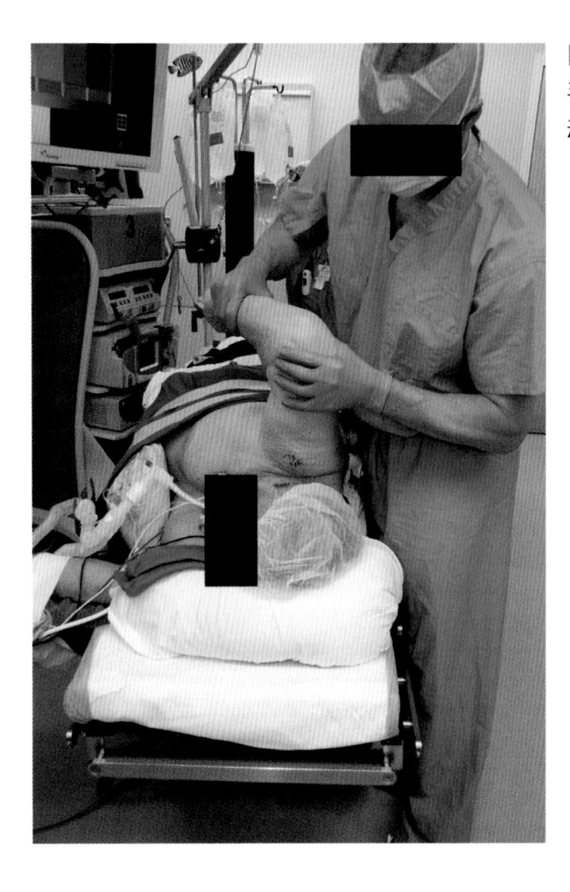

图1–1 肩关节稳定时，麻醉下对侧卧位患者的手术侧肩关节进行检查，检查多个平面的被动活动度以评估关节囊的粘连程度

- 平移和稳定性诱发试验对于确定不稳定的方向和严重程度非常重要。这项检查中患者最好取仰卧位，以便与对侧正常肩关节进行对比，同时这个体位下肩胛骨更容易固定。
  - 应避免过度的负荷和位移测试，这可能导致出血并影响术中的手术视野。
- 对于不稳定的肩关节，必须检查双侧肩关节的多方向松弛度。

患者体位

- 一般原则。
  - 与麻醉小组沟通，对于确保患者头部和颈部的安全位置及气道的安全至关重要。气管插管的管道应固定在非手术侧。

- 确保手术侧肩关节前内侧无障碍物影响手术入路的建立。
- 铺单后的手术区域应尽量广泛，手术区域两侧的无菌单大小一致，避免由于无菌单一侧悬垂引起手术区域面积缩小。
- 为了防止灌注液渗漏及术区污染，在牵引之前使用贴膜将手臂牵引带与术区隔离。
- 无菌贴膜覆盖腋窝，尤其是男性患者，以避免手术切口污染。
- 患者所有骨性突起的部分均应放置衬垫。

- 侧卧位（LDP）。
  - 对于几乎所有的肩关节镜手术，笔者更喜欢使用这个体位。因为侧向牵引有助于增加盂肱关节及肩峰下间隙的空间，有助于观察盂唇病变及肩袖损伤。可顺利进入肩关节后侧入路。此外这种体位不会增加因为低血压和心动过缓引起脑血流灌注不足的风险。
  - 如有转开放手术计划时，则使用沙滩椅位（BCP）。
  - 患者侧卧于标准手术台上，手术侧肩朝上。小心地将患者移到床的顶部和手术侧，以便在手术时顺利进入。
  - 泡沫垫用以保护对侧手臂（桡尺神经）、大转子、腓骨头（腓总神经）、外踝和足跟部。枕头放在双侧膝和双侧踝之间。
  - 为了使关节盂与地面平行，使用真空豆袋（沙袋）将骨盆和下半身固定，以使躯干向后倾斜20°~30°（图1–2）。

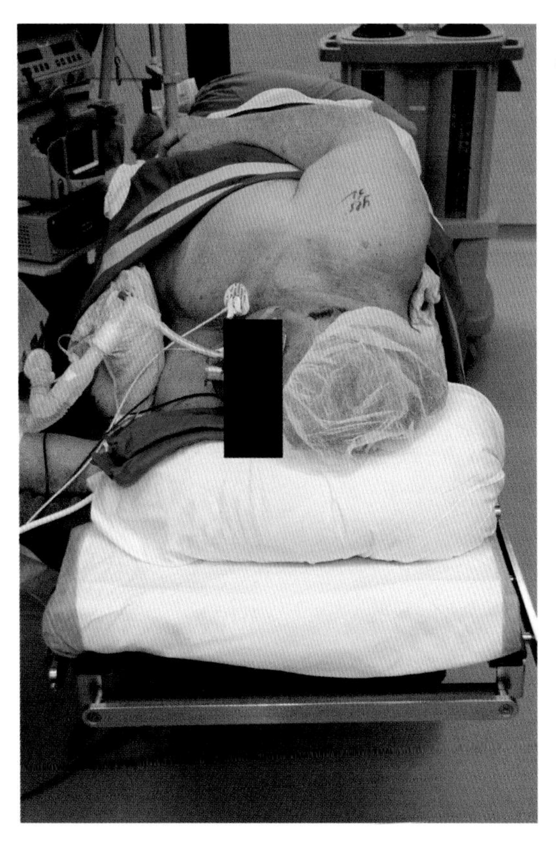

图1–2　手术肩部后倾约20°，使关节盂面与地面平行，便于手术入路进入和观察

  - 腋柱有助于降低臂丛神经张力，同时有助于通气。
  - 蓝色毛巾、胶带和（或）厚的皮带有助于将豆（沙）袋固定在上半身周围，防止手术过程中出现体位变化和肩部下垂（图1–3）。

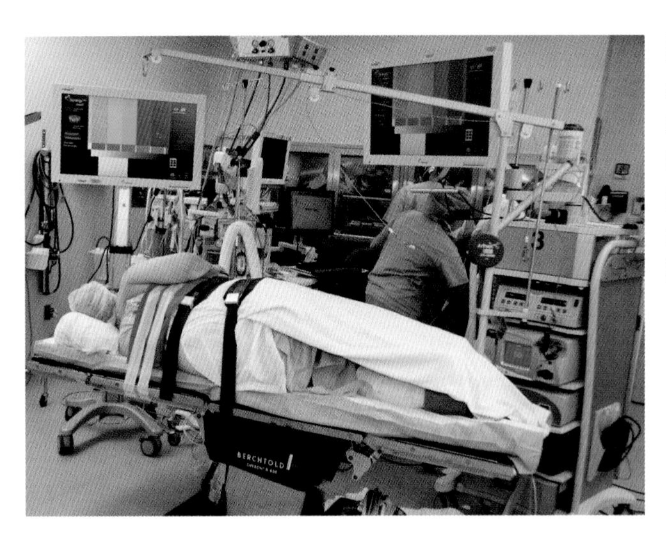

图1–3 手术过程中，肩部逐渐后垂是一个问题。除了用安全带保护身体外，还发现蓝色毛巾和胶带有助于保护患者上身周围的豆（沙）袋，从而使肩部下垂的可能性降到最低。手术台旋转90° 远离麻醉区域，以便手术顺利进行

- 侧臂支架。
  - 笔者更喜欢在床的非手术侧底部锚定一个加重牵引塔。
  - 牵引袖套尽量绑在腋窝处，防止牵引袖套滑落（图1–4）。
  - 为了产生不同程度的外展和前屈，牵引力（4.5kg）在可调缆绳和滑轮之间移动。
  - 在轻微外展（20°）时，通过腋窝牵引带的侧向牵引力，改善盂肱关节盂唇的操作空间（图1–5）。

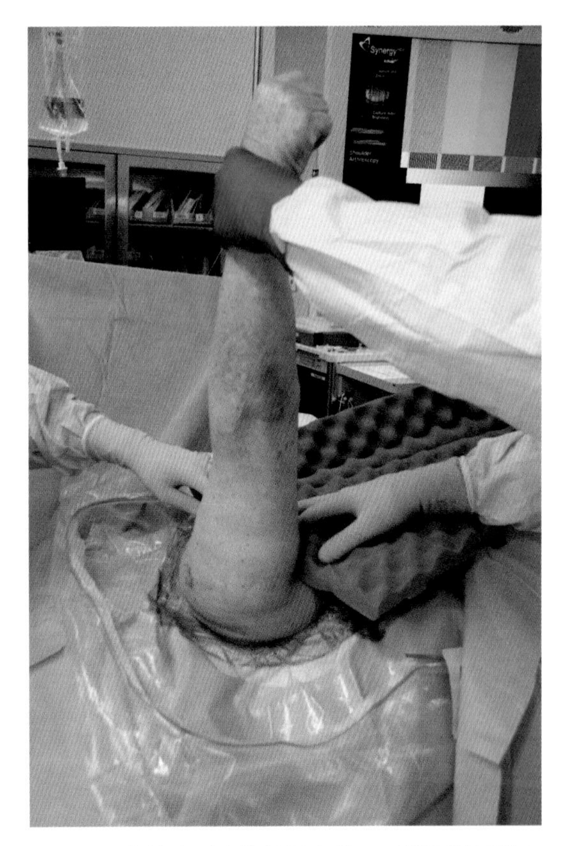

图1–4 海绵牵引套筒放置在腋下，以限制手臂向下滑动，防止在手术过程中失去牵引力

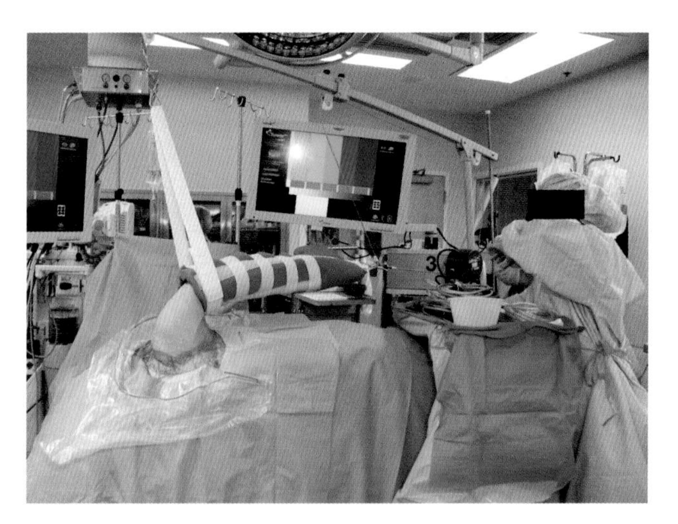

图1–5 牵引塔由缆绳和滑轮组成，重量可以调整，以提供不同程度的外展、前屈和侧向牵引力。该装置具备腋下牵引带的优点，这在进行盂肱关节操作时特别有用

- 为了观察肩袖足印区及三角肌下隐窝，通过调整腋窝牵引带位置和牵引重量从而增大外展角和纵向牵引力（40°~70°）。
- 限制牵引时间对维持局部和远端组织灌注很重要。
- 也可以使用气动侧肢定位器。

手术解剖学

- 手术入路位置。
  - 入路位置由疾病部位及手术计划而定。
  - 在进行皮肤切开之前，用18号腰椎穿刺针确定切口位置，以定位入点和切口方向。同时应考虑手术切口之间的皮肤距离，以避免过窄。如果切口位置不理想，通过同一皮肤切口穿过不同的筋膜层或滑膜窗可能会有所帮助。
  - 准确识别和标记骨性标识对于建立安全有效的手术切口至关重要。
  - 重要的骨性标识包括后外侧肩峰、前外侧肩峰、肩峰和锁骨之间的上软点，以及喙突。
  - 对于肥胖或肌肉发达的患者，在牵引手臂之前绘制体表解剖图有助于识别入路标识。
- 后侧观察入路。
  - 这个入路是最先建立的标准入路。准确的定位对于正确观察盂肱关节和肩峰下间隙至关重要。
  - 后侧入路通常位于肩峰后外侧缘向后2~3cm，向内侧1~2cm处；然而，对于较大或较小的肩关节以及不同的疾病类型，通常需要调整位置（例如，肩袖病变存在优势，上盂唇损伤更有优势）。
    - 冈下肌和小圆肌之间明显的软点是参考肩关节线的可靠标识。
  - 穿刺锥的尖部轻轻从肱骨头的一侧滑到另一侧，从而触及肱骨头关节面，然后触及关节盂的“轮廓”。穿刺锥尖部朝着喙突方向紧贴关节盂进入盂肱关节。术者的另一只手用于体表定位。
    - 避免暴力穿刺，以免造成医源性软骨损伤。
    - 应该密切关注腋神经（肩峰下外侧49mm）和肩胛上神经（内侧29mm）损伤的风险[3]。
- 前侧工作入路。
  - 后侧入路顺利建立后，使用18号腰椎穿刺针通过肩袖间隙由外向内建立前侧入路。
  - 手术入路的建立必须基于预定的手术计划（例如，SLAP损伤入路处于高位，Bankart损伤入路处于低位紧贴肩胛下肌腱）。行肩关节不稳手术则使用腰椎穿刺针预先判定缝合锚钉的植入位置。
  - 切开皮肤的时候要小心，以免损伤头静脉。前侧间隙软组织使用血管钳扩张，以便于器械顺利进出盂肱关节。
  - 为了避免臂丛神经损伤，入路必须建立在喙突的外侧。
    - 神经距离喙突尖前内侧的平均距离为：腋神经30.3mm，肌皮神经33.0mm，臂丛外侧束28.5mm[4]。

- 必要的辅助切口。图1–6展示了肩关节镜的典型入路位置。
- 关节内解剖。
  - 关节镜检查应系统有序地进行，以识别所有重要结构。
  - 应减少灌注液经未使用手术入路流出，以防止形成湍流和再次出血。使用套管、手指加压或者纱布填塞堵住手术入路，以减少液体外渗。在此情况下，如果仅仅是增加灌注液的压力会加重出血（图1–7）。

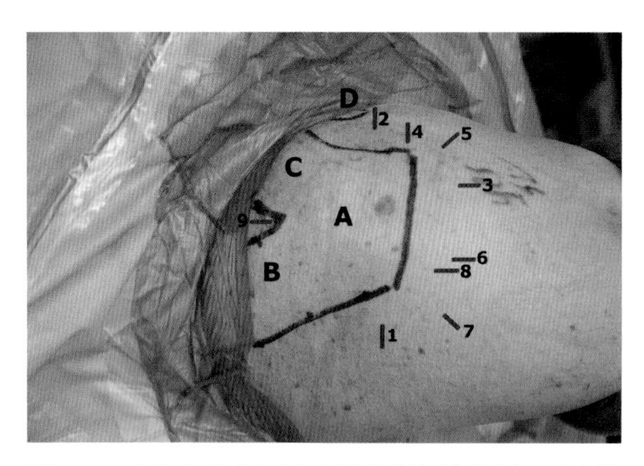

图1–6 展示肩关节镜检查的典型入路位置。对肩峰(A)、肩胛骨(B)、锁骨(C)和喙突内侧(D)等骨性标志进行标记，有助于安全地建立手术入路。肩关节镜检查所用的典型入路包括后侧入路(1)、前中央（真正的肩关节盂中央入路）(2)、前外侧(3)、前上方(4)、前上方外侧(5)、后外侧(6)、后方7点钟(7)、Wilmington(8)和Neviaser(9)

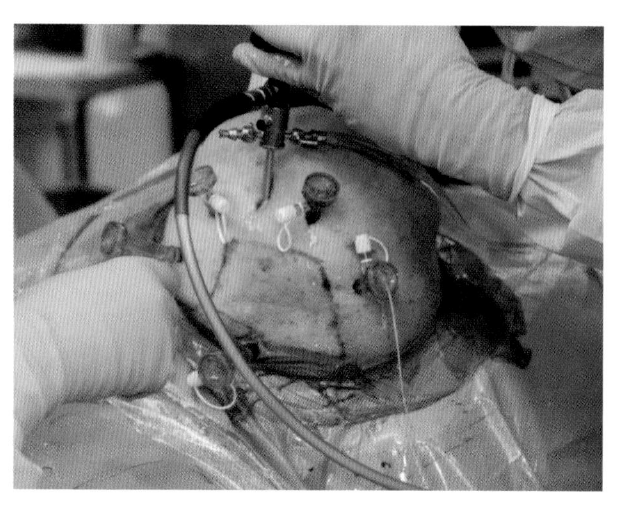

图1–7 当使用多个入路时，套管有助于维持术区灌注液压力和防止湍流

  - 肩关节检查。
    - 检查从关节盂肱二头肌长头腱附着点开始。对上盂唇进行探查和评估，以确定是否存在SLAP损伤。沿肱二头肌长头腱（LHBT）走行探查，将肱二头肌长头腱的结节间沟部分拉入关节腔以便于观察。检查肱二头肌内侧悬带，如果此结构遭到破坏，则打开肩袖间隙可以评估肩胛下肌的“隐藏损伤”（图1–8，图1–9）。

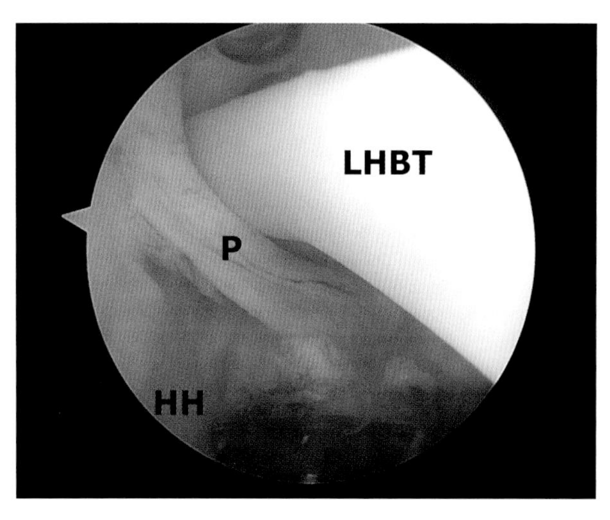

图1–8 检查肱二头肌长头腱、悬吊结构和肩袖间隙是否有损伤或者存在肌腱脱位。HH，肱骨头；LHBT，肱二头肌长头腱；P，悬吊结构

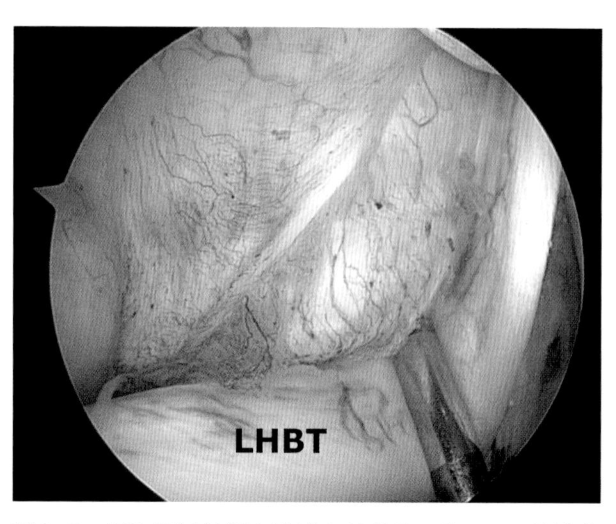

图1–9 探钩通过前侧入路进入关节腔，将LHBT的结节间沟部分拉入关节腔进行检查。LHBT，肱二头肌长头腱

- 检查盂肱上韧带、盂肱中韧带及邻近的肩胛下肌腱（图1–10）。
  - 后抽屉试验可以暴露肩胛下肌足印区。在定位肩胛下肌损伤或者翻修手术时，通过肩袖间隙显露喙突，以便评估喙肱间隙。
  - 在肩胛下肌隐窝前方有可能发现游离体。
- 从前向后检查上盂唇及盂肱下韧带复合体（图1–11）。

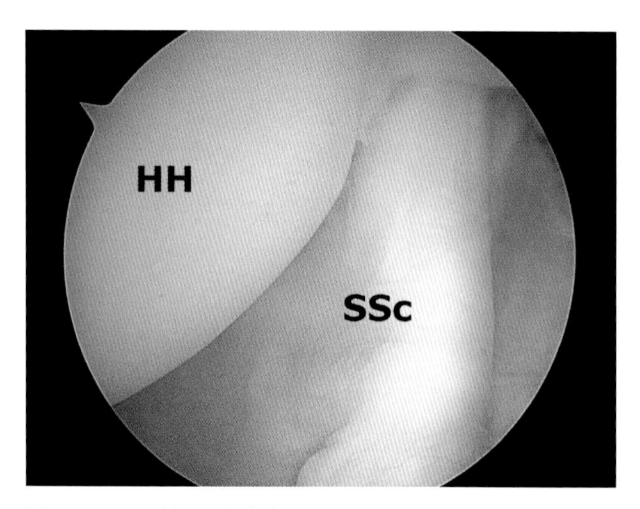

图1–10 后抽屉试验有助于在关节内评估肩胛下肌。在某些病例中，70° 的关节镜很有用。HH，肱骨头；SSc，肩胛下肌

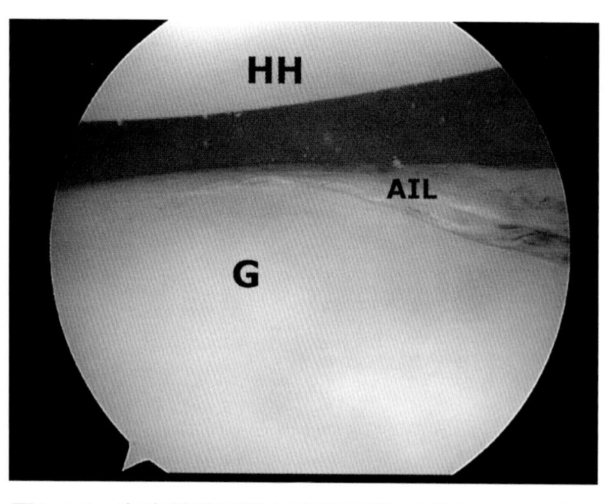

图1–11 左肩关节后侧入路观察前下盂唇。HH，肱骨头；AIL，前下盂唇；G，关节盂

  - 从后侧入路观察后上盂唇时要小心关节镜头从关节内脱出。
  - 腋囊内可能会发现游离体。
  - 偶尔将关节镜头转换至前侧入路，以便更近距离地评估后上盂唇，并获得“鸟瞰”肱骨头和关节盂中心的图像（图1–12，图1–13）。

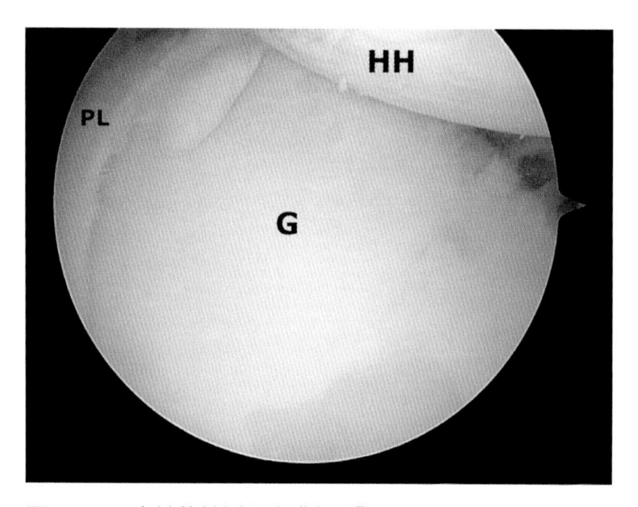

图1–12 肩关节前侧入路“鸟瞰”图像。由于存在Bankart损伤，肱骨头偏前。撕裂延伸到后上盂唇。HH，肱骨头；PL，后上盂唇；G，关节盂

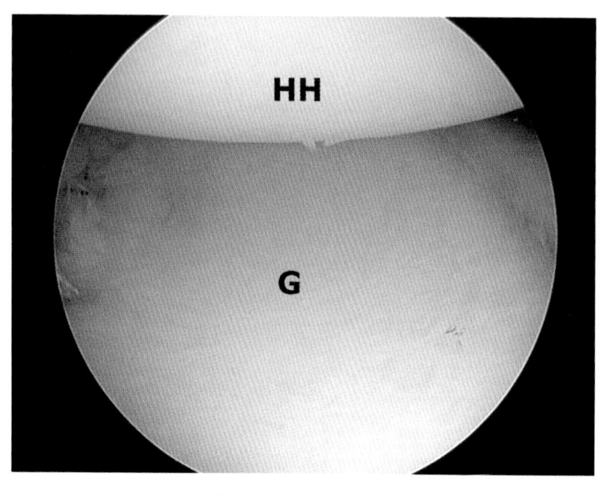

图1–13 经过人工修复后，肱骨头重新回到盂的中心。HH，肱骨头；G，关节盂

- 肩关节外展情况下，在关节腔很容易探查肩袖下表面（图1–14）。

- 肩峰下探查。
  - 使用套管和套管芯通过后侧入路重新进入肩峰下间隙。套管芯尖指向喙肩韧带（CAL），松解前侧和后侧三角肌下隐窝，尽量远离肩关节内侧软组织（图1–15）。

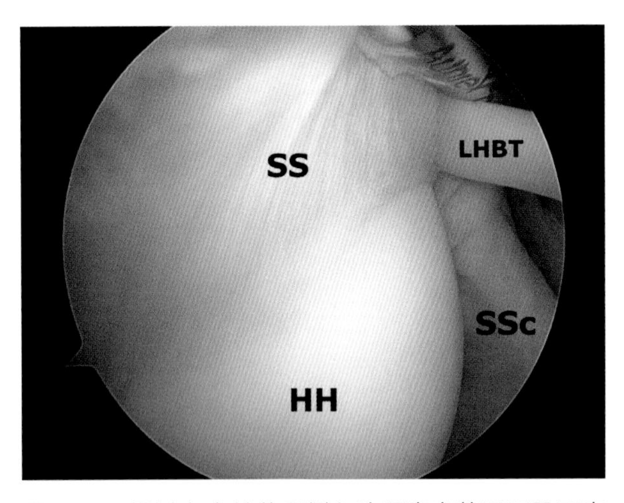

图1–14　通过左肩关节后侧入路观察完整冈下肌下表面。HH，肱骨头；LHBT，肱二头肌长头腱；SSc，肩胛下肌；SS，冈上肌腱

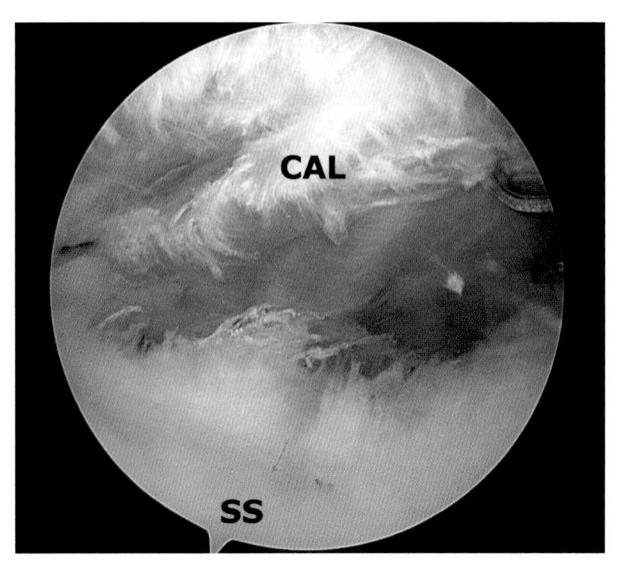

图1–15　后侧入路探查肩峰下间隙。如本例中所见，由于慢性撞击引起的喙肩韧带的磨损和退变。SS，冈上肌（上表面）；CAL，喙肩韧带

- 外侧入路通常位于肩峰外侧缘远端3cm，需要清理肩峰下滑囊从而创造一个“良好视野空间”。
- 进入肩峰下间隙后，镜头向上直接观察肩峰下表面及喙肩韧带。射频消融装置从外侧入路进入，像“筷子”一样触碰定位（三角形）。然后撤关节镜镜头直到看到射频装置。
- 镜头向下，通过消融和刨削充分显露肩袖和清理后外侧沟。
- 切除三角肌下粘连带和滑囊，以增加三角肌下空间。同时避免切除三角肌下筋膜。
- 镜头通过外侧入路进入肩峰下间隙，通过肩胛骨的龙骨结构可以识别冈上肌及冈下肌腱性结构。
- 通过肩峰下间隙可以探查肩袖、喙肩韧带、肩峰、关节外肱二头肌、冈盂切迹及肩胛上神经。
- 在关节腔内只能观察到肱二头肌长头腱的56%。当临床上高度怀疑肱二头肌长头腱的病变时，从三角肌下间隙进行肌腱检查显得非常重要（图1–16）。

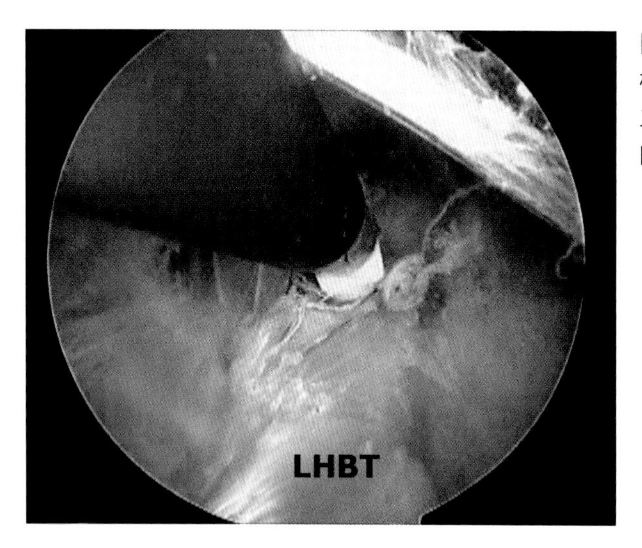

图1-16 关节镜镜头位于前外侧入路，松解肱横韧带，在三角肌下间隙可见肱二头肌长头腱位于胸大肌肌腱上方。LHBT，肱二头肌长头腱

参考文献

[1] van Montfoort D, van Kampen P, Huijsmans P. Epinephrine diluted saline irrigation fluid in arthroscopic shoulder surgery: a significant improvement of clarity of visual field and shortening of total operation time: a randomized controlled trial. *Arthroscopy*, 2016,32(3):436-444.

[2] Hughes M, Matava M, Wright R, et al. Interscalene brachial plexus block for arthroscopic shoulder surgery: a systematic review. *J Bone Joint Surg Am*,2013,95:1318-1324.

[3] Meyer M, Graveleau N, Hardy P, et al. Anatomic risks of shoulder arthroscopy portals: anatomic cadaveric study of 12 portals. *Arthroscopy*,2007,23(5):529-536.

[4] Lo IK, Burkhart SS, Parten PM. Surgery about the coracoid: neurovascular structures at risk. *Arthroscopy*, 2004,20(6):591-595.

推荐阅读

1. Paxton ES, Backus J, Keener J, Brophy R. Shoulder arthroscopy: basic principles of positioning, anesthesia, and portal anatomy. *J Am Acad Orthop Surg*, 2013,21:332-342.
2. Snyder S. Diagnostic arthroscopy. In: Snyder S, ed. *Shoulder Arthroscopy*. 3rd ed. Philadelphia, PA: Lippincott Williams & Wilkins, 2014.

第2章
关节镜下Bankart损伤修复术

（DANIEL F. O'BRIEN, MEGAN R. WOLF, HARDEEP SINGH, ROBERT A. ARCIERO）

适应证[1—15]

- 第一次外伤性肩关节脱位经MRI证实伴有Bankart损伤。
- 25岁以下运动员。
- 较高的运动需求。
- 复发性肩关节脱位。

禁忌证[16—22]

- 方向不稳定。
- 大的Hill-Sachs损伤。
- 盂肱上韧带撕脱。
- 关节囊缺损。
- 关节盂骨丢失25%或更多。

关节镜下Bankart损伤修复术优势[2,23,24]

- 术后复发率低。
- 术后疼痛轻。
- 花费少。
- 手术切口小，具有美容效果。
- 更容易或更快速康复。

无菌仪器/设备

- 患者体位。
  - 平衡臂牵引力、3.2kg纵向牵引力和2.3kg横向牵引力。
  - STaR（肩部牵引和旋转）袖套（Arthrex, Naples, FL）。
  - 真空豆袋定位器。

- 无菌单卷。
- 关节镜。
  - 液体灌注系统。
  - 带标准关节镜设备的30° 关节镜镜头。
  - 腰椎穿刺针。
  - 关节镜下软组织抓钳或关节镜下组织铲。
  - 8.25mm套管。
- 修复。
  - 3个或4个2.0mm双线缝合锚。
  - 3根0号PDS缝线。
  - 弧形缝合钩。
  - 抓线器。
  - 过线器。
  - 关节镜下打结器。
- 伤口缝合。
  - 2.0尼龙缝线。
  - 带外展抱枕作用的肩部固定器。

患者体位

- 使用真空豆袋固定器使患者侧卧于床上，手术侧肩部向上（图2–1）。

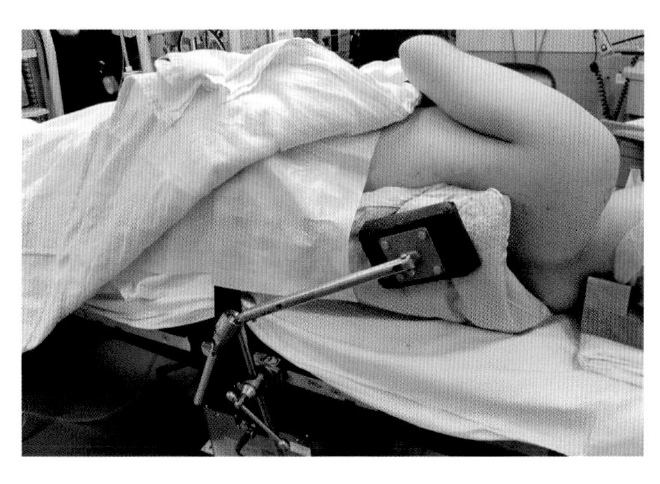

图2–1 患者体位。使用真空豆袋固定器将患者侧卧固定于床上。髋关节固定器用于协助真空豆袋维持患者侧卧体位

- 在非手术侧胸部和腋窝之间放置一个豆袋固定器或凝胶垫，以防止手术过程中的神经损伤。
- 手术区域的无菌单铺放根据术者的个人习惯而定。
- 手术侧上肢放置在无菌袖套中，并与平衡臂牵引装置相连，手臂外旋（拇指向上），外展20° ~30° 。放置3.2kg纵向牵引力和2.3kg横向牵引力（图2–2）。

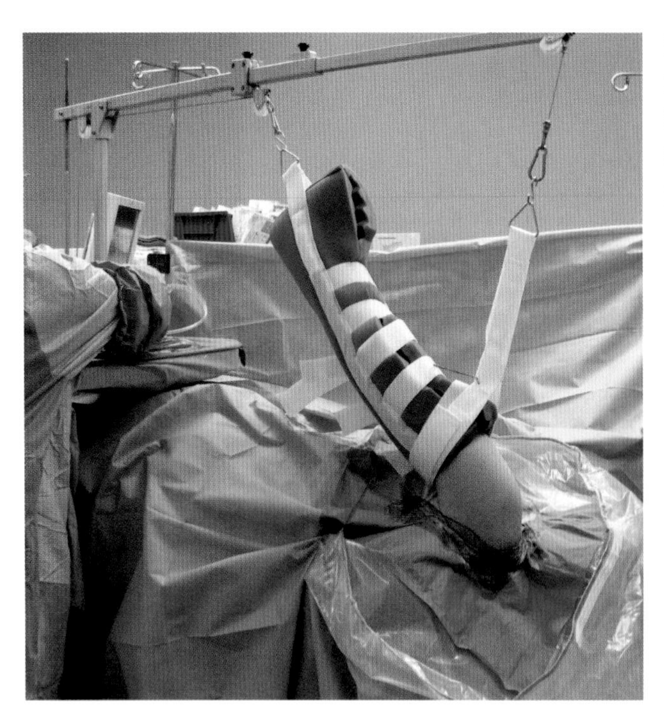

图2-2 将上肢放入无菌袖套中，并连接到牵引装置上。然后将3.2kg纵向牵引力和2.3kg横向牵引力放置在牵引装置上，以最佳的角度观察肱盂关节内的复杂结构

手术入路

- 建立入路之前使用无菌记号笔标记肩部骨性标识，其中包括喙突、锁骨、肩峰、肩锁关节和肩胛冈（图2–3）。
- 首先建立一个标准的肩关节镜后侧入路（图2–4）。

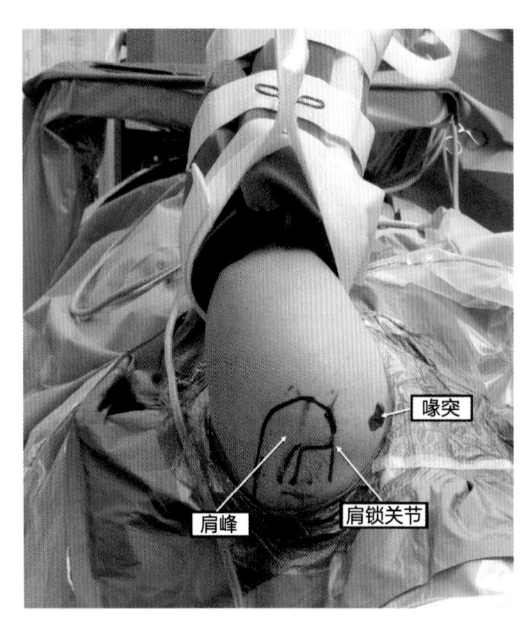

图2-3 触诊标识并用无菌记号笔做标记，包括肩胛冈、肩峰、肩锁关节、锁骨和喙突。这些将是正确入路位置的标记

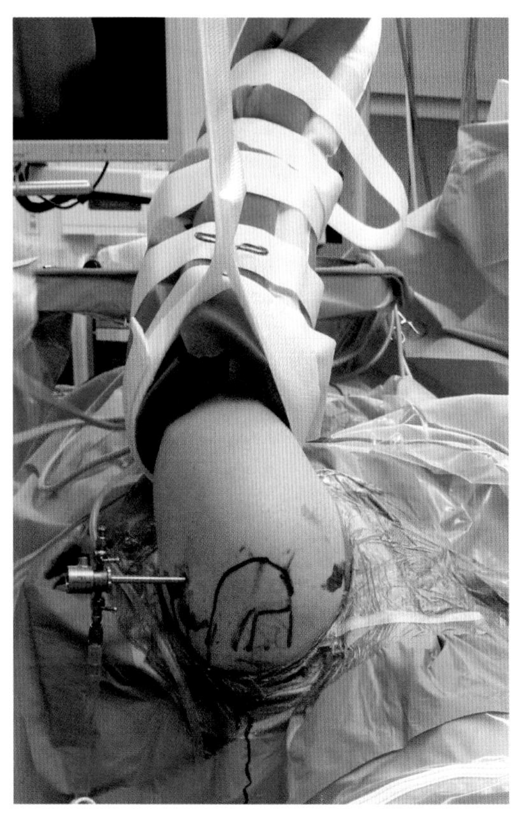

图2-4 通过标记的肩峰后角远端1cm和内侧1cm的位置来建立后侧入路。在切开皮肤后，使用钝性套管朝向喙突的方向刺入关节腔。移除套管芯，保留套管以便置入关节镜

- 入路位于肩峰后角远端2cm处，较常规入路偏外侧，这是确保入路不过于偏向关节盂侧。
- 做一个小的皮肤切口，使用钝性套管朝向喙突的方向刺入关节腔。取出套管针芯，保留鞘管，然后插入关节镜。

- 进行完整的关节镜检查，同时使用后侧入路探查Bankart病变。
- 在直视下，使用腰椎穿刺针准确地建立前侧入路和前上入路（图2–5）。

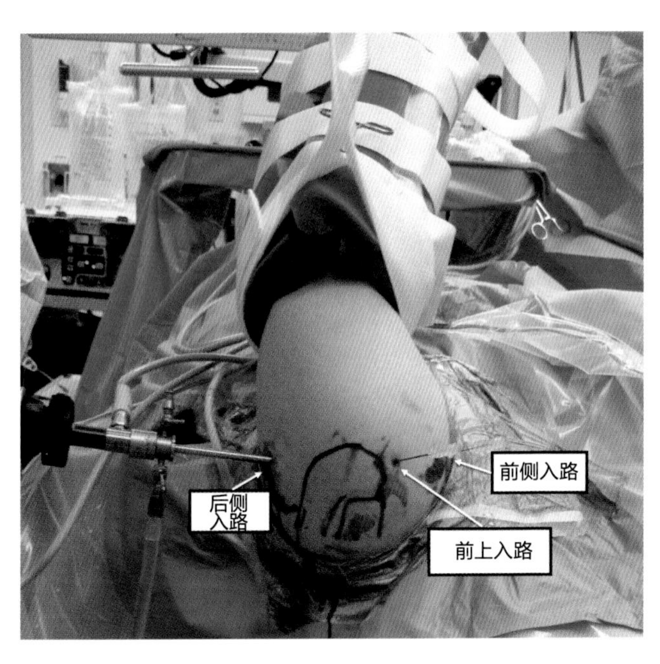

图2–5　直视下建立前上入路和前侧入路。前上入路位于肩峰前外侧角正前方，喙突外侧。应在肱二头肌长头腱的后方进入关节。前侧入路位于肩锁关节与喙突外侧之间的中点位置，在肩胛下肌上缘进入关节腔，同时与关节盂平行

- 前上入路作为观察入路。腰椎穿刺针位于肩峰前外侧缘和喙突外侧之间。进入关节腔后关节镜镜头位于肱二头肌长头腱后侧。在插入钝性套管之前，先做皮肤切口并用止血钳对关节囊进行钝性扩张以防止神经损伤。
- 在肩锁关节与喙突外侧中点处刺入腰椎穿侧针以建立前侧入路。由肩胛下肌上缘直接刺入关节腔，方向与关节盂平行。可在前侧入路放置一个直径8.25mm的鞘管。

- 在整个手术过程中，镜头由后侧入路取出放置在前上入路。同时在后侧入路放置一直径8.25mm的鞘管。
- 将无菌柱状垫子放置在腋窝中以提供盂肱关节的侧向牵引力，这将改善整个关节可视性（图2–6）。

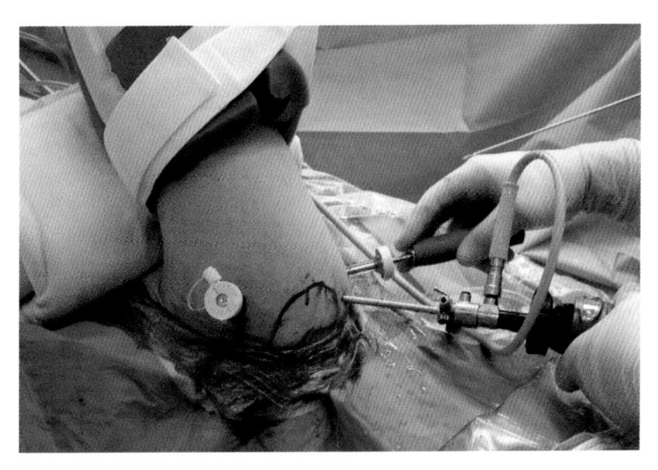

图2–6　将直径8.25mm鞘管放置在后侧入路和前侧入路，用作工作通道。将关节镜镜头放置在前上入路便于观察前关节囊病变。无菌柱状垫子放置在腋窝中改善盂肱关节的可视性

修复技术

- 使用关节镜通过后侧入路检查盂唇和下关节盂。关节囊韧带复合体通常形成瘢痕粘连于肩胛颈，使用软组织抓钳可以将其提起（前方韧带、关节囊连同肩胛骨骨膜袖套样撕脱，或者称“ALPSA”损伤）。这必须充分松解使得盂唇“漂浮”，直到看见肩胛下肌肌腹为止。由前侧或者后侧入路置入骨锉使肩胛颈骨质变粗糙直至形成一个出血骨面，这样有利于修复组织的愈合（图2–7）。

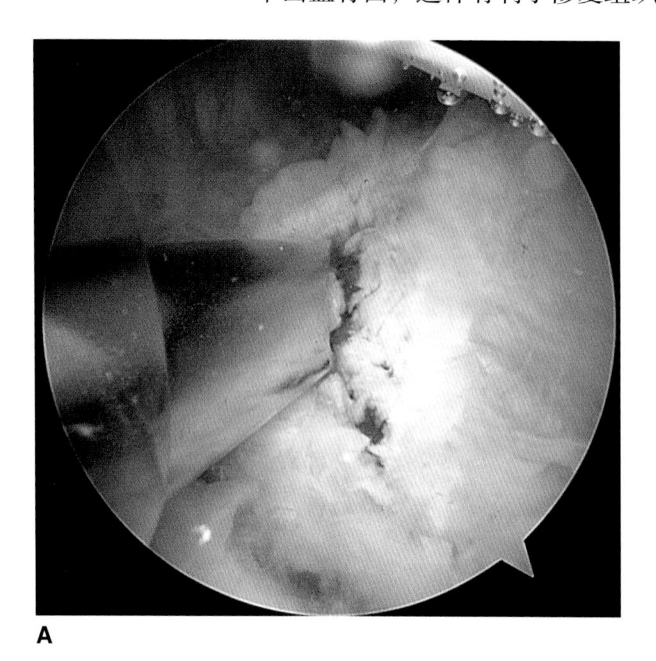

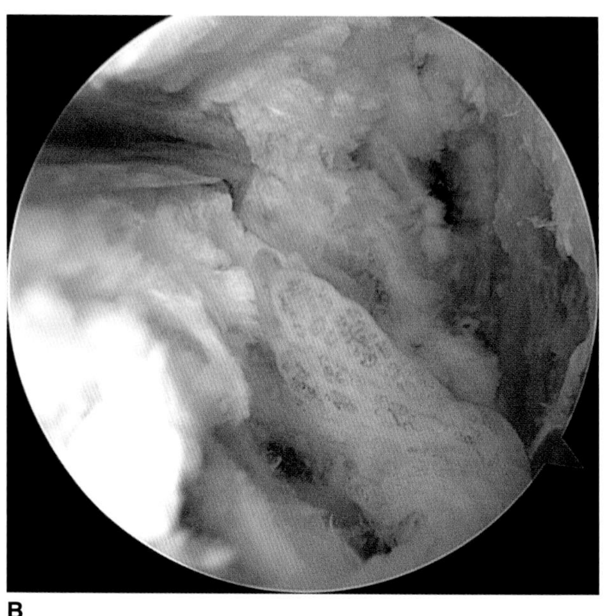

A B

图2–7 A. 使用骨锉将关节盂边缘粗糙化直至骨面出血。B. Bankart病变的关节镜视图

- 在左肩的5点钟位置或右肩的7点钟位置，将一个2.0mm单线缝合锚置于前下关节盂缘（图2–8）。如果需要，可以经皮穿过肩胛下肌建立通道到达关节盂下方。
- 弧形过线装置通过后侧入路或者前侧入路在6点钟位置将0号PDS缝线穿过关节囊韧带复合体。

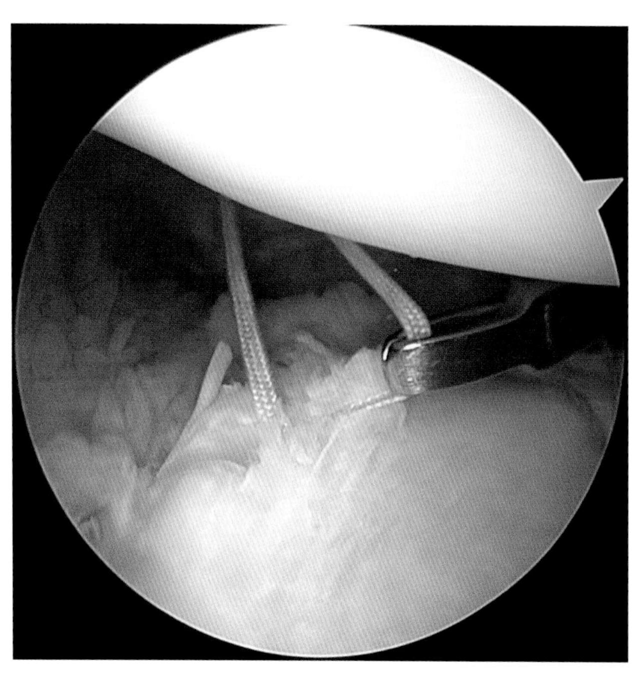

图2–8 从前上入路观察，在右肩关节将缝合锚置入关节盂边缘7点钟位置，可以为缝合锚提供足量的骨性支持。抓线器位于6点钟位置

- 缝合线应放在足够低的位置，以便穿过关节囊韧带复合体低于先前放置的锚（图2–9）。

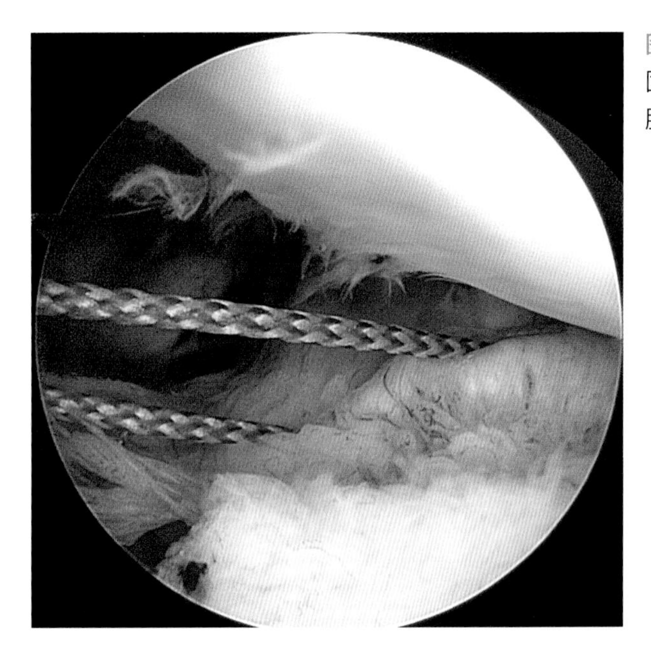

图2–9 为了减少下关节容积，缝合线从固定锚的下方经过，从而在打结时确保盂肱下韧带和关节盂唇保持合适的张力

- 通过PDS线将缝合锚上的一根缝线穿过关节囊和盂唇。
- 重复上述步骤完成褥式缝合，然后系紧打结（图2–10）。
- 然后穿过同一锚的第二条缝合线，并系上一个简单的结。这在恢复盂唇高度的同时重新创建一个“轮匝结构”（图2–11）。

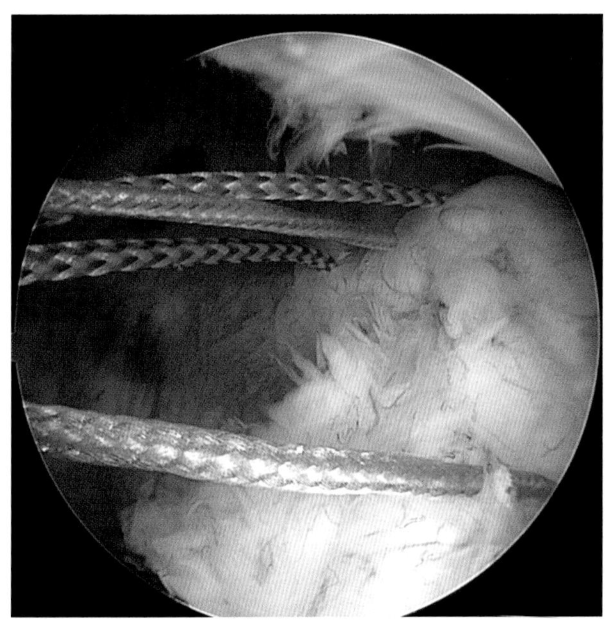

图2–10 第一根缝合线为褥式缝合，这种缝合使得软组织具有足够的伸展性，可以产生最佳张力

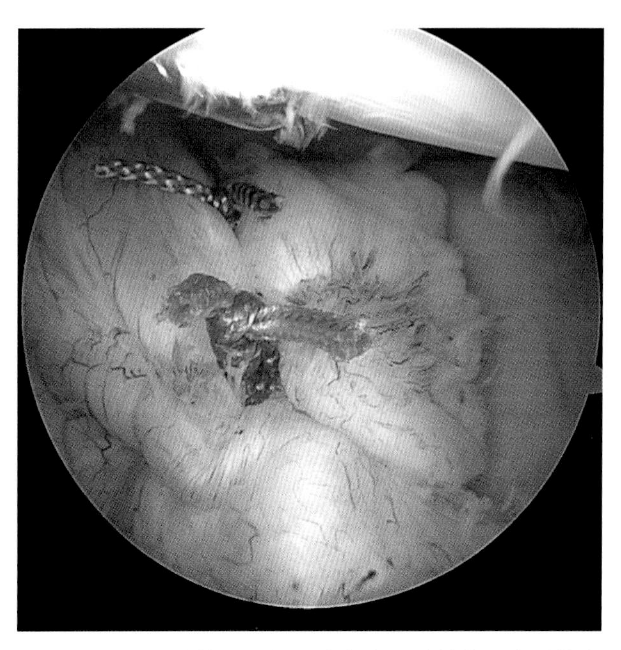

图2–11 打一个简单的结以使多余的关节囊形成关节囊返折

- 使用双线缝合锚重复这些步骤，将缝合锚放置在左肩的9点钟和10点钟位置，右肩的3点钟和4点钟位置，总共使用三个缝合锚栓。
- 有了这些额外的锚，一个关节囊返折结合上唇修复，可以确保通过盂唇修复使韧带重新恢复张力（图2–12）。
- 使用关节镜下探钩探查修复情况（图2–13）。

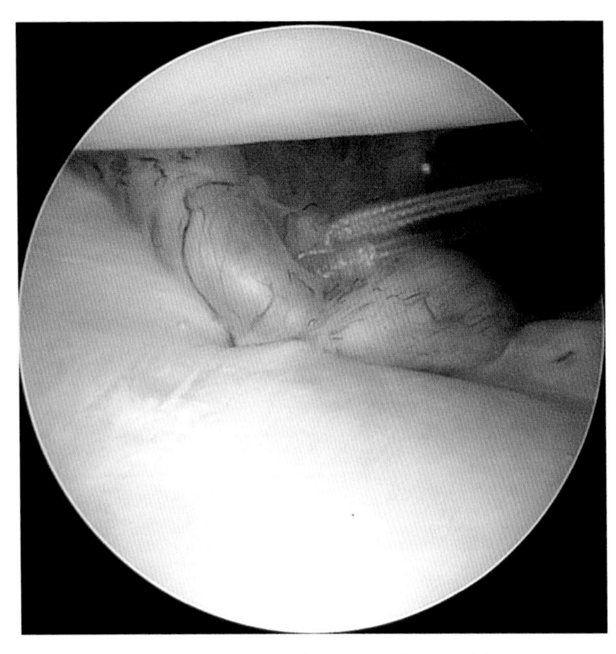

图2–12 通过前上入路观察右肩关节5点钟位置，一个滑膜返折联合盂唇修复确保韧带恢复张力，同时在关节盂周围提供了保险圈

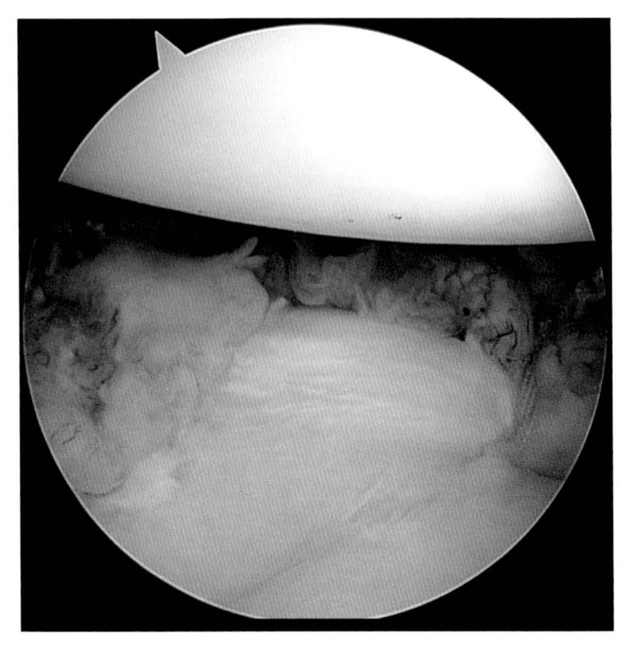

图2–13 在撤出器械和关闭切口之前，再次通过关节镜探查修复情况

术后康复

- 肩关节外展支具固定4周，每天去掉支具进行3次钟摆运动。
- 4周后，患者开始进行辅助活动范围练习。
- 主动活动范围练习在6周后开始。
- 6周后患者开始肌肉力量练习。
- 5~6个月时开始恢复运动练习，6个月时开始完全参加运动。

参考文献

[1] Rowe CR, Patel D, Southmayd WW. The Bankart procedure: a long-term end-result study. *J Bone Joint Surg Am*,1978,60(1):1-16.

[2] Harris JD, Gupta AK, Mall NA, et al. Long-term outcomes after Bankart shoulder stabilization. *Arthroscopy*,2013,29(5):920-933.

[3] Simonet WT, Melton LJ III, Cofield RH, et al. Incidence of anterior shoulder dislocation in Olmsted County, Minnesota. *Clin Orthop Relat Res*, 1984,186:186-191.

[4] Bottoni CR, Smith EL, Berkowitz MJ, et al. Arthroscopic versus open shoulder stabilization for recurrent anterior instability: a prospective randomized clinical trial. *Am J Sports Med*, 2006,34:1730-1737.

[5] Hovelius L, Olofsson A, Sandstrom B, et al. Nonoperative treatment of primary anterior shoulder dislocation in patients forty years of age and younger. a prospective twenty-five-year follow-up. *J Bone Joint Surg Am*, 2008,90(5):945-952.

[6] Gumina S, Postacchini F. Anterior dislocation of the shoulder in elderly patients. *J Bone Joint Surg Br*, 1997,79(4):540-543.

[7] Marans HJ, Angel KR, Schemitsch EH, et al. The fate of traumatic anterior dislocation of the shoulder in children. *J Bone Joint Surg Am*, 1992,74(8):1242-1244.
[8] Robinson CM, Howes J, Murdoch H, et al. Functional outcome and risk of recurrent instability after primary traumatic anterior shoulder dislocation in young patients. *J Bone Joint Surg Am*, 2006,88(11):2326-2336.
[9] Burkhead WZ Jr, Rockwood CA Jr. Treatment of instability of the shoulder with an exercise program. *J Bone Joint Surg Am*, 1992,74:890-896.
[10] Liu SH, Henry MH. Anterior shoulder instability: current review. *Clin Orthop*, 1996,323:327-337.
[11] Mohtadi NG, Chan DS, Hollinshead RM, et al. A randomized clinical trial comparing open and arthroscopic stabilization for recurrent traumatic anterior shoulder instability: two-year follow-up with disease-specific quality-of-life outcomes. *J Bone Joint Surg Am*, 2014,96(5):353-360.
[12] Boone JL, Arciero RA. First-time anterior shoulder dislocations: has the standard changed? *Br J Sports Med*, 2010,44(5):355-360.
[13] Simonet WT, Cofield RH. Prognosis in anterior shoulder dislocation. *Am J Sports Med*, 1984,12(1):19-24.
[14] Bankart ASB. Recurrent or habitual dislocation of the shoulder-joint. *Br Med J*, 1923,2(3285):1132-1133.
[15] Bankart ASB. The pathology and treatment of recurrent dislocation of the shoulder-joint. *Br J Surg*, 1938,26(101):23-29.
[16] Wheeler JH, Ryan JB, Arciero RA, et al. Arthroscopic versus nonoperative treatment of acute shoulder dislocations in young athletes. *Arthroscopy*, 1989,5(3):213-217.
[17] Arciero RA, Wheeler JH, Ryan JB, et al. Arthroscopic Bankart repair versus nonoperative treatment for acute, initial anterior shoulder dislocations. *Am J Sports Med*, 1994,22(5):589-594.
[18] Handoll HH, Almaiyah MA, Rangan A. Surgical versus non-surgical treatment for acute anterior shoulder dislocation. *Cochrane Database Syst Rev*, 2004,(1):CD004325.
[19] Bottoni CR, Wilckens JH, DeBerardino TM, et al. A prospective, randomized evaluation of arthroscopic stabilization versus nonoperative treatment in patients with acute, traumatic, first-time shoulder dislocations. *Am J Sports Med*, 2002,30(4): 576-580.
[20] Aboalata M, Plath JE, Seppel G,et al. Results of arthroscopic Bankart repair for anterior-inferior shoulder instability at 13-year follow-up. *Am J Sports Med*, 2017,45(4):782-787. pii: 0363546516675145.
[21] Chapus V, Rochcongar G, Pineau V, et al. Ten-year follow-up of acute arthroscopic Bankart repair for initial anterior shoulder dislocation in young patients. *Orthop Traumatol Surg Res*, 2015,101(8):893-899.
[22] Chahal J, Marks PH, Macdonald PB, et al. Anatomic Bankart repair compared with nonoperative treatment and/or arthroscopic lavage for first-time traumatic shoulder dislocation. *Arthroscopy*,2012,28(4):565-575.
[23] Waterman BR, Burns TC, McCriskin B, et al. Outcomes after bankart repair in a military population: predictors for surgical revision and long-term disability. *Arthroscopy*, 2014,30(2):172-177.
[24] Tjoumakaris FP, Bradley JP. The rationale for an arthroscopic approach to shoulder stabilization. *Arthroscopy*, 2011,27(10): 1422-1433.

第3章
切开Latarjet手术

(MATTHEW T. PROVENCHER, ANTHONY SANCHEZ, GEORGE SANCHEZ)

无菌仪器/设备

- Kolbel自动撑开器。
- Hohmann牵开器。
- Mayo剪刀。
- 钝头牵开器。
- 骨膜剥离器。
- 90° 摆动锯片。
- 斜角锯。
- Chandler剥离器。
- 齿形抓钳。
- 往复锯。
- 骨凿。
- 3.2mm钻头。
- Mayo剪刀。
- 单叉自动肩胛下肌撑开器。
- 高速磨钻。
- Fukuda撑开器。
- 4mm斯氏针。
- 2.5mm钻头。
- 克氏针。
- 植入物。
    - 3.5mm皮质或4.0mm松质骨螺钉。
    - 缝合垫圈。
- 钻头。

体位

- 需使用肌间沟神经阻滞。
- 患者取沙滩椅位，头部抬高40°。
- 将两个折叠的毛巾放在肩胛骨下面以使其变平并稳定。
- 手臂自由下垂，允许术中外展和外旋。
  - 使用充气肢体定位器（Smith&Nephew, Andover, MA）或Mayo软垫支架。

手术入路

- 进行关节镜检查。
- 从喙突尖端开始做一个5~7cm的斜切口，向下延伸到腋窝皱褶的上部[1]。
- 常采用一个标准的三角肌胸大肌间沟入路。注意保护头静脉，将头静脉与三角肌肌肉一同横向牵开[2]。
- 在三角肌与胸大肌之间放置Kolbel自动撑开器以维持手术视野暴露。
- 如果需要更多的术区暴露，可以将Hohmann牵开器放置在喙突的顶部，同时将手臂处于外展和外旋位。

喙突截取

- 手臂处于外展外旋位同时适当暴露喙突，然后使用Mayo剪刀由喙突尖部到喙突基底部进一步显露喙突。
- 识别喙肩（CA）韧带，并在距离喙突1cm处将此韧带锐性横断。
  - 保留1cm韧带很重要，以便以后修复关节囊以达到轮匝带效应。
- 为了显露喙突内侧，手臂应放置在内收和内旋位。
- 使用剥离器松解胸小肌。
  - 使用钝性牵开器时必须小心保护下方的血管神经结构。
  - 松解不能超过喙突尖，以免对移植物的血供产生影响。
- 使用骨膜剥离器去除喙突下表面多余的软组织（图3–1A）。
- 在显露喙突过程中，随时用手触诊以辨认和保护腋神经及肌皮神经。
- 在喙突基底部喙锁韧带前方使用90°摆动锯片由内向外截取喙突（图3–1B）[1]。
  - 喙突移植物从尖端到基底部的长度应为22~25mm。
  - 截骨面应垂直于喙突，以避免截骨时意外损伤关节盂面。
- 为避免医源性关节盂骨折的风险，可以用斜角锯代替1.3cm宽度的骨凿。
  - 避免使用骨凿撬拨截骨，以免所截取骨块意外骨折。
  - Chandler撑开器应放置在喙突的下方和内侧，以保护重要的血管神经结构。
  - 移植物的血供于联合腱内侧进入喙突，截骨时注意不要干扰血供。
- 在进行截骨术之后，使用带齿的抓钳将移植物轻轻地夹持在切口处，并松解喙肱韧带以使喙突游离。
- 松解联合腱时注意辨认肌皮神经，它于联合腱后筋膜穿出，而向后于喙突尖部下4~7cm处穿入联合腱。
- 喙突从切口牵出的距离应大于1cm，以避免肌皮神经张力过大。

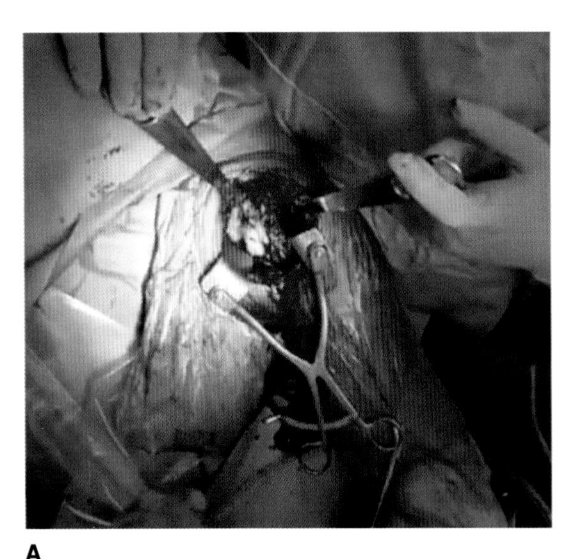
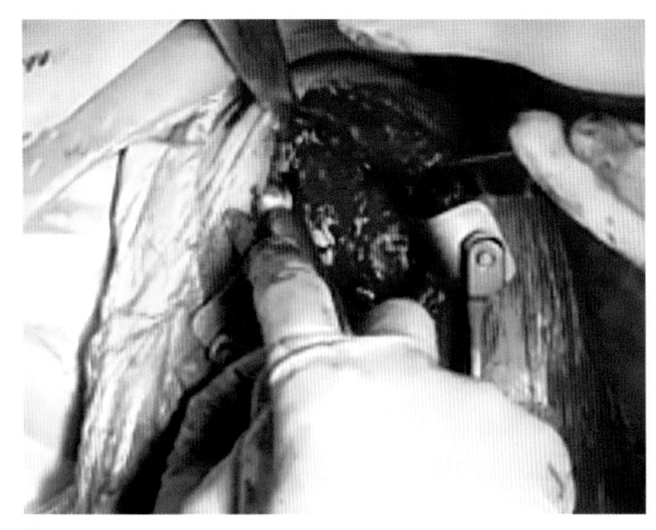

A　　B

图3–1　A. 首先显露喙突以便于截骨。B. 截骨部位位于喙突的“膝”部

- 完全松解联合肌腱后部的所有软组织粘连很重要，以便于喙突移植。
- 辨认肌皮神经同时轻柔松解，直到其无张力地进入联合腱为止。
- 手臂放回到中立位。

喙突移植物准备

- 使用手术刀彻底去除移植物表面残留的软组织，注意不要损害其血供或喙肩韧带残端。
- 为了便于移植物愈合，使用往复锯去除所截取喙突表面的皮质骨，露出扁平的松质骨表面。
- 如果截骨后出现截骨面不齐（这意味着获取了最佳长度），则将多余骨质移除，同时确保不减少移植物的长度。
- 将骨凿垫于移植物下方，使用3.2mm钻头沿着移植物纵轴相距1cm处依次钻两个骨洞，骨洞要穿透两侧皮质（图3–2）。

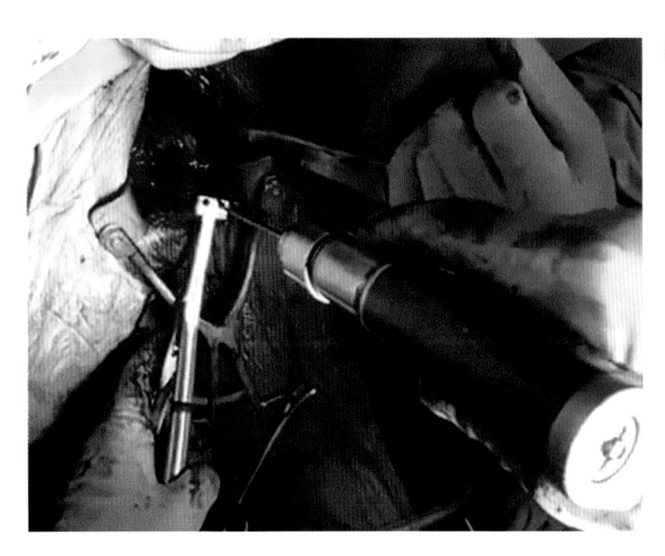

图3–2　喙突制作过程

关节盂显露和准备

- 手臂外旋，使得肩胛下肌紧张。
- 辨别肩胛下肌的上缘与下缘，使用Mayo剪刀于肱二头肌肌腱内侧3~4mm处分离肩胛下肌。
- 然后分离到喙突水平，因为肩胛下神经于喙突内侧1~1.5cm进入肩胛下肌，所以不能过多地向喙突内侧游离。
- 正如Walch和Boileau[3]所描述的那样，笔者更喜欢在肩胛下肌中下1/3处分离肩胛下肌。
- 然后使用组织剪垂直于肩胛下肌肌肉纤维剪开关节囊，这时很直观地观察肩胛下肌上部和前关节囊。
- 接下来，使用单叉自动肩胛下肌撑开器（或钝形Gelpi）分开肩胛下肌（图3–3A和B）。

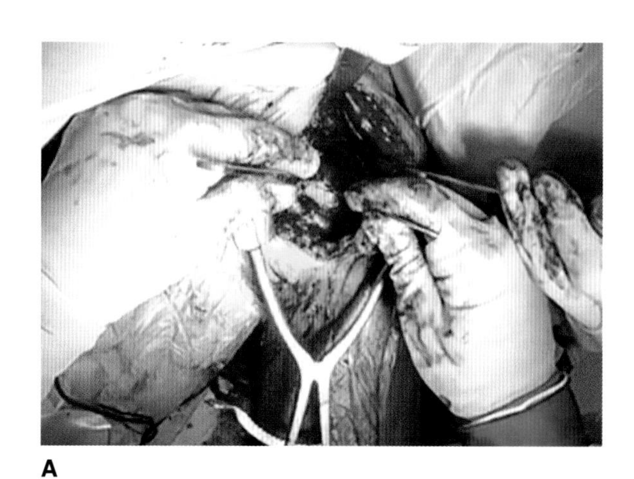
A

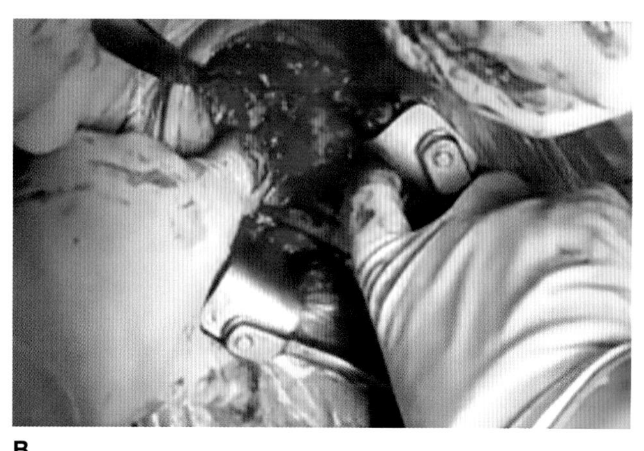
B

图3–3 A. 自肩胛下肌上2/3和下1/3交界处将其劈开。B. 然后使用剪刀垂直于肩胛下肌肌纤维方向切开关节囊

- 用手术刀将关节囊切口延伸至小结节处以暴露盂肱关节间隙和前下关节囊。
- 为了保持软组织长度，首先在关节盂上方，距离关节盂边缘约1cm处将关节囊“L”形切开。
- 然后使用2号高强度缝合线标记关节囊切开拐角处以便以后修复。
- 为了放置移植物，使用电刀将前下盂唇和骨膜从肩胛盂颈部位剥离下来。
- 为了放置移植物，使用高速磨钻于前下盂颈处打磨出一个平坦渗血的松质骨面。
    - 必须在前关节盂上形成出血骨床，并使关节盂的前部尽可能垂直于关节盂面。

喙突移植物固定

- Latarjet手术中最关键的步骤就是将喙突移植物放置在最佳的位置。
- Allain等[4]指出喙突放置的过于侧向将增加术后退行性变的风险。
    - 另外，如果移植物放置过度低于关节盂平面，则无法纠正复发性前部不稳定。
    - 移植物应作为先前缺陷的关节盂固有弧形的延伸。
- 使用短而窄的的福田牵开器插入关节内，以便牵开肱骨头。
- 改善术野
    - 优先将4mm Steinmann针放入上肩胛颈部。
    - 用Kolbel牵开器替换Hohmann牵开器。

- 将相同的Hohmann牵开器放在关节囊和肩胛下肌内侧，从而暴露关节盂6点钟位置。
- De Beer等首先描述了推荐的传统Latarjet手术的全等弧修复。
- 在这次改进中，喙突绕其轴线旋转90°，使喙突下表面贴近关节盂，并发现喙突的曲率半径与天然关节盂表面的曲率半径相同（图3–4）[5,6]。

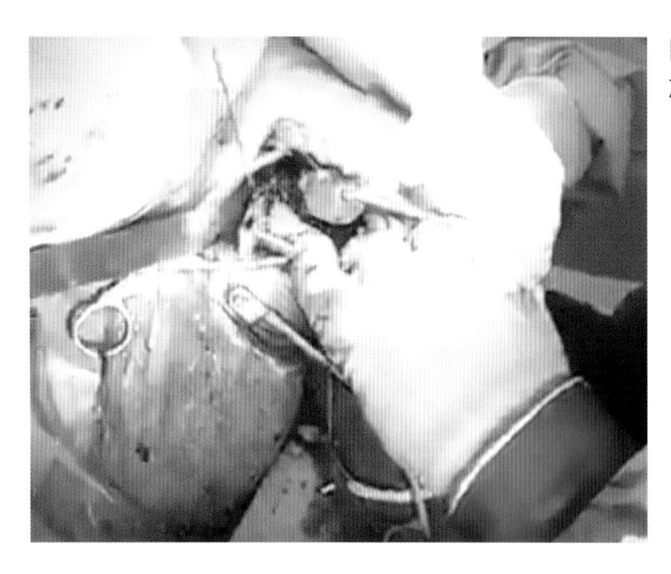

图3–4 传统的Latarjet手术移植物的放置

- 理想的放置位置位于关节盂3点钟~5点钟之间的位置。
  - 一旦移植物放置到正确的位置，用2.5mm的钻头按预先钻好的骨洞平行于关节盂面钻穿关节盂。
  - 钻孔过程中，使用克氏针交叉固定（一个在关节盂侧，一个在另外一侧），固定的克氏针不能干扰后续所钻骨道。
  - 此外，可以使用商用设备来稳定喙突移植物。
- 使用两个带有预装缝线垫圈（Arthrex, Naples, FL）的3.5mm皮质钉或4.0mm踝螺钉（通常长度为34~36mm）固定（图3–5）。
  - 螺钉应紧贴移植物但不要过度拧紧。
  - 可以使用高速磨钻来打磨移植物不平整的部分。

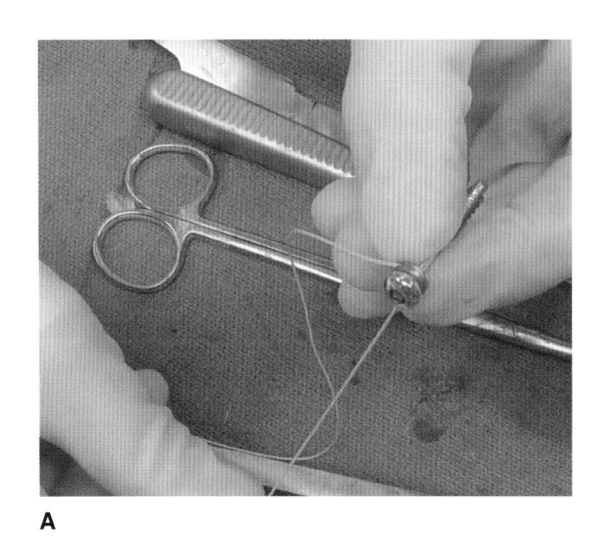

A

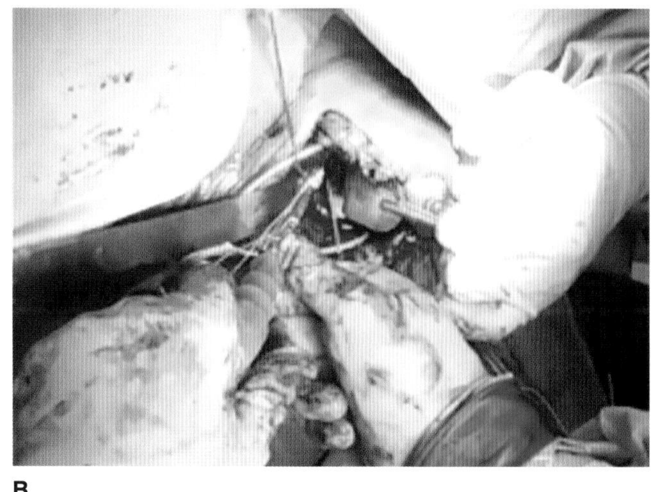

B

图3–5 A. 装有缝线垫圈的固定螺钉，用于关节囊修复。B. 用两个螺钉将喙骨移植物牢固地固定在关节盂上，不要突出关节面

关节囊与肩胛下肌修复

- 修复良好的关节囊应该使移植物起到关节内平台的作用，并有助于保护肱骨头关节软骨免受粗糙骨块的影响[7]。
- 手臂内收，同时内旋45°，取出福田牵开器，使用缝线垫圈上自带的2号高纤维缝线以及预先放置在关节囊的2号高强度缝线缝合修补关节囊及喙肩韧带（图3–6）。
  - 使用“8”字缝合法缝合，使得关节囊重叠紧缩。
  - 为了进一步加固，将喙突移植物上残留的喙肩韧带缝合到关节囊上。

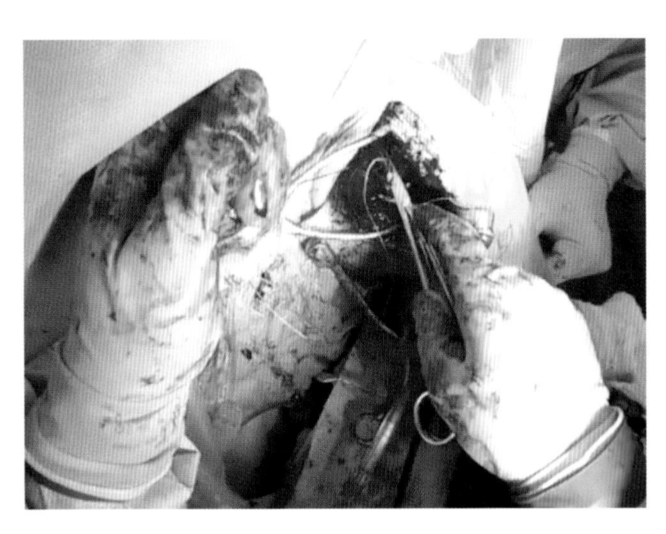

图3–6 使用缝线垫圈进行关节囊修复

- 最后，联合腱通过切开的肩胛下肌进入关节，使用2号缝线在切开处缝合肩胛下肌。
  - 在修复肩胛下肌最外侧部分时，应避免将肱二头肌长头腱一起缝合。
- 冲洗伤口后，按标准，以分层缝合的方式依次缝合伤口。
- 为明确骨块愈合，患者应使用连续CT成像术后复查（图3–7）。

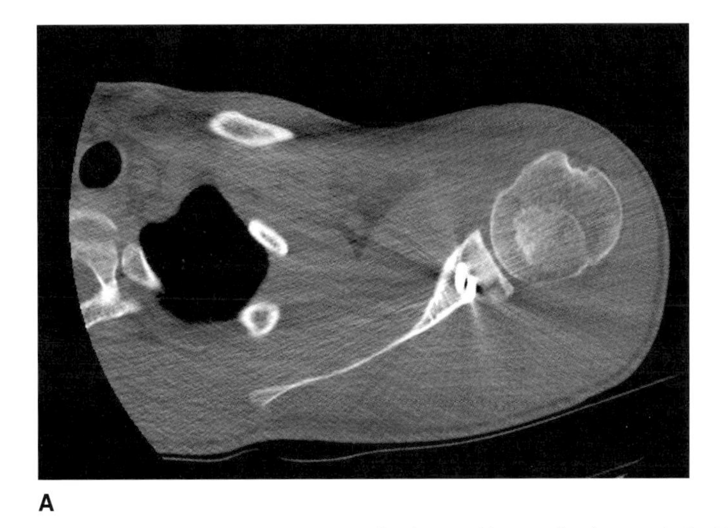

A

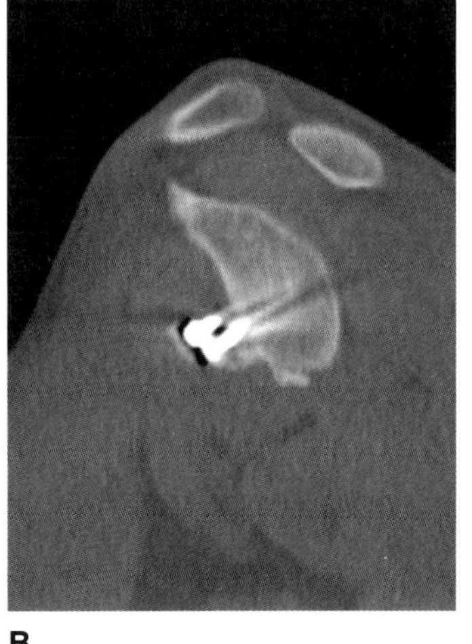

B

图3–7 术后6个月CT轴位视图（A）和矢状视图（B）显示喙突移植物愈合

参考文献

[1] Young AA, Walch G. Open bony augmentation of glenoid bone loss–The Latarjet and variants. In: Provencher MT, Romeo AA, eds. *Shoulder Instability: A Comprehensive Approach*. Philadelphia, PA: Elsevier, 2011:197-208.

[2] Young AA, Maia R, Berhouet J, et al. Open Latarjet procedure for management of bone loss in anterior instability of the glenohumeral joint. *J Shoulder Elbow Surg*, 2011,20(2 Suppl):S61-S69. doi:10.1016/j.jse.2010.07.022.

[3] Walch G, Boileau P. Latarjet-Bristow procedure for recurrent anterior instability. *Tech Shoulder Elbow Surg*, 2000,1(4). Available at: http://journals.lww.com/shoulderelbowsurgery/Fulltext/2000/01040/Latarjet_Bristow_Procedure_for_Recurrent_Anterior .8.aspx

[4] Allain J, Goutallier D, Glorion C. Long-term results of the Latarjet procedure for the treatment of anterior instability of the shoulder. *J Bone Joint Surg Am*, 1998,80(6):841-852.

[5] de Beer J, Burkhart SS, Roberts CP, et al. The congruent-arc Latarjet. *Tech Shoulder Elbow Surg*, 2009,10(2):62-67. doi:10.1097/BTE.0b013e31819ebb60.

[6] de Beer JF, Roberts C. Glenoid bone defects—open Latarjet with congruent arc modification. *Orthop Clin North Am*, 2010,41(3):407-415. doi:10.1016/j.ocl.2010.02.008.

[7] Boone JL, Arciero RA. Management of failed instability surgery: how to get it right the next time. *Orthop Clin North Am*, 2010,41(3):367-379. doi:10.1016/j.ocl.2010.02.009.

第4章

关节镜下肩关节后向稳定术

（FOTIOS P. TJOUMAKARIS, JAMES P. BRADLEY）

背景

- 肩关节后向不稳定多见于病理性盂肱关节脱位，范围从轻度半脱位（微观不稳定）到创伤性脱位（宏观不稳定）。
- 肩关节后向不稳定较前向不稳定少见，占所有肩关节不稳定患者的5%~10%。
- 当保守治疗失败时，患者需要手术修复或重建。保守治疗措施包括休息、物理治疗，甚至可能需要针对肩袖相应症状的皮质类固醇注射。

发病机制

- 由直接外伤所致（直接撞击肩部前方或落地时内收撑地），可能导致脱位。肩关节的前屈和内收是危险动作。
- 电击或者癫痫发作是间接发病机制，它造成肩胛下肌和胸大肌的收缩，从而继发肩关节后脱位。
- 复发性肩关节后不全脱位是另一种更常见的病理改变，包括反复的轻微外伤到后关节囊、后上盂唇和后关节盂病变。这种情况通常发生在重复的过顶或投掷运动中。
- 后盂唇撕裂或关节囊撕裂、盂肱韧带的肱骨撕脱（反向HAGL）和关节盂过度后倾都可能导致病理性松弛或不稳定。

病史

- 记录年龄、优势手臂、从事运动（对于运动员）以及创伤性质或症状。
- 疼痛的特点是处于诱发体位时存在不适感（前屈和内收），运动中或运动后存在隐约不适，或投掷运动员在投掷过程中提不起速度。疼痛通常位于肩关节深处，呈弥漫性。
- 记录对保守治疗（闭合复位、吊带悬吊、固定、物理治疗或皮质类固醇注射）的所有反应。
- 评估所有相关症状（肩胛骨周围疼痛，辐射到四肢的神经症状，颈部不适）。

体格检查

- 检查肩袖或肩胛骨周围肌肉有无萎缩或双侧不对称。
- 触诊记录前关节囊或后关节囊疼痛、喙突压痛、肩锁关节压痛和大结节压痛。
- 患侧肩关节相对于对侧肩关节的活动范围。
- 评估肩袖肌肉和肩胛骨周围肌肉在前屈、外展、内外旋转和伸展时的肌肉力量。
- 诱发试验，包括Kim试验、冲击试验、运动试验以及负载和轴移试验。

影像学检查

- 标准X线片通常正常。
- MRI关节造影是检查后盂唇和后关节囊损伤的金标准。
- 如果怀疑有骨损伤或缺损，可进行CT扫描。

手术技术

设备

- 大型关节镜设备（30° 和70° 关节镜）。
- 肩关节镜器械还应包括附加装置。
    - 套管或扩张器械。
    - 6.0mm、7.0mm或8.25mm工作套管。
    - 过线装置［ReelPass SutureLasso（Arthrex, Naples, FL）］或［Spectrum（Linvatec, Edison, NJ）］。
    - 关节镜下骨膜剥离器或盂唇剥离器/铲。
    - 3.5mm、4.5mm关节镜刨削器。
    - 4.0mm、4.5mm磨钻。
    - 1号或0号聚丙烯缝线。
    - 1号聚二恶烷酮（PDS）缝线。
    - 2.4mm生物复合短柄缝合锚（Arthrex、Naples、FL）。
    - 1.3mm缝合带（Arthrex、Naples、FL）。
    - 带导向器和套管芯的锚钻。

麻醉

- 全身麻醉或者局部麻醉联合肌间神经阻滞。

体位

- 患者侧卧于真空豆袋上（图4–1）。
- 骨性突起的部位放有衬垫（腓骨头或腓总神经、外踝、腋窝卷垫，两腿之间的枕头，用以减轻背部压力）。

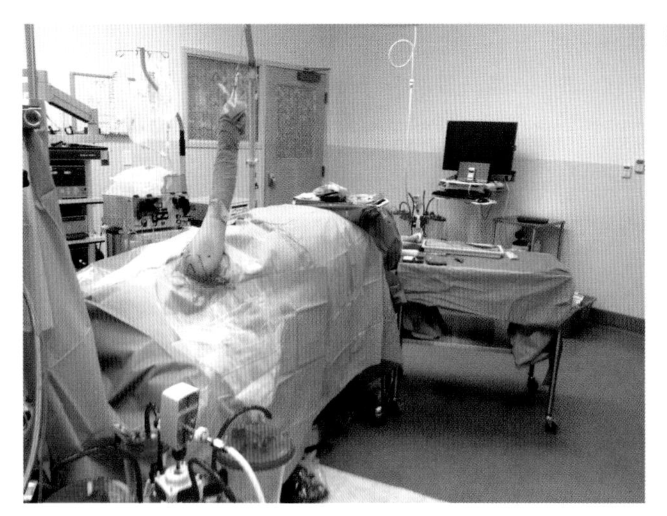

图4-1 关节镜后盂唇修复的侧方体位

入路

- 在所有关节镜入路中，均使用前侧和后侧入路用于观察。
- 同时使用前侧入路和后侧入路进出器械。

入路位置

- 首先通过后侧入路，将30ml盐水注射进入关节腔。
- 后侧入路通常与肩峰外侧缘呈一直线（外侧1cm，低于标准后关节镜入路1cm）。
- 后侧入路越偏外侧越容易进入关节腔，同时有利于置入锚钉的位置。
- 使用交换棒通过“由内向外”技术在肩袖间隙建立一个高位前侧入路。
- 使用6mm、7mm透明工作套管替换前侧入路的交换棒。

诊断性关节镜检查

- 使用30° 关节镜镜头对肩关节进行全面彻底的检查，以寻找相应损伤（软骨损伤、肩袖撕裂、肱二头肌撕裂、前上盂唇损伤）。然后沿后关节盂边缘探查可发现盂唇撕裂（图

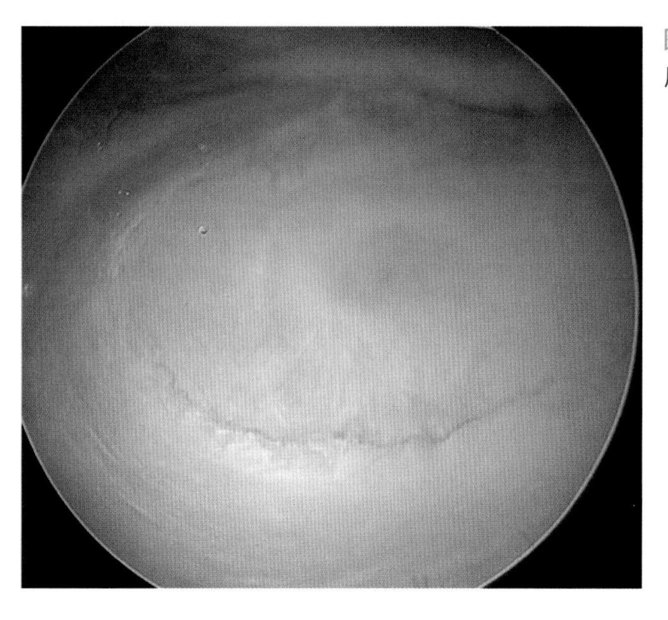

图4-2 复发性后侧半脱位患者通过后侧入路探查后侧大的盂唇撕裂

4–2）。

- 使用4.5mm脉冲模式的刨削器清理病变。
- 诊断性关节镜检查后，将关节镜镜头换至前侧入路套管内，灌注液入水接至套管侧口。后侧入路置入交换棒，将入口扩大至8.0mm，后置入8.25mm透明螺纹塑料套管。
- 如有必要，可以换成70° 关节镜镜头，这样可以很好地观察肩关节后方。

后盂唇准备

- 在关节镜进入关节之前，可先将铲子通过前侧入路或者后侧入路放置入关节，将后侧盂唇从后关节盂边缘剥离（图4–3）。
- 在准备盂唇时需小心，应保证盂唇有足够的移动度，以便使用铲子松解盂唇时不会切断或者切穿。
- 应该轻柔地逐次将后盂唇从后关节盂颈部松解。提拉关节囊直至可见后侧肩袖的肌腹部，与Bankart修复期间前盂唇部的准备相类似（图4–4）。

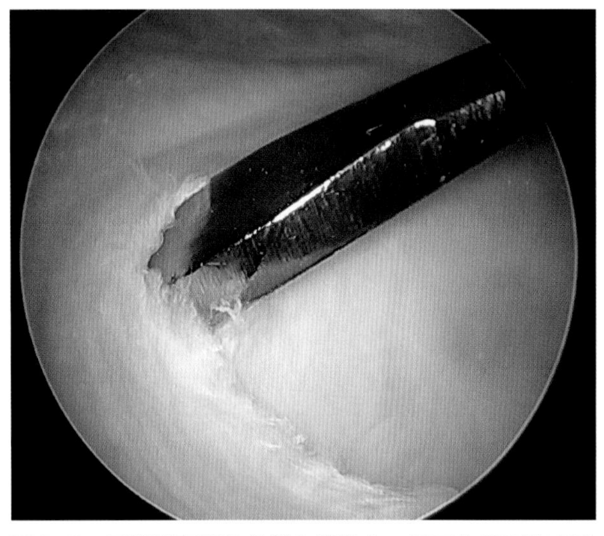

图4–3 骨膜剥离器从前侧入路进入，用于将盂唇从后盂缘或肩胛颈部剥离

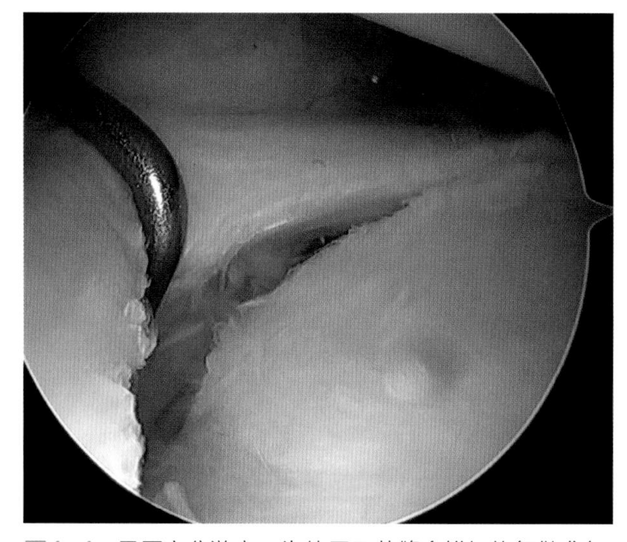

图4–4 盂唇充分游离，为使用无节缝合锚钉修复做准备

关节盂准备

- 使用高速磨钻打磨盂缘，在此操作时要保护好后关节囊和后盂唇。
- 暴露出松质骨或皮质骨的骨床，使修复后的盂唇可充分粘连和愈合。
- 使用关节镜刨削器清理碎骨片和打磨盂唇，为修复做准备。

过线和置锚

- 通过后侧入路，使用过线器将0号聚丙烯缝线穿过盂唇和关节囊组织（图4–5，图4–6）。
    - 对于宏观不稳定的患者，通常会进行关节囊移位和盂唇修复，这需要更大的缝合通道来实现充分的折叠。对于复发性肩关节向后半脱位患者和孤立的盂唇损伤患者，缝合线应主要围绕盂唇缝合，而关节囊保持不变。
- 穿过盂唇和关节囊的缝线通过后侧入路套管回收，然后在一根缝线的末端打一个线

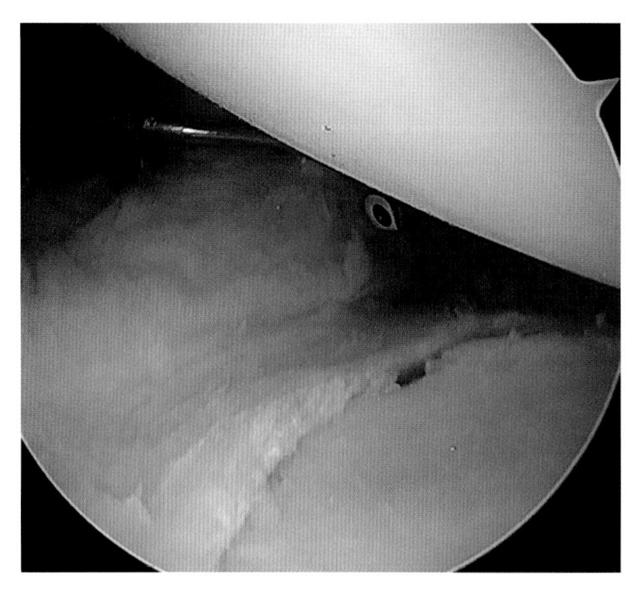

图4-5 缝合钩用于穿过盂唇关节囊复合体周围缝线

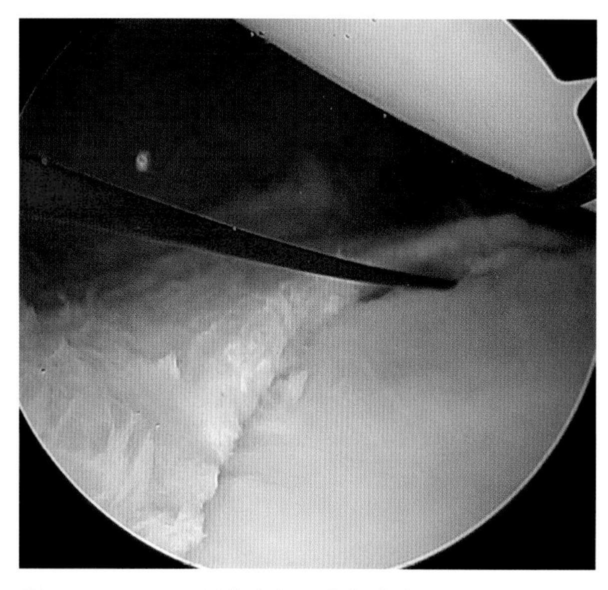

图4-6 0号聚丙烯缝合线用来作为穿过盂唇和关节囊时的穿线装置

环以备穿线用。

- 目的是创造一个“束腰”缝合或行李标签式缝合，来抓住盂唇复合体。
- 缝合环从后侧入路工作套管中送回，缝合线的尾部通过缝合环后送回，拉紧后将结固定在盂唇上（图4–7）。
  - 可以使用推结器将绳结牢牢地固定在盂唇上，从而减少松弛的发生（图4–8）。
- 将锚钉定位器放置于关节盂理想位置并钻孔（图4–9）。

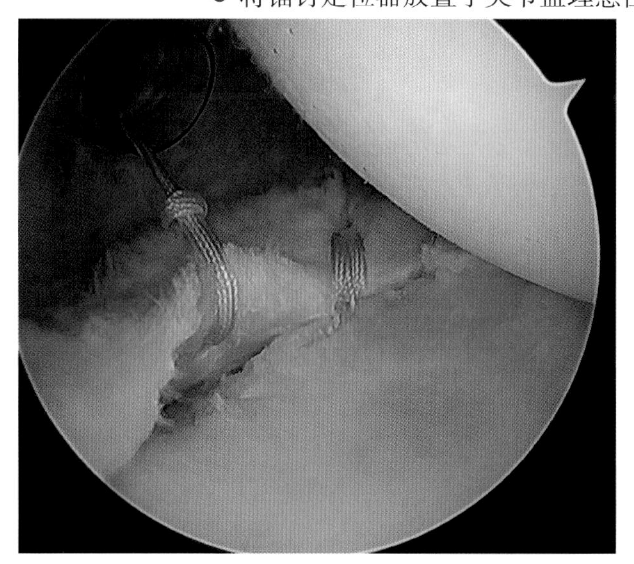

图4-7 展示类似打行李标签一样的“束腰”缝合

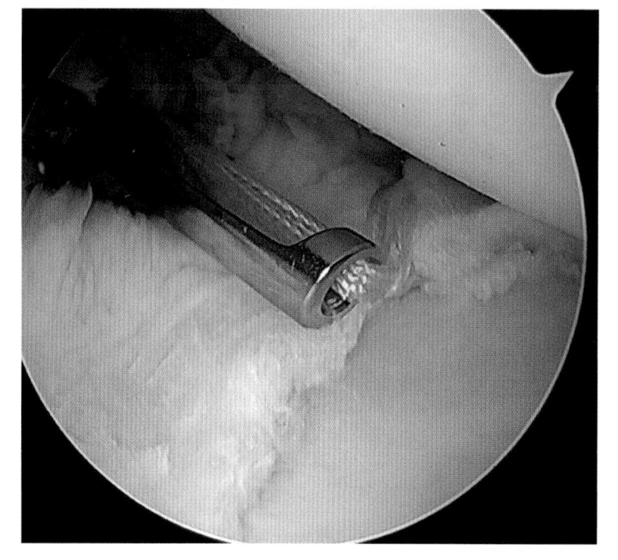

图4-8 一个推结器可以用来减少盂唇在放置锚钉之前的松弛状态，从而产生“束腰”效果

- 后外侧辅助入路通常用于缝合锚钉钻孔，放置5mm或者6mm套管以便锚钉置入和缝合线通过。
- 如果后侧入路可以行与关节盂呈45° 切线角度钻孔，则后侧入路可以单独使用。否

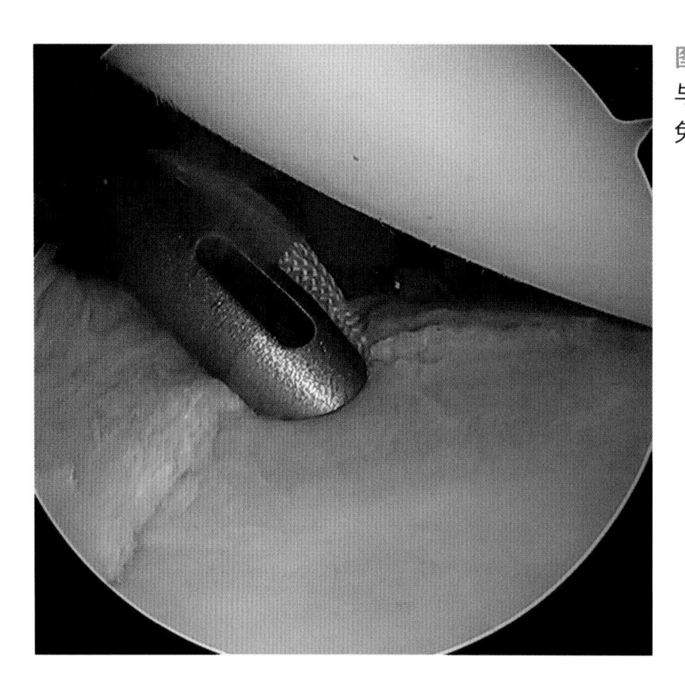

图4-9 锚钉通过后侧工作套管，以与关节盂呈45° 角钻入关节盂，以避免关节软骨损伤

则钻头容易滑脱，导致关节软骨损伤。

- 缝合线的末端穿过免打结缝合锚孔眼，将锚置于先前钻孔处，给予缝线一定张力，而后将缝合锚敲击入标准位置。
  - 8点~11点位置的缝合锚通常可以通过标准后侧入路放置，而6点钟~7点钟位置的缝合锚则需通过辅助入路放置。

完成修复

- 锚定位置相距3~5mm（取决于盂唇或关节盂的大小），直到盂唇和关节囊固定到关节盂（图4–10）。
- 因为线结磨损的风险降低，所以笔者使用无结锚钉取代打结锚钉，因为线结可导致关节软骨损伤以及后上肩袖和关节囊的内撞击，尤其是在其放置的位置超过关节盂

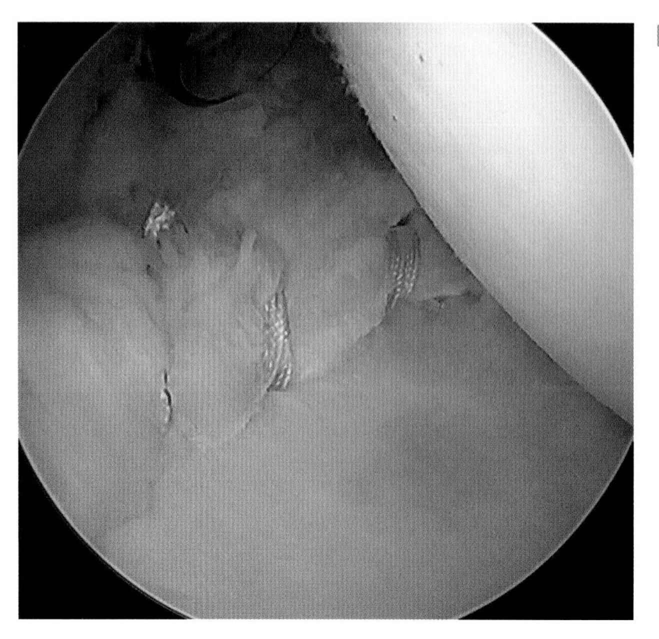

图4-10 后盂唇联合关节囊完整修复

中间位置时。

关闭关节囊

- 使用1号PDS（聚对二氧环己酮）缝线关闭后侧入路。
- 从外面抽出后侧工作通道，然后使用新月形缝合钩在入路处引入PDS缝线（图4–11）。
- 在入路的另一侧使用穿刺抓线器抓取缝合线，然后在关节外打一个滑动的可以锁紧的线结，拉紧缝合线完成缝合（图4–12）。
  - 如果根据患者在术前计划中的预定需求，需要额外的缝合，则可以使用更广泛的方式进行额外的缝合。

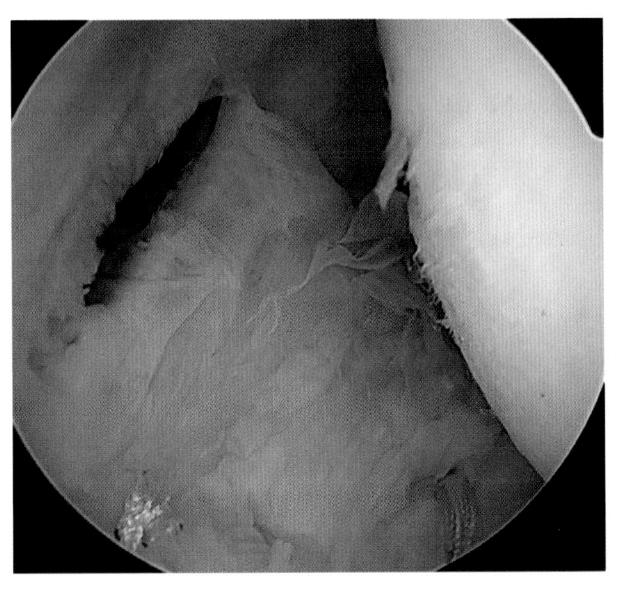

图4–11 为了便于关节囊封闭，将插管放置在关节囊囊外，以允许缝线通过和进行关节外缝合

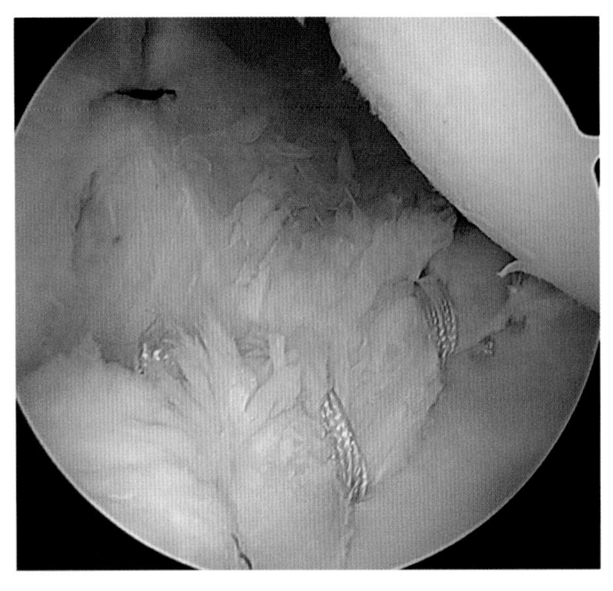

图4–12 由前侧入路向后侧观察已完成修复的盂唇和封闭的关节囊

术后管理

- 肩关节外展吊带悬吊6周。
  - 允许肘部、手腕和手主动活动。
  - 允许在肩胛骨平面被动活动肩关节。
- 患者在8~12周内完成被动和主动的运动范围练习。
- 12周后开始强化练习。
- 投掷运动员在16周后开始训练一些轻投掷项目。
- 对于非投掷运动员来说，恢复运动通常需要6个月。投掷运动员将在12个月内提升到比赛准备状态。

结果

- 后向不稳定关节镜下修复预后通常很好。
- 研究结果显示失败率为0~20%。
- 记录显示，应用现代关节镜技术，重返运动的比率为70%~100%。

并发症

- 复发性不稳定。
- 关节僵硬。
- 感染。
- 血管神经损伤。

推荐阅读

[1] Arner JW, McClincy MP, Bradley JP. Arthroscopic stabilization of posterior shoulder instability is successful in American football players. *Arthroscopy*, 2015,31(8):1466-1471.

[2] Badge R, Tambe A, Funk L. Arthroscopic isolated posterior labral repair in rugby players. *Int J Shoulder Surg*, 2009,3:4-7.

[3] Bahk MS, Karzel RP, Snyder SJ. Arthroscopic posterior stabilization and anterior capsular plication for recurrent posterior glenohumeral instability. *Arthroscopy*, 2010,26:1172-1180.

[4] Bradley JP, Baker CL III, Kline AJ, et al. Arthroscopic capsulolabral reconstruction for posterior instability of the shoulder. A prospective study of 100 shoulders. *Am J Sports Med*, 2006,34:1061-1071.

[5] Bradley JP, McClincy MP, Arner JW, et al. Arthroscopic capsulolabral reconstruction for posterior instability of the shoulder: a prospective study of 200 shoulders. *Am J Sports Med*, 2013,41:2005-2014.

[6] Bottoni CR, Franks BR, Moore JH, et al. Operative stabilization of posterior shoulder instability. *Am J Sports Med*, 2005,33:996-1002.

[7] Goubier JN, Iserin A, Duranthon LD, et al. 4-portal arthroscopic stabilization in posterior shoulder instability. *J Shoulder Elbow Surg*, 2003,12:337-341.

[8] Kim SH, Ha KI, Park JH. Arthroscopic posterior labral repair and capsular shift for traumatic unidirectional recurrent posterior subluxation of the shoulder. *J Bone Joint Surg Am*, 2003,85:1479-1487.

[9] Lenart BA, Sherman SL, Mall NA, et al. Arthroscopic repair for posterior shoulder instability. *Arthroscopy*, 2012,28:1337-1343.

[10] Pennington WT, Sytsma MA, Gibbons DJ, et al. Arthroscopic posterior labral repair in athletes: outcome analysis at 2-year follow-up. *Arthroscopy*, 2010,26:1162-1171.

[11] Radkowski CA, Chhabra A, Baker CL, et al. Arthroscopic capsulolabral repair for posterior shoulder instability in throwing athletes compared with nonthrowing athletes. *Am J Sports Med*, 2008,36:693-699.

[12] Savoie FH III, Holt MS, Field LD, et al. Arthroscopic management of posterior instability: evolution of technique and results. *Arthroscopy*, 2008,24:389-396.

[13] Williams RJ, Strickland S, Cohen M, et al. Arthroscopic repair for traumatic posterior shoulder instability. *Am J Sports Med*, 2003,31:203-209.

[14] Wooten CJ, Krych AJ, Schleck CD, et al. Arthroscopic capsulolabral reconstruction for posterior shoulder instability in patients 18 years old or younger. *J Pediatr Orthop*, 2015,35(5):462-466.

第5章

肩关节多向不稳的关节镜下治疗

（BRIAN R. WATERMAN, CATHERINE RICHARDSON, JONATHAN NEWGREN, ANTHONY A. ROMEO）

无菌仪器/设备

- 4.0mm关节镜及镜头。
- 2~3个8.25mm鞘管。
- 交换棒。
- 空心扩孔器。
- 镜下刨刀，配备3.5mm刀头和4.5mm磨钻头。
- 镜下锉刀。
- 带角度的软组织松解铲。
- 骨锤。
- 经皮定位器和针芯。
- 锚定钻头和电钻。
- 多角度及直线过线器。
- 抓线器。
- 带环缝线。
- 推结器。
- 1号PDS缝线。
- 植入物。
  - 2.4mm及3.0mm双线缝合锚钉。
  - 2.9mm免打结缝合锚钉。
  - 1.5mm高强度不可吸收线。

体格检查

- 术前在等待区进行体格检查，确认患肩多个方向是否存在症状性松弛或不稳（或疑似），以及压痛（如肱二头肌长头腱）[1−3]。

- 超声引导下肌间沟阻滞及常规呼吸麻醉后进行麻醉状态下双侧对比检查。
- 关节活动度检查。
- 前方：前向加载移位试验。
- 后方：Jerk及Kim试验、后向加载移位试验[2,3]。
- 下方：沟槽征（中立位及外旋位）、Gagey试验[2,3]。

体位

- 患者为侧卧位。
- 所有骨性突起及有血管神经损伤风险的区域均进行保护性衬垫，包括腓总神经、桡神经及大转子。
- 使用腋下卷垫及泡沫头枕，肩胛骨下角水平放置可放气豆袋（沙袋）。
- 应用双向牵引架及无菌臂套，侧向及横向施加2.3kg牵引力（图5–1A）。
  - 腋下也可放置泡沫卷以施加额外的侧向牵引力

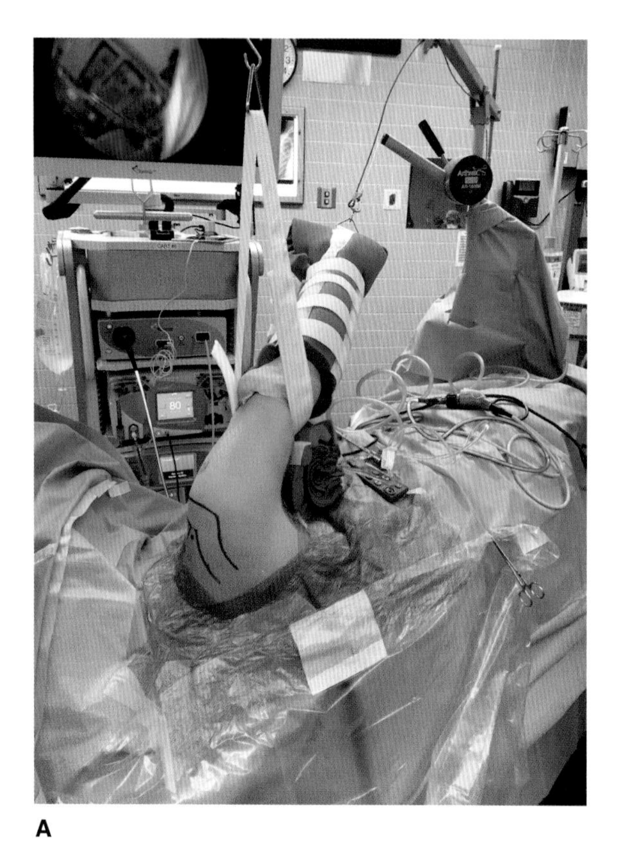

A

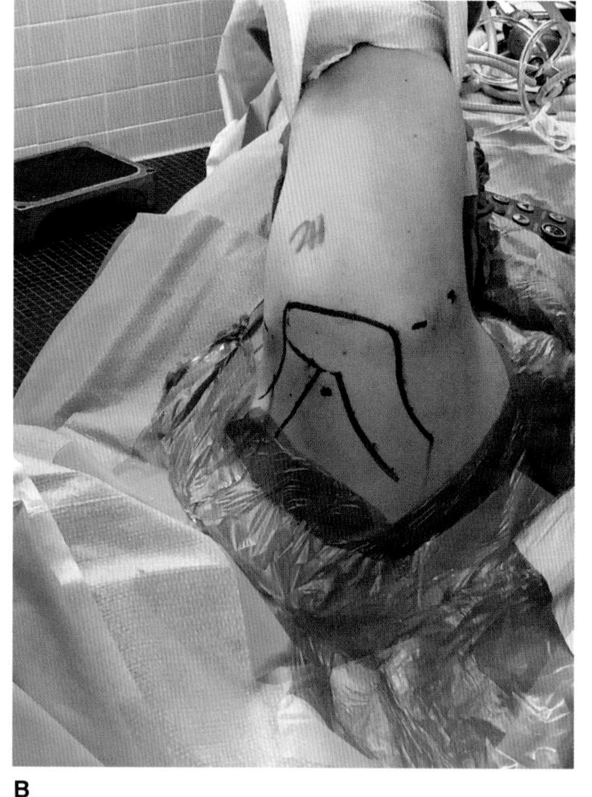

B

图5–1 A. 侧卧手术体位；B. 标记关节镜入路

关节镜入路（图5–1B）

- 后侧观察入路位于肩峰后外侧缘水平，较标准后侧观察入路略偏上。
- 应用定位针（或自内向外技术）定位前方操作入路，定位区域位于肩胛下肌上缘及肩峰前外侧缘水平。
- 后下入路（7点钟方向）在定位针下5cm处，且位于后观察入路侧方。

- 经肩胛下肌入路（5点钟方向）是一个用于放置前下方锚钉的可选经皮入路。
- 探查后下方关节囊反折时前上入路是一个可选的观察入路。

镜下诊断

- 建立前后入路后进行全面15个点镜下评估。
- 将肱二头肌长头腱拉向关节内以评估充血、炎症或其他性质的损伤。
- 探查前下及后下关节盂唇是否有撕裂、退变及连续性是否被破坏（图5–2）。
- 评估盂肱韧带复合体及腋囊的松弛度和冗余度。
- 评估肩袖间隙的功能和容积。
- 镜下动态观察盂肱关节以评估关节囊反折紧缩术后效果。

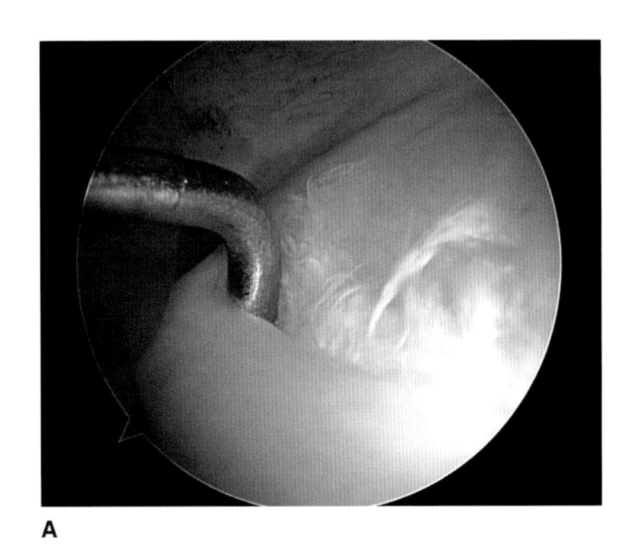
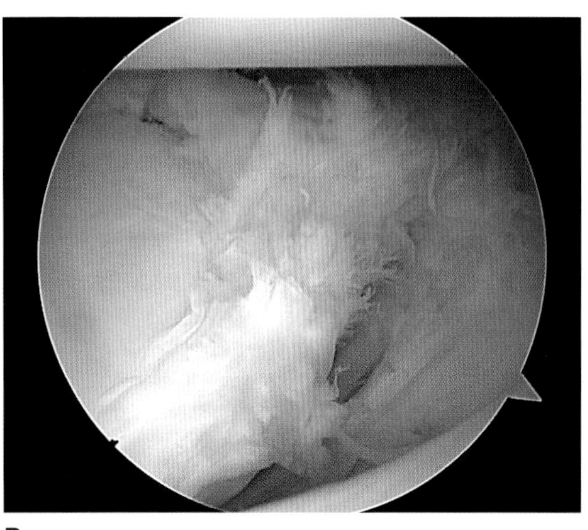

A　B

图5–2　A. 后下盂唇撕裂；B. 后下盂唇磨损及关节囊损伤

关节囊及盂唇准备

- 镜下确诊多向不稳后，将一枚8.25mm鞘管置入前中入路。
- 在定位针定位确保关节盂植入器械的方向和轨迹正确无误后，扩张软组织并同样将另一枚8.25mm鞘管置入后下入路（图5–3）。
- 镜下锉刀通常用来磨锉关节囊以形成出血点。

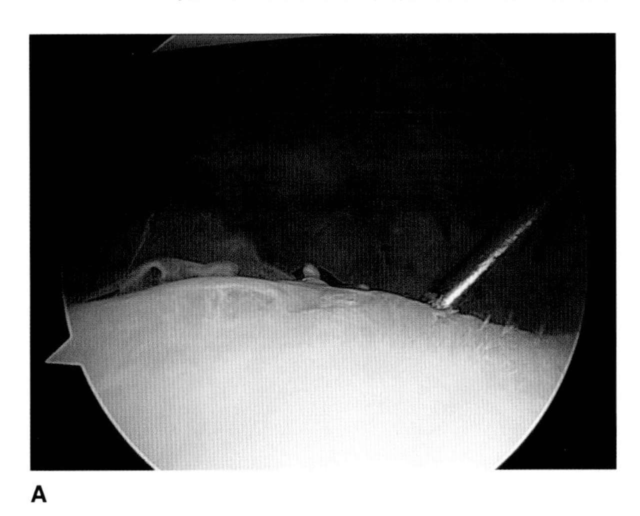
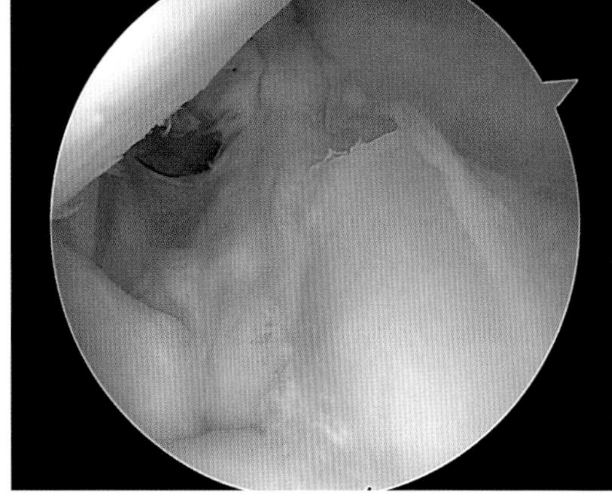

A　B

图5–3　A. 后下入路定位；B. 后下入路

- 由于盂唇撕裂或不稳，特别是在盂唇与软骨交界处，因此可用软组织松解铲分离并松解盂唇以便后续再固定（图5–4）。

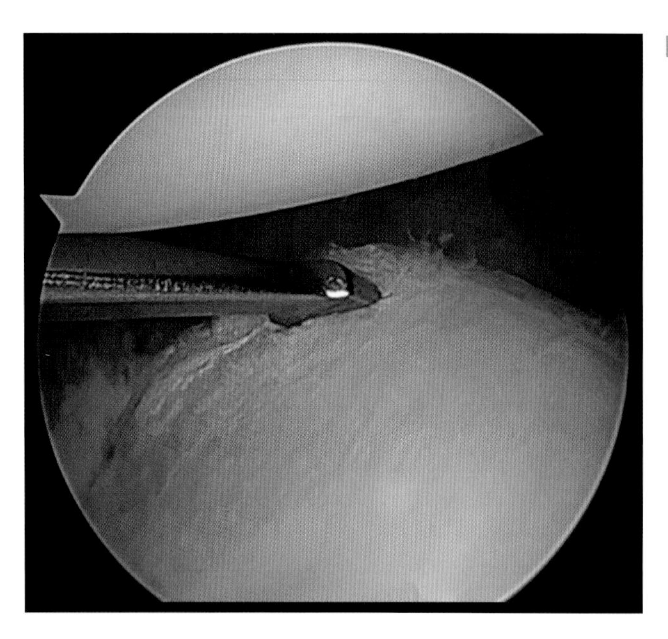

图5–4 下盂唇准备

  - 前后入路可分别使用不同角度的软组织松解铲。
  - 应当注意不要离断盂唇，不要形成节段性或径向分离。
  - 用镜下抓钳评估关节囊的移动度。
- 用镜下刨刀清除盂唇边缘纤维状、松散的盂唇组织。
- 然后用磨钻头在关节盂内侧颈部打磨形成出血骨床。

关节囊及盂唇修补

- 鱼嘴样定位器牢固定位于盂唇边缘6点钟位置，钻孔直至完全进入（图5–5）。

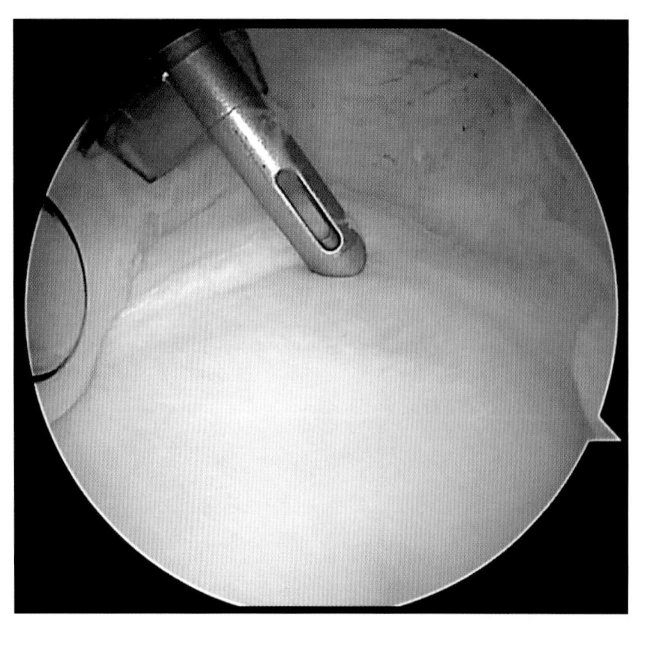

图5–5 下方锚钉位置

  - 定位器至少倾斜50° ~60° 以保证有足够的骨质固定，并避免滑动钻入关节软骨内。
  - 钻头的进出应与导向器的方向一致，以防止导向器在关节盂上位置发生变动。
- 迅速置入2.4mm或3.0mm双线缝合锚钉并轻击，直至锚钉完全植入。
  - 定位器可适当后退以确保锚钉不突出于骨面。
  - 将锚钉置入器和导向器一同拔出以保证缝合线不会交叉。
- 用环形抓线器将3个缝线头拉入对向入路，剩余的一个缝线头留于后下入路。
- 用左侧（右肩）或右侧（左肩）45° 可重复使用缝合钩（Spectrum, ConMed, Largo, FL）穿过锚定位置后方和下方关节囊（≥1cm）（图5–6），然后将一根0号聚丙烯纺织纤维线（Prolene）用作牵引线（Johnson & Johnson, Ethicon, Somerville, NJ）置入关节内[3]。

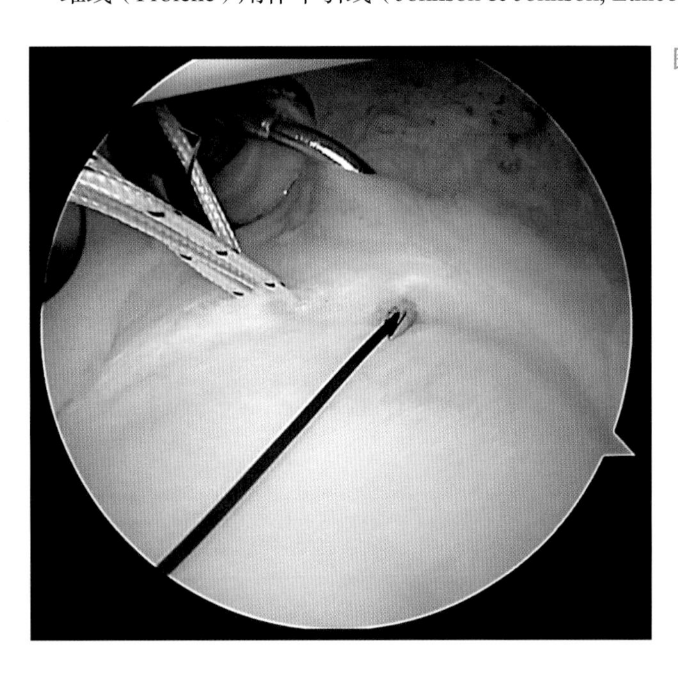

图5–6 下方缝线穿线

- 用环形抓线器将Prolene牵引线及孤立的缝合线从对侧入路抓出。
- 打半个缝合结，通过软组织后下入路引出返折缝线。
- 过线器穿过前方关节囊及盂唇到达锚钉位置，将相应的缝线以同样方式穿过，形成水平褥式结构。
- 关节镜下标准打结并将缝线尾端剪去。
- 缝合钩自关节盂远端（水平褥式结构后侧）穿过软组织并将剩余缝线中的一根拉出。
- 从后下入路拉入另外一根缝线然后打结，形成一个与水平褥式结构垂直的“防撕裂”结构（图5–7）。
- 标准打结，同时使线结不向关节腔突出。
- 前方锚钉以类似方式植入，间距5~8mm，右肩位于4点半和3点钟位置，左肩位于7点半和9点钟位置，以完全拉紧盂肱上韧带和盂肱中韧带（图5–8）。
  - 使用软组织抓钳通过前上入路将关节囊向上、向外牵拉使其紧张，以便过线器穿透软组织。
- 继续从前路或前上入路进行镜下评估，在右肩7点半、9点10分和10点半位置、左肩4点半、3点钟和1点半位置使用双线锚钉进一步固定，将组织小心推进并重建关节

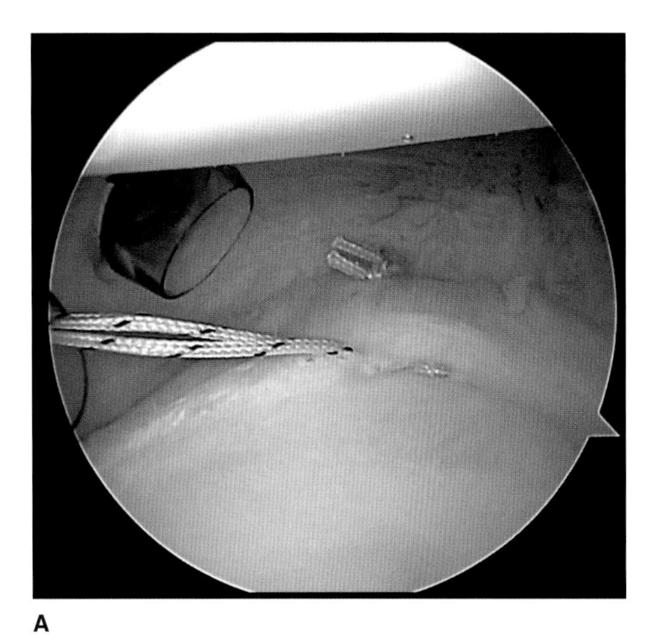

A

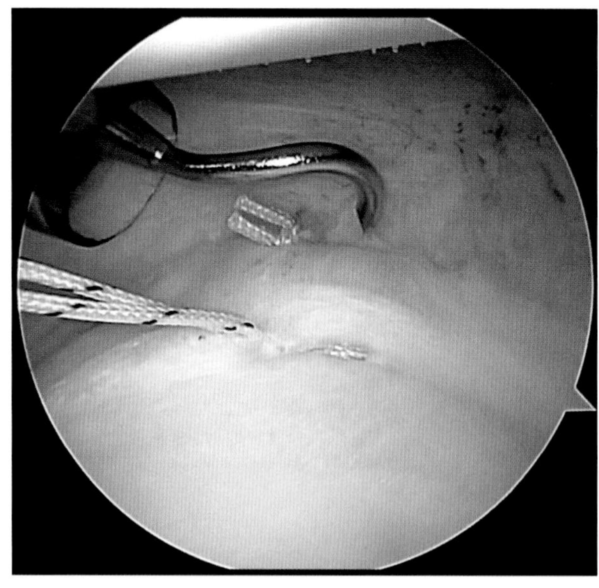

B

图5-7 A. 关节囊下部水平缝合；B. 垂直缝合

囊盂唇的围栏结构（图5-9）。

- 或者可在关节盂的高位使用带有高强度缝线的单线无结锚钉（即赤道上方）进行简单或倒置的褥式缝合。

- 对最终的修复结果进行检查和检验，使用关节镜在麻醉及侧方牵引下检查肩关节的状况。

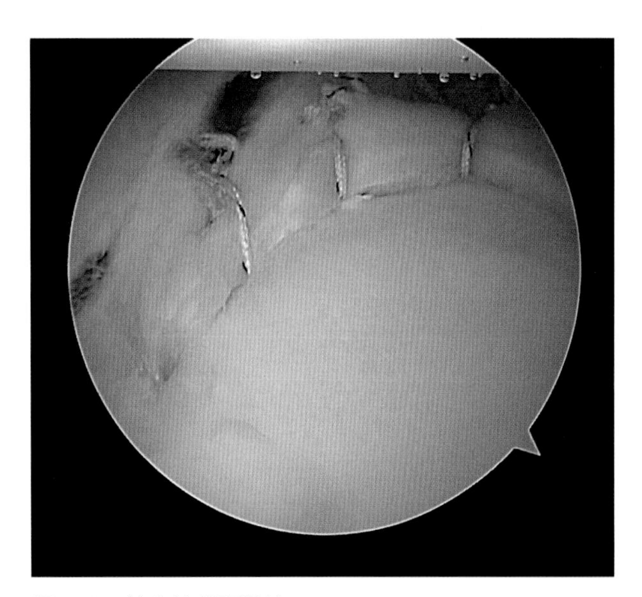

图5-8 前方关节囊紧缩

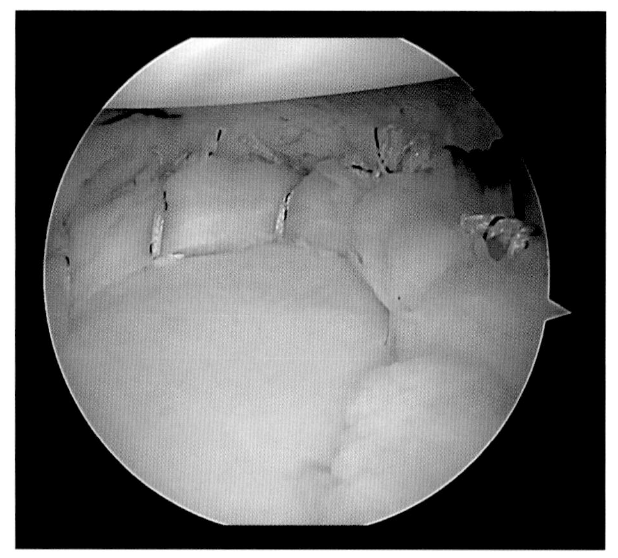

图5-9 后方修补及紧缩

关节囊紧缩/肩袖间隙闭合（可选）

- 由于部分关节囊组织较脆弱，以及全身关节松弛症的患病率高，可使用锚钉紧缩关节囊和（或）缝合后关节囊。
  - 采用“抽紧折叠”技术，通过后入路或后下入路，将弯曲缝合钩穿过关节囊内侧及下部并自盂唇穿出。

- 将1号PDS线置入关节并在关节腔内预留较长缝线。
- 组织穿透器于更外、更上的位置穿入关节囊，同时将关节内缝线的活动端从鞘管引入后进行关节腔内或关节囊外打结。

- 虽然不做常规手术的部分，但在关节囊270° 紧缩术后仍出现下方过多松弛的高风险患者或在外旋时沟槽征没有消失者，可以考虑辅助肩袖间隙缝合[1,3]。
  - 取出肩袖间隙关节囊的工作鞘管。
  - 新月形缝合钩穿过肩袖间隙关节囊和盂肱上韧带，穿入1号PDS线，撤出缝合钩时将缝合线长头留于关节腔内。
  - 软组织穿透器同样经前入路穿入并经过肩袖间隙下方和盂肱中韧带，将预留PDS游离端引出。
  - 前路保持在关节囊外位置，将缝线于非直视下从关节腔内拉紧（或直接由肩峰下间隙自外侧入路拉紧）。
  - 手臂外旋30°~45°，标准镜下打结并剪线。
  - 或者外科医师也可以选择用高强度不可吸收缝线以标准方式进行缝合。

闭合伤口

- 关节镜切口用3-0 Prolene缝线缝合并用无菌帖、4×4纱布、腹垫及胶带覆盖。
- 肩关节处于中立外旋及轻微外展位，局部冰敷并用“枪手”吊带悬吊，持续6周。

参考文献

[1] Alpert JM, Verma N, Wysocki R, et al. Arthroscopic treatment of multidirectional shoulder instability with minimum 270 degrees labral repair: minimum 2-year follow-up. *Arthroscopy*, 2008,24(6):704-711.

[2] Forsythe B, Ghodadra N, Romeo AA, et al. Management of the failed posterior/multidirectional instability patient. *Sports Med Arthrosc Rev,* 2010,18:149-161.

[3] Provencher MT, LeClere LE, Romeo AA. Multidirectional and posterior instability of the shoulder: pearls and pitfalls in diagnosis and management. In: Levine W, ed. *Pitfalls in the Management of Common Shoulder Problems*. American Academy of Orthopaedic Surgeons, Rosemont, 2008.

第6章

肩关节多向不稳的开放治疗

（THOMAS M. DeBERARDINO, EDUARDO STEWIEN）

引言

- Neer和Foster[1]描述了肩关节多向不稳（multidirectional instability, MDI），即在两个或两个以上方向上存在不稳定。
- 全身关节过度活动的人群运动相关损伤的风险可能会升高[2]。
- MDI通常发生于从事重复过顶运动的运动员[3]。
- 最常见的表现是广泛的肩部疼痛，伴有活动功能受损和肌力下降[4]。
- 外科治疗包括开放手术和关节镜手术[3,5,6]。

无菌仪器/设备

- 30° 关节镜。
- Trimano上肢牵引架（Arthrex, Naples, FL）。
- Scorpion过线器（Arthrex, Naples, FL）。
- Lasso过线器（Arthrex, Naples, FL）。
- 免打结锚钉（Arthrex, Naples, FL）。
- SwiveLock锚钉（Arthrex, Naples, FL）。
- 纤维带 + 纤维丝缝线（Arthrex, Naples, FL）。

体位

- 患者置于沙滩椅位，用Trimano上肢牵引架固定上臂（图6–1）。

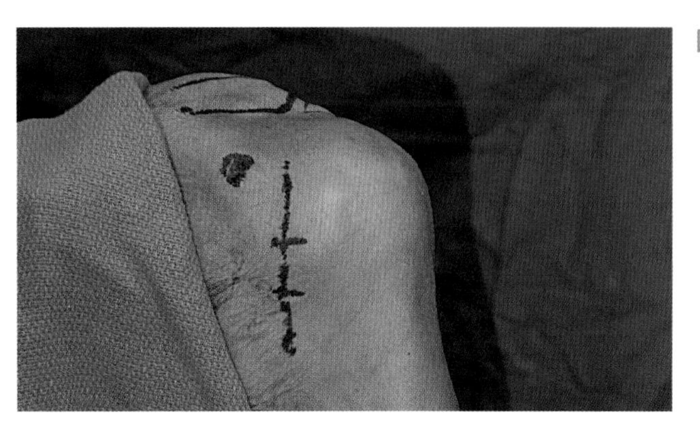

图6–1 前入路（左肩）

手术入路

- 采用三角肌–胸大肌肌间沟入路（出于美观考虑，可采用腋窝入路）。
- 显露头静脉并将其随三角肌拉向外侧，胸大肌拉向内侧。
- 从下方显露腋神经，将牵开器置于联合腱下方以显露肩胛下肌（图6–2，图6–3）。

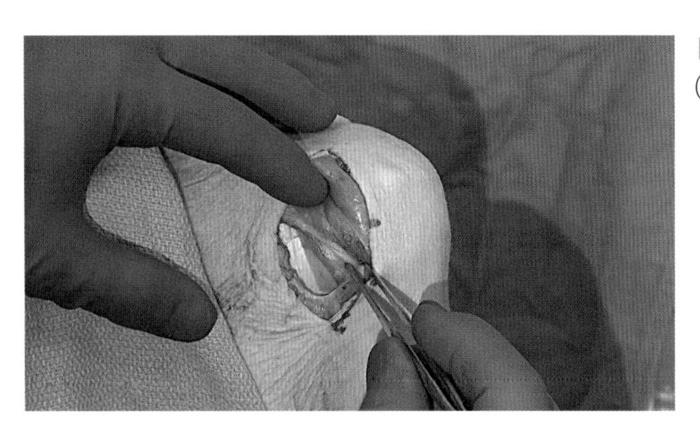

图6–2 三角肌–胸大肌肌间沟入路（左肩）

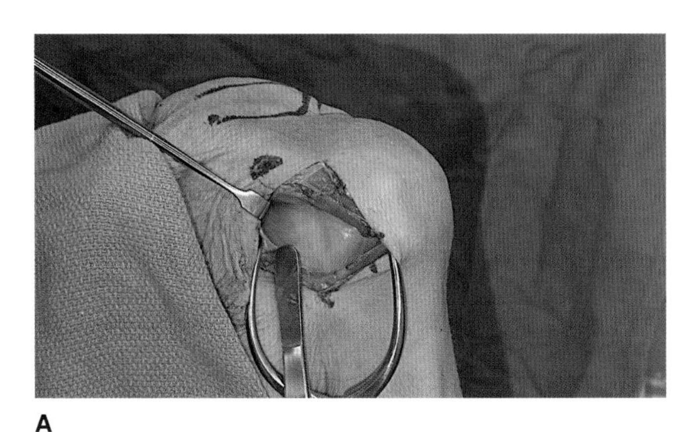

A

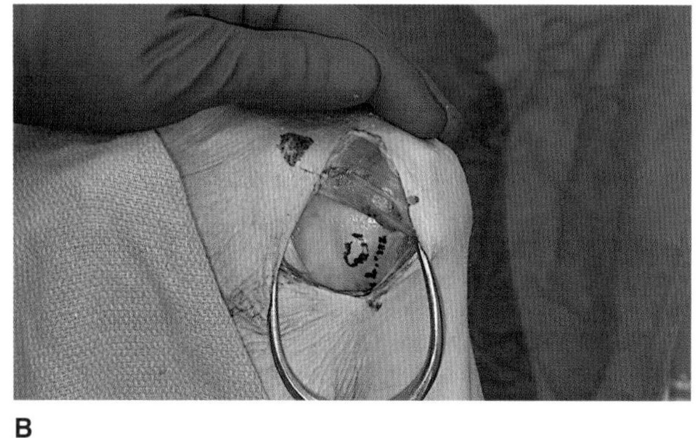

B

图6–3 A. 显露肩胛下肌；B. 定位小结节（左肩）

  - 将“三姐妹”（沿肩胛下肌下1/3处的旋肱前血管）结扎或烧灼，解剖肱二头肌长头肌腱为定位标志。用剪刀自下至上剥离肩胛下肌来显露肩袖间隙。
- 于肱二头肌肌腱内侧1cm处做纵切口以分离肩胛下肌和关节囊。
- 用Scorpion过线器穿过缝线牵拉肩胛下肌并显露关节囊，并于此做中间切口且形成上下组织瓣。
- 解剖下方组织瓣直至看到下方盂唇并识别冗余的关节囊。
- 用Fukuda牵开器显露前唇并评估关节前下侧的Bankart区域（图6–4）。
- 免打结Tak锚钉分别置于6点钟、4点钟和2点钟位置。这可以通过三种方式实现。
  - 如需要可使用90° 过线器将缝线穿过Bankart区域及邻近关节囊，然后用纤维缝线捆绑Bankart病变，用无结的推锁锚钉固定（图6–5）。
  - 用Scorpion过线器钳住Bankart病变并穿过纤维丝缝线（Arthrex, Naples, FL）以形成束带结构，快速且简单地将病变固定在圆环内，最后用3.5mm旋入式螺钉固定病变区域（图6–6，图6–7）。
  - 用套索过线器通过硬化的纤维棒缝线（Arthrex, Naples, FL）并直接穿过关节囊盂唇组织，线尾穿过锚钉线孔，锚钉和缝线在合适的张力下进入钻孔（图6–8）。根据外科医师的喜好或松弛程度，在适当地松解下方组织瓣之后，可用Scorpion过线

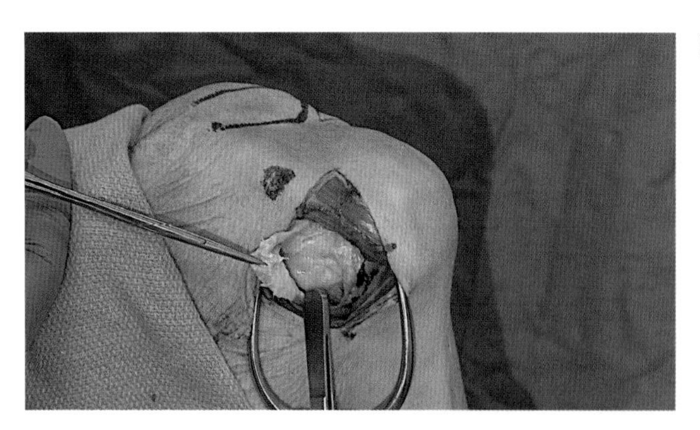

图6-4 从下方关节囊松解肩胛下肌

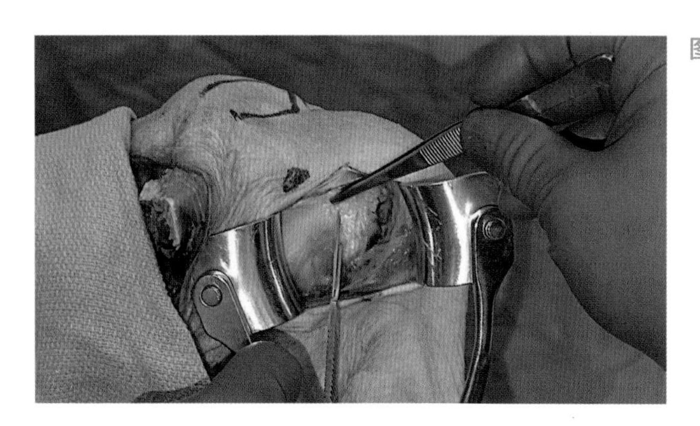

图6-5 准备切开肩关节囊

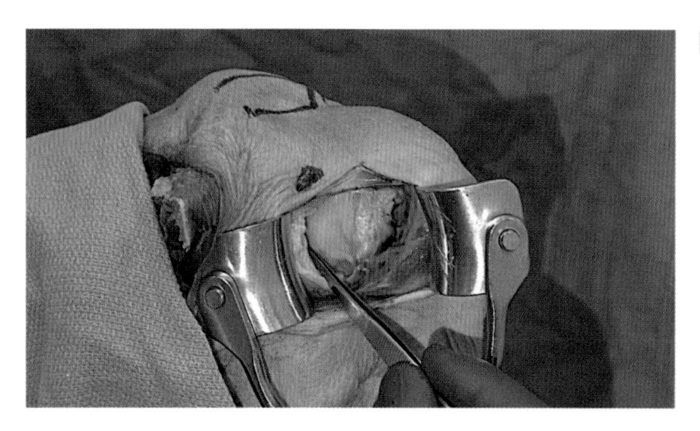

图6-6 评估关节囊松弛程度

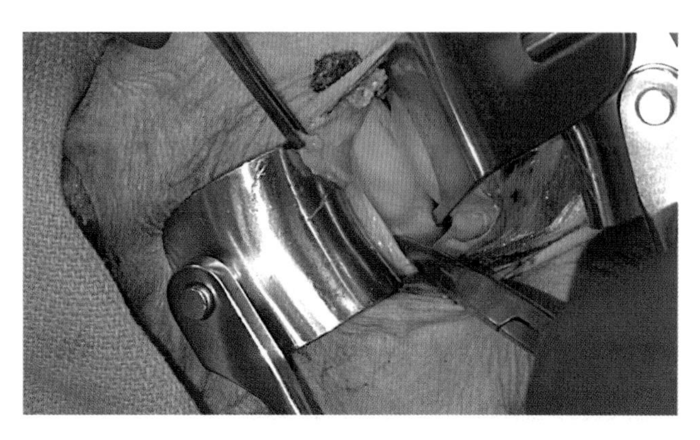

图6-7 准备用刨刀或磨钻打磨盂唇撕裂区域以利于关节囊盂唇组织与骨质更快愈合

器或类似器械稳定结实地闭合上部肩袖间隙。

- 下方组织瓣覆盖在上方组织瓣之后，用Scorpion过线器穿过缝线，缝线的上部及下部用免打结缝合锚钉固定，以形成没有冗余关节囊的稳定复合体。免打结缝合锚钉可用来替代缝线，构建安全和坚固的关节囊（图6–9~图6–11）。
- 用Scorpion穿过缝线复位肩胛下肌。外侧组织瓣重新复位，用旋转锚钉闭合肩胛下肌完成修复。
- 标准外科缝合技术闭合伤口。

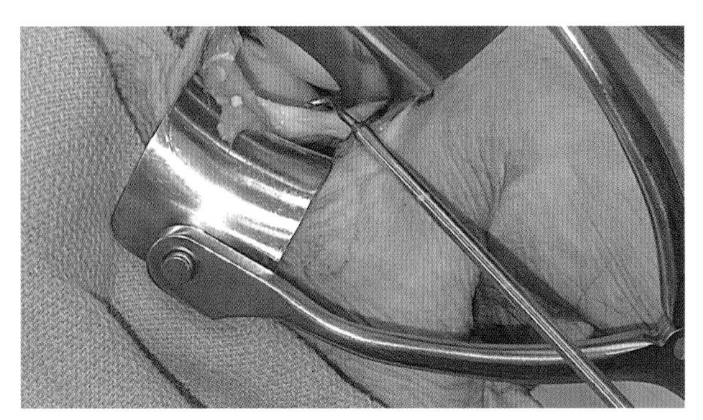

A1

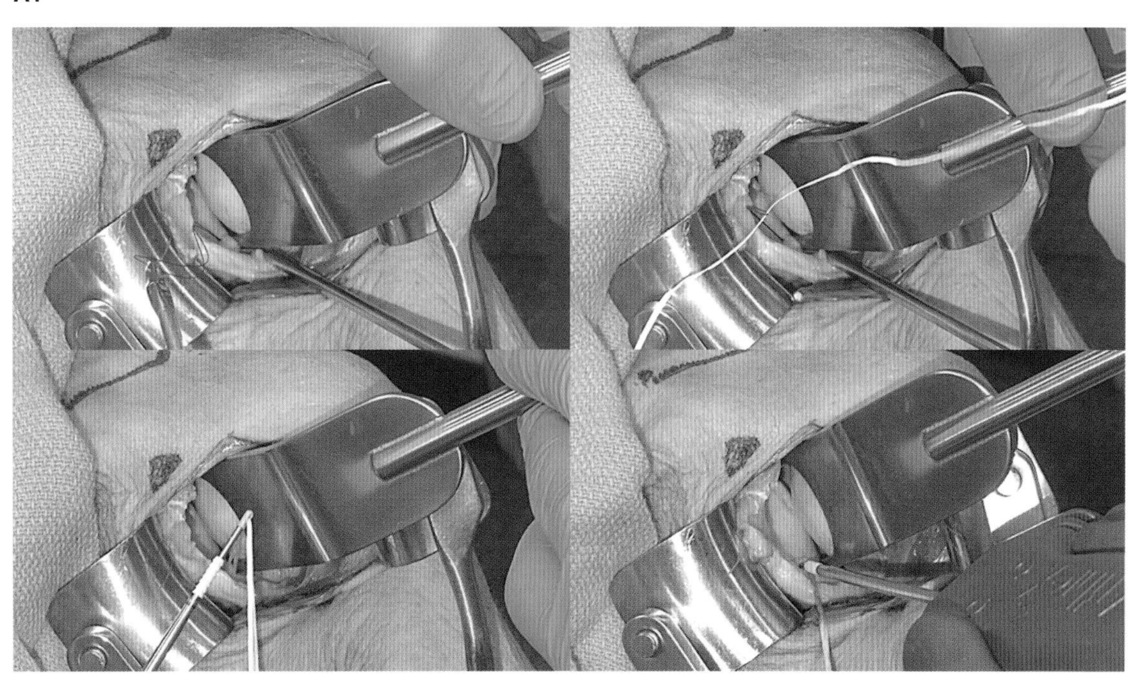

A2

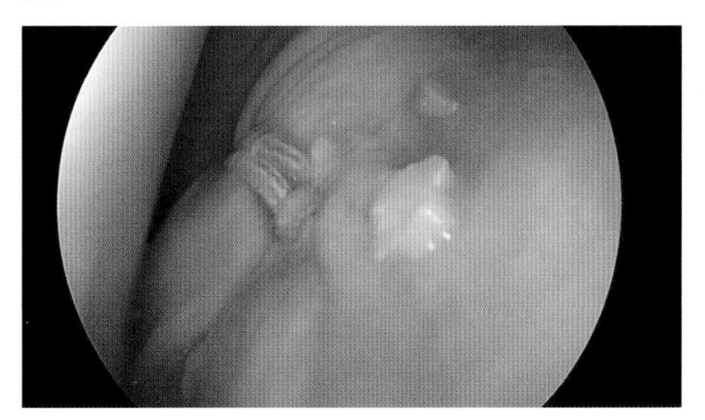

A3

图6–8 A1. 置入下关节囊缝线；A2. 植入锚钉；A3. 后路关节镜视野下开放修复手术似乎与纯关节镜技术完成手术效果一致

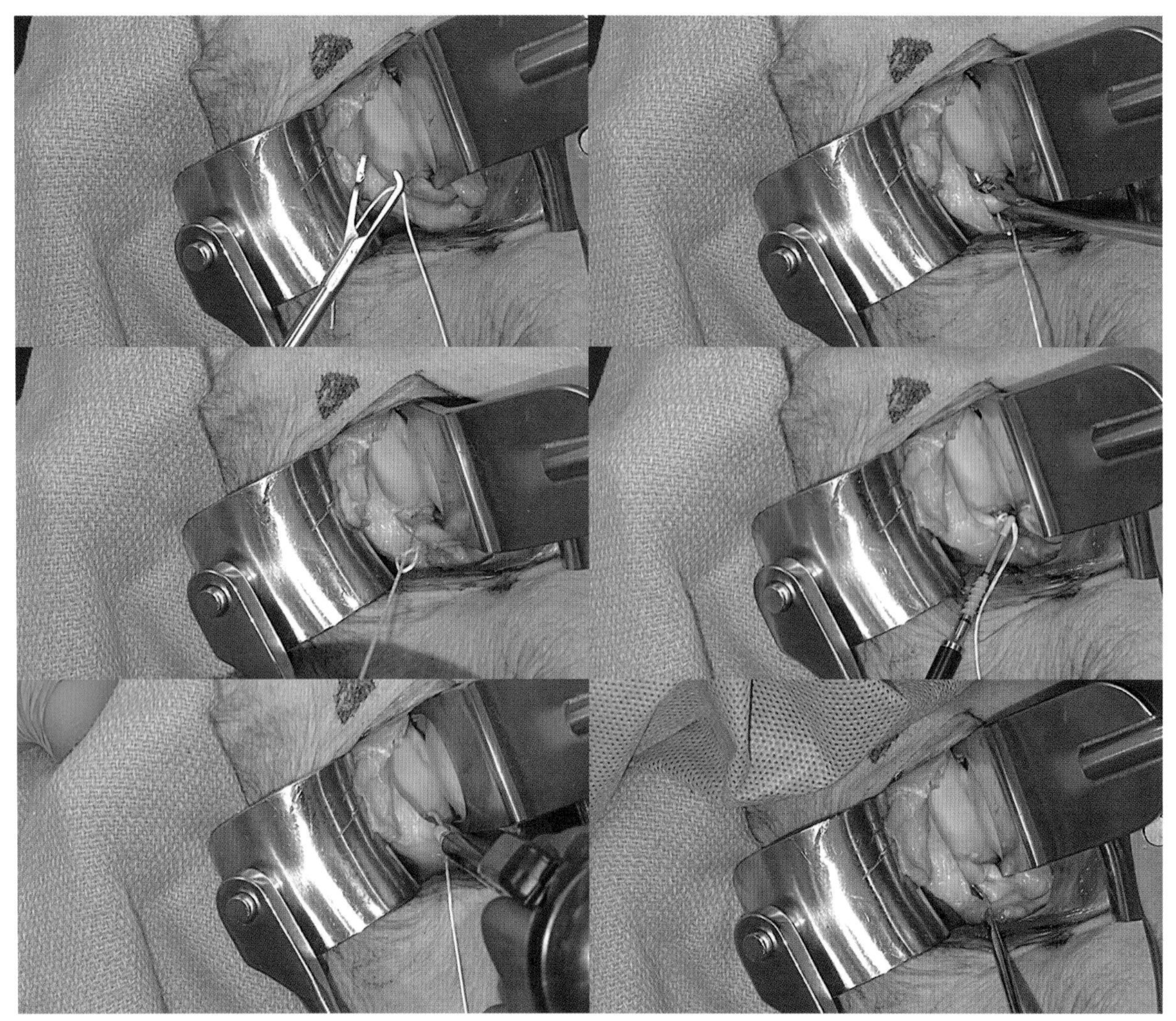

B

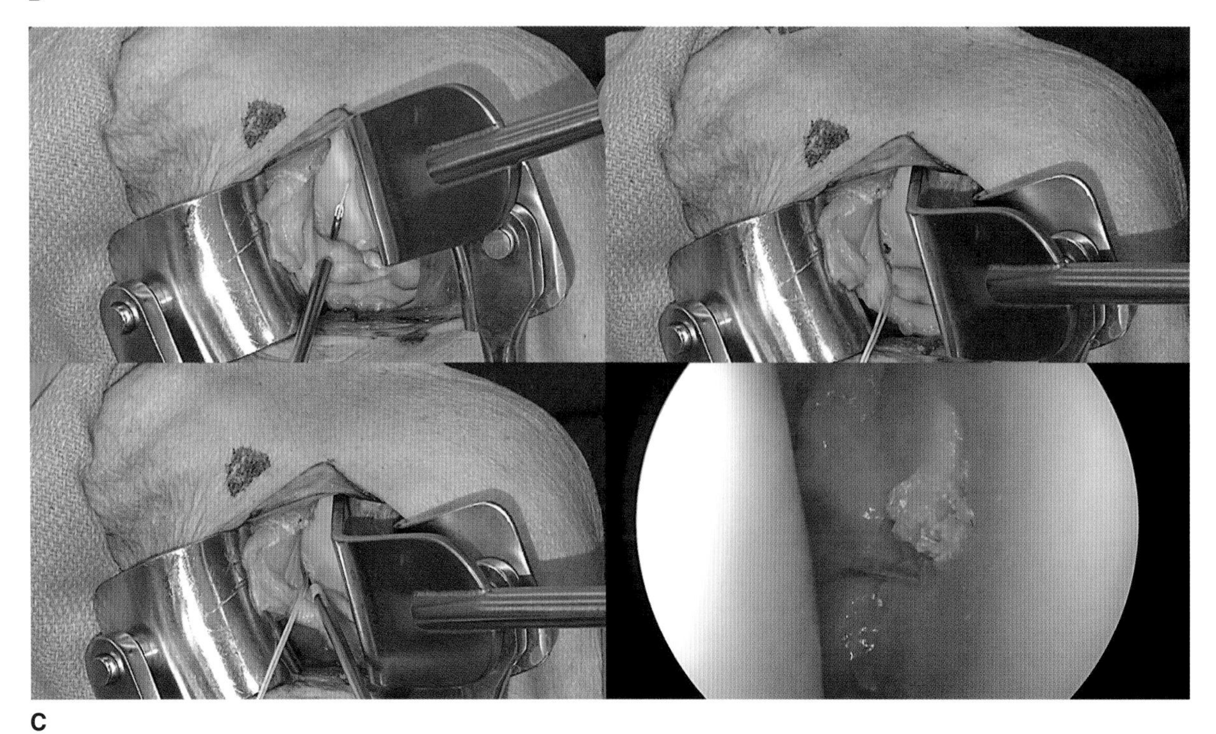

C

图6-8 （续图） B. 植入第2个缝合锚钉。C. 植入最后一个锚钉：植入锚钉后后路关节镜观察显示出与关节镜下盂唇修复相似的外观

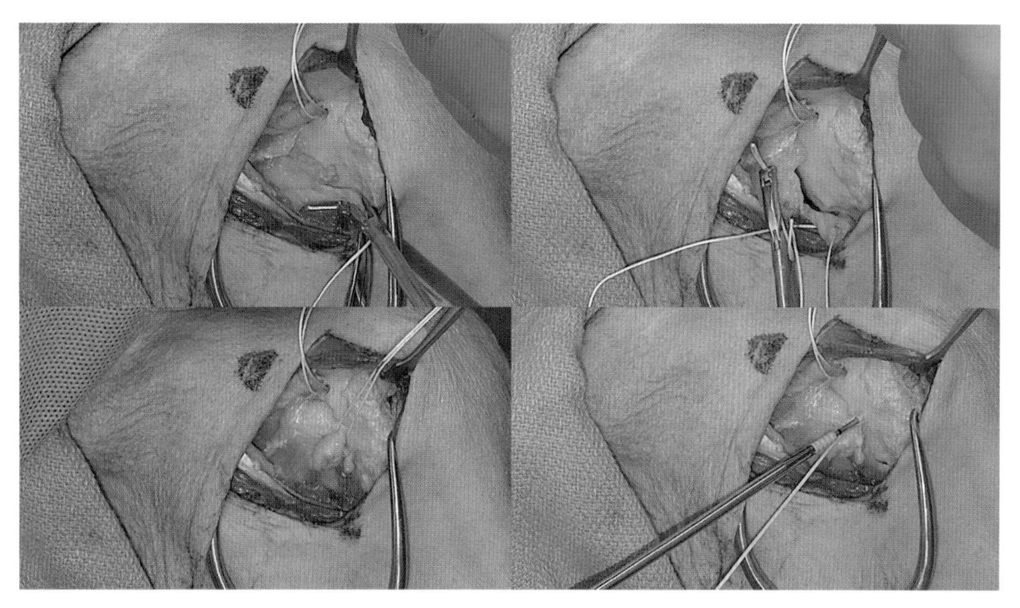

图6-9 闭合关节囊

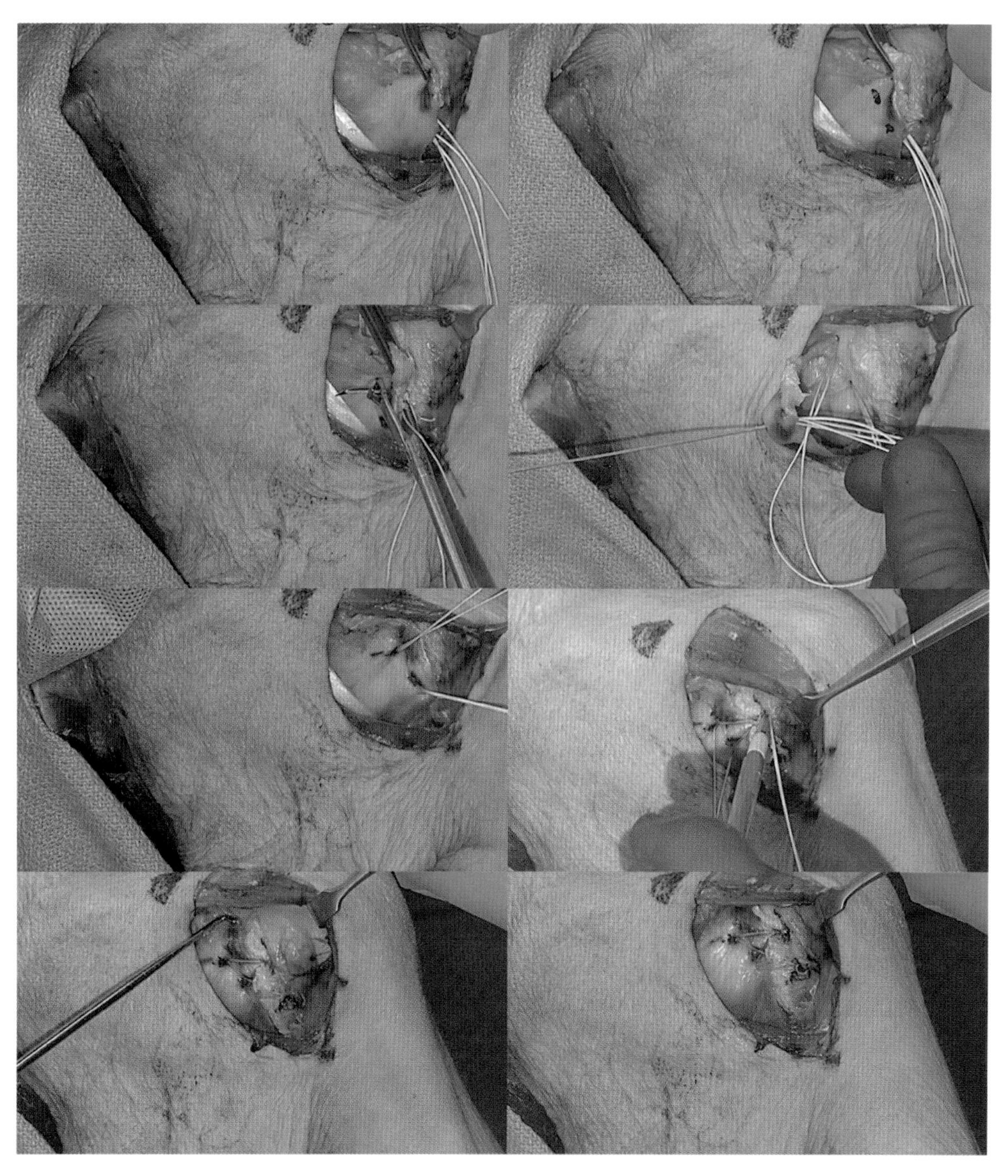

图6-10 最后闭合肩胛下肌

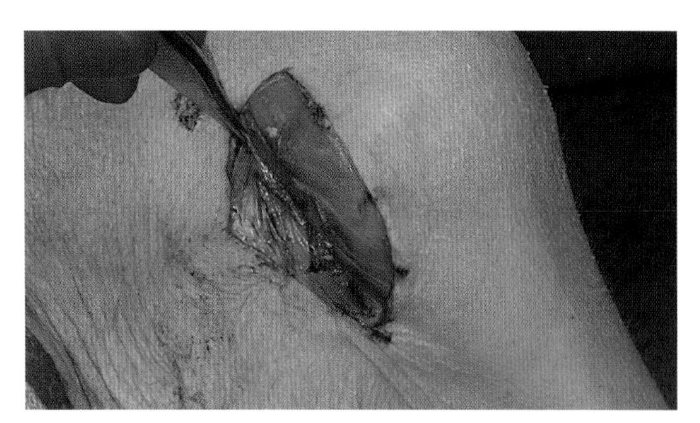

图6-11 闭合伤口

参考文献

[1] Neer CS, Foster CR. Inferior capsular shift for involuntary inferior and multidirectional instability of the shoulder. A preliminary report. *J Bone Joint Surg Am*, 1980,62(6):897-908.

[2] Cameron KL, Duffey ML, DeBerardino TM, et al. Association of generalized joint hypermobility with a history of glenohumeral joint instability. *J Athl Train*, 2010,45(3):253-258.

[3] Longo UG, Rizzello G, Loppini M, et al. Multidirectional instability of the shoulder: a systematic review. *Arthroscopy*, 2015,31(12):2431-2443.

[4] Forsythe B, Ghodadra N, Romeo AA, et al. Management of the failed posterior/multidirectional instability patient. *Sports Med Arthrosc*, 2010,18(3):149-161.

[5] Bois AJ, Wirth MA. Revision open capsular shift for atraumatic and multidirectional instability of the shoulder. *Instr Course Lect*, 2013,62:95-103.

[6] Gaskill TR, Taylor DC, Millett PJ. Management of multidirectional instability of the shoulder. *J Am Acad Orthop Surg*, 2011,19(12):758-767.

第7章

SLAP损伤的关节镜下治疗

(NIKOLAOS K. PASCHOS, KIMBERLY V. TUCKER, JOHN D. A. KELLY IV)

概述

- 上盂唇从前至后（Superior labrum anterior and posterior, SLAP）损伤是肩关节投掷功能受损的主要原因。
- SLAP损伤手术的适应证和技术近年来不断发展。
- 对SLAP损伤的治疗没有明确共识。
- 应确定SLSP损伤的类型（图7–1）并了解该部位的正常解剖变异（图7–2）。

适应证

- 上盂唇完全分离，特别是后上盂唇剥离征阳性。
- 探针探查发现与肱二头肌松弛有关联的撕裂。
- 盂唇抬高至少5mm，且伴有炎症、磨损、红斑、裂隙及增生的迹象。
- 骨–盂唇连接处分离，相应盂唇止点处有红斑，伴或不伴至少5mm的偏移。
- 年龄是决定因素：小于等于30岁，SLAP修复；30~60岁，肌腱固定术；大于60岁，肌腱切断术。

修复准备

- 关节盂侧面植入锚钉前用刨刀或磨钻打磨形成出血骨床以促进愈合（图7–3），从前外侧入路完成这一操作最佳。
- 由于锚钉的植入角度需要与关节盂基本垂直以避免损伤盂软骨及潜在的锚钉失效，必须精确选择入路位置，必要时建立新的入路从而达到理想的锚钉位置（图7–4）。为获得精确定位，有必要经皮植入锚钉（图7–5）。
- Wilmington入路非常适合后部撕裂，而7点钟入路对后下部病变有帮助。
- 不使用热射频装置、关节腔内注射麻醉药或局部浸润麻醉，以避免医源性软骨溶解（关节软骨的快速变性）[1–4]。

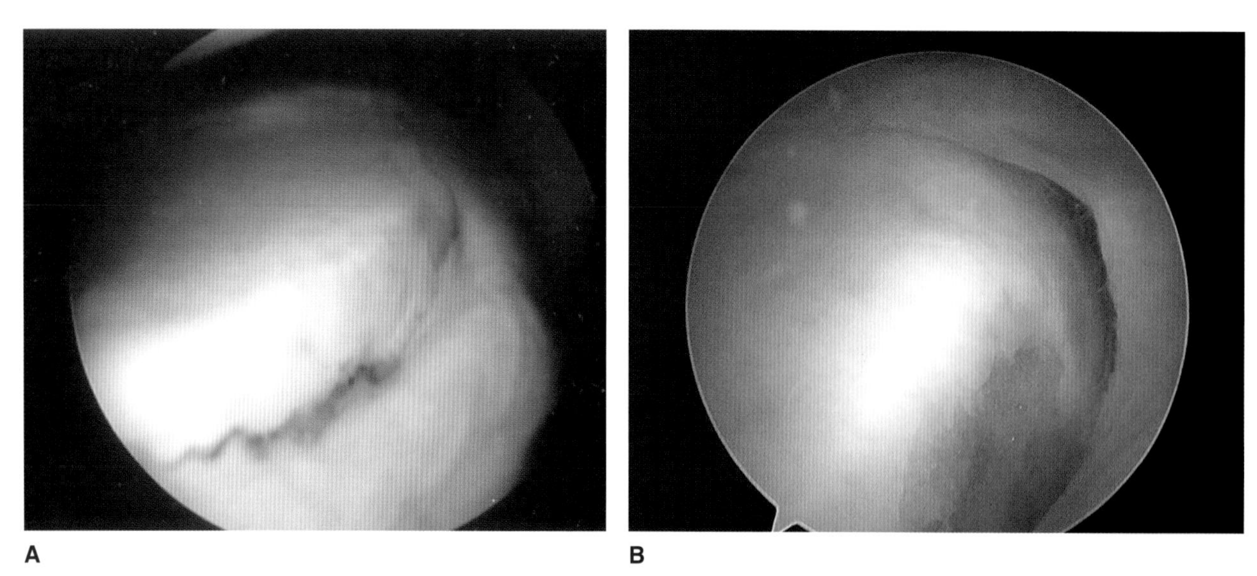

图7-1 A. 一个典型的SLAP损伤，完全是由投掷运动导致的；B.“坏”SLAP损伤有不良机械后果的明显移位

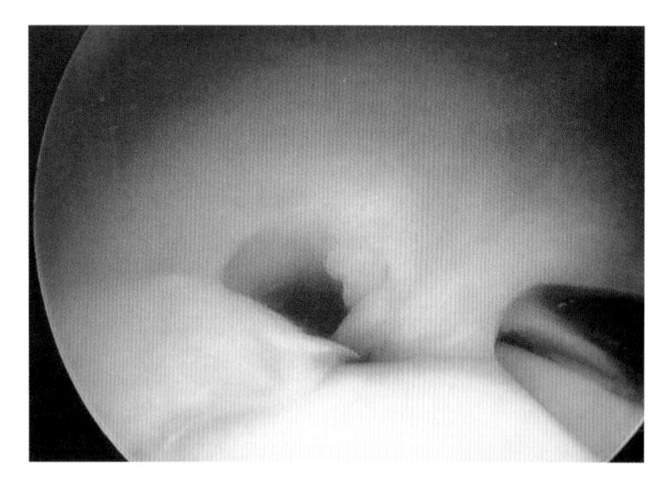

图7-2 盂唇旁裂开，在约11%的个体中看到前上盂唇游离

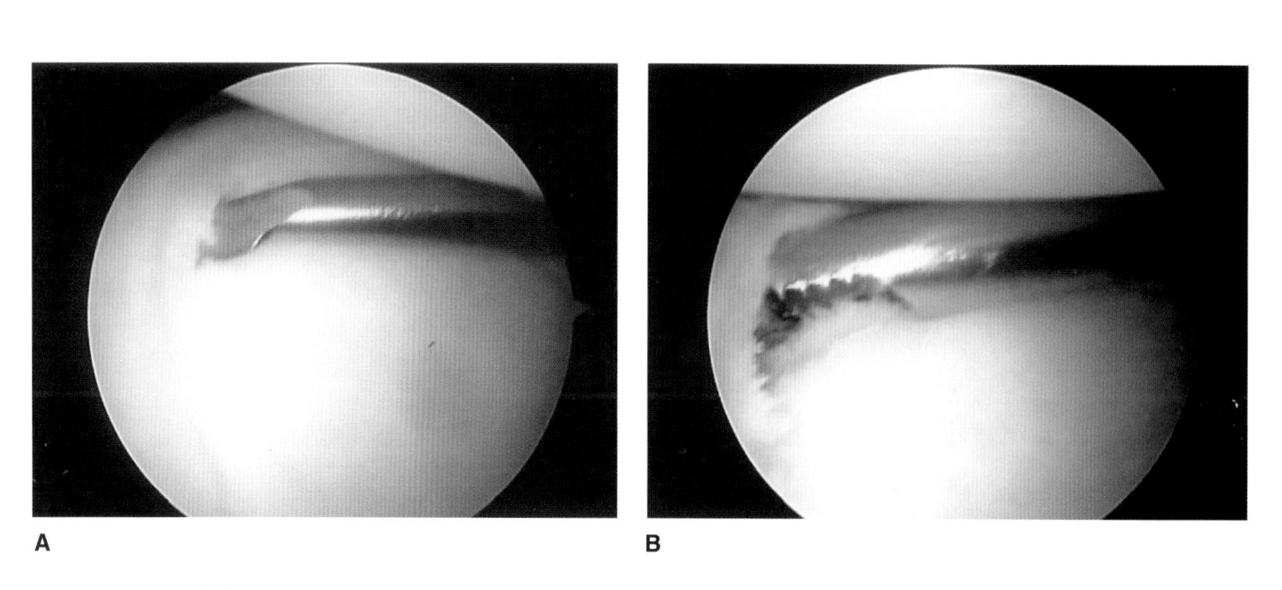

图7-3 A~B. 从对侧入路对撕裂部位进行准备

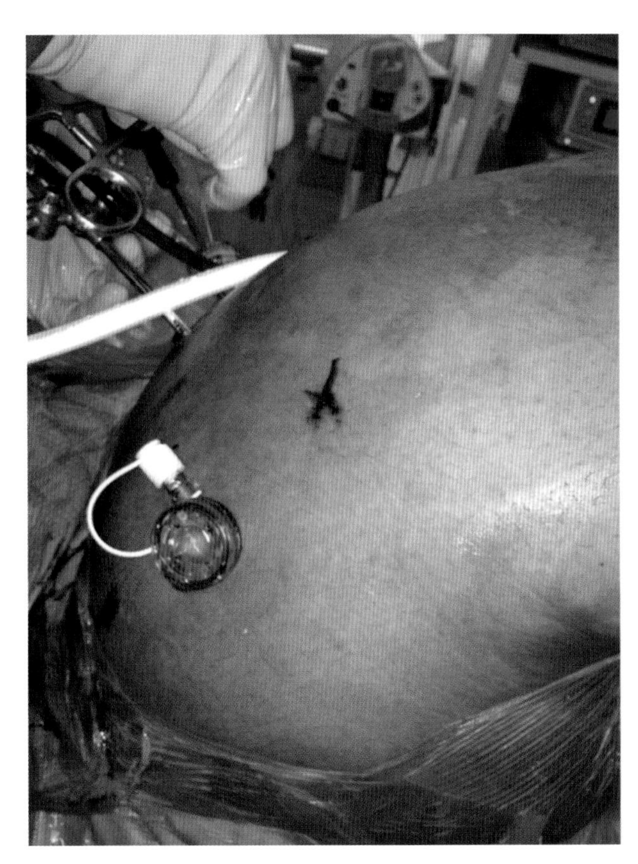

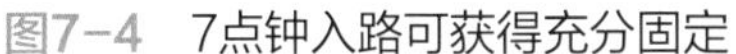

图7-4 7点钟入路可获得充分固定

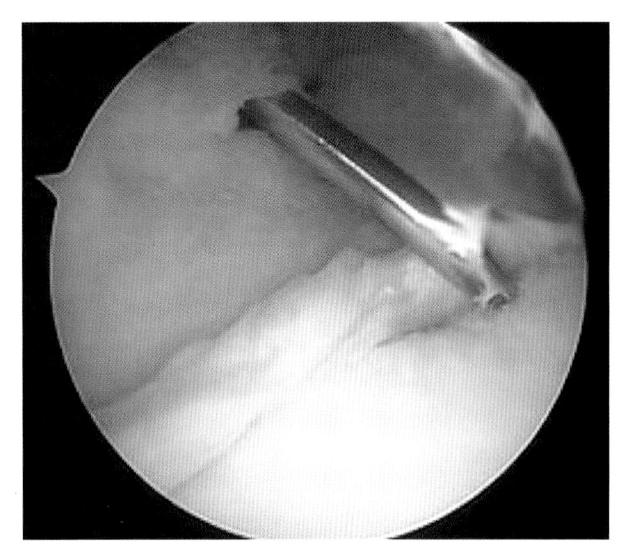

图7-5 建立经皮入路

技术发展

最初用关节镜修复SLAP损伤的技术效果不一，尤其是在年轻运动员中。患者中治疗成功率从40%~94%不等[5-9]。这种较宽的范围归因于不同SLAP修复技术及理解程度之间的巨大差异。事实上，在有关修复技术的许多问题中都展现出高度的变异性[10]。例如，在一项研究中，用于同样大小的SLAP损伤的锚钉数量有着显著差异：一半的外科医师使用1~2个锚钉，而另一半则使用3~4个锚钉。在可吸收锚钉与金属锚钉的选取、锚钉的位置以及结的类型和构造等方面均存在高度的变异性[10]。随着技术的发展，人们意识到这些相互矛盾的数据可能是由于早期技术忽略了正常上盂唇解剖修复的一些基本原则。人们还意识到某些危险因素可能导致失败率升高。例如，聚乳酸可吸收缝合锚钉与修复失败及再次手术的风险升高有关（*OR*值12.7）。吸烟状况也被发现与修复失败率升高有关，而未发现年龄、性别、肩袖病理状况、锚钉数量和症状持续时间与SLAP损伤修复失败风险升高有关[11]。

SLAP修复的技术要点和技巧

- SLAP修复应避免过度紧张。刚性缝线结构（带、纤维）可能过度约束近端盂唇并影响活动。当关节囊和盂唇运动至关节盂时可能会减少外旋的活动度。一些报道建议在上臂处于外旋位时将结收紧[12]。
- 重建上盂唇的正常解剖学外观。水平褥式盂唇修复技术的倡导者强调了“保环匝效应”在维持肩关节功能稳定中的重要性，而这种效应只能通过这种方式重建[13,14]

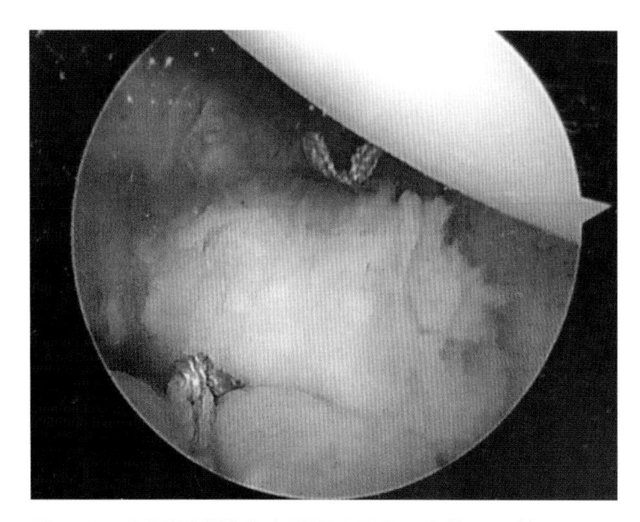

图7-6 水平褥式技术确保重建盂唇原来的环匝效果

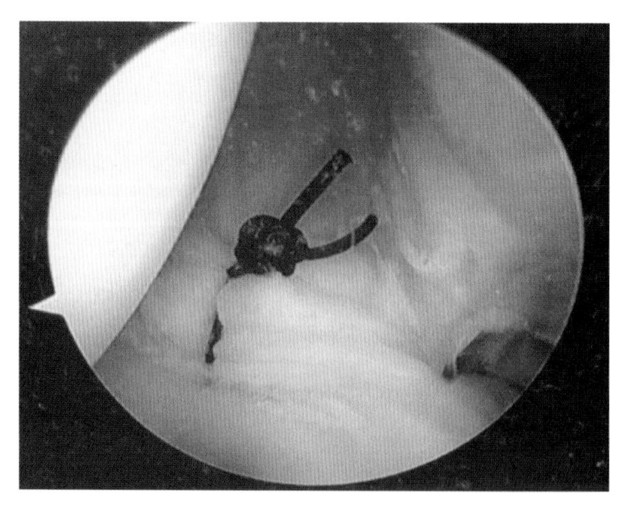

图7-7 PDS线用于SLAP修复

(图7-6)。此外，水平褥式缝合避免了"结磨损"的风险，但此方式却可能导致明显的软骨磨损(图7-7~7-9)。尽管担心水平褥式结构的生物力学性能较差[15]，但类似的生物力学研究却展现出固定强度方面的对等或优越性[16,17]。垂直结和水平褥式结之间在功能预后上没有显著差异[18,19]。然而，近期有报道显示水平褥式结在运动范围和早期疼痛缓解方面的一些益处[18]。最后，锚钉不能放置得太靠近肱二头肌止点处，这实际上会"拴住"肱二头肌并影响完全外旋所需的肱二头肌肌腱偏移(图7-10)。

- 免打结锚钉的应用可以在狭窄的空间内减少缝线修复结构的体积，从而防止缝线相关的关节盂侵蚀并发症的发生[20]，以使在活动中出现的结撞击引起的术后疼痛最小化[13]。然而，由于会过度约束且会失去"保险杠效应"，资深医师不建议使用它们。
- 避免"牺牲"肱二头肌肌腱，除非绝对必要。除非病理学明确诊断，否则不要引起额外的肱二头肌肌腱损伤和功能障碍。肱二头肌肌腱发挥着重要的功能，尽管近来的趋势更多倾向于肱二头肌肌腱固定术和更少的SLAP修复，但肱二头肌肌腱作为肩部的张力带赋予肩关节稳定性并使关节内的剪切应力最小化，应谨慎考虑肱二头肌肌腱的"牺牲"。
- 预防复发性不稳。当需要防止间隙过大患者出现复发性不稳，且由于喙肱韧带松弛导致肱二头肌吊带宽大时，提示需进行肩袖间隙闭合[21]。应在肩关节外旋时打结以

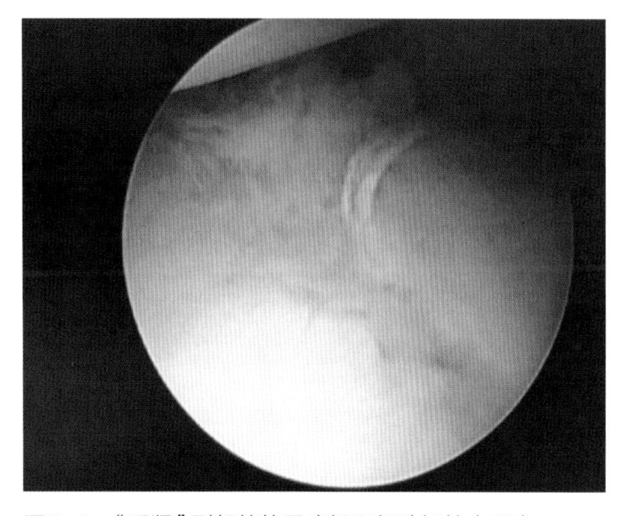

图7-8 "系紧"引起的软骨磨损和保险杠效应不良

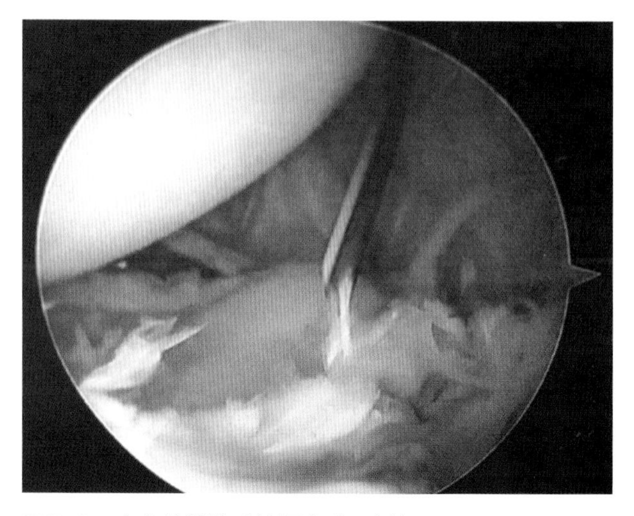

图7-9 突出的结造成的损害(示例)

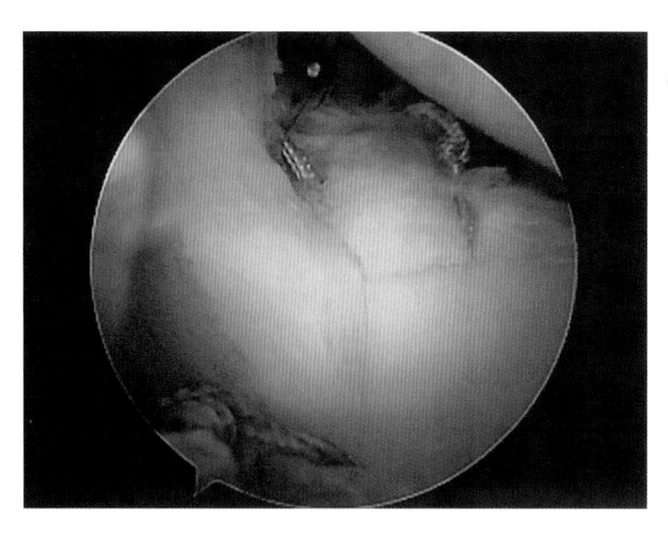

图7-10 修复时过度约束肱二头肌腱（完全捆绑肱二头肌腱）

避免减少活动度。

- 治疗相关损伤（例如：肩袖撕裂、后关节囊挛缩和（或）前方不稳定）。当存在较大Hills-Sachs损伤时可行Remplissage技术。SLAP损伤时常伴肩胛冈与关节盂交界处囊肿合并肩胛上神经功能障碍。如有可能，关节镜SLAP修复时应将囊肿一起减压[22]。在恢复投掷运动之前需要纠正动力链异常，否则，术前存在且未纠正的机械性病变将会增加治疗效果不佳或复发的风险。

设备

- 大型关节镜设备（30° /70° 关节镜）
- 关节镜肩托盘及以下设备
  - 鞘管/扩张器
  - 6.0mm/7.0mm或8.25mm工作通道
  - 过线器［ReelPass Suture Lasso（Arthrex, Naples, FL）or Spectrum（Linvatec, Edison NJ）］
  - 镜下骨质/盂唇刨刀/刮刀
  - 3.5mm/4.5mm镜下刨刀
  - 4.0mm/4.5mm磨钻
  - 1号或0号聚丙烯缝合线
  - 1号PDS线
  - 2.4mm生物复合材料短PushLock锚钉（Arthrex, Naples, FL）
  - 1.3mm缝合带（Arthrex, Naples, FL）
  - 带导向器及鞘管的锚钻

患者体位及准备

- 患者侧卧于豆袋上。
- 通常采用肌间沟神经阻滞，伴或不伴全身麻醉。
- 骨性凸起处加衬垫（腓骨头及腓总神经、外踝，腋窝卷、膝间枕以缓解下背部压力）。
- 术臂施加2.3~4.5kg的牵引力。

手术技术

- 建立标准后侧（观察）入路和前侧肩袖间隙（工作）入路，关节镜下全面评估盂唇的各个方面。
- 通过前方工作入路用电动刨刀打磨盂唇撕裂处的盂面。
- 腰椎穿刺针在肩峰外侧缘后1/3处经皮定位，并直接指向所需的锚钉位置。
- 做3mm经皮切口，通过该切口插入带有钝塞的钻孔导向器以穿过冈上肌腱腹交界处并进入关节盂。
- 导向器与关节边缘成45°角下钻孔并将锚钉插入导向器。
- 缝线穿过盂唇并从前方通道中拉出。
- 90°过线器（套环过线器，Arthrex, Naples, FL)经过同一经皮切口穿过冈上肌和盂唇。缝线穿过盂唇，两根缝线均从前方通道中拉出，通道放置在肱二头肌肌腱之后。
- 反复打五个半结。对于半月板型上盂唇，每根缝线的两端垂直放置且两者间保持4mm组织桥以获得更加良好的解剖学修复。打结过程中的目标是将结保持在盂唇的内侧并远离盂肱关节。
- 第一个锚钉放置在肱二头肌肌腱后面，之后的锚钉放置在关节盂后方5mm处以使后方获得完全固定。
- 如果肱二头肌止点处前部和盂唇分离，则钻孔引导器经皮放置且刚好穿过前方工作入路侧方的肩袖间隙，植入锚钉、缝合线，并打结以进行后方修复。
- 探钩检查修复情况，常规关闭切口。

术后管理

- 防护吊带佩戴6周。
- 术后立即开始肘、腕及手部功能锻炼。
- 2周时开始活动度范围的被动和主动辅助锻炼。
- 6周时开始加强肩袖、肩胛稳定结构及三角肌功能锻炼，8周时开始加强肱二头肌功能锻炼。
- 3个月时允许积极的强化活动，4个月时运动员开始间断投掷活动。
- 6个月时接触性和碰撞性运动员可重返运动训练，7个月时允许投手做最大程度掷球。

参考文献

[1] Good CR, Shindle MK, Kelly BT, et al. Glenohumeral chondrolysis after shoulder arthroscopy with thermal capsulorrhaphy. *Arthroscopy*, 2007,23:797.e1-797.e5.

[2] Levine WN, Clark AM Jr, D'Alessandro DF, et al. Chondrolysis following arthroscopic thermal capsulorrhaphy to treat shoulder instability. A report of two cases. *J Bone Joint Surg Am*, 2005,87:616-621.

[3] Scheffel PT, Clinton J, Lynch JR, et al. Glenohumeral chondrolysis: a systematic review of 100 cases from the English language literature. *J Shoulder Elbow Surg*, 2010,19:944-949.

[4] Matsen FA III, Papadonikolakis A. Published evidence demonstrating the causation of glenohumeral chondrolysis by postoperative infusion of local anesthetic via a pain pump. *J Bone Joint Surg Am*, 2013,95:1126-1134.

[5] Boileau P, Parratte S, Chuinard C, et al. Arthroscopic treatment of isolated type II SLAP lesions: biceps tenodesis as an alternative to reinsertion. *Am J Sports Med*, 2009,37:929-936.

[6] Ide J, Maeda S, Takagi K. Sports activity after arthroscopic superior labral repair using suture anchors in

overhead-throwing athletes. *Am J Sports Med*, 2005,33:507-514.

[7] Kim SH, Ha KI, Kim SH, et al. Results of arthroscopic treatment of superior labral lesions. *J Bone Joint Surg Am*, 2002,84-A:981-985.

[8] Yung PS, Fong DT, Kong MF, et al. Arthroscopic repair of isolated type II superior labrum anterior-posterior lesion. *Knee Surg Sports Traumatol Arthrosc*, 2008,16:1151-1157.

[9] Rhee YG, Lee DH, Lim CT. Unstable isolated SLAP lesion: clinical presentation and outcome of arthroscopic fixation. *Arthroscopy*, 2005,21:1099.

[10] Kibler WB, Sciascia A. Current practice for the surgical treatment of SLAP lesions: a systematic review. *Arthroscopy*, 2016,32:669-683.

[11] Park MJ, Hsu JE, Harper C, et al. Poly-L/D-lactic acid anchors are associated with reoperation and failure of SLAP repairs. *Arthroscopy*, 2011,27:1335-1340.

[12] Matsuki K, Sugaya H. Complications after arthroscopic labral repair for shoulder instability. *Curr Rev Musculoskelet Med*, 2015,8:53-58.

[13] Dines JS, Elattrache NS. Horizontal mattress with a knotless anchor to better recreate the normal superior labrum anatomy. *Arthroscopy*, 2008,24:1422-1425.

[14] Chia MR, Hatrick C. Simplified knotless mattress repair of Type II SLAP lesions. *Arthrosc Tech*,2015,4:e763-e767.

[15] Domb BG, Ehteshami JR, Shindle MK, et al. Biomechanical comparison of 3 suture anchor configurations for repair of type II SLAP lesions. *Arthroscopy*, 2007,23:135-140.

[16] Morgan RJ, Kuremsky MA, Peindl RD, et al. A biomechanical comparison of two suture anchor configurations for the repair of type II SLAP lesions subjected to a peel-back mechanism of failure. *Arthroscopy*, 2008,24:383-388.

[17] Yoo JC, Ahn JH, Lee SH, et al. A biomechanical comparison of repair techniques in posterior type II superior labral anterior and posterior (SLAP) lesions. *J Shoulder Elbow Surg*, 2008,17:144-149.

[18] Yang HJ, Yoon K, Jin H, et al. Clinical outcome of arthroscopic SLAP repair: conventional vertical knot versus knotless horizontal mattress sutures. *Knee Surg Sports Traumatol Arthrosc*, 2016,24:464-469.

[19] Silberberg JM, Moya-Angeler J, Martin E, et al. Vertical versus horizontal suture configuration for the repair of isolated type II SLAP lesion through a single anterior portal: a randomized controlled trial. *Arthroscopy*, 2011,27:1605-1613.

[20] Rhee YG, Ha JH. Knot-induced glenoid erosion after arthroscopic fixation for unstable superior labrum anterior-posterior lesion: case report. *J Shoulder Elbow Surg*, 2006,15:391-393.

[21] Durban CM, Kim JK, Kim SH, et al. Anterior shoulder instability with concomitant superior labrum from anterior to posterior (SLAP) lesion compared to anterior instability without SLAP lesion. *Clin Orthop Surg*, 2016,8:168-174.

[22] Hashiguchi H, Iwashita S, Ohkubo A, et al. SLAP repair with arthroscopic decompression of spinoglenoid cyst. *SICOT J*, 2016,2:1.

第8章
肩关节内撞击的关节镜治疗

（CHRISTOPHER A. LOOZE, JEFFREY R. DUGAS）

体位

- 在麻醉下检查患者，然后转向侧卧位。
  - 应特别留意内旋丢失和（或）前后向不稳定的证据。
- 笔者喜欢使用侧卧位，但也可选择沙滩椅位进行手术。
  - 所有骨性突出部位都需经过细心衬垫，包括大转子、腓骨头和肘部。将腋枕置于腋下。
- 对术臂施加大约4.5kg的牵引力。
  - 手臂应处于前屈15° 和外展45° 位。

入路位置

- 将60ml无菌生理盐水注入盂肱关节。
  - 如果处置得当，肩关节应内旋。
- 建立后入路，位于肩峰后外侧角偏下、偏内2cm处。
  - 如果计划在后方松解，则可将后入路适当向侧方偏移，以使后关节囊获得更好的观察视野。
- 前入路位于喙肩（coracoacromial, CA）韧带的侧面，应标记为喙突至肩峰前外侧角的连线。
- 根据个体病变情况可选择邻近入路。

病理学定义

- 进行关节内诊断性关节镜检查，从前入路和后入路评估肩关节至关重要。
- 常见的内部撞击病理改变包括如下几种。
  - 盂肱关节内旋受限。
  - Bennett病变。
  - 后方肩袖部分撕裂。
  - 上盂唇从前至后（superior labrum anterior and posterior, SLAP）撕裂。
  - 后上盂唇撕裂。

盂肱关节内旋受限

- 如果存在内旋受限且物理治疗无效，则需进行后关节囊松解。
- 松解时将前入路作为关节镜观察通道，后入路作为工作通道。
- 如果难以获得用于关节囊切开术的适当角度，则可以做辅助后入路。
  - 该入路的表面标识通常位于标准后入路的侧面，并应与关节盂或关节囊的角度更陡。
- 关节囊切开主要在后下方，应从10点钟位置开始，一直延伸到6点半位置。关节囊切开应邻近盂唇组织的边缘并从关节囊上方小切口进入。松解下盂肱韧带（inferior glenohumeral ligament, IGHL）的后支并标记松解的最低范围（图8–1）。
- 通常用刨刀切开关节囊，直至观察到肌纤维。探查下方关节囊时可用半月形切开以避免损伤包括腋神经在内的深层结构。

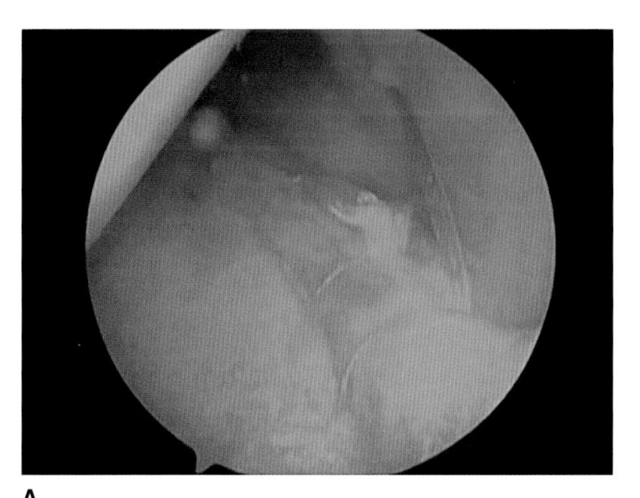

A

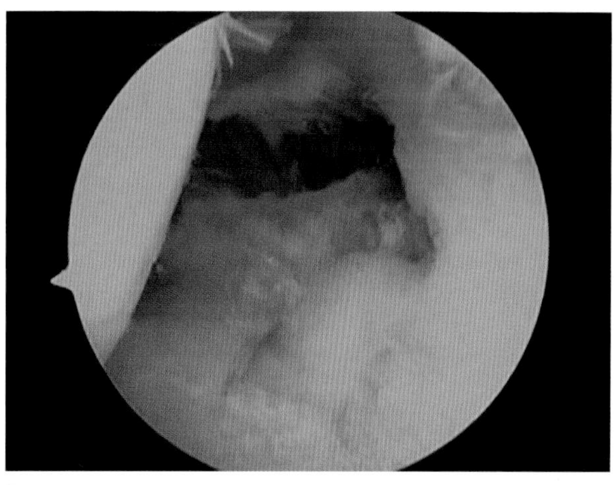

B

图8–1 后盂唇修复合并关节囊松解。A. 盂唇修复后关节囊的表现；B. 关节囊松解后的肌纤维

Bennett病变

- 通常在X线片上确诊Bennett病变（图8–2A）。
- 关于该病变是否来自后下方关节囊或肱三头肌附着处的增生骨赘存在争议。
- 当患者有后方症状或存在内旋受限，且非手术治疗失败时，行切除术。
- 如上所述进行关节囊松解。
- 病变可以用探钩或刨刀通过关节囊探查，通常位于关节盂的后下缘附近（图8–2B）。
- 通过在前路关节镜观察下进行切除。如果难以观察到病变，可使用70° 镜或者做辅助入路（图8–2C）。如果建立了辅助入路，关节镜镜头通过标准后入路进入而将辅助入路作为工作通道。
- 切除骨性突起部分，并在关节盂的剩余部分打磨形成平滑边缘，通常使用刨刀进行该操作。下缘通常与肩胛颈下部融合，但应注意不要在肩胛颈处留下台阶。可能需要抬高肱三头肌附着以确定病变的真实范围，并将其完全切除。

肩袖部分撕裂

- 通常，这些病变是关节侧的，并且出现于肩袖后部。

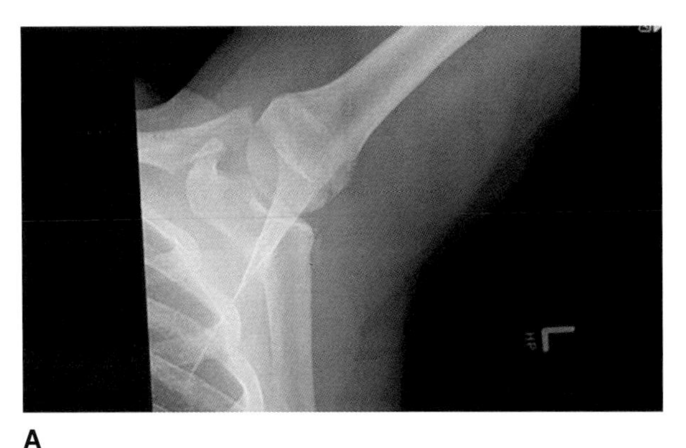

A

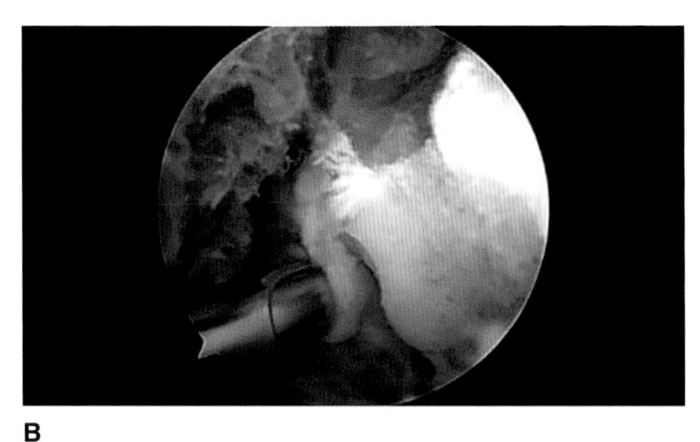

B

C

图8–2 A. 肩部X线片显示Bennett病变伴周围钙化；B. 后入路作为Bennett病变的观察通道，并将辅助入路作为工作通道；C. 绒毛Bennett 病变，表面光滑并与肩胛骨颈部融合

- 如果撕裂厚度小于75%，应小心清理且不要干扰任何外观健康的肩袖组织（图8–3）。
- 如果撕裂厚度大于75%，考虑将其修复（图8–4A）。
  - 关节镜置入肩峰下间隙并建立外侧入路。
  - 切除滑囊以显露肩袖。
    - 对于进行过顶运动的运动员，应保持喙肩韧带完整并且不进行肩峰成形术，除非存在肩峰下撞击的症状或者直视下证实需要进行肩峰成形术。
  - 笔者更喜欢准备骨床，并通过标准前入路或后入路将锚钉置入关节内。通常使用弯曲钻孔导向器和全缝线锚钉来实现（图8–4B）。
  - 如果标准入路无法进行充分清创及置入锚钉，则可以在肩峰附近建立辅助入路。在部分撕裂处沿肩袖纤维走行方向形成小的裂缝。
  - 表面准备进行修复直到成为完全无软组织的出血骨床。
    - 注意不要过多剥离骨质，这会降低锚钉的固定强度。

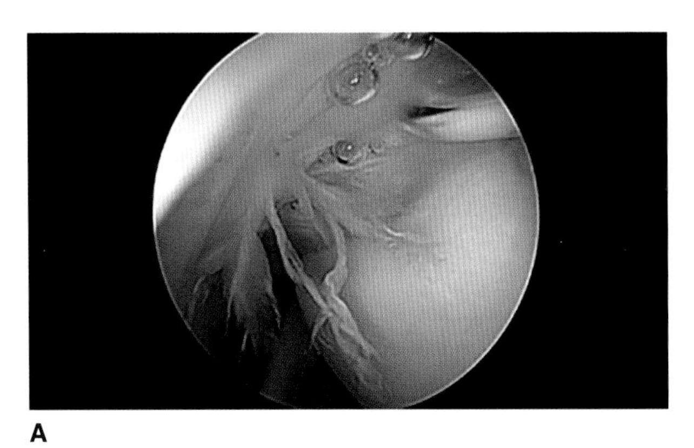

A

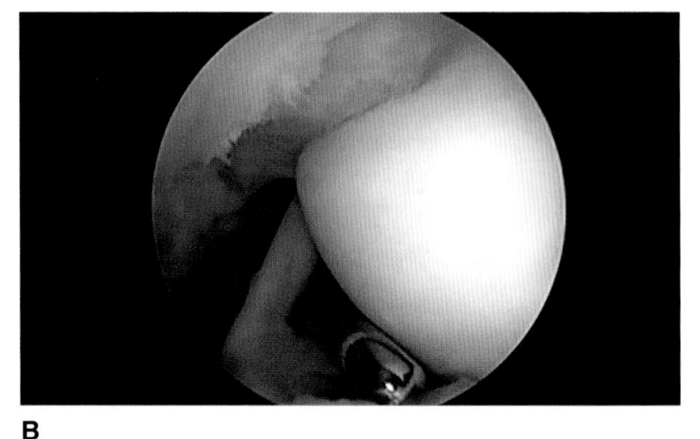

B

图8–3 肩袖后部部分撕裂合并内撞击的大体表现，A. 清理前；B. 清理后

- 在近关节面处植入一排锚钉。
- 缝线由18号腰椎穿刺针和过线器穿入，以最大程度减少对完整肩袖的损伤（图8–4C）。
  - 也可以用鸟嘴钳或过线器过线，但有可能对完整的肩袖造成更多损伤。
- 缝线在肩峰下间隙内进行褥式打结（图8–4D、E）。
- 在部分撕裂的投掷运动员中，不要放置外排钉以免肩袖过度紧张。如果存在全层撕裂，以2 × 2或1 × 1的方式放置旋转锚钉（Arthrex, Naples, FL）。

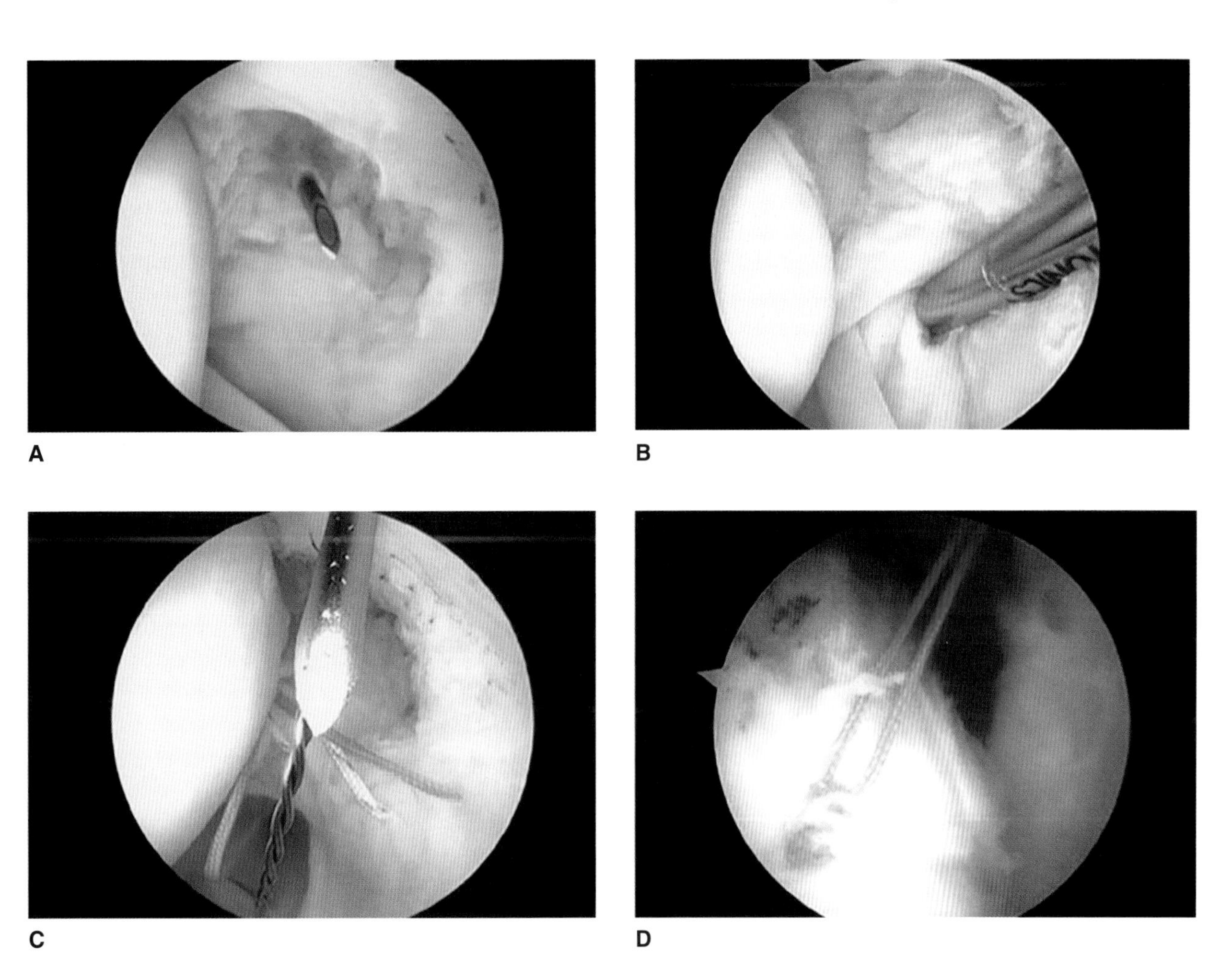

E

图8–4 为有内撞击的过顶项目运动员修复严重肩袖撕裂。A. 撕裂的外观；B. 足印区清理；C. 使用18号脊椎穿刺针和细线过线器；D和E. 最后修复

盂唇撕裂

- SLAP损伤撕裂或后上盂唇撕裂
  - 如果患者在肌腱切除固定过程中没有肱二头肌肌腱沟区疼痛或肱二头肌肌腱病变的证据，选择进行SLAP修复（图8–5A）。
  - 后上盂唇撕裂也很常见，常单独出现或与SLAP撕裂并存。如果存在撕裂则应进行修复，存在磨损时可进行清理。
    - 通过标准前后入路完成这一操作。
    - 用刨刀准备骨床，轻柔地清理出足够的无软组织骨床。通常，最好将前入路作为工作通道完成这一操作。
    - 锚钉从最后部开始植入，沿撕裂部位间隔1小时位置各植入1枚锚钉。
      - 使用全线锚钉以允许更小的钻孔并使用弯曲的钻孔导向器。
      - 锚钉上带有纤维带（Arthrex, Naples, FL）以使缝线打结后的线结最小，以避免对上部肩袖的磨损。或者可使用免打结锚钉，以避免肩袖下表面的磨损。
      - 锚钉应放置在关节边缘。
    - 使用70° 过线器以简单方式将缝合线穿过盂唇组织。
    - 缝线于非关节面处打结。

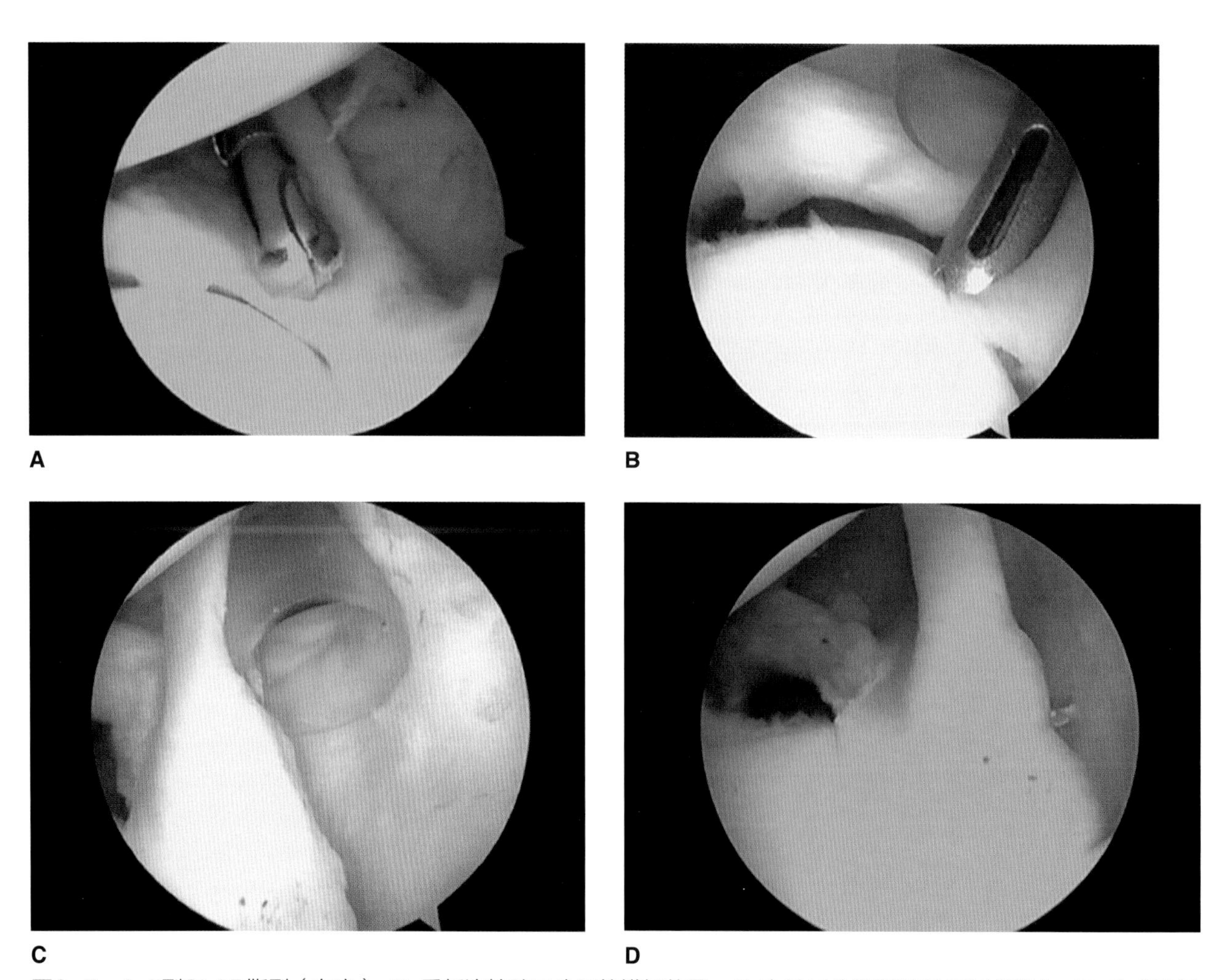

图8–5 A. II型SLAP撕裂（左肩）；B. 重新连接肱二头肌的锚钉位置；C. 在肱二头肌肌腱后行褥式缝合；D. 完成修复

- 上部锚钉被设计用来重连肱二头肌锚钉在肱二头肌锚钉的下方（图8–5B）。这一步骤通过穿过前路的弯曲钻孔引导器来完成。如果无法获得足够的角度，也可做Wilmington入路或Neviaser辅助入路。
- 这些缝线在肱二头肌锚钉下方通过水平褥式缝合扎紧（图8–5C）。
- 如果撕裂向前延续，在前方放置一个锚钉。注意在肱二头肌锚钉和相邻锚钉之间需提供足够的空间以避免影响肱二头肌肌腱功能。
- 检查锚钉以确保其稳定，但要保证肱二头肌肌腱的正常移动（图8–5D）。

● 如果患者既往进行过SLAP修复且再次发生撕裂或肱二头肌肌间沟处有明显疼痛，伴MRI或关节镜下有肱二头肌肌腱炎/肌腱变性的证据，应选择行开放性肱二头肌肌腱固定术（图8–6A）。
- 肱二头肌在其基底部用半月板钳切断（图8–6B）。
- 关节镜刨刀切除残端（图8–6C）。
- 如果盂唇组织经探查相对稳定，且撕裂延续至后方盂唇的程度很小时，无须行盂唇修复。
- 通过开放式胸大肌下入路进行肱二头肌肌腱固定术。
- 沿肱二头肌肌腱方向做一3cm长纵形切口，切口的1/3位于胸大肌肌腱上方、2/3位于其下方。

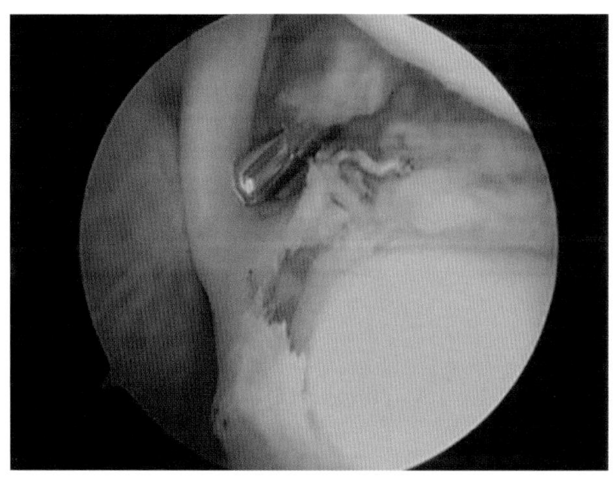

A

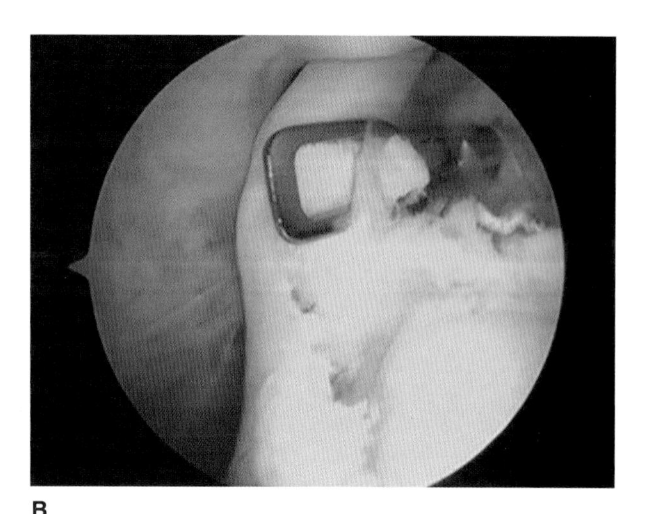

B

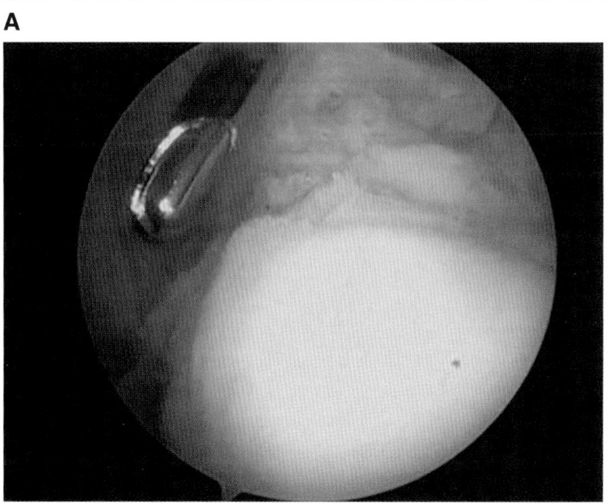

C

图8–6 A. SLAP修复失败的投掷运动员；B. 于基底部切断肱二头肌肌腱；C. 清除残余断端

- 将皮下组织切开至胸大肌筋膜水平，然后电切打开。
- 在胸大肌肌腱的下表面可找到肱二头肌肌间沟。正确的平面位于肱二头肌短头和喙突上方、胸大肌下方。
- 胸大肌用Army-Navy牵开器牵开，注意需轻轻牵开内侧结构以避免损伤神经血管。笔者喜欢用手指牵开，但也可选择再用一套Army-Navy牵开器。
- 确定肱二头肌肌腱并通过切口牵拉。
  - 在确定和牵拉肌腱之前通常需要电切打开肌间沟。
- 肌腱从肌腱连接处固定，至近端约4cm处切除多余的肌腱。
- 然后将肌腱牵到旋转锁紧锚钉上。
- 再次用Army-Navy牵开器牵开胸大肌肌腱，在肱二头肌肌间沟顶部确定胸大肌浅层。
  - 这是一个筋膜返折，可以在胸大肌附着点的顶部触及，并在肱二头肌肌间沟上形成一屋顶结构。
- 在该区域电切清除组织以暴露钻孔的位置。
- 目标是将钻孔放置在干骺端–干骺端交界处，位置过低将导致应力增加。
- 使用铰刀，为5.5mm旋转锁紧锚钉提供一个单皮质钻孔。
- 旋转锁紧锚钉与肌腱对接并拧紧到位。
- 缝线在肌腱顶部打结。
- 检查肌腱处于适当位置和张力状态。

第9章

切开和关节镜下治疗盂肱韧带肱骨止点处撕脱（HAGL）

（TIMWANG, MICHAEL H. MCGRAW, ANSWORTH AALLEN）

背景、诊断和说明

- 盂肱下韧带（IGHL）关节囊复合性损伤可以发生在关节盂（40%），或表现为关节内实质部的撕裂（35%）或肱骨头结合处的撕裂。
- 盂肱韧带肱骨止点处撕脱（HAGL）的发生率为1%~9%，患者主要表现为盂肱关节不稳定（图9–1）。
- 特别需注意的是IGHL实质部和关节囊撕裂，撕裂平行于纤维的走行。这种损伤类似于HAGL，但是没有在肱骨头结合处的浅层关节囊的撕裂，该损伤能够在关节镜下通过“边–边”技术过线修复打结。在这种情况下，MRI图像上的表现和液性物质流出关节囊的表现是一致的，呈“J”形，但是在关节镜下能够看到韧带在肱骨头处的附着是完整的[1,2]。
- 生物力学研究表明巨大的前侧HAGL损伤增大了盂肱关节的旋转和平移。巨大HAGL的修复需恢复关节的活动度和重建稳定性以接近到伤前状态[3,4]。

切开修复

- 体位。
  - 沙滩椅位，患者身体抬高45°。
  - 手臂处于自由位。
- 入路。
  - 手臂的位置和身体的轴线一致，处于前屈位和中立旋转位，从而有助于手术入路。
  - 切口位于三角肌胸大肌间隙，轻度垂直更有利于肩关节置换手术及肱骨近端手术操作。切口从喙突的上缘延伸至腋窝上部，约7cm。
  - 电刀切割穿过脂肪直至深部肌筋膜。首先需要辨认头静脉（通常在切口的近端和内侧发现），头静脉内侧的平坦处筋膜需切开，并向外侧牵开。横穿的静脉分支用

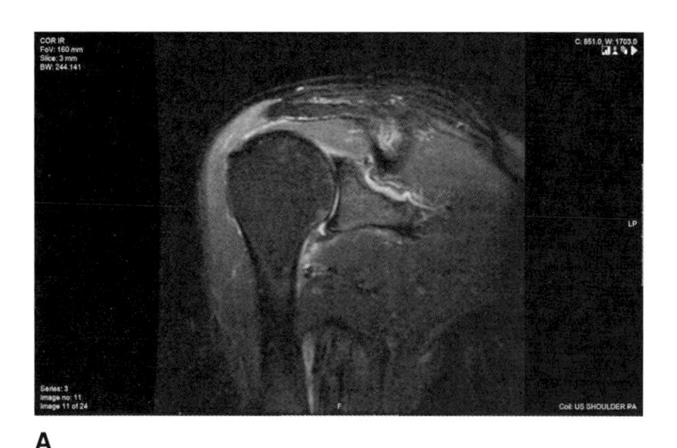

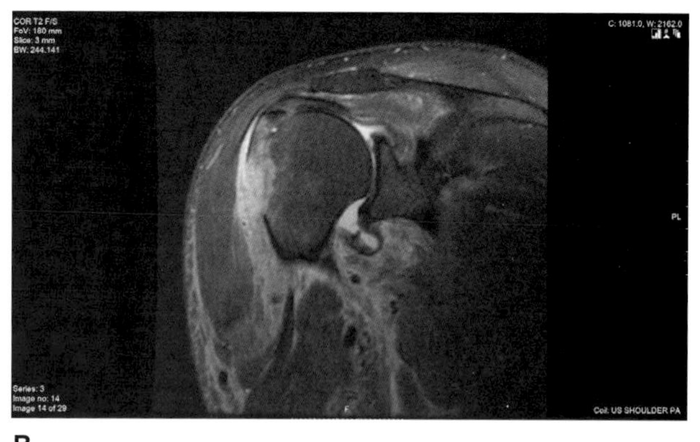

A B

图9-1 A. 右肩关节MRI图像冠状位T2加权相显示正常下关节囊在肱骨解剖颈的附着点，呈现正常的“U”型结构；B. 右肩关节的HAGL损伤，表现为不正常的“J”形腋囊结构，下关节囊的高信号影显示软组织水肿。另外应注意到大结节有移位骨折

电刀凝固。

- 继续向深层的三角肌胸大肌间隙分离，并用自动拉钩牵开（Kolbel 拉钩，George Tiemann & Co., Hauppauge. NY）。
- 用Metzenbaum剪刀切开胸锁筋膜，从联合腱肌肉部分的外侧部分切开。
- 调整Kolbel拉钩将近段近端联合腱向内牵开，注意牵拉时不要让肌皮神经有过度的张力。
- 外旋手臂使肩胛下肌处于张力状态。
- 辨认肱二头肌长头腱、结节间沟外侧部、肩胛下肌上缘和肩袖间隙近端。

- 肌腱切断和松解。
  - 在肩胛下肌做“L”型切口，在垂直肢体方向肩胛下肌外上角小结节附着处内侧做1cm的切口，继续垂直肢体方向在下部做一横行切口（图9–2）。这样就可以保留肩胛下肌外侧1cm的肩袖作为以后修补用。开始切断肌腱下部。

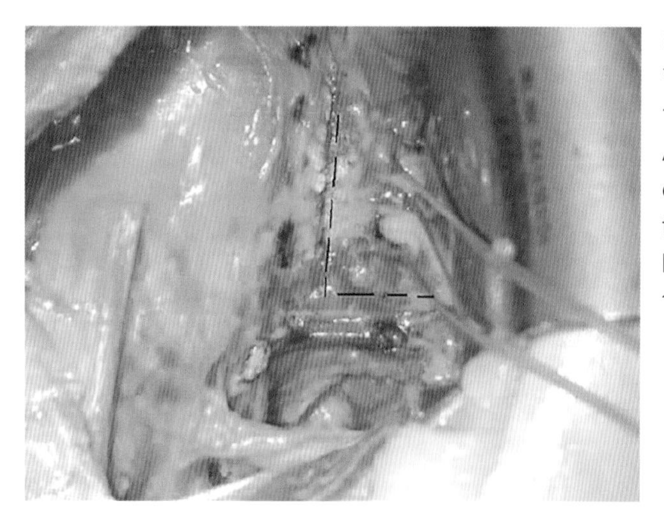

图9-2 长“L”型切口位于小结节内侧肩胛下肌小结节附着处下部1.5cm处［Arciero RA, Mazzocca AD.Min-open repair technique of HAGL（humeral avu lsion of theglenohumeral ligament）lesion. Arthroscioy, 2005, 21(9): 1152］

  - 肩胛下肌上2/3呈现更多的腱性结构，而下1/3则呈现更多的肌肉结构。在两者交界处，有平行于肩胛下肌纤维方向的横行区域分离后用2个小单独拉钩牵开。

- 此平坦区域位于肩胛下肌上2/3（浅层）和前关节囊（深层）之间，用一个小的骨膜剥离器分离，这样使保留部分具有肩胛下肌的张力。
- 肩胛下肌的附着处可保留但是需要牵开，检查下关节囊证实关节囊从肱骨头处完全撕裂，因为有时候仅仅为撕裂。如果为关节囊不完全撕裂，仅仅需要分离肩胛下肌的一部分，而不是全部。
- 进一步松解肩胛下肌，程序是从下到上，从内到腱骨连接处。使用针点电刀有助于松解分离部分损伤的肩胛下肌，这样可以防止前侧关节囊和肌腱深部的损伤。
- 在松解的过程中，从下到上放置标记缝线（推荐使用Mason-Allen法）。
- 肌腱完全松解后，对位于肩胛下肌和前侧盂内侧的平坦区域进行钝性分离，将肩胛下肌向内侧牵开。

- 或者可保留肩胛下肌的上半部。
  - 做“L”型切口，在横行方向切开肩胛下肌下部分的肌层组织；在垂直切口在小结节内侧1.5cm穿过肌腱的下部，肩胛下肌上部不做干预[5]。
- 在下部能触及腋神经。
- 肩胛下肌标记好后向内侧和上部牵开。
- 当关节囊和肩胛下肌之间的间隙分离后，位于盂肱颈前下部分的HAGL损伤就能完全暴露。
- 保留的前关节囊从肱骨头颈处松解，再提拉移动用于修复。
  - 倒“L”形切开关节囊，沿着肩袖间隙横行，再沿解剖颈或肱骨头的软骨边缘垂直切开。
  - 继续从上到下松解前下关节囊。
  - 在盂肱关节的前下1/4象限（在右肩是5点钟~6点钟位置），在肱骨颈处关节囊的撕裂明显可见，并向后下方延伸。（图9–3）

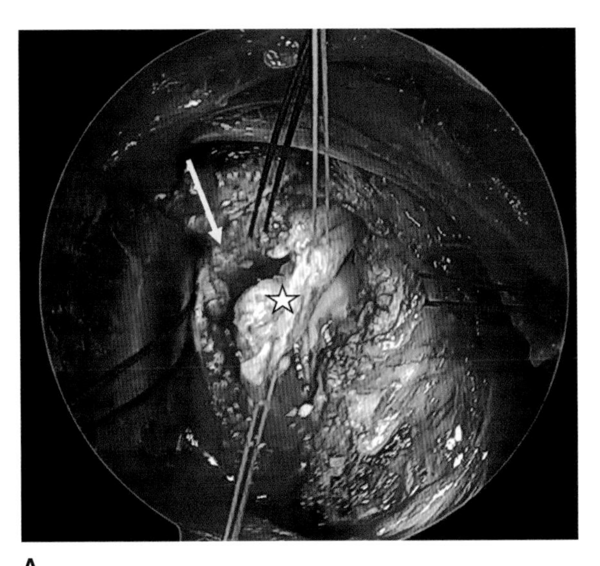
A

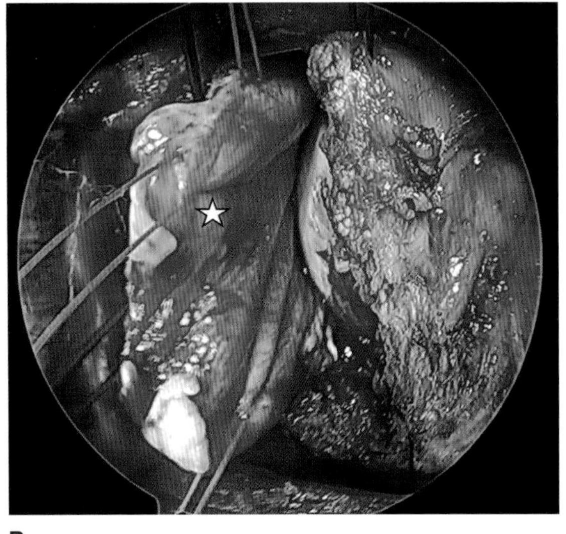
B

图9–3 左肩切开的前侧视野。A. 切开位于肩胛下肌（黄色箭头）和前侧关节囊（星号）之间的平坦处；B. 当把这些结构向内侧牵开，能够在肱骨头看见肱骨上的解剖颈和关节囊附着处

关节镜修复

体位：侧卧位

- 侧卧位，悬吊和牵引前臂，盂肱关节牵引的益处在于增大手术操作空间；然而，侧卧位不利处在于术中发现需要改为开放手术会变得困难。
- 全麻，将患者置于体位垫上。
- 使患者在腋窝垫上呈侧卧位牵引，于腋窝下二指宽处仔细放置腋枕。
- 确保髋膝关节处于屈曲位，肘、腕、股骨大转子、腓骨头、外踝部下缘放置足够的衬垫，并在两腿之间放置一个衬垫。
- 患肢处于外展40°~50°位和前屈15°位，使用4.5kg牵引力的平衡悬吊牵引。

体位：沙滩椅位

- 沙滩椅位的特点包括解剖方位的一致性和需要时更容易向开放手术转变。
- 全麻可以使肌肉达到最大松弛。
- 患者向上固定前，使其向近侧和术侧移动以确保臀部位于手术床背的中心。使患者向术侧移动可以最大化显露肩关节后侧，从而有足够空间操作关节镜器械。
- 抬升手术床背到70°，髋部和膝关节处于屈曲位从而减少下肢的压迫痛和神经损伤。沿着股骨大转子和髂嵴处绑缚肾部保护袋可以避免患者过度的横移。非手术上肢放置于舒适垫板上或衬垫上。
- 理论上，术野区暴露要向后延伸至肩胛骨后侧的内侧缘和喙突前方的内侧。
- 使用上臂牵引器如蜘蛛臂（SPIDER2, Smith & Nephew, Memphs, TN）或Trimano（Arthrex, Naples, Fl）使上臂处于牵引位置。
- 使头、颈在冠状位和矢状位均处于中立位。
- 大的垫块（用弹力绷带捆绑的三层折叠袋）放置在腋窝部有利于上臂的最大外展以实现盂肱关节的牵开。

麻醉下检查

- 被动活动度：前屈、外展、体侧外旋、90°外展外旋和内旋。
- 前、后、下拉和移动。
  - 1级：肱骨头不能移动超过关节盂边缘。
  - 2级：肱骨头能够移动到关节盂边缘，但是能够自行复位。
  - 3级：肱骨头能够移动到关节盂边缘并且保持脱位，需要手法复位；Sulcus征。

HAGL修复的常规入路

- 标准的后侧入路。
  - 肩峰后下缘向内2cm和向下2cm。
- 前侧旋转肩袖间隙入路。
  - 位于肩胛下肌腱的上缘，可以使用腰椎穿刺针由内至外或由外至内技术定位。

- 设定植入修复HAGL股骨头锚钉的轨迹，如果需要处理同时发生的盂唇撕裂，在盂上也要植入。
- 前外上入路。
  - 用腰椎穿刺针定位在肩袖间隙的最外侧处。
  - 皮肤切口位于肩峰前外缘；穿刺针进入关节后调整到肱二头肌肌腱的外侧，恰好位于冈上肌肌腱前缘的前侧。
- 前下5点钟入路。
  - 腰椎穿刺针在肩胛下肌距离喙突外侧缘下方2cm处定位，在肩胛下肌上缘下方1cm处进入关节腔，并尽可能靠外[6]。再使用钝性套管针扩大入路，以使直径5mm通道能够交换进入。
  - 这个入路应在手臂处于中立位且旋转内收时建立，以远离肌皮神经。
- 后侧7点钟入路。
  - 通过前外上入路观察后用穿刺针定位。
  - 距肩峰后外角缘外侧3~4cm做切口，向内成角30° 并轻微向下。
  - 在此入路中置入套管，这样可以避免损伤关节囊，有利于修复。
  - 应距离冈上神经28mm，距离腋神经39mm（Davidson and Rivenburgh）。
- 后腋囊入路。
  - 前上入路观察后用穿刺针定位。
  - 在距肩峰后外侧角下2cm，标准的后侧观察入路2cm外侧处做切口。

关节镜下诊断

- 从后侧入路做标准的关节镜下诊断。
- 为达到HAGL损伤理想视野，应使肩关节处于外展位和外旋位，为达到合适的角度，可使关节镜朝向关节盂平面下部的肱骨头颈部。
  - 通过标准的后侧入路用30° 镜头朝向腋窝，可以观察到典型的HAGL损伤[7]。视角横行从肱骨头颈部到关节盂颈部，可以看到IGHL（盂肱下韧带复合体）韧带纤维。就像关节囊撕裂一样，IGHL纤维的损伤也能被发现，并且通过这个缺损处可以看到肩胛下肌纤维的损害。通过上臂的内旋和外旋可以看到韧带的不同部分（图9–4）。
- 工作入路。
  - 标准的后侧入路作为首先的观察入路，使用30° 或70° 视野镜头[8]。
    - 工作入路1：使用直径8mm套管置入前上外入路（工作通道），在前下5点钟入路置入直径6mm套管（过线）。
    - 工作入路2：肩袖间隙置入8.5mm套管（工作通道），在后下7点钟入路置入直径6mm套管（过线）。
  - 前外上观察入路作为前侧观察入路。
    - 从前外上入路可以看到前侧HAGL损伤，此时关节镜位于肱骨头的前方，镜头向外侧可以看到肱骨头关节囊附着处。

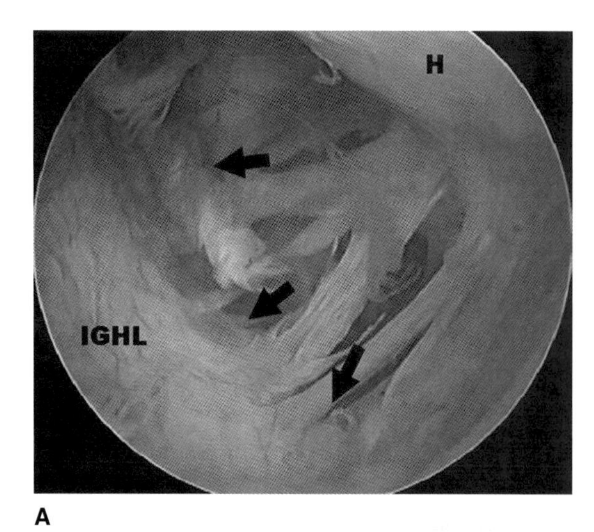

A

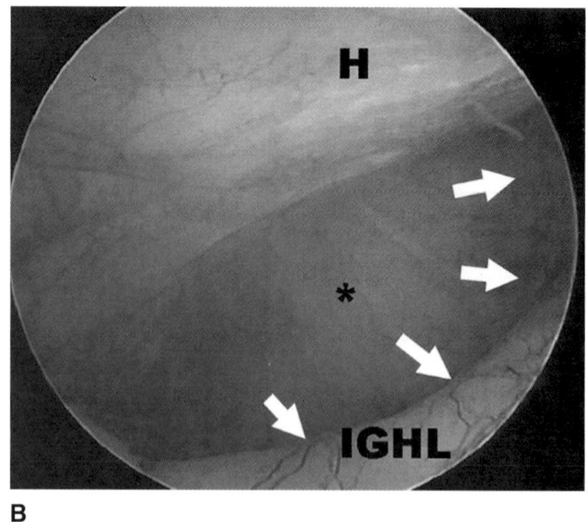

B

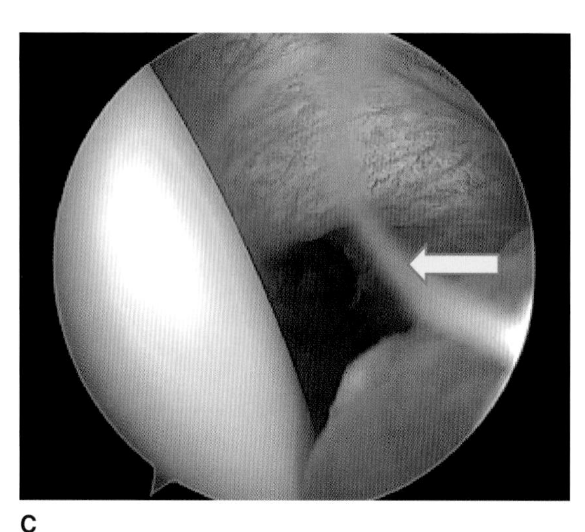

C

图9-4 A和B. 示例关节镜下HAGL损伤。箭头，IGHL损伤边缘；星号，桥接纤维粘连；H，股骨头；IGHL，下盂肱韧带。[Page RS, Bhatia DN. Arthroscopic repair of humeral avulsion of glenohumeral ligment lesion: anterior and posterior techniques Tech Hand UP Extrem Surg, 2009, 13(2): 98-103]。C. 左肩后入路关节镜下视野。右侧是肱骨头；HAGL损伤表现为下关节囊从肱骨头解剖颈处撕裂（箭头）

    - 从前外上入路可以看到后方的HAGL损伤（反HAGL）和肱骨头的后方，此时镜头向外侧可看到肱骨头关节囊附着处。
  - 上臂内收后，在腋窝部放置大的垫衬（用布袋或胶带缠绕的圆枕），有助于盂肱关节间隙的增大，从而有助于增大手术操作空间。
    - 另一方面，卷滚纱布缠绕在肱骨近端上，形成一个环，然后包缠在辅助牵引带上（巡回护士从后面固定打结），这样，当辅助牵引带牵引绷带时，就为肩关节提供了一个牵引力。

准备和固定技术[9]

- 关节镜刨削和射频系统（理想入路是前下5点钟入路）被用来清理粘连和切除滑膜，直到游离IGHL外侧游离缘被确认。
- 辨认撕裂的关节囊组织，用软组织抓钳评估组织的质量和移动度。
  - 如果确认同时有盂唇的撕裂，盂唇修复之前处理好HAGL损伤，有助于避免盂肱关节内侧面张力过大。
- 使用关节镜刨削器、磨钻头或锉沿肱骨颈准备骨床，以备复位用。

- 用穿刺针确认带线锚钉轨迹位置在肱骨颈下。
  - 旋转上臂以达到合适的角度。
  - 锚钉经皮肤植入，在皮肤上的进入点在标准后侧入路和辅助后外侧入路之间。
- 沿肱骨颈植入2 ~ 3个锚钉［笔者使用3.0mm直径的PEEK SutureTak带线锚钉（No. FiberWire, Arthrex, Naples, FL）］，间距5~10mm。旋转肱骨头达到合适的锚钉植入角度（外展和外旋）。
- 锚钉植入后，经前上外入路拉出一根单线锚钉，另外一根单线锚钉保留在经皮切口外（或从前下入路拉出）。
- 弧形过线器穿过撕脱的关节囊，（PDS线）自此穿通。
  - 经弧形过线器，使锚钉缝线分别穿过IGHL。
  - 一旦穿出组织后，从前外上入路用抓取器牵出PDS线。
  - 用PDS线系一个单环用来套住此前从前外上入路牵出的锚钉线。
  - 移除弧形过线器，PDS线从7点钟入路穿过组织，并拉出7点钟处缝线。
  - 重复上述过程，拉出第二根线，这样，二根线均从7点钟位入路拉出，呈现水平状结构。
- 上臂处于轻度外展外旋（15°）位，关节镜下打结，这样可使结打在关节面内。
  - 仔细从6点钟位置过线，穿过组织应不超过1cm，这样可以避免损伤腋神经。
  - 另外，也可以在7点钟位置用Viper过线器（Arthrex, Naples, FL）穿入撕脱的关节囊，并牵出线。
- 过线顺序是从后下到前上。
- 锚钉线在5点钟入路前移，经皮穿过肩胛下肌或经过直径5mm通道都可以合适的角度到达肱骨颈。
- 穿过缝线时要仔细操作，避免损伤肌皮神经（上臂在内收和中立旋转位）和腋神经。

交替单通道技术治疗前HAGL损伤[8]

- 肱骨颈如上所述准备就绪，沿下方肱骨颈植入锚钉。从前下方5点钟入路拉出单根锚钉线。
- 弧形过线器从前下方5点钟入路进入，钳住IGHL内侧5~10mm，然后穿入PDS线。移除过线器，留在通道内缝线的末端夹紧并标记。
- 使用抓线器抓住自前下通道穿出的PDS线游离末端。在穿出线末端打一个环，系在此前拉出的锚钉线游离端。
- 前束线通过IGHL，并从前下通道拉出的锚钉线游离端。
- 重复操作第二根线。锚钉线束的位置取决于撕裂关节囊移动的多少。
- 手臂处于轻度外展外旋（15°）位，在前下通道进行关节镜下打结，这样可使打的结在关节面内。

关节镜技术修复后侧HAGL损伤

- 入路。
  - 标准的后侧观察入路，使用30°或70°镜头。
  - 在肩峰后外侧角下2cm做腋窝入路并使用腰椎穿刺针定位，在IGHL后上方，置入工作套管。在肱骨颈下方确认植入带线锚钉的角度。

- 肩袖间隙作为标准的前侧入路。
- 通过腋窝入路置入刨削器清理粘连和滑膜。同样准备肱骨颈。
- 通过腋窝入路植入带线锚钉，通过前侧入路牵出单根锚钉线。
- 从前侧入路置入带过线器以穿过PDS线，IGHL撕裂边缘过线。锚钉线通过腋窝入路或5点钟入路牵出。
- 重复上述操作，牵出第二根锚定线后，打结固定。

HAGL损伤修复

- 辨认肱骨颈损伤的关节囊，缝线标识韧带的主要边缘。
- 肱骨颈关节囊结合部用刮匙、磨钻头或粗锉进行清理。
- 在肱骨颈盂肱韧带附着处植入2～3枚带线锚钉（G4 Anchor, Mitek Sports Medicine, Raynham, MA or 3-mm PEEK SutureTak, Arthrex, Naples, FL）。
- 肩关节处于轻度外展、前屈和外旋位以获得理想的张力。
  - 通过检查对侧肢体决定修复肢体的位置，从而判断松紧度。通常，前屈可缩小肱骨头和达到30°外展外旋。
  - 如果撕裂延伸至肩袖间隙，笔者修复时采用最大内收位和30°外旋位。
- 缝线水平通过关节囊和盂肱韧带，并一起标记。全部缝线穿过，依次从下向上打结。
- 笔者通常使用1或2根线关闭肩袖间隙。
- 上臂最大程度内旋，紧密缝合切断的肩胛下肌。
- 轻柔活动肩关节，以确保肩胛下肌修复完整，并作为整体活动。
- 使用标记缝线（no.2 Orthocord, Depuy Sybthes Mitek Sports Medicine, Raynham, MA）关闭三角肌胸大肌筋膜，以备以后翻修时用。彩色缝线有助于定位肩袖间隙。
- 使用放置在深部的2-0 Vicryl缝线关闭深层皮肤组织。
- 使用2-0 Prolene缝线皮下缝合法缝合皮肌，采用间断缝合。
- 无菌敷料覆盖伤口，支具固定肩关节。

术后康复

0~2周　肩关节使用吊带，远端的肘关节、腕关节及手允许活动，外旋限制在中立位。

2~4周　允许肩胛骨平面到60°的被动外展和前屈。

4~6周　允许肩胛骨平面到90°的被动外展和前屈，外旋限制在30°。

6~9周　允许肩胛骨平面到完全的被动外展和前屈，外旋限制在60°。

9~12周　允许外展45°位的外旋。

12周+　允许外展90°位的外旋，开始进行力量训练。

术后6个月　回归运动状态。

参考文献

[1] Melvin JS, Mackenzie JD, Nacke E, et al. MRI of HAGL lesions: four arthroscopically confirmed cases of falsepositive diagnosis. *AJR Am J Roentgenol*, 2008,191(3):730-734.

[2] Mizuno N, Yoneda M, Hayashida K, et al. Recurrent anterior shoulder dislocation caused by a midsubstance complete capsular tear. *J Bone Joint Surg Am*, 2005,87(12):2717-2723.

[3] Park KJ, Tamboli M, Nguyen LY, et al. A large humeral avulsion of the glenohumeral ligaments decreases stability that can be restored with repair. *Clin Orthop Relat Res*, 2014,472(8):2372-2379.
[4] Southgate DF, Bokor DJ, Longo UG, et al. The effect of humeral avulsion of the glenohumeral ligaments and humeral repair site on joint laxity: a biomechanical study. *Arthroscopy*, 2013,29(6):990-997.
[5] Arciero RA, Mazzocca AD. Mini-open repair technique of HAGL (humeral avulsion of the glenohumeral ligament) lesion. *Arthroscopy*, 2005,21(9):1152.
[6] Kon Y, Shiozaki H, Sugaya H. Arthroscopic repair of a humeral avulsion of the glenohumeral ligament lesion. *Arthroscopy*, 2005,21(5):632.
[7] Parameswaran AD, Provencher MT, Bach BR, et al. Humeral avulsion of the glenohumeral ligament: injury pattern and arthroscopic repair techniques. *Orthopedics*, 2008,31(8):773-779.
[8] Page RS, Bhatia DN. Arthroscopic repair of humeral avulsion of glenohumeral ligament lesion: anterior and posterior techniques. *Tech Hand Up Extrem Surg*, 2009,13(2):98-103.
[9] George MS, Khazzam M, Kuhn JE. Humeral avulsion of glenohumeral ligaments. *J Am Acad Orthop Surg*, 2011,19(3):127-133.

第10章
关节镜下治疗HAGL损伤

（WILLIAM H.ROSSY, JEFFREY S.ABRAMS）

麻醉

- 全麻加神经阻滞麻醉。

设备/器械/植入物

- 30° 和70° 关节镜及悬吊塔。
- 用于缝线穿过的弧形过线器。
- 直径4.5mm的双线锚钉。
- 不同尺寸的关节镜通道（5.5mm和7.0mm）。

体位

- 使用豆袋使患者处于侧卧位，或使用沙滩椅位，笔者推荐使用侧卧位。
  - 仔细保护骨性突起部位免于受压。
  - 放置腋窝枕可以使对侧臂丛神经损伤风险降至最小。
- 患者向后倾斜15° 确保关节盂平面平行于地面。
- 患肢放置平衡牵引系统，根据患者体型，牵引重量在4.5～6.8kg，这样可以获得较好的牵引。
- 可调式牵引可使患肢处于前屈20° 、外展50° 位。
  - 腋窝放置无菌衬垫，以在术中获得更好的视野和避免腋神经的过度牵拉。

入路位置（图10-1）

- 标准的后侧入路。
  - 在肩峰后外侧角内侧1cm、远端2cm处做一皮肤纵行切口。
  - 入路不要太靠外，这样会影响手术视野，增加触及IGHL（盂肱下韧带）损伤的难度。
- 标准前侧入路。
  - 通过肩袖间隙中心进入。

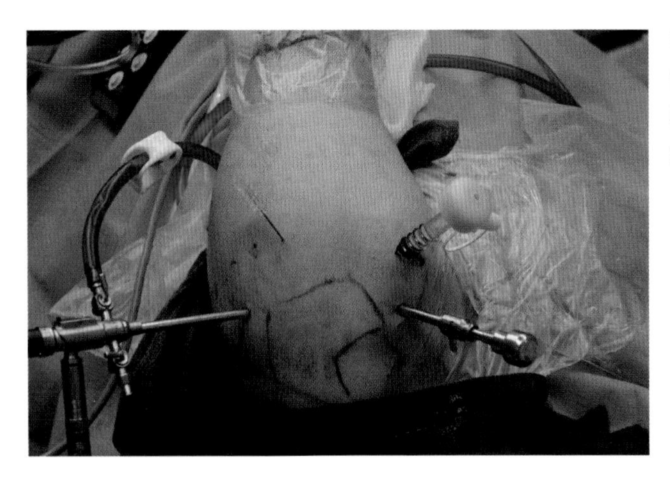

图10–1 HAGL修复的入路：关节镜位于后侧观察通道。腰椎穿刺针做辅助后侧入路。通道在前侧工作入路，金属套针在前上入路

- 通过小的皮肤切口做一直径5.5mm的通道。
- 针对前侧的HAGL（盂肱韧带的肱骨头撕脱）损伤，做第二个入路（低位前侧入路）用于锚钉植入。在这种情况下，应将标准前侧入路上移到肩袖间隙的上缘，留出空间用于第二个通道置入。

● 低位前侧入路。
  - 从后路观察时，腰椎穿刺针位于喙突和肩峰的前角之间，距标准前侧入路1cm。
  - 穿刺针从肩袖间隙的下缘进入关节腔。
  - 确认好位置后，做一个皮肤小切口，将Wissinger交换棒沿穿刺针方向置入。
  - 通过交换棒置入直径5.5mm的通道。

● 7点钟入路。
  - 这个入路适用于前侧HAGL损伤，也可用于缝合操作。
  - 该入路有利于观察和操作后下盂肱韧带撕脱的反HAGL损伤。
  - 关节镜置于前侧入路，使用18号脊椎穿刺针辨认合适的入路位置。
  - 在肩峰后外侧角外侧4cm皮肤位置，用脊椎穿刺针穿刺。
    - 为确保理想的入路位置，穿刺针方向作为重要参考标志。
    - 穿刺针最好垂直于地面。
  - 一旦穿刺针方向确认后，做皮肤小切口，将Wissing交换棒沿穿刺针方向进入关节腔。
  - 通过交换棒置入直径7mm的通道进入关节腔。

关节镜下诊断/明确损伤

- 当从后入路观察时，检查范围包括盂肱关节前下方1/4结构。
- 需要对前下盂唇进行充分的评估，因为此类患者多伴发盂唇撕裂。
- 内侧可以观察IGHL前缘，形成瘢痕通常累及内侧间隔组织。
- 也可以观察到肩胛下肌纤维损伤，是HAGL损伤的特殊表现。
  - 此时，关节镜交换放置在前入路，以更好地观察IGHL在前侧肱骨颈的足印区，或使用70° 镜头从后入路也能获取更好的视野（图10–2）。

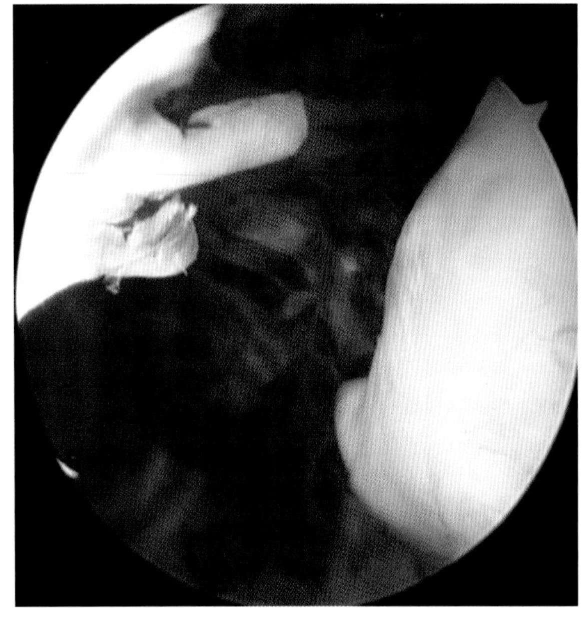
A

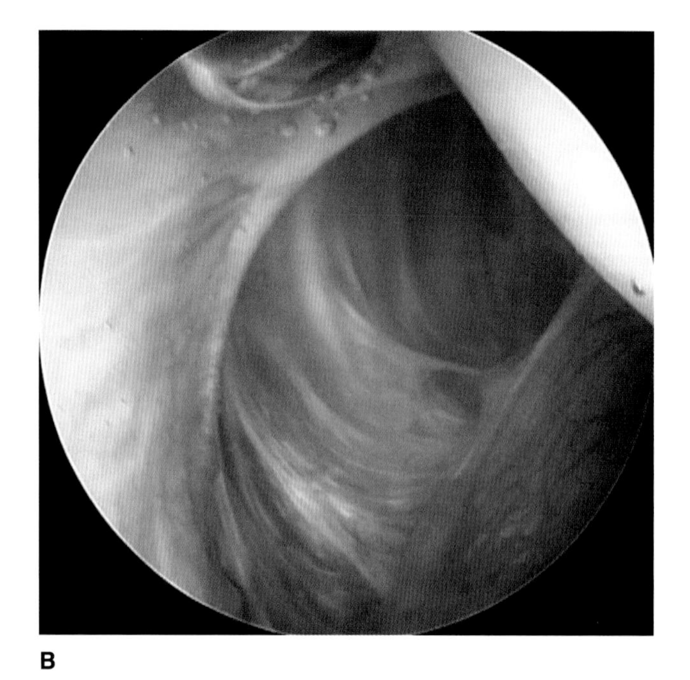
B

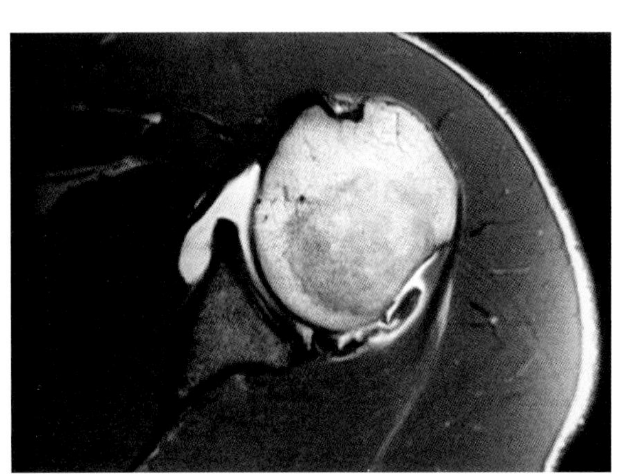
C

图10-2 HAGL损伤。A. 前侧关节囊损伤；B. 后侧反HAGL损伤；C. 后侧损伤的MRI表现

软组织移动/牵引缝合

- 前侧损伤。
  - 关节镜置于后入路，前入路置入无损伤抓钳，松解游离IGHL主要缘，并将其牵回到肱骨颈上的原位置（图10–3）。
  - 用钩形过线器在肌腱上穿过一根线用于牵引，这样有利于辅助牵拉肌腱到足印区（图10–4）。
- 后侧损伤。
  - 关节镜置入前入路，无损伤抓钳经7点钟入路置入关节腔。
  - 抓获后侧IGHL损伤的主要缘并游离（图10–5）。
  - 提拉软组织以确保IGHL复位到肱骨颈足印区。

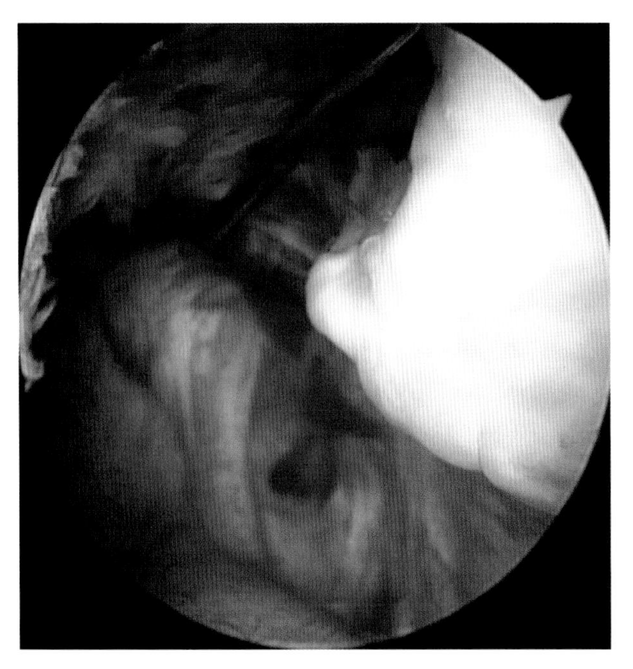

图10-3 无损伤抓钳提拉撕裂的游离缘

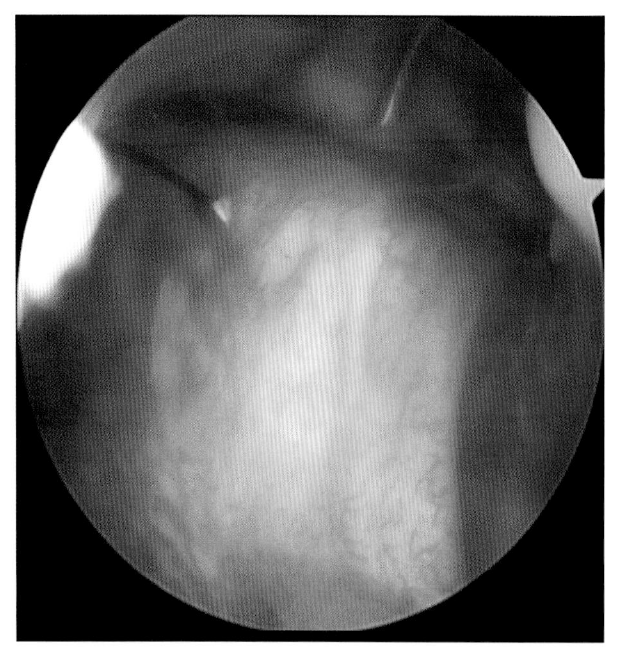

图10-4 牵引线放置在前下撕裂的边缘

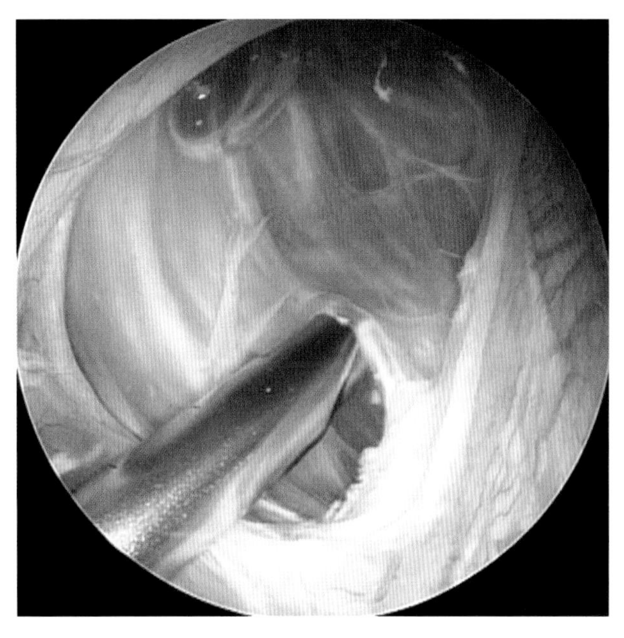

图10-5 固定反HAGL的边缘

固定/修复

- 此时使肱骨内旋和外旋，周期性切换前侧和后侧关节镜头，可以优化肱骨撕脱处的视野[1]。
- 一旦确认韧带损伤，使用关节镜刨削器清理出–出血骨床，以利于韧带愈合（图10–6）。
- 用腰椎穿刺针定位肱骨损伤。仔细确认腰椎穿刺针方向垂直于骨床（图10–7）。
- 一旦确认合适的穿刺方向，做一个独立经皮肤小切口，在损伤部位的中心植入直径4.5mm的双线锚钉（图10–8）。
- 弧形软组织穿刺钳通过游离韧带，抓获缝线穿过软组织进行修复（图10–9）。
- 所有缝线穿过后，右关节镜下打一滑结以减少撕脱的盂肱韧带回到肱骨头解剖足印

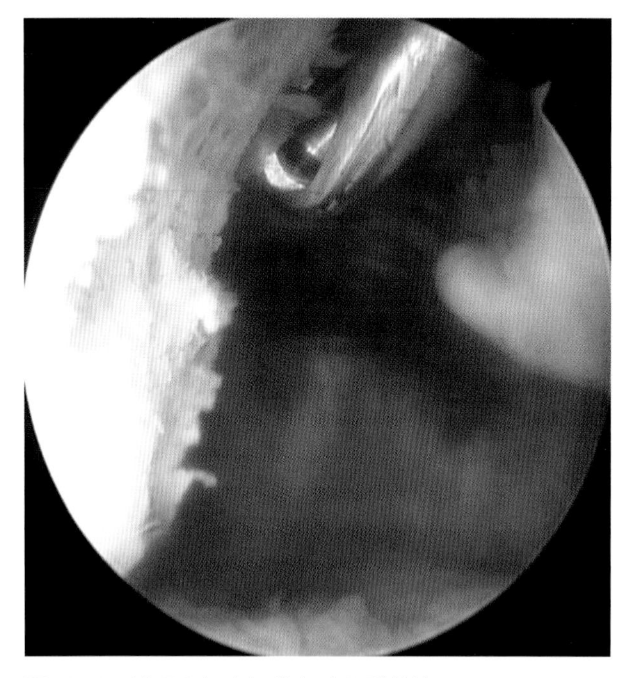

图10-6 清理和打磨韧带在肱骨附着处

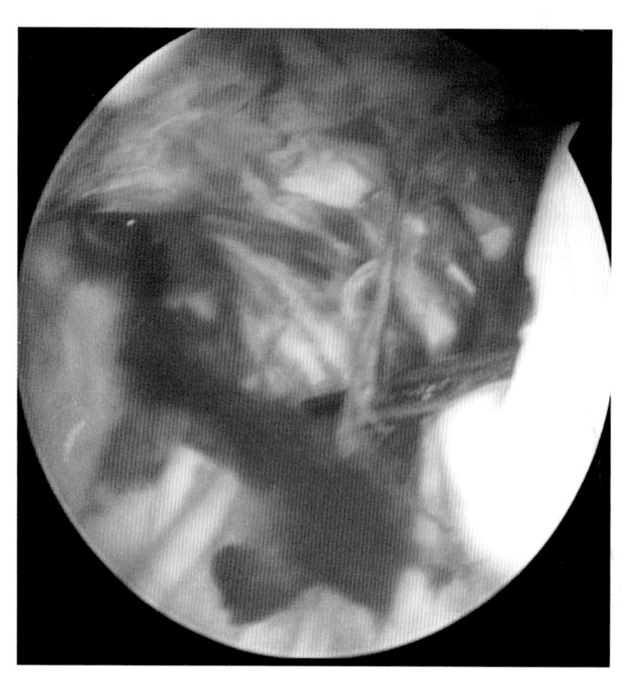

图10-7 腰椎穿刺针指向缺损处，指导通道位置

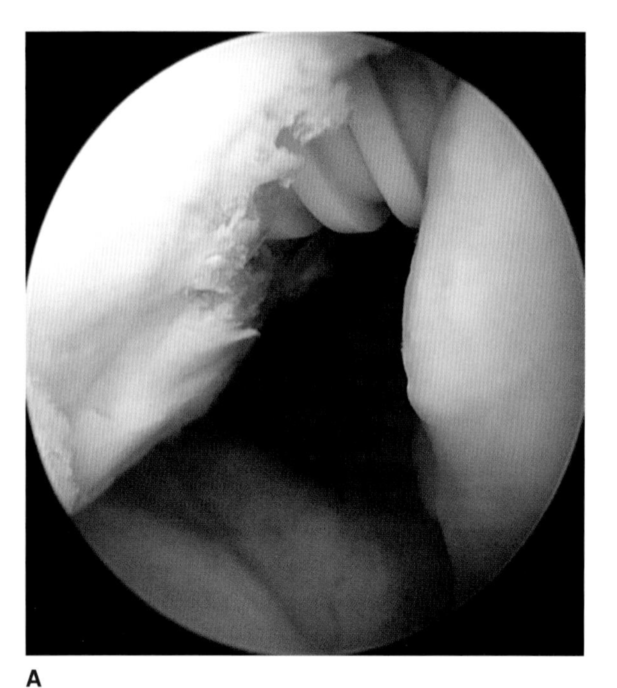

A

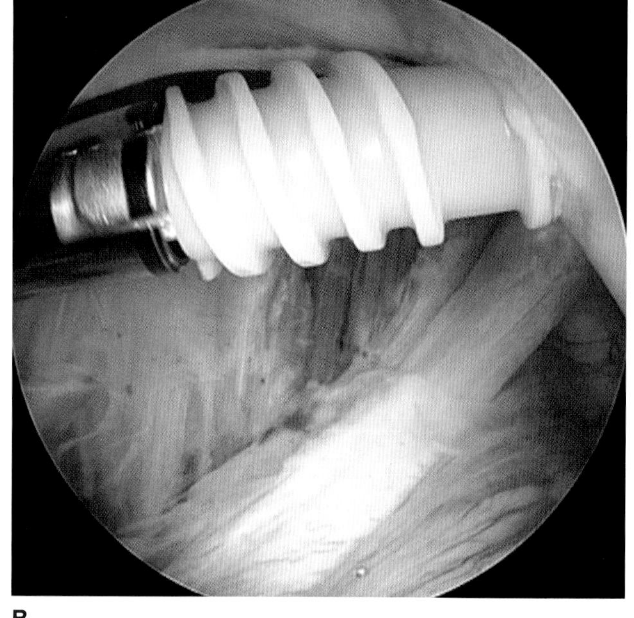

B

图10-8 锚钉植入。A. 前侧锚钉用于修复HAGL损伤；B. 后侧锚钉用于修复反HAGL损伤

区（图10–10）。

- 前侧损伤修复完成将不再外露肩胛下肌肌腹（图10–11）。
- 后侧损伤用“边–边”缝合强化关节囊修复（图10–12）。

术后康复

- 患肢用有外展垫枕的吊带悬吊6周。

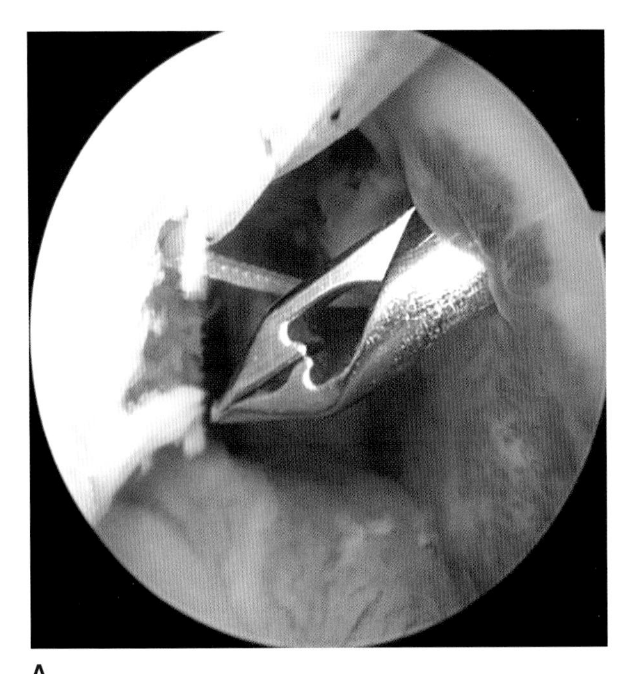

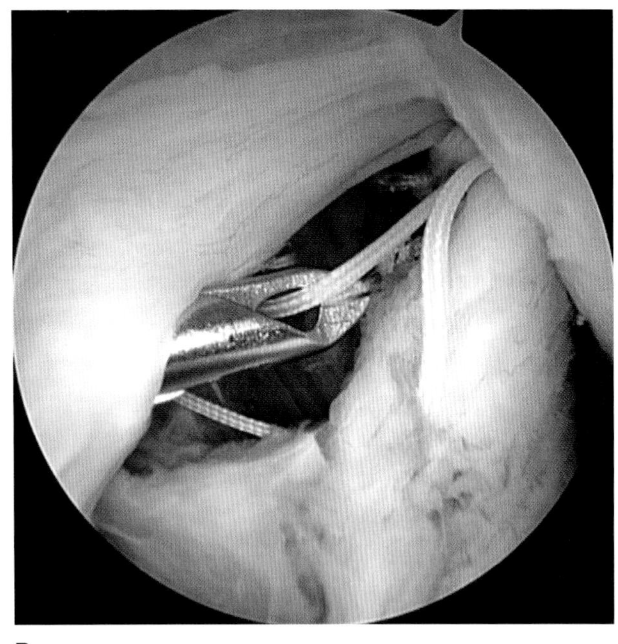

A B
图10-9 穿刺钳刺穿损伤的关节囊并抓取缝线。A. 前侧关节囊缝线抓取牵回；B. 后侧关节囊缝线抓取牵回

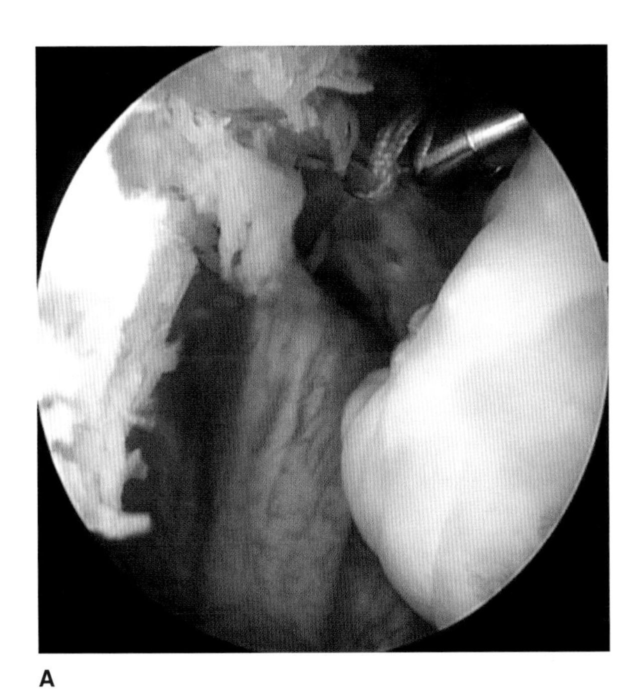

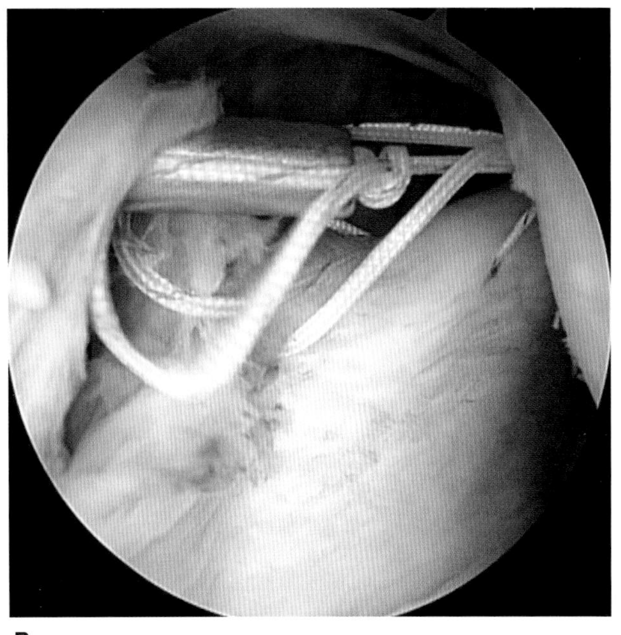

A B
图10-10 弧形缝线钩用于修复下方的缝线缘。A. 前侧HAGL损伤；B. 后侧反HAGL损伤

- 尽可能从术后1周开始进行系统的物理康复，仅限于被动练习和辅助活动练习。
  - 在肩胛骨水平前屈活动，限制在90° 内。
  - 6周内不允许内旋和外旋活动。
- 6周后去除吊带后，立即在能忍受疼痛范围内循序渐进活动。
- 术后6周，开始静力练习、轻微绷带力量练习和肩胛骨稳定练习。
- 如果患者8周时疼痛消失，开始轻度力量练习（<4.5kg）。
- 3个月后，开始系统性力量练习；6个月后，计划回归致原有运动水平或无限制下进

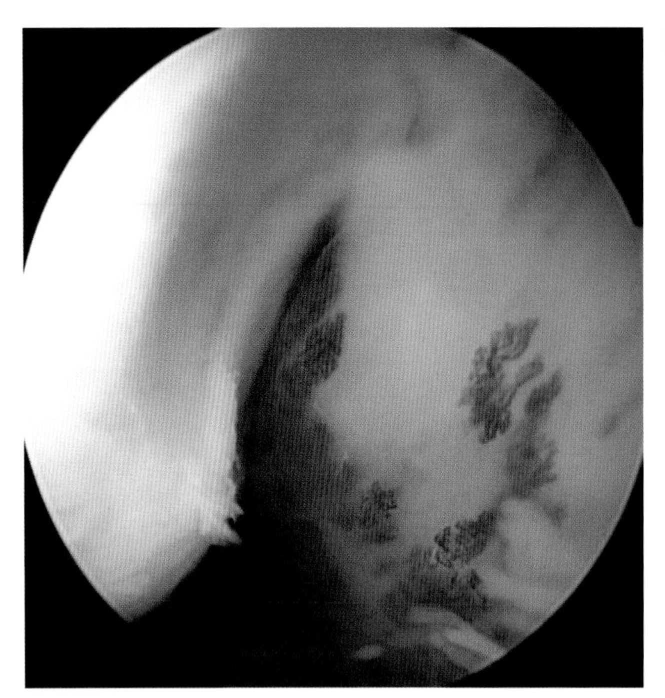

图10-11 修复前侧HAGL损伤

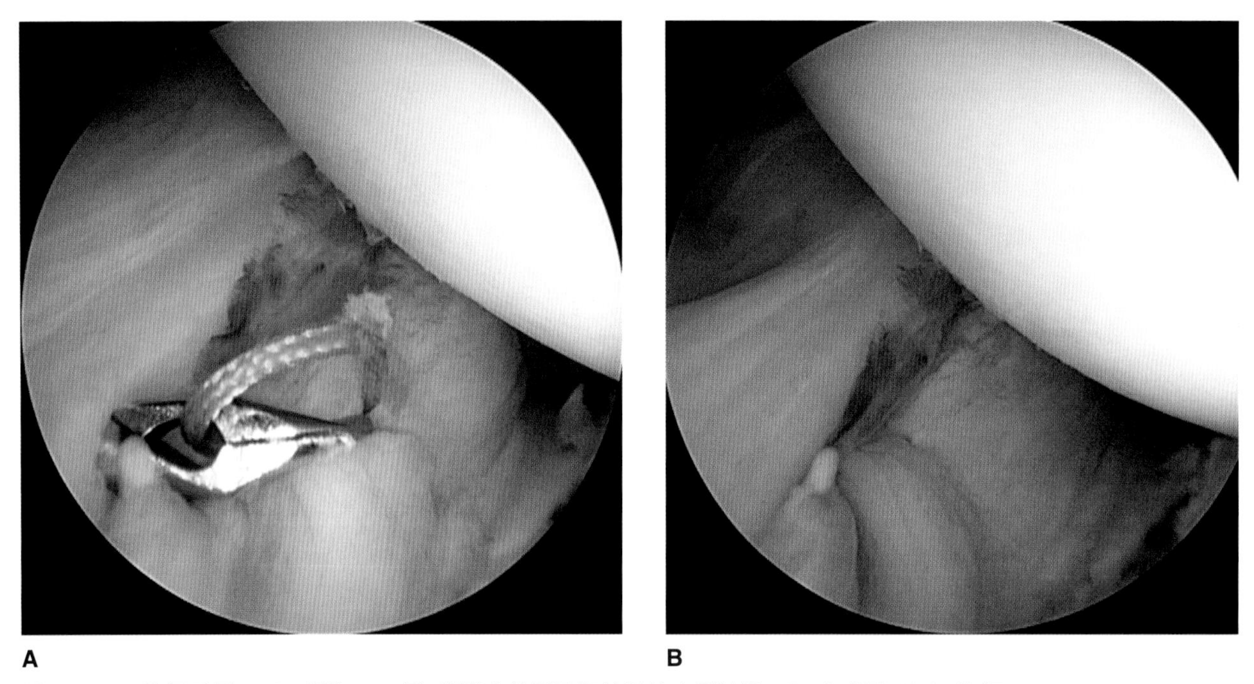

A B

图10-12 修复后侧HAGL损伤。A. 侧-侧缝合位置及打结紧缩内侧缺损；B. 完成反HAGL修复

行体育活动。

参考文献

[1] Abrams JS. Arthroscopic repair of posterior instability and reverse humeral glenohumeral ligament avulsion lesions. *Orthop Clin North Am*, 2003,34(4):475-483.

第11章

关节镜下肩峰减压

(DAYNE T. MICKELSON, DEAN C. TAYLOR)

背景和术前计划

- 肩峰的解剖形态（图11-1）。

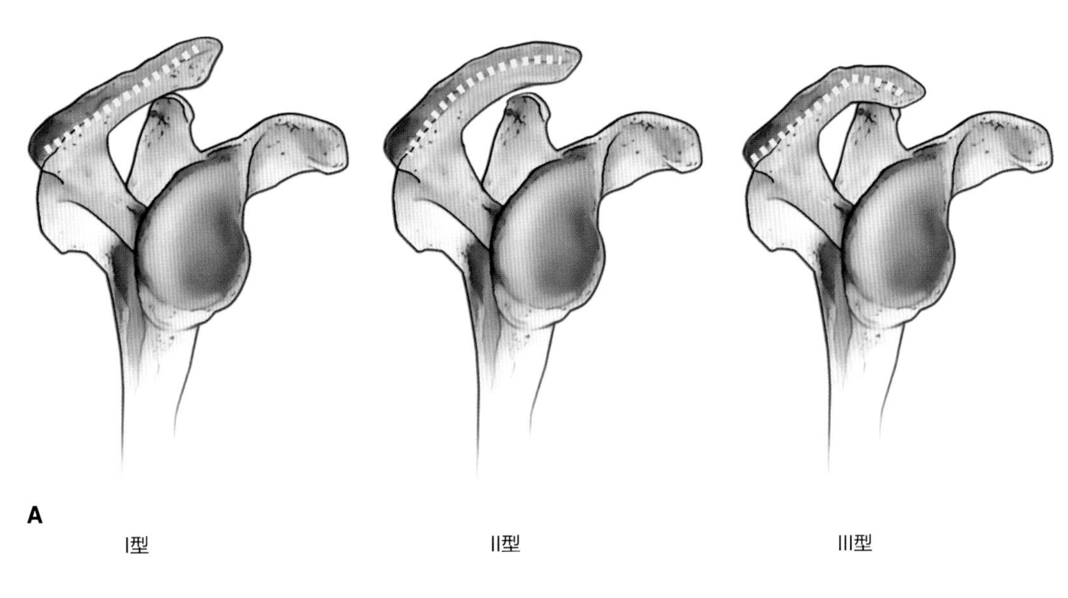

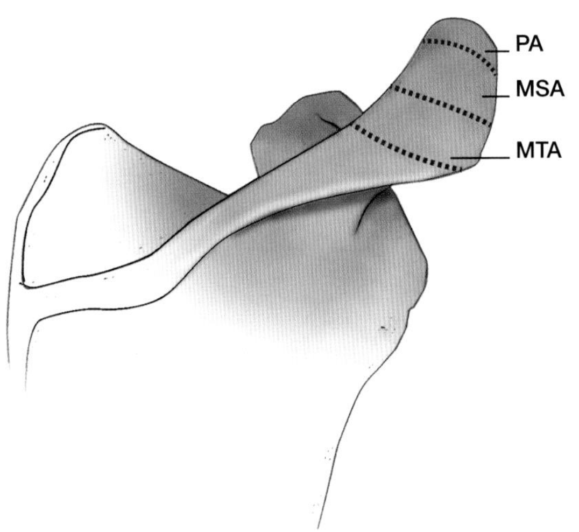

图11-1　肩峰形态。A. 分类 I 型（平坦），II 型（弧形），III 型（钩形）。B. Os肩峰分类。PA—前侧肩峰，MSA–中间肩峰，MTA–后方肩峰

- 肩峰形态[1]。
- Os肩峰。
  - 肩峰成型治疗术用于Os肩峰时需谨慎，因其容易引发肩峰不稳定。
  - 如果三角肌胸大肌筋膜无损害，针对有症状、不稳定Os肩峰进行功能训练比较有效。
- 肩峰下滑膜成形，肩峰下滑膜血液循环示意[2]。
  - 前侧滑膜：喙肩韧带浅层是胸肩峰动脉肩峰支（图11–2）。

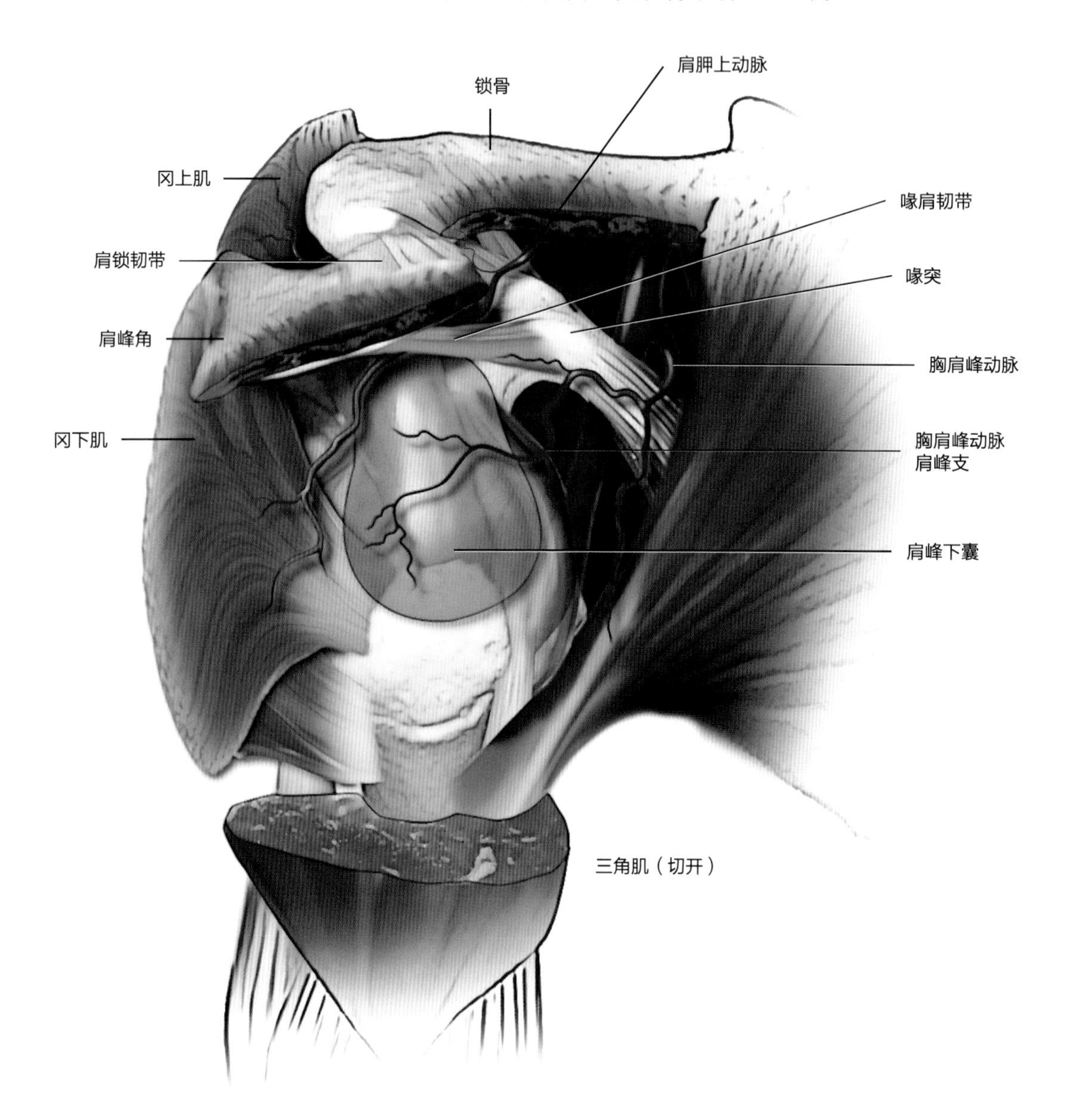

图11–2 从前上方观察肩关节和肩峰下滑膜的位置。滑膜的后侧大部分是静脉。喙肩韧带是由胸肩峰动脉浅层肩峰支供应

  - 后侧滑膜：冈上动脉后内肩峰支供应。
  - 内侧滑膜：此区域内脂肪被肩锁关节动脉的前后支血管化。
- 病理
  - Neer 第一次描述肩峰成型和肩袖的外部撞击来自于喙肩韧带和肩峰前下缘[3]。
  - 当上肢上举时，肩峰下滑膜有助于减少喙肩韧带和肩袖之间的接触。然而，肩峰下滑膜也会出现炎症和肿胀。

- 肩袖的病理学改变来自内部和外部因素。
  - 肩袖撕裂来自肩袖内部的退变。
  - 肩袖撕裂来自于外部撞击，主要是钩型肩峰或喙肩韧带下表面前下方增生。

- 适应证：非手术治疗3~6个月无效。
  - 相应的物理检查
    - Neer撞击征和Hawkins试验敏感性好，但特异性差[4]。
  - 物理治疗包括肩胛骨稳定性练习和周围关节囊力量练习。
  - 诊断性治疗可使用类固醇和麻醉止痛药在肩峰下间隙注射。
  - 持续剧烈疼痛影响生活质量。
- 麻醉：区域神经阻滞，使用控制性麻醉镇静剂。

无菌仪器/设备

- 30° 关节镜，光源，水泵
- 3000ml乳酸盐林格液中以1：1000比例加入肾上腺素
- 1%利多卡因10ml加肾上腺素（1：100000）
- 器械
  - 腰椎穿刺针
  - 探钩
  - 关节镜射频刀
  - 直径5.5mm刨削器（4.0mm适用于小肩关节）或磨钻头
  - 2个无孔5.5mm × 70mm通道
  - 尽可能选择一些肩袖修复的器械（见表11–1）

表11–1 肩峰减压技巧和陷阱

手术时间	技巧和陷阱
术前	常规为肩袖修复做好准备，提供一些需要的器械
消毒和铺单之前	麻醉下，患者肌肉松弛后，完成所有的体格检查
消毒和铺单	充气的上肢牵引架有助于提供向下的牵引力，在行肩峰减压术时使用，以扩大操作空间
关节镜诊断	在盂肱关节内确定关节镜标识：使用套针向下向上滑动，可以感受到镜头在关节盂和肱骨头之间
肩峰下滑液囊镜检	为防止不必要的出血，关节镜镜头避免指向肩峰下内侧和外侧
肩峰下减压	当关节镜镜头进入肩峰下间隙时，指向位于肩峰前外侧下部的滑膜层空间（图11–5A）
肩峰下减压	当进行初步的滑膜刨削后，视野变得模糊。操作刨削杆（总是从肩袖处开始）向上并朝向镜头方向以使视野清晰
肩峰下减压	避免触及肩峰间隙的后内侧脂肪，这些区域容易出血
肩峰下减压	当切断喙肩韧带时，做好处理出血准备，因为会损伤胸肩峰动脉的肩峰支
肩峰成型	如果肩峰前侧悬突太大（刨削器或磨钻头不能直接进入到前侧），则转向骨性突起的下方，从而直接从下表面切除
肩峰成型	关闭切口前，将关节镜头放置在后侧确认肩峰成型后的形状。最好的视野是水平的切线位：用30° 镜头转向6点钟位，此时用手可在肩峰的下表面触及镜头远端

体位和术前准备

- 沙滩位（图11–3）。
  - 髋、膝关节屈曲。
  - 头部在冠状位和矢状位均为中立位。
  - 所有骨性突起处放置衬垫，包括在支架上的对侧手臂。
  - 手术肢体放置在可活动的牵引架上。

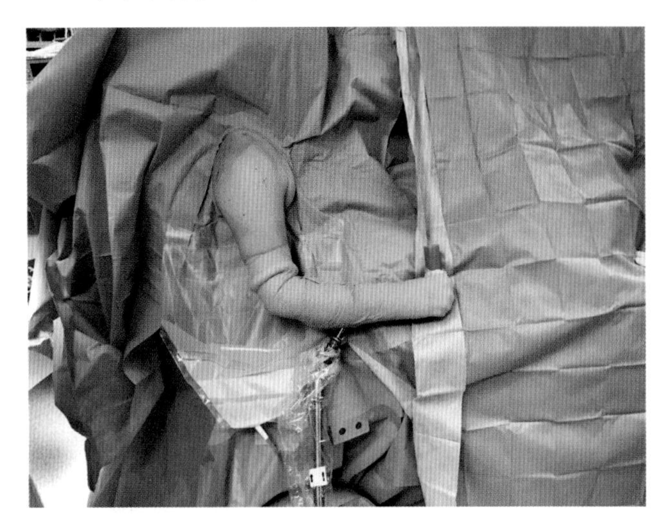

图11–3 体位和消毒铺单。手术肢体放置在气囊牵引固定架上，远端包裹和消毒铺单，覆盖巾越过麻醉通道的Ⅳ支架。无菌的Mayo手术台放置在下肢上方，用来放置手术器械

- 术前检查（技巧见表11–1）。
  - 前举。
  - 0° 位外展外旋。
  - 90° 位外展内旋。
  - 90° 外展外旋。
  - 内收跨越身体。
  - 前后位牵拉移动。
  - 下移肱骨头。
- 术前准备和铺单。
  - 术肢放置在气囊牵引固定架上。
    - 做关节镜下滑膜腔清理时，助手提供向下牵引力。
  - 消毒单覆盖越过麻醉通道Ⅳ的支架上。
  - 无菌Mayo手术台放置在下肢上方，用来放置手术器械和捆绑的关节镜线。

肩峰下减压

- 肩关节表面解剖标记和入路（图11–4）。
- 关节镜下诊断。
  - 通过入路注射1%利多卡因和肾上腺素用于止血。
  - 用11号手术刀做后入路切口。
  - 使用套针和通道指向喙突方向进入盂肱关节，位于关节盂和肱骨头之间的的位置（技巧见表11–1）。
  - 通道经前入路进入关节，有利于排水和探触。

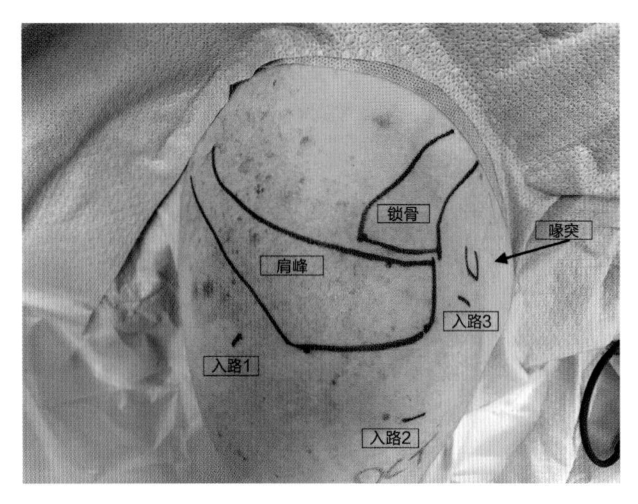

图11-4 右肩，从外侧观察明确入路位置和表面解剖。标记肩关节浅层结构，包括喙突、肩峰、锁骨和肩锁关节。入路1（后侧入路）：肩峰后外侧角的下内处的软点。入路2（平行的前外入路）：肩峰的前外侧角外侧3cm处。入路3（垂直的前侧入路）：位于肩峰和喙突的中间。这些入路的建立是在关节镜诊断时通过肩袖间隙直视下完成

        - 腰椎穿刺针进入肩袖间隙。
    - 完成标准的关节镜诊断。
- 关节镜进入滑膜腔并做好准备。
    - 关节镜进入肩峰下间隙滑膜腔，位于肩峰下间隙下方的前侧部分和喙肩韧带后方的位置（图11–5）。

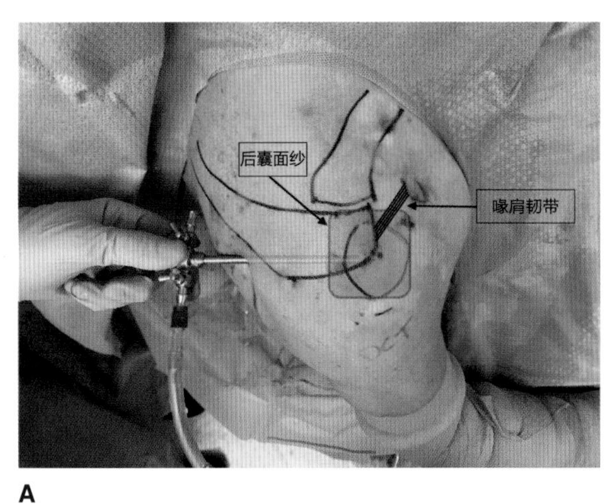

A

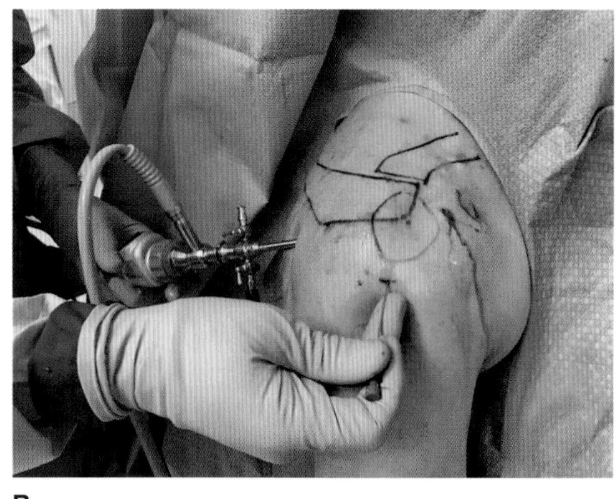

B

图11-5 A. 外侧观察患者右肩，证实关节镜进入肩峰下滑膜腔，肩峰下滑膜腔（红色矩形区域）位于肩峰下间隙下方的前侧部分和喙肩韧带的后下方。B. 后侧的滑膜表面可能遮蔽关节镜进入滑膜腔。后侧入路作为观察入路，穿刺针从前外侧入路进入肩峰下间隙

        - 关节镜离开关节腔，后侧入路的套针被用来触及肩峰的后侧边缘和位于下方的关节侧。
        - 套针向前进入到滑膜腔。套针必须越过后侧滑膜层，否则会导致视野模糊（图11–5A，图11–6A）。
            - 清理肩峰下间隙内侧和外侧容易引起出血（表11–1）。
            - 上臂中立位内收和通过牵引固定架向下牵引或人工牵引，有助于关节镜进入关节腔（表11–1）。
    - 肩峰下间隙的初始视野很难辨认，主要是因为滑膜肿胀和粘连。
        - 如果是肩袖的全层撕裂，滑膜显露和膨出，可以增加视野清晰度，主要由做关节镜诊断时液体从盂肱关节流入肩峰下间隙所致。

- 在韧带喙肩韧带下表面的平坦处可以辨认肩峰撞击的位置（图11–6B）。
- 从前外入路进入的腰椎穿刺针用于滑膜定位，应确认腰椎穿刺针的方向是否平行于肩峰的下表面（图11–6C）。
  - 一旦确认后，做水平的外侧切口（图11–4），再用止血钳扩大切口。
- 经前外入路置入刨削器，做滑膜清理有助于视野清晰。
  - 刨削器刀缘保持朝向上部，以防止损伤肩袖（图11–6D），同时有利于滑膜组织和粘连组织被吸入到刨削器中。
- 通道经前侧入路重新放置入肩峰下间隙，喙肩韧带的内侧作为排水用。

- 肩峰下滑膜清理。
  - 视野中显示滑膜、粘连组织和肿胀组织。
    - 清理顺序是从前向后和从内向外，这样可以扩大视野。
  - 入路和工作入路。

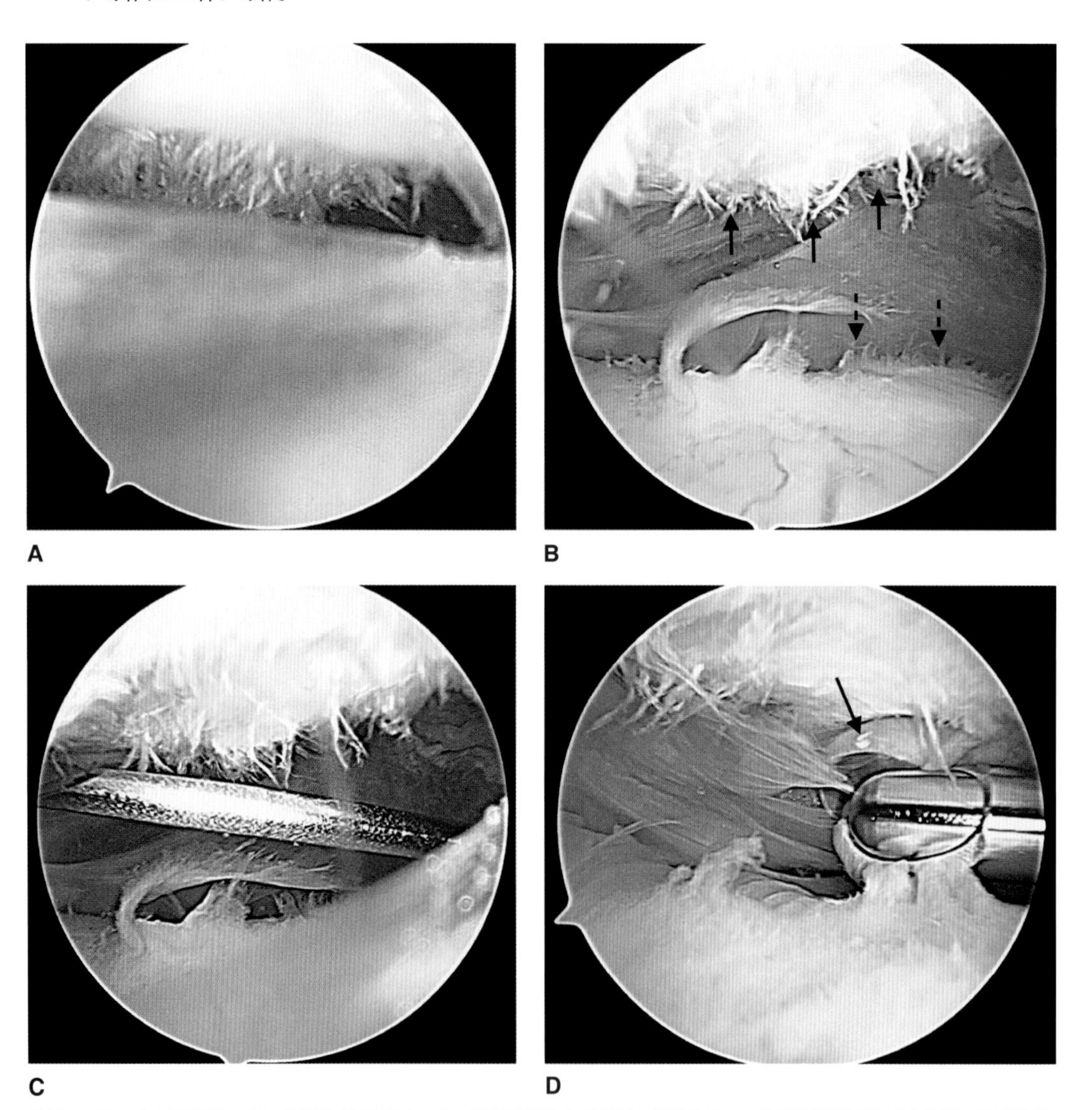

图11–6 右肩关节，从后侧入路观察。A. 关节镜进入肩峰下间隙后，后侧滑膜层阻碍肩峰下间隙的视野。B. 入滑膜腔后，显露肩峰下间隙的视野和撞击位置–喙肩韧带下表面的平坦处（实心箭头）以及冈上肌的滑膜侧（虚线箭头）。C. 腰椎穿刺针经前外入路定位。D. 刨削器经前外入路穿过流出通道（箭头）进入肩峰下间隙清理滑膜，流出通道是经前内侧入路重新进入肩峰下间隙的后侧

        - 交换棒放置在后侧和前外侧入路。
            - 关节镜头转向前外入路作为观察入路（图11–7）。
            - 从后入路置入第二个通道作为工作入路。
    - 刨削器用于清理后侧的被膜，然后向前方移动以确定肩峰。
    - 射频消融用于止血和清理肩峰的下表面（图11–7B，图11–8A）。
        - 清理从后侧开始，向前移动清理内侧和外侧。
            - 确认肩峰的前侧部分到喙肩韧带。
            - 最后，确认肩峰的前外侧角和外侧部分。
            - 继续清理前侧肩峰部分，并向内移动清理，直到肩锁关节。
        - 避免清理肩峰下间隙后方的脂肪和血管（见表11–1）。

    评估喙肩韧带、肩锁关节和肩袖。

- 肩峰成型
    - 适应证：肩峰下表面骨质增生引起撞击。
    - 从肩峰下表面使用射频消融以抬高喙肩韧带至骨膜下，从而确认肩峰的前侧部分（图11–8B）。
        - 喙肩韧带不必切除，但是可以松解至肩峰的前侧。
        - 在巨大肩袖损伤患者中，需要谨慎切除喙肩韧带，因为会引起肱骨头向前上移位。
        - 注意胸肩峰动脉的肩峰支从前侧横穿至喙肩韧带（图11–2，表11–1）。
    - 开始行肩峰成型术，首先从外侧视野确认切除的范围，然后从后侧开始做刨削和磨削。
        - 保持刨削头水平位，当向前方延伸时，清理内侧和外侧（图11–8C）。
        - 沿肩峰下表面继续清理，形成切割形状。
            - 如果前侧突起太大（器械不能进入），刨削器移到前侧直接在肩峰表面下切割突起部分（表11–1）。
            - 继续向前方刨削，内侧到肩锁关节处，从而完成切线面的切割（图11–8D）。
                - 如果肩锁关节面下方表面有突起，清理下表面到同一水平。如果有临床适应证，可以考虑远端锁骨切除。
    - 关节镜镜头从后入路置入，这样可以完整评估切割情况（图11–9A）。
        - 有更好的视野可以确认肩峰的外侧和内侧成型是否充足。
        - 从后入路水平切线角度观察：30° 镜头旋转至6点钟位置，在肩峰下表面可以用手触及关节镜末端（表11–1）。
    - 使用刨削器或磨头从前内入路完成肩峰成型（图11–9A）。
    - 最后做肩峰成型效果评估（图11–9B）。
- 关闭切口和贴敷伤口。
    - 使用外科推荐缝线和缝合技术关闭切口。
    - 贴敷伤口：湿润伤口，4 × 4s腹部贴膜贴敷伤口，用纸带固定。
    - 推荐肩关节冷敷。
    - 吊带固定。

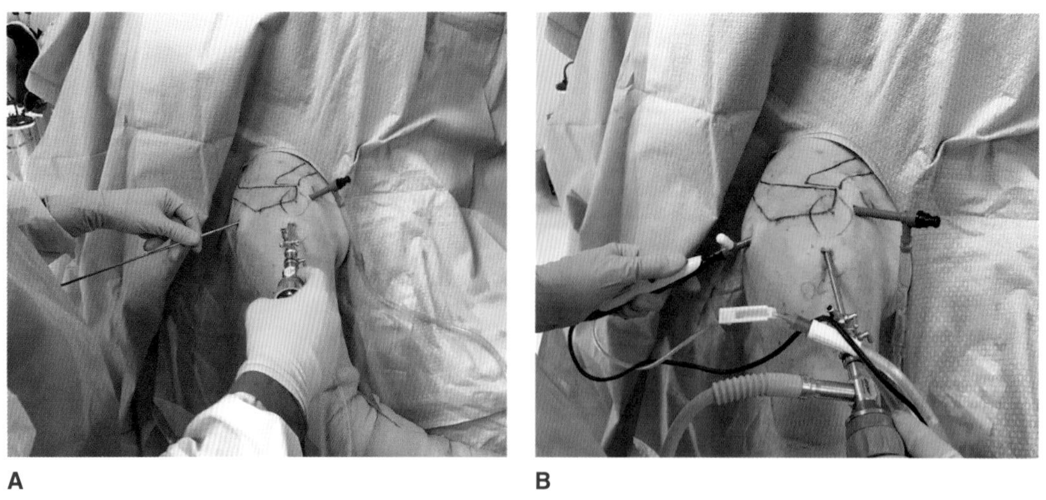

A B

图11-7 A. 自外侧入路观察患者的右肩。交换棒用来改变观察入路，从后向前改变以完成滑膜清理和开始肩峰成型。B. 将工作器械通过后侧入路的灰色通道进入肩峰下间隙

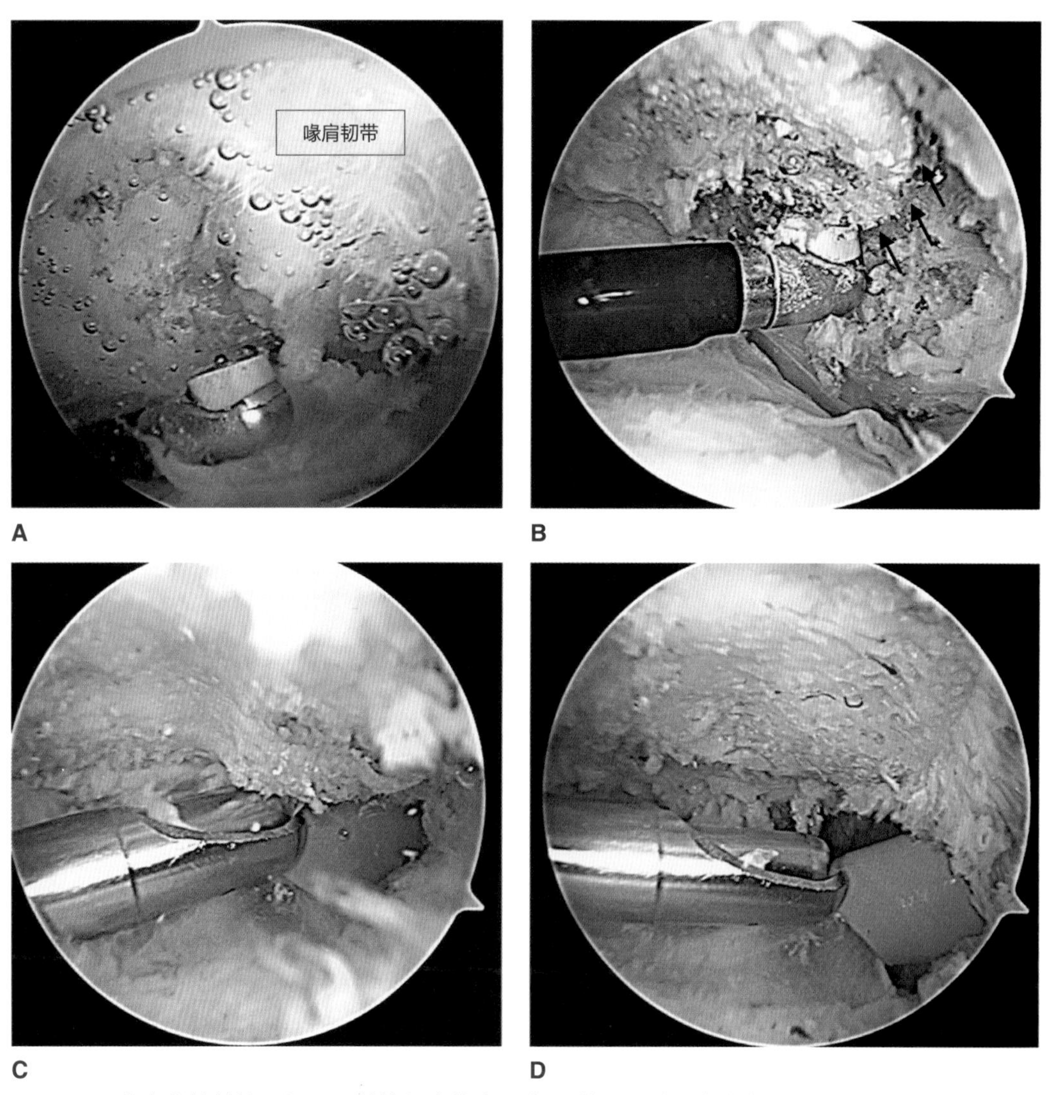

A B C D

图11-8 右肩的关节镜下视野。前外入路作为观察通道，后侧入路作为工作通道。A. 射频消融用来清理肩峰下表面靠近喙肩韧带处。B. 喙肩韧带铲至骨膜下以显露前侧肩峰下表面突起的部分（箭头）。C. 通过刨削至肩峰前侧以完成肩峰成型术。D. 后侧完成肩峰成型术

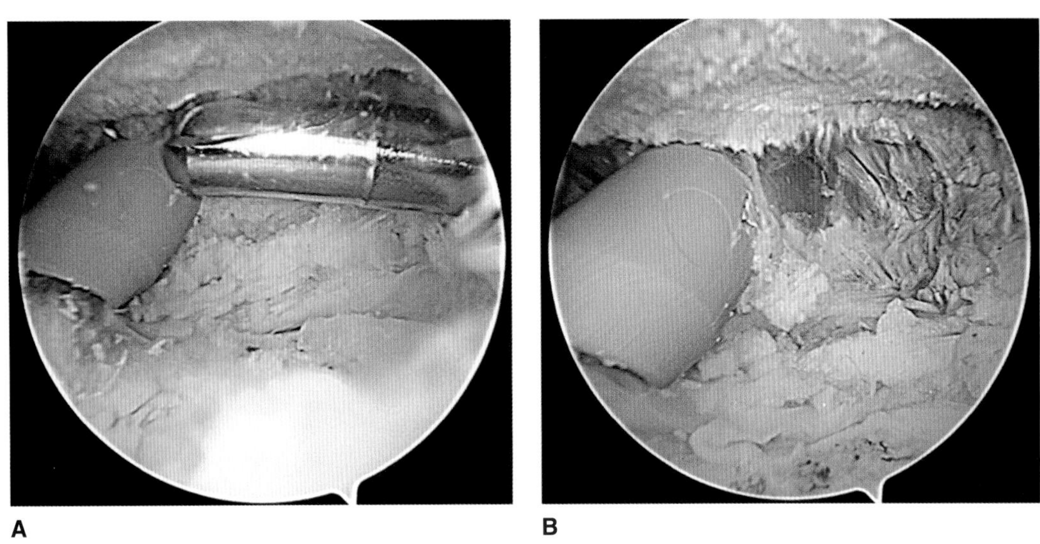

A B

图11-9 镜下从后入路观察右肩结构。A. 从前入路使用刨削器完成肩峰成型。B. 肩峰成型后的最后评估

术后康复方案

- 吊带可使患者更加舒适。
- 在耐受范围内进行活动，避免在疼痛时锻炼。
- 物理康复强调轻柔的活动、肩胛骨稳定性训练、肩胛带力量训练和特殊姿势训练；重复进行训练方案。

参考文献

[1] Bigliani LU, Morrison DS, April EW. The morphology of the acromion and its relationship to rotator cuff tears. *Orthop Trans,* 1986,10:216.
[2] Yepes H, Al-hibshi A, Tang M, et al. Vascular anatomy of the subacromial space: a map of bleeding points for the arthroscopic surgeon. *Arthroscopy*, 2007,23(9):978-984.
[3] Neer CS II. Anterior acromioplasty for the chronic impingement syndrome in the shoulder: a preliminary report. *J Bone Joint Surg Am,* 1972,54(1):41-50.
[4] Macdonald PB, Clark P, Sutherland K. An analysis of the diagnostic accuracy of the Hawkins and Neer subacromial impingement signs. *J Shoulder Elbow Surg*, 2000,9(4):299-301.

第12章

关节镜治疗部分厚度肩袖撕裂

(CORY M. STEWART, TYLER J. HUNT, LAURENCE D. HIGGINS)

无菌仪器/设备

- 沙滩椅式手术床，根据手术床规格确保不超过最大承重量。
- 臂架（气动、机械或电池驱动）；如果无臂架，则使用Mayo支架或手术助手提拉固定和操作手臂。
- 30° 或70° 关节镜。
- 关节镜剥离锉刀或磨钻。
- 关节镜刨刀。
- 关节镜射频器械。
- 11号刀片，用于皮肤切口和通过肩袖制做入口。
- 关节镜直角和各种角度咬合或缝合器械。
- 内植物。
  - 缝合锚钉：各种缝合线，或可吸收/不可吸收的非金属锚钉，取决于术者偏好。由于金属锚钉在MRI下影像会发生变形，通常避免使用。
- 光滑或螺纹套管。
- 经关节镜缝合穿线器，根据肩袖撕裂形态，可选择直形或者弧形穿线器。
- 体位垫或其他外侧固定器（插桩挡板、外侧定位臂），一切优先满足外侧体位者。

体位

- 笔者更喜欢沙滩椅位诊治部分厚度肩袖撕裂，斜外侧卧位也是部分肩关节镜诊治医师专门使用的体位。
  - 如果使用斜外侧卧位，所有骨性突起处必须充分垫起保护，包括上肢肘部和下肢腓骨头。
  - 病例报告存在由于沙滩椅的衬垫不够，部分患者出现骨盆骨性突起部的压疮。笔者通常在腰骶区加入额外的凝胶衬垫（图12–1）。

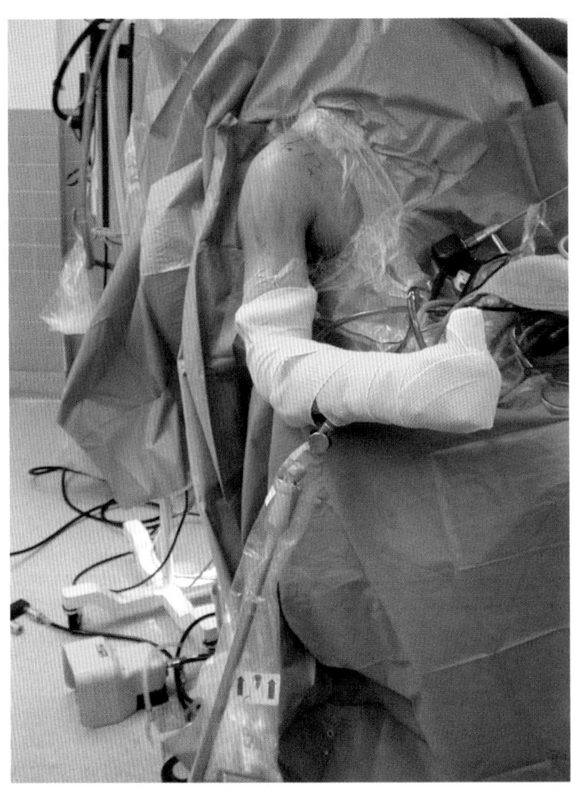

图12-1 患者固定为沙滩椅位。手臂用位于手术台后面的气动蜘蛛臂固定于手术台上。洞巾的边缘用透明或浸碘粘合贴膜包裹

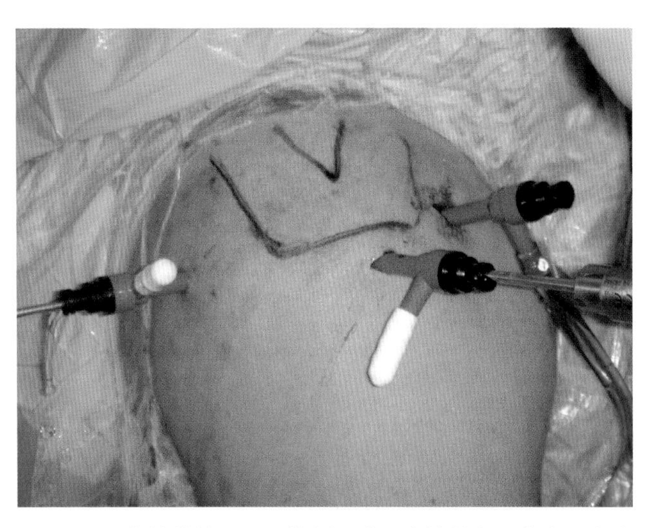

图12-2 传统的前、后和外侧入路用套管做出。喙突、肩峰和肩胛冈的体表标识用记号笔标注

手术入路

- 皮肤入路用记号笔标记出骨性标识，包括喙突、肩峰、肩胛骨冈上嵴、锁骨。标记体表标识便于定位。
- 首先建立标准的后外侧入路，大约在肩峰后角2cm以下、2cm以内的后外侧面。
- 在直视下，使用由外向内技术建立前侧入口。也可以使用由内向外的技术建立（图12–2）。
- 诊断性关节内关节镜检查是在手术开始时进行的，以同步评估病理，确保肱二头肌肌腱、上盂唇、关节面、腋窝、肩胛下隐窝、肩袖残端完全可见，并判断有无损伤。
- 如果检查或影像学研究涉及到肩袖关节面的病理改变，应特别注意肩袖关节侧情况。
- 然后关节镜进入肩峰下间隙。
- 根据术前症状和病理改变或刺激形成的骨性组织或软组织压迫程度进行骨或软组织减压手术。
- 完全清除滑膜及囊性组织，以确保充分显示肩袖滑囊面。
- 通常根据局部撕裂的厚度和位置进行修复。明显的囊侧撕裂通常以标准方式完成修复。关节侧的撕裂修复通常很复杂，需要通过“提示和技巧”中描述的方法完成。

滑囊侧部分肩袖撕裂

治疗滑囊侧部分厚度的肩袖撕裂，确定是否应进行清创或修复仍然是一个有争议的话题。以前有笔者试图量化肌腱质量和撕裂厚度，以设定手术修复所需的标准。一般来说，笔者对超过正常值50%的滑囊侧部分厚度肩袖撕裂采取手术修复（图12–3）[1,2]。

关节镜下滑囊侧肩袖撕裂的例子见图12–4和图12–5。

关节侧部分肩袖撕裂

与滑囊侧撕裂相似，关节侧撕裂也是一个存在争议的领域。通过与健康肩袖肌腱组织相比，许多外科医师使用50%的撕裂厚度作为实施手术的标准，高于此标准者建议进

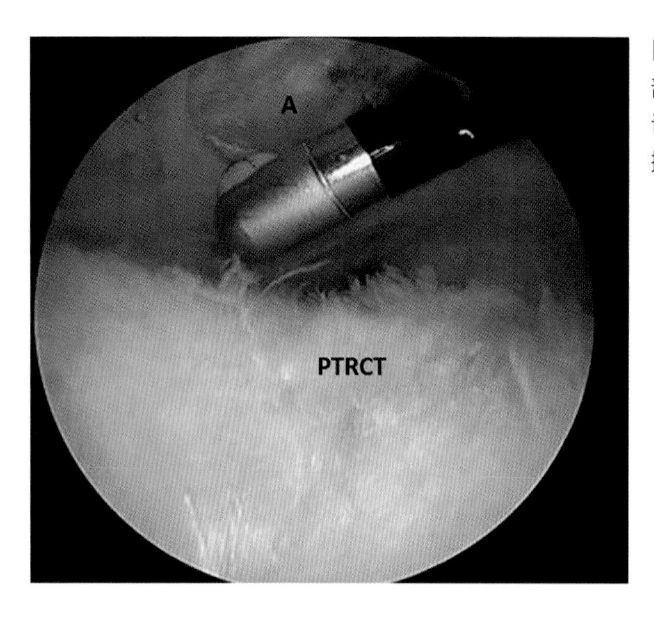

图12–3 后入口视图低位俯视磨损的部分撕裂的肩袖。肩峰下正在使用射频设备减压（如图）。PTRCT – 肩袖部分撕裂，A – 肩峰

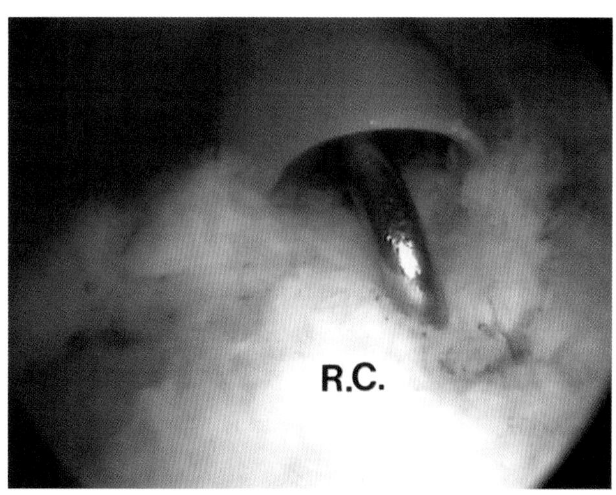

图12–4 后入口视图俯视肩袖肩峰下空间。注意肌腱变薄，很容易被探钩贯穿肩袖。R.C. – 肩袖

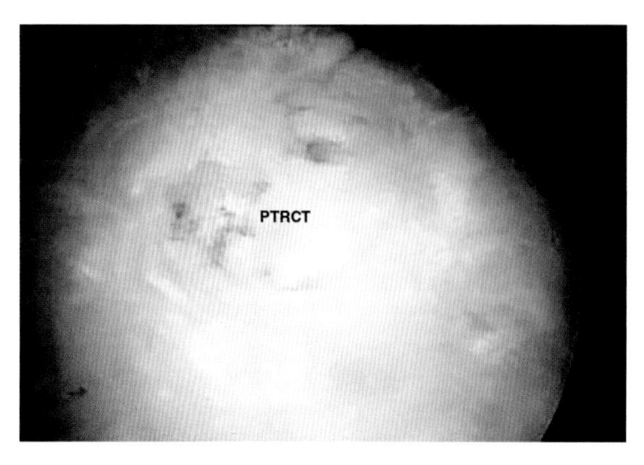

图12–5 部分厚度滑囊侧清创后肩袖撕裂，从后入路俯看缺损区域。PTRCT – 部分厚度肩袖撕裂

行肩袖修复。修复关节侧肩袖撕裂的技术非常多，但大体上分为两组。一种技术是原位修复，通过邻近完整的肩袖，完成部分厚度撕裂肩袖修补，而另一种技术是进行部分厚度撕裂肩袖区域清创后修复。先前的研究显示长期结果差异不大，Shin在2012年的一项研究中证明两种技术在结果上的两个主要差异[3-6]。完全清理修复组表现出较高的低愈合率，而原位固定的组功能恢复较慢，但愈合强度较高[5]。

- 从关节内观察肩袖关节面正常（图12–6）。
- 部分厚度、关节侧肩袖撕裂的MRI表现（图12–7，图12–8）。
- 多个关节侧肩袖撕裂的关节内外观（图12–9，图12–10）。

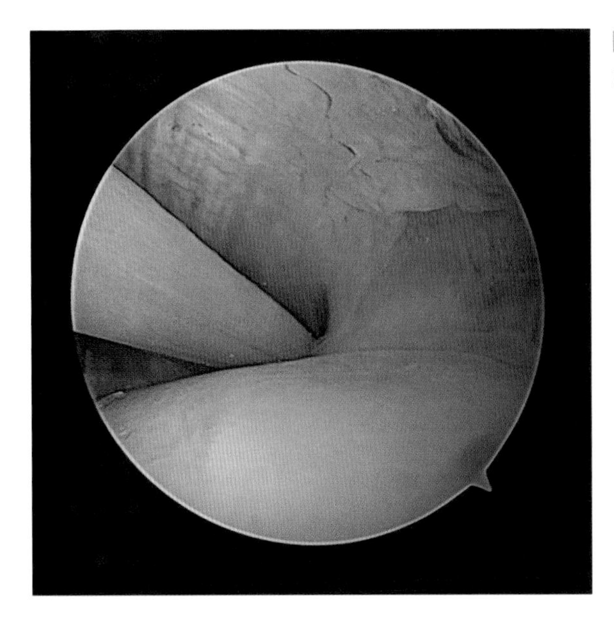

图12–6 后入口视图显示肩袖正常附着区，从盂肱关节内观看

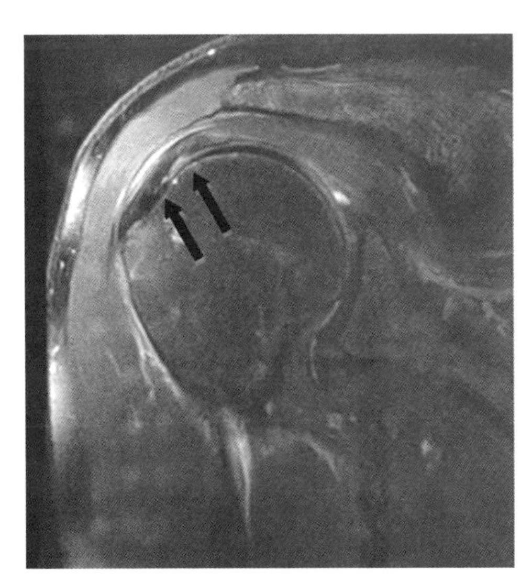

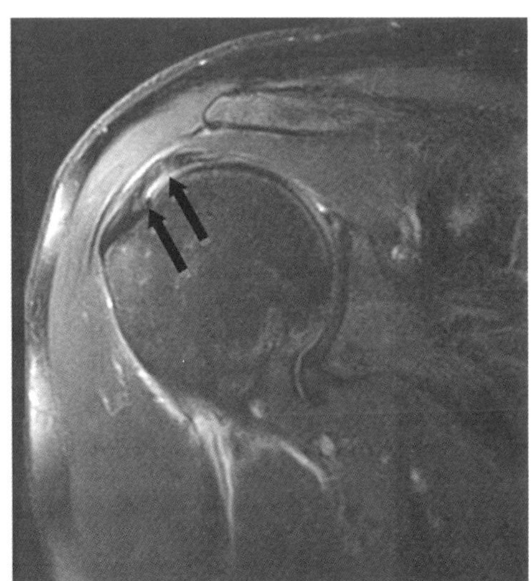

图12–7 T2加权图像显示部分厚度撕裂，主要是冈上肌肌腱关节侧撕裂。箭头表示部分厚度关节侧撕裂未完全覆盖正常的解剖足印

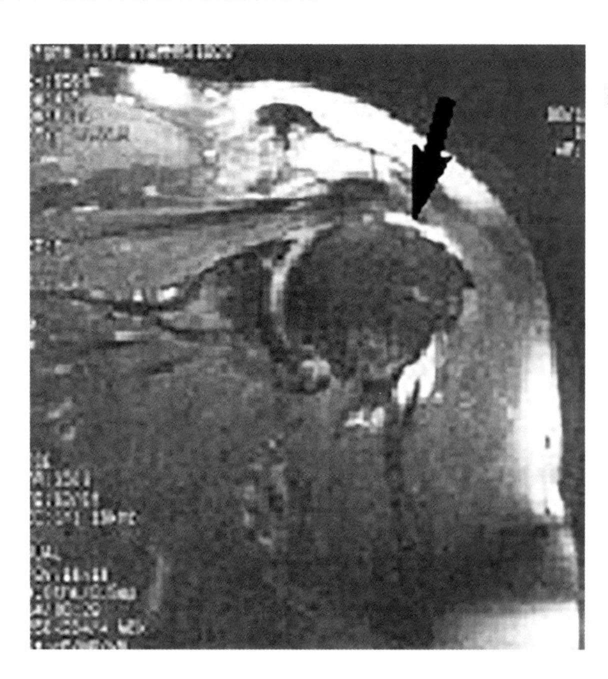

图12-8 脂肪抑制T2成像显示关节侧肩袖撕裂，箭头指示正常肩袖区有关节液体侵入

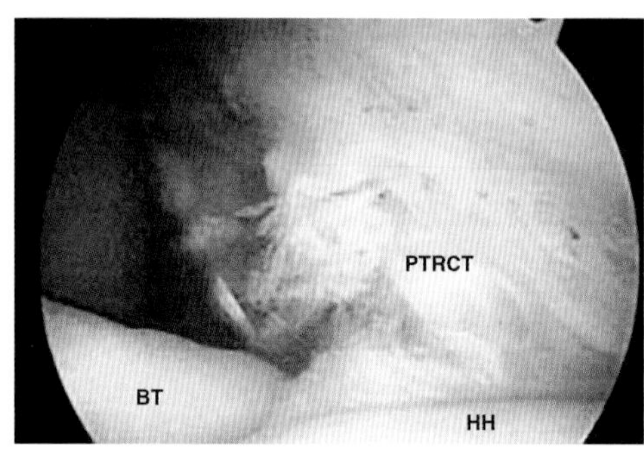

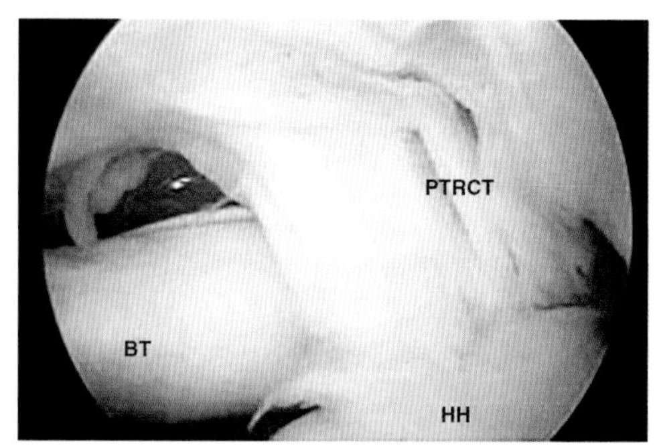

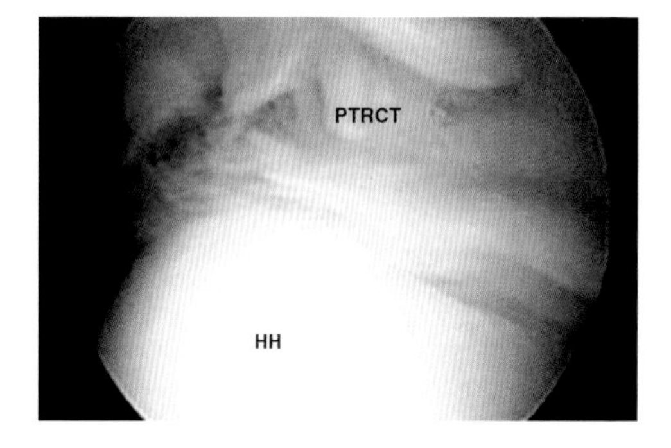

图12-9 关节内后视图三种不同关节侧肩袖的部分撕裂，其严重程度各不相同。所有图像显示在大结节止点区的相关的部分肩袖肌腱磨损。PTRCT - 部分撕裂肩袖肌腱，HH - 肱骨头，BT - 肱二头肌肌腱

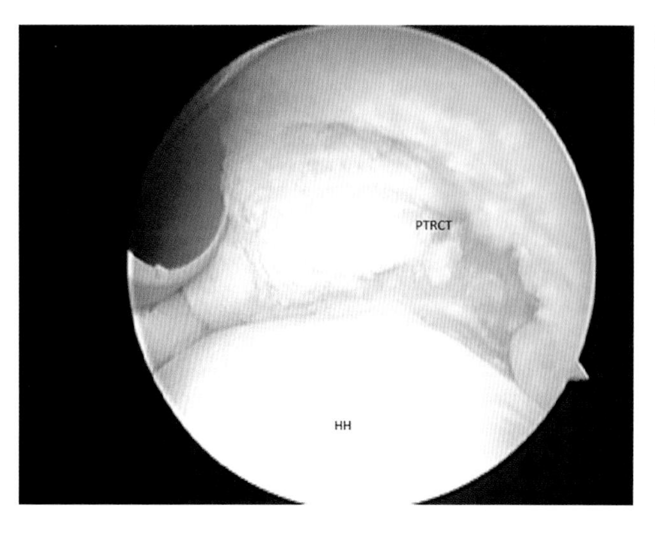

图12-10 关节侧部分厚度肩袖清创后撕裂显示全厚度撕裂。PTRCT - 部分厚度肩袖撕裂，HH - 肱骨头

提示和技巧

部分关节侧冈上肌肩袖撕裂（PASTA）修复技术

- 关节侧冈上肌肩袖撕裂对于普通骨科医师和肩关节专业医师都是棘手问题。
- 不完全撕裂迫使外科医师将其转换成完全肩袖撕裂并在肩峰下间隙修复或原位修复。
- 原位修复保留了完整的肩袖组织，但在技术上更具挑战性。
- 各种关节镜工具可用于缝合；一般来说，笔者更喜欢直型穿刺缝合器，但在某些情况下需要使用弧型缝合器。
- 在下面的图片中，笔者演示了一种部分关节侧冈上肌肩袖撕裂（PASTA）修复技术，使用贯穿肩袖的方法进行修复（图12–11~12–15）。

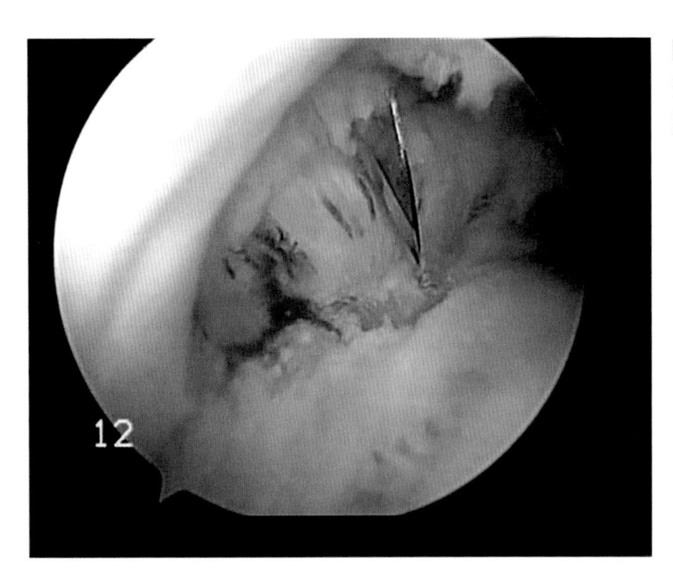

图12–11 从关节内往上看PASTA病变部位，从后入路观察，11号刀片从皮肤外侧切口通过冈上肌肌腱形成小开口

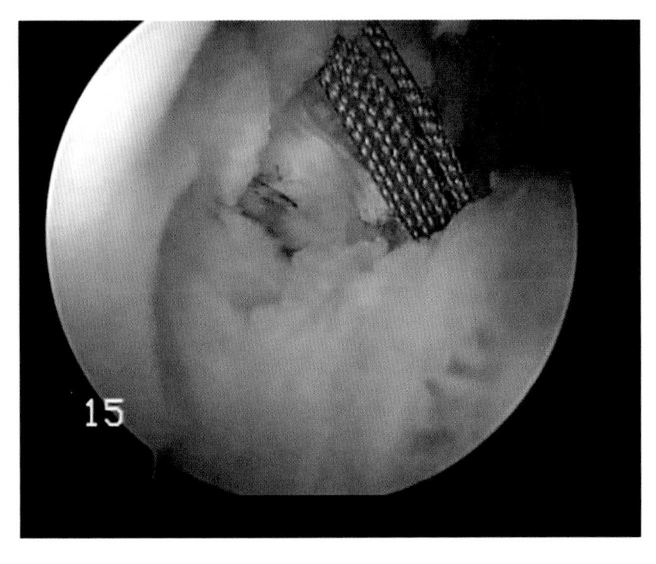

图12–12 一个缝合锚钉穿过同样的通道轨迹

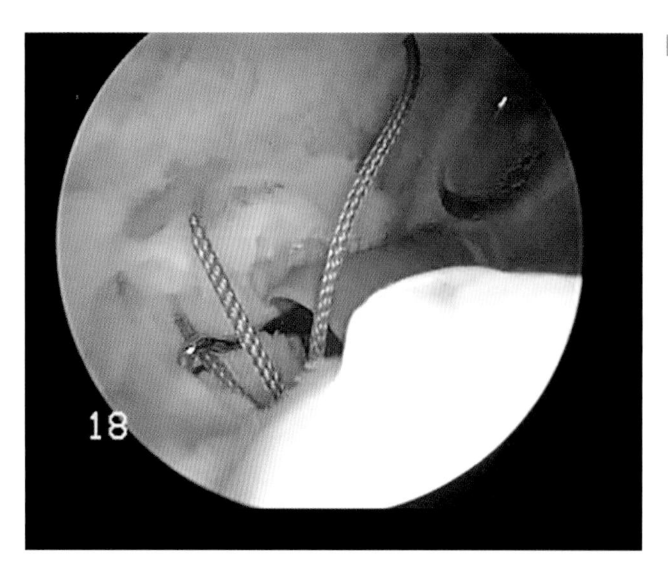

图12-13 缝线转移至前入路

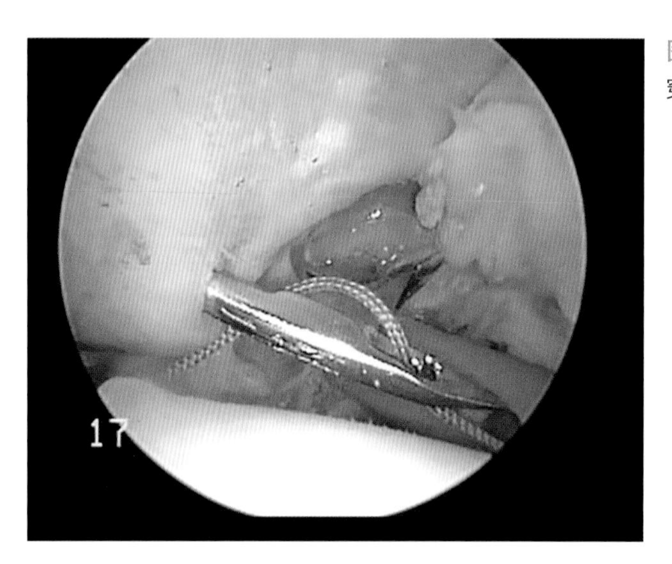

图12-14 穿透性缝合修复，穿刺钳穿过在肩袖足印区的完整的肩袖

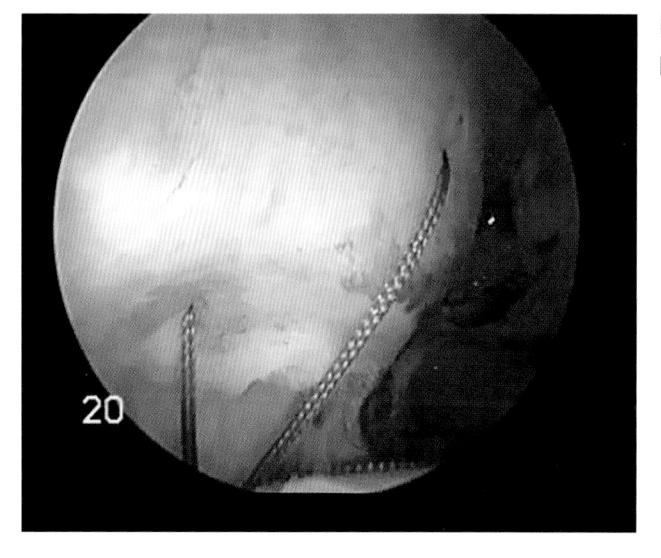

图12-15 从关节内观察，四个单独的缝线通道穿过肩袖

- 然后将关节镜移到下肩峰下间隙，进行彻底的肩峰下清理。
- 根据症状和手术时患者的解剖结构，进行肩峰下骨性或软组织减压（图12–16，图12–17）。

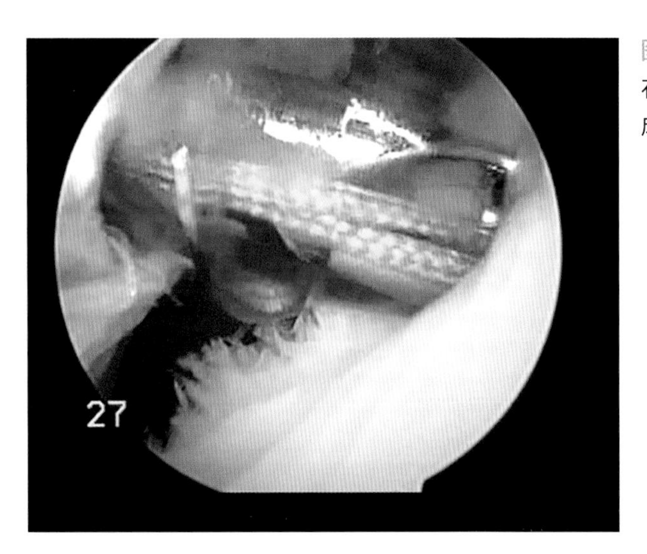

图12–16　从肩峰下间隙观察，肩袖在右边。缝合线通过在外侧入路的套管并完成打结

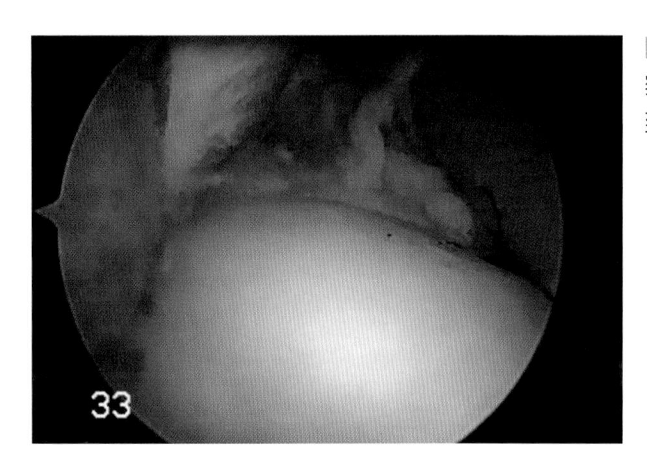

图12–17　关节镜转回到关节内位置观察修复的肩袖。注意，肩袖足印重新恢复到大结节位置

参考文献

[1] Wolff AB, Magit DP, Miller SR, et al. Arthroscopic fixation of bursal-sided rotator cuff tears. *Arthroscopy,*2006,22(11):1247.e1-1247.e4. doi:10.1016/j.arthro.2006.05.026.

[2] Yang S, Park H-S, Flores S, et al. Biomechanical analysis of bursal-sided partial thickness rotator cuff tears. *J Shoulder Elbow Surg*, 2009,18(3):379-385. doi:10.1016/j.jse.2008.12.011.

[3] Franceschi F, Papalia R, Del Buono A, et al. Articular-sided rotator cuff tears: which is the best repair? A three-year prospective randomised controlled trial. *Int Orthop*, 2013,37(8):1487-1493. doi:10.1007/s00264-013-1882-9.

[4] Sethi PM, Rajaram A, Obopilwe E, et al. Partial articular-sided rotator cuff tears: in situ repair versus tear completion prior to repair. *Orthopedics*, 2013,36(6):771-777. doi:10.3928/01477447-20130523-23.

[5] Shin SJ. A comparison of 2 repair techniques for partial-thickness articular sided rotator cuff tears. *Arthroscopy*, 2012,28(1):25-33. doi:10.1016/j.arthro.2011.07.005.

[6] Sun L, Zhang Q, Ge H, et al. Which is the best repair of articular-sided rotator cuff tears: a meta-analysis. *J Orthop Surg Res*, 2015,10(1):84. doi:10.1186/s13018-015-0224-6.

第13章

关节镜下单排肩袖修复

(BRENDAN M. PATTERSON, NATHAN D. ORVETS, KEN YAMAGUCHI)

无菌仪器/设备

- 标准的30° 关节镜。
- 自动穿线器。
- 2号编织不可吸收缝线。
- 4.75mm自穿式可吸收缝合锚钉 (Arthrex, Naples, FL)。

体位

- 笔者更喜欢沙滩椅卧位诊治；也可以选择外侧卧位，在肩关节镜诊治中专门使用该体位[1]。
- 注意保持颈椎中立位，保护脊髓及韧带。保护非手术侧肢体尺神经免受压迫。
- 在准备和铺单前，将局部麻醉剂与肾上腺素注射到肩峰下。可以减少肩峰下清理术中的出血，这一点至关重要。保证在肩袖修复过程中实现最佳视觉效果。
- 手术侧上肢自由悬垂，并放置在一个关节臂支架上。

手术方法

入路的设置和关节镜下检查

- 识别和标记骨性标识，以确保准确的关节镜入路位置。
- 后入路位于肩峰后外侧角内下方约2cm处 (图13–1)。
- 与传统的软点入口相比，后入口的位置稍微偏外侧一点，可以改善对大结节和撕裂肩袖的观察。
- 外侧工作入路位于肩峰外侧角约2~3cm远端处。这个入路通过腰椎穿刺针定位创建，并放置在撕裂肩袖的中心 (图13–2)。
- 在较大肩袖撕裂的情况下，可增加后外侧工作入路，以便有更多的操作空间。
- 注意确保外侧入路相对于肩峰的外侧缘位于低位。这样做的两个重要目的如下。
    - 在修复过程中，较低的入口位置允许器械平行于肩袖操作。

- 当关节镜操作中发生肩部肿胀时，入路相对于肩袖平面会向上发生移动。
- 前入路位于肩峰前外侧角下约2cm处，并且位于喙突的外侧面（图13–3）[2]。
- 一旦建立后入路后，通过腰椎穿刺针定位肩袖间隙的前方入路放置套管（图13–4）。

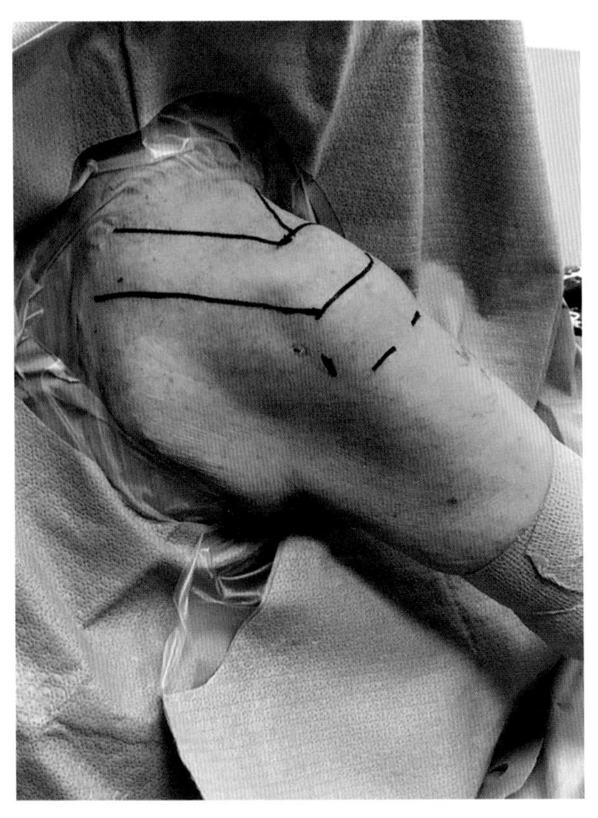

图13-1　在肩峰后外侧角与后外侧对齐的后入路

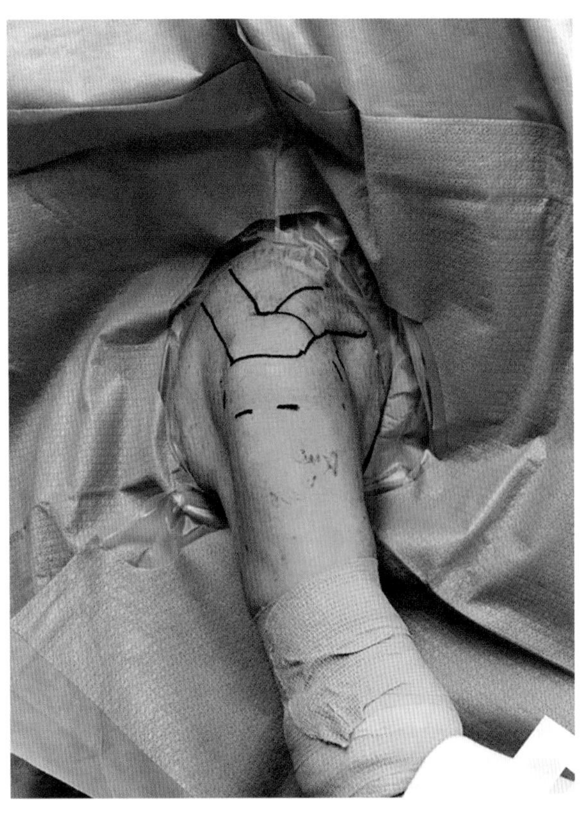

图13-2　外侧入路标记在距肩峰外侧缘远端约2~3cm处

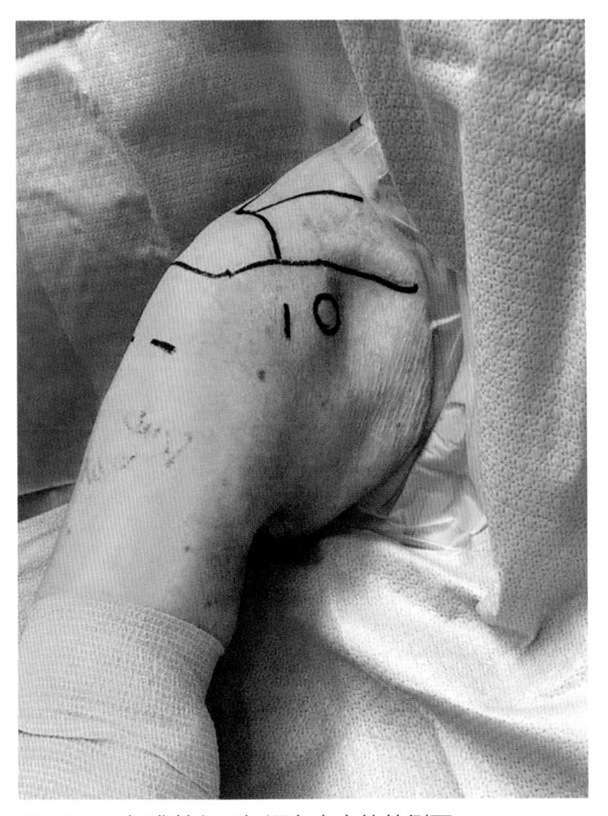

图13-3　标准前入口标记在喙突的外侧面

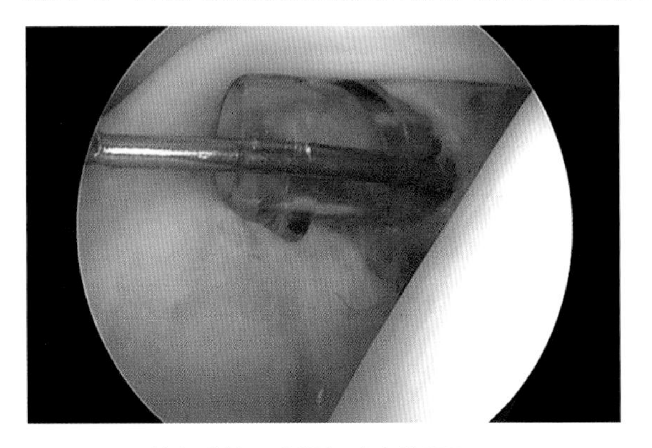

图13-4　前入路位于肩袖间隙内的视野

- 对盂肱关节进行完整的关节镜检查诊断。
- 通常需要行肩袖间隙松解，直到喙肩韧带显示肩袖间隙已完全松解。

修复技术

- 在诊断关节镜检查后，关节镜从盂肱关节内取出，然后放置到肩峰下间隙。从后方入路对肩峰下间隙进行清理。入路通过钝性套管，需要清除所有黏连附着物，以改善视野。
- 从肩峰下间隙寻找并观察肩袖撕裂，并建立外侧操作入路。腰椎穿刺针定点位置与肩袖撕裂顶点一致（图13–5）。
- 关节镜下刨削器清除肩峰下滑囊，使其充分显示肩袖撕裂。
- 在外侧工作入口放置一个全螺纹大套管。
- 软组织消融装置可用于肩峰下清理并达到止血效果，这对于肩袖修复时的清晰视野至关重要。
- 关节镜下刨削器用于清除大结节肩袖止点处残留的肩袖残端软组织。
- 肱骨大结节应打磨去除皮质，以促进腱骨愈合。因为硬化骨对缝合固定不利，可以用关节锉刀或磨钻锉至骨面出血（图13–6）。
- 如果存在肩袖肌腱的最外侧部分损伤，应仔细清创。清除所有可能阻碍愈合的退行性组织。

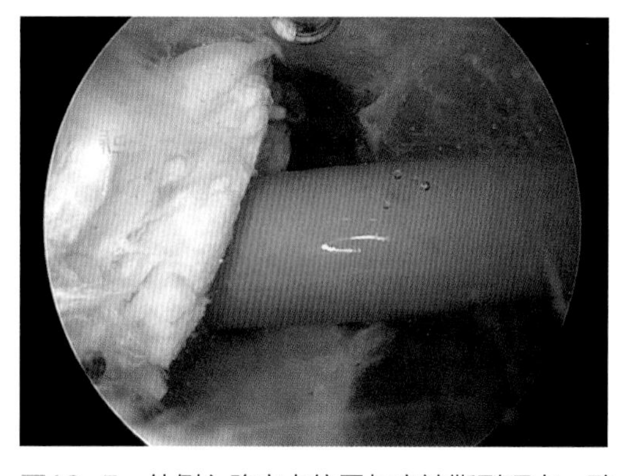

图13–5 外侧入路定点位置与肩袖撕裂顶点一致

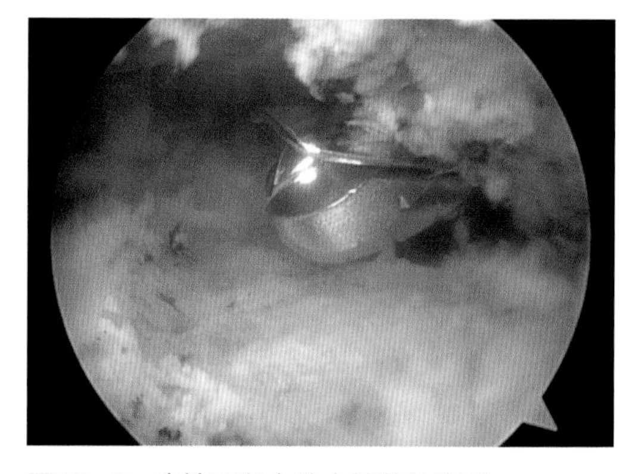

图13–6 磨钻可以去除大结节处皮质

缝合方式及锚定位置

- 以外侧入路作为工作通道，用穿线缝合器及2号不可吸收缝线穿过撕裂的肩袖肌腱的前部。另一方面，同一缝线在水平褥式位置穿过前一个缝线后约1cm处（图13–7）。
- 缝合器通过前外侧入口缝合，便于有效地缝合。
- 所需缝合线的数量根据缝合肩袖损伤的形状和撕裂的大小而变化；由于采用水平褥式缝合，因此需要偶数条缝线。
- 由于不需要内排锁定肌腱固定，缝合线的最大组织穿刺深度可以保证“咬合”固定[3]。相对于中间的缝线，最前面和后面的缝合线可以稍微多拉一点，为防止“狗耳朵”形成（图13–7）。
- 软组织射频消融装置用于清除大结节外侧皮质周围退行性的囊变组织，以利于定位外侧锚定的合适置钉位置。

- 然后通过外侧套管将穿过每个锚的缝线穿出。
- 这些缝线通过一个4.75mm的自穿式可吸收缝合锚钉进行固定。该锚钉将缝合线固定在骨质中，无需打结。
- 缝线通过外侧入路放置，并下压收紧到预期的置钉位置（图13–8）。

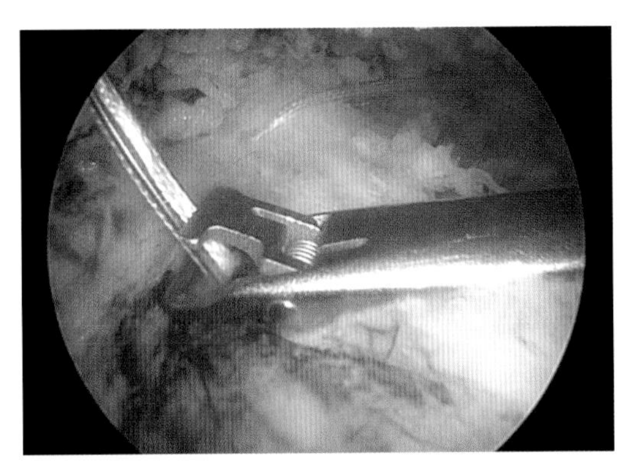

图13-7 缝线用自动缝合器穿过。前后缝合处位于水平褥式位置

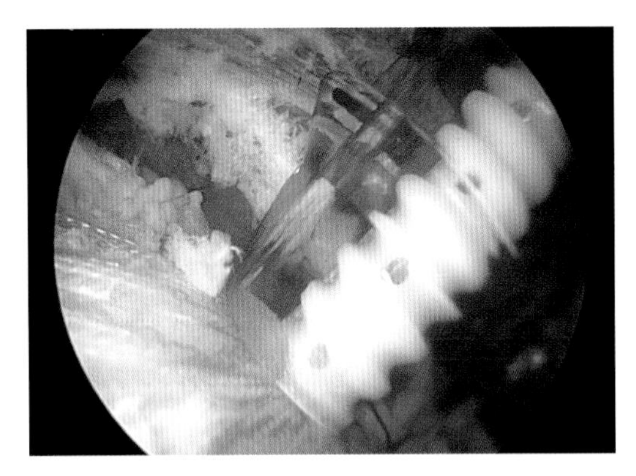

图13-8 自穿式缝合锚钉修复确定固定结构的安全

- 在缝合线最终固定前，仔细抽拉收紧缝合线，恢复肩袖与肩袖足印的接触。应该小心避免过度牵拉使肩袖过于紧张。
- 一旦锚定好，切断残留的缝合线（图13–9）。

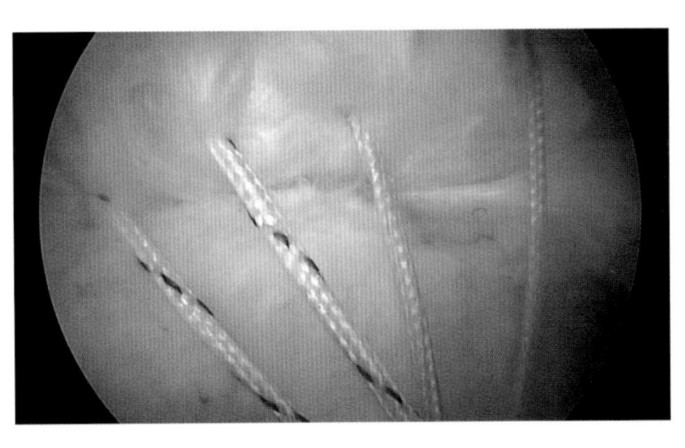

图13-9 从外侧入路观察修复后的单排张力带

- 因为大多数肩袖撕裂呈新月形，所以很少需要第二个缝合固定锚钉，而且使用第二个缝合固定锚钉也不是最佳选择。现在固定系统将八条缝合线一起安置在一个固定锚钉上。
- 肩峰成型术可根据外科医师的喜好进行，通常在修复肩袖前进行。

参考文献

[1] Peruto CM, Ciccotti MG, Cohen SB. Shoulder arthroscopy positioning: lateral decubitus versus beach chair. *Arthroscopy*, 2009,25(8):891-896.

[2] Paxton ES, Backus J, Keener J, et al. Shoulder arthroscopy: basic principles of positioning, anesthesia, and portal anatomy. *J Am Acad Orthop Surg*, 2013,21(6):332-342.

[3] Boileau P, Brassart N, Watkinson DJ, et al. Arthroscopic repair of full-thickness tears of the supraspinatus: does the tendon really heal? *J Bone Joint Surg Am*, 2005,87(6):1229-1240.

第14章

关节镜下双排肩袖修复

（ANDREW E. APPLE, MICHAEL J. O'BRIEN, FELIX H. SAVOIE）

简介

- 双排经骨等张固定肩袖修复术在生物力学上已被证明比单排修复术更强，但最近研究表明，二者功能结果基本相当[1—3]。
- 最近的临床研究表明，在肌腱活动度松解足够的情况下，大于3cm的肩袖抗撕裂强度提高，再撕裂率降低[4,5]。
- 双排修复的优点。
  - 更好的足印覆盖范围。
  - 增大表面接触。
  - 减少足印骨腱连接处的运动。
  - 加强接触区域压力。

病史

- 患者可能有突发性损伤，但缓慢发病者更为常见。
- 常见症状。
  - 过顶运动引起的前外侧肩痛加剧。
  - 过顶运动困难或无力。
  - 夜间疼痛，尤其是卧于受影响的肩膀侧睡觉时。

体格检查

- 评估肩部的整体姿势和位置（伸展与收缩）。
- 检查肩部有无冈上窝、冈下窝萎缩及三角肌萎缩。
- 触诊：大结节上触痛测试。
  - 通过将肘部背伸到身体后方，在手臂内外旋转的同时触诊大结节，检查者可以感觉到肩袖肌腱有无明显缺陷。
- 主动和被动的运动范围与对侧肩相比较。
- 肌力强度试验按五分制分级[6]。

- 冈上肌。
  - Jobe Empty-can测试：无力和（或）疼痛，肩膀在肩胛骨平面内旋位，向前抬高。
  - 冈上肌抬离试验：无力和（或）疼痛伴阻力性前屈，手臂处于中立位，拇指向上（完全可以测试）位于肩胛平面上举，对抗阻力。
  - Whipple试验：无力和（或）疼痛伴阻力性前屈，手臂中立位置于对侧肩前方，表明肩胛骨运动障碍或冈上肌部分撕裂。
  - 坠臂试验：患者无法缓慢平稳地将手臂从90° 外展到其一侧。
- 冈下肌。
  - 外旋力弱。
    - 手臂内收，外旋30° ~40° ，检查外旋强度与阻力。
    - 位于90° /90° 位置，部分上冈下肌撕裂。
  - 外旋迟滞征：肩部内收，手臂尽量被动外旋，检查人员松开手臂后患者无法保持此姿势。
- 小圆肌。
  - 在肘部得到支撑，手臂外展成90° 的情况下，检查外部旋转强度的阻力。
  - 吹号者体征：当手臂支撑在90° 肩外展、90° 肘部弯曲和90° 外旋时，患者无法保持手臂在最大肩部外旋状态，手臂向前下降。
- 肩胛下肌。
  - 抬离试验：患者手背靠在腰椎上，无法抬离背部[7]。
    - 对于部分撕裂，其强度要与对侧进行比较。
  - 腹部按压试验：患者手掌放在腹部，无法将肘部向身体平面前方前移，或在检查人员手动将肘部前移时更微妙地无法将手放在腹部。
  - 熊抱测试：患者将受累肩膀侧的手放在对侧肩膀上，当检查人员试图将手从肩膀上抬起，同时向下推肘时，患者会感到疼痛和（或）力弱[8]。

影像

- X线片
  - 标准肩部系列平片，包括Grashey位和腋窝位。
    - 评估肱骨近端移位、退行性改变、任何异常骨形态、钙化性肌腱炎。
    - 评估外侧肩峰的过肩运动与肩峰指数。
- 超声
  - 可检测部分厚度撕裂、全厚度撕裂和肱二头肌肌腱炎。
  - 价格低廉，灵敏度、特异性高。
  - 准确度取决于操作员。
- MRI成像
  - 可以发现部分厚度肩袖撕裂、全层肩袖撕裂和肱二头肌肌腱炎。
    - MRI关节造影（MRA）对全层肩袖撕裂最为敏感和特异。
  - 可评估肌肉萎缩、脂肪浸润、特定肌腱受累和肩袖收缩程度。
  - 可评估肩峰形态、肩峰肱骨头关节间距、肩锁关节和肩胛上神经。

手术适应证

- 肩袖修复指征。
  - 尽管进行了适当的非手术治疗，但疼痛和功能受损仍存在。
  - 年轻活跃个体，完全撕裂肩袖。
- 双排肩袖修复指征。
  - 全厚度撕裂，2.5cm或更大。
  - 肩袖厚度和质量良好。
  - 肌腱很容易还原到大结节的外侧边界，以确保在最小张力下修复。
  - 全被动运动范围。
  - 高活动水平。
  - 非手术治疗失败。

体位

- 沙滩椅卧位或侧卧位都可以接受，取决于外科医师的喜好。

入路定位

- 标准后侧观察入路。
- 肩袖间隙内的前入口。
  - 任何必要的关节内操作。
- 肩峰前外侧角远侧3cm的外侧入路。
  - 完成肩峰下间隙的操作。
  - 笔者更喜欢从外侧观察，以便更好地评估肩袖撕裂结构，并通过前后入路缝合。
- 辅助入路。
  - 前外侧入路、后外侧入路、Neviaser入路

双排肩袖修复，外科技术

- 诊断性关节镜检查用于评估关节内病变；上盂唇、肱二头肌肌腱和肱二头肌与上盂唇移行部位的完整性；关节软骨损伤；是否存在游离体，并确认是否存在肩袖撕裂。
- 肩袖撕裂的类型需要评估。
  - 关节内诊断关节镜检查后，关节镜被重新置入到肩峰下间隙。进行由内到外间隙清理，以确认肩峰下间隙外侧通路在关节镜的适当位置，并彻底松解肩峰下粘连。
  - 接下来，用腰椎穿刺针由外向内建立外侧入路。腰椎穿刺针应与肩峰下表面平行，并与冈上肌肌腱撕裂部位一致。
  - 用刨削器进行外侧部分滑囊切除。滑膜囊的彻底清理可获得完整的撕裂模式，对于识别和确定适当的锚定位置至关重要。
  - 最后，将关节镜重新定位到外侧入口，以便对肩袖进行直接观察，以确定撕裂大小、挛缩程度和识别撕裂类型（例如："U" 形、"L" 形、新月形、分层）（图14–1）。
- 撕裂评估和移动度评估。
  - 抓钳可用于横向拉动撕裂的肩袖边缘，以确定撕裂的大小和形状、肌腱张力和活

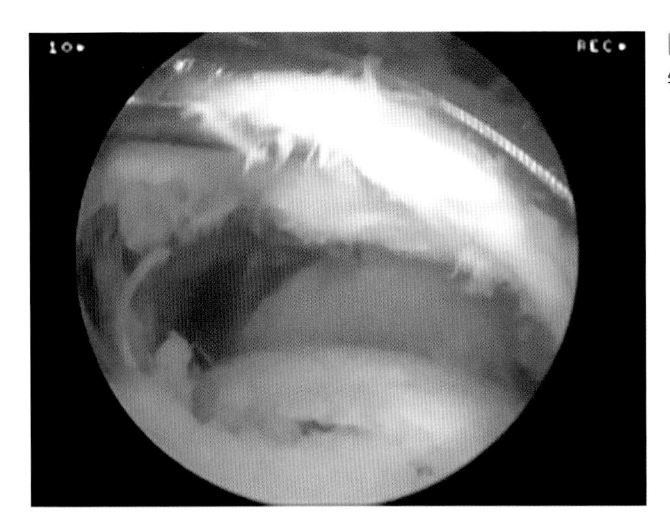

图14-1 外侧入路的关节镜检查。抓钳用于确定撕裂类型和活动度

动度。

- “L”形撕裂的拐角部位应置于适当的位置，减少到结节处距离以便进行解剖修复。

- 要进行双排修复，肩袖肌腱必须有足够的横向移动度，以达到大结节足印区的横向边缘。

- 适当的松解非常需要。
  - 如果撕裂很难恢复到大结节，可能需要松解，这是修复手术成功的关键之一。
  - 松解可以在肩袖和盂唇之间进行，也可以在肩袖和肩峰、肩胛冈、三角肌之间进行。
  - 在冈上肌肌腱和喙突间的喙肱韧带应松解。
  - 在关节盂平面内侧肩袖肌腱松解时，应考虑肩胛上切迹处肩胛上神经的松解[9]。
- 足印区的准备。
  - 打磨足印处的皮质骨，以促进愈合。
    - 注意不要过度去除足印处的皮质骨，这可能会降低缝合锚的结构强度。
  - 也可以对结节进行微骨折术，令骨髓或者血液渗出，以促进愈合[10]。
    - 骨质疏松和较大的结节区囊肿可能影响锚定的固定。
- 边缘收敛。
  - 如果撕裂类型允许，边缘放置的会聚缝合线可以接近肌腱边缘，减少撕裂体积，并允许肌腱以较少的缝合锚钉固定到大结节骨质上。
  - 缝合线通常以褥式缝合方式放置，从后内侧到前外侧，在冈下肌拉线方向通常使用2~4条缝线。
  - 外侧缘会聚缝合线可在手术结束前松开，因为绑住该缝合线需要优化配置使肌腱在内排锚钉的最佳放置位置来闭合。
- 内排缝合锚钉。
  - 内排缝合锚钉尽可能远离内侧，最好位于肱骨头关节软骨边缘的外侧。
    - 如果使用了多个锚钉，则应前后均匀分布。
    - 必须小心避免锚钉隧道重叠。
  - 锚钉以45° 角（死角）插入，以最大限度地提高拔出强度。
  - 图14–2显示了内排锚钉的适当位置，刚好位于关节软骨边缘的外侧。在大结节处钻一些孔，使骨髓渗出到修复部位，促进腱骨愈合。

- 内排缝合应穿入肌腱，采用水平褥式缝合方式。每一条缝合线的两端都穿过肌腱，从关节囊面看，位于腱腹连接处外侧5~8mm处（图14–3）。

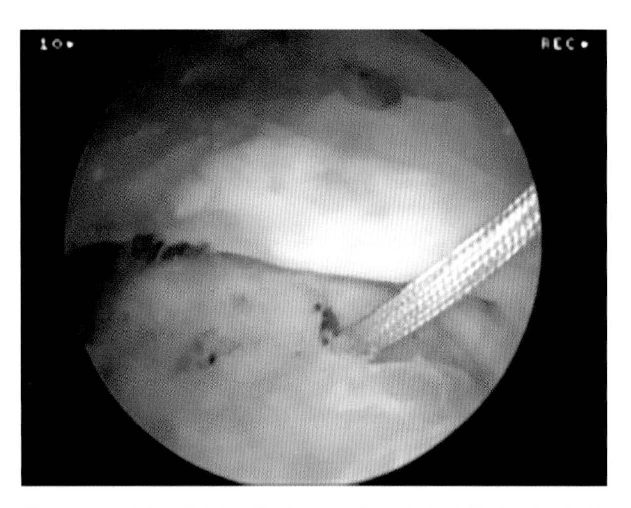

图14–2 适当放置内排锚钉，刚好位于关节软骨边缘外侧。在大结节处钻一些孔，使骨髓渗出到修复部位，促进愈合

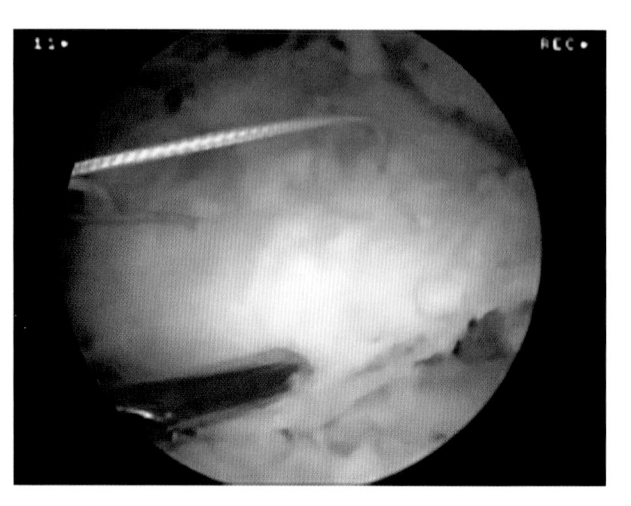

图14–3 内排缝合应穿入肌腱，采用水平褥式缝合方式。每一条缝合线的两端都穿过肌腱，从关节囊面看，位于腱腹连接处外侧5~8mm处

  - 缝合线不能放在太中间，这样可能会使修复过度紧张，并有再次失效和再次缝合的风险。
  - 小直径逆行穿梭钳可用于减少肌腱损伤，并允许精确的缝合位置。
  - 关节镜从外侧入路观察，逆行穿梭钳穿过前后入路，准确地将缝线穿过肌腱（图14–4）。
- 一旦放置内排锚钉并令缝合线通过肩袖，则将先前放置的边缘会聚缝合线固定到位。
- 接下来，内排缝线打结，绳结位于肌腱上部。缝合线不切断，保证完整无缺，可用于外排固定。

- 无结固定也是一种选择，内排缝线或缝合带仅通过，而不是捆绑，并直接纳入外排固定（图14–5）。

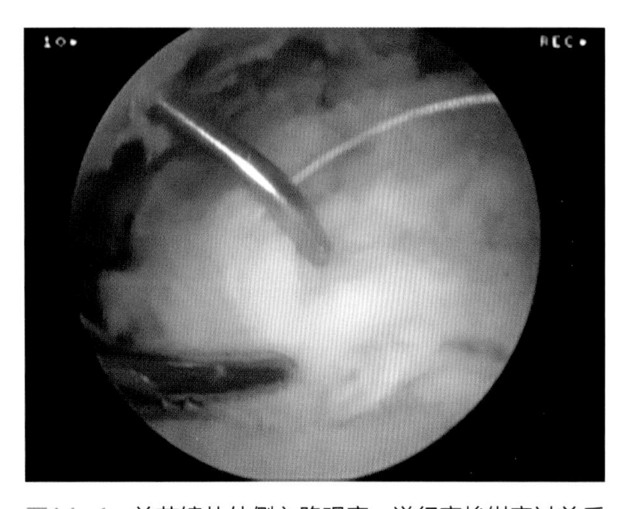

图14–4 关节镜从外侧入路观察，逆行穿梭钳穿过前后入路，准确地将缝线穿过肌腱

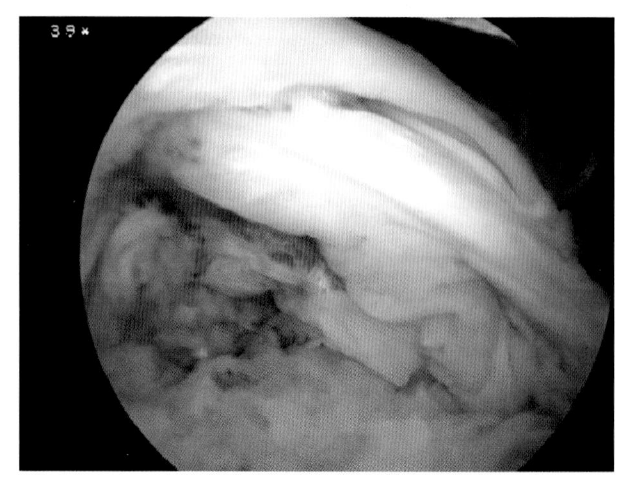

图14–5 内排缝线打结，尾部完整，并入外排

- 外排缝合锚钉。
  - 每一内排打结的缝合线通过外侧入路收拢引出。
  - 这些缝线穿过外排固定锚钉的孔眼，并拉紧缝线；每个外排固定锚钉可通过2~4条缝线。
  - 这时，肩袖撕裂会缩小，并需再次评估。外排锚钉的导向孔需要攻丝，刚好在缺损肩袖肌腱的外侧缘。
    - 这个位置可使肌腱到骨骼的覆盖面积范围最大化。
  - 维持缝合线的张力，将外排锚钉插入并击打到骨质中。期间拉紧缝线，展开并固定锚钉。缝合线与锚定线齐平切断。
  - 对于第二个横向外排锚钉的放置，重复该程序。
  - 最后的结构可能包括1个或者2个内排锚钉、“十”字形缝合模式和1个或者2个外排锚钉。
  - 图14–6显示了最终结构，其中包括1个三重加载内排锚钉和1个外排锚钉。

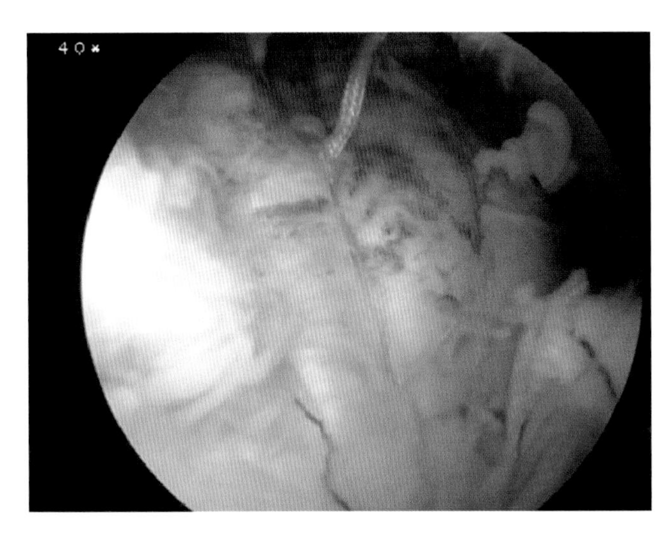

图14–6 1个三重加载内排锚钉和1个外排锚钉

术后方案

- 手术后，根据肩袖撕裂大小和急慢性程度，使用外展枕支具吊带6~8周。
- 在最初6周内，指导患者进行肩胛骨收缩和被动活动范围的活动，使用对侧肢体协助手术侧肢体。
- 在6周时，对肩袖进行超声评估，并同时开始肩关节被动结合主动练习，以后行主动运动范围的治疗，并在所有运动期间保持肩部等长收缩。
- 在12周时，行第二次超声检查以确认修复完整性，并评估愈合过程和肌腱质量，从而增加患者的活动和治疗。
- 在16周时，开始进行综合康复、本体感觉神经肌肉促进模式以及运动和工作协调训练。

要点总结

1. 松解：肩袖肌腱下方和上方以及喙肱韧带的松解有助于无张力修复。如果A-H距离变窄，下关节囊也应松解。
2. 内侧囊覆盖在肩袖肌肉上，是肌腱供血的重要组成部分，应予以保留。
3. 大结节的准备：微骨折和钻孔是为了改善血液供应和增加骨髓干细胞渗出。
4. 锚钉越少越好：一个三重负载的内排锚通常足够，很少应用2个，3个锚钉只在3个或更多的肌腱损伤时应用。
5. 边缘会聚缝合线可以用来缓解肌腱张力，也可以作为“止裂”缝合线用在大到巨大的肩袖撕裂。
6. 外排锚钉应保持较高的高度，并以Burkhart提倡的死角插入，以提高修复结构的强度。

参考文献

[1] Wall LB, Keener JD, Brophy RH. Double-row vs single-row rotator cuff repair: a review of the biomechanical evidence. *J Shoulder Elbow Surg,* 2009,18:933-941.

[2] Mascarenhas R, Chalmers PN, Sayegh ET, et al. Is double-row rotator cuff repair clinically superior to single-row rotator cuff repair: a systematic review of overlapping meta-analyses. *Arthroscopy*,2014,30(9):1156-1165.

[3] Ma HL, Chiang ER, Wu HH, et al. Clinical outcome and imaging of arthroscopic single-row and double-row rotator cuff repair: a prospective randomized trial. *Arthroscopy*, 2012,28(1):16-24.

[4] Millett PJ, Warth RJ, Dornan GJ, et al. Clinical and structural outcomes after arthroscopic single-row versus double-row rotator cuff repair: a systematic review and meta-analysis of level I randomized clinical trials. *J Shoulder Elbow Surg,* 2014,23:586-597.

[5] Denard PJ, Jiwani AZ, Läermann A, et al. Long-term outcome of arthroscopic massive rotator cuff repair: the importance of double-row fixation. *Arthroscopy*, 2012,28(7):909-915.

[6] Riff A, Yanke AB, Van Thiel GS, et al. Arthroscopic rotator cuff repair: double-row techniques. In: Cole BJ, Sekiya JK, eds. *Surgical Techniques of the Shoulder, Elbow, and Knee in Sports Medicine*, 2nd ed. Philadelphia, PA: Saunders, 2013:225-239.

[7] Gerber C, Krushell RJ. Isolated rupture of the tendon of the subscapularis muscle. Clinical features in 16 cases. *J Bone Joint Surg Br*, 1991,73(3):389-394.

[8] Jain NB, Wilcox NB III, Katz JN, et al. Clinical examination of the rotator cuff. *PM R*, 2013,5(1):45-56.

[9] Savoie FH III, Zunkiewicz M, Field LD, et al. A comparison of functional outcomes in patients undergoing revision arthroscopic repair of massive rotator cuff tears with and without arthroscopic suprascapular nerve release. *J Sports Med*, 2016,20(7):129-134.

[10] Milano G, Saccomanno MF, Careri S, et al. Efficacy of marrow-stimulating technique in arthroscopic rotator cuff repair: a prospective randomized study. *Arthroscopy*, 2013,29(5):802-810.

第15章

开放肩胛下肌修复

(JOSEPH A. BOSCO III)

适应证

- 牵拉撕裂（图15–1）。
  - 关节镜下难以移动。
- 孤离撕裂。
  - 开放式入路可与微创开放性冈上肌和（或）冈下肌修复相结合。

无菌仪器/设备

- 手术助手。
  - 经胸大肌–三角肌入路。
    - 难以从外侧面收缩三角肌。
- 2号弯形Mayo针上的2号合成不可吸收编织缝线。
  - 牵引缝线。
- 4.5mm缝合锚（2~4），带2号合成不可吸收编织缝合线。
- 5号弯形Mayo针。
- 直角牵开器。
  - 甲状腺拉钩（Richardson or Army/Navy）。
- 自持式牵开器。
  - Weitlaner牵开器。

体位和准备

- 沙滩椅卧位。
  - 外侧卧位难以操作。
- 标记骨性标识（图15–2）
  - 喙突尖。
  - 肩峰：前、外侧缘。
  - 锁骨前缘。
  - 肩锁关节。

手术入路/技术

- 典型的开放式三角肌外侧入路。
  - 切口长4~6cm。
  - 切口开始时略偏外侧，低于喙突。
  - 确定胸–三角间隙。
  - 在间隙内识别头静脉，并从外侧面收缩。
  - Richardson牵开器位于三角肌和静脉下方，两者都是外向牵开。
  - 锁骨外筋膜被切开，在内侧辨认联合肌腱。
  - 识别肱二头肌沟（在大结节和小结节之间）（图15–3）。
  - 肱二头肌肌腱（LHBT）的长头是肱二头肌沟的极好标志。

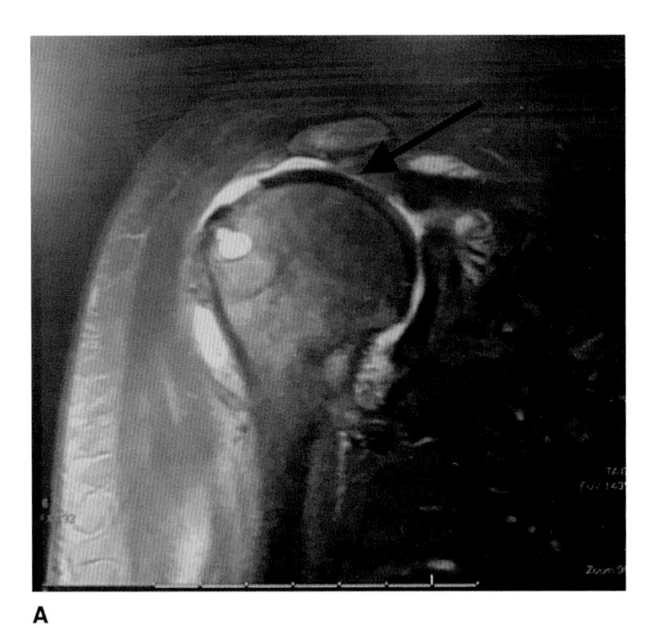

A

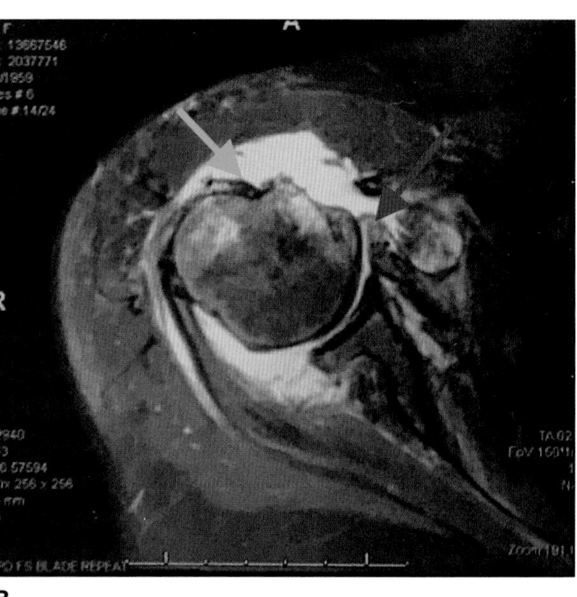

B

图15–1 A. 冠状T2加权MRI显示冈上肌肌腱出现急性、巨大的收缩引起的撕裂。外侧边缘（蓝色箭头）从肱骨头的顶端收回。B. 轴位T2加权图像显示肩胛下撕裂几乎缩至关节盂水平（红色箭头）。结节间沟空虚，表明肱二头肌肌腱收缩撕裂（绿色箭头）

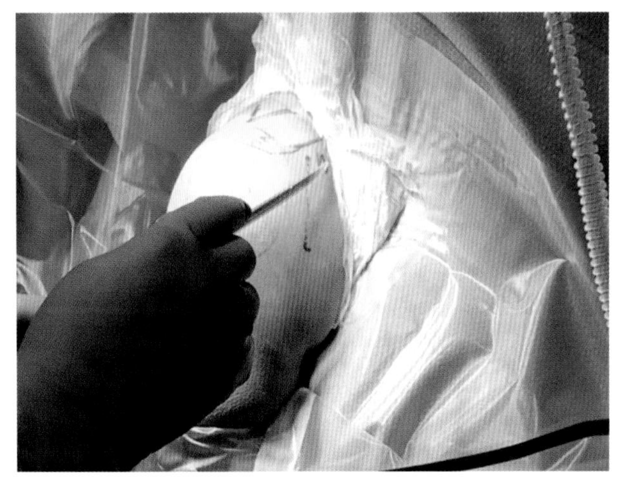

图15–2 手术标记和切口。右肩，患者沙滩椅位。剪刀指向喙突。锁骨、肩峰和肩锁关节明显。垂线表示计划切口

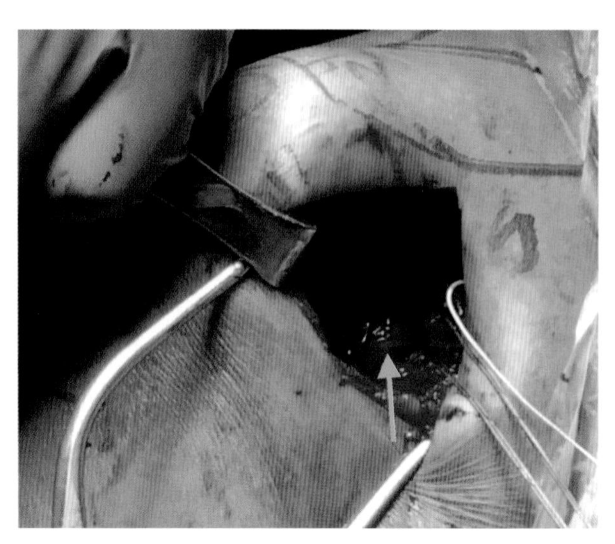

图15–3 肱二头肌沟位于垂直黑线之间。绿色箭头指向小结节

表15-1 处理肱二头肌肌腱长头（LHBT）的技巧

- LHBT在结节间沟中。
  - 近结节间沟处进行肌腱切断术。
  - 移除多余的关节内部分（2~3cm）。
  - 用1~2个缝合锚钉在结节间沟内进行肌腱固定。
- LHBT半脱位或脱位。
  - 识别肌腱。
  - 近结节间沟处进行肌腱切断术。
  - 移除多余的关节内部分（2~3cm）。
  - 用1~2条缝线固定在结节间沟内进行榫接。
- LHBT不存在。
  - 将LHBT置于远端（可能需要向远端延伸切口），或者如上文所述将其置于腱鞘间沟。
  - 不定位LHBT，在没有肌腱固定的情况下剥离肌腱腱膜。

- 然而，LHBT经常发生内侧半脱位或脱位，因为肩胛下肌肌腱形成肱二头肌沟的顶部，是肱二头肌内侧半脱位的主要软组织抑制结构[1]。
  - 肌腱甚至可能缺失。
- 处理LHBT见提示（表15–1）。
- 肱骨极度外旋，发现小结节。
  - LHBT构成肱二头沟的内侧边界。
- 联合肌腱向内侧收缩，以识别收缩的肩胛下肌肌腱（图15–4）。
  - 应记住，肌皮神经可出现在离喙突远端联合肌腱19mm处[2]。
- 用Kocher钳抓住肩胛下肌肌腱的外侧边界，并从侧面移动（图15–5）。
- 2~3条2号水平褥式缝合线穿梭放置在肌腱中（图15–6）。
- 缝线牵引和轻度钝性解剖用于从侧面松解移动肩胛下肌。
- 将2个或3个垂直排列的4.5mm缝合锚栓放置在小结节处（图15–7）。
- 肱骨内部旋转，锚的缝合线以水平褥式的方式穿过肩胛下肌肌腱（图15–8）。

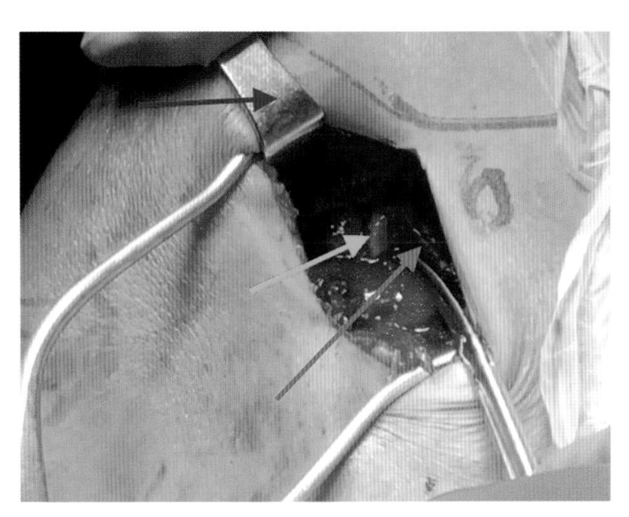

图15-4 联合肌腱（紫色箭头）向内侧收缩，显露肩胛下肌肌腱的外侧边缘（绿色箭头）。经常需要手术助手辅助收缩前三角肌外侧（蓝色箭头）

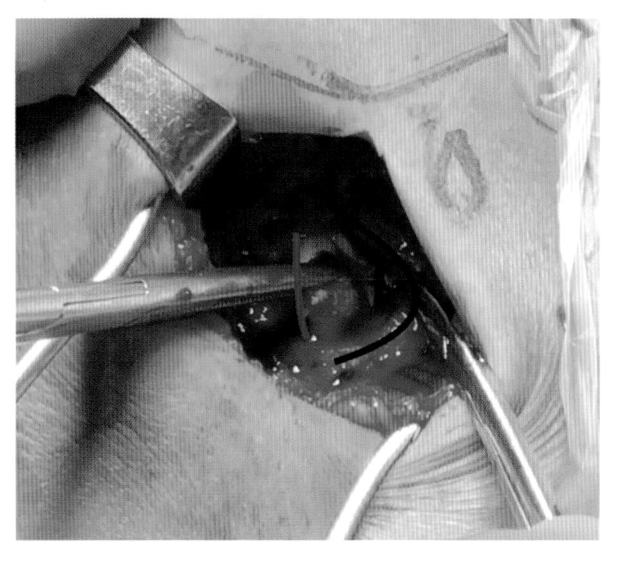

图15-5 Kocher钳用于抓住和横向移动肩胛下肌肌腱。黑色曲线和蓝色线分别表示联合腱和肩胛下肌肌腱的外侧边界

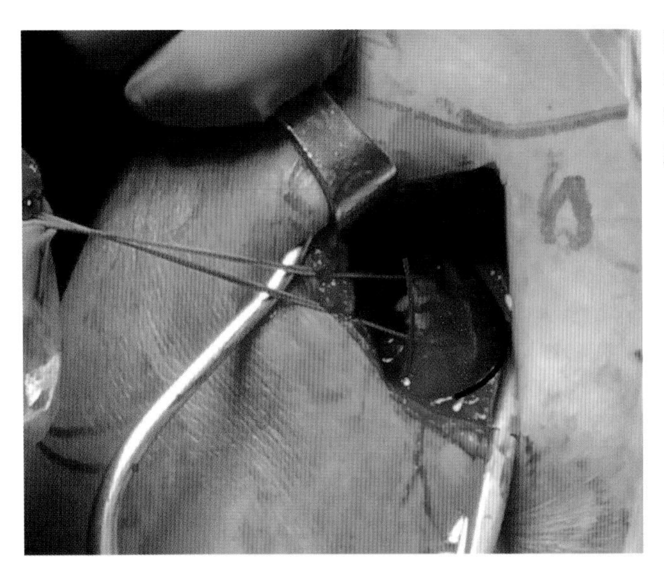

图15-6 牵引缝合线被放置在肌腱中，以辅助横向移动。蓝色曲线和黑色线分别代表肩胛下肌肌腱和联合肌腱的外侧边界

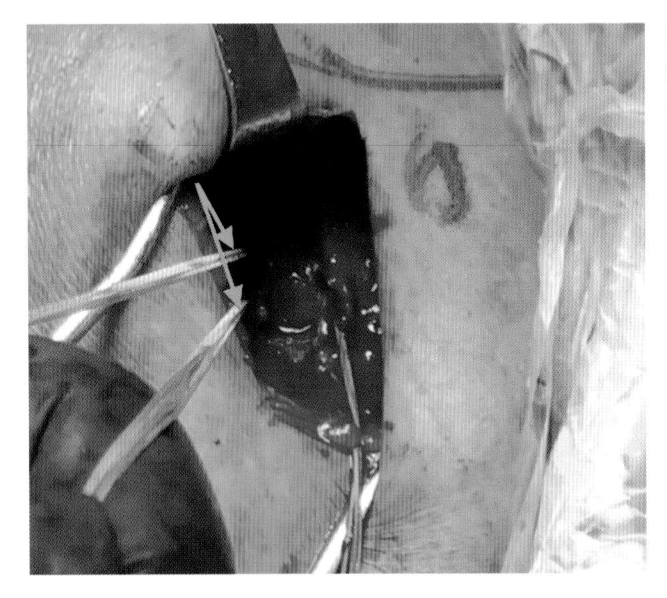

图15-7 将两个双线缝合锚钉置于小结节内。绿色箭头表示每个锚钉的缝合线

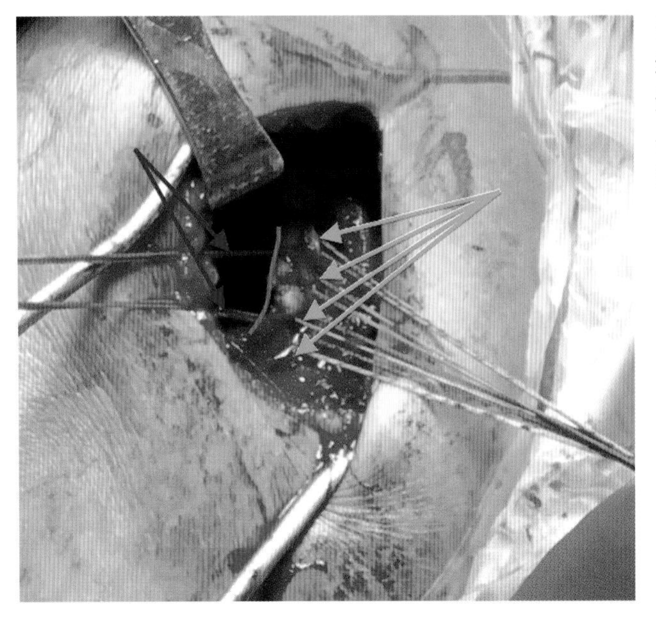

图15-8 绿色箭头指向四组水平褥式缝线（两组来自每个双线锚钉）。紫色线标记肩胛下肌肌腱的外侧边界，覆盖在小结节上。蓝色箭头表示牵引缝线。注意活动的肩胛下肌肌腱到达小结节

    - 通过系紧缝线重新连接肩胛下肌。
    - 肱骨外旋以确定修复时的张力（图15–9）。
        - 这将用于术后康复方案的指导。
- 伴冈上肌和（或）冈下肌撕裂的治疗。
    - 肱骨最大限度内旋，以便显露大结节。
    - 三角肌也可以在其前腹部和中腹部之间分开，以接近肌腱。
- 后内侧关节切开技术。

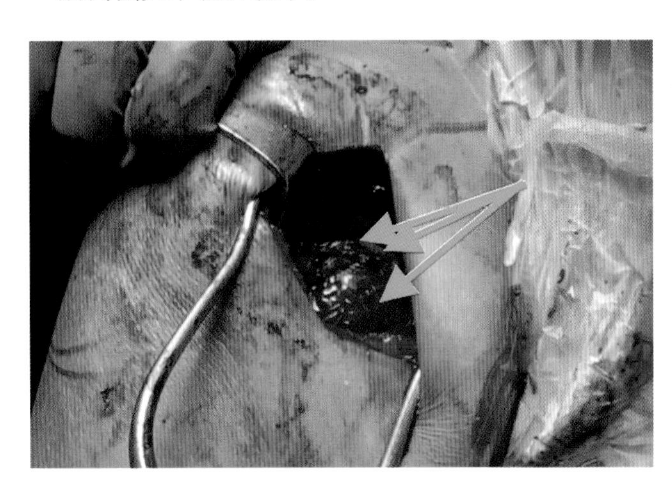

图15–9 绿色箭头表示缝合结。肱骨近端外旋30°，修复时张力很小。由于该手术仅在急性撕裂后2周进行，因此很容易移动肩胛下肌

术后方案

- 肩关节悬吊6周。
    - 手术后立即移除吊带进行摆锤练习。
- 术后第1周。
    - 开始主动和被动外旋，在逐步训练过程中注意限制外旋度数。
- 术后第6周。
    - 吊带停止使用。
    - 开始进行对抗阻力的内旋和外旋，肩袖强化练习。
    - 运动范围没有限制。

参考文献

[1] Gleason PD, Beall DP, Sanders TG, et al. The transverse humeral ligament: a separate anatomical structure or a continuation of the osseous attachment of the rotator cuff? *Am J Sports Med*, 2006,34(1):72-77.

[2] Bach BR Jr, O'Brien SJ, Warren RF, et al. An unusual neurological complication of the Bristow procedure. A case report. *J Bone Joint Surg Am*, 1988,70(3):458-460.

第16章

关节镜下修复肩胛下肌

(ROBERT U. HARTZLER, STEPHEN S. BURKHART)

仪器/设备

- 30° 和70° 关节镜镜头。
- 顺行和逆行缝合过线器。
- 缝合锚钉。
- 关节镜灌注设备。
- 关节镜下刨削器、磨钻（5mm）和电凝设备。
- 关节镜下环形刮匙和剥离器（15° 和30° ）。
- 关节镜套管。
- 18号腰椎穿刺针。

体位和术间布局

- 推荐侧卧位向后倾斜20° ~30°（图16–1A），以便于盂肱关节平行于水平线而且肩关节前方空间不受限制。
  - 患者眼睛需要用护目镜保护，因为小结节入路角度通常很靠近面部（图16–1B）。
- 技术娴熟的第一助手站在主刀医师对面（图16–2A），活动患者上肢以获得更好的视野并进入最佳操作空间。
  - 对肱骨近端和远端分别施加向后定向力和向前反定向力（图16–2B），从而实现肩关节撬向前方。

手术入路和术中诊断

- 如果合并后上侧的肩袖损伤会受限，应修复肩胛下肌并且同时镜下固定肱二头肌肌腱长头（LHB），因为前路肿胀会影响关节镜下手术操作。
- 在关节镜下肩胛下肌肌腱修复术（见第17章）中，位于结节间沟高位的LHB肌腱固定术[1]重要性有以下几个方面。
  - 肌腱固定术保护肩胛下肌修复，使其在内侧吊索失效时免受肩胛下肌磨损。
  - 肩胛下肌肌腱损伤普遍伴发LBH肌腱病理损伤（内侧半脱位、部分撕裂）（图

16–4B）。

- 在腰椎穿刺针辅助下由外而内创建前上外侧（ASL）入路和前方入路的技术。
  - ASL入路皮肤切口通常位于肩峰前外侧角外侧（图16–3A），同时应该与近端结节间沟内的肱二头肌长头形成垂直的入路角（高位肌腱固定）（图16–4A）且与小结节呈浅夹角（10°~15°）（图16–4B）。

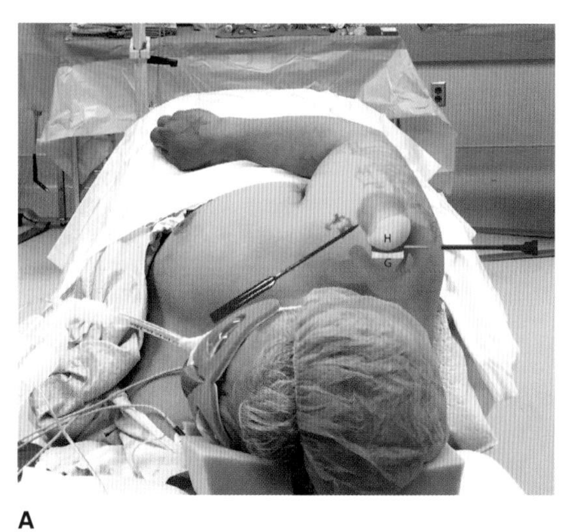

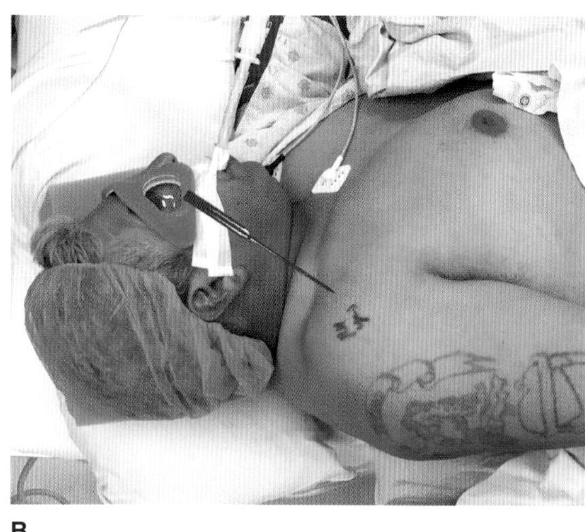

图16–1 A~B. 侧卧位（右肩）从手术床头侧和上位显示，患者向后倾斜20°~30°，确保前面有足够的操作空间。铺巾前应为其戴上护目镜，因为在小结节处放置锚点的器械会非常靠近患者的面部。G–关节盂，H–肱骨头

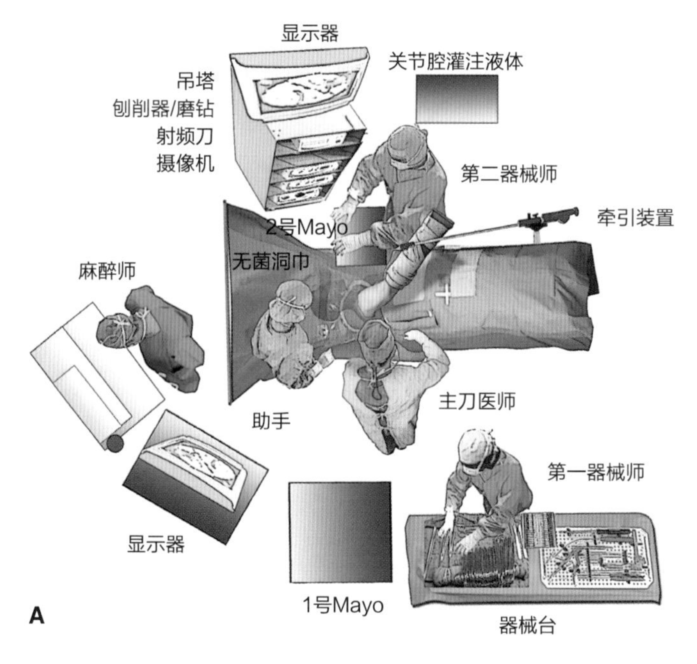

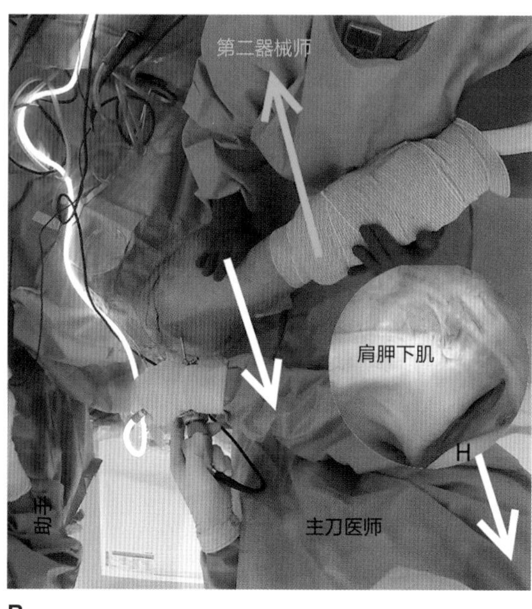

图16–2 A. 肩关节镜标准手术间布局示意图（右肩关节）。B. 第二手术医师演示后推撬肩关节以获得肩胛下肌和小结节的关节镜下视野。上臂后侧施加推力（白箭头所示），前臂施加前方反向力（绿箭头所示）

- ASL入路位于冈上肌前缘的肩袖间隙。
- 套管通常穿过ASL入路。

● 前入路需要锚定位置以改善进入小结节的角度（图16–3B，图16–11）。

- 腰椎穿刺针皮肤定位通常看起来“非常偏内”（图16–3A）。
- 前方入路通常用于逆行缝合通道或缝合管理（无套管）。

● 诊断技术。

● 目前，对肩胛下肌撕裂的治疗仍认识不足。为了避免漏诊，对于高度怀疑肌腱损伤者，应系统性检查结节间沟、喙突下间隙以及肌腱止点。

● 应用70° 关节镜头观察这些区域是技术的关键，它能极大地扩大术者镜下视野（图16–5），且容易诊断比较隐匿的撕裂损伤[2]。

- 检查肱二头肌长头腱结节间沟内侧壁有无撕裂（图16–12A和B），该位置可能暴露隐匿撕裂损伤。
- 罕见的情况下，需要拆除内侧吊索来显示隐匿性撕裂[3]。

● 后方推撬内旋肩关节通常显示无收缩（图16–5C）或者隐匿肩胛下肌撕裂损伤。

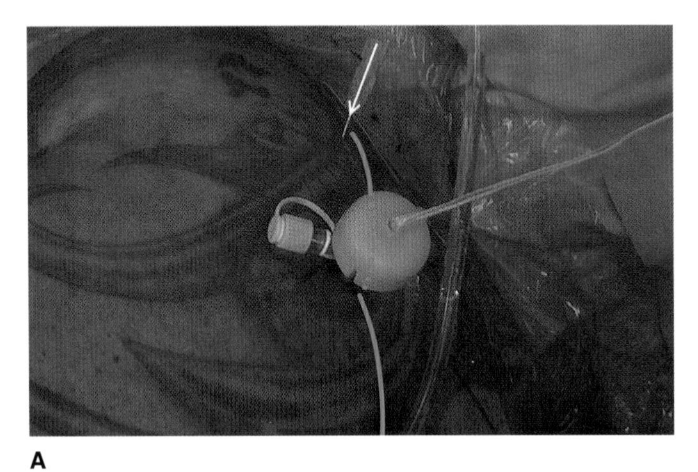

A

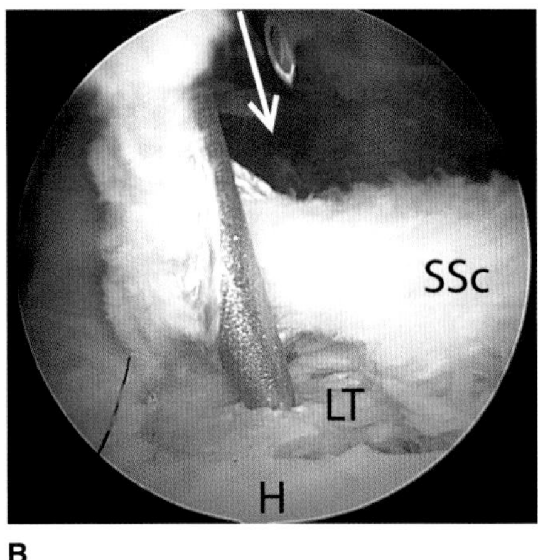

B

图16–3 A. 左肩关节外观视图。B. 70° 关节镜下视图。ASL入路（放置套管）通常位于皮肤上肩峰（蓝线）的前外侧。用腰椎穿刺针（白色箭头）定位辅助前入路的位置，该位置看起来“非常偏内”，但这是调整到小结节入路角度所必需的（B图中白箭头）。LT－小结节，H－肱骨头，SSc－肩胛下肌

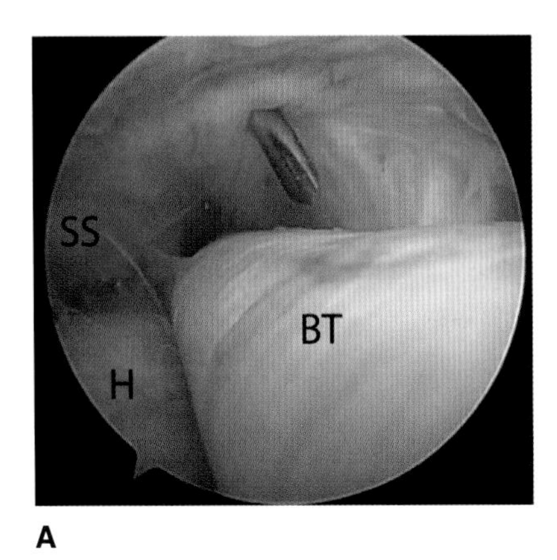

A

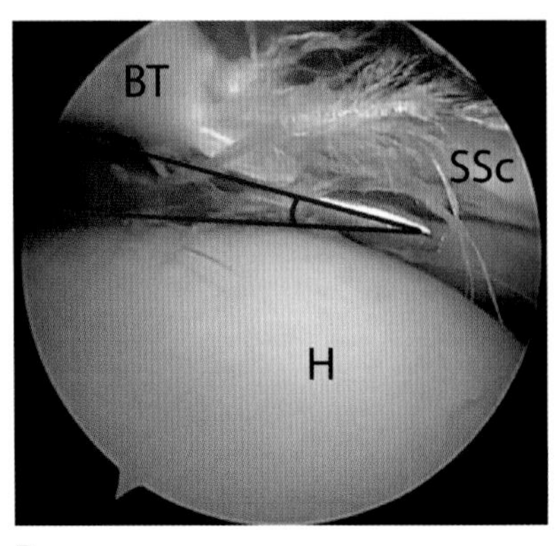

B

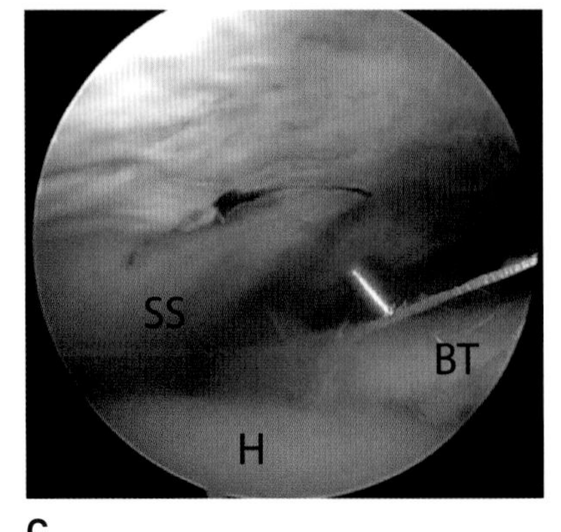

C

图16–4 创建ASL入路（左肩关节），利用腰椎穿刺针由外向内穿刺定位以确保从选择的皮肤位置获得较好的操作角度。A. 70° 视野下的肱二头肌长头结节间沟顶部是行肱二头肌肌腱长头固定术的最佳角度。B. 70° 镜头下观察撕裂显示到小结节良好的操作角度（浅）。C. 30° 视野显示通过冈上肌肌腱前方的肩袖间隙创建入路。注意B图中肱二头肌长头中度半脱位的高度部分撕裂。BT－肱二头肌腱，H－肱骨头，SSc－肩胛下肌

- 通过液体管理控制出血可以获得更佳观察视野。
  - 灌注压力应该适当（最小60mmHg）。
  - 利用套管或者Dutch boy技术（助手手法压迫法）阻止冲洗液从通道流出以减小流体压力和湍流效应。

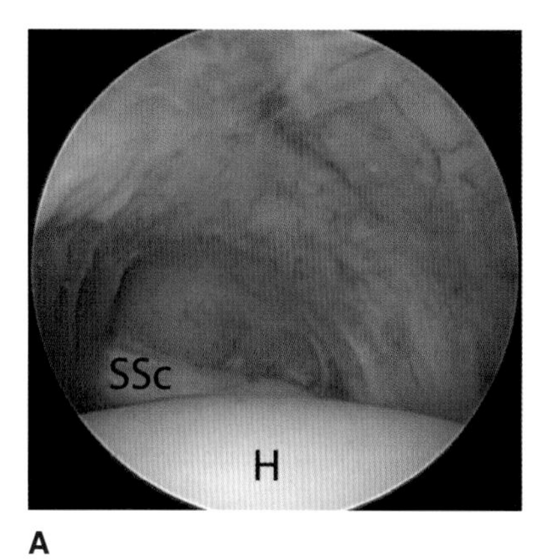

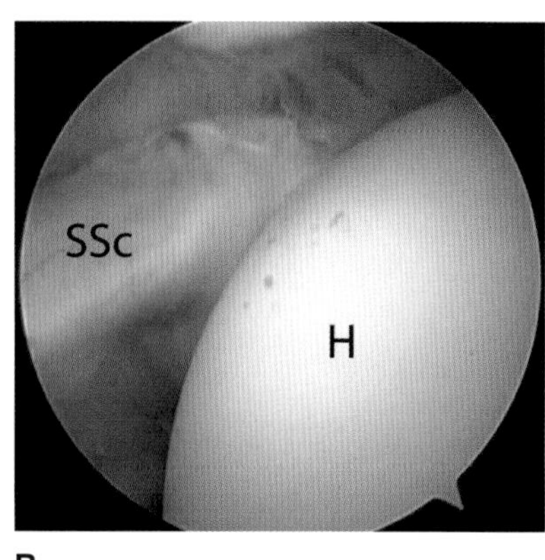

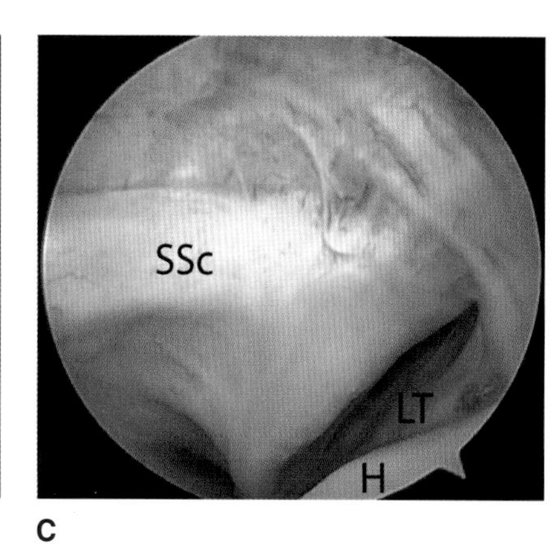

A B C

图16-5 A. 在30° 镜下临时检查肩胛下肌肌腱通常看起来正常。B. 70° 镜下视野可以显著改善肩胛下肌的观察范围。C. 然而，裸露的小结节（LT）是无法观察，只有应用内旋加后推搡时才可观测。H－肱骨头；SSc－肩胛下肌；LT－小结节

- 当有回缩的肩胛下肌撕裂时，"逗号征"的识别至关重要[4]。
  - "逗号"组织是旋转肌间隔囊的外侧部分，包含喙肱韧带和肩胛盂上韧带。
  - "逗号"组织连接肩胛下肌上外侧肌腱和冈上肌肌腱。
- 原发性回缩的肩胛下肌撕裂，上肌腱边界通常位于肩胛盂中部。

- 在喙下间隙操作是治疗肩胛下肌撕裂的关键。
  - 在该区域操作通常从ACL入路进入用刨削器和等离子刀，暴露旋转肌间隔内侧到"逗号"组织，同时后方入路作为观察通道并使用30° 镜头（图16–6A）。
  - 一旦解剖标识辨认清楚，切换70° 镜头可以最大限度观察喙下间隙整个空间（图16–6C，图16–7B）和小结节足印区（图16–7）。
  - 由于以下这些组织导致"逗号"组织被保留（图16–6，图16–7）。
    - 为上肌腱缝合充当"纤维胶带"。
    - 当有前上侧撕裂存在时有助于将冈上肌肌腱恢复原位。

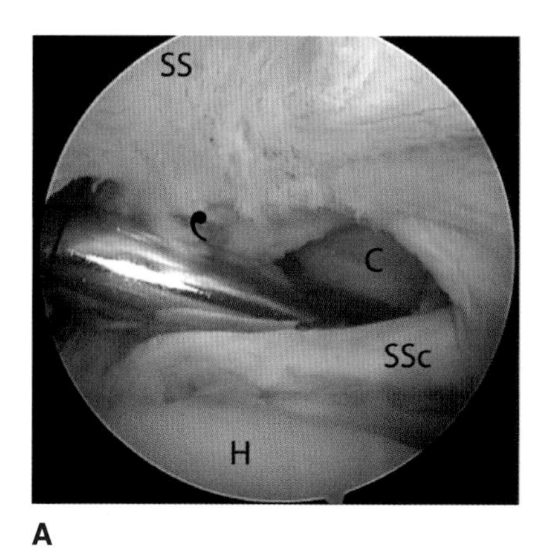

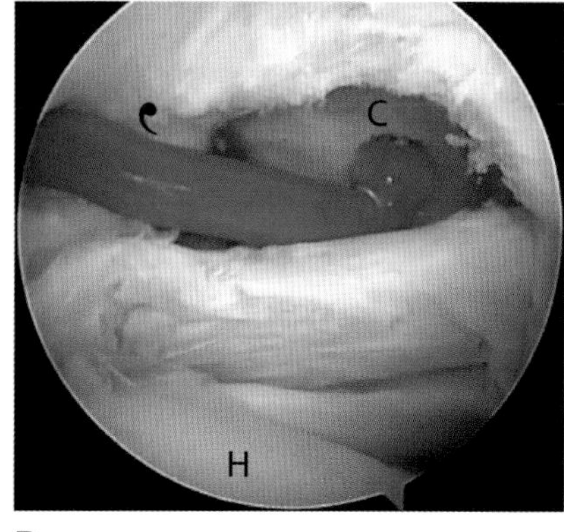

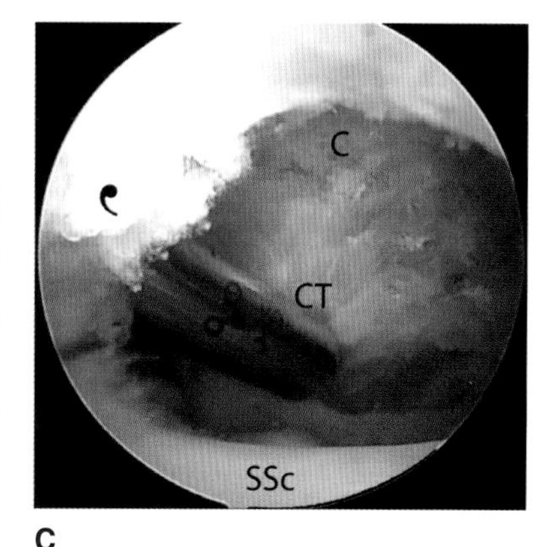

A B C

图16-6 在喙下间隙操作（左肩关节）需要重新定位"逗号"后部和前部的器械（黑色"逗号征"）。A~B在间隔和解剖标识显露清楚之前在30° 镜头下操作。C. 显露清楚后用70° 镜头获得更好视野处理前方的肌腱。C－喙突，CT－联合腱，H－肱骨头，SS－冈上肌腱，SSc－肩胛下肌肌腱

- 根据需要，器械可在“逗号”的前后（图16–6A和B，图16–6C）显露喙突、联合肌腱、肩胛下肌肌腱和小结节。

修复方法

- 所有肩胛下肌肌腱撕裂的位置都已经有来自足印区的肌纤维断端修复（图16–7F）。肌腱的磨损或线性、纵向撕裂，如果在肌腱止点处没有断裂，有时可单独行喙下间隙减压治疗（图16–7）。
  - 喙突下间隙狭窄（喙肱距离小于6mm）的治疗是通过去除凸起的喙突骨赘来实现（图16–7C）。
  - 当喙突后方与联合腱处于同一平面，且喙突和肩胛下肌肌腱之间存在7~10mm间隙时该步骤才算完成（图16–7D）。
- 修复肩胛下肌时小结节骨床准备至关重要。
  - 利用电凝刀去除所有残留软组织（图16–8A）。

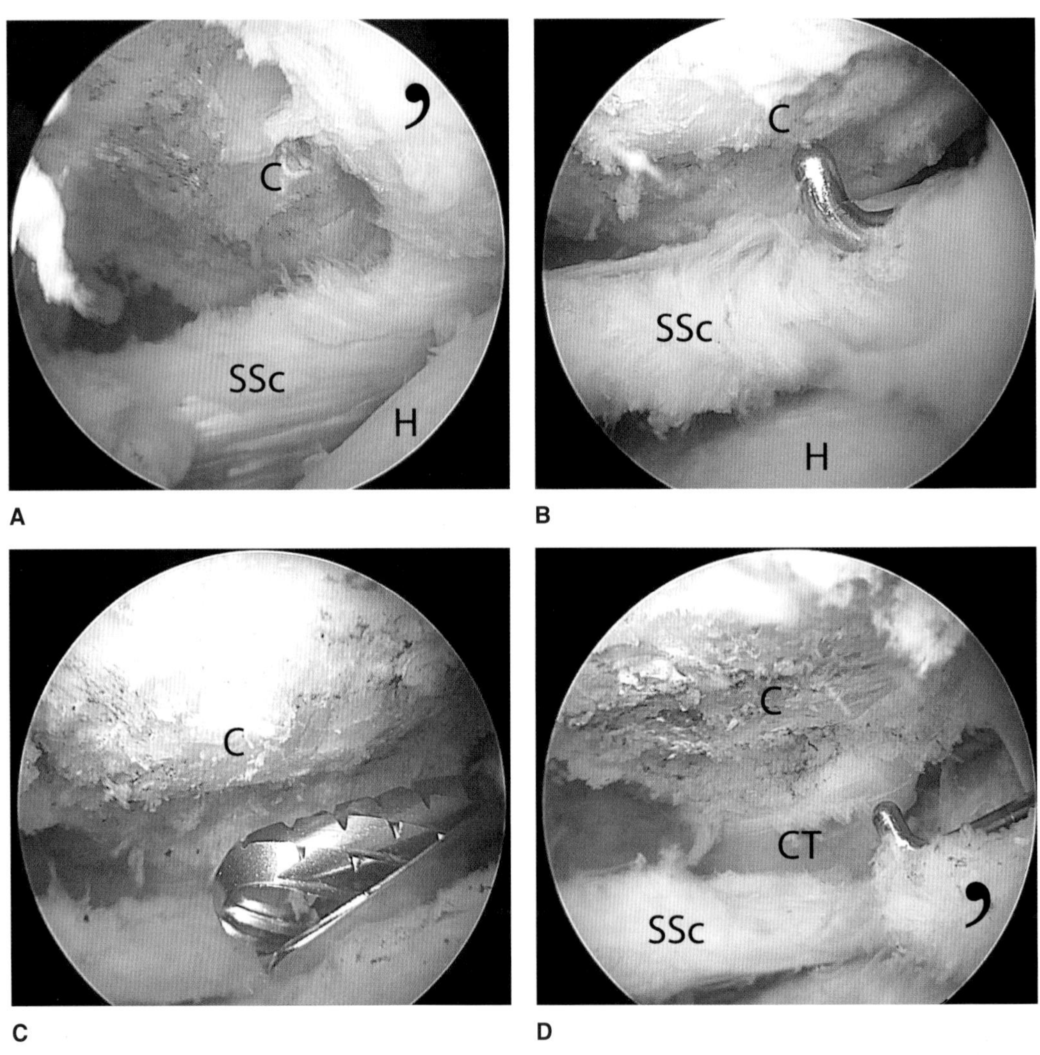

图16–7 喙突成形术（右肩，A图为30° 镜下，B–F为70° 镜下）。A. 显露旋转肌间隔同时保留“逗号”组织（黑色“逗号征”）以显示喙突（C）骨赘。B. 喙突成型之前，小于3mm盂肱间隙中存在因撞击骨赘而发生肩胛下肌磨损（E）。C. 从ASL入路到达前方的“逗号”组织，应用高速磨钻成型喙突。D. 喙突成型术的终点是7~10mm盂肱间隙以及喙突与联合腱。F. 内旋和后推撬作用力将小结节带入可操作空间。H－肱骨头

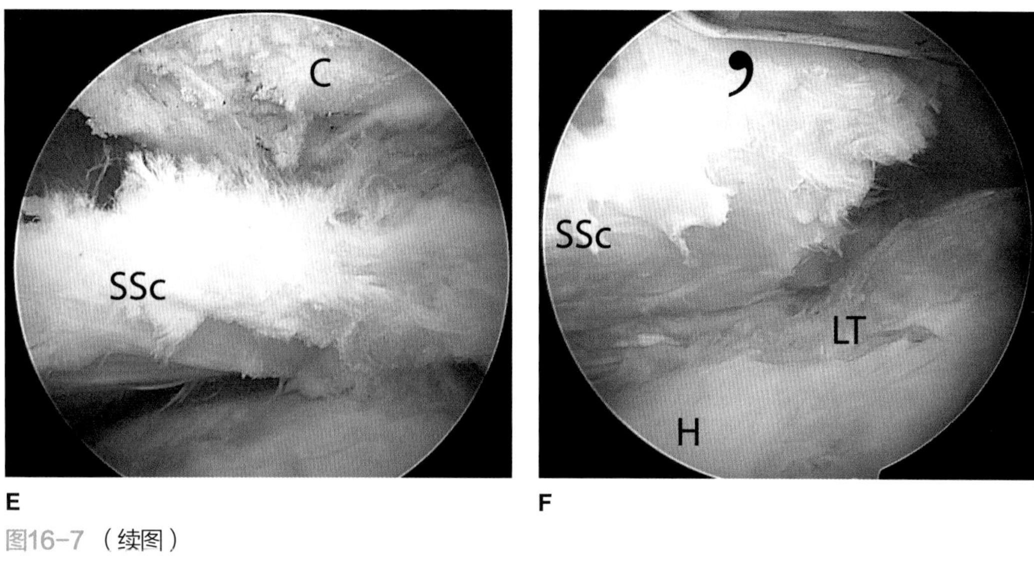

图16-7（续图）

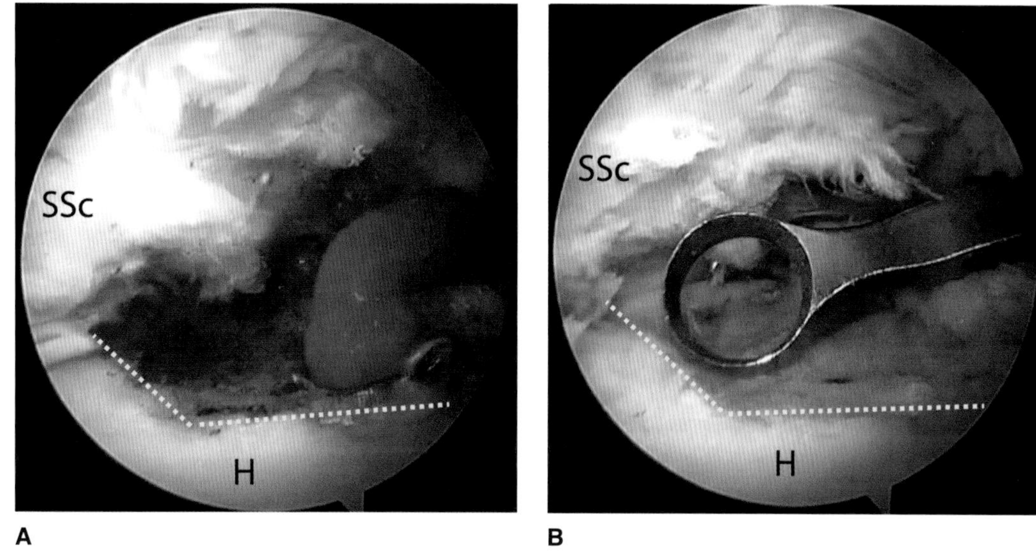

图16-8 从ASL入路在70°镜头下进行小结节骨床准备（右肩）。小结节关节软骨内缘边界典型的“尖角”外观用点状黄线标出。A. 电凝刀清除残留软组织。B. 环状刮匙（如图所示）或者倒转磨钻清除碳化变性死骨，使骨床显露出粗糙的软骨边缘。H－肱骨头，SSc－肩胛下肌

- 用磨钻倒转或环形刮匙去除碳化变性死骨，直至显露出新鲜健康骨质有利于最大限度促进腱骨愈合。

可回缩的肩胛下肌撕裂

- 大部分肩胛下肌撕裂可从根本上修复至略偏中间（5mm）的骨床[5]，手术过程中松解肩胛下肌三个面非常有必要（图16–9）。
  - 显露并保护“逗号”组织。
  - 经ASL入路将牵引缝线放置在“逗号”组织和上肌腱边缘的交界处，并维持在套管之外（图16–13A和B）。
  - 从前路（图16–9A）和上路（图16–9B）经外侧沿颈部到基底部（尖端），松解涉

及的喙突骨赘，减轻肩胛下肌和骨之间的粘连。

- 射频刀和刨削器结合使用（图16–9A）。
- 肩胛下肌从深筋膜和联合肌腱中分离出来，如有必要，要保护邻近的肌皮神经。
- 在喙突颈下方（图16–9B）直接应用30° 剥离器松解该区域的粘连（颈部内侧解剖复杂，相对危险）。

- 后方松解（图16–9C）涉及肩胛下肌和肩胛骨之间的粘连的解除。
  - 由于该区域相对无血管，通常采用15° 剥离器进行钝性分离。

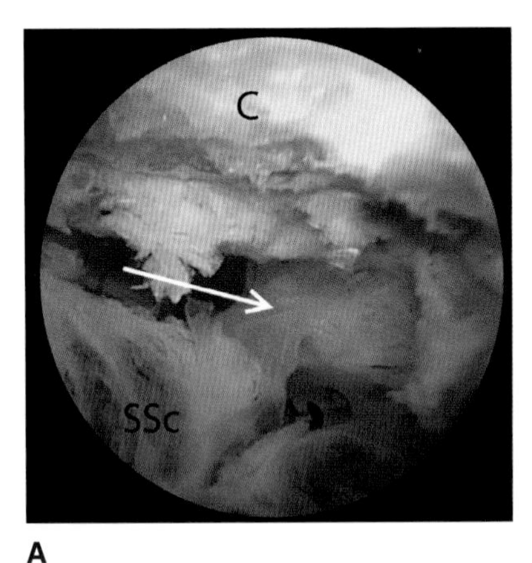

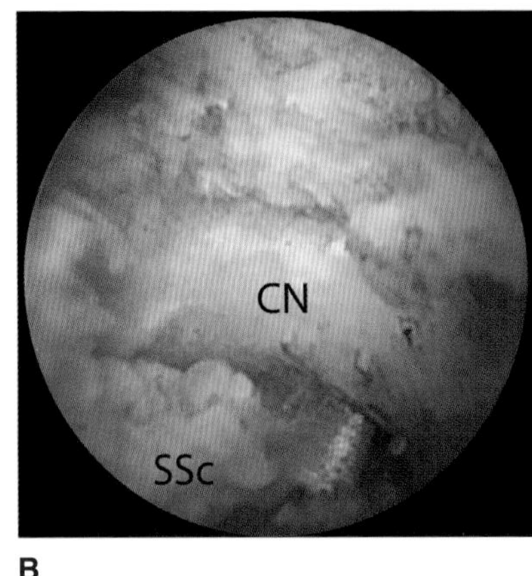

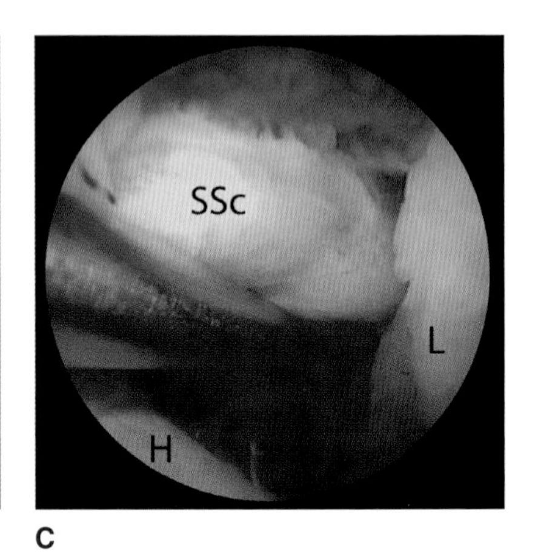

A B C

图16-9 左肩关节70° 镜头视野下显示肩胛下肌三个面的松解。A. 前路松解包括喙突（C）和肩胛下肌腱（SSc）之间粘连的解除。前上位的刨削器用于切除该区域的粘连（白箭头）。B. 30° 关节镜下剥离器直接松解肌腱和喙状颈（CN）之间的粘连。C. 应用15° 剥离器将肩胛下肌与肩胛前肌分离。CN - 喙状颈，H - 肱骨头，L - 前盂唇

肩胛下肌部分和全层撕裂

- 在笔者经验中肩胛下肌（图16–10A）撕裂超过50%时使用单排锚钉（图16–10B），可以使主要肌腱得以修复。
  - 用无结、有螺纹的缝合锚钉（例如 FiberTape and SwiveLock,Arthrex, Inc., Naples, FL）固定带缝合是一种非常有效的方法（SpeedFix, Arthrex, Inc., Naples, FL）[6]。
    - 通常缝合带是顺行（图16–10C和D）(例如楔形过线器，Arthrex, Inc., Naples, FL）穿过ASL入路。
    - 锚钉选择ASL入路还是前方辅助入路放置取决于入路的最佳角度（图16–11）。
  - 肱二头肌长头高位固定术中的缝线可以用来缝合肩胛下肌肌腱上部的撕裂（图16–12）。
    - 肌腱固定位置位于结节间沟顶端略偏内侧（图16–12D），这样肌腱就可以很好地压在小结节上（图16–12F）。
    - 从每对缝线中引出一根分线，用楔形过线器送入ASL通道。
    - 缝线用6次外科结打结[6]，用双倍直径推结器拉紧缝线（6th Finger, Arthrex, Inc., Naples, FL）。
    - 该缝合技术通常在单通道中完成。

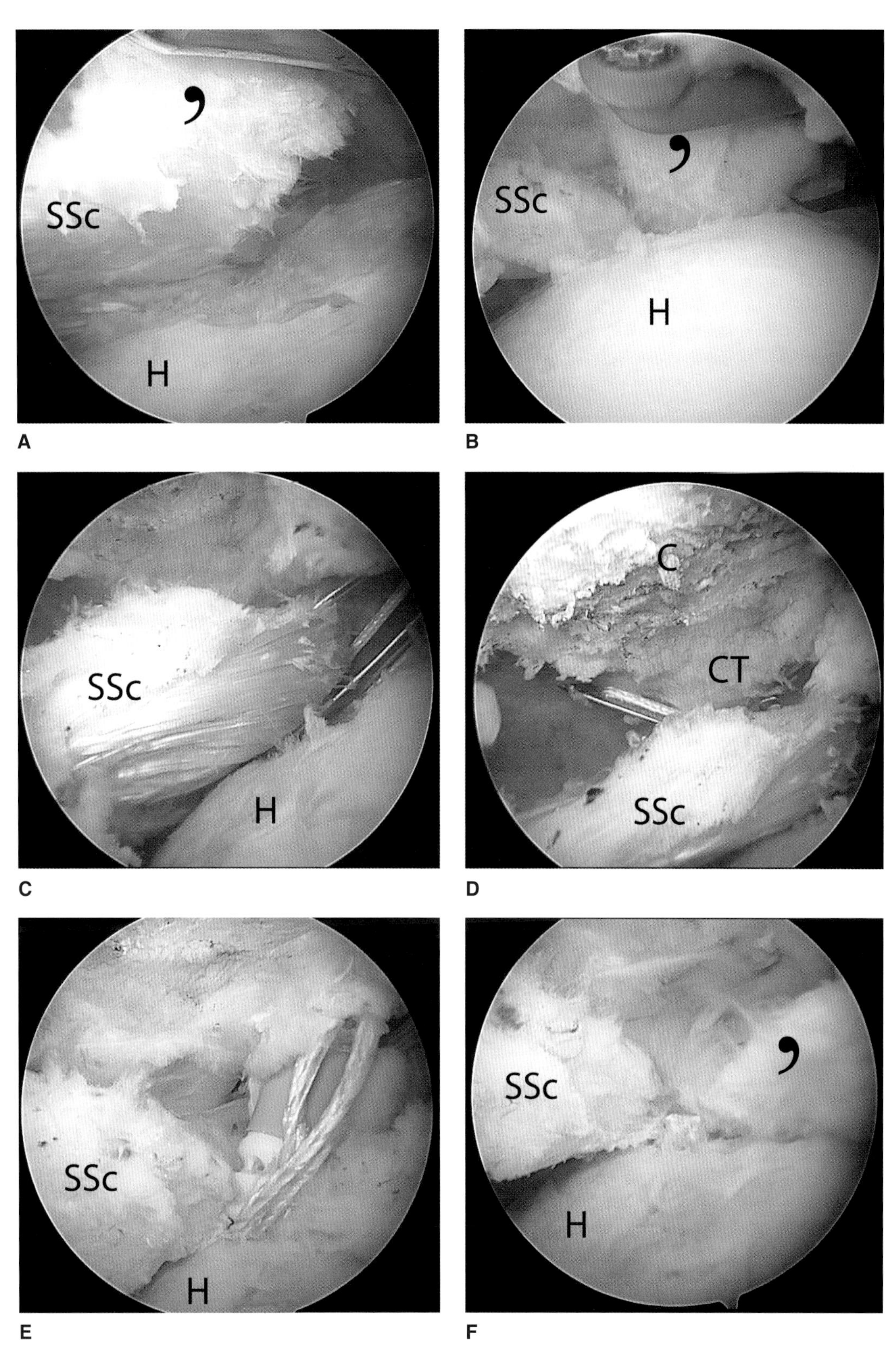

图16-10 SpeedFix从肩胛下肌上方修复（右肩）。A. 70° 视野显示肩胛下肌（SSc）撕裂和最终解剖修复。B. 保留“逗号”组织（黑色逗号符）（30° 镜头视野）。C-D. FiberTape 缝线利用斜形过线器通过ASL通道。注意不要用楔形过线器损伤喙突（C）或插入联合肌腱。E. 将缝合线尾部从前通道取出，穿过锚钉线孔并确保使用SwiveLock锚固定。FiberTape被切断之后最终的缝线走行低而稳固（70° 视野）。C - 喙突，CT - 联合腱，H - 肱骨头，LT - 小结节

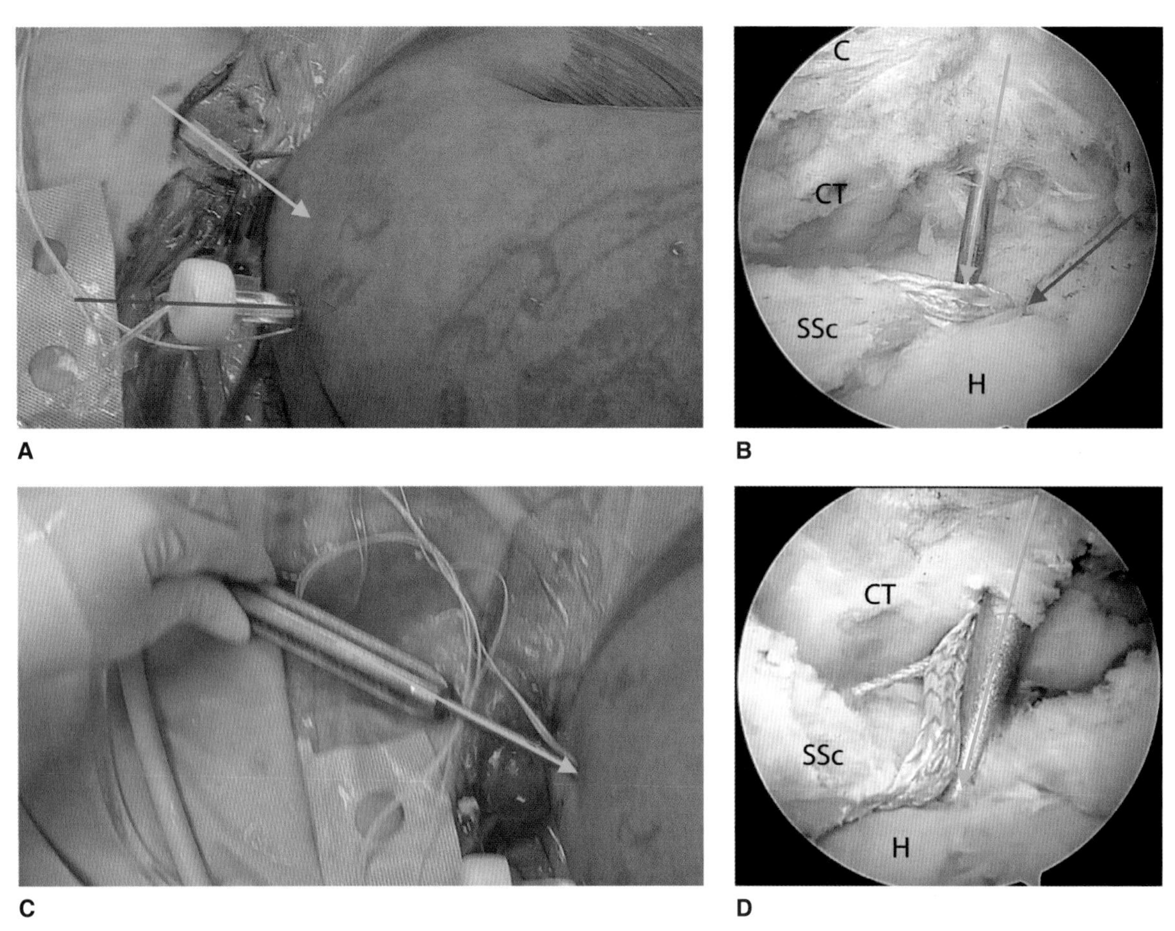

图16-11 A-D. 右肩外观和70° 镜下视野显示，通常在前方辅助入路应如何获得与小结节合适的角度（绿箭头）。C. 由于股骨近端后倾，这一角度通常会造成器械非常靠近患者面部。根据患者的解剖结构，ASL入路（红箭头）也能为肱骨旋转时的肩胛下肌上部锚定位置提供良好的入路角度。C - 喙突，CT - 联合腱，H - 肱骨头，SSc - 肩胛下肌

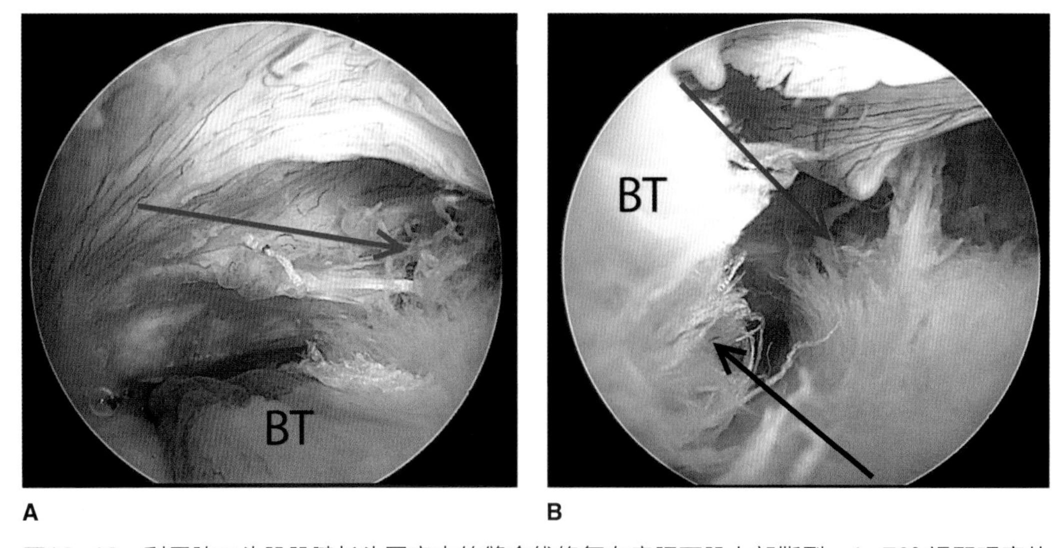

图16-12 利用肱二头肌肌腱长头固定中的缝合线修复左肩胛下肌上部撕裂。A. 70° 视野观察从肱二头肌内侧沟向下可见肱二头肌内侧壁严重撕裂（蓝色箭头）。B. 肱二头肌肌腱（BT）内侧磨损（黑色箭头）。C. 该患者患有2型SLAP损伤伴肱二头肌长头根部脱位。D. 行关节镜下肱二头肌肌腱（BT）固定术，肌腱固定点在结节间沟顶部略偏内位置（白色箭头表示空心铰刀的导向器）。E. 放置肌腱固定螺钉后，使用2号FiberWire缝线（一般使用2对缝线）贯穿肩胛下肌（SSc）。F. 捆绑缝线使肩胛下肌得以修复。G - 关节盂，H - 肱骨头

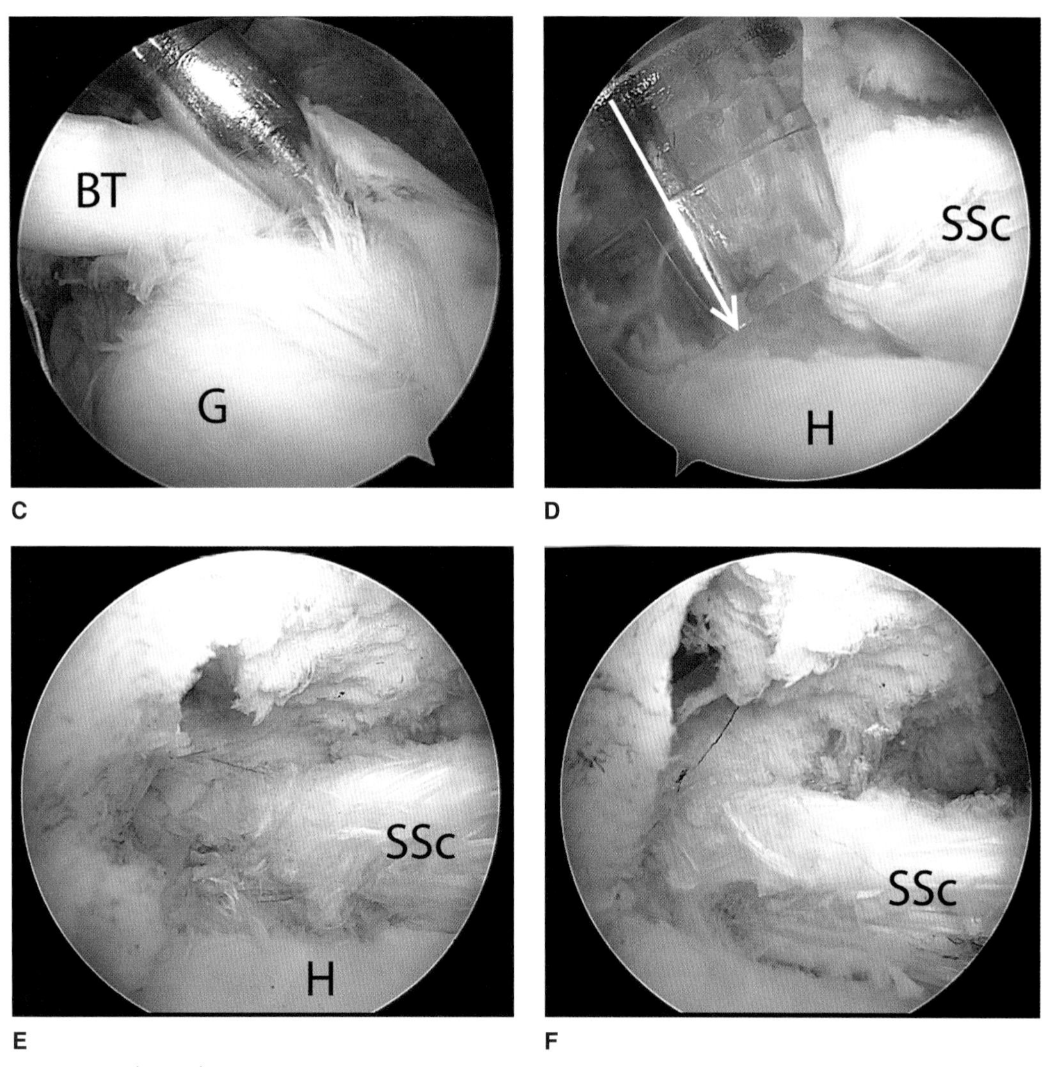

图16–12 （续图）

多锚双排修复

更大的肩胛下肌撕裂需要额外的锚钉和（或）连接，双排固定。

- 对于大于小结节上、下段长度50%的撕裂，采用双内侧缝合锚钉［经验法则：一个双重负荷缝合锚钉—5.5或4.5mm BioComposite FT CorkScrew（Arthrex, Inc., Naples, FL）—用于1cm的撕裂］。
  - 对于回缩的撕裂，下内侧锚钉可放置于跨肌腱处（图16–13A和B），从外侧到回缩边缘（用腰椎穿刺针确保最佳入路角度）放置，或通过接下来的肩胛下肌上缘“跨越巅峰”（图16–14C）。
  - 在双内侧锚钉的情况下，缝线可以用双滑轮结构过线和打结（图16–14F和J），以一种水平垫形状（图16–13C和D）缝合或简单缝合。
- 双排连接修复肩胛下肌可能需要新的结构，因为侧排锚的“不动产”是有限的。
  - 双排修复应该尝试大的撕裂（小结节50%~100%裸露）（图16–14B），特别是那些从外侧到内侧的全层回缩。
  - 如果SpeedFix上肌腱修复没有完全恢复足印区，FiberTape缝线可以留长一些，并且确保侧向进入肱二头肌腱固定结构中，或将另一个SwiveLock锚钉作为双排连接结构[8]。

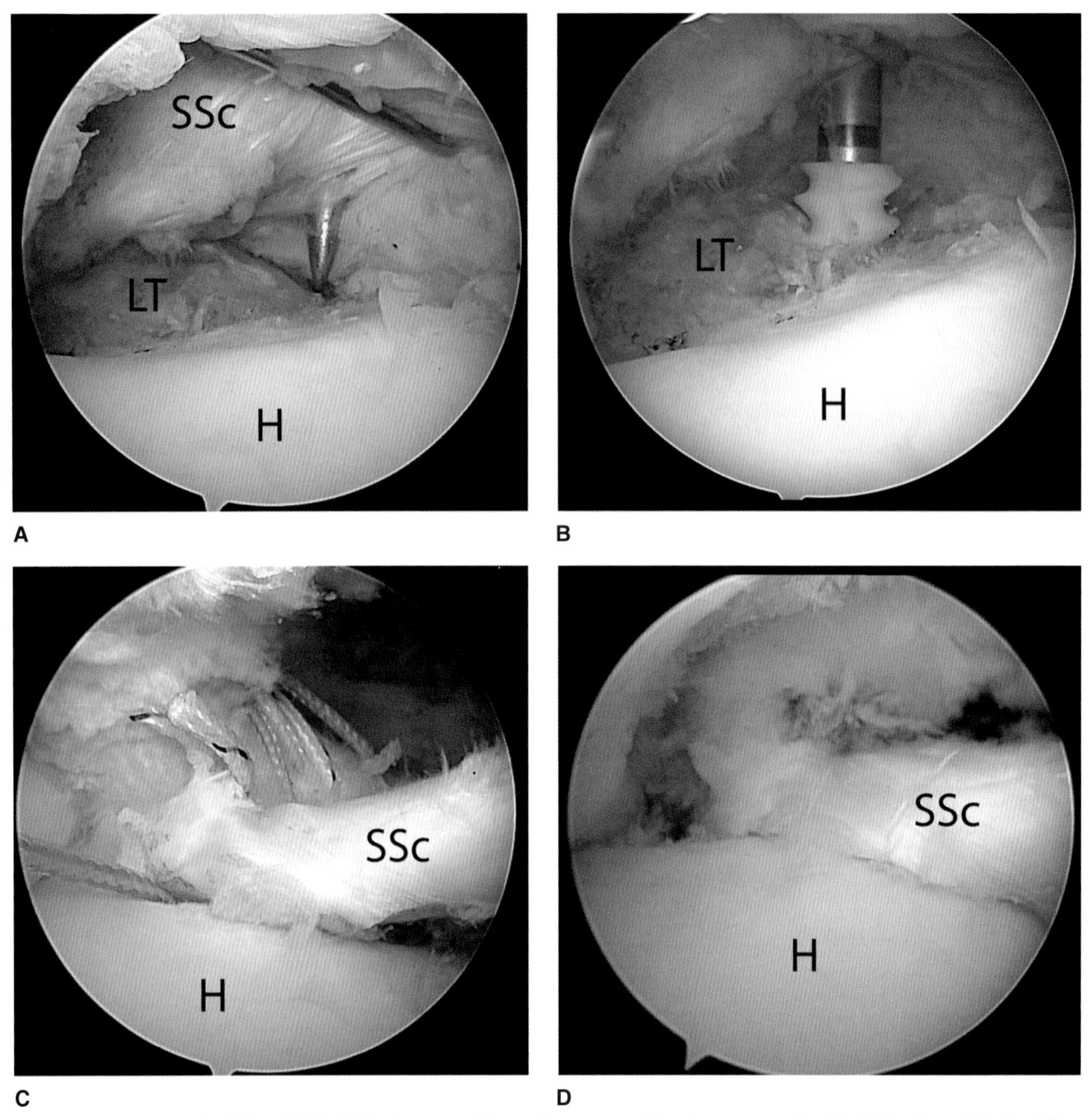

图16–13 左肩关节单排双内锚钉修复肩胛下肌（SSc）。A. 70° 镜下视野下显示低内侧锚钉跨肌腱凿出骨槽。B. 也用这种方式嵌入。C. 来自两个内侧锚钉的缝线进入衬垫然后双倍直径推结器打结。D. 最终结构显示为解剖修复。H－肱骨头，LT－小结节

- 如果LHB肌腱已经发生慢性撕裂和回缩（或伴有肌腱切割），可能有足够的空间进行真正的SutureBridge或SpeedBridge（Arthrex, Inc., Naples, FL）双外排无结锚钉修复（图16–14）。
- 在有计划的LHB肌腱固定的情况下，大部分肩胛下肌的修复取决于下外排锚钉的放置位置。于是肱二头肌肌腱固定术的完成也要借助于固定锚钉（BioComposite SwiveLock Tenodesis or Bio-Tenodesis, Arthrex, Inc., Naples, FL）充当上外排锚钉。

术后护理

关节镜下肩袖修复允许术后康复，康复训练应优先考虑早期腱–骨愈合，由于关节僵硬的风险相对较低，因此比较激进的肩部康复运动具有一定风险[9,10]。

- 0~6周：悬吊固定。

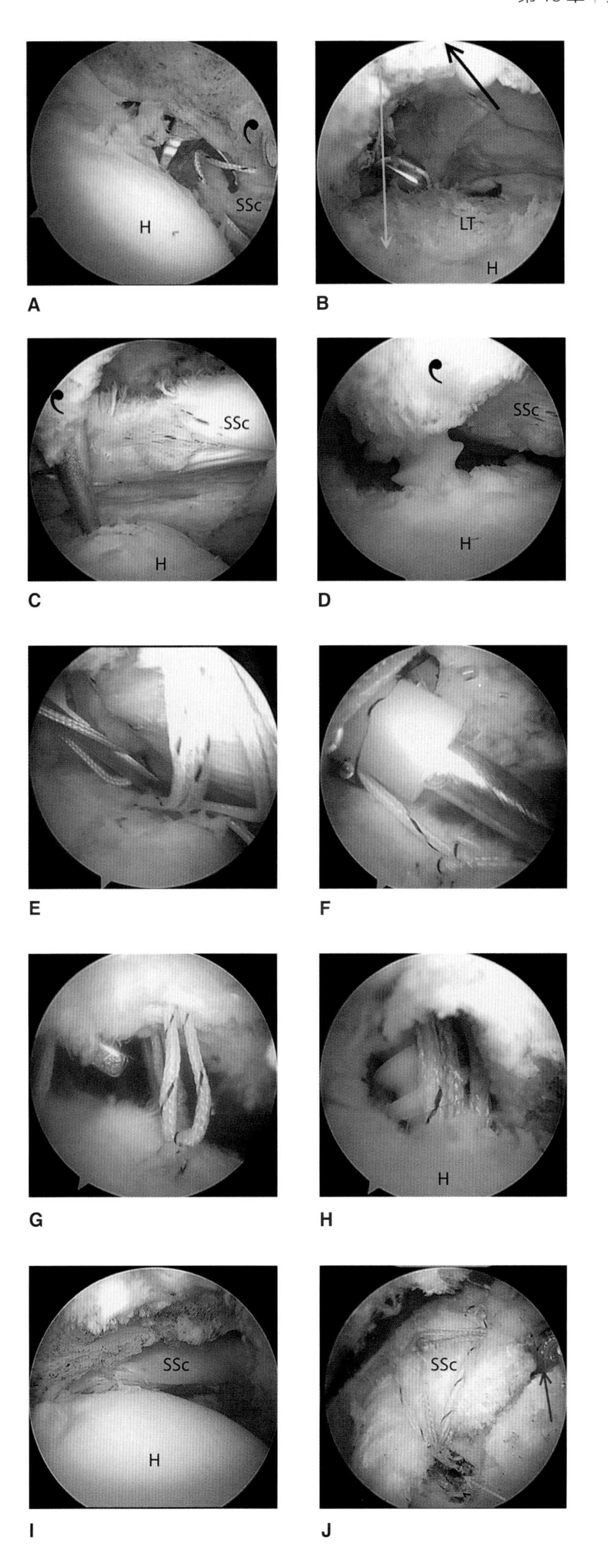

图16-14 左肩关节显示双排连接肩胛下肌修复（SpeedBridge）。A. 在这种情况下，即使有后推撬作用力，其前方操作空间仍然有限（红色双箭头）。将牵引缝线放置于逗号组织（黑色逗号符）和肩胛下肌上部交界处并从前方辅助通道中取出。B. 通过牵引缝线向前引导牵引（黑色箭头），工作空间（绿色双箭头）得到了显著改善。几乎整个小结节（LT）骨质得以显露。C. 下内侧锚钉的孔位于肩胛下肌肌腱上表面，该锚钉也可横跨肌腱放置。D. 偏内锚钉安插在小结节偏内的方向。E. 从ASL入路利用Scorpion建立顺行的下内侧锚钉缝合通道。F. 最后打6个外科结完成双滑轮结构，打在喙突下间隙（从每个锚钉出来的白色缝线作为底垫绑在一起）。G. 来自每个锚钉的蓝色缝线作为标准水平底垫过线并打结。H. 取出半条缝线分支，并将其横向固定在SwiveLock锚钉上。I-J. 最后70° 关节内和肩峰下视野显示足印区的解剖修复。在这种情况下，肱二头肌肌腱有慢性撕裂，放置下（橙色箭头）和上（蓝色箭头）侧排锚钉时肱二头肌结节间沟畅通。H - 肱骨头

- 手臂放在一侧（PVC支具）0°（较大，肩胛下肌全层撕裂）或30°（较小，肩胛下肌部分撕裂），肩关节被动外旋运动做每日三次。
- 孤立的肩胛下肌撕裂或其他高危患者（钙化性肌腱炎、粘连性关节囊炎、伴有盂唇修复）进行早期、闭链、过头运动。

- 6~12周：去掉悬吊固定并增加全范围被动活动。
  - 开始全范围被动外旋拉伸活动。
  - 利用绳索和滑轮在头顶和背后开始内旋拉伸活动。
  - 手臂可用于肩以下日常生活的轻度活动。
- 3~6个月：开始并加强全范围过头顶活动。
  - 开始用橡皮筋加强力度。
  - 在运动中不能举重，不能进行手臂加速运动。

参考文献

[1] Brady PC, Narbona P, Adams CR, et al. Arthroscopic proximal biceps tenodesis at the articular margin: evaluation of outcomes, complications, and revision rate. *Arthroscopy*, 2015,31(3):470-476.
[2] Sheean AJ, Hartzler RU, Denard PJ, et al. A 70° arthroscope significantly improves visualization of the bicipital groove in the lateral decubitus position. *Arthroscopy*, 2016,32(9):1745-1749.
[3] Hartzler RU, Burkhart SS. Medial biceps sling takedown may be necessary to expose an occult subscapularis tendon tear. *Arthrosc Tech*, 2014,3(6):e719-e722.
[4] Lo IK, Burkhart SS. The comma sign: an arthroscopic guide to the torn subscapularis tendon. *Arthroscopy*, 2003,19(3):334-337.
[5] Denard PJ, Burkhart SS. Medialization of the subscapularis footprint does not affect functional outcome of arthroscopic repair. *Arthroscopy*, 2012,28(11):1608-1614.
[6] Denard PJ, Burkhart SS. A new method for knotless fixation of an upper subscapularis tear. *Arthroscopy*, 2011,27(6):861-866.
[7] Burkhart SS, Lo IK, Brady PC. *Burkhart's View of the Shoulder: A Cowboy's Guide to Advanced Shoulder Arthroscopy*, Philadelphia, PA: Lippincott Williams & Wilkins, 2006:48-52.
[8] Denard PJ, Läermann A, Burkhart SS. Double-row fixation of upper subscapularis tears with a single suture anchor. *Arthroscopy*, 2011,27(8):1142-1149.
[9] Koo SS, Parsley BK, Burkhart SS, et al. Reduction of postoperative stiffness after arthroscopic rotator cuff repair: results of a customized physical therapy regimen based on risk factors for stiffness. *Arthroscopy*, 2011,27(2):155-160.
[10] Huberty DP, Schoolfield JD, Brady PC, et al. Incidence and treatment of postoperative stiffness following arthroscopic rotator cuff repair. *Arthroscopy*, 2009,25(8):880-890.

第17章

关节镜下肱二头肌腱固定术

(JASON P. ROGERS, W. STEPHEN CHOATE, JOHN M. TOKISH)

无菌仪器/设备

- 标准肩关节镜配置，包括 SutureLasso（Arthrex, Naples, FL）或者与之相同效果的设备以及具有锁定能力的关节镜下抓持器。
- 30° 关节镜。
- 双极高频热消融设备，笔者更倾向于使用90° 棒。
- 两个透明塑料套管：一个7mm和一个8mm拧入（Arthrex, Naples, FL）。
- 锚钉定位电钻。
- 2号不可吸收缝线。
- SwiveLock（Arthrex, Naples, FL），4.75mm × 19.1mm生物复合型无结锚钉。骨质差的患者应使用更大直径的锚钉。

定位

- 患者取侧卧位体位（图17–1）。
  - 所有体表骨性凸起部位应当仔细进行衬垫，包括侧肘关节处，注意保护尺桡神经、大转子处、腓骨头（腓总神经）和足踝部。
- 详见第一章叙述。

手术入路

- 在开始手术之前准确辨认和标识骨性解剖标志是成功建立入路的关键。
  - 重要标识包括：后外侧肩峰边缘、肩锁关节、喙突尖、锁骨（特别是后缘）和肩峰侧中部。
- 使用标准的后、前间隙（肩胛盂中）入路和侧入路。辅助的“镰状”通道可用于直接进入结节间沟。
  - 后方观察通道位于肩峰后外侧角内侧2~3cm处。
  - 前方间隙入路建立在喙突尖外侧（切勿选择内侧以避免损伤神经血管结构）且位于肩锁关节和肩峰前外侧缘的中间。

- 采用腰椎穿刺针“由外而内”的技术从后入路观察。
- 用止血钳扩张前关节囊以便顺利进出关节。

- 外侧通道位于肩峰外缘外3cm处，正好位于肩峰前角和后角中间，形成真正的“50码线”位置。
  - 关节内部分完成之后建立经典通道，而关节镜位于肩峰下间隙（图17–2）。

- 盂肱关节。
  - 入路建立好之后，系统性进行关节内评估。
  - 关节稳定或者计划进行盂唇修复时，应该用探针引入关节腔以建立标准前方间隙入路（图17–3）。
  - 肱二头肌肌腱长头（LHBT）的诊断评估应评估撕裂、半脱位、腱鞘炎和（或）唇上病变。所有这些发现都提示需要进行肱二头肌肌腱固定术（图17–4~图17–6）。
    - 肱二头肌肌腱结节间沟位于关节内侧的结构需要认真检查。上盂唇的锚钉附着处是探针探查不稳定和创伤的标志（距关节盂边缘剥离大于5mm，清理局部滑膜炎或软骨破坏）（图17–7和图17–8）。
    - 只有56%的LHBT可以从关节内看到。尽量充分利用手臂外展40°、前屈30°以及肘关节屈曲90°的位置[1]。
  - 如果LHBT病理结果确定并与术前阳性检查相符时切断肌腱。在肱二头肌腱–肩胛

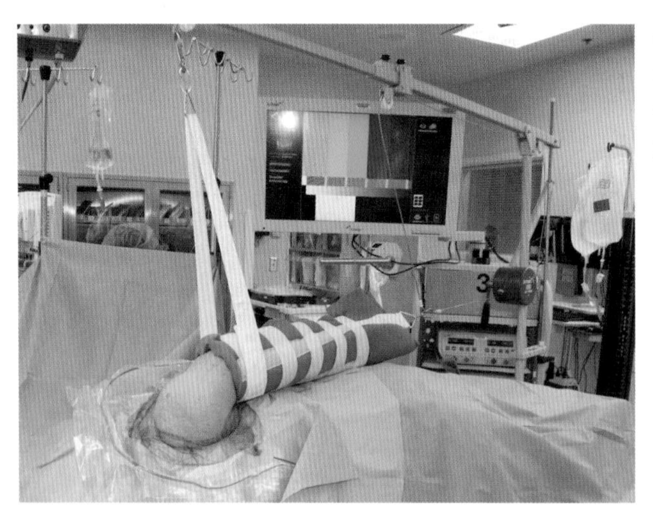

图17–1 患者体位为左侧卧位，手臂外侧固定。置于腋窝处的白色绷带提供侧方拉力分散了关节盂的压力。手臂远端纵向重力牵引。将牵引重物移动到中间滑轮将使肩胛盂关节外展

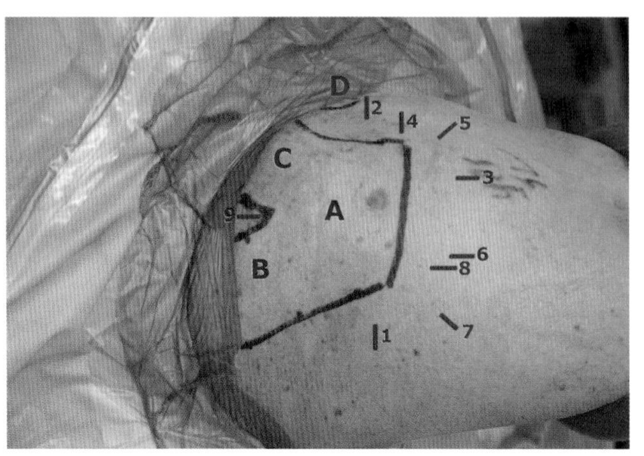

图17–2 患者体位选择侧卧位，患肢以无菌洞巾铺盖，标记骨性解剖标志和入路位置。用于肩关节镜检查的经典入路包括：1— 后入路；2— 前中心入路（可能迁移至远端的肩胛盂中入路）；3— 前外侧入路；4— 前上入路；5— 前上联合外侧入路；6— 后外侧入路；7— 后侧7点钟入路；8— Wilmington入路；9— Neviaser入路

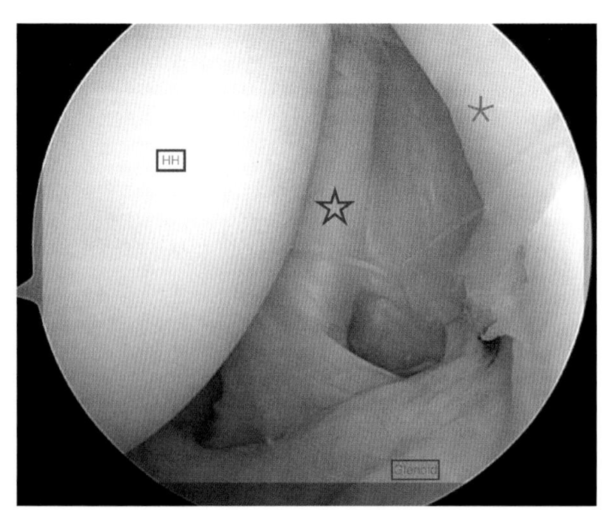

图17-3 肩袖间隙。HH - 肱骨头，五星 - 肩胛下肌，星号 - 肱二头肌长头腱

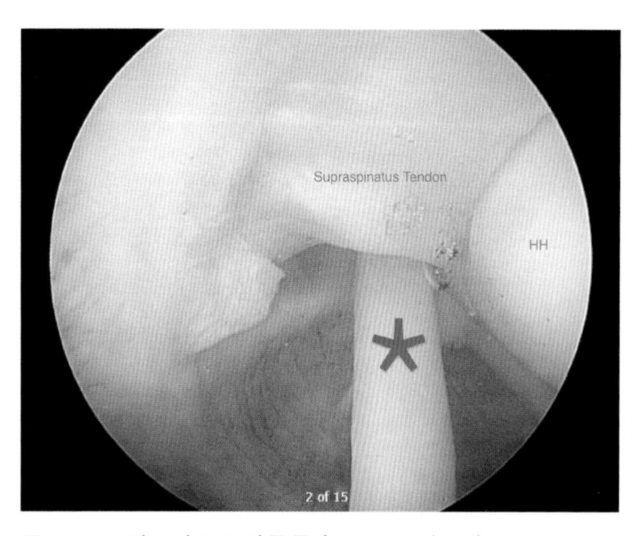

图17-4 肱二头肌肌腱悬吊索。HH - 肱骨头

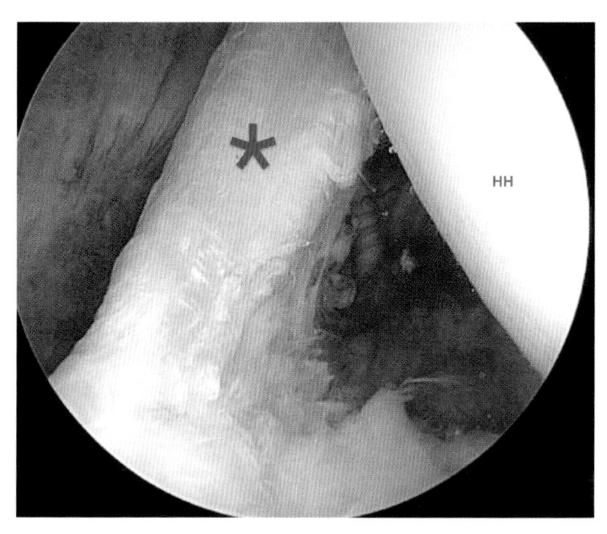

图17-5 肱二头肌肌腱长头撕裂不伴有关节内相关肩袖撕裂。HH - 肱骨头，星号 - 肱二头肌长头腱

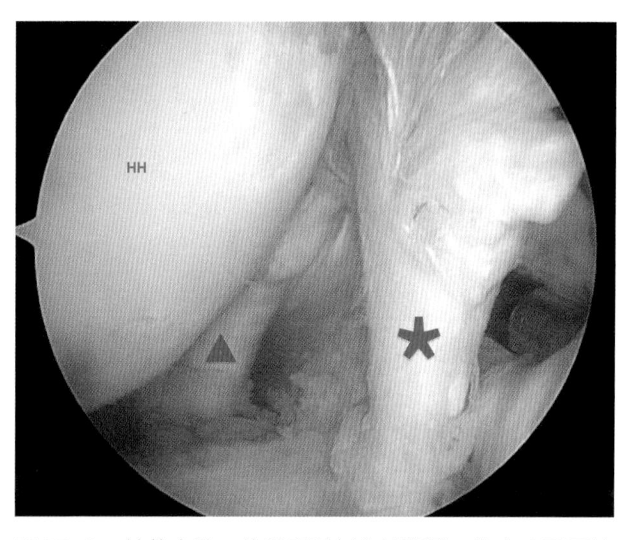

图17-6 关节内肱二头肌肌腱长头腱撕裂，伴有扁平回缩的巨大肩袖撕裂。三角 - 肩胛下肌肌腱，HH - 肱骨头，星号 - 肱二头肌长头腱

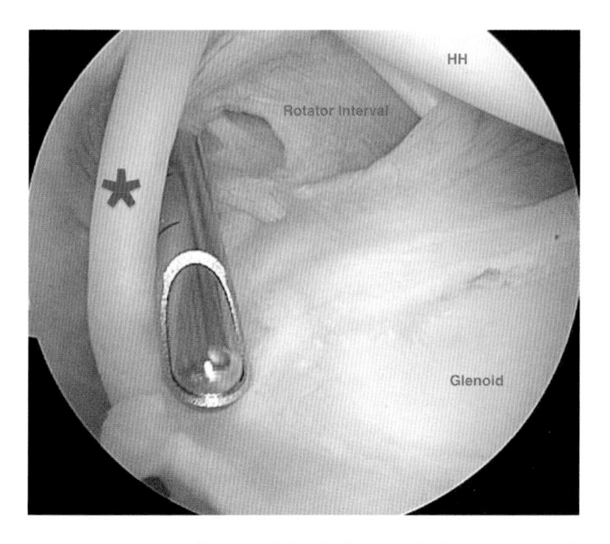

图17-7 肱二头肌肌腱长头进入关节内，利用探针或刨削器以便在诊断期间进行进一步评估。HH - 肱骨头，星号 - 肱二头肌腱长头，Glenoid - 关节盂，Rotator interval - 肩袖间隙

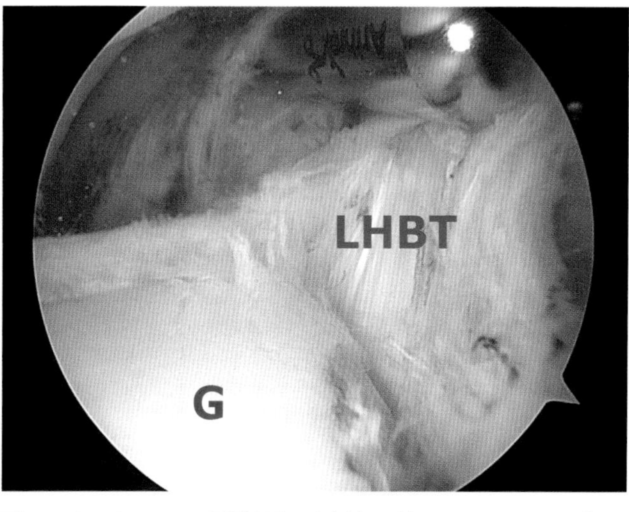

图17-8 SLAP区II型撕裂，刨削器处理LHBT。G - 肩胛盂，LHBT - 肱二头肌腱长头

盂唇交界面电切时，务必清理干净残留软组织，或者使用消融电刀将残余组织清除或消融。

- 在修复肱二头肌腱撕裂伴肩袖撕裂时，增厚的上盂唇或者多余的肱二头肌腱残端会给缝线通过造成困难。

- 笔者更喜欢用弯曲的Mayo剪刀进入前方间隙通道。如图17–9所示，切断肌腱。射频消融棒也是一种选择。
- 如果进行肌腱固定术时，需要保持肱二头肌的解剖张力（张力保证），那么在关节内肌腱切断前，在三角肌下间隙准确辨认肌腱、缝合并固定在其静止长度。
- 关节内检查正常，但临床怀疑肱二头肌肌腱存在病理改变的情况下，可以保留肌腱完整，在三角肌间隙进行病理检查。这一步骤通常包括打开结节间沟进行检查。
  - LHBT病理改变可能远离结节间沟远端的“分界区”[2]。

- 肩峰下间隙或三角肌下间隙。
  - 一旦关节操作步骤完成，关节镜重新通过后入路进入肩峰下间隙。
  - 套管针尖端用于定位喙肩韧带（CAL），然后向外侧和后方横行进入三角肌下隐窝。
  - 建立外侧操作入路。
    - 对于每个患者应尽量利用同一个入路解决多个问题；然而对于无肩袖损伤的孤立性肱二头肌肌腱病变，外侧入路可以沿着肩峰的外侧边缘向前移动。
    - 选在“50码”标记处离肩峰侧边3~4cm。
  - 镜头向上观察喙肩韧带（CAL）和肩峰下表面，磨钻通过外侧入路进入并定位。
  - 将镜头转向肩袖，进行关节囊切除。
    - 在肩峰下或三角肌下间隙，成功操作的关键是维持视野清晰，并获得最大操作空间。
    - 特别是在广泛瘢痕和关节囊组织肥大的情况下要注意保护肩袖下层组织。
    - 在肌腱–肩袖交界处内侧刨削可引起出血，应该避免在此区域刨削。
    - 将关节囊组织清理至后外侧角，显露冈下或小圆肌腱，然后向外侧移至三角肌下隐窝。
    - 先前操作中已经利用磨钻或电凝刀从后外侧角到肩胛下肌打开三角肌下隐窝。在不破坏三角筋膜的情况下切除肱骨的粘连或连接的关节囊连接（图17–10）。
  - 创建一个“景观房”，定位肱二头肌肌腱结节间沟和LHBT。
    - 当关节镜位于后入路时，外旋肩部有助于显露这些结构。
    - 视野向前推进，向下从肱部朝向胸大肌肌腱观察。可以把镰状韧带作为一个重要的标志，以帮助定位肱二头肌结节间沟，因为它跨越结节间沟的下方空间。
    - 其他有帮助的标志是肱前旋血管的上升分支，在肱二头肌肌腱外侧可以观察到该分支。联合腱大致与肱二头肌肌腱相平行，可以通过它“离骨”的解剖特点，与肱二头肌肌腱“在骨”这一事实加以区分。
    - 找到肱二头肌肌腱最直接的方法是沿喙肩韧带（CAL）找到喙突。然后用喙突定位联合腱，再下行就能找到。肱二头肌肌腱在这个空间的远侧。
    - 必要时应使用刨削刀或射频棒进行额外的关节囊切除术，直到镰状韧带（胸大肌上缘）的横纤维。

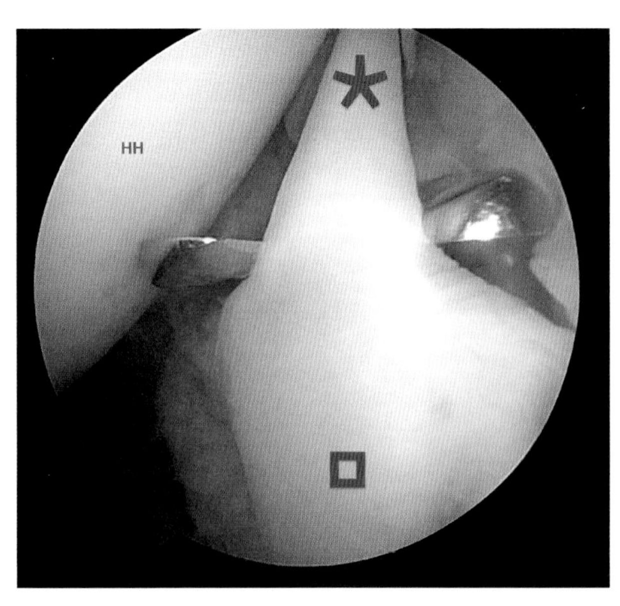

图17-9 通过前间隙入路利用Mayo剪刀行肱二头肌肌腱切断术。HH - 肱骨头，星号 - LHBT，正方形 - 上盂唇

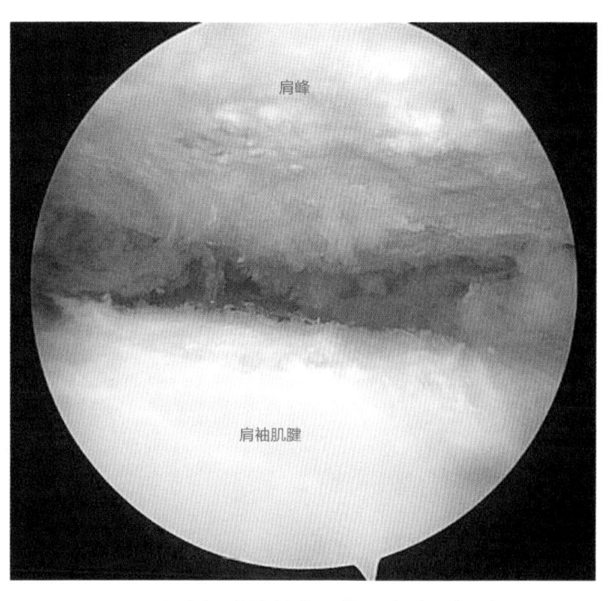

图17-10 后入路切除关节囊后纵观肩峰下间隙

- 射频棒用于解剖肱二头肌，打开肱横韧带，使肌腱脱离结节间沟凹槽。
  - 通常结节间沟内外侧肌腱可发生出血。
- 当应用“张力保证”方法时，肌腱维持其固有的静息长度，在清理结节间沟凹槽时90° 射频棒的操作侧远离肌腱侧。从后向前进行操作，当结节间沟凹槽边缘逐渐显露时，射频棒可用于固缩和向前推肌腱。
- 如果LHBT已经切断，从前方入路插入软组织抓钳，抓钳抓住肌腱游离端然后将其引导至沟槽前内侧，远离危险区（图17–11，图17–12）。

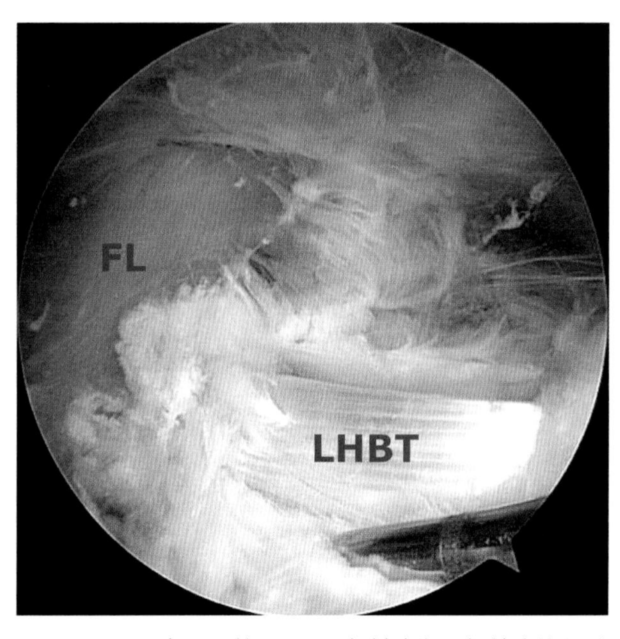

图17-11 三角肌下的LHBT已经被离断。探棒旁边是肱二头肌肌腱长头。镰状韧带位于探棒尖端的远端，肱骨横韧带位于视野右侧。FL - 镰状韧带，LHBT - 肱二头肌腱长头

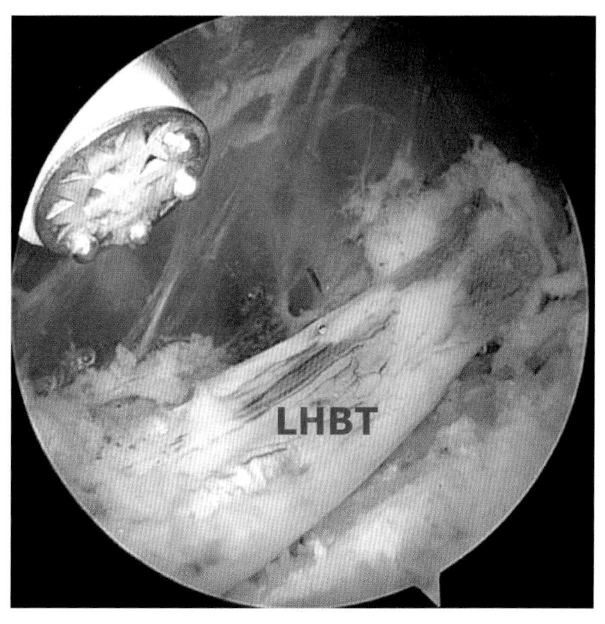

图17-12 LHBT从腱鞘分离，在三角肌下间隙。LHBT - 肱二头肌腱长头

- 为了直接进入肱二头肌结节间沟，建议在该结合处建立一个附属的“镰状”入口。
  - 定位时应用“由外向内”技术，引一条线从肩峰的前外侧角向下延伸到肱骨的前外侧，同时引入腰椎穿刺针直接越过LHBT，正好在镰状韧带上方。
  - 插入8mm半透明套管以方便进入（图 17-13，图17–14）。

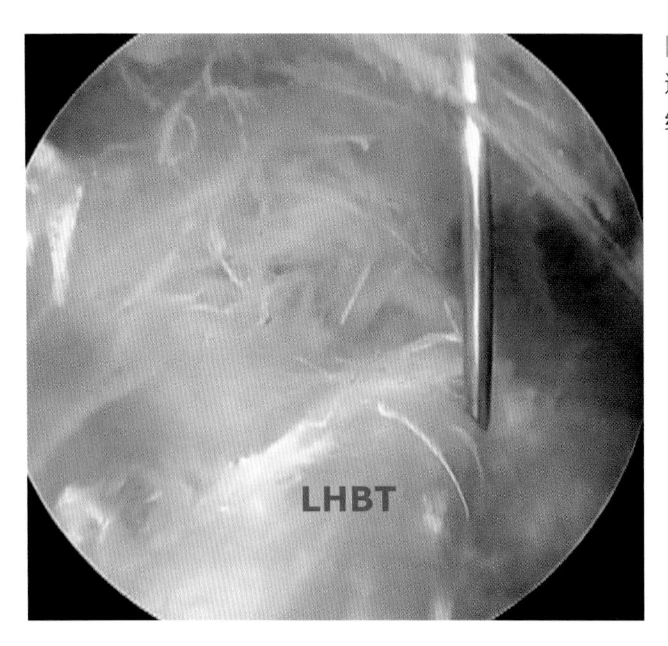

图17–13 用腰椎穿刺针建立镰状通道。LHBT位于针尖位置，正好垂直于结节间沟。LHBT - 肱二头肌腱长头

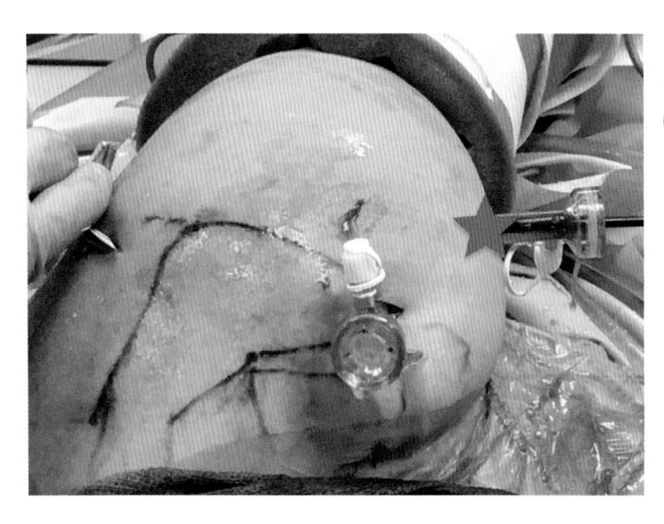

图17–14 射频棒插入镰状通道（星号标记）。其他套管位于前上入路（ASL）以便钳夹切断的LHBT

肱二头肌腱固定技术

- “张力保证”固定
  - 肱二头肌结节间沟暴露完成后，锚钉放置于胸大肌肌腱上方沟的下1/3处。
  - 用2号不可吸收缝线，穿过两个“套索环”缝线以确保肌腱与未来锚钉位置在同一水平（图17–15，图17–16）[3]。
  - 在结节间沟凹槽中心用大小合适的锥子或带骨丝锥的电钻，在硬化骨表面创建一个用于无结锚钉肌腱固定术的导孔。
  - 用锉刀或电动刨削器在锚钉点的远端轻轻去除结节间沟凹槽皮质，为腱–骨愈合做准备（图17–17）。
  - “套索环”缝线的游离缝合线末端穿入锚钉孔并拉动使肌腱与锚钉齐平。

- 锚腱装置随后沿“镰状”套管展开，将其拉紧并固定在导孔内。
- 肱二头肌在缝合线的正上方（近侧）切开，注意不要切开缝合线或离切口太近，以免缝合线松脱（图17–18和图17–19）。
- 在关节内更换关节镜，从盂唇上侧切下LHBT，取出游离肌腱并丢弃。

- 预防性肌腱切除后LHBT的固定。
  - 如前所述，定位肱二头肌结节间沟并打开。
  - 切断的肌腱由锁定抓钳控制并从结节间沟凹槽前内侧使其半脱位。
  - 凹槽骨床准备和充分止血完毕后，采用“张力保证”技术选择锚钉位置，并使肌腱游离端被带回到凹槽中心。
  - 为了确认合适的长度–张力关系，在肌腱上断端25mm处做标记，“套索环”缝线是通过该水平将肌腱固定在凹槽近端。

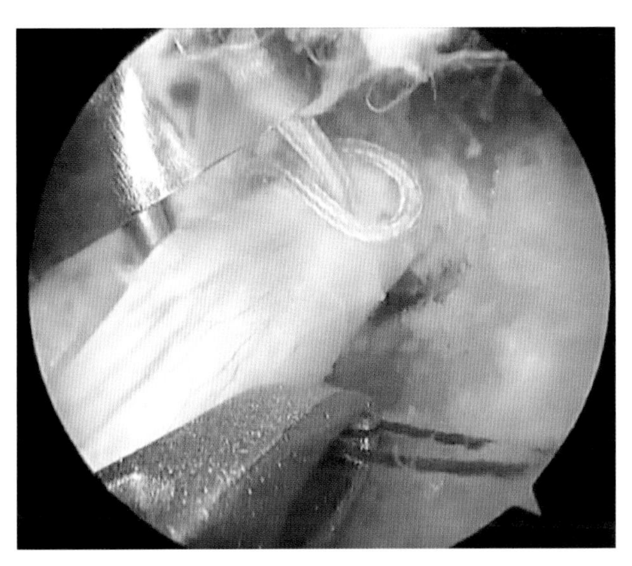

图17–15 “套索环”缝线用于固定LHBT。裂隙钩用来刺穿肌腱中部实质和取回游离的2号缝线，发挥“套索环”作用

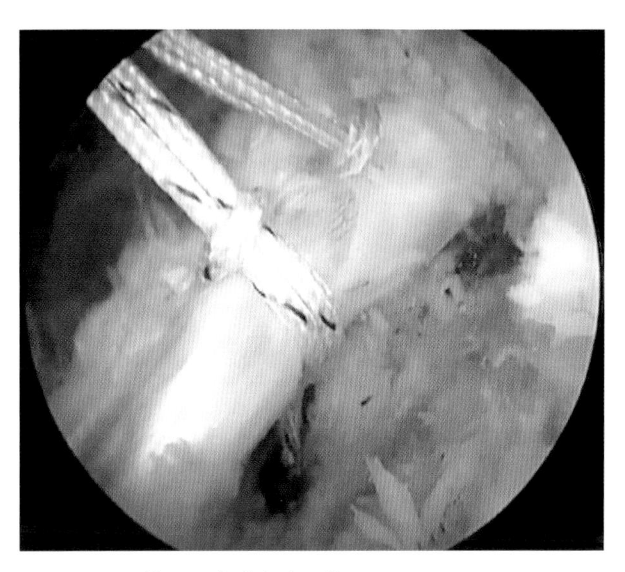

图17–16 放置两个“套索环”

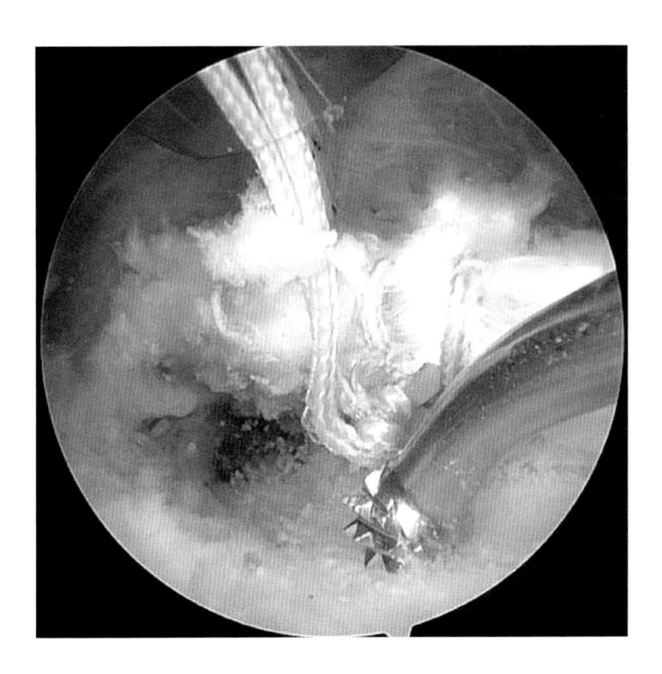

图17–17 锉刀用来准备肱二头肌腱–骨愈合的骨床，指向远端锚定的位置

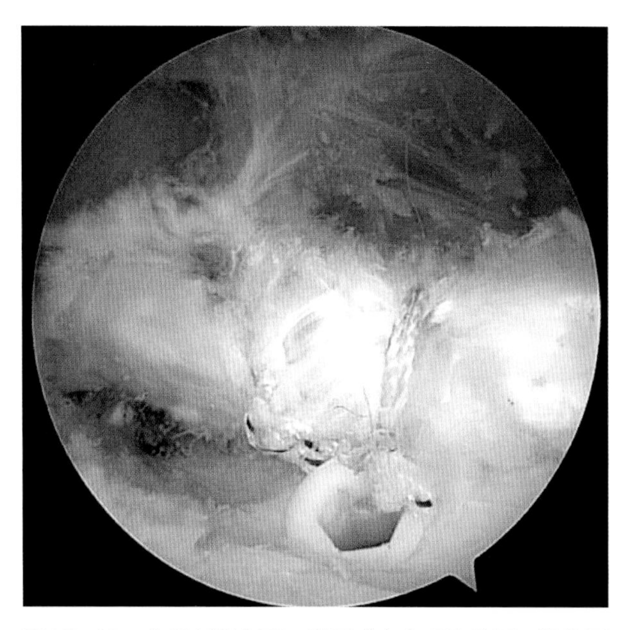

图17-18 在解剖张力下，利用“套索环”将开口锚放置于合适位置

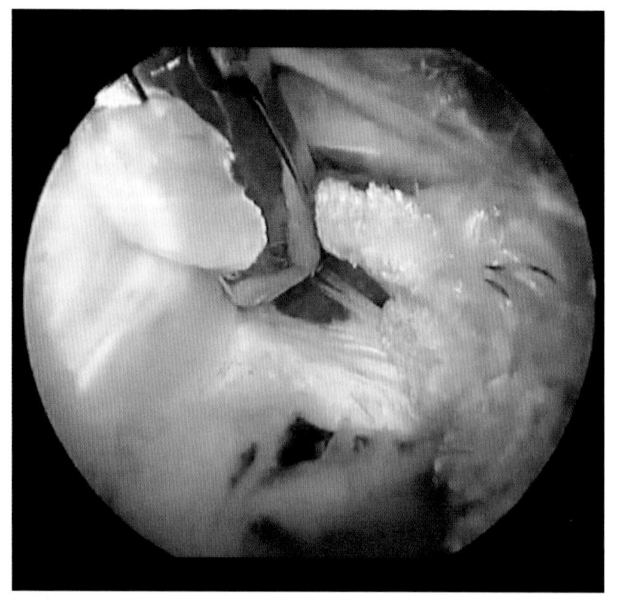

图17-19 关节镜下咬刀用于切断近端缝合和锚点上方的固定肌腱

- 解剖研究表明，从盂唇上附着到凹槽顶（关节内）的肌腱平均可测量长度为25mm。额外31mm的肌腱位于凹槽的顶部和肩胛下肌的下缘之间[4]。
  - 接下来定位肌腱固定位置并缝合肌腱，最后完成肌腱固定术步骤。如前所述。
  - 前套管的抓钳用于提供张力平衡和为缝合提供通道。
- 在特殊情况下，使用叉形生物肌腱固定螺钉进行替代固定。
  - 这种方法节省了必要的调整和缝合肌腱时间。
  - 它是理想的小肌腱，可以完全“跨”锚叉（图17–20）。
  - 在设置张力和推进锚时，应考虑锚的长度；肌腱与螺钉进入骨头的长度必须被考虑在内，以避免过度紧张。
  - 在前进过程中，螺钉可以嵌入肌腱，如果没有缝合固定，可能会发生早期肌腱切割断裂。

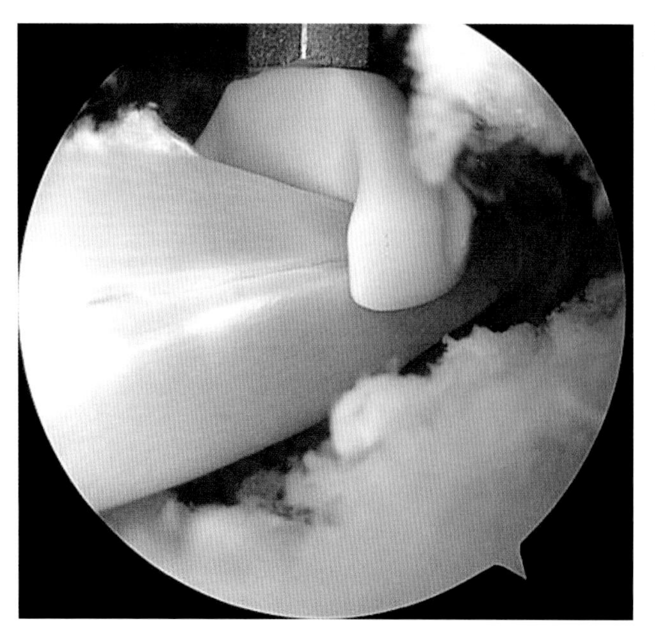

图17-20 叉形生物肌腱固定螺钉跨于LHBT上，为干预螺钉进入骨隧道做准备

参考文献

[1] Hart ND, Golish SR, Dragoo JL. Effects of arm position on maximizing intra-articular visualization of the biceps tendon: a cadaveric study. *Arthroscopy*, 2012,28(4):481-485.
[2] Saithna A, Longo A, Leiter J, et al. Shoulder arthroscopy does not adequately visualize pathology of the long head of biceps tendon. *Orthop J Sports Med*, 2016,4(1):1-6.
[3] Lafosse L, Van Raebroeckx A, Brzoska R. A new technique to improve tissue grip: "the lasso-loop stitch". *Arthroscopy*, 2006,22(11):1246.
[4] Denard P, Dai X, Hanypsiak B, et al. Anatomy of the biceps tendon: implications for restoring physiological lengthtension relation during biceps tenodesis with interference screw fixation. *Arthroscopy*,2012,28(10):1352-1358.

推荐阅读

1. Arce G. Arthroscopic suprapectoral biceps tenodesis. In: Ryu R, Angelo R, Abrams J, eds. *The shoulder: AANA Advanced.*
2. *Arthroscopic Surgical Techniques*. 1st ed. Thorofare, NJ: SLACK Incorporated and AANA; 2016.
3. Snyder S. Biceps tendon. In: Snyder S, ed. *Shoulder Arthroscopy*. 3rd ed. Philadelphia, PA: Lippincott Williams & Wilkins; 2014.

第18章

胸大肌后侧肱二头肌腱切开固定术

（MOLLY A. DAY, BRIAN R. WOLF）

介绍/适应证

- 肱二头肌长头腱（LHBT）病变可与多种肩部疾病相关，包括肩袖疾病、上盂唇撕裂、肩峰下撞击或盂肱关节炎。
- 肱二头肌肌腱固定术涉及LHBT从上盂唇分离和重新固定在肱骨近端。
- 肱二头肌肌腱固定术适用于部分厚度撕裂、肌腱半脱位、上盂唇从前到后撕裂（SLAP）以及肱二头肌腱鞘炎非手术治疗无效。
- 肌腱固定术的优势是保护肱二头肌肌腱长度–张力关系，从而维持肘关节屈曲和旋后能力；避免肌肉萎缩和抽搐，以及预防肱二头肌肌腱切开术相关的外观畸形。

相关解剖

- LHBT起源于肩胛盂窝的上侧面以及盂上结节的盂唇。
- 尽管有些解剖变异，但它常常附着于上盂唇后方以及直接附着于盂上结节。
- 肌腱在盂肱关节内被滑膜鞘所包绕，并通过肱骨近端肱二头肌沟与肱二头肌外侧头相连。因此，LHBT是关节内（滑膜外）结构，在肱骨头部以上平均35mm处进入肱二头肌肌间沟，成为关节外结构。
- 肌腱呈30°~40° 角进入肱二头肌间沟，它的稳定是由肱二头肌滑车（由喙肱韧带和肩胛上韧带的纤维组成）、肩胛下肌和冈上肌腱提供。
- LHBT从盂上结节处到肌–腱连接处平均长度是11.2~13.8cm，平均直径是6mm。
- 肌腱的血供来自远端肱动脉、肱深动脉以及近端肱旋前动脉分支；大部分LHBT关节内的部分存在血管供应不足。

发病机制

- 因为在肱二头肌肌间沟内的走行受限，LHBT容易受到损伤、刺激和发生退行性改变，而且它的近端靠近肩峰和肩袖，这使它受到关节内和关节外的限制，以及可能发生肩峰下撞击和肩部运动时肌腱的持续滑动。

- LHBT作为肩胛盂肱关节稳定装置的生物力学重要性一直存在争议。它的主要功能是在肘部，起着屈曲和旋后的作用。

病情评估和检查

- 最常见的症状是肩前部疼痛越过肱二头肌肌间沟放射到肱二头肌。
  - 夜间疼痛和手臂外旋疼痛比较普遍。
  - 肘部伸直，肩部向外旋转，可加重疼痛。
  - 疼痛可向下放射至手臂甚至手部，但这种牵涉性疼痛不应与颈椎神经根病变相混淆，后者可能需要进一步研究。
- 体格检查应包括评估肱二头肌的所有临床畸形，通过胸大肌后三角触诊肱二头肌间沟中的LHBT，以及评估肩部和肘部的活动范围和肌力。
- 最常见的体格检查表现是肱二头肌肌间沟的LHBT有明显压痛点。
- 为了定位肱二头肌肌间沟（肱二头肌肌间沟凹槽通常面向前方），手臂内旋10°，触诊肩峰以下7cm的位置。
- 用于诊断LHBT的刺激性试验单独使用时特异性较差，但联合使用时可作为参考。
  - Speed 试验。
  - Yergason 试验。
  - 肱二头肌腱稳定性试验。

影像学评估

- 肱二头肌肌腱病变的影像学检查通常较为困难且无特异性；但影像学可能会有助于排除其他相关的病变。
- 普通X线片显示肱二头肌肌间沟内有钙化或有肩峰骨刺。
- 在检测LHBT撕裂、动态半脱位和不稳定，以及腱鞘内的液体时，超声具有高的性价比且无创，但高度依赖于操笔者技术。
- MRI可见LHBT及上盂唇和（或）肩袖病变的信号增强。

无菌仪器/设备

- 30° 关节镜。
- 手持式关节镜下咬刀。
- 高频探头。
- 右直角弯钳。
- 肌腱固定纽扣。
- 2.7mm电钻。
- 2号不可吸收缝线。

肱二头肌肌腱固定技术

- 患者全身麻醉后，取沙滩椅体位并将患肢悬垂。

- 首先进行关节镜下检查。
  - 手臂屈曲30°，外展40°，肘关节屈曲90°（Hart）。
- 如果肱二头肌肌腱撕裂、严重磨损，或半脱位进入肩胛下肌，于关节镜下进行肌腱切开术。
  - LHBT通过手持咬刀或射频刀从上盂唇的附着处切断。LHBT通过肘的伸展从肩胛盂关节回缩。
- 对于肌腱切开固定术，在可触及胸大肌肌腱下缘水平的前内侧臂近端上做一3~4cm垂直切口。
  - 1/3切口应位于肌腱水平，2/3切口应延伸至肌腱下方。
- 切开皮肤和皮下组织，剥离至筋膜水平。
- 臂筋膜与胸肌肌腱上的筋膜融合。
  - 该平面以与胸肌下侧面成锐角的角度打开。
- 用Army-Navy牵引器向上牵开胸大肌肌腱的下缘，手臂内旋以触诊肱二头肌肌间沟和肱二头肌肌腱。
- 第二个牵引器用于牵拉肱二头肌肌腱短头内侧，同时应小心保护肌皮神经。
- 钝性分离直至LHBT显露在肱二头肌肌间沟内。
  - LHBT常被腱鞘膜覆盖，应从肌腱上将其剥离。
- 肱二头肌肌腱被拉入切口，并用右直角弯钳取出。
- 在肌–腱交界处用2号不可吸收缝线锁住LHBT，使两个等长的缝线末端可以固定在LHBT上。
  - 缝线自距离肌–腱交界处远端2cm至近端1cm处穿过LHBT。
  - 然后，将缝线的一端自双孔肱二头肌肌腱纽扣的一孔向下穿过，再自第二个孔向上穿过以固定。另一端自相反方向穿过皮质扣孔，切除缝线上方多余的LHBT近端。
- 用电凝刀显露肱二头肌肌间沟骨床。
  - 用小刮刀或锉刀挫磨胸肌肌腱远端下方的凹槽处直至有点状出血。
- 2.7mm钻头位于肱二头肌肌间沟内的肱骨皮质前中位，钻穿胸大肌肌腱插入下缘水平的前皮质。
  - 钻头从远端到近端略微倾斜，对准肱骨干的中心。注意不要穿透后皮质。
- 通过前皮质隧道置入的撑开装置，将缝合线附着的肌腱固定钮扣展开至肱骨隧道内。该钮扣将在隧道内翻转90° 以抓住前皮质，类似于前交叉韧带手术或远端肱二头肌肌腱修复术中常用的固定钮扣。
- 两条从肱骨皮质伸出的缝合线，再次穿过肱二头肌肌腱，这次是从后往前。
- 将缝线拉紧，将肱二头肌肌腱向下拉，使肱二头肌肌腱牢固地固定在肱骨近端前皮质。
- 将缝合线的两端绑在一起完成肌腱固定术。
  - 在肌腱固定术完成后，LHBT的肌–腱交界处应基本位于胸肌肌腱下缘；然后复位软组织。
- 冲洗伤口并分层缝合。

术后护理和康复

- 固定手臂4~6周。
- 2周后开始物理治疗，重点是关节活动度，包括钟摆练习、被动前屈和外旋。
- 一般情况下，在6~12周内避免肱二头肌屈曲或旋位阻力，以使固定的肌腱愈合。
- 在12周时，在可耐受情况下开始逐渐恢复为完全活动。

第19章

肩锁关节损伤的重建

(BRADLEY P. JAQUITH, ANTHONY A. MASCIOLI, THOMAS THROCKMORTON)

适应证

- Rockwood分型（图19–1）。
  - Ⅰ型和Ⅱ型——保守治疗。
  - Ⅳ、Ⅴ、Ⅵ型——手术治疗。
  - Ⅲ型——治疗方法有争议[1–3]。
- 术式选择[4]。
  - 关节内固定。
  - 关节外喙锁韧带（CCL）修复。
  - 韧带重建。
  - 关节镜下重建。

术前评估

- 肩部常规体格检查。
- 肩部标准影像学检查。
  - 前后位。
  - 真前后位（Grashey）。
  - 腋窝外侧位——诊断Ⅳ型肩锁关节（AC）分离的必要条件（图19–2）。
  - 双侧Zanca位（光束与头部呈10°~15°角）可能有用。
  - 除非怀疑有其他肩部病变，否则通常不首选MRI。

无菌仪器/设备

- 无菌洞巾，包括防水短袜和10cm弹性绷带以包裹前臂和手。
- 大型三股编织缝线，如纤维带或缝合线（Arthrex Inc., Naples, FL）。
- 镍钛合金丝。
- 导丝和铰刀。
- PEEK螺钉。

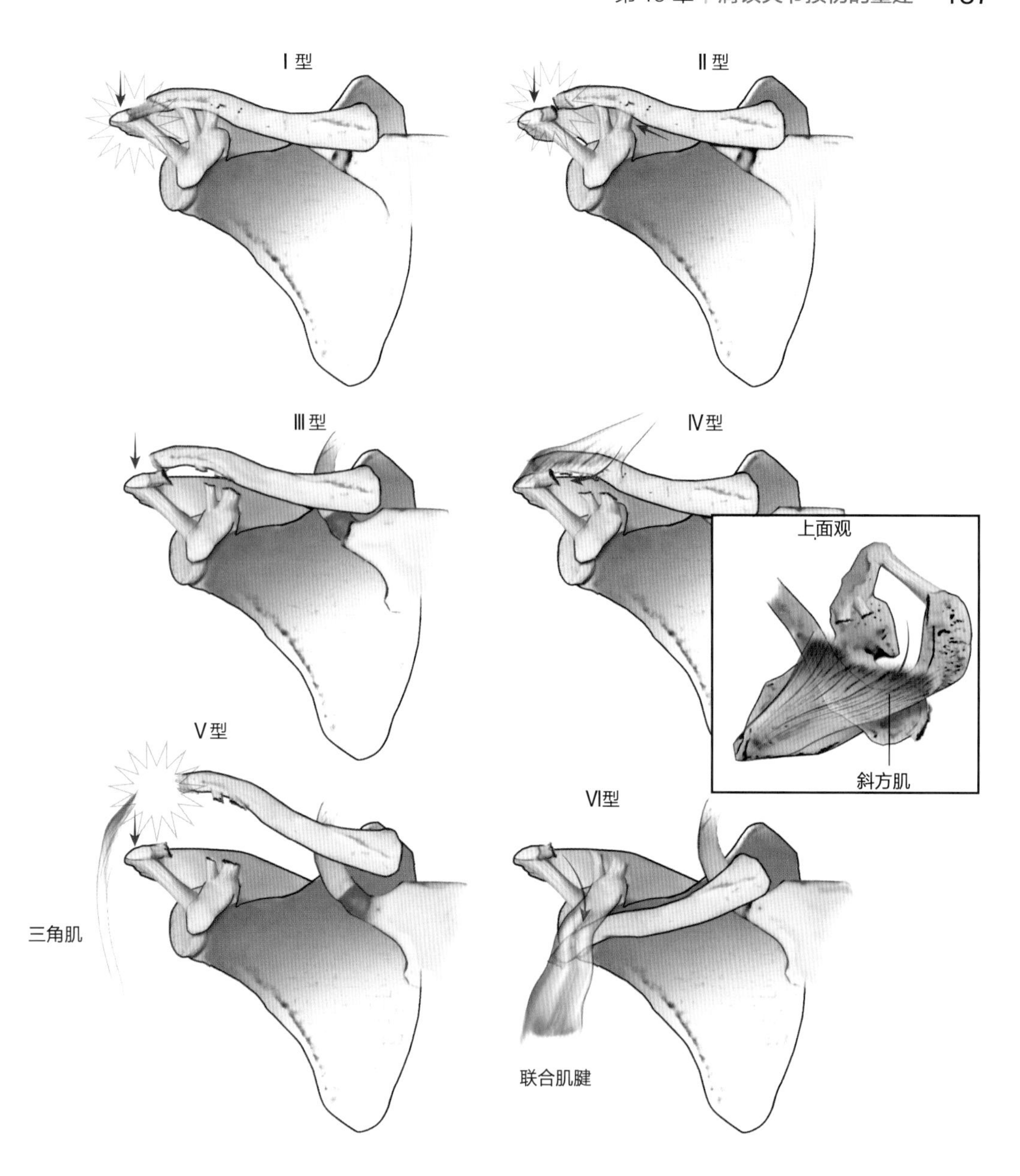

图19-1 肩锁关节脱位Rockwood分型

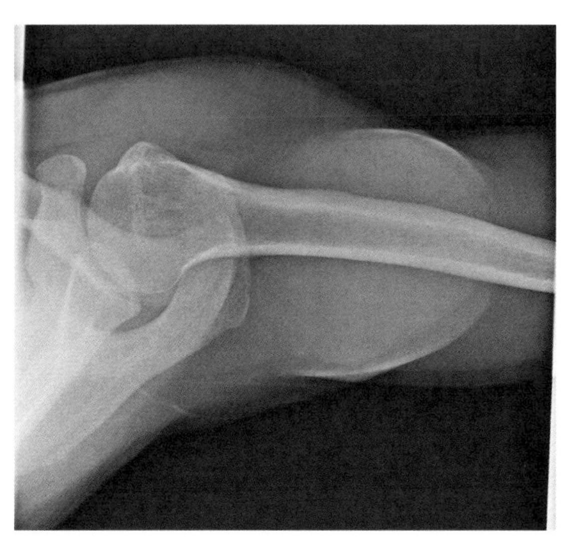

图19-2 Ⅳ型肩锁关节脱位显示涉及肩峰的锁骨后移位

患者体位

- 沙滩椅位（图19–3）。
- 为便于复位，铺巾应覆盖整个同侧肢体以便允许自由移动。
- 加垫Mayo 支架可以用来放松前臂。

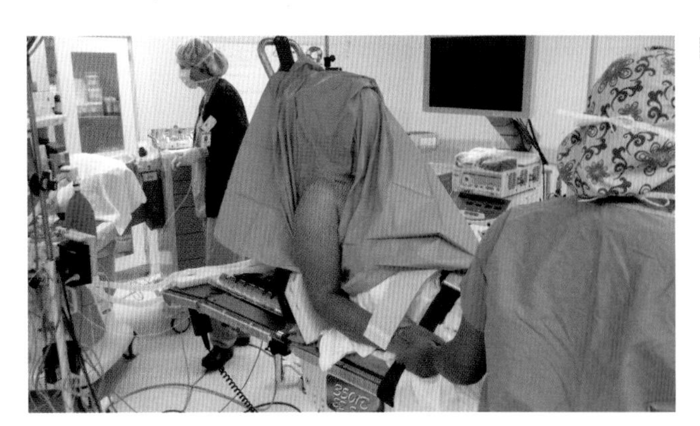

图19–3 沙滩椅位

手术入路

- 切口从锁骨外侧端到喙突（图19–4）。
- 向下锐性剥离至三角–斜方肌筋膜，将内侧和外侧皮瓣掀起（图19–5）。
- 切开三角–斜方肌筋膜进入锁骨远端5cm处（图19–6）。
  - 三角–斜方肌筋膜修复缝合时用2号编织缝线。

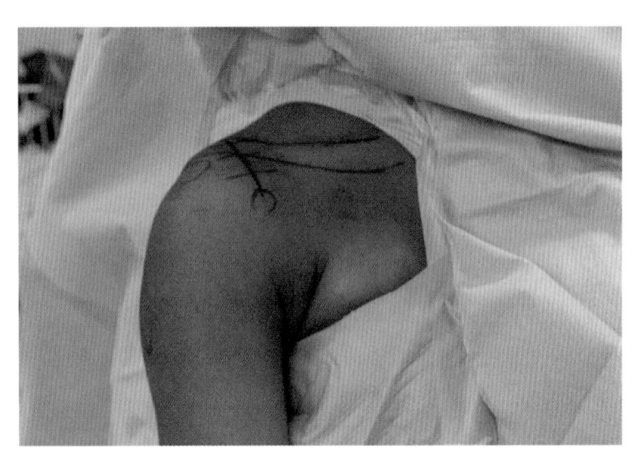

图19–4 切口从锁骨外侧端到喙突

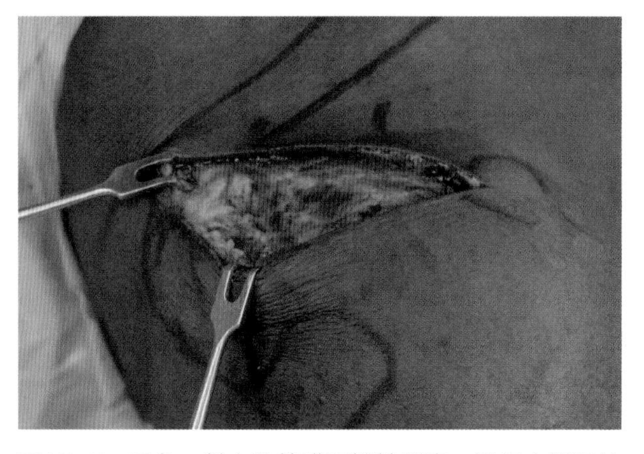

图19–5 三角 - 斜方肌筋膜下锐性剥离，掀起内侧和外侧皮瓣

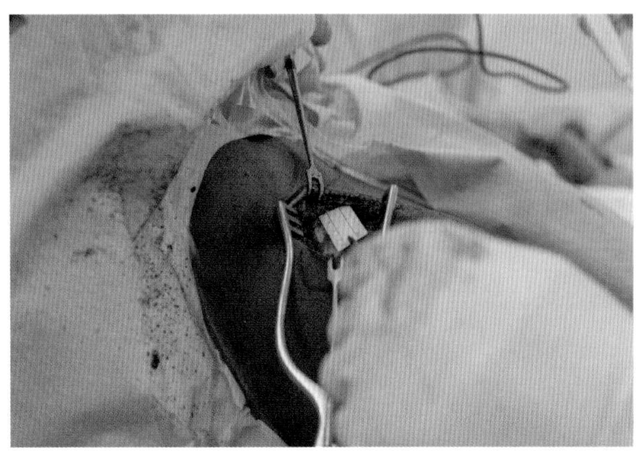

图19–6 切开三角 - 斜方肌筋膜进入锁骨远端

- 掀起骨膜下皮瓣，显露锁骨上、下表面（图19–7）。

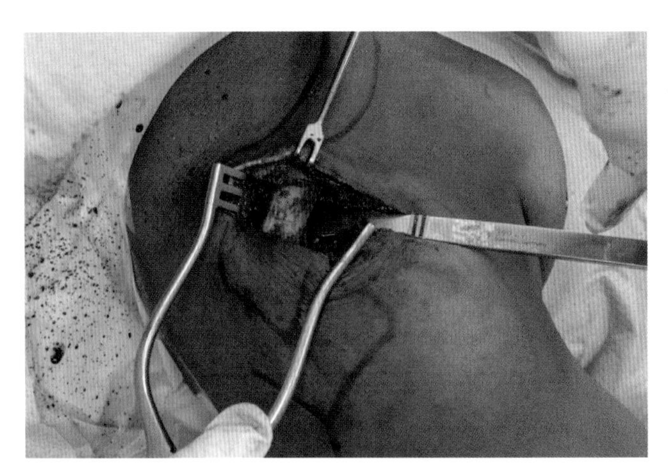

图19–7 掀起骨膜下皮瓣，显露锁骨上、下表面

- 锁骨远端切除后可以更好地观察和清除瘢痕组织，使复位更容易，特别是在慢性病例中。由于此类损伤与肩锁关节（AC）关节炎的发生高度相关，锁骨远端切除已被证明可以降低失败率，因此被推荐使用。
- 深入解剖三角肌以识别喙突。从喙突掀起内侧和外侧骨膜下皮瓣（图19–8）。

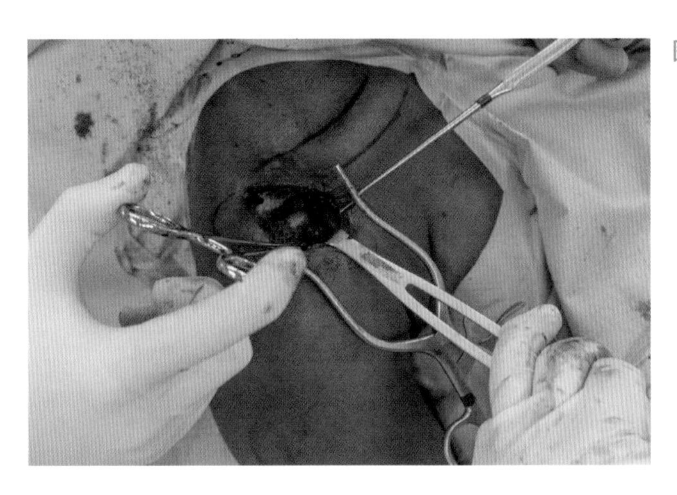

图19–8 从喙突掀起内侧和外侧皮瓣

移植通道和复位

- 使用镍钛合金丝的缝合器穿过喙突下侧，并留在原位供移植物通过。
- 可见圆锥形和菱形突起（韧带）。在每个突起中放置一根导丝，并将导丝扩至移植物适当大小（图19–9）。
- 在另一个手术台上调整移植物大小，两端各自锁边缝合（图19–10）。
  - 可选择多种移植方式，包括半腱肌、股薄肌、腓骨长肌和趾伸肌肌腱，也可选择同种或自体移植[4]。
  - 对移植物进行优化，类似于前交叉韧带（ACL）重建过程中的预紧。
- 三股粗编织缝合线（Fibertape, Arthrex Inc., Naples, FL）用于移植物制备。
- 使用镍钛合金丝的缝合器将移植物穿过喙突（图19–11）。
- 移植物的分支两端交叉并穿过锁骨上的两个钻孔（图19–12）。

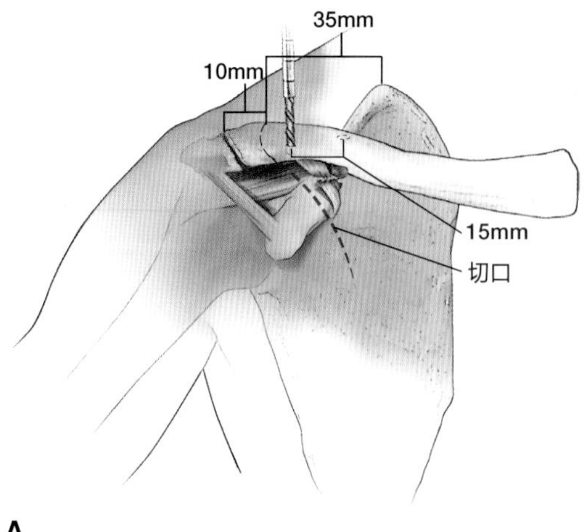

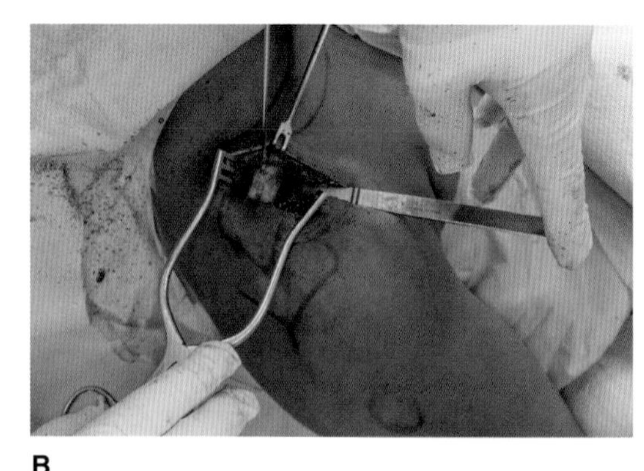

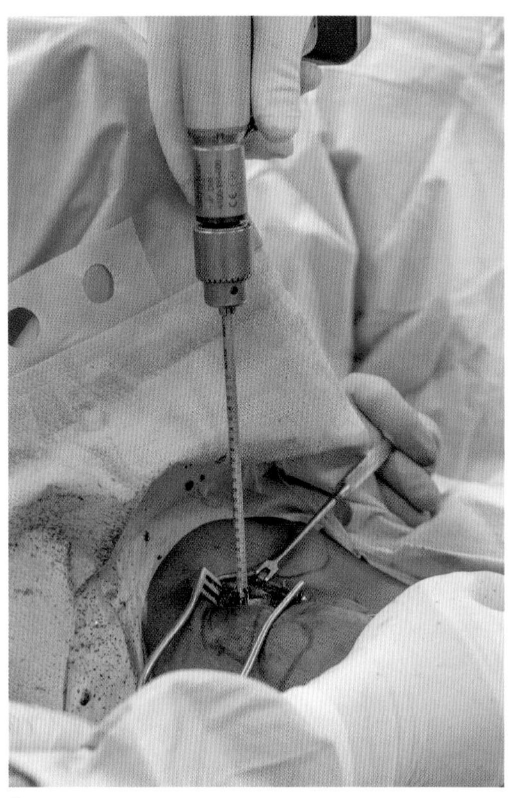

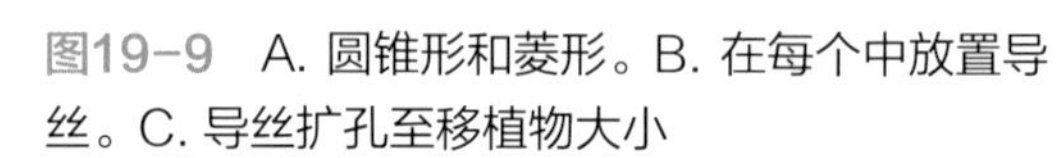
图19-9 A. 圆锥形和菱形。B. 在每个中放置导丝。C. 导丝扩孔至移植物大小

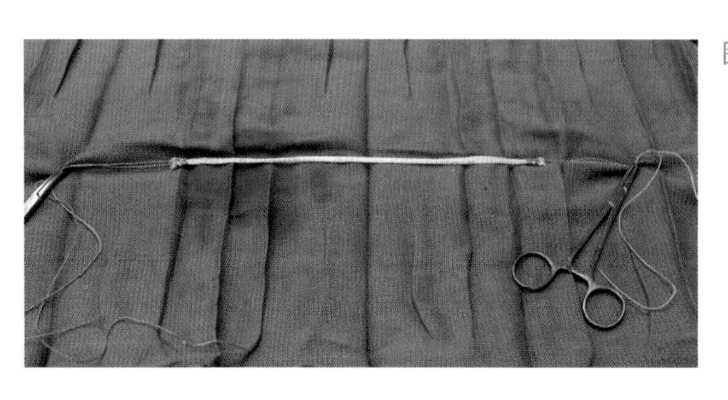

图19-10 准备移植物，两端锁边缝合

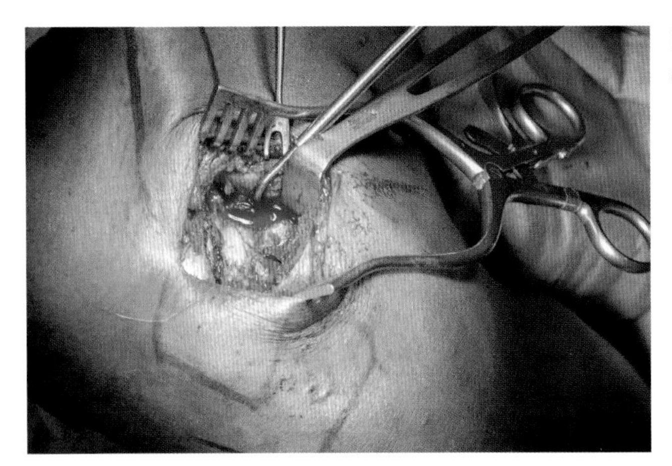

图19-11 在喙骨周围使用缝合器进行移植

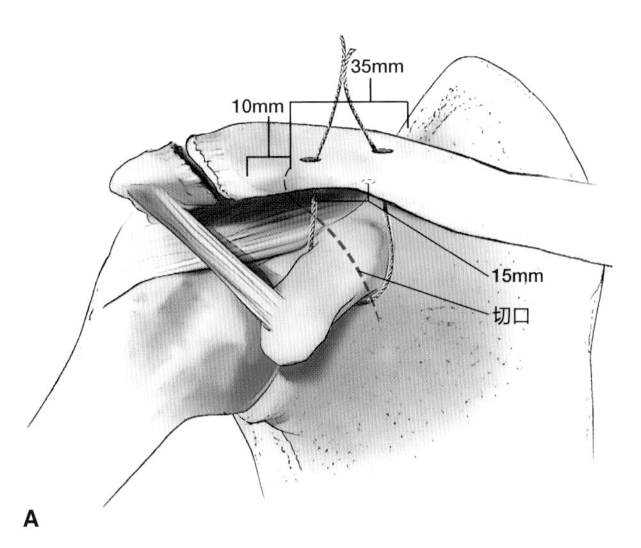

A

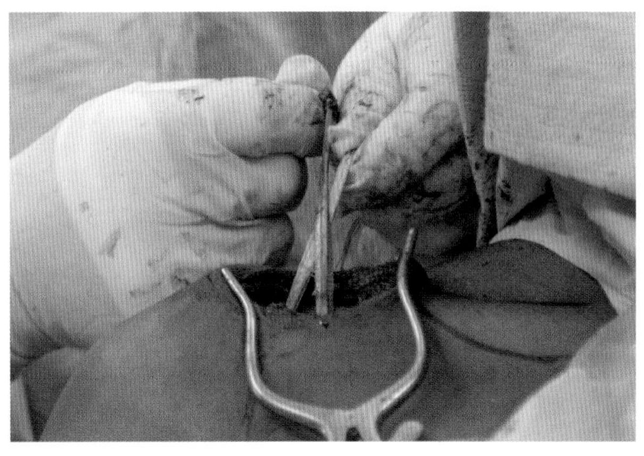

B

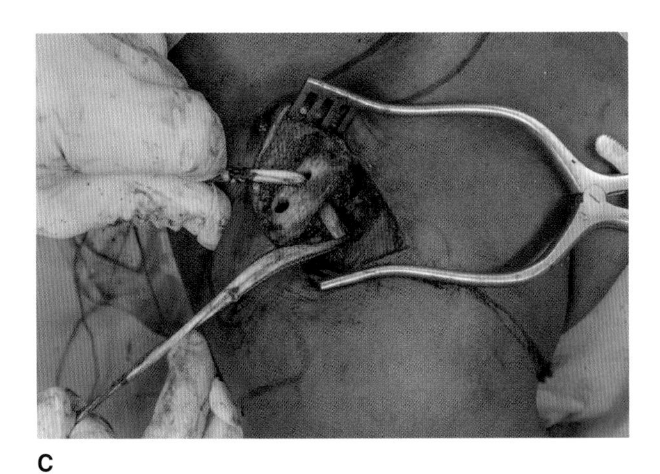

C

图19-12 A~C. 移植物的分支交叉并穿过锁骨上的两个钻孔

- 其中一根缝线穿过每个钻孔，另外两根穿过锁骨后方。
- 手臂支撑在加垫的Mayo支架上，通过手动压力缩小肩锁关节。
- 缝合线用来提供临时固定。
  - 在移植物外使用非生物固定可使移植物在张力下充分伸展，并提供强有力的后备固定[5]。
  - 将连接支拉紧并固定，同时在每个钻孔中放置大小合适的PEEK螺丝（图19–13）。

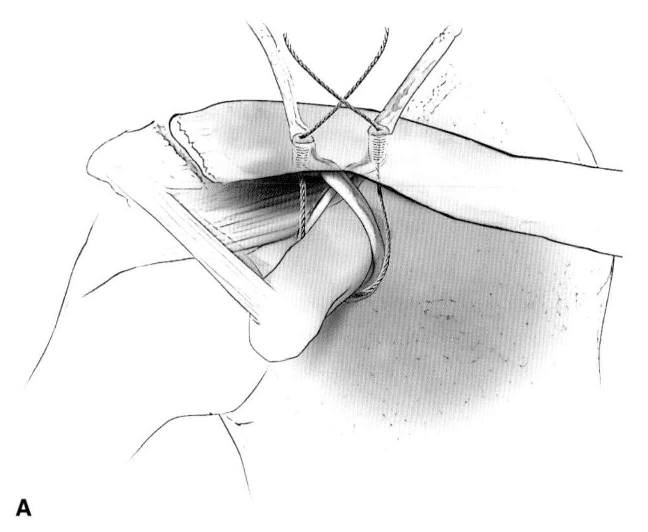

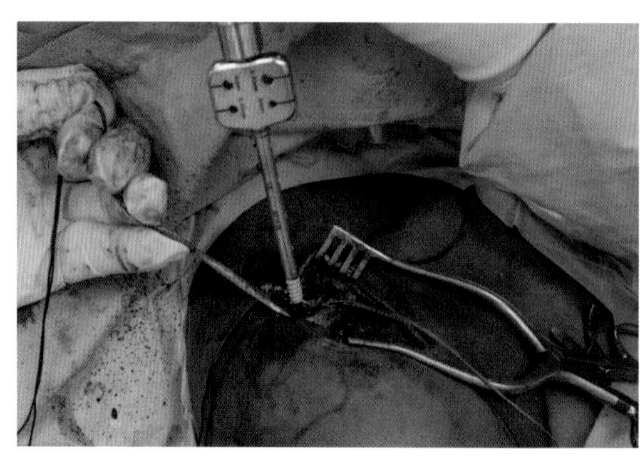

图19-13 A~B. 将连接支拉紧并固定，同时在每个钻孔中放置大小合适的PEEK螺丝

- 切除多余移植物的内侧分支，外侧分支可切除或用于肩锁（AC）关节上的关节囊重建。
  - 为了重建上关节囊，将外侧分支移至肩锁（AC）关节上并缝合到位（图19–14）。

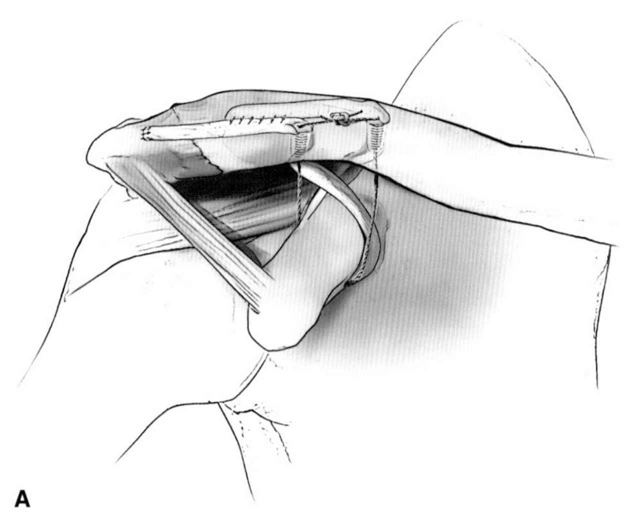

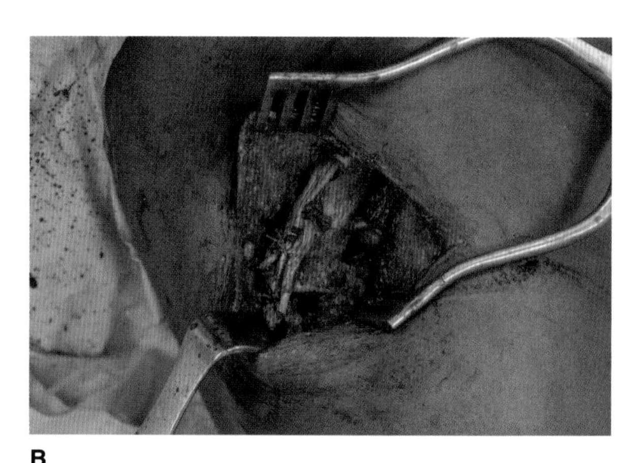

图19-14 A~B. 移植物的外侧分支移至AC关节上并缝合到位

术后康复

- 术后6周严格悬吊固定。
  - AC关节重建的一个重要概念就是重力是拉断重建韧带的恒定力量。
  - 悬吊带应牢固地支撑肘部，甚至轻微抬高肩部，以减少重建时的重力应力。
- 患者接受Codman运动训练，每天2次，以减少肩膀僵硬的发生，但鼓励按照指示全天佩戴悬吊带。
- 6周开始主动辅助和被动关节活动度范围的锻炼，12周开始加强主动关节活动度的运动，甚至返回到以前从事的体育活动中。

参考文献

[1] Li X, Ma R, Bedi A, et al. Management of acromioclavicular joint injuries. *J Bone Joint Surg Am*, 2014,96(1):73-84.

[2] Schlegel TF, Burks RT, Marcus RL, et al. A prospective evaluation of untreated acute grade III acromioclavicular separations. *Am J Sports Med*, 2001,29(6):699-703.

[3] Simovitch R, Sanders B, Ozbaydar M, et al. Acromioclavicular joint injuries: diagnosis and management. *J Am Acad Orthop Surg*, 2009,17(4):207-219.

[4] Grutter PW, Petersen SA. Anatomical acromioclavicular ligament reconstruction: a biomechanical comparison of reconstructive techniques of the acromioclavicular joint. *Am J Sports Med*, 2005,33(11):1723-1728.

[5] Biggers MD, Mascioli AA, Mauck BM, et al. Analysis of mechanical failures after anatomic acromioclavicular joint reconstruction. *Curr Orthop Pract*, 2015,26(5):526-529.

第20章

肘关节镜基本原则

(MICHAEL D. CHIU　JASON L. KOH)

肘关节镜适应证

- 肘关节疼痛评估。
- 松解关节囊挛缩和僵硬[1]。
- 去除游离体[2]。
- 治疗早期退行性变[2]。
  - 清理鹰嘴窝、冠突窝骨赘。
    - 伸肘过度外翻。
- 桡骨头骨软骨损伤的治疗。
- 肱骨小头剥脱性软骨炎的治疗。
- 肱骨外上髁炎的清创与松解或修复。
- 桡骨头骨折。
- 部分滑膜切除术。

禁忌证

- 解剖异常——先天性或是既往手术史[3]。
  - 尺神经移位。
- 骨性强直或广泛性纤维强直[1]。
  - 关节囊扩张困难导致置镜困难。
- 局部活动性软组织感染[3]。

肘关节镜优势

- 微创[4]——减少术后疼痛，更快恢复运动。
- 更直观地显示关节软骨。

肘关节镜缺点

- 神经血管损伤[3,5]，更高的技术要求。

麻醉、体位、准备

- 麻醉。
  - 全身麻醉：风险最小，肌肉完全放松，可以在术后检查神经功能[6]。
  - 区域麻醉：存在更多风险，加重患者因术中体位原因而出现的不适感；但可减少术后恶心。
- 患者体位：仰卧位、俯卧位或是侧卧位。
  - 仰卧位。
    - 有足够的空间进入前间室与后间室。
    - 更容易进行气道管理，便于术中转为开放手术。
  - 俯卧位或侧卧位（图20–1）。
    - 俯卧位：更易进入后间室；方便肘关节手术操作，前方血管神经处于松弛状态。
    - 侧卧位：便于麻醉师评估患者气道情况。
- 准备。
  - 肩外展，肘部屈曲（图20–1）。
  - 上臂束气囊止血带，并用垫枕抬高。
    - 可以使肘部前方软组织处于松弛状态。
    - 使肘关节更为屈曲以获得清晰视野。
  - 在皮肤标记出骨性标识。
    - 在扩张关节前完成。
    - 对尺神经半脱位进行评估
  - 使用无菌肢体固定架有助于手术（图20–2）。
  - 关节镜吊臂塔、监视器和水泵通常放置在手术医师操作台的对面（图20–3）。

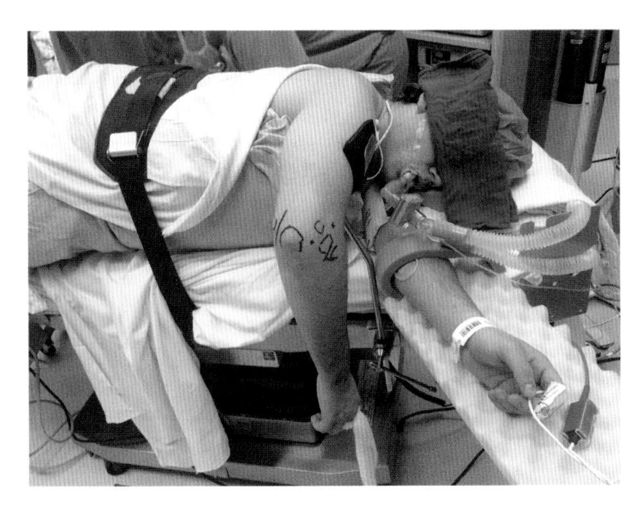

图20–1　患者侧卧位，更易于管理气道。术侧上臂外展，肘关节屈曲，在上臂近端放置托架，用记号笔标记手术标识、尺神经和手术入路

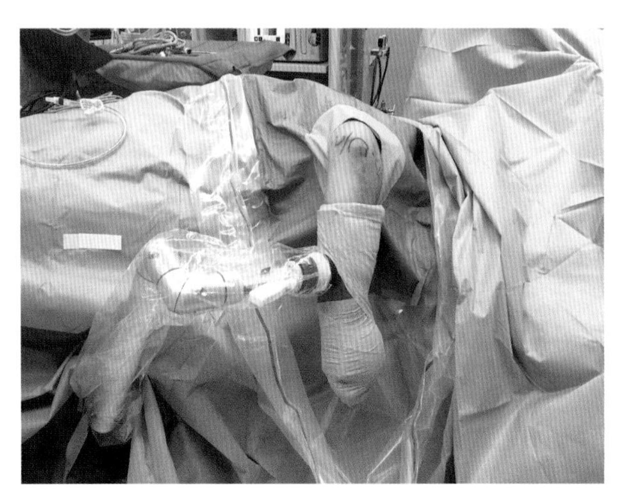

图20–2　使用无菌肢体固定架有助于将肘关节固定在多个位置，特别是在无助手时手术也可进行

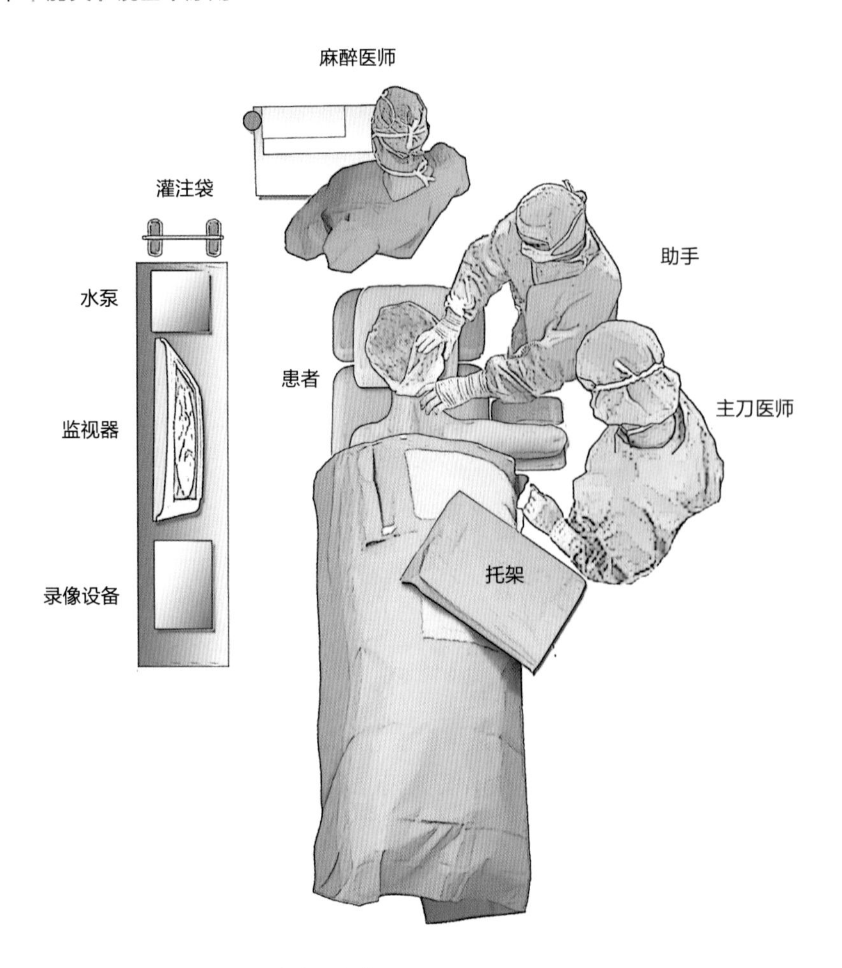

图20-3 手术室准备（俯卧位）

手术标识和常用手术入路

- 前内侧（AM）入路（图20–4）。
  - 位于肱骨内上髁远端2cm及前端2cm处[3,7]。
  - 良好地显露肘关节前间室及关节囊。
  - 有损伤前臂内侧皮神经前支（MACN）和正中神经的风险。
    - MACN位于其表面6mm内[3]。
    - 正中神经位于表面14mm内（平均6.5mm）[3,5]。
      - 在肘关节屈曲时，肱肌可以保护正中神经。
    - 在建立入路前，要检查尺神经半脱位或是移位的情况。
- 近端内侧（PM）入路或上内侧入路（图20–4）。
  - 位于肱骨内上髁近端2cm处[3,7]。
    - 穿刺锥沿肌间隔前方指向桡骨小头。
    - 紧贴肱骨前皮质。
  - 良好地显露前间室。
  - 有损伤正中神经的风险。
    - 在矢状面上，位于正中神经远端并平行于神经走行建立通道，PM入路要比AM入路更为安全[3]。
- 远端前外侧入路（DAL）（图20–5）。

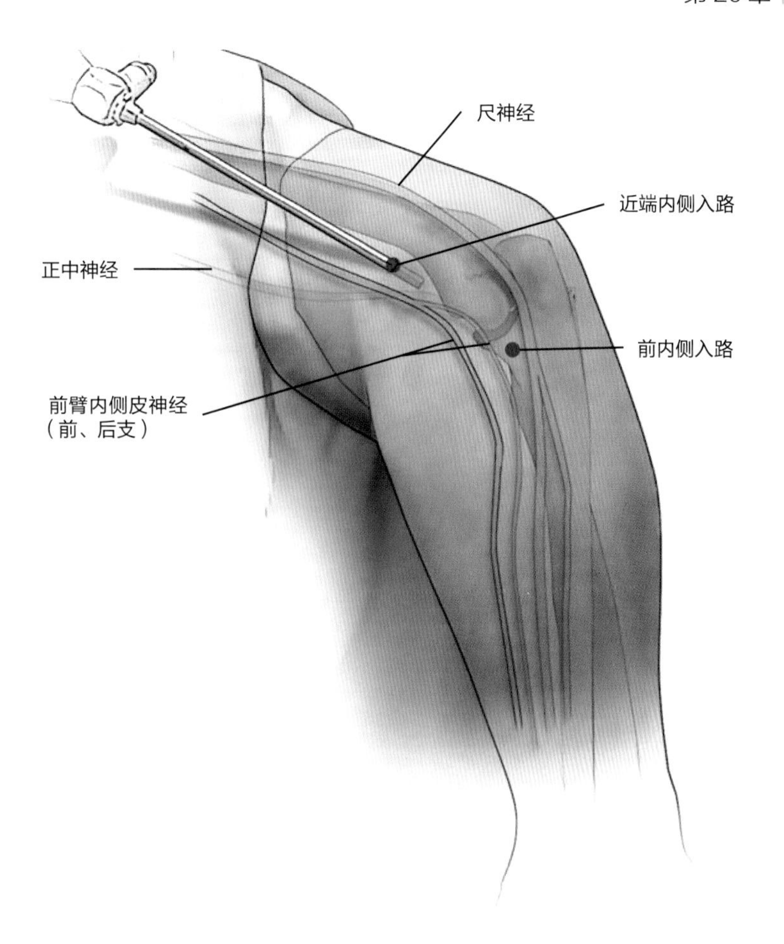

图20-4　近端内侧入路或上内侧入路（关节镜所示）和前内侧入路，重要的神经毗邻

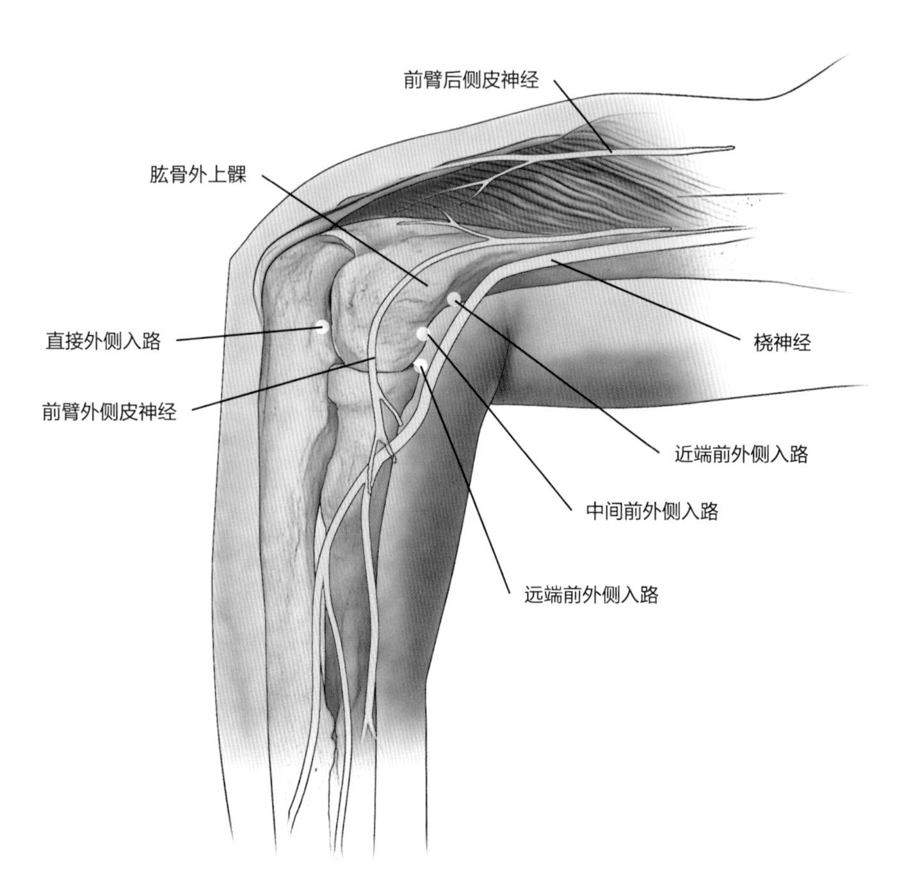

图20-5　近、中、远三个前外侧入路，直接侧方入口位于“软点”及相关结构

- 位于肱骨外上髁远端3cm、前方2cm处[3,7]。
- 穿过桡骨头与肱骨桡侧的间隙。
- 可较好观察冠状突、滑车、冠突窝、内侧关节囊及内侧皱襞。
- 有损伤前臂后侧皮神经（PACN）、骨间后神经（PIN）和桡神经的风险[3,7]。
  - PACN——距鞘管2mm。
  - PIN——距鞘管1~13mm。
    - 前臂处于旋前位将增加此距离。
  - 桡神经位于鞘管3mm的范围内。
- 中间前外侧入路（MAL）(图20–5)。
  - 位于肱骨外上髁的前方，近端1cm处[3,7]。
  - 比DAL入路更安全[8]。
- 近端前外侧入路（PAL）(图20–5)。
  - 位于肱骨外上髁近端2cm，前方1cm处[3,7]。
  - 是前外侧最安全的入路[8]。
  - 入路位于近端，可以获得更好的视野，特别是在观察肱桡关节时[3,9]。
- 后外侧入路（PL）(图20–6，图20–7)。

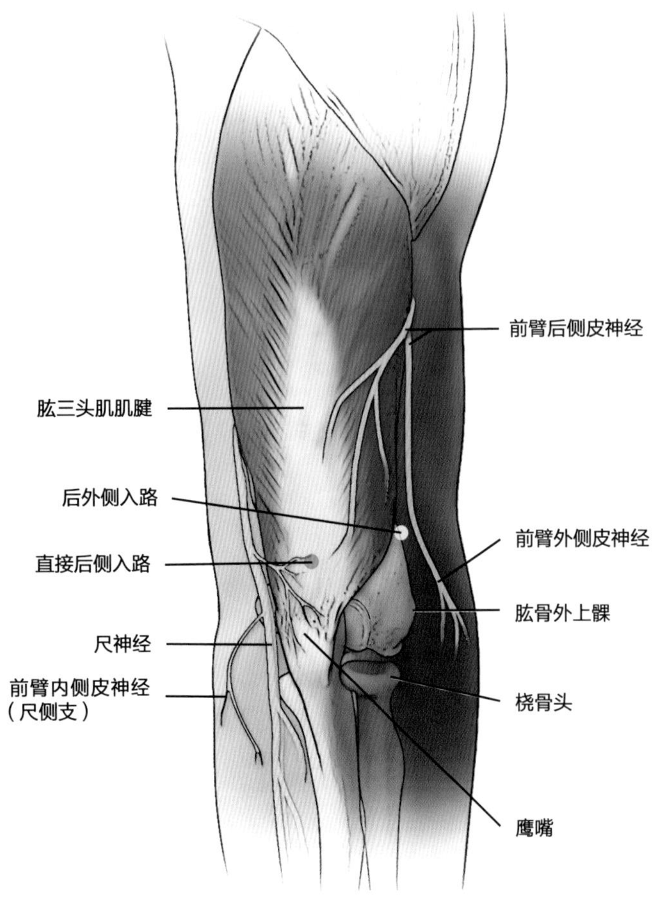

图20–6　直接后侧入路和后外侧入路及周围相关解剖

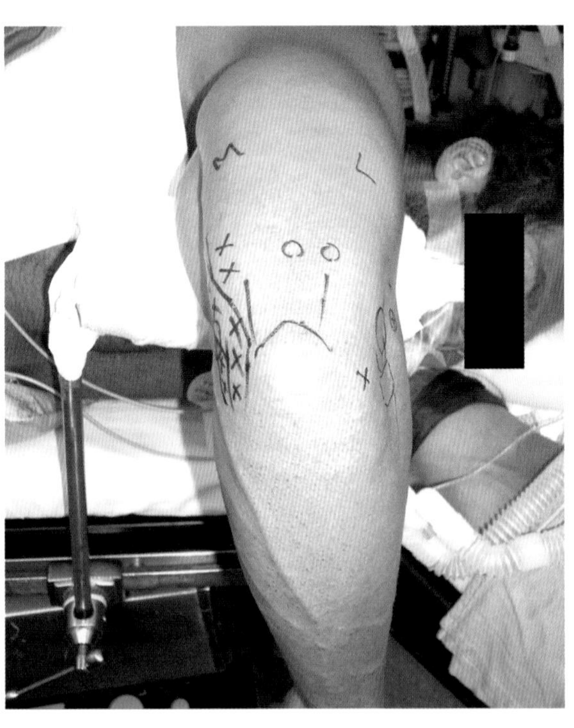

图20–7　患者侧卧位，手臂置于垫枕上，右肘关节后面观。注意尺神经有无半脱位，标注内外侧标识。直接后侧入路与后外侧入路（圆圈所示），直接外侧入路（标记X为“软点”）

- 沿肱三头肌肌腱外侧缘，距鹰嘴近端2~3cm。
  - 直接指向鹰嘴窝[3,7]。
- 可以观察滑车后方、鹰嘴尖和鹰嘴窝。
  - 肱骨小头后方难以观察。
- 有损伤PACN 和尺神经的风险[3,7]。
  - PACN距入路少于25mm。
  - 尺神经距离该入路25mm左右。
    - 如果穿刺锥始终保持在后正中线的外侧，则不会有损伤风险。
- 与其他外侧入路相比，此入路损伤血管神经的风险最小[9]。

- 直接后侧方入路（DPP）（图20–6，图20–7）。
  - 距鹰嘴近端2~3cm，经肱三头肌肌腱，穿刺锥指向鹰嘴窝[3,7]。
  - 是进行鹰嘴骨赘切除和游离体取出的工作通道。
  - 在后正中线内侧操作时有损伤尺神经的风险。
- 直接外侧（DL）入路或中外侧入路（图20–5~图20–7）。
  - 位于三角形软点的中央：肱骨外髁、桡骨头和鹰嘴[3,7]。
  - 用于扩张关节囊，并且作为工作通道可以到达肱骨小头的后方、肱桡（RC）关节和尺桡（RU）关节。
  - PACN距切口7mm[3]。

诊断性关节镜

- 经直接外侧入路扩张关节。
  - 关节内注入15~20ml无菌生理盐水。
  - 这样会增大血管神经与关节之间的距离。
- 前间室
  - 从近端开始会更加安全（PM入路的风险与AM入路比较）。
  - 在清理前外侧组织时要小心，因为已临近桡神经和PIN（图20–8）。
  - 在肘关节挛缩时，自肱骨近端剥离前关节囊可以增加工作空间。
  - 取出肱骨近端前方和肱桡关节处的游离体（图20–9）。

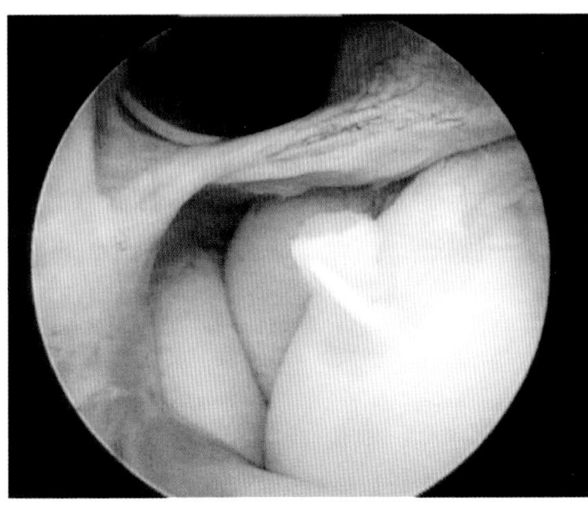

图20–8 自近端内侧入路在关节镜下评估肱桡关节粘连情况

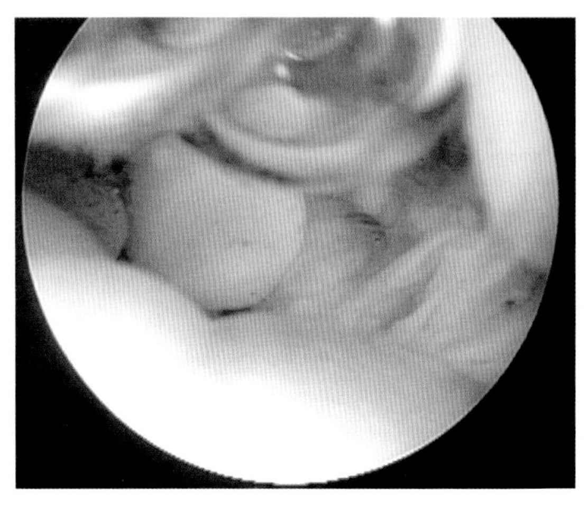

图20–9 关节镜下显示前间室游离体

- 后间室。
  - 在鹰嘴窝用钝性套管针轻柔钝性剥离可改善视野。
  - 使用2.7mm关节镜进入软点入路，指向鹰嘴窝。
    - 可以很好地探查鹰嘴和肱桡关节后方（图20–10）。
    - 在肘关节的后内侧要格外小心临近的尺神经（图20–11）。
    - 取出后外侧沟内的游离体。

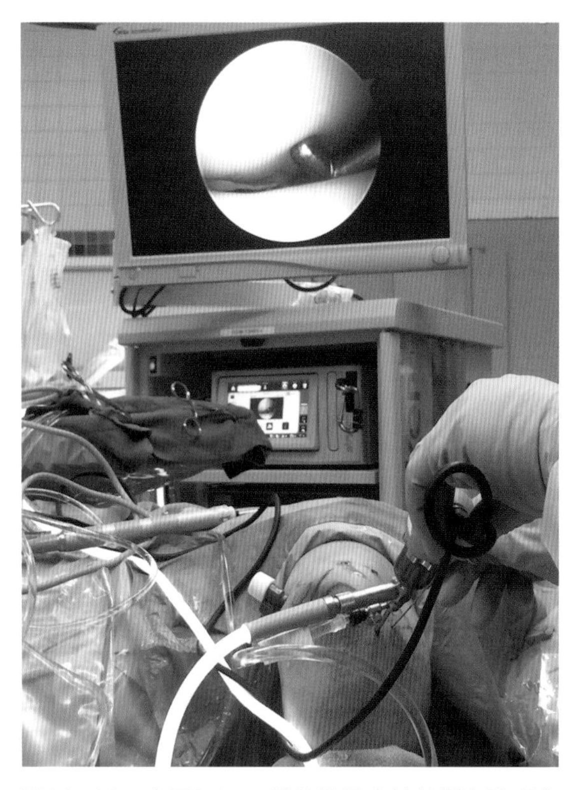

图20–10 应用2.7mm关节镜经直接外侧入路观察评估肱桡关节

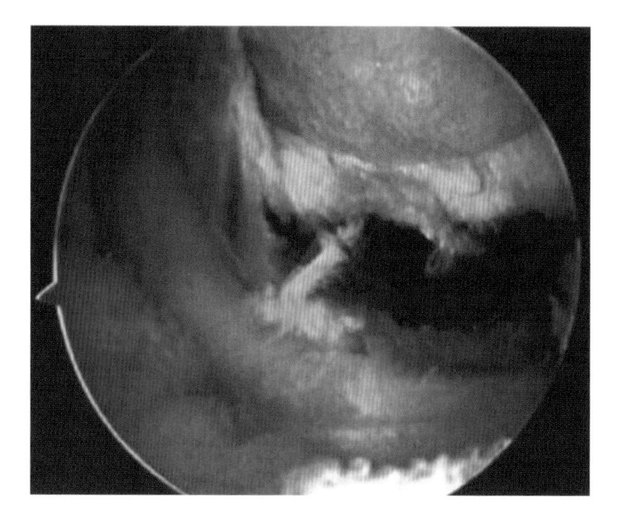

图20–11 仔细清理周围软组织后，于肘关节后内侧可见尺神经

精华与陷阱

- 在体位和设备放置方面做好周密的准备；确保手臂稳定。
- 在做好体表标识后开始驱血、扩张关节囊。
- 只切开皮肤，然后使用钝性穿刺锥分离皮下组织。
- 选择近端入口可以减少血管神经损伤。
- 在关节囊和神经附近尽量减少吸引。
- 缝合切口以避免瘘和术后感染。

致谢

感谢Arianna P. Selagea 绘制插图。

参考文献

[1] Koh J, Cook A. *Chapter 33: Surgical Techniques of the Shoulder, Elbow, and Knee in Sports Medicine*. 1st ed. Philadelphia, PA: Elsevier, 2008:327-334.

[2] Phillips BB, Strasburger S. Arthroscopic treatment of arthrofibrosis of the elbow joint. *Arthroscopy*, 1998,14:38-44.

[3] Baker CL, Jones GL. Arthroscopy of the elbow. *Am J Sports Med*, 1999,27(2):251-264.

[4] Timmerman L, Andrews JR. Arthroscopic treatment of posttraumatic elbow pain and stiffness. *Am J Sports Med*, 1994,22:230-235.

[5] Marshal PD, Faiclough JA, Johnson SR, et al. Avoiding nerve damage during elbow arthroscopy. *J Bone Joint Surg Br*, 1993,75-B:129-131.

[6] Canale ST, Phillips BB. *Chapter 49: Campbell's Operative Orthopaedics*. 10th ed. Philadelphia, PA: Elsevier, 2002:2613-2665.

[7] O'Driscoll SW. Arthroscopic treatment for osteoarthritis of the elbow. *Orthop Clin North Am*, 1995,26:691-706.

[8] Field LD, Altchek DW, Warren RF, et al. Arthroscopic anatomy of the lateral elbow: a comparison of three portals. *Arthroscopy*, 1994,10:602-607.

[9] Stothers K, Day B, Regan WR. Arthroscopy of the elbow: anatomy, portal sites, and a description of the proximal lateral portal. *Arthroscopy*, 1995,11:449-457.

第21章

肱骨小头剥脱性骨软骨炎关节镜治疗

（SHERWIN S. W. HO JOHN R. MILLER）

无菌仪器/设备

- 30° 关节镜。
  - 2.7mm关节镜用于直接外侧入路。
  - 4.0mm关节镜常规用于探查前、后间室，自关节镜鞘管灌注无菌生理盐水，更好的灌注有助于关节囊的扩张和止血。
- 自锁式肢体固定架。
- 2.9mm全半径无齿刨刀。
- 微型刮匙。
  - 在狭小的外侧空间有更多的操作空间。
- 小关节的闭孔器和鞘管。
- 小关节槽状套管。
- 5.5mm带止旋塞的一次性套管。
- 微骨折锥。
- 细克氏针。
- 无菌止血带。
- 1.6~2.0mm光滑钻头。
- 1.6~2.0mm用于固定剥脱性骨软骨炎（OCD）可吸收螺钉（1.6mm最为常用）。

体位

- 体重低于68kg的患者可采用俯卧位（图21–1）。
  - 前臂与身体和手术台保持一定距离。
- 体重超过68kg的患者可采用侧卧位（图21–2）。
- 用自锁式上肢固定架使肘和手术台有较小间距以控制手臂的活动。

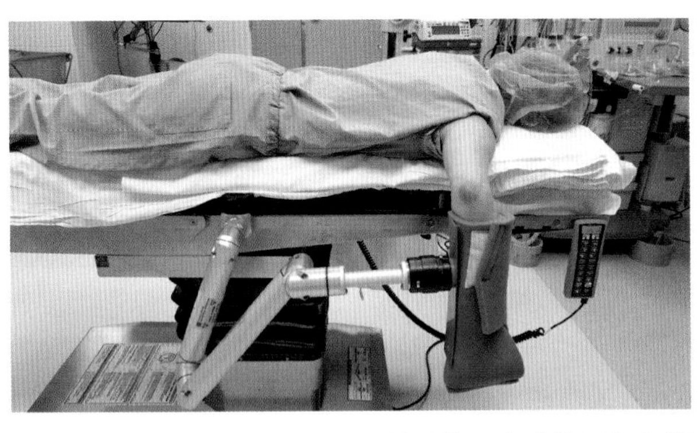

图21–1 体重较轻患者，采取俯卧位，上肢放置在自锁式上肢固定架上，以增加操作空间

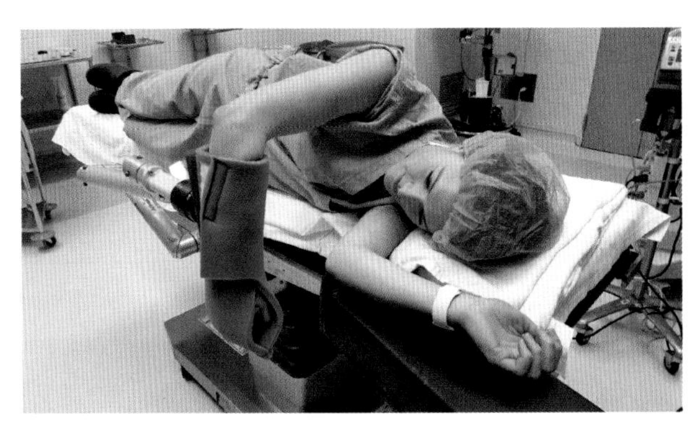

图21–2 侧卧位更适合体重较重的患者和有气道问题的患者

手术入路

- 经前内侧入路、前外侧入路、后侧入路和后外侧入路行肘关节探查。
  - 经直接外侧入路或辅助入路处理肱骨小头的OCD病变。
  - 在外侧间室使用2.7mm的关节镜，使用灌注泵可以使视野更清晰。
  - 为了获得足够的液压，可将泵压力提高到90~100mmHg，以补偿2.7mm关节镜直径过小的问题。
- 确认OCD 病变部位，并且对其上覆盖的软骨状况进行评估。
  - 尽管并不常见，但直径大于1cm的损伤，如果其有足够的底部骨床还是适于做固定的。
  - 小的、碎块多的和（或）底部骨床不足的软骨应予以去除。
  - 典型病例可见缺损区被松脱和不稳定的软骨覆盖，在关节镜下很容易辨认。
  - 然而，对于关节软骨表面完整但软骨下不稳定的病变需要仔细地探查，要识别变软、球状的关节软骨，它通常位于病变的位置。
- 对于I级或II级软骨损伤，可以用1.5mm光滑克氏针在原位钻孔。

清理术/微骨折手术

- 对于Ⅲ级或Ⅳ级软骨损伤，剥脱的软骨片不适宜固定时推荐使用此方法。
- 用刨刀和刮匙去除不稳定的软骨片（图21–3）。

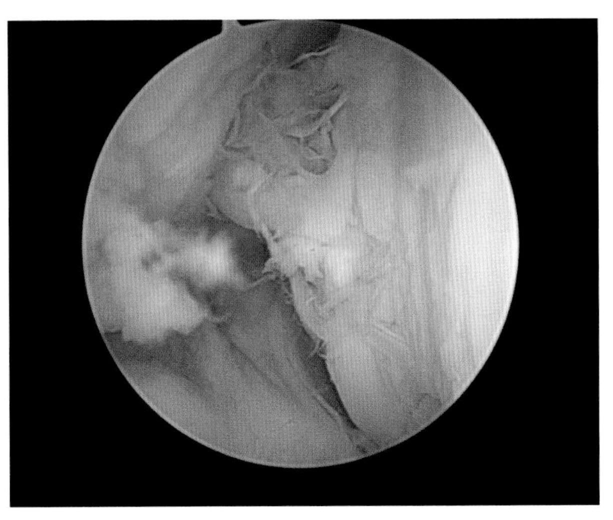

图21–3 肱骨小头OCD，被松散且不稳定的软骨覆盖。大多数病变在关节镜下容易辨认，但有些需要仔细使用探针来定位缺损

- 去除OCD病损基底覆盖的纤维组织(图21–4)。
  - 操作时要小心，以免过多地去除软骨下骨。
  - 松动或不稳定的软骨边缘可能会进展为游离体或游离的软骨片，应当予以去除。
- 清理后获得健康的骨床，可以在肱骨小头病灶处行微骨折手术，以促进纤维软骨的愈合（图21–5）。

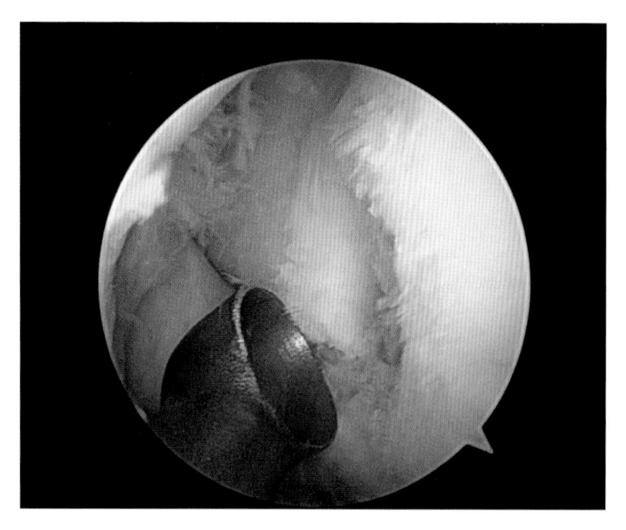

图21–4 使用刮匙和刨刀清理缺损处的纤维组织

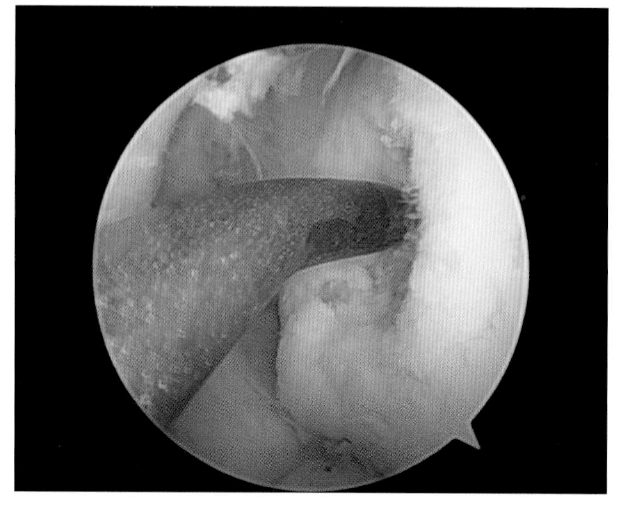

图21–5 对病损底部行微骨折手术，以促进纤维软骨愈合

  - 微骨折锥足以达到刺激骨髓的效果。
  - 慢性无血管病变区可能需要在术中使用1.5mm克氏针以获得更深的钻孔。
    - 钻孔要垂直于软骨表面，以避免穿透软骨。可能需要额外的切口或经皮穿刺，以获得正确的路径。

OCD 的固定

- 如果OCD的骨软骨碎片适于固定，术前推荐使用模板测量（图21–6）。

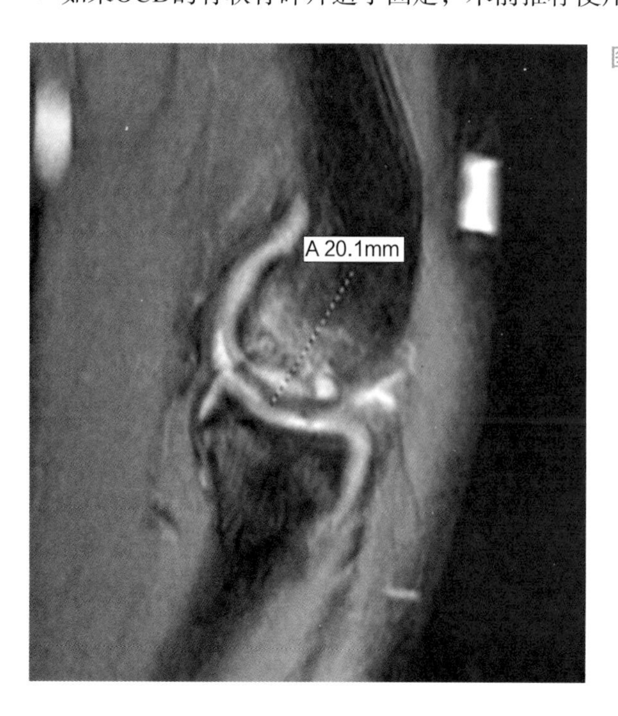

图 21–6 固定OCD骨块的模板

- 在MRI影像上预估所需使用的螺钉或固定装置的长度。
- 使用最大长度的螺钉固定，避开对侧骨皮质和骨骺。
- 预估固定钉数量（理想状况为2枚）。
- 肱骨小头缺损处采用微型刮匙和2.9mm 全半径无齿刨刀处理（图21–7）。
  - 关节软骨边缘应当光滑且稳定。
  - 在固定后在病损边缘行微骨折处理，有利于后期的愈合（图21–8）。

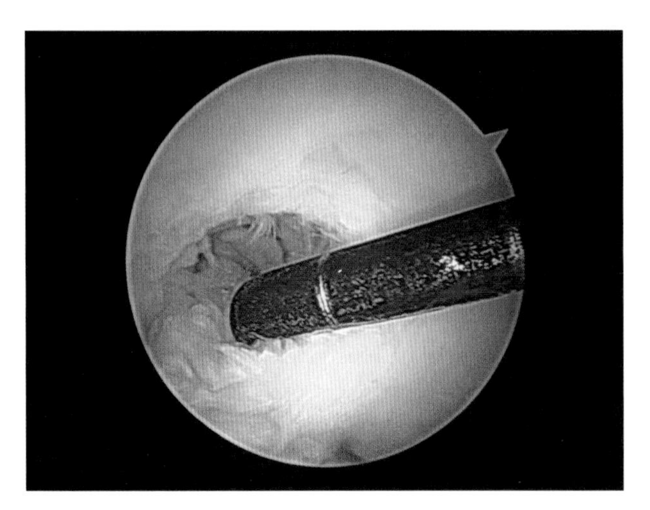

图21–7　去除纤维组织后显露OCD损伤处

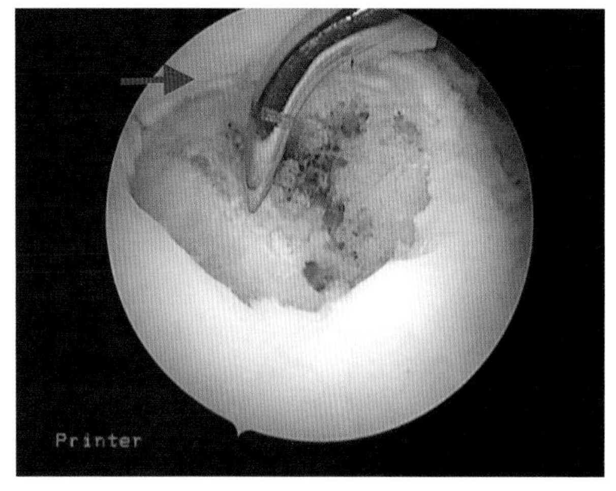

图21–8　为提高患者的愈合潜力，对骨床进行了清创和微骨折处理。注：OCD损伤部位与关节软骨仍然有铰链连接存在（箭头），更容易复位

  - 病变区需要加深加大，以完全容纳OCD碎片，避免复位困难。
  - 如有可能，尽量保留缺损骨片与周围软骨间的铰链连接，因为完全脱离的骨软骨片复位和固定的难度都将加大（图21–9）。

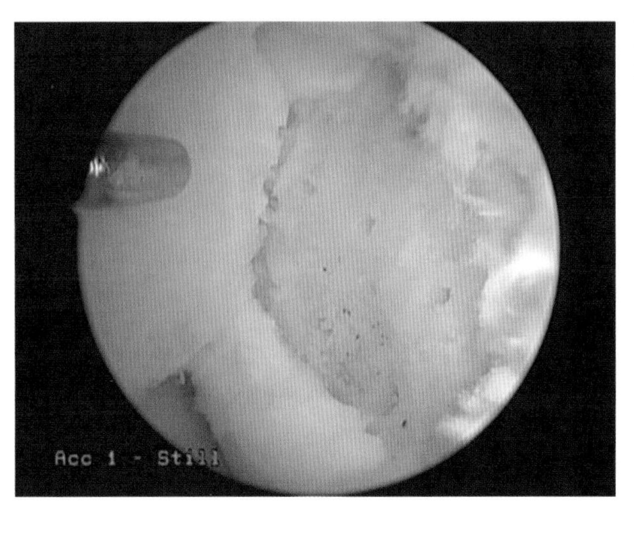

图21–9　探针下方的OCD碎块仍然附着于关节软骨之上，可以防止复位困难

- 使用25号针头确定垂直于关节表面的经皮固定钉的位置。
- 使用11号手术刀片划开皮肤，钻、套管经皮放置在OCD病变区域。
- 选择合适长度的钉子，使其倒钩固定在肱骨小头，并经过病变基底部，要避开生长板。
  - 通常情况，骺板会被穿透，已获得足够的固定强度。

- 光滑的、非螺纹的、可生物吸收的钉子通常不会导致生长停滞。
- 在螺钉固定时，推荐使用2.0mm钻头钻孔和1.6mm螺钉。骨床有严重骨质疏松者除外
  - 这样可以避免置钉困难。
- 需要一个有经验的助手，在置钉过程中操作关节镜及水流灌注。
- 1.6mm螺钉导向器放在骨软骨碎片上（图21–10）。

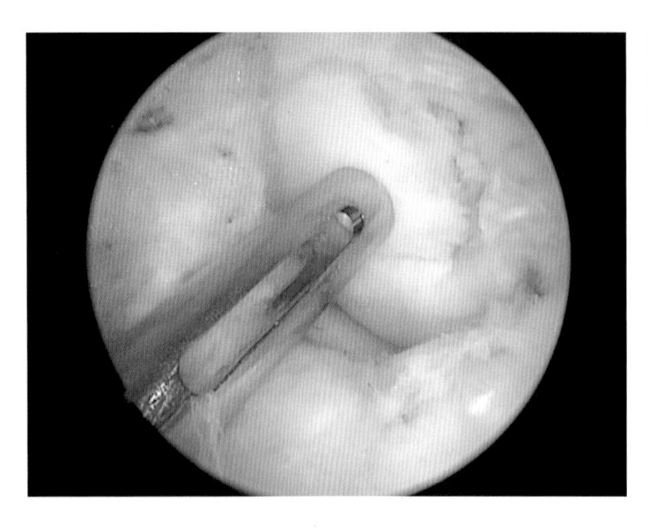

图21–10 导向器垂直放置于关节软骨表面，经皮放置导向器将获得正确的钉道

- 如果碎块为成片脱落，放置导向器时要轻柔，以减少碎裂可能。
- 避免反复暴力敲击骨软骨碎块，以防损伤软骨细胞。
- 如果骨软骨块不能完全复位，应取出导向器，对缺损区重新做加深加大处理。
- 一旦完成复位，导向器放置合适后，应关闭进水管。
  - 在置钉时，水流会将螺钉自导向器内冲出。
- 小心地将螺钉放置在导向器内，以避免螺钉从插入器中被冲洗出来（图21–11）。

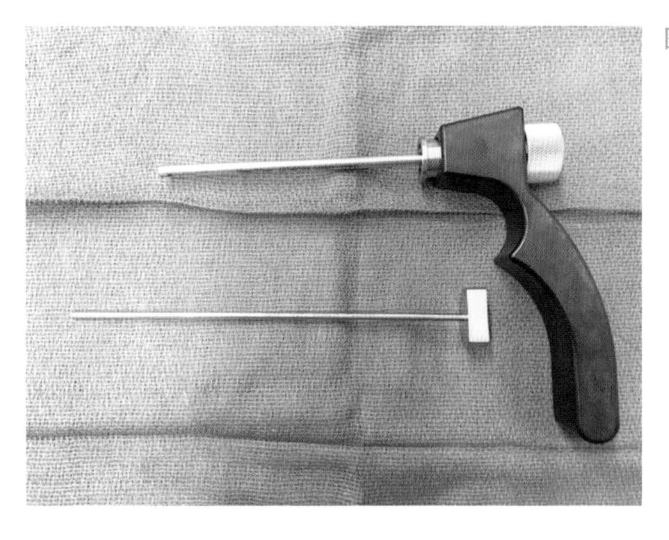

图21–11 关节镜下OCD固定系统

- 用小型撞针将固定钉推入插入器的末端，并用手指封堵（图21–12）。
- 使用撞击器代替手指，推入钉子直到它的尖端被放置在导向器的狭槽中（图21–13）。
- 打开入水管，从器械狭槽开口观察固定钉通过的情况（图21–14）。
- 固定钉刺入骨软骨块，直至钉尾与关节软骨面齐平（图21–15）。

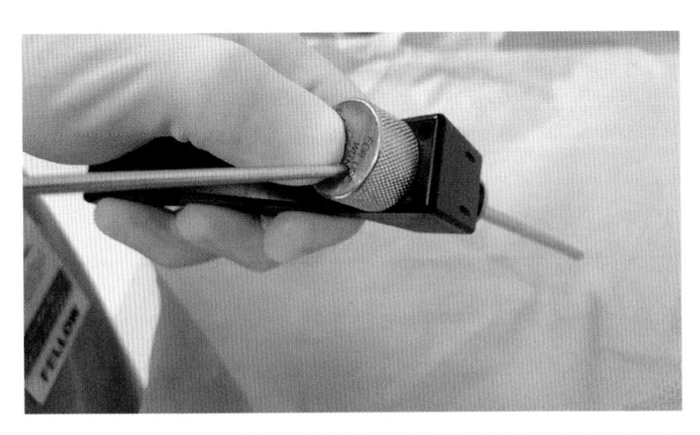

图21-12 固定钉置入器械后，术者将手指固定在开口上方，以防止固定钉顺着导向器的凹槽回退

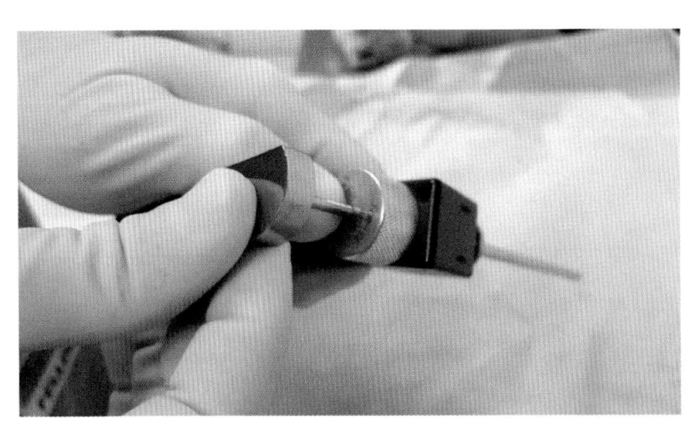

图21-13 用撞击器小心地替换术者手指，以防止固定钉从导向器上退出

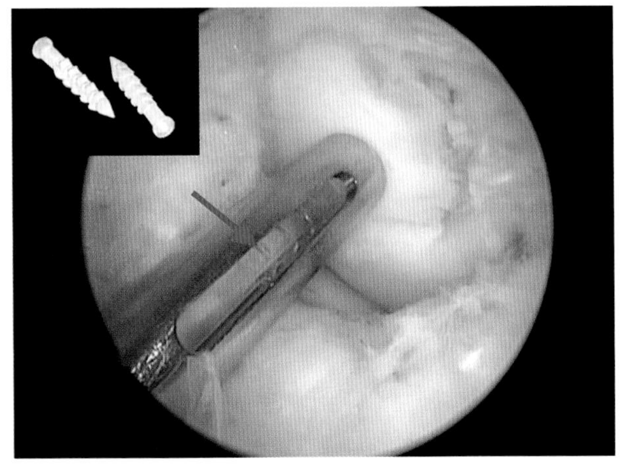

图21-14 固定钉（如插图所示）通过导向器中的狭槽，以确保正确的插入方向（用箭头标注的透明钉子倒钩装置）

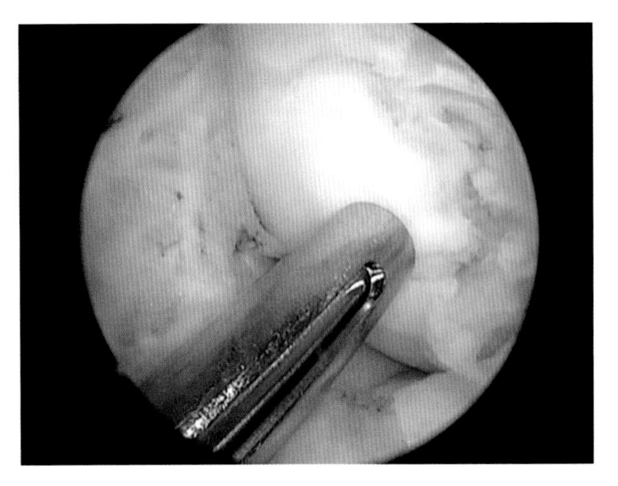

图21-15 固定钉刺入骨软骨块，避免碎裂和复位丢失

- 用1.6mm撞击器将固定钉击入后，可使用2.0mm撞击器将钉子的头部进一步固定于平齐或略低于周围关节软骨的水平（图21-16）。

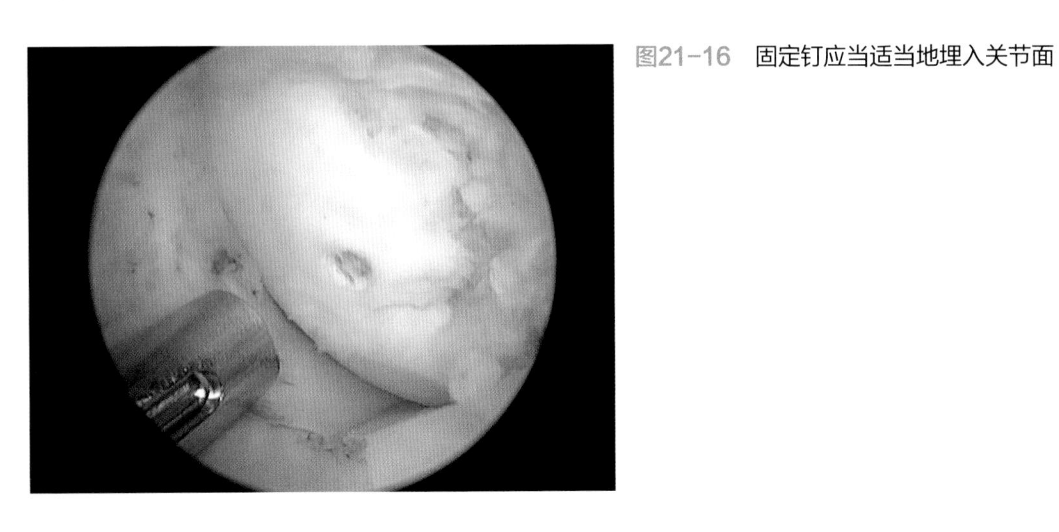

图21-16 固定钉应当适当地埋入关节面

- 同样步骤置入其余的螺钉。
  - 大部分病变只能使用1~2枚螺钉固定。
  - 固定后的病损区与正常关节软骨面齐平。

第22章

关节镜下治疗伸肘外翻过度负荷

（DJURO PETKOVIC, FRANK ALEXANDER, CHRISTOPHER S. AHMAD）

无菌仪器/设备（图22-1，图22-2）

- 无菌止血带。
- 铰链式臂架（仰卧位）。
- 侧卧位肘部体位架。
- 体位垫（侧卧位）。
- 4.0mm 30° 关节镜。
- 2.7mm 关节镜（备用）。
- 3.5mm和4.5mm 机械刨刀。
- 电刀。
- 交换棒（S）。
- 全螺纹和半螺纹抓钳。
- 钝头剥离器。
- 骨凿（1/4的直行和弯行）。
- 铰链式牵开器。
- 60ml无菌生理盐水和18号针头。
- 含利多卡因和肾上腺素的10ml注射器。

体位

- 仅行关节镜的病例（无韧带重建）多选用如下体位（图22–3，图22–4）。
- 体位垫维持侧卧位。
    - 所有的骨性突起，如股骨髁、腓骨小头处应放置衬垫。
    - 对侧腋窝下放置垫枕。
- 肩部向前屈曲90°，轻微外展。
- 同侧肱骨用侧卧位肘部固定架尽可能地托高。

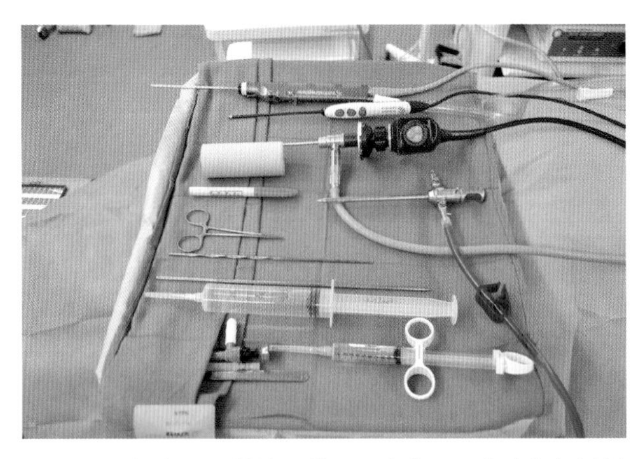

图22-1 托盘上可供使用的工具自上而下依次为机械刨刀、电刀、30° 关节镜、橡皮驱血带、记号笔、穿刺套管和金属鞘管、直钳、探针、交换棒、无菌生理盐水、利多卡因注射液、套管、腰穿针、11号手术刀

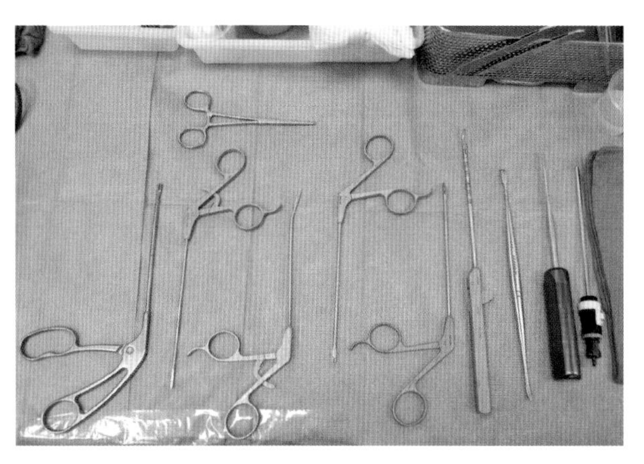

图22-2 其他工具包括抓钳、拉钩、剥离子、骨凿和其他尺寸的刨刀

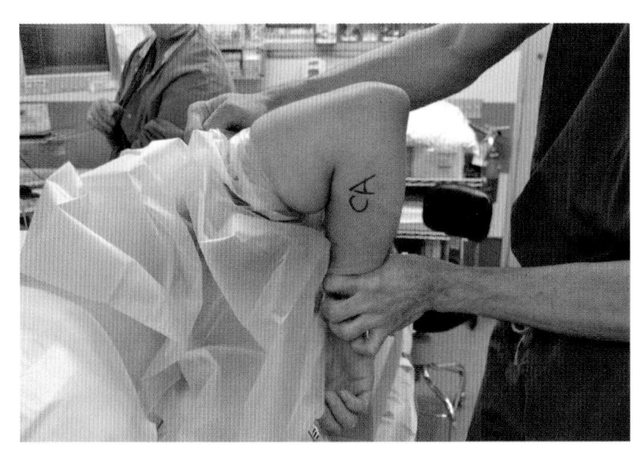

图22-3 患者侧卧位，上臂束气囊止血带。充分显露，肘关节悬垂，并保持全角度活动

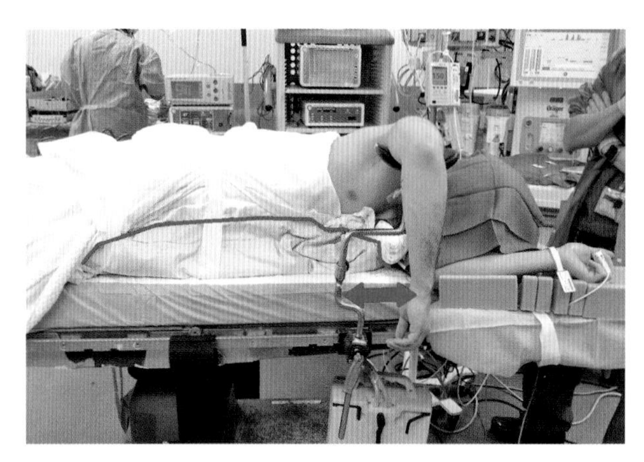

图22-4 患者侧卧位，放置托架和体位垫，注意体位垫的平面（红线处），应避免对手术器械的干扰。另外注意托架安放，要保证托架的杆部与患者的手有足够的空间（红色双箭头），使其在肘关节完全屈曲时不受阻碍

- 肘部体位架固定在手术台上，避免对肘关节活动度的干扰。为达到此目的，可将体位架固定在平乳头水平并稍微靠近一些。肘关节的最大屈曲和伸展通过体位架来维持（如图22–3和图22–4所示）。
- 对侧肘关节90° 屈曲，臂架位置尽可能高。
- 患侧上臂束无菌止血带。
- 尽量减少患者胸前的体位垫和放置的器械，以免影响关节镜器械操作。
- 患者体位摆放完毕后，应模拟从不同入路及不同屈肘角度置入关节镜器械，以验证最佳及通畅的器械入路。

替代体位

- 对于关节镜检查和需要仰卧位的手术（例如尺侧副韧带重建、尺神经移位或其他开放手术），建议采用如下所示体位（图22–5）。
  - 患者仰卧位，对侧放置铰链式臂托，与患者对侧膝水平固定在手术台上。

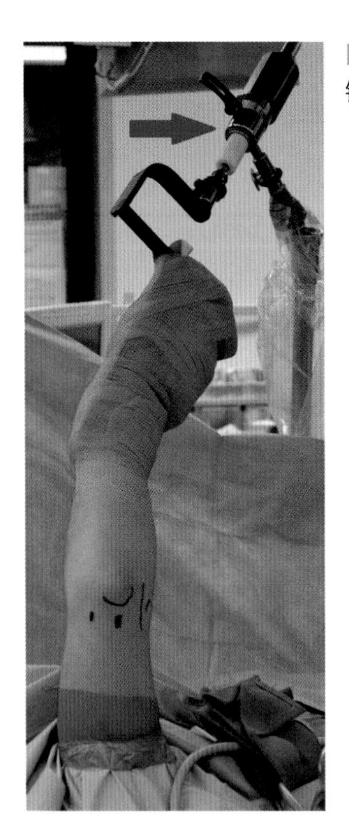

图22-5 在UCL重建前，患者手臂悬吊固定，在手术台的对侧固定铰链式臂托（红色箭头），患侧手臂悬跨身体上方

- 如果有必要行开放手术，则首先仅行关节镜检查，然后再行开放手术。
- 关节镜检查完成后，将手臂自臂架上取下，放置在手术台同侧。

- 其他的技术是在侧卧体位的基础上提出的，但类似的原则适用于仰卧位相关的手术计划、设备准备和手术策略。

术前计划

- 术前结合病史、物理检查和影像学检查明确诊断。
  - 有肘后部疼痛的病史。
  - 与过度外翻延长（valgus extension overload, VEO）一致的体格检查结果，包括疼痛诱发实验、后内侧鹰嘴压痛、强迫性伸肘疼痛。
  - 影像学显示鹰嘴后内侧有骨赘形成。
- 确定尺神经的位置及动态检查有无半脱位非常重要。这可能关系到在使用标准前内侧入路时是否安全。了解尺神经位置，了解既往手术史尤为重要，如UCL重建，此时尺神经已经前移。这些重要信息可以通过既往手术史收集获得。
- 术前CT扫描与二维和三维重建有助于准确地定位骨赘（图22–6），关节镜检查时，部分骨赘可能包裹在软组织内，不易识别。
- 良好外科计划的一个重要组成部分是适当地询问患者，了解病史。许多VEO患者有伴发性功能障碍或将发展为UCL功能障碍。患者应意识到可能经历UCL功能障碍，并可能最终需要行UCL重建。

入路安排

- 在标记入路之前，应标明以下重要结构（图22–7，图22–8）。

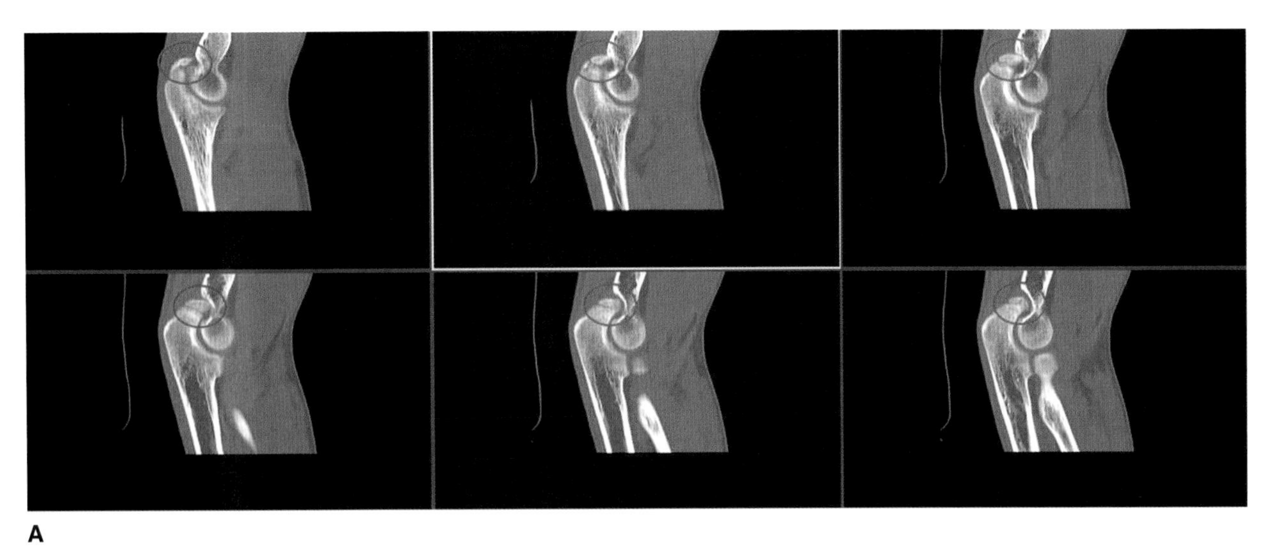

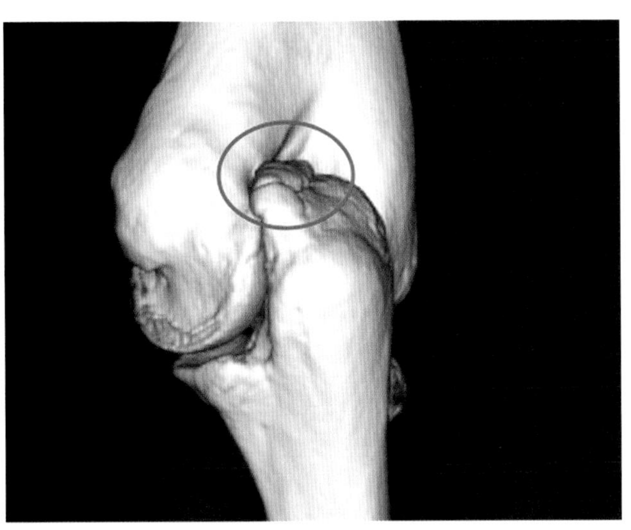

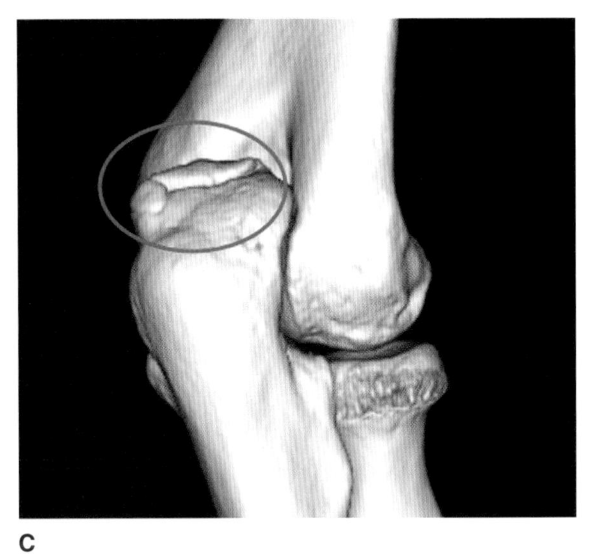

图22-6 A. 矢状面CT多次扫描显示鹰嘴骨赘（红圈所示）。B~C. 右侧肘关节CT三维重建显示鹰嘴骨赘（红圈所示）

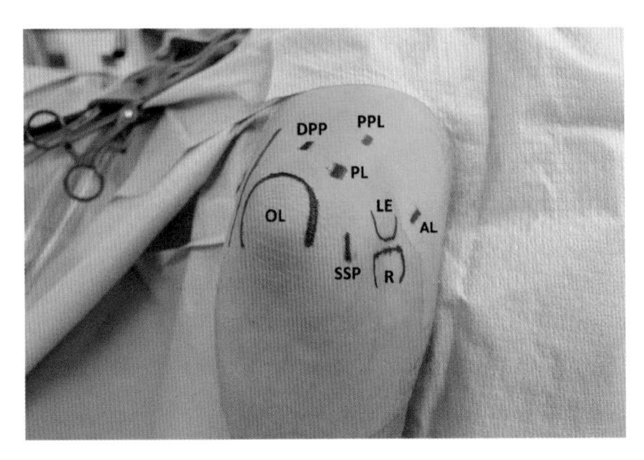

图22-7 肘关节后外侧观。OL—鹰嘴，R—桡骨头，LE—肱骨外侧髁，SSP—软点入路，DPP—直接后侧入路，PL—后外侧入路，PPL—近端后外侧入路，AL—前外侧入路

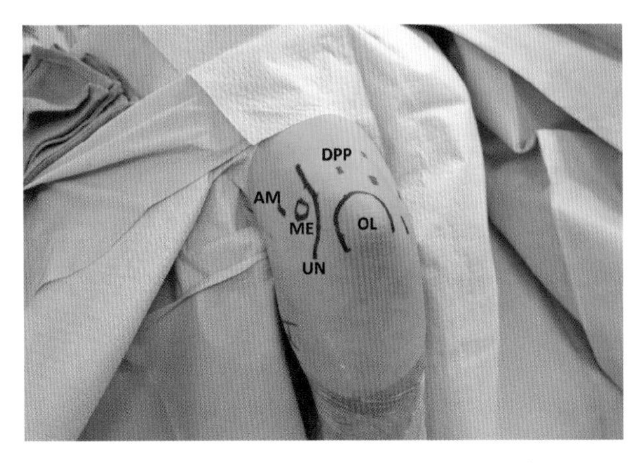

图22-8 肘关节后内侧观。DPP—直接后侧入路，AM—前内侧入路，OL—鹰嘴，UN—尺神经，ME—肱骨内侧髁

- 鹰嘴。
- 肱骨外侧髁。
- 桡骨头。
- 肱骨内侧髁。
- 尺神经。

- 接着，标明手术入路。
  - 前内侧（AM）入路：距肱骨内上髁近端2cm，肌间隔前1cm。该入路距前臂内侧皮神经（MABCN）1~13mm[1]。
  - 前外侧（AL）入路：肱骨外侧髁前方1cm，近端1cm，该入路是通过穿刺针定位建立的。
  - 后外侧（PL）入路：鹰嘴尖近端1cm与肱三头肌肌腱外侧缘相邻处。
  - 近端后外侧辅助入路（PPL）：临近PL入路，鹰嘴尖近端3cm与肱三头肌肌腱外侧缘相邻处。
  - 直接后侧入路（DPP）：位于鹰嘴尖近端2~3cm和肱三头肌中线处。该入路可以用腰穿针在直视下建立，以确保良好的角度并通过鹰嘴顶端。
  - 软点入路（SS）：也称为直接外侧入路，位于鹰嘴尖、桡骨头和肱骨外髁之间。

手术程序

- 上臂驱血，止血带充气。
- 关节腔内注入无菌生理盐水。
- 建立前内侧入路（AM）进行关节镜检查，包括UCL的外翻应力试验。
- 采用由外向内的技术，直视下建立前外侧入路。
- 经后外侧入路行后室关节镜探查，必要时使用牵开器建立后外侧辅助入路。
- 建立直接后方工作通道，清理并去除游离体。
- 去除鹰嘴间的骨赘（交替使用DPP入路和PL入路作为观察通道和工作通道）。
- 探明骨表面的边界，包括后内侧鹰嘴和鹰嘴窝（PL入路作为观察通道，DPP作为工作通道），建立软点入路（SSP），自肱桡关节取出游离体。

前路肘关节镜

- 如果肘前方有病变，先自前方入路行关节镜检查。
- 在肘过度外翻延长中，大多数病理改变发生在后间室，因此可以跳过前间室，从后间室开始探查。
  - 如果患者以前曾有尺神经移位，不适合行前内侧入路。
- 如果检查肘前间室，经软点入路插入18号套管针，注入30ml无菌无菌生理盐水扩张关节囊直到有抵抗感（图22–9）。
  - 扩张关节囊可以增大神经血管与关节面的距离，正中神经和桡神经与骨面的距离分别增加约12mm和6mm[2]。
  - 扩张关节后，如果有盐水自鞘管流出，证实已到达关节腔。
  - 在进入关节时，助手对注射器持续保持压力。

- 首先于肱骨内上髁近端2cm，肌间隔前方1cm处建立前内侧入路。
  - 触摸定位前间隔有助于准确地建立入路。但经此入路有损伤前臂内侧皮神经和尺神经的风险。
  - 使用11号手术刀仅仅切开皮肤，避免向深部刺入，以免造成医源性神经损伤。
  - 使用小血管钳钝性扩张关节囊，以免损伤前臂内侧皮神经。
  - 确保剥离在肌间隔前方显得尤为重要，这样可避免损伤尺神经。
  - 使用钝头穿刺锥沿肱骨前方指向肱桡关节。
  - 使用钝头穿刺锥刺破前关节囊（图22–10），盐水自通道中流出。

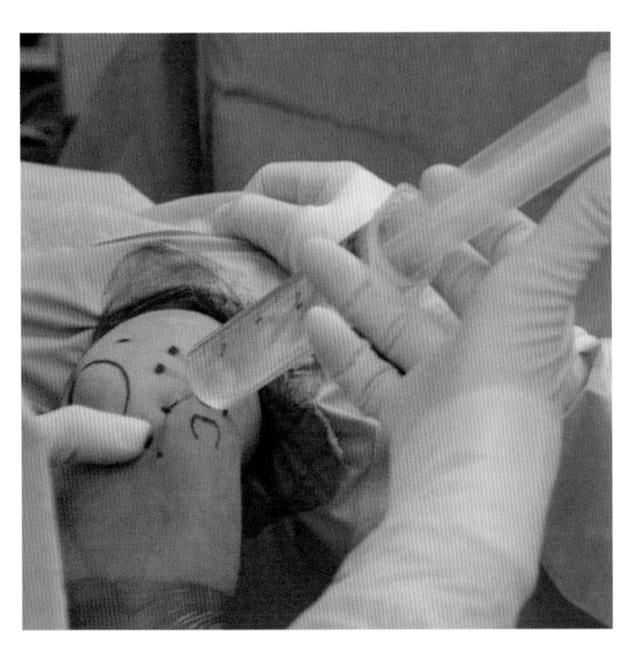

图22–9 自软点入路注入无菌生理盐水扩张肘关节

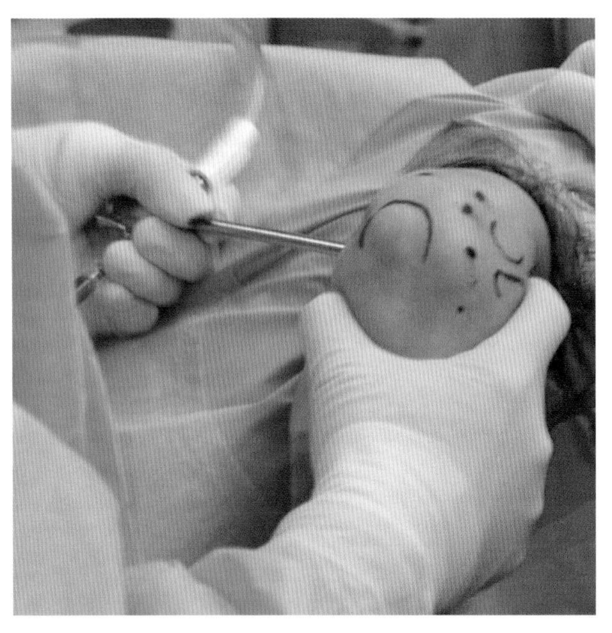

图22–10 自前内侧入路置入穿刺套管和关节镜鞘，观察肘关节前间室，对侧施加力量以稳定肘关节

  - 确认进入关节后，自软点入路取出穿刺锥。
- 前方关节镜手术。
  - 维持屈肘90°。
  - 评估病变。
    - 游离体。
    - 关节软骨损伤。
    - 滑膜炎。
    - 肱桡关节前方。
    - 桡骨头旋前、旋后以评估桡骨头骨软骨病变。
    - 使用18号腰穿针刺入前外侧入路，使盐水流出，视野更加清晰。
- 如果需要工作通道，则建立前外侧入路。
  - 正确的位置和轨迹用腰穿针来定位。
  - 使用11号手术刀仅仅划破皮肤，避免损伤浅表神经。
  - 使用小血管钳自前外侧入路钝性分离肘关节囊。
  - 使用3.5mm机械刨刀清理关节前间室。

- 使用交换棒使镜头自前外侧入路进入肘关节，观察肘关节，特别是内侧关节。
- 使用铰链拉钩自近端前外侧入路牵开前间室软组织。
- 评价冠状突尖部和冠突窝的骨赘。
- 评估肱骨滑车的关节软骨病变。
- UCL不全试验，也称关节镜外翻应力试验。
  - 于前外侧入路评估肱尺关节。
  - 评估冠状突与内侧滑车之间的间隙。
  - 给予外翻应力，如果有外翻不稳，该间隙增加的距离不少于3mm视为外翻试验阳性。

后方肘关节镜

- 肘关节前方没有病变时，关节镜检查可从肘后方开始，在做入路的部位注射利多卡因和肾上腺素。没有必要扩张关节，检查可以在不危及神经血管结构的情况下安全进行。
- 采用自外向内技术建立后外侧入路作为观察通道（图22–11）。
  - 使用11号刀片做皮肤切口。
  - 经后外侧入路置入钝头穿刺套管锥，取出穿刺锥，经鞘管置入关节镜。

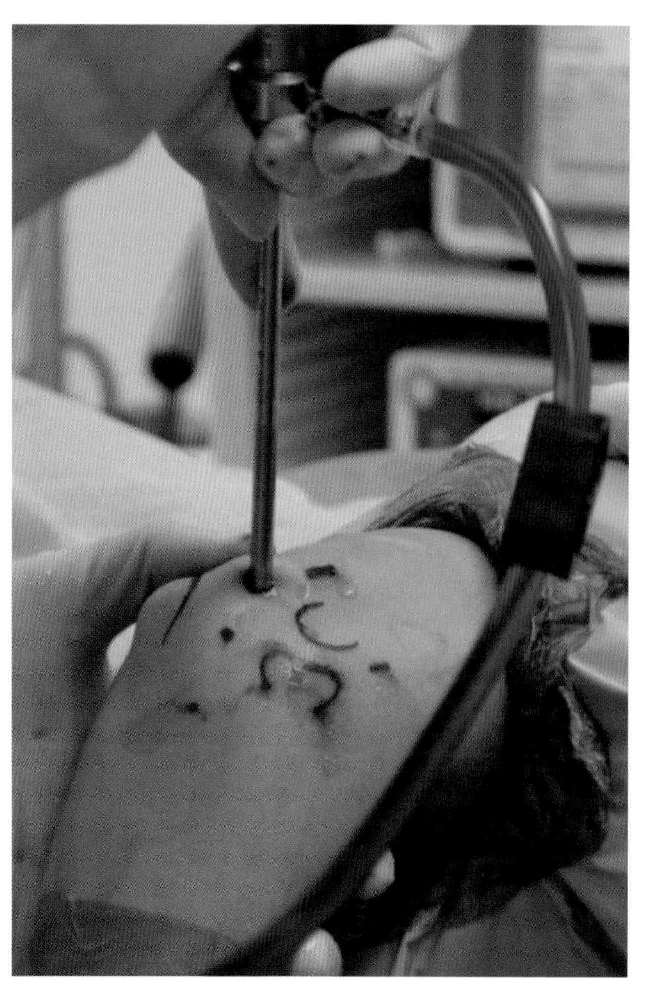

图22–11 在后外侧入路定位点处做切口建立后外侧入路，使用钝头穿刺锥刺破后关节囊进入关节，这是后方的主要观察通道

- 肘关节维持屈曲角度30°~45°，放松肱三头肌。
- 这样有机会发现鹰嘴的后内侧骨赘、游离体和骨软骨软化症。
- 从后外侧入路观察时，手术器械（刨刀和骨凿）自直接后侧入路进入。
  - 使用腰穿针建立直接后侧入路（DPP），用11号刀刺入皮肤和肱三头肌（图22–12）。
  - 直接后侧入路（DPP）可以作为工作通道，当经后外侧入路放入抓钳时，可以把DPP作为观察通道。
- 首要目标是制造足够的工作空间。
  - 刨刀去除滑膜和鹰嘴窝的软组织。
  - 在后关节间室，首选4.5mm刨刀；根据需要选择刨刀型号（图22–13）。

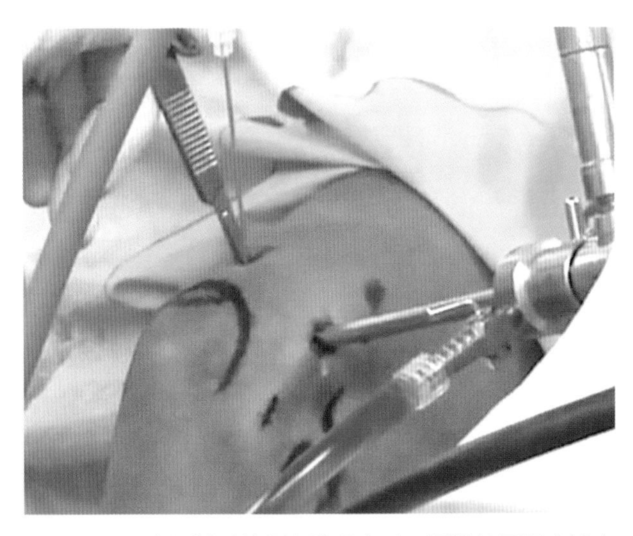

图22–12 当通过后外侧入路观察时，通常使用腰穿针来定位DPP入路的最佳位置，一旦确定后，使用11号刀切开关节囊建立DPP入路

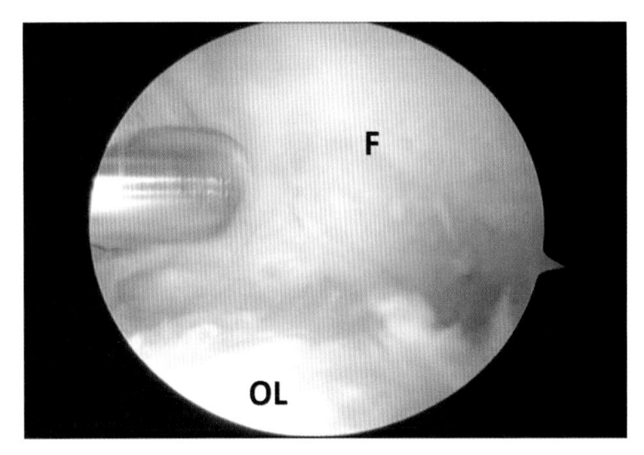

图22–13 自PL入路置镜，自DPP入路置入刨刀，清除滑膜和关节内碎屑，进一步扩大视野。OL—鹰嘴，F—鹰嘴窝

  - 屈伸肘关节以确认滑车和鹰嘴的方向非常重要。
  - 看到鹰嘴顶部后，使用电刀去除覆盖的软组织，以获得更好的视野（图22–14）。
- 用刨刀和电刀去除包裹在软组织中的骨赘，显露鹰嘴尖部病变（图22–15）。

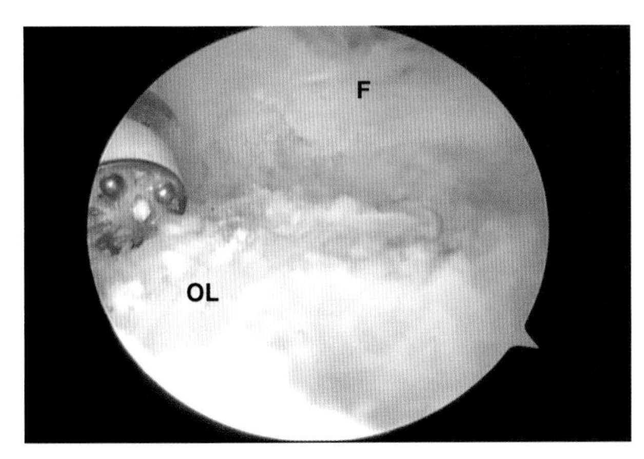

图22–14 烧灼鹰嘴顶部的软组织。OL—鹰嘴，F—鹰嘴窝

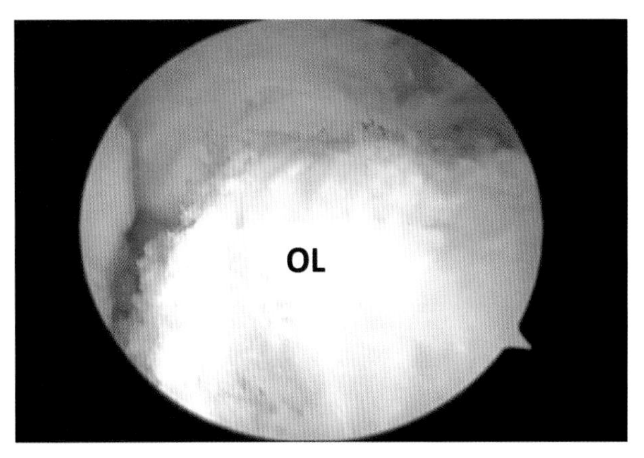

图22–15 清理鹰嘴的软组织，以观察其确切的形态。OL—鹰嘴

- 当使用电刀时，时间要短，以免损伤内侧的尺神经。
- 显露骨质表面后，使用剥离器或摆动刨刀确认骨赘与鹰嘴正常骨质之间的界限（图22–16）。

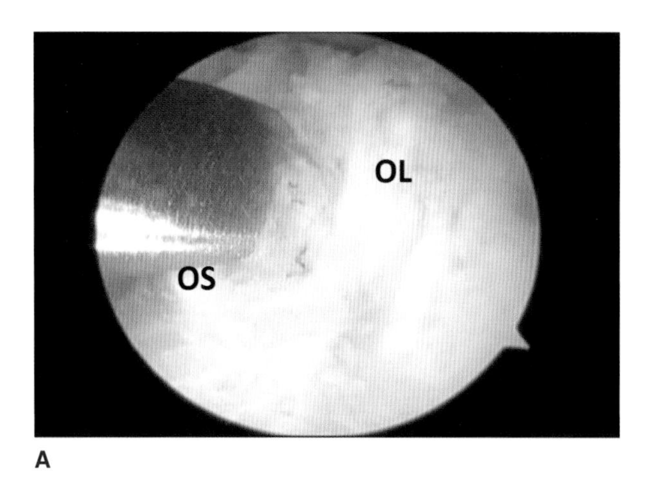

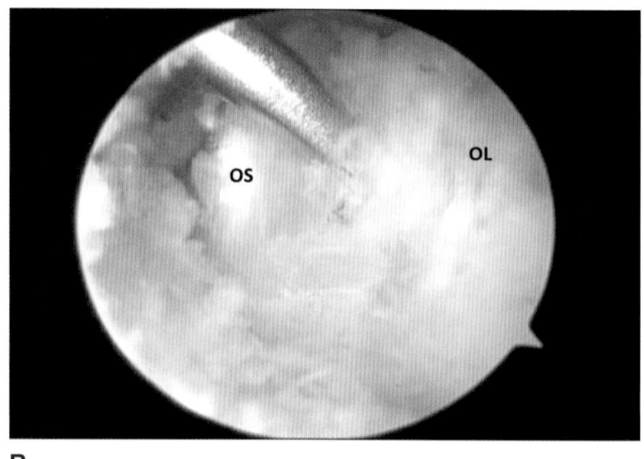

图22–16 A~B. 使用钝性剥离器确定骨赘与鹰嘴正常骨质之间的边界。OS—骨赘，OL—鹰嘴

- 关键点：如果难以区分正常骨质和骨赘的边界，骨的质量可以作为一个重要参考。骨赘骨质偏软，而正常骨骼则更为致密，这种不同可以通过探针和刨刀的触诊来分辨。
- 如果骨面不平整，可以用一个小骨凿轻轻地敲击并使骨赘松动（图22–17）。

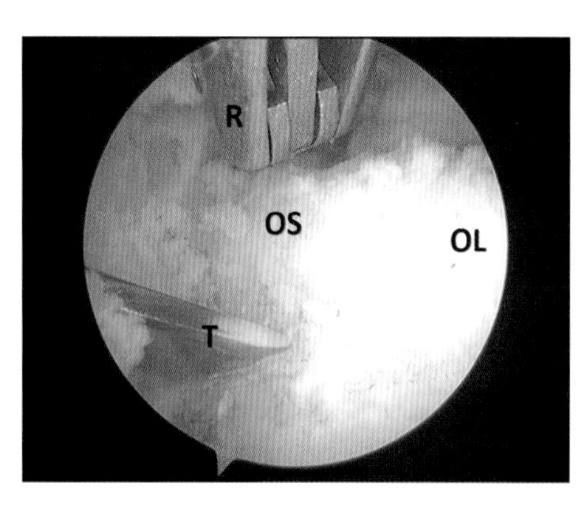

图22–17 从后外侧入路观察，该照片显示当使用钝性剥离器不能分离骨赘时，如何分离骨赘。自PPL入路使用带关节拉钩（R）保护软组织，从DPP入路置入6mm的直型骨凿（T），到达病理骨赘（OS）与较大的正常鹰嘴（OL）骨质交界处

- 使用刨刀缩小骨赘体积，使其易于从关节镜手术入路切口内取出（图22–18A~B）。去除包绕骨赘的软组织（图22–19）。
- 关键点：不推荐从DPP入路取出骨赘，因为此处有致密的肱三头肌肌腱组织，将DPP作为观察通道，后外侧入路作为工作通道（图22–20）。
- 用带齿抓钳自PL入路取出骨赘（图22–21）。
- 使用刨刀和磨头行鹰嘴成形术（图22–22）。
  - 关键点：切除的准确数量存在争议；通常来说，切除时比较保守，只是去除发生病理改变的骨质，保留患者自身的鹰嘴骨质。
  - 鹰嘴后方骨质去除过多会导致尺侧副韧带（UCL）的过度压力，产生肿胀、疼痛和不稳。
  - 研究表明，切除仅3mm的后内侧鹰嘴可导致外翻应力作用下UCL的应力增加[3]。
  - 助手弯曲、伸展肘关节，在各方向暴露鹰嘴和肱骨远端，这样可以使器械的使用最优化。

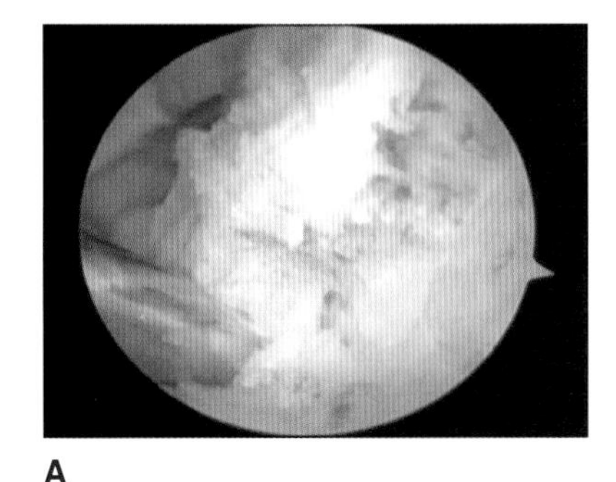

A

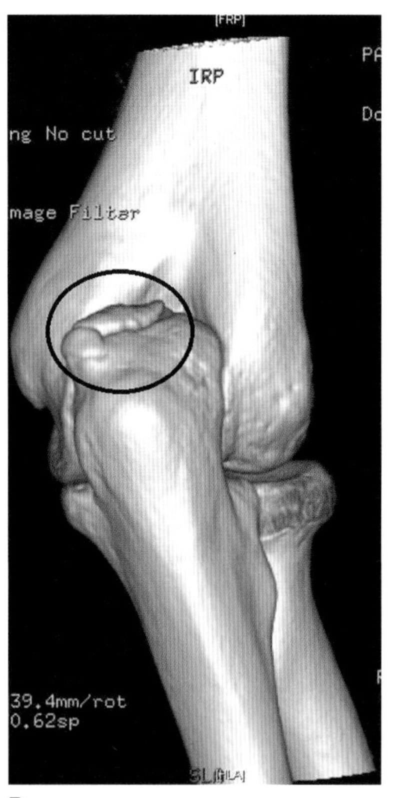

B

图22-18 A. 使用电动刨刀去除骨赘周围的软组织，骨赘的边界也越发清晰。B. 可以看到与术前CT扫描相似的骨赘轮廓（黑圈所示）

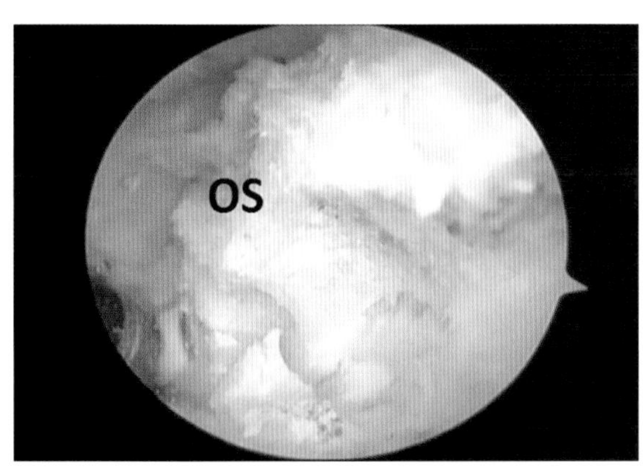

A

B

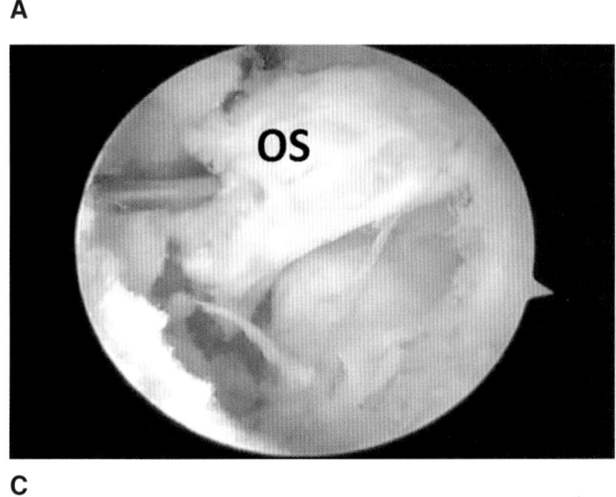
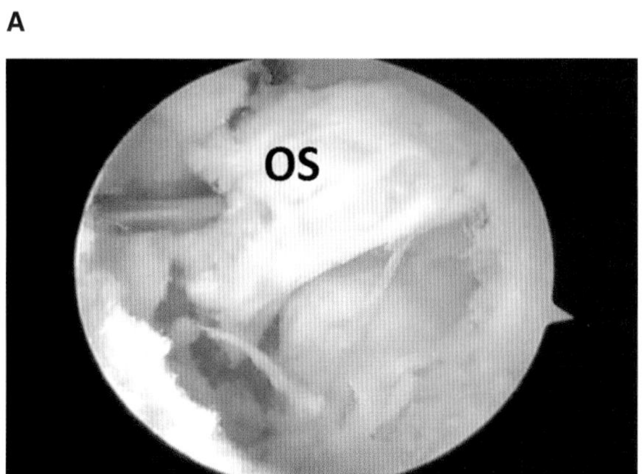

C

图22-19 A~C. 使用等离子刀和剥离器将大部分骨赘（OS）自周围软组织和正常鹰嘴（OL）骨质分离开来

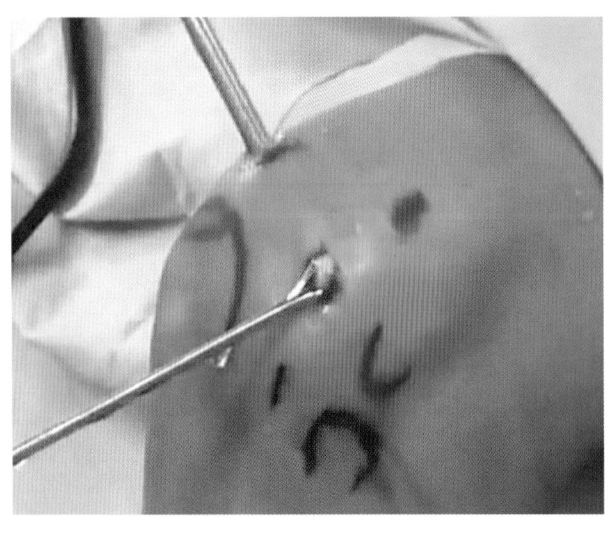

图22-20 切换入路，自DPP入路置镜，自PL入路置入抓钳，避免经肱三头肌筋膜取出骨赘

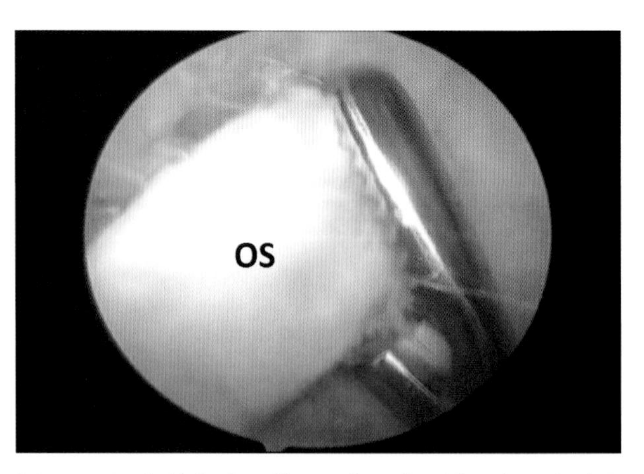

图22-21 切换入路，以DPP为观察通道，自PL入路置入抓钳取出骨赘

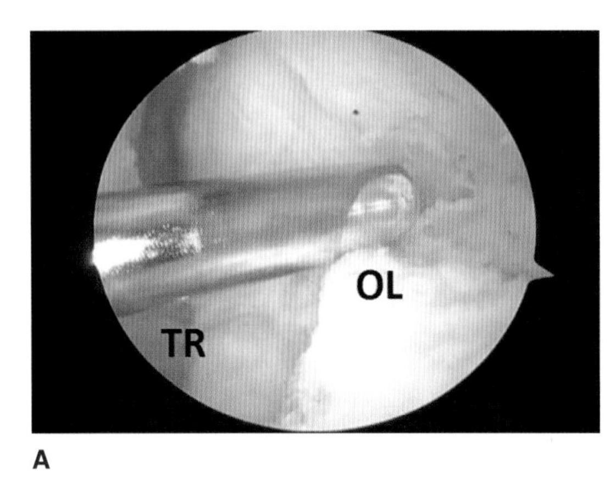

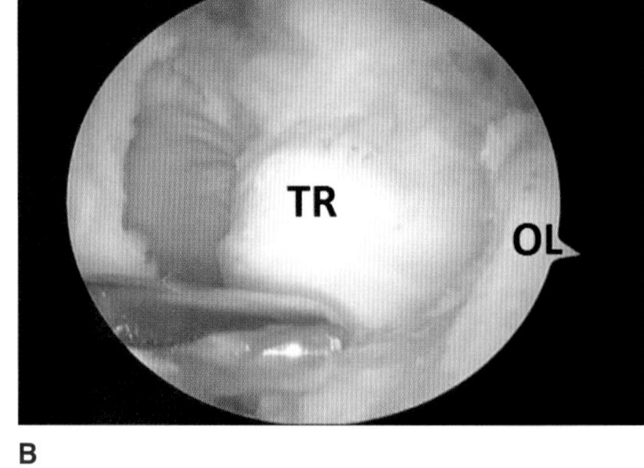

A B

图22-22 使用机械刨刀清除鹰嘴近端和内侧的残留骨赘。A~B. 伸直和屈曲肘关节可用于暴露鹰嘴和肱骨的不同区域。OL—鹰嘴，TR—滑车

- 通过PPL入口放置弧形拉钩以牵开内侧软组织或保护尺神经（图22–23）。
- 去除骨赘后，要检查肱骨软骨表面是否存在对吻损伤，必要时予以去除。
- 后内侧沟内的任何残余骨赘，应予以识别和清除（图22–24）。

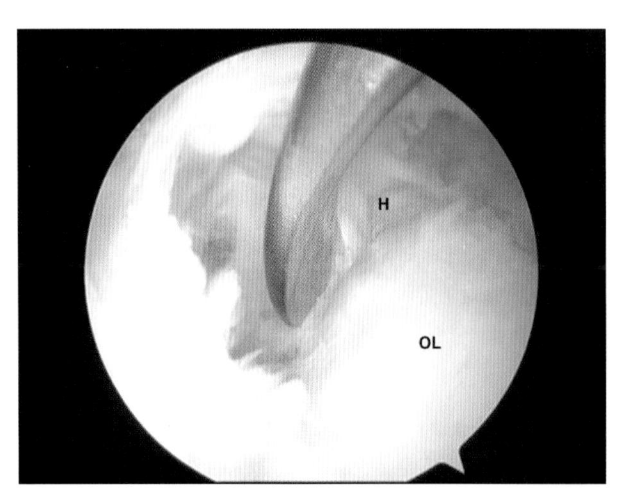

图22-23 自PPL入路置入带关节的拉钩，牵开后内侧沟的软组织，这样可以保护尺神经，并确保自PL入路置入器械操作时的安全性。OL—鹰嘴，H—肱骨远端内侧

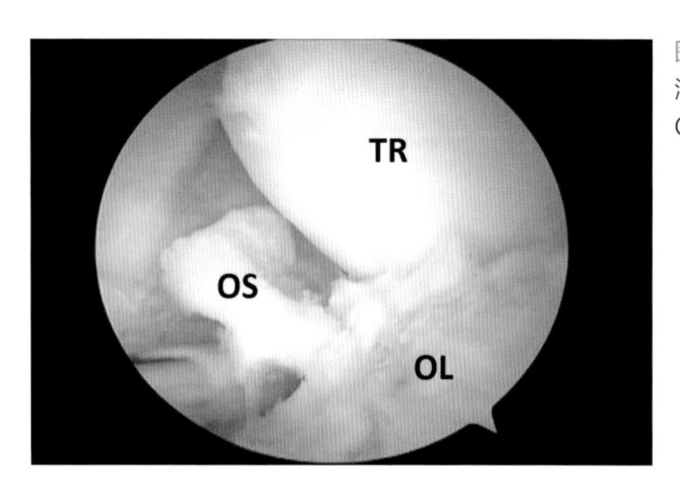

图22-24 自PL入路观察，使用刨刀清理肘关节后内侧的残余骨赘（OS）。OL—鹰嘴，TR—滑车

- 关键点：在肘关节后内侧工作时，必须保护尺神经，以避免并发症。
  - 尺神经就在后内侧沟的关节囊表面。
  - 应避免在关节囊区域使用强力吸引，以防止软组织被吸入刨刀或其他器械的开口。
  - 如果要使用电灼操作，只可短时间爆发使用。助手应该监视前臂和手有无抽搐，因为这可能是尺神经刺激的迹象。
  - 使用磨头会产生湍流并有可能将神经卷入旋转的磨头尖部。
  - 通过PPL入路置入关节拉钩可以有效地牵开并保护神经。
  - 如果尺神经不能通过关节拉钩得到充分的保护，则行后内侧切开直接暴露尺神经并在直视下予以保护。
- 鹰嘴窝处要彻底清创，恢复其原始解剖形态（图22-25）。

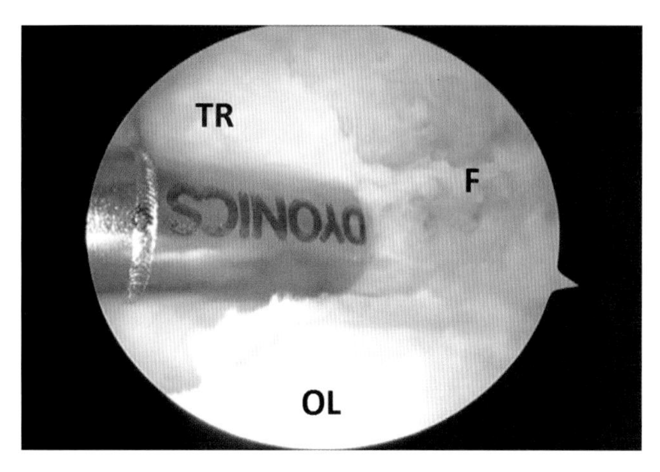

图22-25 清理鹰嘴窝恢复其解剖形态。PL入路作为观察通道，从DPP入路置入刨刀。OL—鹰嘴，TR—滑车，F—鹰嘴窝

  - 用刨刀去除鹰嘴窝纤维组织和骨赘。
- 建立软点入路（SSP）可以处理所有的肱桡关节病变（图22-26）。
  - 显露肱桡关节后方结构。
  - 软点入路位于肱骨外侧髁、尺骨鹰嘴和桡骨头构成的三角形中点。
  - 软点入路也是扩张关节或关节穿刺抽液的部位。
  - 软点入路距离前臂外侧皮神经距离为6mm，在建立该切口时要注意。
  - 在此位置，病理性的肱桡关节皱襞应予以去除。
- 关键点：在通过后外侧入路取出游离体时，有如下建议。
  - 大的游离体通过后外侧入路或软点入路取出，如果从直接后方入路（DPP）取出

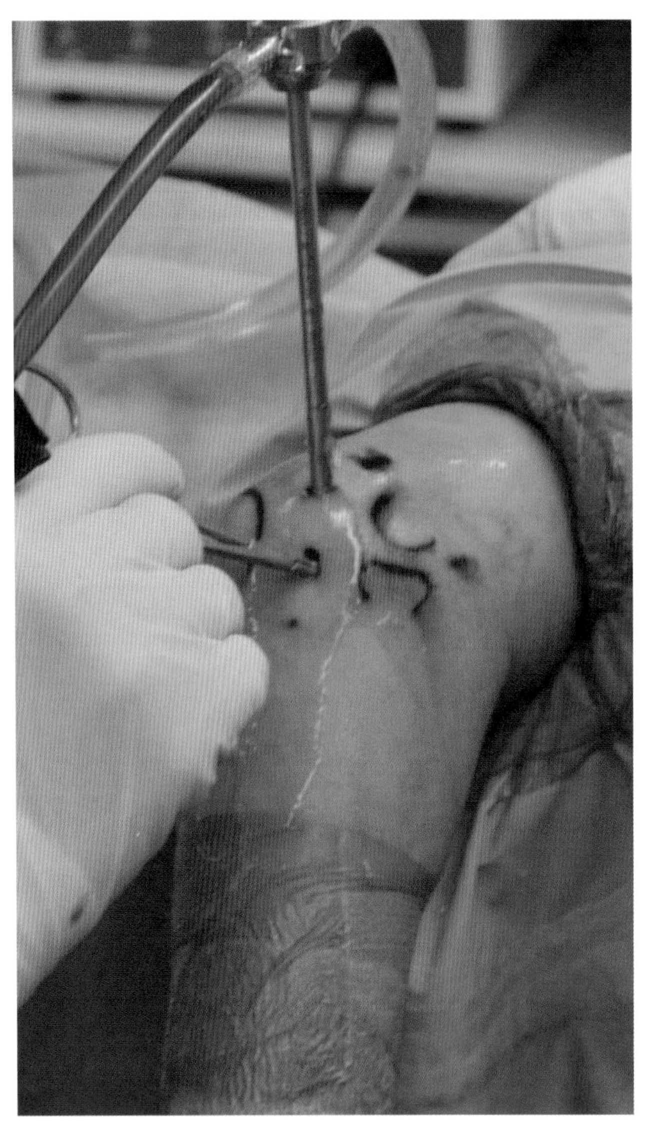

图22–26 一种观察肱桡关节的有效方法：从后外侧入路置入关节镜观察肱桡关节远端，以软点入路作为工作通道

时需要经过肱三头肌肌腱，会造成困难。

- 逐渐屈曲可显示肱骨小头前方软骨损伤。
- 骨软骨病变多位于肱桡关节后方，软点入路是处理该病变的最佳入路。
- 最常见的漏诊是肱桡关节后方游离体，由于后外侧入路和软点入路之间的距离比较小，器械之间会有冲突，必要时根据需要建立其他观察通道。

- 术中透视以确定切除是否充分，并确认未进行过度切除。
- 术中骨赘的部位应当与术前计划相吻合（图22–27）。
- 麻醉下操作可获得一定的运动范围。

术后康复

- 伤口包扎松紧适度，吊带固定一周。
- 肘关节屈曲活动立即开始。
- 重点练习。
  - 恢复肘关节活动度。
  - 屈曲旋转力量。

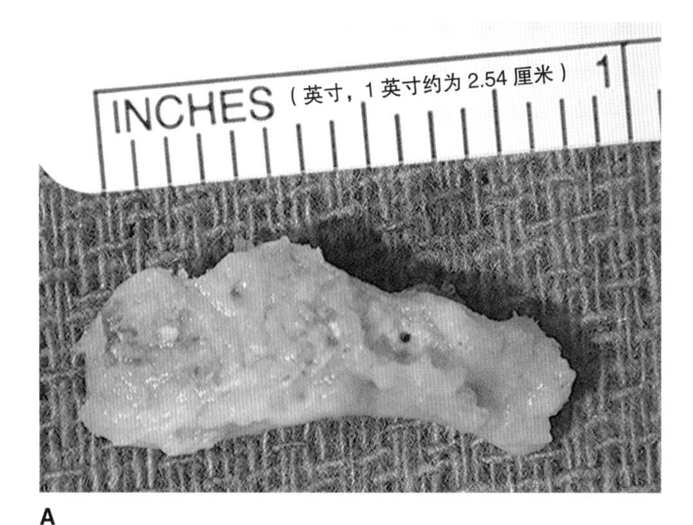

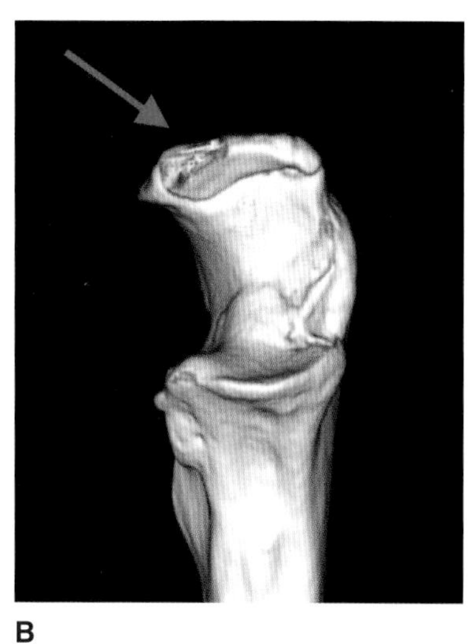

A B

图22-27 A~B. 切除的骨赘和其三维CT重建图像所示在尺骨上的位置（红色箭头）

- 逐步力量强化及投掷动作调整包括完整运动链恢复。
  - 肩袖、肩胛周围肌肉、核心力量和下肢训练。
- 6周，开始进一步的投掷训练。
- 3~4个月重返赛场。

参考文献

[1] Unlu MC, Kesmezacar H, Akgun I, et al. Anatomic relationship between elbow arthroscopy portals and neurovascular structures in different elbow and forearm positions. *J Shoulder Elbow Surg*, 2006,15(4):457-462.

[2] Miller CD, Jobe CM, Wright MH. Neuroanatomy in elbow arthroscopy. *J Shoulder Elbow Surg*, 1995,4(3):168-174.

[3] Kamineni S, Hirahara H, Pomianowski S, et al. Partial posteromedial olecranon resection: a kinematic study. *J Bone Joint Surg Am*, 2003,85(6):1005-1011.

第23章

尺侧副韧带重建：改良Jobe技术

（CHRIS S. WARRELL, JAMES R. ANDREWS）

无菌仪器/设备

- 止血带。
- 肌腱剥离器（如果需要自体肌腱）。
- 精细组织剪刀。
- 锋利解剖剪。
- Bovie电子设备。
- 双极电刀。
- 直角拉钩。
- Hohmann拉钩。
- 血管钳。
- 骨膜剥离器。
- 小骨刀（如果后内侧鹰嘴有骨赘）。
- 钻头——3.5mm（用于掌侧自体移植）和4.0mm（用于自体股薄肌）。
- 刮匙——1号和2号。
- 矿物油。
- Hewson缝合器（Smith & Nephew）。

体位

- 患者仰卧于标准手术台。
- 患肢置于手术台。
- 止血带尽量固定在患肢术区的远端。
- 如果要取自体掌长肌腱，术前需要做好标记，同时患者能够主动活动腕关节、拇指及小指。
- 肘关节内侧操作时，肘关节需要屈曲30°～45°。

- 手术过程中可以将毛巾置于肘关节和腕关节以利于操作。
- 如果需要使用自体股薄肌，对侧的下肢需要提前备好。
  - 取肌腱的小腿需要垫高以利于小腿的屈曲、外旋和外展。

手术入路

- 自体肌腱准备。
  - 一般使用三切口技术切取对侧掌长肌腱[1,2]（图23–1）。

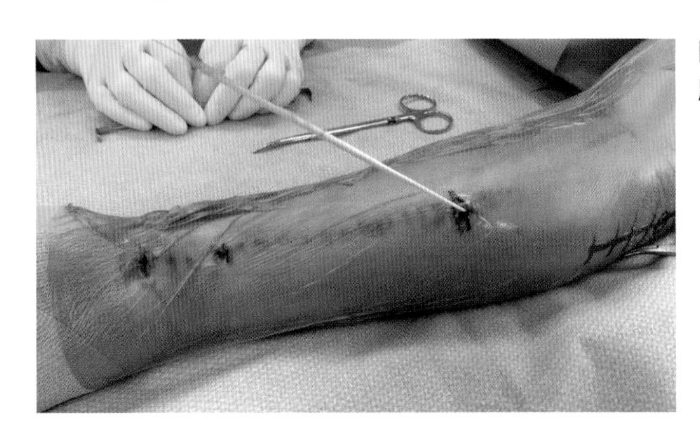

图23–1 采用三切口技术切取掌长肌腱

    - 在前臂掌侧做1cm左右横切口：第一个位于腕关节，第二个位于前臂近端3~5cm，第三个位于前臂近端15cm。
    - 在取肌腱处需要使用止血器。
    - 良好的止血有利于肌腱的暴露和切取，以及周围肌腱和正中神经的保护。
    - 当肌腱的远端被切断时，助手需要屈曲手腕。
    - 止血器可用于切断肌腱并从第二切口取出。
    - 肌腱末端用0号可吸收编织线缝合。
    - 肌腱末端放置牵引线并将其捋直。
      - 如果对肌腱近端止点的位置有疑问，需要延长最近端切口。
    - 肌腱从最近的切口中取出并施加一定的牵引力，如果需要更长的肌腱长度，需要将肌腱上的肌肉剔除掉。
      - 需要最小约1.5cm的手术切口。
    - 肌腱在近端切口被切断，近端用0号可吸收编织线缝合。
  - 当需要时，对侧股薄肌腱可通过膝关节后内侧小切口切取[3—5]。
    - 在鹅足止点股薄肌腱上方做一长2~3cm横切口。
    - 使用精细组织剪钝性分离股薄肌腱。
    - 在股薄肌腱远端使用缝线固定以便于牵引和进一步分离。
    - 近端使用取腱器将肌腱和肌肉分开。
    - 将取腱器从鹅足止点处将肌腱取出。
    - 肌腱放置于操作台进一步处理备用。
- 浅表切除。
  - 在肘关节内侧做一V形切口，位于肱骨内上髁上方，近端3cm，远端6cm延伸至内侧上髁（图23–2）。

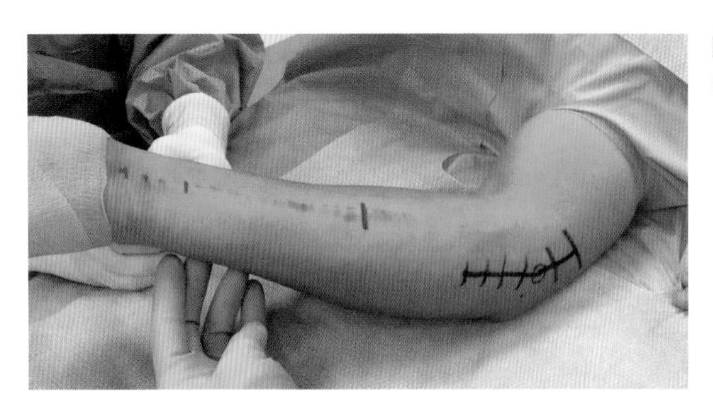

图23-2 肘关节内侧切口位于内上髁中央，长度约9cm

- 前臂内侧皮神经（medial antebrachial cutaneous nerve, MABCN）的分支在肘部内侧[6]（图23-3），辨认它的走行并保护好。
  - MABCN分支最常位于内上髁远端约3cm处。

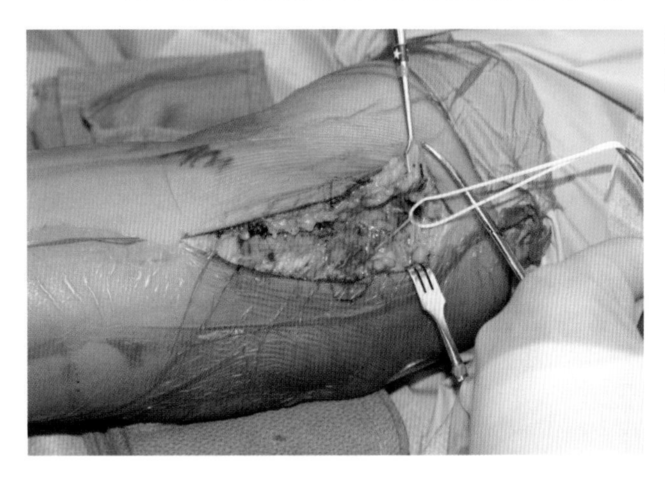

图23-3 前臂内侧皮神经分支和保护显露

- 必须对MABCN的分支进行解剖，尽可能靠近切口以利于切口暴露。
- 将MABCN分支分离清楚以便于术中操作。

- 尺神经松解。
  - 在尺侧腕屈肌（flexor carpi ulnaris, FCU）的两个头之间，可以自近端至远端沿其走行松解尺神经。
  - 最安全的入路是靠近Osborne韧带操作。
  - 在神经周围放置一个血管环，方便下一步解剖过程中的操作。
  - 必须注意识别和保护尺神经前后两支[7,8]。
    - 第一（后）支通常出现在内侧上髁的远端。
    - 第二（前）支通常出现在FCU两个头之间。
    - 沿着尺骨神经内侧，更为突出的一侧操作通常是最安全的，有助于避免医源性损伤这些神经分支。
    - 为了确保整个手术过程中尺神经的安全，需要对这些分支进行彻底解剖。
  - 从远端看，通过切开FCU肌肉纤维束的筋膜来暴露尺神经。
  - 使用骨膜剥离器将FCU的肌肉与它的纤维分开，最好沿着肱骨和肌肉尺侧头之间的间隙进行。
  - 深部FCU腱膜是由不明原因或者残余神经压引起迫的常见部位，应该在肌肉下方向远端彻底减压。
  - 随神经和肘管方向有小血管走行，需要小心止血。

- 尺神经转位术。
  - 内侧肌间隔可以通过尺神经的运动和收缩识别。
  - 将内侧肌间隔与肱三头肌分离，然后在4~5cm长切口的近端显著分离。
  - 15号手术刀从肱骨上分离3~5mm宽的远端肌间隔条（图23–4）。

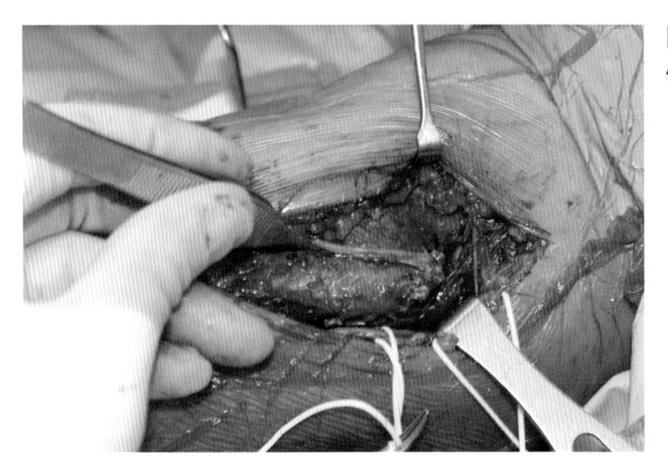

图23–4 在手术结束时，切开一条内侧肌间隔，用于尺神经转位

  - 内上髁的远端置入比较完整。
    - 如果远端转位困难，可以置于股外旋前肌块上的骨膜或筋膜。
  - 一些小血管沿着中隔走行，需要使用电刀止血。
- 后路手术。
  - 如果术前影像显示后内侧鹰嘴有骨赘或游离体，则可能需要进行关节切开术。
  - 顺着手臂长轴在肘关节后方切开1~2cm的切口（图23–5）。

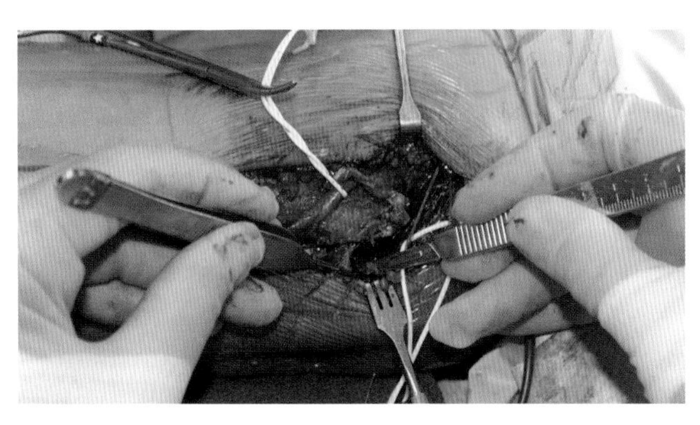

图23–5 如果术前影像显示有后内侧鹰嘴骨赘和（或）游离体，则进行后关节囊切开术

  - 需要使用骨刀、咬骨钳等去除骨赘。
    - 应特别注意避免鹰嘴过度切除和改变肘部运动[9–11]。
  - 术后用0号可吸收编织线缝合。
    - 缝合时也可以收紧尺侧副韧带（UCL）的后束。
- 损伤UCL的暴露。
  - 在突起结节的水平识别UCL的前束与下方指浅屈肌（flexor digitorum superficialis, FDS）之间肌肉间隙。
  - 15号手术刀被用来松解UCL肌肉。
    - 将直角器放置在FDS上，有助于识别和评估。
    - 从尺骨结节到内上髁，逆行的顺序来评估。

  - UCL向上探查到内上髁，注意不要切到韧带。
  - 靠近UCL尺侧有许多的血管小分支，需要通过电刀止血。
- 检查UCL以确定损伤程度，包括撕裂、钙化和（或）异常松弛。
  - 切除钙化组织，因为它可能改变韧带运动和（或）导致韧带损伤。
  - 如果术前影像显示明显的钙化，并提示需要更多的自体韧带，则可能需要自体股薄肌[12]。
- UCL的前束可以沿其纤维束分离（图23–6）。

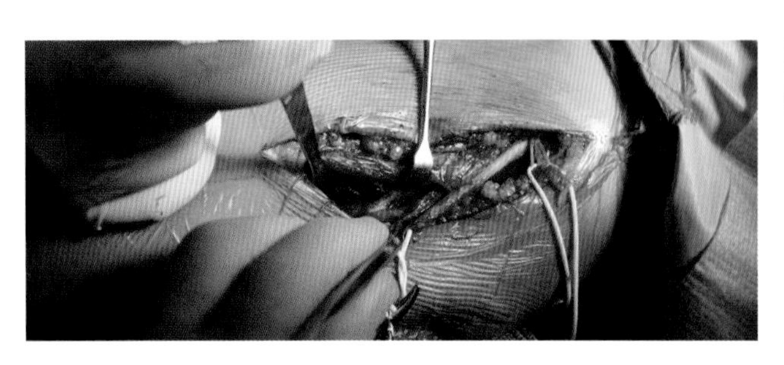

图23–6 显露出残留的UCL，便于在准备骨隧道时显示肱尺关节

- 检查UCL的下方，评估韧带损伤的程度。
- 肱尺关节可通过劈裂UCL进行检查，并检查病理过程。

- 尺管准备。
  - 可以通过劈裂UCL看到关节间隙，然后开始准备尺骨隧道。
  - 使用一个小的Hohmann拉钩暴露尺骨的前缘。
    - 必须小心避免过度收缩和损伤尺神经前运动支至FCU。
  - 第一个隧道起于尺骨突起结节后方，距肱尺关节间隙远端约1cm，朝向关节间隙前方并与关节线平行（图23–7A）。
  - 在建第二个隧道时，在第一个钻孔中放置止血器以利于测量。
  - 第二个隧道起于突起结节的前方，方向止于第一个隧道止血的后方（图23–7B）。
    - 在两个尺骨隧道之间有一个6~9mm的骨桥。

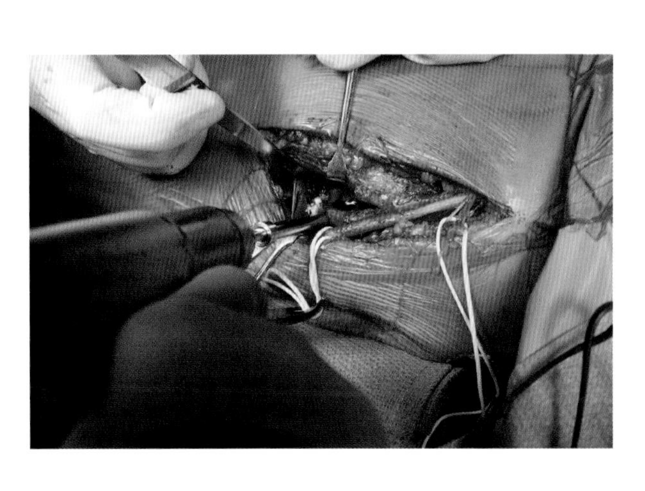

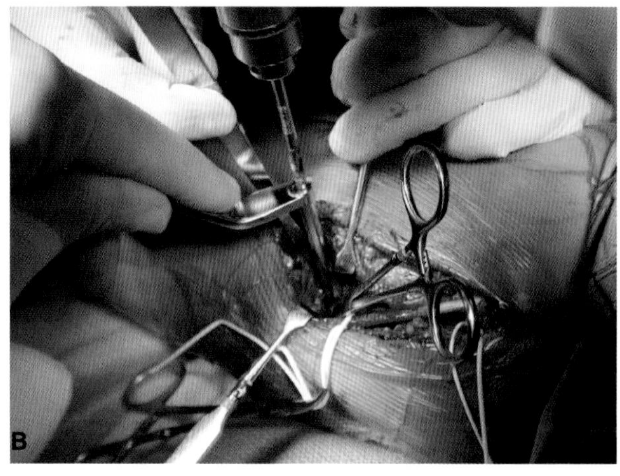

图23–7 A. 第一个尺骨隧道位于尺骨突起结节的后缘，距肱尺关节间隙远端约1cm，朝向前方并与关节线平行。B. 第二尺骨骨隧道位于突起结节的前缘，朝向第一个骨隧道的止血钳

  - 1号刮匙用于进一步清除隧道内的碎屑。
    - 必要时使用2号刮匙。

- 使用无菌生理盐水冲洗尺管内的碎屑。
- 如果术中发生尺管骨折，可考虑采用干预螺钉或缝合锚定技术[13—15]。
  - 或者，可以在突起结节的远端钻孔。

- 肱骨隧道准备。
  - 在内上髁准备一个Y形隧道。
  - 必须小心地形成足够深（横向）的隧道，以尽量减少术中和（或）术后骨折的风险。
  - 一个3.5cm的钻头可以很方便地制作一个隧道，供自体掌长肌通过。
    - 使用自体股薄肌腱时需要4.0mm的隧道，但是需要注意随着隧道直径的增大，骨折的风险也相应增加。
  - 肱骨第一个隧道是逆行的，从UCL的起点开始，瞄准后部和上部（图23–8A），距骨膜7~10mm。
  - 注意避免入口通道太靠后。
  - 在建立第二个和第三个隧道时，在第一个隧道中放置一把直刮匙，以辅助测量。
  - 第二个和第三个隧道是顺行制备。
    - 在保护牵引线的同时，用电刀清除后内上髁的软组织。
    - 让助手将手腕向下推，使肘关节承受外翻压力，这样内侧上髁可以更好地进行隧道准备。
    - 第二个和第三个隧道从内侧上髁后部开始，止于第一个隧道中的刮匙上（图23–8B，图23–8C）。
      - 一个隧道位于后上方，一个位于后下方，至少1cm的骨桥应将隧道分隔开。
  - 1号和（或）2号刮匙用于进一步连接钻孔。
  - 使用无菌生理盐水冲洗肱骨隧道。

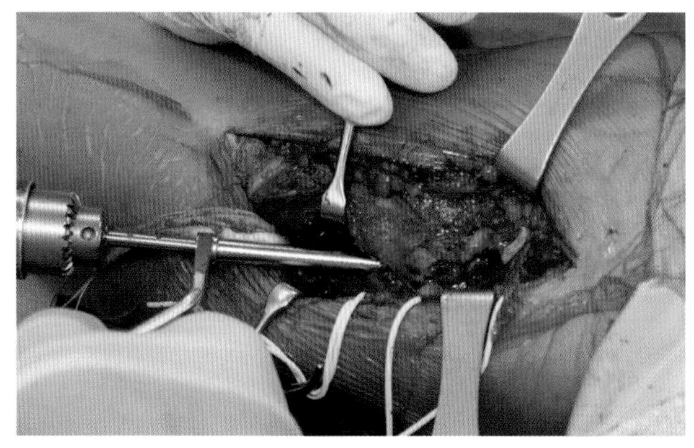
A

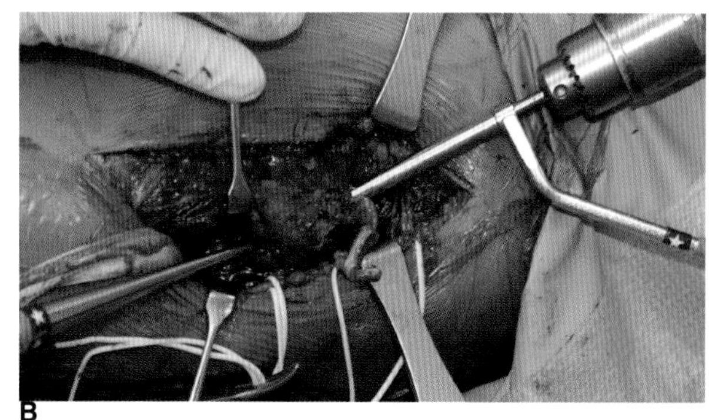
B

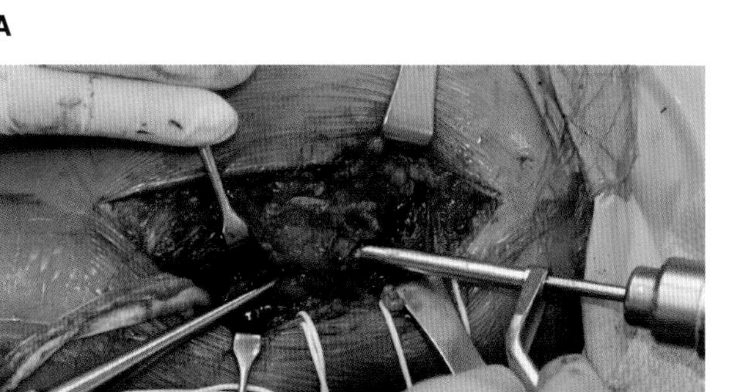
C

图23–8　A. 第一个肱骨隧道是逆行的，从UCL的起点开始，瞄准后上方；B. 第二个肱骨隧道从内侧上髁后上方开始；C. 第三个肱骨隧道从内侧上髁的后下侧面开始

- UCL修复和重建。
  - 在移植物通过之前，修整原韧带断裂部分。
    - 移植肌腱从远端拉到近端，在内侧髁附近作为移植物的切入点。
    - 韧带组织上使用0号不可吸收缝线编织，可以加强原有韧带。
  - 弯曲的Hewson缝合器可以穿过尺管，直到两侧的肢体长度相等为止。
    - 使用Hewson缝合器将移植物逆向穿过肱骨隧道。下束从上隧道出来，上束从下隧道出来，形成一个“8”字形状（图23–9）。

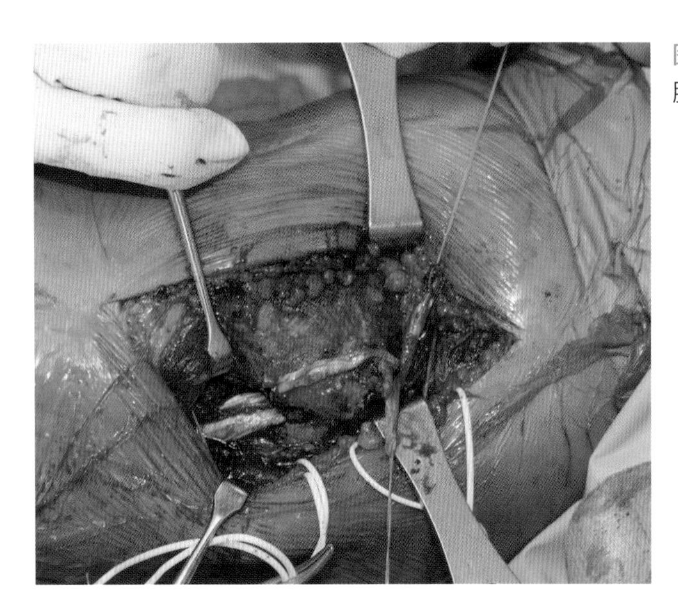

图23-9 由肱骨上隧道出口的下端和肱骨下隧道出口的上端构成“8”字形

    - 矿物油润滑，提高移植物的通过性。
    - 如果移植物长度足够通过关节三次，缝合袢与移植物可以一起通过肱骨隧道，这样可以确保移植物顺利通过隧道。
  - 肘关节呈20°~30°屈曲，肘关节处有轻微内翻应力。
  - 在助手的帮助下拉紧移植物，在内上髁的后部及内上髁的骨膜处，将末端缝合在一起（图23–10）。
  - 横跨关节的移植物用0号不可吸收编织缝合在一起，并缝合到原韧带上（图23–11）。

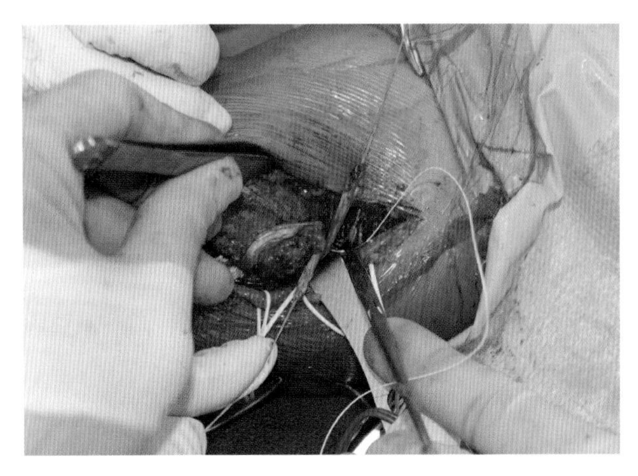

图23-10 拉紧移植物并与内上髁后部缝合在一起

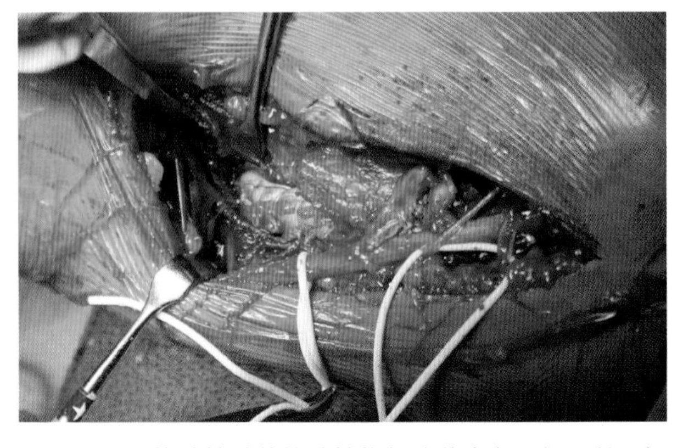

图23-11 将跨越关节的移植物部分缝合在一起，以及与下方原来的UCL缝合在一起

    - 这为移植物提供了更好的张力和解剖重建。
  - 多余的移植物用15号手术刀切除。
- 尺神经转位。
  - 根据韧带暴露的情况，在所有病例中都进行尺神经前皮下转位。
  - 尺神经位于外旋前肌的前面。
  - 内侧肌间隔的吊索松弛地套在神经上，使用3-0不可吸收缝线缝在旋前肌筋膜上（图23–12）。

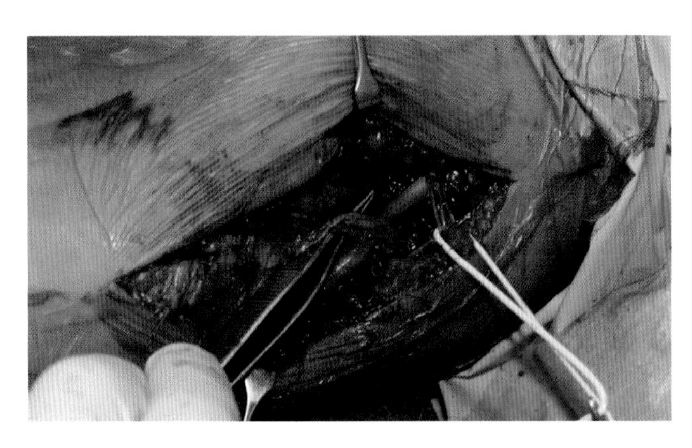

图23–12 内侧肌间隔吊索松弛地套在神经上，并缝合在旋前肌筋膜上

    - 确保牵引松动，因为在愈合过程的前几个月可能会出现挛缩。
  - 使用0号不可吸收缝线封闭肘管和内侧肱三头肌及剩余相邻肌间隔，以防止神经半脱位。
    - 在FCU两个头之间保留一个2~3cm的神经通路。
  - 肘关节通过简单的运动来检查没有神经压迫或束缚。
- 伤口闭合和术后护理。
  - 使用无菌生理盐水冲洗伤口。
  - 松开止血带，用电刀止血。
  - 靠近伤口放置一个单独的止血引流管，小心避免损伤尺神经。
  - 逐层缝合伤口。
  - 放置敷料。
  - 长臂夹板固定使肘部屈曲90°。
  - 使用绷带悬吊肘关节。
  - 术后第1天拔出引流装置。
  - 术后5~7天取下夹板，开始练习肘关节运动。
  - 投掷运动员遵循标准化的4阶段康复方案，如Wilk等人所述[16–18]。

参考文献

[1] Azar FM, Andrews JR, Wilk KE, et al. Operative treatment of ulnar collateral ligament injuries of the elbow in athletes. *Am J Sports Med,* 2000,28(1):16-23.

[2] Bruce JR, Andrews JR. Ulnar collateral ligament injuries in the throwing athlete. *J Am Acad Orthop Surg.* 2014,22(5),315-325.

[3] Kodkani PS, Govekar DP, Patankar HS. A new technique of graft harvest for anterior cruciate ligament reconstruction with quadruple semitendinosus tendon autograft. *Arthroscopy,* 2004,20:e101-e104.

[4] Prodromos CC, Han YS, Keller BL, et al. Posterior mini-incision technique for hamstring anterior cruciate

ligament reconstruction graft harvest. *Arthroscopy,* 2005,21:130-137.
[5] Wilson TJ, Lubowitz JH. Minimally invasive posterior hamstring harvest. *Arthrosc Tech,* 2013,2(3):e299-e300.
[6] Lowe JB III, Maggi SP, Mackinnon SE. The position of crossing branches of the medial antebrachial cutaneous nerve during cubital tunnel surgery in humans. *Plast Reconstr Surg,* 2004,114(3):692-696.
[7] Ng ZY, Mitchell JH, Fogg QA, et al. The anatomy of ulnar nerve branches in anterior transposition. *Hand Surg,* 2013,18(3):301-306.
[8] Tubbs RS, Custis JW, Salter EG, et al. Quantitation of and landmarks for the muscular branches of the ulnar nerve to the forearm for application in peripheral nerve neurotization procedures. *J Neurosurg,*2006,104(5):800-803.
[9] Andrews JR, Heggland EJH, Fleisig GS, et al. Relationship of ulnar collateral ligament strain to amount of medial olecranon osteotomy. *Am J Sports Med,* 2001,29(6):716-721.
[10] Kamineni S, Hirahara H, Pomianowski S, et al. Partial posteromedial olecranon resection: a kinematic study. *J Bone Joint Surg Am,* 2003,85-A(6):1005-1011.
[11] Kamineni S, ElAttrache NS, O'Driscoll SW, et al. Medial collateral ligament strain with partial posteromedial olecranon resection. A biomechanical study. *J Bone Joint Surg Am,* 2004,86-A(11):2424-2430.
[12] Dugas JR, Bilotta J, Watts CD, et al. Ulnar collateral ligament reconstruction with gracilis tendon in athletes with intraligamentous bony excision: technique and results. *Am J Sports Med,* 2012,40(7):1578-1582.
[13] Ahmad CS, Lee TQ, ElAttrache NS. Biomechanical evaluation of a new ulnar collateral ligament reconstruction technique with interference screw fixation. *Am J Sports Med,* 2003,31(3):332-337.
[14] Hechtman KS, Zvijac JE, Wells ME, et al. Long-term results of ulnar collateral ligament reconstruction in throwing athletes based on a hybrid technique. *Am J Sports Med,* 2011,39(2):342-347.
[15] Dines JS, ElAttrache NS, Conway JE, et al. Clinical outcomes of the DANE TJ technique to treat ulnar collateral ligament insufficiency of the elbow. *Am J Sports Med,* 2007,35(12):2039-2044.
[16] Wilk KE, Arrigo C, Andrews JR. Rehabilitation of the elbow in the throwing athlete. *J Orthop Sports Phys Ther.* 1993,17(6):305-317.
[17] Wilk KE, Azar FM, Andrews JR. Conservative and operative rehabilitation of the elbow in sports. *Sports Med Arthrosc Rev,* 1995,3(3):237-258.
[18] Wilk KE, Arrigo C, Andrews JR, et al. Rehabilitation following elbow surgery in the throwing athlete. *Operat Tech Sports Med,* 1996,4:114-132.

第24章

后外侧旋转重建

（BRIAN J. KELLY, LARRY D. FIELD）

无菌仪器/设备

- 无菌止血带。
- 肌腱剥离器（如果使用自体肌腱）。
- 4mm 圆骨刀。
  - 为移植物制作骨隧道。
- 1.5mm圆骨刀或钻头。
  - 制作骨隧道。
- 弧形锥。
  - 用于连接尺骨隧道，方便移植物通过。
- Hewson缝合器。
- 2号编织不可吸收缝线（外科医师首选）。
- 植入物。
  - 异体肌腱（如果不使用自体肌腱）。
  - 缝合铆钉（如果进行切开或关节镜韧带修复）。
- 关节镜设备。
  - 4mm 30° 关节镜。
  - 套管针。
  - 逆向缝合器。
  - 缝合钳。
  - 关节镜提结器。
- 皮肤缝合（外科医师首选）。
- 敷料和夹板材料。

体位

- 患者仰卧于手术台。
- 上肢放于臂板上。
    - 或者，可以将手臂放在患者胸部。
- 根据外科医师的习惯进行术前准备，例如有人习惯使整个上肢暴露在外。
- 在上臂放置无菌止血带。

手术入路

- 所有开放式重建和修复技术的手术方法都是相同的。根据骨隧道的位置不同，所需的切开位置可能略有不同。
- 切口开始于外上髁近端2~3cm处，向尺骨皮下边界远端延伸8~10cm（图24–1）。
- 使用Kocher 切口。

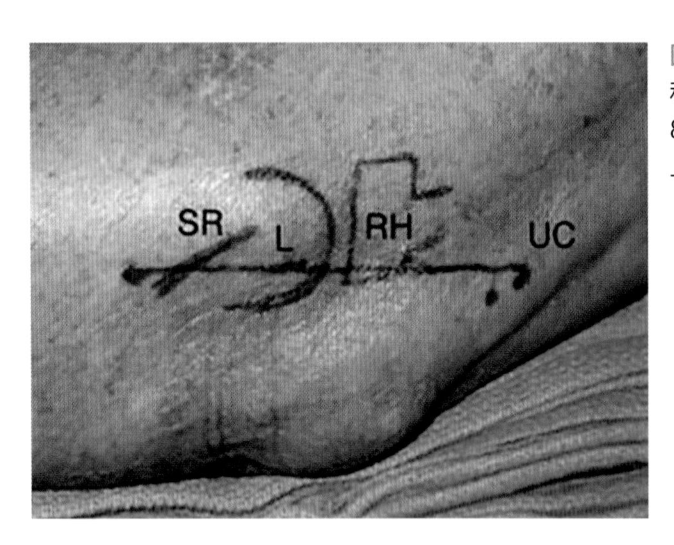

图24–1 以髁上嵴、外上髁、桡骨头和尺嵴作为标志物，在Kocher区上作8cm皮肤切口。SR—髁上嵴，L—外上髁，RH - 桡骨头，UC - 尺嵴

- 确定肘肌和尺侧腕伸肌（extensor carpi ulnaris, ECU）之间的间隙，用解剖刀切开筋膜。通过该间隔穿过深筋膜可以看到一条细的脂肪条纹（图24–2）。
- 从远端向近端评估肘肌，以便于与下方尺侧副韧带（lateral ulnar collateral ligament, LUCL）进行最清楚地区分。
- 向后牵拉肘肌，暴露出旋后肌嵴，这是LUCL的尺侧附着点（图24–3）。
- 从LUCL上锐性剥离ECU的肌肉纤维，沿着指总伸肌起点部位把ECU向前侧方向牵拉（图24–3）。
- 清除外侧上髁和髁上嵴的软组织，以利于准备肱骨隧道。这通常需要评估常见的指总伸肌起点和肱三头肌。

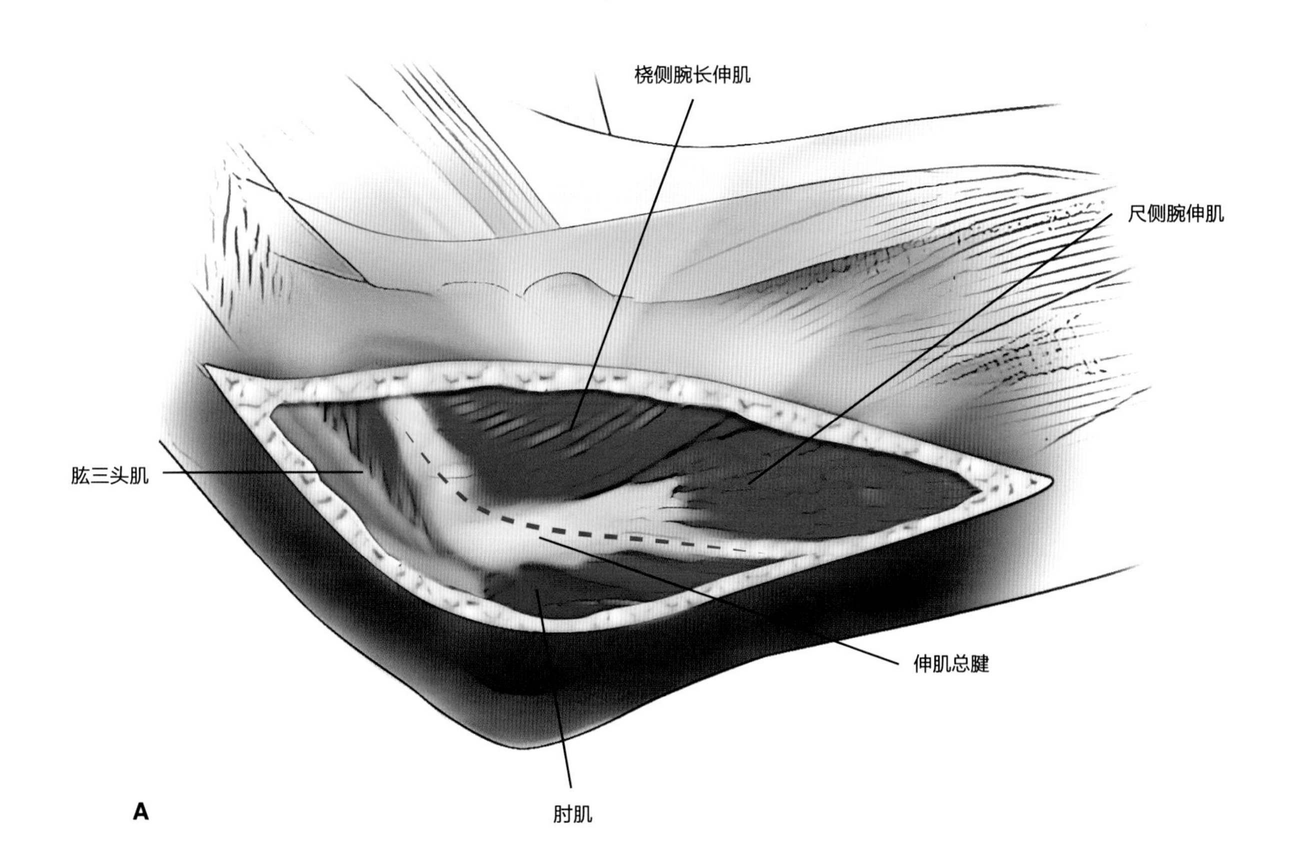

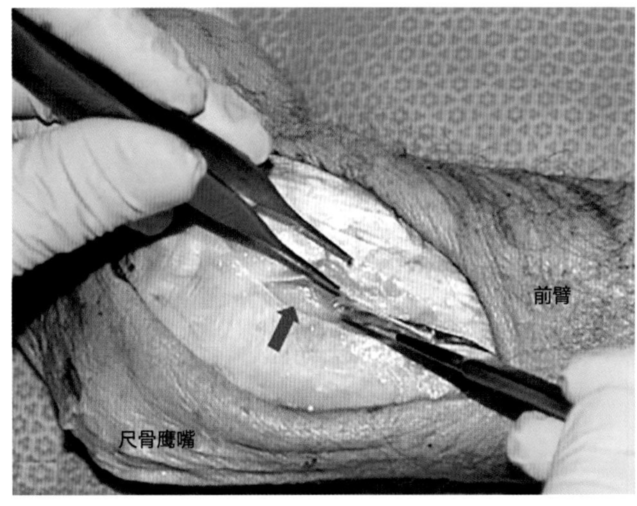

图24-2 图（A）和术中图（B）显示在ECU和肘肌之间的深筋膜。这个间隔通常可以通过一条深到筋膜的脂肪条（红色箭头）来识别，解剖继续在桡侧腕长伸肌（extensor carpi radialis longus, ECRL）和肱三头肌之间近端进行，露出髁上嵴

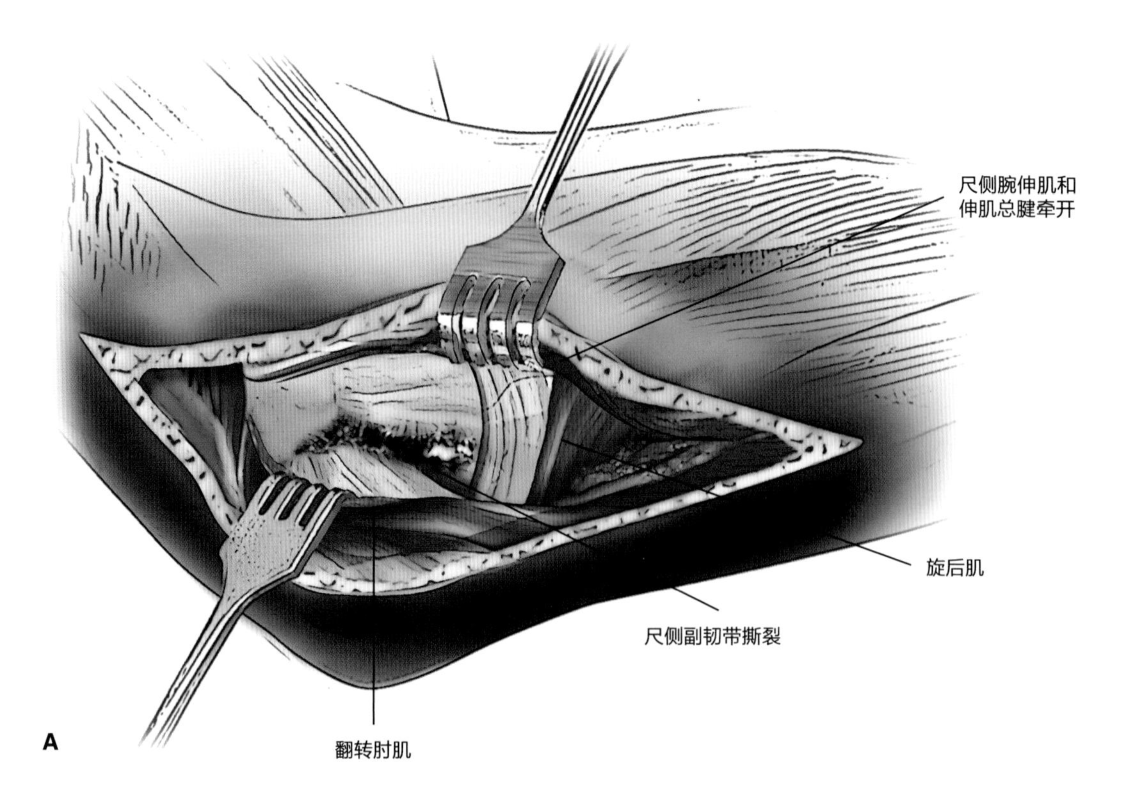

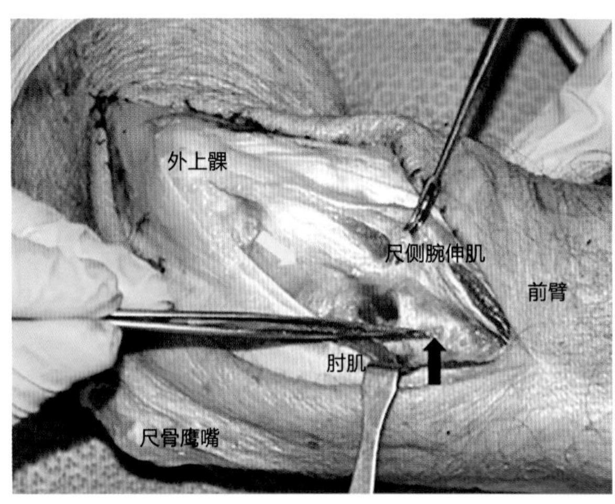

图24–3 图（A）和术中照片（B）显示肘肌在后方，ECU在前方，中间的是LUCL（黄色箭头）和旋后肌嵴（黑色箭头）

移植物选择

- 自体掌长肌。
- 股薄肌。
- 半腱肌。
- 跖肌。
- 异体肌腱。

对接技术[1—5]

- 尺管准备。
    - 用4mm钻靠近旋后肌嵴结节处钻第一个孔，这应该在位于头颈交界处的远端，以确保最稳定的结构（图24–4）。

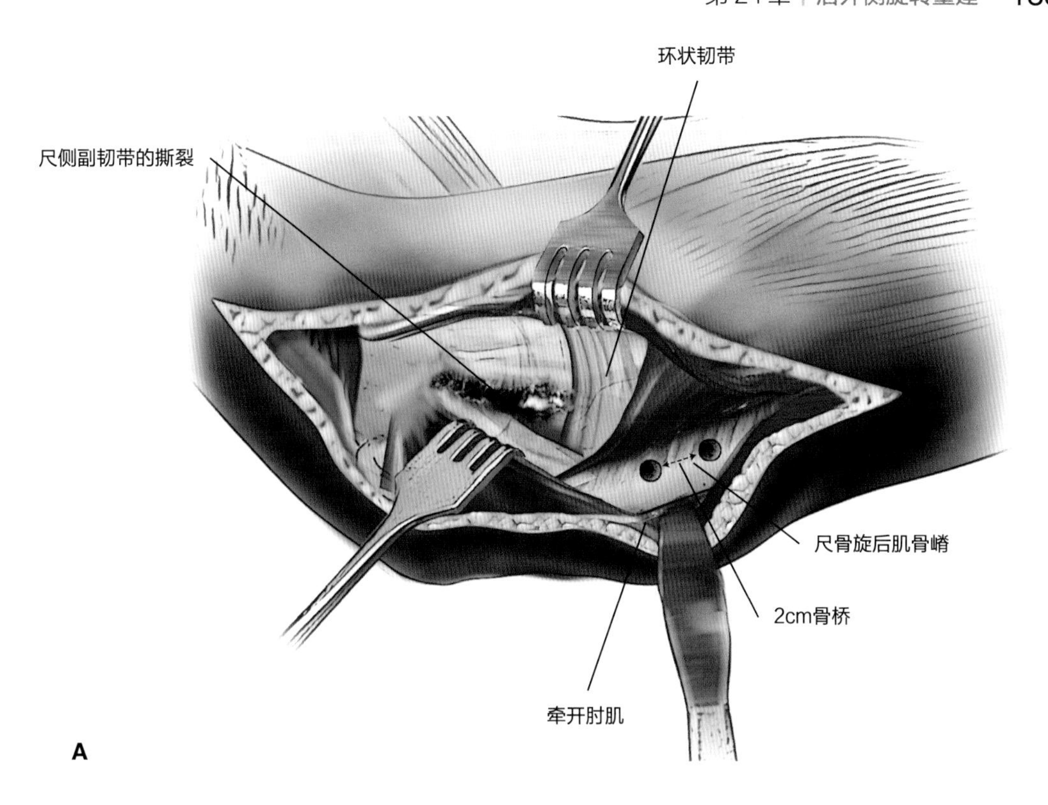

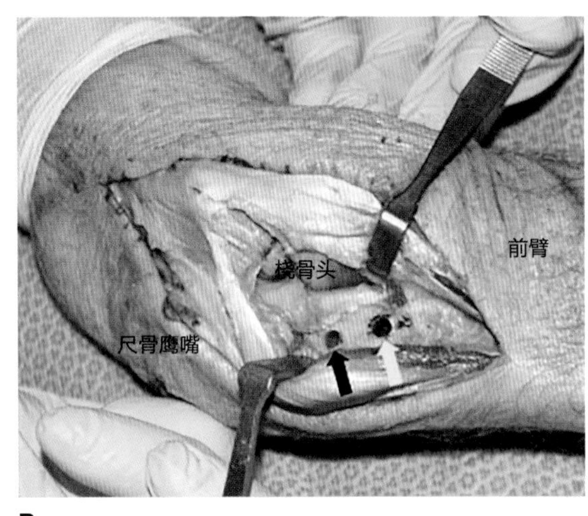

图24-4 图（A）和术中照片（B）显示尺骨近端和远端的隧道孔，沿旋后肌骨嵴形成4mm隧道，留下至少15~20mm的骨皮质。重要的是远端隧道孔（黄色箭头）位于桡骨头颈部连接处的远端，以确保最稳定的结构。近端隧道孔（黑色箭头）位于环状韧带附近

- 第二个孔是在旋上肌骨嵴近端靠近环状韧带处。两个隧道之间保持一个15~20mm的坚固骨桥（图24–4）。
- 虽然旋后肌结节只有约50%的部分可触及，但远端隧道应位于桡骨头近端边缘15mm处[6,7]。
- 这些骨隧道不需要到达对侧皮质。弧形锥被用来制作一个连接两个孔的骨隧道，同时注意不要破坏骨距。

- 肱骨隧道准备。
  - 将缝线穿过两个尺管并将其固定，有助于识别等长点。当肘部屈曲和伸展时，缝线的近端固定于外上髁上。在运动范围内缝合线不移动的位置是等长点（图24–5），它通常位于外上髁的前部和下方[1]。
  - 在等长点处，使用直径4mm钻头钻至15mm深，形成骨隧道（图24–6）。

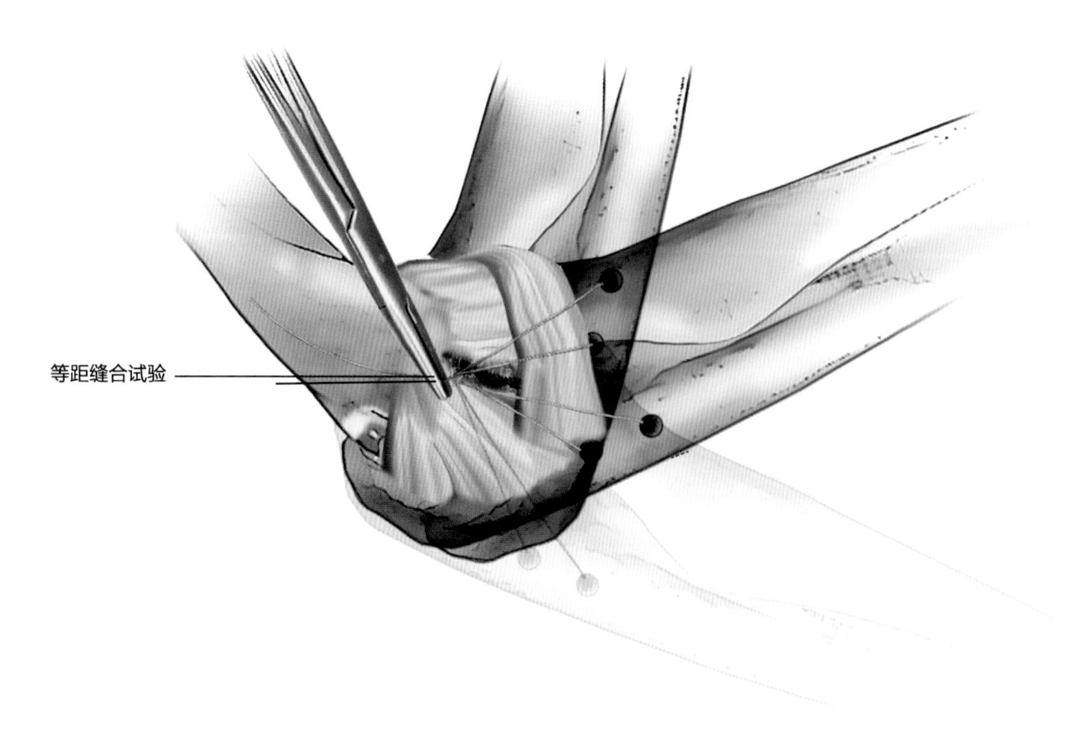

图24-5 等长点的标识。一条缝合线穿过两条尺骨隧道。当肘部屈曲和伸展时，缝线的近端用止血钳固定在外上髁上。在运动范围内缝合线不移动的位置是等长点

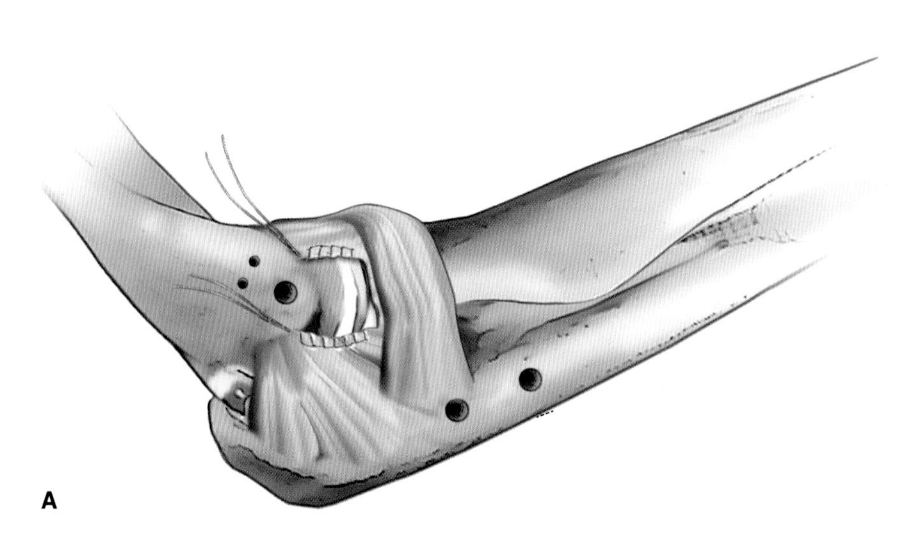

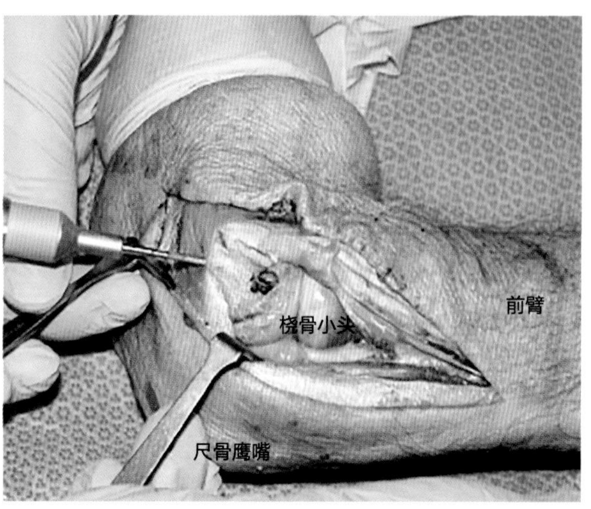

图24-6 图（A）和术中照片（B）显示肱骨隧道。在先前确定的等长点（皮肤标记在外上髁上），用4mm钻头的制作骨隧道。用1.5mm的钻做缝合通道的近端隧道孔，这些隧道孔与等距点成一定角度，以便于缝合通道。三个孔之间留有至少10mm的骨质。图中还可以看到穿过前后关节囊的Krackow缝线

- 使用1.5mm的克氏针形成两个附加隧道，深度为15mm，与等长点隧道成一定角度，三个孔之间的骨桥至少为10mm（图24–6）。
    - 使用Hewson缝合器从每个孔穿过环形缝线，从肱骨隧道中退出；这些将促进移植物和隧道之间的愈合。
- 关节囊修复。
    - 关节囊通常是扩张的，可结合移植物通道而被修复和拉紧。
    - 有任何残余LUCL的关节囊，沿着纤维呈直线切割。
    - 一条不可吸收的缝线以Krackow方法穿过前关节囊，在近端留下两条缝合肌腱。这项技术通过后关节囊组织重复进行（图24–6A）。
- 移植物通道和紧缩。
    - 用2号不可吸收缝线将移植物的一端缝合，然后通过Hewson缝合器将缝合好的一侧由远端到近端通过尺管。
    - 通过移植物的缝合线和穿过后关节囊的两个缝合线，将在肱骨隧道准备过程中通过的环形缝合线穿过肱骨后隧道，然后将移植物另一端固定在肱骨上。
    - 肘关节处于完全内旋状态，而移植物的两端承受张力。手臂可以通过多次屈曲活动，来消除移植物的蠕变。将肘关节固定于屈曲40° 和完全内旋状态。
    - 游离移植物的前端固定于肱骨隧道，并用皮肤标记显示维持足够张力所需的移植物长度（图24–7）。

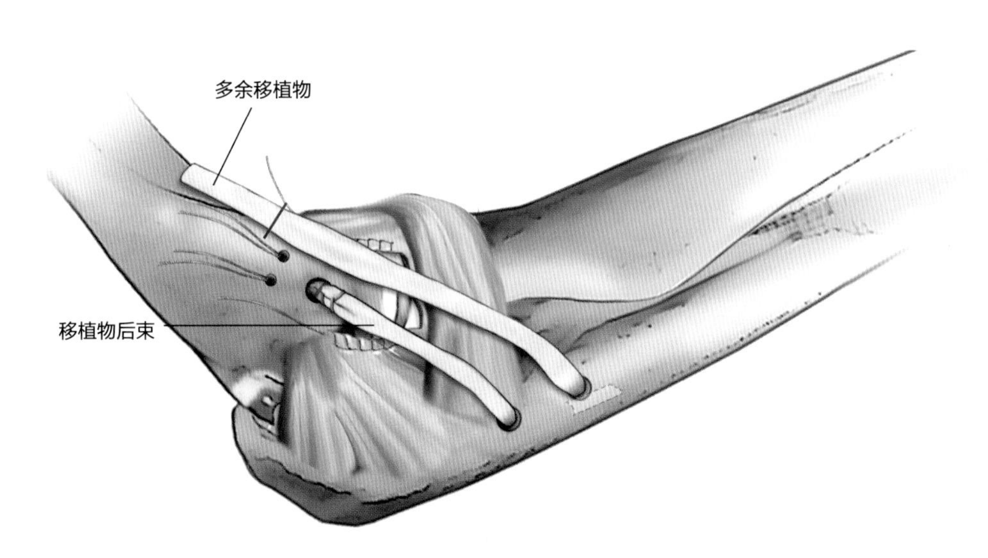

图24–7 移植物的后端固定在肱骨隧道内。将移植物的自由前端拉紧并放置在等距点隧道旁，以估计所需的移植物长度，将多余的移植物切除

- 运用Krackow或Whipstich方法使用2号不可吸收缝合线准备移植物，于上一步骤中标记的水平处结束。切除残余移植物。
- 通过移植物前端的缝线和穿过前关节囊的两条缝线通过肱骨前方隧道，使用在肱骨隧道准备过程中通过的襻进行固定。然后将移植物的前端固定在肱骨上（图24–8）。
- 在施加轴向载荷和外翻应力的同时，将肘关节固定于屈曲40° 和完全内旋位置。当处于这个位置时，缝合线系在肱骨桥上；首先拉紧关节囊的缝线，然后是移植物缝合线。多余的不可吸收缝线可用于将移植物的两翼缝合在一起（图24–9）。

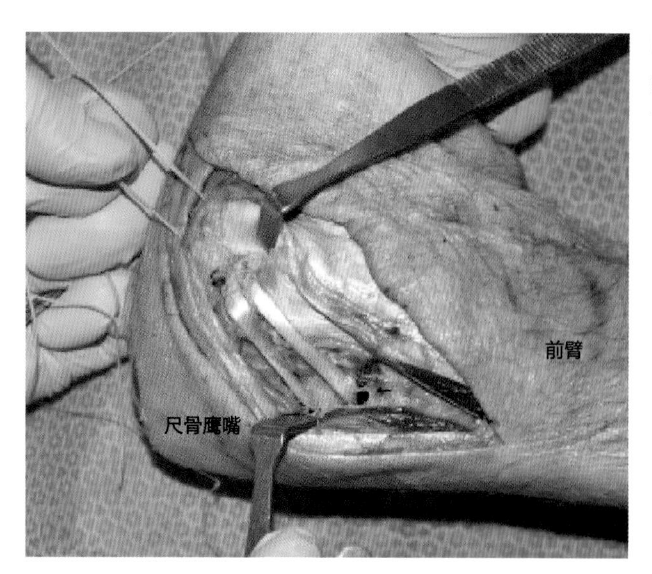

图24-8　移植物的前束与肱骨隧道对接，用Hewson缝线传送器将缝线穿过前缝线通过隧道

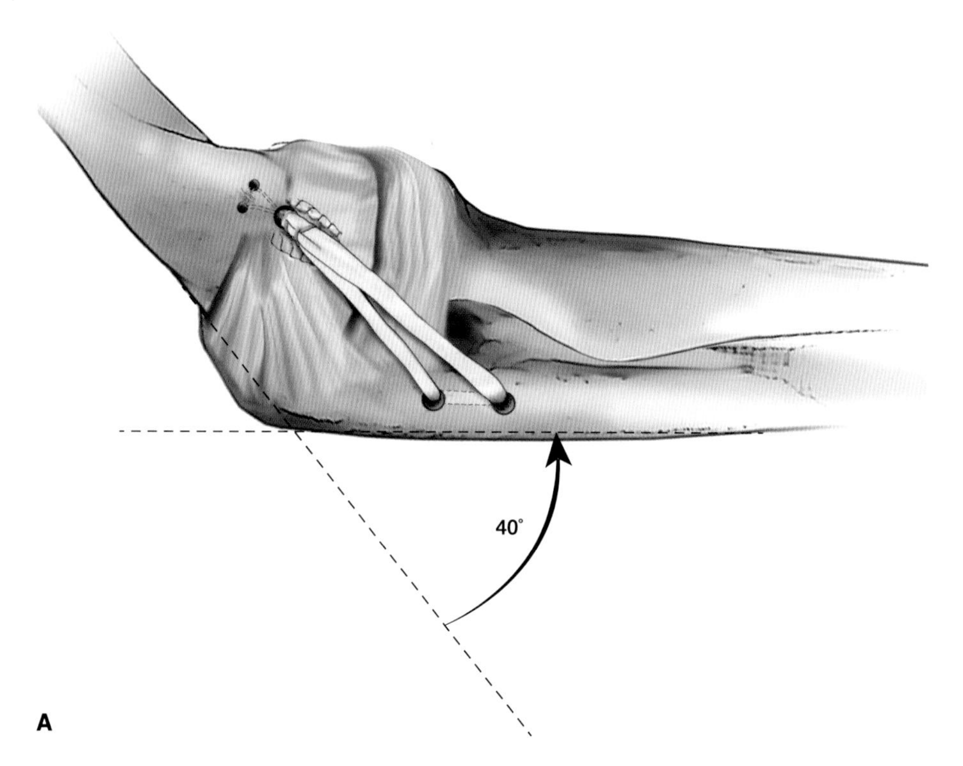

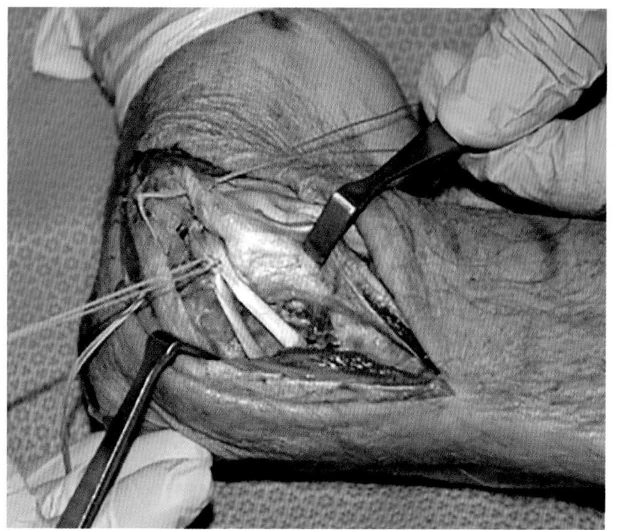

图24-9　图（A）和术中照片（B）两个近端骨隧道之间的髁上嵴上系有缝合肌腱结构。在施加轴向载荷和外翻应力的同时，当肘关节处于屈曲40° 和完全内旋时将移植物拉紧。术中照片显示了不可吸收缝合线，用于将移植物的两端从肱骨隧道中拉出来后缝合在一起

- 关闭伤口。
  - 松止血带，止血，包扎伤口。
  - 用可吸收缝线缝合肘肌和ECU筋膜。
  - 根据术者习惯缝合皮下组织和皮肤。

Figure-8 Yoke Technique[5,8]

- 尺管准备。
  - 第一个孔在旋后肌结节附近；这应该位于头颈交界处的远端，以确保最稳定的结构（图24–4）。
  - 第二个孔是在旋上肌骨嵴近端靠近环状韧带处。两个隧道之间保持一个15~20mm的坚固骨桥（图24–4）。
  - 虽然旋后肌结节只有约50%可触及，但远端隧道应位于桡骨头近端边缘远15mm处[6,7]。
  - 这些骨隧道不需要到达对侧皮质。弧形锥用来制造一个连接两个孔的骨隧道，同时注意不要破坏骨桥。
- 肱骨隧道准备。
  - 通过将缝线穿过两个尺管并将其固定，有助于识别等距点。当肘部屈曲和伸展时，缝合线的近端被固定在外上髁上。在运动范围内缝合线不移动的位置是等距点（图24–5）。它通常位于外上髁的前部和下方[1]。
  - 在等距点处，使用直径4mm钻头钻至15mm深形成骨隧道（图24–6）。
    - 这个隧道需要稍微加宽以接受3次移植物通过。
  - 使用4.0mm的克氏针形成两个附加隧道，深度为15mm，彼此之间和与肱骨对接处至少相隔10mm（图24–10）。

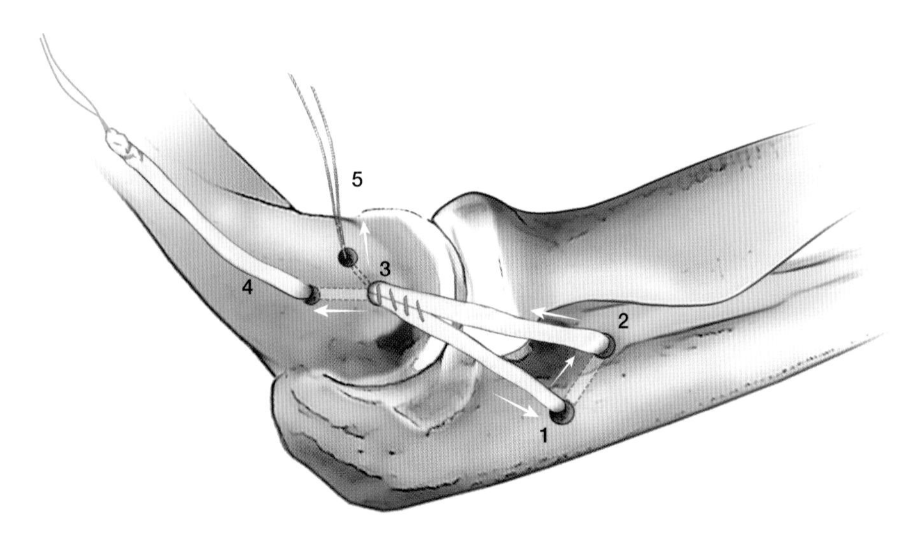

图24–10 第一个肱骨隧道在同一等距点处用4mm直径钻制成；该隧道稍微加宽以便于3次移植。两个近端隧道也钻有4mm的直径，以形成三个孔，由至少10mm的骨质隔开。移植物最初通过尺管（1~2）。然后将移植物的牵引线通过肱骨前隧道（3~5）前端并置于等距点，移植物的残余部分通过肱骨后隧道（3~4）。将移植物的两端紧束在一起缝合于等距点处

- 移植物通道和牵拉。
  - 使用Krackow或者锁线方法，用2号不可吸收缝线Krackow或锁线缝合肌腱的两束。
  - 使用Hewson缝合器将移植物的一端由近及远通过尺侧隧道，然后用刚好足够长的长度将这一端牵引至肱骨的等距点。用Hewson缝合器将移植物末端缝合通过肱骨前隧道，稍后用于加强重建。
  - 移植物的其余长度通过等长点，并通过Hewson缝合器穿过肱骨后隧道。
  - 用2号不可吸收缝线将移植物两端在等距点处缝合，这叫作“Yoke缝合”（图24–10）。
  - 移植物长端通过髁上嵴，然后用Hewson缝合器从近端到远端穿过肱骨前隧道；它将附着于等距点处，在这一点上留下3倍的移植物。
  - 移植物长端用Hewson缝合器，缝合由近端到远端通过尺管，如果不够长，可以将其缝合到重建后的后束上（图24–11）。

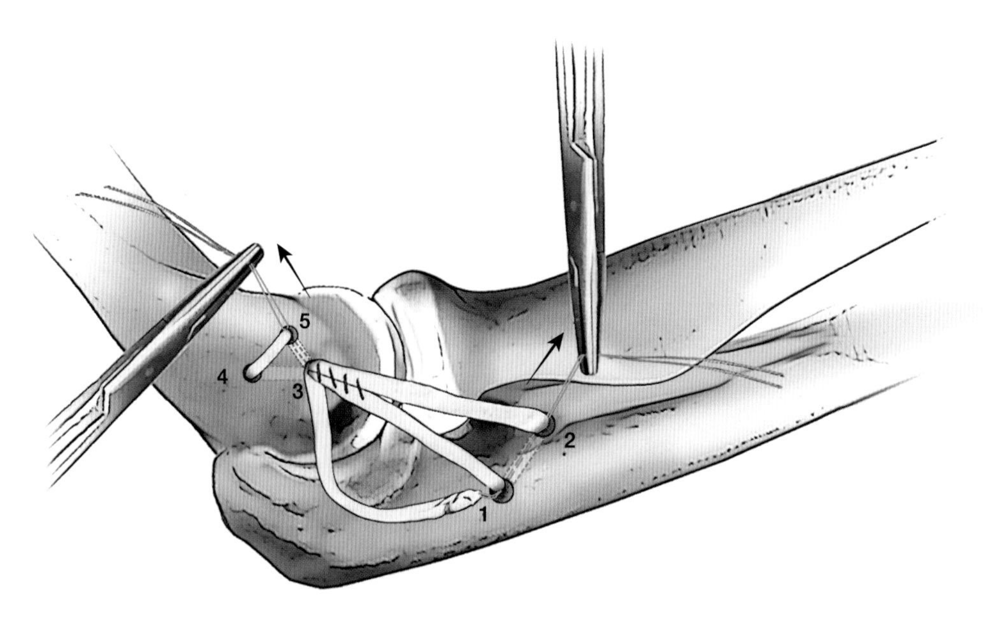

图24–11 将移植物通过髁上嵴，并通过肱骨前隧道（3~5），固定于等距点（3）处。然后通过尺管（1~2），在其到达的任何一点，将其缝合到移植物上。当移植物通过髁上嵴时，来自移植物前端的缝线被缝合到移植物的长端中。在施加轴向载荷和外翻应力的同时，当肘关节屈曲40° 和全内旋时将移植物拉紧

  - 在施加轴向载荷和外翻应力的同时，将肘部置于屈曲40° 和完全内旋位置。在此位置时，缝合拉紧移植物各束，以完成“8”字结构固定（图24–11）。
- 关闭伤口。
  - 松止血带、止血、冲洗伤口。
  - 使用可吸收缝线缝合肘肌和ECU筋膜。
  - 根据术者习惯缝合皮下组织和皮肤。

直接修复[2,5,8,9]

- LUCL最常见于肱骨侧撕脱，如果在急性期选择手术，通常可以修复。
- 手术方法和解剖与重建技术相同。

- 首先要确认撕脱韧带的近端，使用2号不可吸收缝线以Krackow方法穿过韧带。
  - 使用Hewson缝合器将这些缝合线穿过骨隧道，固定在髁上嵴上（图24–12）。使用1.5mm的钻头制作骨隧道，并在等距点周围间隔1cm。

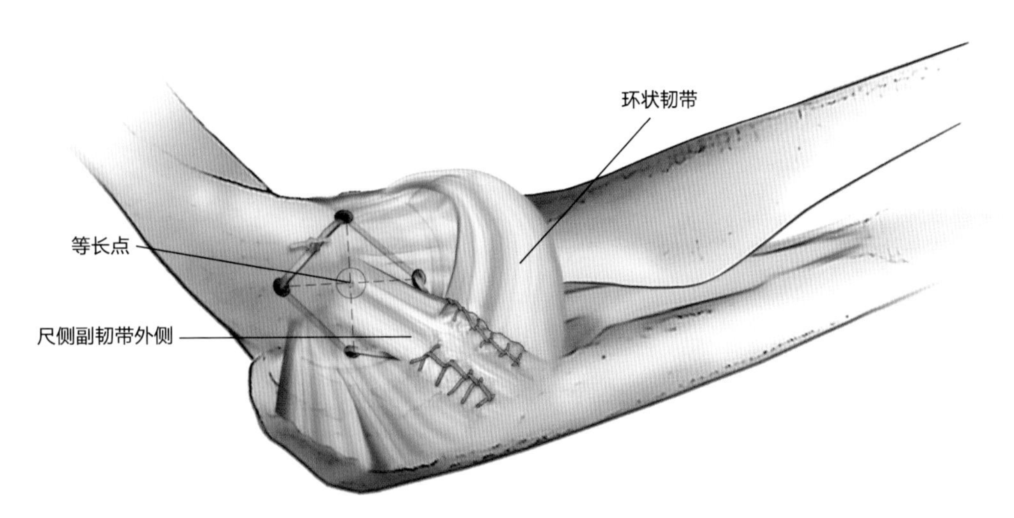

图24–12 一条不可吸收的缝线以Krackow方法穿过韧带。在等距点周围间隔1cm，使用1.5mm的钻头制作骨隧道。缝合线穿过骨隧道，系在髁上嵴上

  - 或者，放置一个或两个带不可吸收缝线的铆钉在等距点处，用于修复撕脱韧带。缝线固定器的一端以Krackow方法穿过韧带；另一端仅通过韧带，使韧带复位至起始位置。
  - 在施加轴向载荷和外翻应力的情况下，在肘关节屈曲40° 和全内旋的位置修复韧带。

关节镜辅助修复技术[9–11]

- 体位可以是俯卧或侧卧，但笔者更喜欢俯卧。止血带放在上臂的近端。
- 采用标准技术制作近端前内侧通道，注意将皮肤切口置于肌间隔前，以避免尺神经损伤。
- 关节镜检查桡骨头、环形韧带、桡骨头关节、冠状突、冠突窝和滑车。如果需要治疗肘关节前关节间室的任何病变，可以建立外侧通道。
- 在关节镜监视下，施加外翻应力与旋后相结合，以证明后外侧旋转不稳定。桡骨小头会发生半脱位，这与LUCL的损伤一致。还必须评估环状韧带是否有损伤，必要时可以在环韧带上缝合。
- 在鹰嘴尖端附近3cm处建立中央通道。在同一水平面，肱三头肌腱外侧建立一个后外侧通道。对后侧间室进行清理，以便检查内侧沟、鹰嘴窝、鹰嘴和外侧沟。
- 在后侧入路，当关节镜从外侧沟移到内侧沟，穿过肱尺关节时，就会出现“穿透征”。完成LUCL修复后，“穿透征”消失（图24–13）。
- 由于LUCL复合体功能不全，关节镜很容易移到侧沟。裸区通常出现在外上髁后部的上髁起源处，通常直接位于外侧，略低于鹰嘴窝中心。该区域用关节镜刨削器清理，以备缝合铆钉固定。在清理侧沟时，必须注意保持靠近骨骼，以免无意中移除剩余的LUCL。
- 双股缝合锚线通过后外侧通道缝合LUCL[5]（图24–14）。

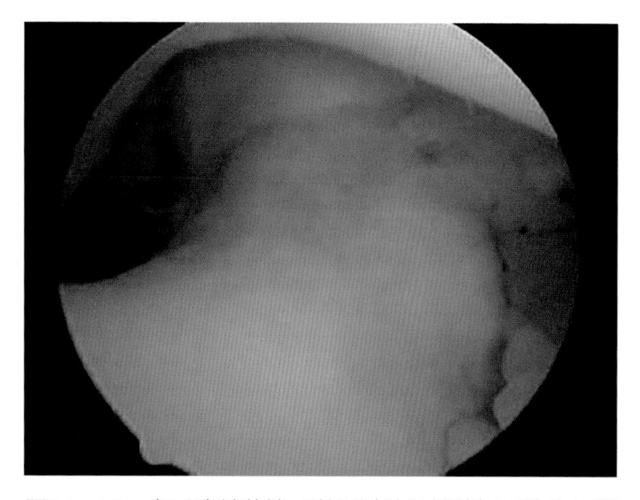

图24-13　当后路关节镜可以通过肱尺关节轻易地从外侧沟移到内侧沟时，就会出现“穿透征”

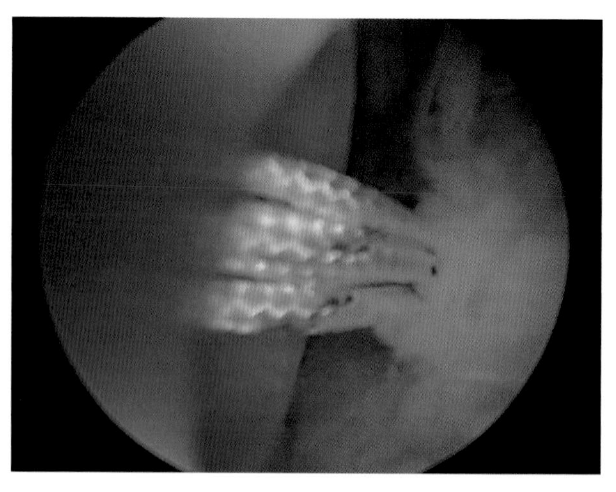

图24-14　关节镜通过后路，后外侧用于将缝合锚置入LUCL起点，刚好位于外上髁后部鹰嘴窝外侧

- 应用逆向缝线器（IDEAL suture passer, Depuy Mitek）将剩余LUCL组织缝合（图24-15），LUCL组织从起点的远端和前端拉紧。
- 将缝合线从前到后拉紧并打结；当每个结都绑紧时，关节镜应该被从侧沟中推得更远。关节镜回到前内侧通道，在施加外翻和旋后力量时，重新观察评估肘关节的稳定性，以确认修复的稳定性

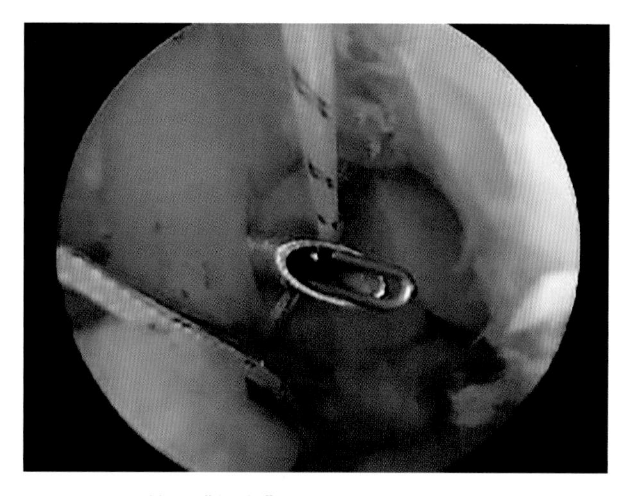

图24-15　外侧“软点”入口用于将逆向缝合器穿过剩余的LUCL组织，沿充血的组织部位穿出

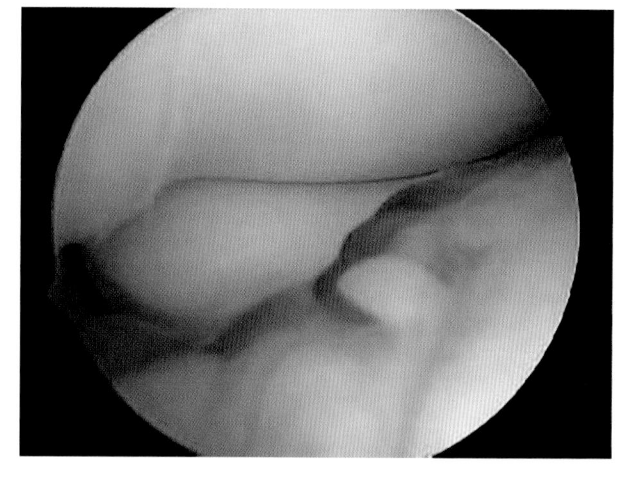

图24-16　缝合完成后可见肱尺关节缩小，关节镜已被推出侧沟

术后管理[3,5]

- 第一阶段（术后0~2周）。
  - 使用夹板将肘关节固定于屈曲90° 和内旋状态。
  - 开始行肩主动运动或被动运动。
  - 腕部和手部等长运动存在的情况下开始活动。
- 第二阶段（术后2~6周）。
  - 使用支具将肘关节固定于中立旋前或旋后位。
  - 肘关节开始屈曲练习（30° ~90° ），并在允许的情况下逐渐增加，直到达到完全的

活动范围。
- 开始行屈肌——旋前肌等长运动以及肩、腕和手功能训练。

- 第三阶段（术后6~12周）。
  - 不再用支具固定。
  - 逐渐增加屈指和伸肌强化训练。
- 第四阶段（术后3~6个月）。
  - 应避免肘部内翻应力。
  - 根据患者特定的活动目标，4~6个月内可逐步恢复到正常活动状态。

参考文献

[1] Nestor BJ, O'Driscoll SW, Morrey BF. Ligamentous reconstruction for posterolateral rotatory instability of the elbow. *J Bone Joint Surg Am,* 1992,74:1235-1241.

[2] Lee B, Teo L. Surgical reconstruction for posterolateral rotatory instability of the elbow. *J Shoulder Elbow Surg,* 2003,12:476-479.

[3] Jones KJ, Dodson CC, Osbahr DC, et al. The docking technique for lateral ulnar collateral ligament reconstruction: surgical technique and clinical outcomes. *J Shoulder Elbow Surg,* 2012,21:312-317.

[4] Kim HM, Armstrong AD. Lateral collateral reconstruction with free tendon graft to manage lateral collateral ligament insufficiency. In: Ring D, Steinmann S, eds. *Advanced Reconstruction: Elbow 2*. Chicago, IL: American Academy of Orthopaedic Surgeons, 2016,107-115.

[5] Sathyendra V, Murthi AM. Lateral collateral ligament reconstruction of the elbow. In: Weisel S, ed. *Operative Techniques in Orthopaedic Surgery*. Philadelphia, PA: Wolters Kluwer, 2016,3963-3971.

[6] Anakwenze OA, Khanna K, Levine WN, et al. Characrterization of the supinator tubercle for lateral ulnar collateral ligament reconstruction. *Orthop J Sports Med,* 2014,2:1-4.

[7] Kim HM, Andrews CR, Roush EP, et al. Effect of ulnar tunnel location on elbow stability in double-strand lateral collateral ligament reconstruction. *J Shoulder Elbow Surg,* 2017,26:409-415.

[8] Sanchez-Sotelo J, Morrey BF, O'Driscoll SW. Ligamentous repair and reconstruction for posterolateral rotatory instability of the elbow. *J Bone Joint Surg Br,* 2005,87:54-61.

[9] Savoie FH, Field LD, Ramsey JR. Posterolateral rotatory instability of the elbow: diagnosis and management. *Oper Tech Sports Med,* 2006,14:81-85.

[10] Obrien MO, Savoie FH III. Arthroscopic and open radial ulnohumeral ligament reconstruction for posterolateral rotatory instability of the elbow. In: Savoie FH, Field LD, Steinmann SP, eds. *The Elbow and Wrist: AANA Advanced Arthroscopic Surgical Techniques Practical Surgical Guide to Techniques*. New York: AANA, 2016,137-146.

[11] Obrien MO, Savoie FH III, Field LD. Arthroscopic and open radial ulnohumeral ligament reconstruction for posterolateral rotatory instability of the elbow. In: Geissler, WB, ed. *Wrist and Elbow Arthroscopy: A Practical Surgical Guide to Techniques*. 2nd ed. New York: Springer Science and Business Media, 2015,381-387.

第25章

关节镜治疗肱骨外上髁炎

(CHAMP L. BAKER Jr)

前言

- 伸肌肌腱炎的治疗目的是直接切除或关节镜下切除受损组织。
- 关节镜技术允许从内部观察肌腱并进行精准切除。
- 它还可以评估关节是否有任何可能导致肘关节外侧症状的相关病理，如滑膜皱襞或弹响肘，因为这可能是导致肘关节外侧疼痛的原因。

适应证

- 保守治疗不缓解，持续6个月或更长时间的肘外侧疼痛是手术的第一适应证。
  - 术前的治疗包括主动休息、理疗、伸展训练及其他方式。侵入性技术可能包括可的松注射，甚至富血小板血浆（platelet-rich plasma, PRP）注射。
- 如果患者在保守治疗后仍抱怨手臂伸展时不适，并且难以进行日常活动，如握手或肘部伸展困难，则通常需要进行手术。
- 80%~90%的肘外侧疼痛患者可以成功地通过非手术治疗获效。

患者体位/麻醉

- 一般使用全身麻醉，尽管手术可以通过局部阻滞完成。
  - 全身麻醉可以更准确地评估术后神经血管状况。
- 患者的位置可以决定使用哪种麻醉。
  - 患者可以仰卧、俯卧或侧卧位（图25–1，图25–2）。由于肘关节的安全性和二次手术的考虑，最好选择侧卧位和俯卧位。
- 需要使用止血带。
- 如果患者是俯卧位，手臂固定在支架上，如需进行二次手术，可以进行内旋和外旋，以接近伸肌或肘部屈肌部分（图25–3）。
  - 如果没有专用臂架，可以使用任何类似的“U”形垫来固定手臂。
- 在“暂停”之后，手臂准备好。
- 笔者喜欢坐位，并且在悬垂下完成，这样无菌单就可以系在术者长袍手术衣上，以确保肘部上下都有一个完全无菌的区域。

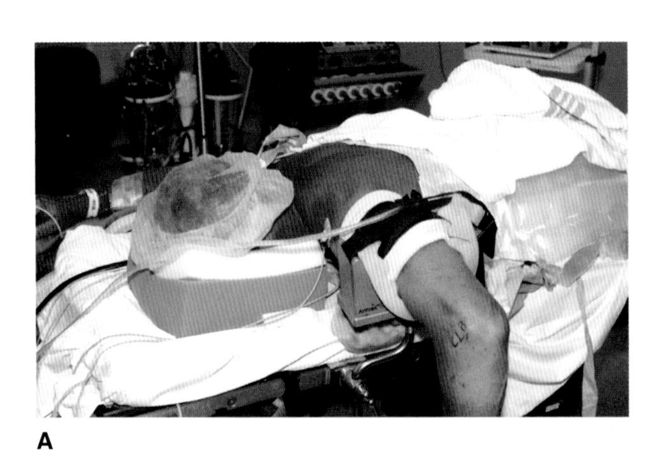
A

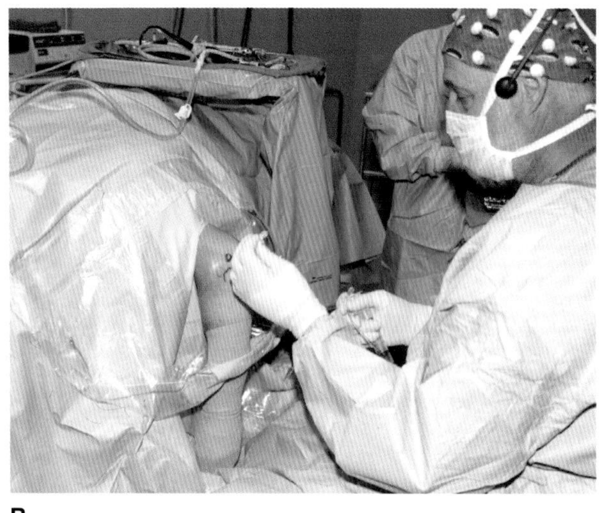
B

图25-1 A. 止血带尽可能靠近手臂远端放置，以便于使用器械进行关节接触；B. 用防护帘保护好

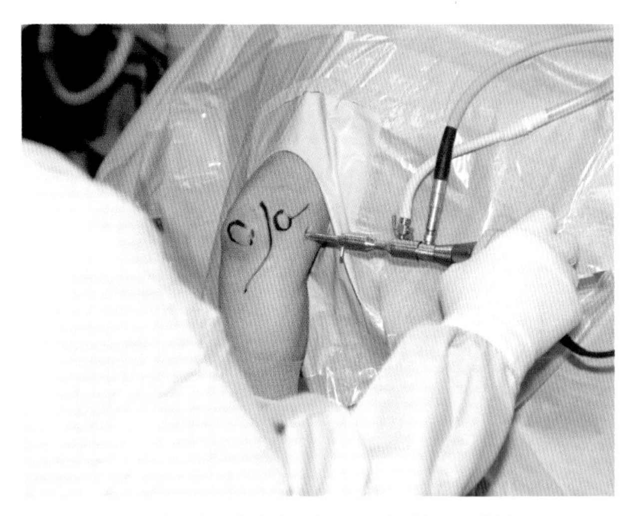
图25-2 在内侧通道建立期间需要保护好尺神经

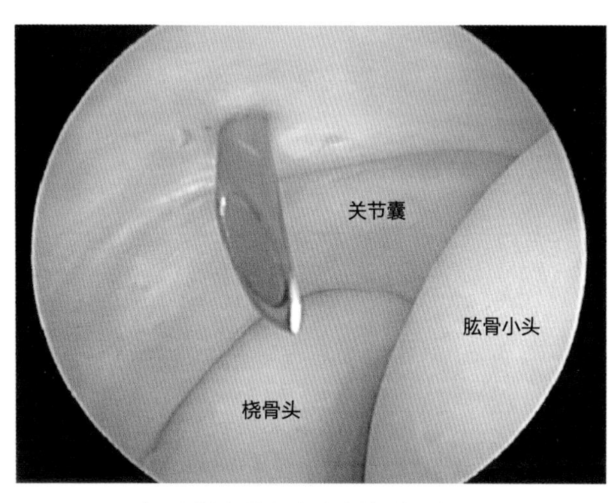

图25-3 利用空针由外向内建立外侧通道

- 手术前的评估应确定尺神经是否半脱位或患者是否曾做过肘关节手术。
  - 如果尺神经半脱位，只需减少移动并用拇指固定即可确保其安全性。
  - 如果以前做过其他切口，并且尺神经已经移位过，那么要做一个皮肤切口来识别尺神经，以便在术中保护它。

入路

- 近端内侧入路通常用于观察，近端外侧入路通常用于器械操作。
- 首先标记鹰嘴尖，然后是桡骨髁，最后是软点和肱骨内上髁。
- 画一条线表示尺神经和肌间隔的位置。
  - 识别尺神经及其位置有助于确保手术过程中尺神经的安全。
- 通过外侧入路用25ml无菌生理盐水扩张关节，以提供更多进入空间，并有助于防止医源性关节表面损伤。
- 近内侧入路位于内上髁前1~2cm处。如果患者上肢粗壮，可以将入路放在更近和前面一点。
- 止血钳用来扩张皮下组织，避免损伤前臂内侧皮神经。

- 然后插入钝的套管和套管针。
  - 术者观察到了肘关节结构，并把套管带到图像的中心。
- 取下套管针，有液体流出表示已进入关节腔。

关节镜诊断

- 一旦确认进入关节，插入一个30°的关节镜。笔者习惯让冲洗盐水通过重力流入，而不是泵入，因为这是一种更安全、更可控的进水方式。
- 检查肱桡关节。
  - 该区域可能存在增厚的环形韧带和/或增厚的组织。
  - 皱褶带增厚或滑膜外侧边缘增厚可能是引起外侧疼痛的原因，这些都应进行清理。
- 通过手臂的旋前和旋后，对桡骨头进行评估，以确定足够的关节间隙。
- 关节镜适当退后可以对肘关节内侧冠状滑车室的情况进行评估。
- 通过由外向内技术建立外侧通道。
  - 当一根手指推到皮肤的外侧间室上时，用一根针直接插在桡骨头关节上。
  - 太远的放置会危及关节囊和桡神经，太近的放置会导致针与肱骨接触，进入困难。
  - 切开皮肤，由外向内置入套管。
- 在一系列治疗肱骨外上髁炎的患者中，发现有三种不同的关节囊外观：完整、部分撕裂，或暴露下桡侧腕短伸肌（extensor carpi radialis brevis, ECRB）的完全撕裂型，完全撕裂表明是慢性疾病。
- 使用刨削器清除关节囊，暴露出ECRB和桡侧腕长伸肌（ECRL）。
- 切除任何增厚的滑膜边缘。
  - 注意避免刀片朝向关节囊，因为关节囊另一侧有桡神经。
- 一旦切除关节囊，就会暴露出桡侧腕长伸肌和ECRB。关节囊与ECRB相邻。
- 使用射频电刀切除肌腱；这似乎比刨削器、刀片或剪刀更可靠。
- 注意射频电刀置于桡骨头上面。
  - 往下切除组织可能损伤外侧副韧带，造成肘关节术后旋转不稳。
- 在近端，组织被移到上髁端。
  - 最初，在理论上，用磨锉去除上髁，以促进出血及更快地愈合；这目前不再是常规的做法，对临床结果无明显影响。
- 移除关节镜，伸展手臂，背屈手腕，以确保松解所有部位。
- 如果怀疑后方有病变（如用力伸展时疼痛，后侧不典型疼痛，或有可能向后伸展的皱褶），则将套管针穿过鹰嘴末端和肱骨后部交界处的软点入口，检查后方是否有任何病变。
- 建立一个后外侧通道，并将范围切换到该通道作为观察入口，检查后方肱桡 关节。
  - 该区域的钩状滑膜可能显示为皱褶，并用刨削器切除。
- 取下关节镜，丝线缝合伤口。
- 通常不在关节腔内注射麻醉剂，因为这样可以更准确地评估神经血管状况。
- 患者仰卧，固定肘关节。
- 大多数患者都是在手术后当日出院，需要时服用止痛药。

术后康复

- 术后第2天，鼓励患者摘除悬吊绷带，开始被动屈伸活动。
- 当可以完全伸展时，悬吊绷带停止使用。
- 在术后几周内，避免负重活动。
- 术后2周开始强化力量训练。
- 术后6~8周恢复正常活动。

小建议

- 止血带和手臂支架应尽可能靠近，最好在同一部位，以便于使用器械靠近关节（图25–1A）。
- 术者就座后，通过悬吊确保完全无菌的区域（图25–1B）。
- 在内侧通道建立过程中，应始终注意保护尺神经（图25–2）。
- 采用空针定位法从外向内建立通道（图25–3）。
- 环状韧带增厚和（或）覆盖桡骨头可能是导致症状的原因（图25–4）。
- 刨削器用于松解关节囊和暴露ECRB（图25–5）。

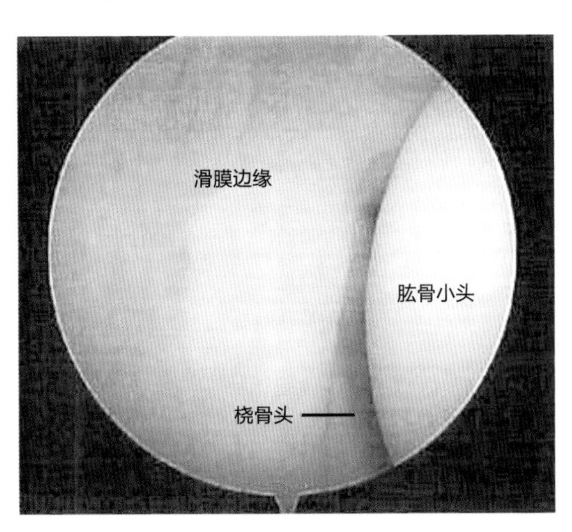

图25–4 注意环状韧带是否增厚或者对桡骨头覆盖过多，这可能是产生症状的原因

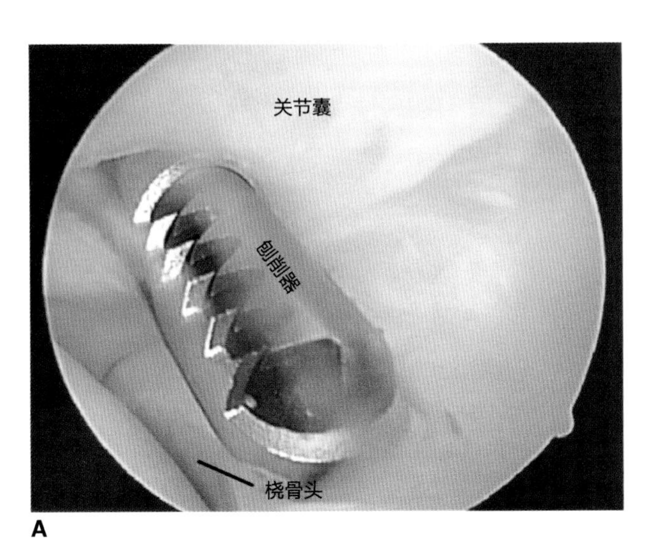

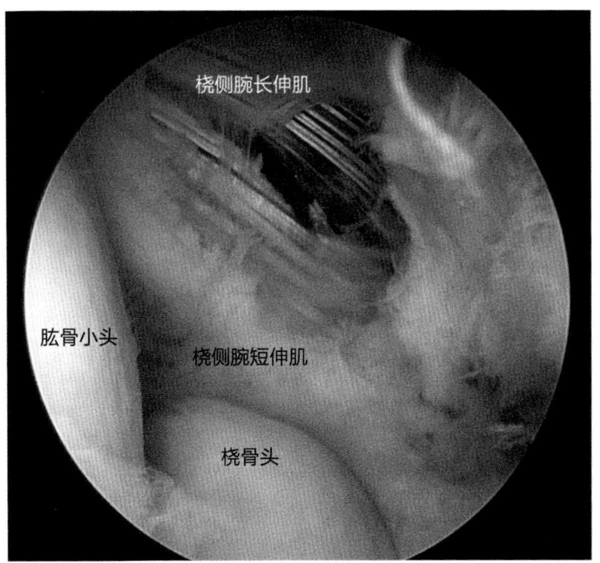

图25–5 使用刨削器清理ECRB，然后打开关节囊

- 射频电刀是一种有效的切除肌腱的方法（图25–6）。
- 如果症状不典型（如后软点疼痛），则可能需要检查后方肱桡关节和行滑膜切除术（图25–7）。

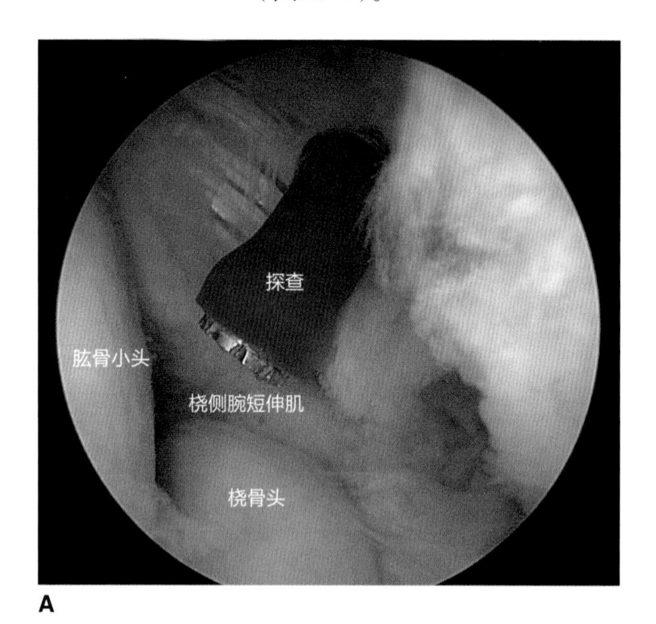

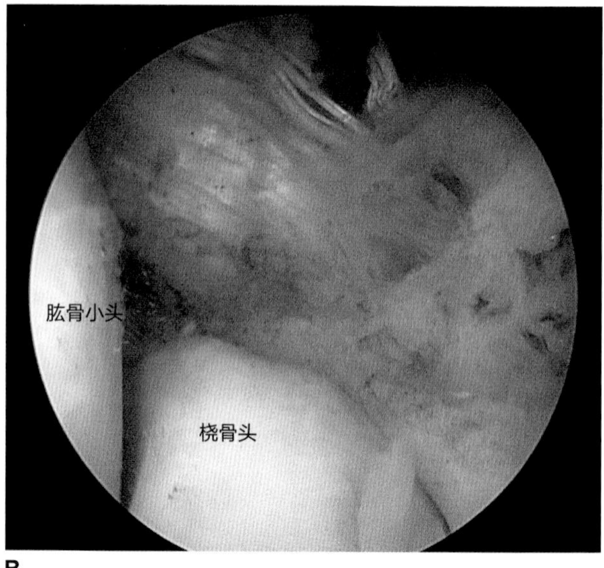

图25–6 射频电刀在切割模式下切除肌腱

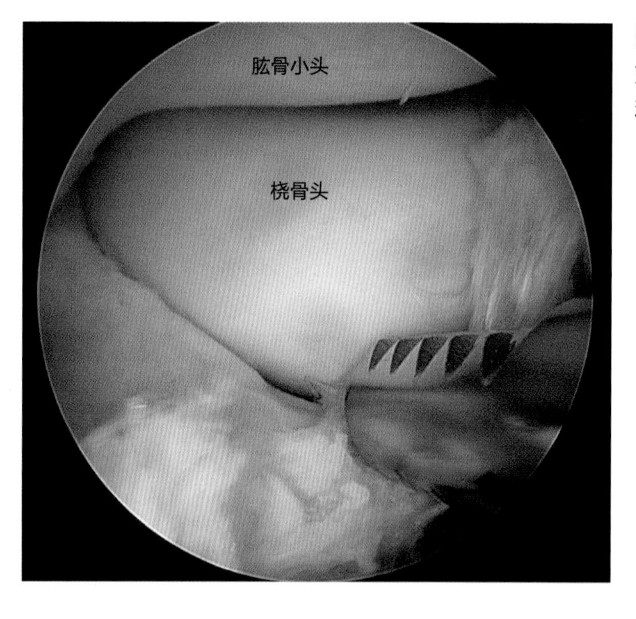

图25–7 如果有不典型肌腱病表现，例如疼痛和后方软点，可采用滑膜切除术和后方桡骨小头清理术

推荐阅读

1. Baker CL Jr, Baker CL III. Long-term follow-up of arthroscopic treatment of lateral epicondylitis. *Am J Sports Med,* 2008,36:254.
2. Baker CL Jr, Murphy KP, Gottlob CA, et al. Arthroscopic classification and treatment of lateral epicondylitis: two-year clinical results. *J Shoulder Elbow Surg,* 2000,9:475.
3. El-Gazzar Y, Baker CL III, Baker CL Jr. Complications of elbow and wrist arthroscopy. *Sports Med Arthrosc,* 2013,21:80.
4. Jerosch H, Schunck J. Arthroscopic treatment of lateral epicondylitis: indications, technique and early results. *Knee Surg Sports Traumatol Arthrosc,* 2006,14:379.
5. Lattermann C, Romeo AA, Anbari A, et al. Arthroscopic debridement of the extensor carpi radialis brevis for recalcitrant lateral epicondylitis. *J Shoulder Elbow Surg,* 2010,19:651.

6. Othman AM. Arthroscopic versus percutaneous release of common extensor origin for treatment of chronic tennis elbow. *Arch Orthop Trauma Surg,* 2011,131:383.
7. Stothers K, Day B, Regan WR. Arthroscopy of the elbow: anatomy, portal sites, and a description of the proximal lateral portal. *Arthroscopy,* 1995,11:449.
8. Szabo SI, Savoid FH III, Field LD. Tendinosis of the extensor carpi radialis brevis: an evaluation of three methods of operative treatment. *J Shoulder Elbow Surg,* 2006,15:721.

第26章

肱骨外上髁炎的手术治疗

(MURPHY M. STEINER, JAMES H. CALANDRUCCIO)

术前评估

- 手术治疗前，应考虑保守治疗方法，包括物理治疗、使用非甾体抗炎药（nonsteroidal anti-inflammatory drugs, NSAIDs），反向应力支撑、适当调整运动、超声治疗等在内的治疗方法无效后才考虑手术。
- 所有预计进行肱骨外上髁炎手术治疗的患者应评估是否伴有肘管综合征，该综合征可能在多达5%的患者中存在。
- 术前应行肘关节正侧位像检查从而排除骨折及关节炎（图26–1）。肱桡关节影像可以更清楚地显示肱桡关节的变化。

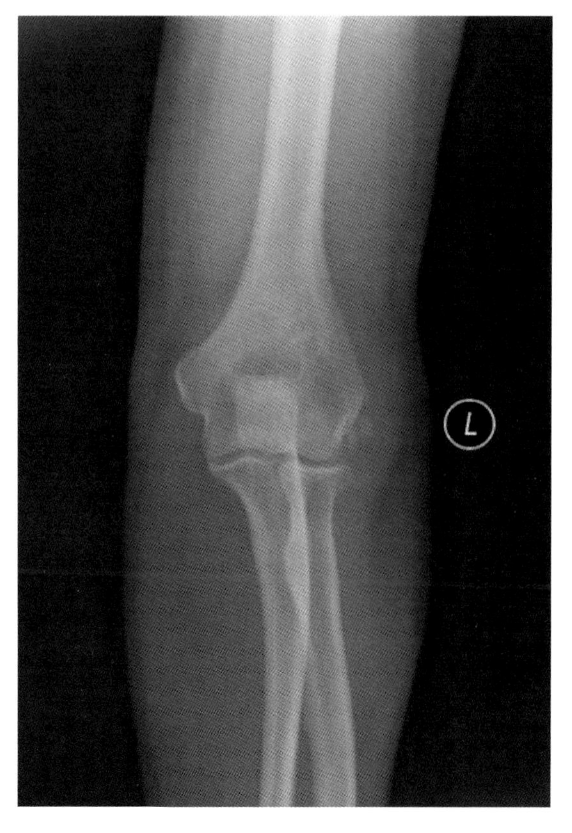

图26–1　肱骨外上髁炎患者肘关节正位片显示伸肌总腱钙化

- 肘关节MRI影像有助于发现伸肌总腱肌腱炎或撕裂（图26–2）。但MRI不作为必需检查项目。

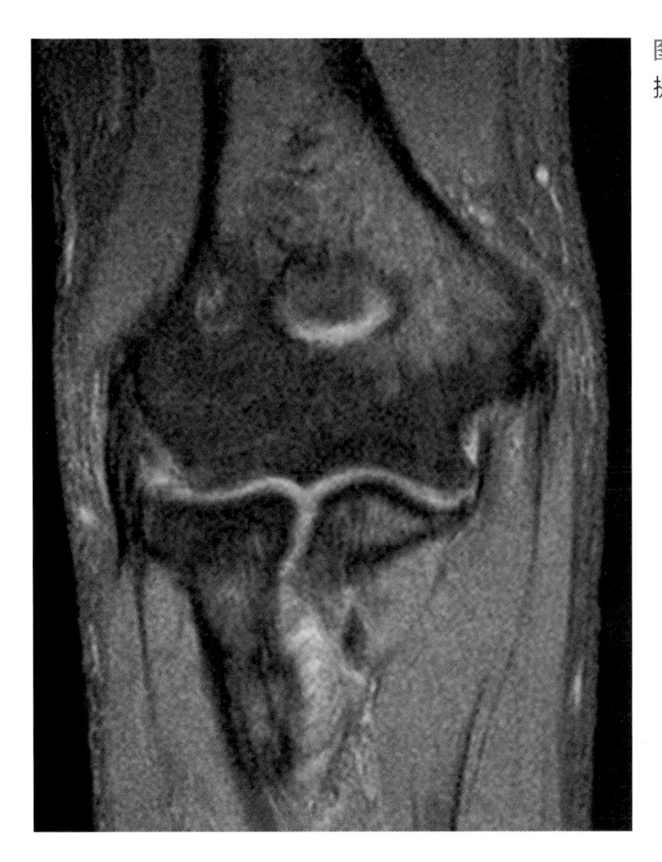

图26–2 肱骨外上髁炎患者肘关节MRI提示伸肌总腱肌腱炎

手术解剖学

- 肱骨外上髁炎或网球肘与桡侧腕短伸肌（extensor carpi radialis brevis, ECRB）肌腱起源不同的疾病，但可能是与伸肌总腱有关的退行性改变（图26–3）。

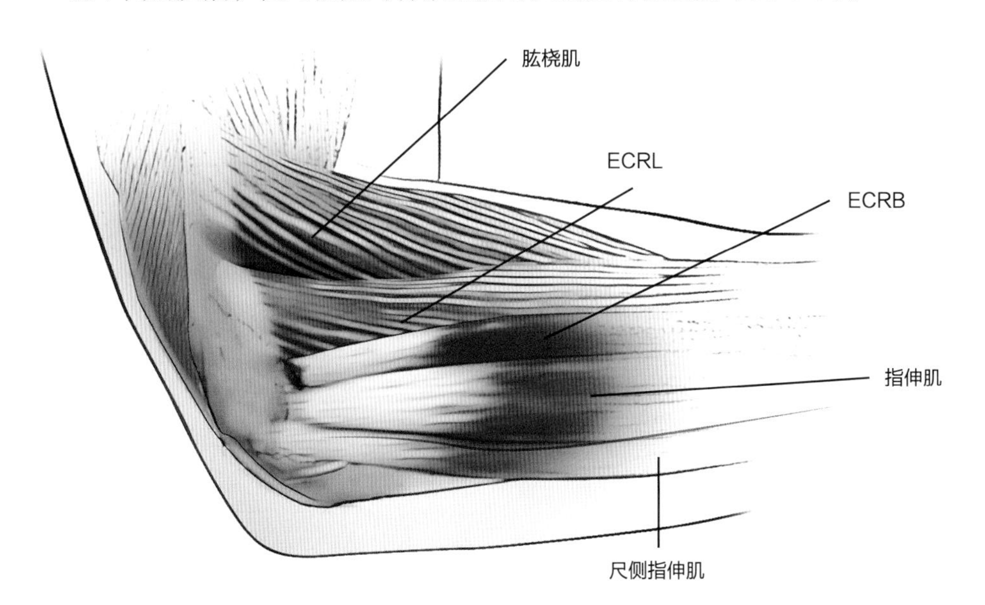

图26–3 桡侧腕短伸肌（ECRB）起源于肱骨远端外上髁，桡侧腕长伸肌（extensor carpi radialis longus, ECRL）起源于髁上嵴临近ECRB处，指伸肌（extensor digitorum communis, EDC）起源于ECRB起头边缘远端

- 起自外上髁的肌腱受到重复性应力可造成肌腱轻微撕裂。而且不完全的修复过程会导致血管成纤维细胞增生，由于急性炎症细胞的缺乏，一些人建议应将外上髁炎重新定义为外上髁病。
- 保留位于ECRB的内后方的外侧尺骨副韧带（later ulnar collateral ligament, LUCL）非常重要（图26–4）。

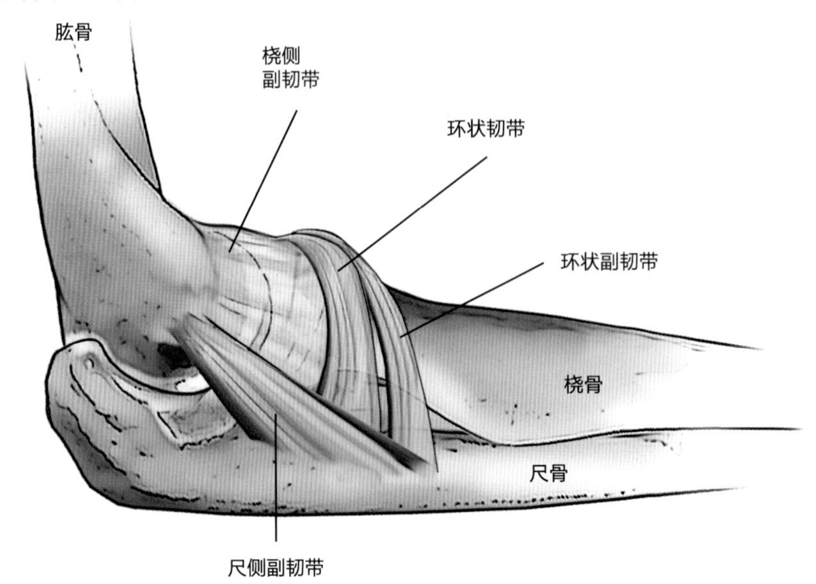

图26-4　LUCL起自外上髁，止于尺骨近端后侧，为了防止肘关节后外侧旋转不稳定，必须保留这一结构

无菌仪器/设备

- 止血带。
- 弹力绷带。
- 手外科使用的操作台。
- 双极电凝。
- 15号手术刀片。
- 剥离器。
- 小钳子。

体位

- 患者应仰卧在担架或手术台上，并附有一张手外科使用的操作台。
- 如果使用非无菌止血带，止血带应尽量靠近腋窝，避免对手术野的污染。

手术步骤

- 触诊外侧肘关节突起（外上髁、桡骨头、肱骨和鹰嘴）有助于定位。
- 由外侧髁突起的中心做一个3~5cm的皮肤切口。切口近端向髁上嵴延伸，远端与伸肌总腱纤维平行（图26–5）。
- 仔细地钝性分离覆盖于外侧髁的皮下组织。注意不要损伤任何浅表感觉神经分支（图26–6）。
- 手指触诊确定外侧髁。有时，囊腔和其他覆盖在筋膜上的软组织清除后，可使术野更加清晰（图26–7）。

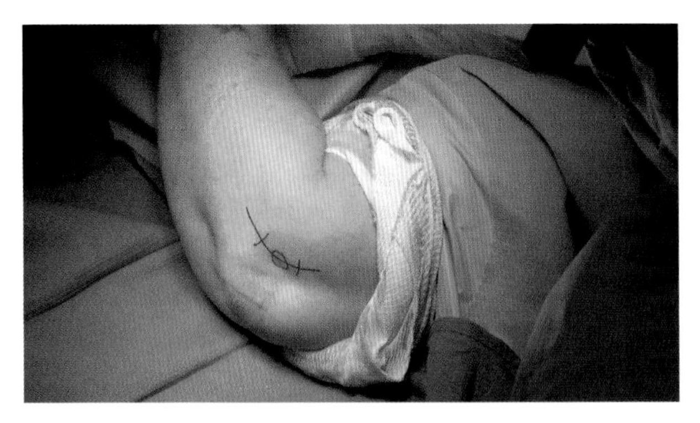

图26-5 切口位于外侧髁顶端上方

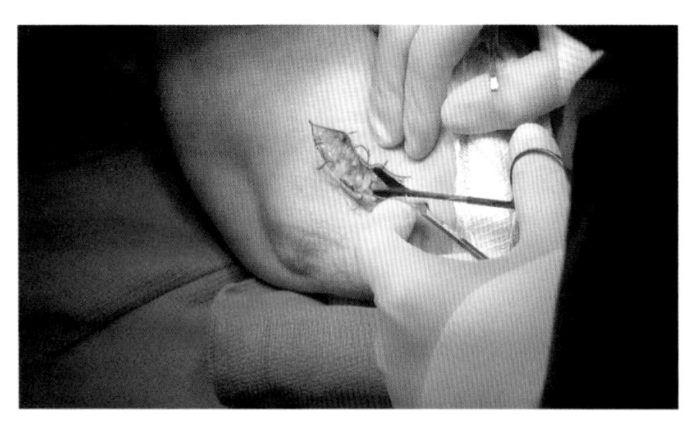

图26-6 钝性解剖至伸肌总腱起点

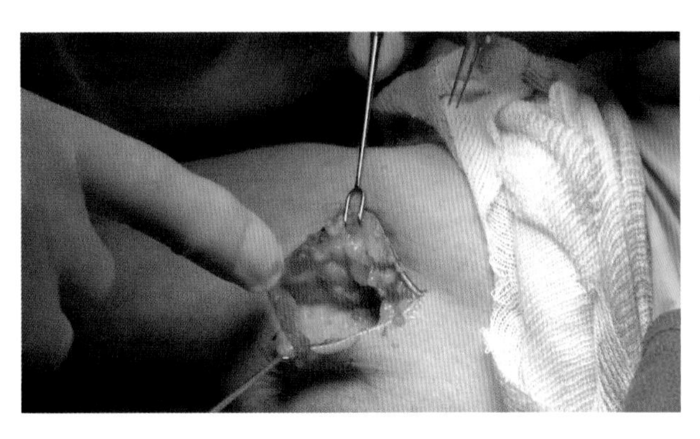

图26-7 手指或纱布可用来剥离伸肌总腱上的脂肪，使术野清晰

外上髁清理术

- 在ECRL和EDC之间的间隙，在髁上方做筋膜切口。理想的切口方向应与伸肌总腱纤维保持一致，远端穿过桡骨头向Lister结节方向。
  - 手术刀将ECRL的腱纤维从肱骨远端抬起（图26–8）。ECRB在髁上嵴近端显露。典型的ECRL起源于肱骨外上髁和邻近深筋膜。ECRB剥离过程中见到ECRL肌纤维，保证了近端完全松解。

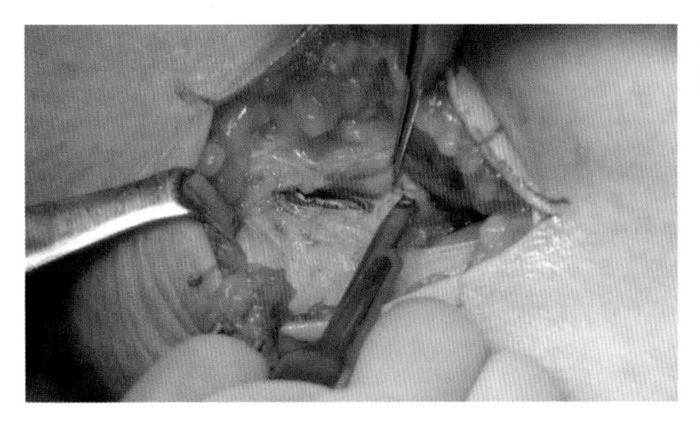

图26-8 ECRB与伸肌总腱纤维保持一致方向从外侧髁被提起

- 此时，向前拉开ECRB起点，有助于识别ECRB下方的病理性纤维，可能是伸肌总腱起点。退化的肌腱呈灰白色鱼鳞状结构和外观。腱组织易碎，比健康的纤维更容易从骨组织上剥离（Nirschl划痕试验）。
- 正常的ECRL和EDC肌腱纤维与病理组织相比呈白色且光滑，此处很少被累及。
- ECRB的病理肌腱纤维需锐性切除（图26–9）。在这个步骤中屈曲肘部可以消除不必要的组织张力，并有助于术野可视。

- 偶尔会累及EDC纤维，应切除至正常肌腱纤维。
- 锋利的剥离器或手术刀可以用来清除残余的ECRB足印区的病理肌腱（图26–10）。

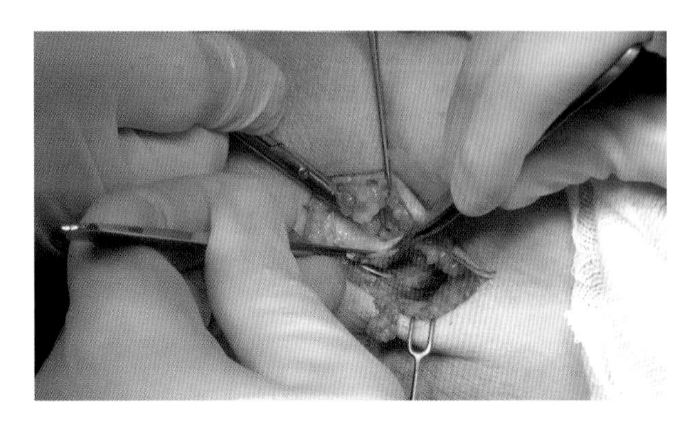

图26-9 锐性切除病理性“鱼鳞组织”

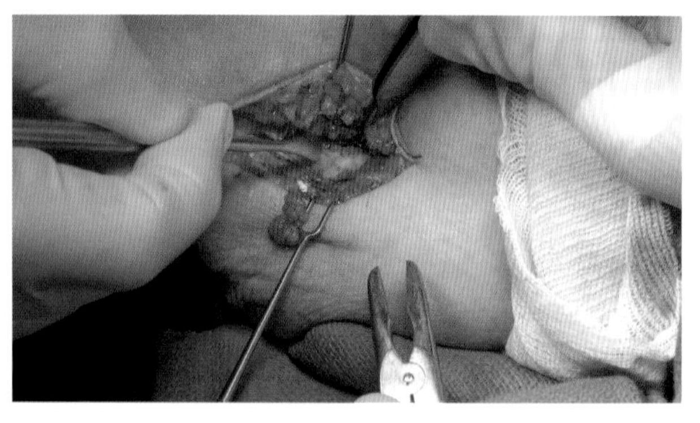

图26-10 用锋利的剥离器清除残留的病理组织

- 病理组织切除后，ECRB足印区显现（图26–11）。彻底检查外上髁，避免留下病理组织，这可能导致症状复发。
  - 检查肱桡关节，确保没有滑膜炎或滑膜皱襞需要切除（图26–12）。将肘关节内旋并内翻，以验证肱桡关节的稳定性没有受到损害。如果存在后外侧不稳定，在用力旋后时，桡骨头将向后方半脱位。

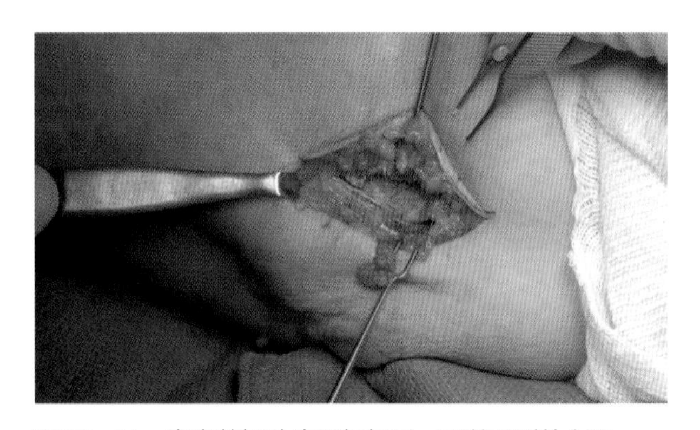

图26-11 当完整切除病理组织后，可以看到外上髁

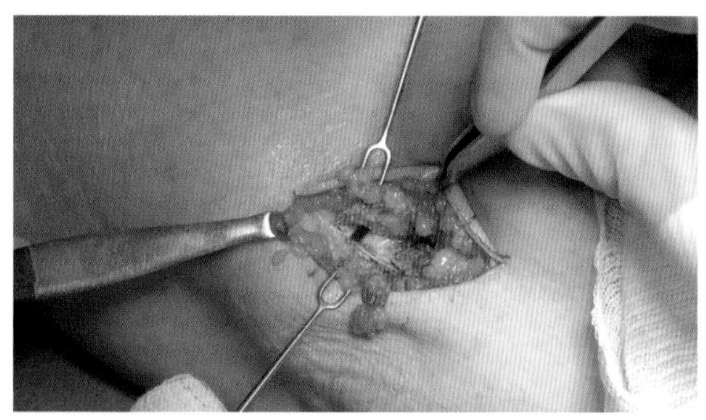

图26-12 对肱桡关节进行检查，检查肘关节的活动范围和稳定性

- 如果患者的内上髁特别突出，则使用小咬骨钳对外上髁咬除（图26–13），进一步清理骨表面，为肌腱愈合提供新鲜的出血表面（图26–14）。

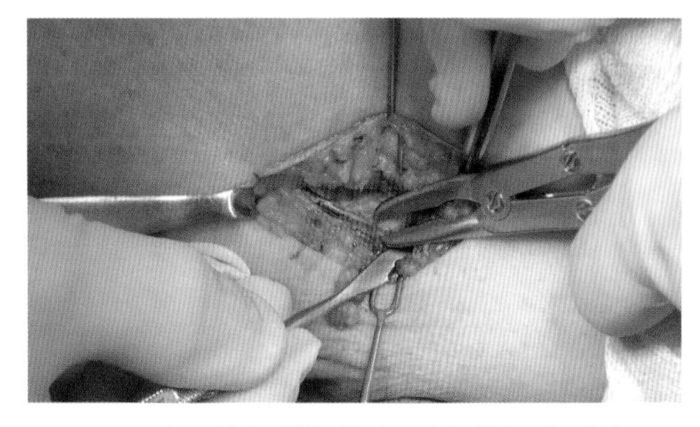

图26-13 如果外上髁特别突出，应行外上髁切除术

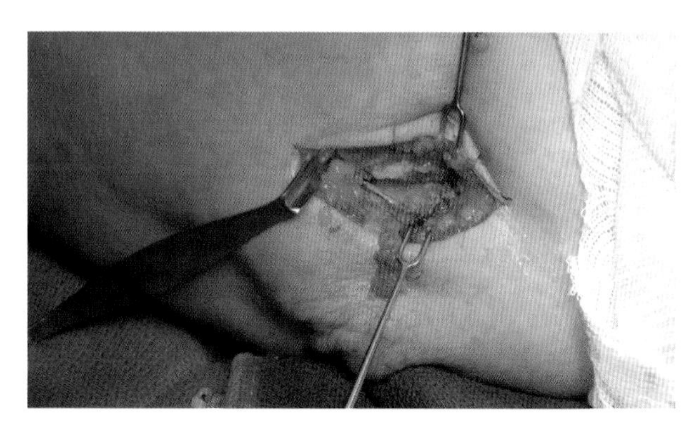

图26-14 打磨后的外上髁为愈合提供了一个出血表面

- 用2-0 Vicryl线缝合筋膜（图26–15）。将肘部向外伸进行深筋膜缝合，有利于防止支撑结构过紧，从而避免肘部屈曲挛缩。

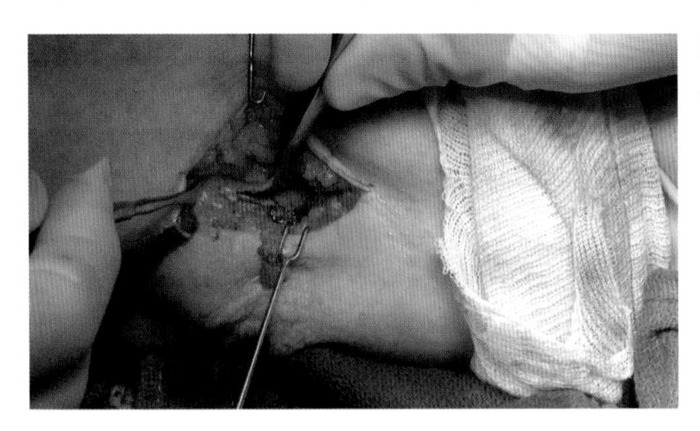

图26–15 采用可吸收缝线对伸肌总腱腱膜连续缝合

术后指导

- 术后，患者通常会有疼痛感，但不是大多数患者术前感受的剧痛。
- 在正式的康复计划开始前的6周，进行轻微满足生活活动范围内的练习。
- 3~6月后可以开始运动或无限制的活动。

结果

- 在一项10~14年的随访研究中，发现存在术后改善率达97%，而且术后满意度达89%[1]。

潜在并发症

- 为避免LUCL的过度切除引起医源性肘关节不稳定，不应切除桡骨头后方的LUCL和关节囊。
- 由于ECRB松解不完全或肘管综合征，症状可能复发。
- 软组织粗暴牵拉可引起骨间后桡神经分支或浅表感觉神经的损伤。

参考文献

[1] Dunn JH, Kim JJ, Davis L, et al. Ten- to 14-year follow-up of the Nirschl surgical technique for lateral epicondylitis. *Am J Sports Med,* 2008,36:261-266.

第27章

单切口肱二头肌远端肌腱修复

(MICHAEL D. MALONEY, RAYMOND J. KENNEY)

无菌仪器/设备

- 止血带。
- 甲状腺拉钩、Bennett小型牵开器。
- 钢丝钳/钢针钻。
- 3.2mm导丝。
- 橡子状钻头。
- 植入体。
    - 带插入设备的皮质纽扣钢板。
    - 2号不可吸收缝合线。
    - 生物可吸收肌腱固定螺钉。

患者体位

- 患者采取仰卧位，可放置于担架上或转移到手术台上。
- 使用手外科操作台，放置于手术同侧床边。
- 术前准备和覆盖手术洞巾之前，在上臂近端捆扎气囊止血带。如果手臂较短，需要准备无菌止血带。

手术方法

- 切口从前臂手掌中线处开始，起始处距肘部折痕远端2cm，向远端延伸约3cm（图27–1）。
- 使用15号手术刀片在中线部位，切开皮肤与真皮到达皮下脂肪处。
- 分离皮下组织，辨认桡侧腕屈肌和肱桡肌之间的筋膜。
- 沿着该平面向下，小心保留前臂外侧皮神经。
- 筋膜平面内确认血管。根据血管相对于桡骨粗隆的位置，可保留或结扎这些血管来牵开切口。
- 将Bennett钝性小型牵开器放置于桡骨近端附近，确认桡骨粗隆位置。提示：在触及粗隆后，使手臂手掌向上，更好确认其方向与位置。

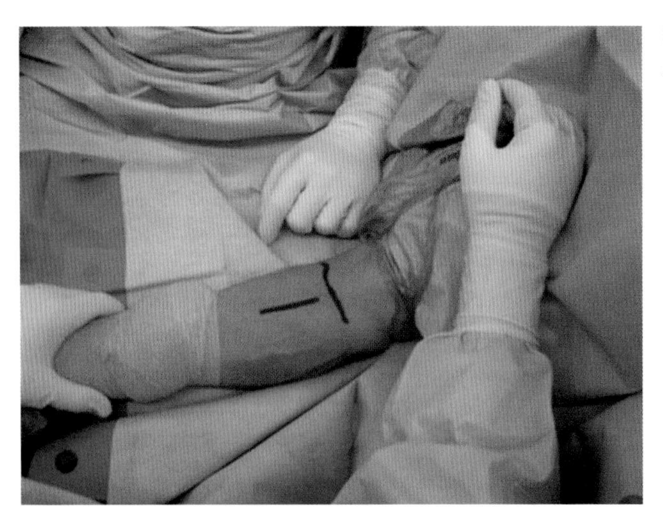

图27-1 前臂手掌/肘部显示远端肘部折痕和切口标记

- 在此时，保持前臂旋后位，能够有效暴露和确认桡骨粗隆，使骨间背侧神经远离危险区域。
- 确认桡骨粗隆，用骨膜剥离器和咬骨钳将桡骨粗隆部位残余组织剥离。
- 确认远端肱二头肌腱，用Allis钳将其拉起（图27–2）。可能有部分组织附着在桡骨粗隆上，提示该部位是解剖附着点，或者将肌腱向肘部牵拉。提示：如果向近端牵拉，需要在肱二头肌肌腹上直接做第二个切口，沿着它向远端寻找肌腱。

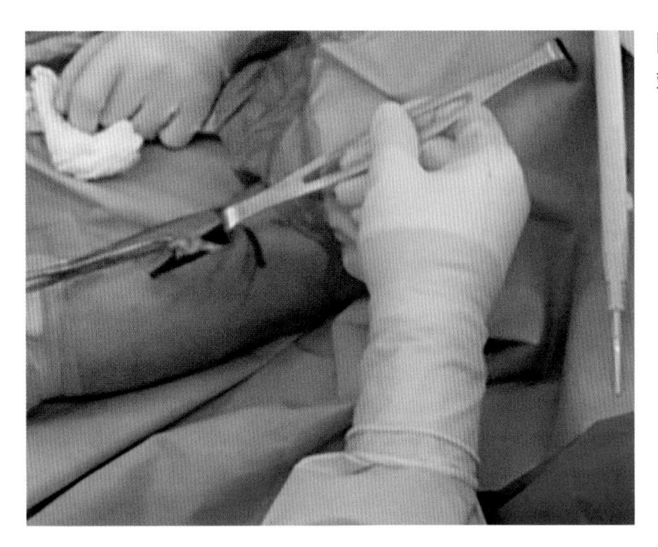

图27-2 Allis钳牵拉肱二头肌腱远端，拉出切口

肌腱处理

- 一旦固定好肌腱，就需要处理和修整肌腱远端，使其能够插入8mm的引导器中，保证能够滑入8mm的隧道内。如果肌腱较小，则需要小一点的隧道，但是通道直径不能大于8mm。
- 采用2号不可吸收缝合线，在肌腱远端前后保留5或6个锁缝（图27–3）。

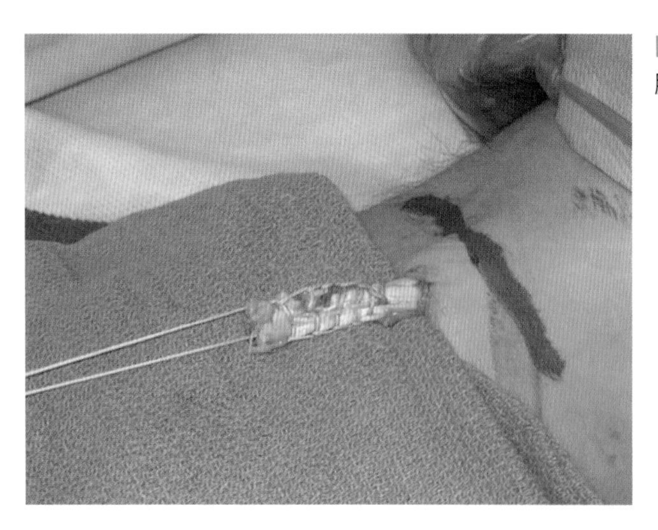

图27-3 利用缝合线将远端肱二头肌腱固定就位

桡骨粗隆与通道建立

- 小心操作，保证从桡骨粗隆上清理掉所有剩余软组织。
- 将3.2mm的导丝居中置于桡骨粗隆上，调整角度，使其略呈应力方向，制作骨隧道。提示：导丝居中放置在粗隆上非常关键，因为需要在导丝各侧边留下足够的空间，避免橡子状钻头破坏骨皮质，或者避免生物可吸收肌腱固定螺钉出现固定失败（图27–4）。
- 一旦确认针口周围保留适当的骨结构，让橡子状钻头周围具有足够的骨质，用3.2mm的导丝钻入双层皮质，留在原地。
- 橡子状钻头放入3.2mm的导丝中，仅钻入桡骨粗隆的近皮层，形成肱二头肌腱远端隧道和容纳肱二头肌腱（图27–5）。

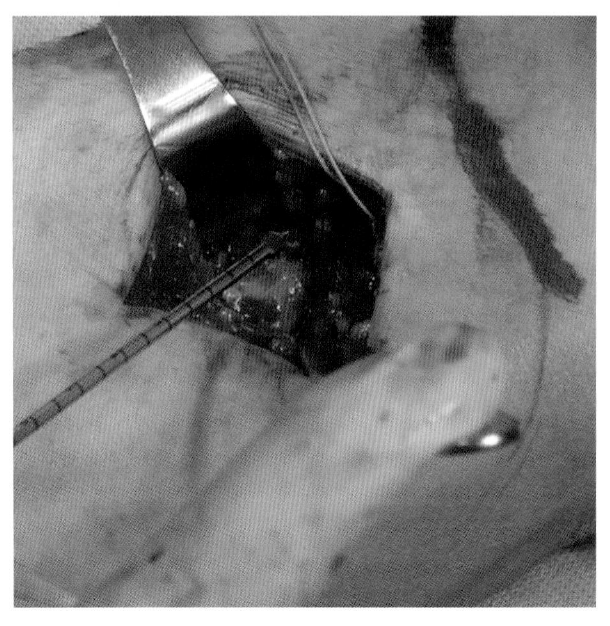

图27-4 在突出的部位，用3.2mm导丝，切开后可以观察到桡骨粗隆

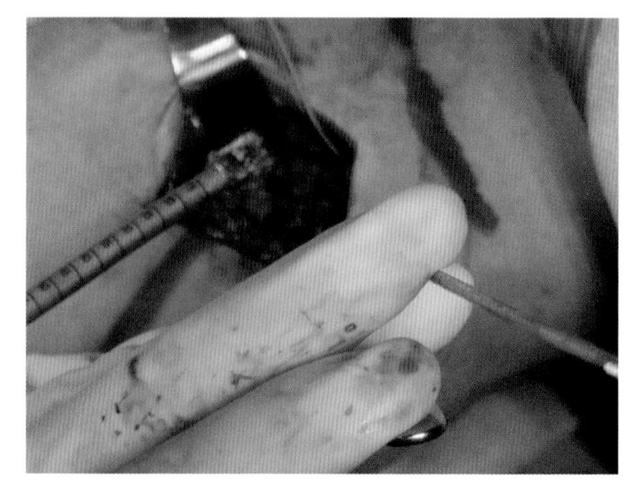

图27-5 3.2mm导丝在空心钻拔出后仍放置在单皮质8mm隧道内

肱二头肌腱固定

- 从肱二头肌腱远端拉出的2号不可吸收缝合线游离端穿过皮质纽扣的孔眼，然后夹住（图27–6）。

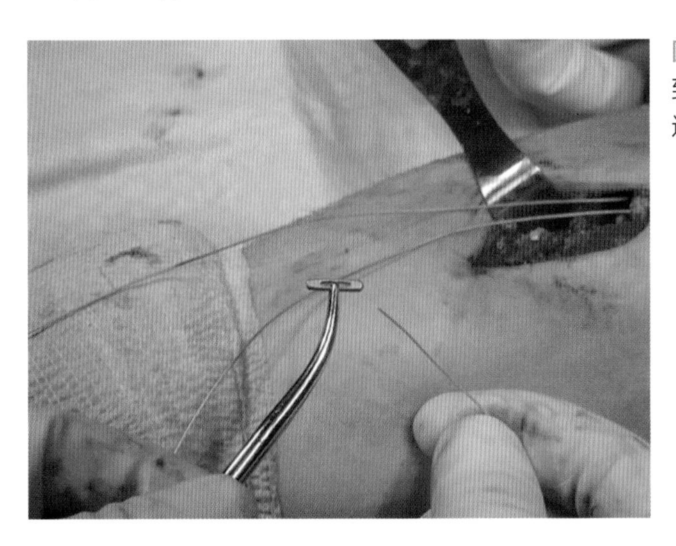

图27–6 钳夹皮质纽扣钢板，可以看到2号不可吸收缝合线的游离端正要通过孔眼

- 将穿着线的皮质纽扣钢板放置在插入装置上，所有缝合线尽可能保持一定张力（图27–7）。
- 将皮质纽扣钢板插入隧道，穿过远处皮质中的导丝孔。用停留在导丝孔中的插入设备放置好纽扣钢板，拉紧2号不可吸收缝合线的游离端，让每一端按顺序穿过纽扣（图27–8）。

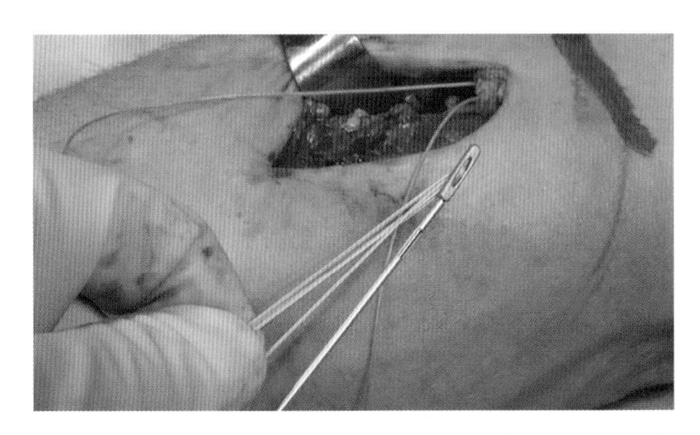

图27–7 附着在插入设备上的皮质纽扣钢板，2号不可吸收缝合线的游离端穿过孔眼

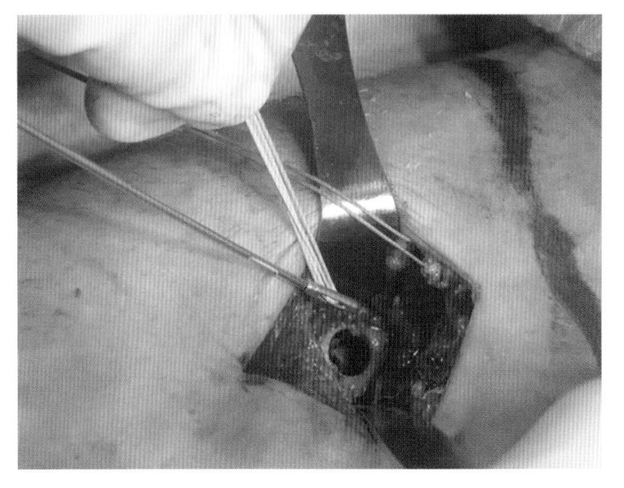

图27–8 插入皮质纽扣钢板

- 接着利用应力滑动技术，将肱二头肌腱的远端肌腱放置在隧道内。
- 当远端肱二头肌腱进入隧道内，使用生物吸收肌腱固定螺钉加强固定效果。将2号不可吸收缝合线的游离端穿过生物可吸收肌腱固定螺钉，接着穿过空心螺钉（图27–9）。将螺钉放置在隧道内（图27–10），最好放在骨头通道的方向，将肌腱推向后侧（图27–11）。
- 2号不可吸收缝合线的两端系到生物可吸收肌腱固定螺钉的顶部，剪断缝线。

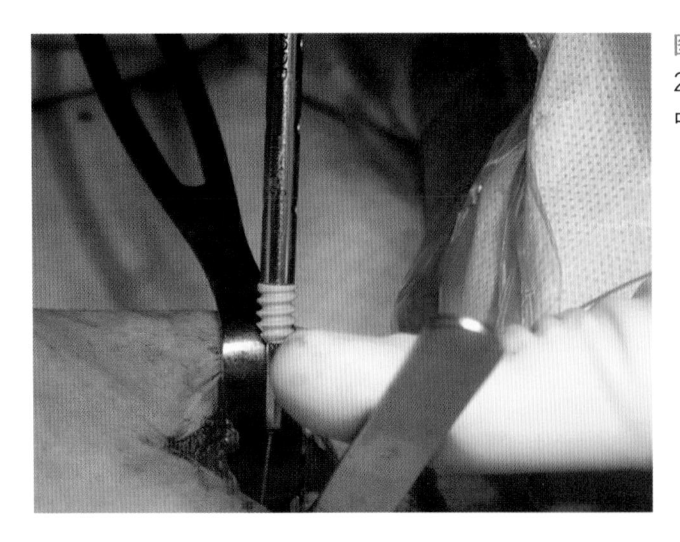

图27-9 生物可吸收肌腱固定螺钉，2号不可吸收缝合线的一端穿过螺钉中心

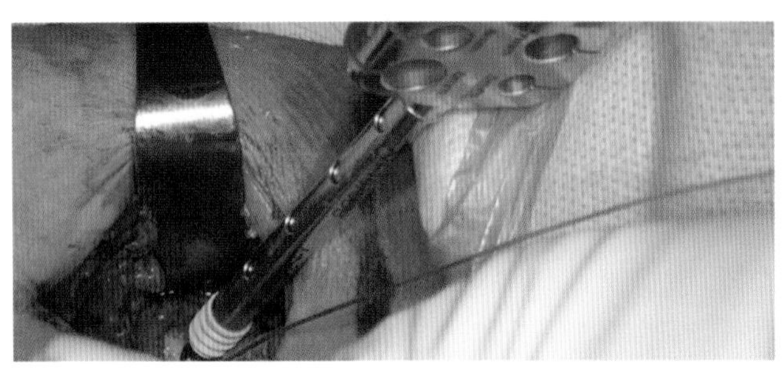

图27-10 生物可吸收肌腱固定螺钉插入8mm单皮质隧道

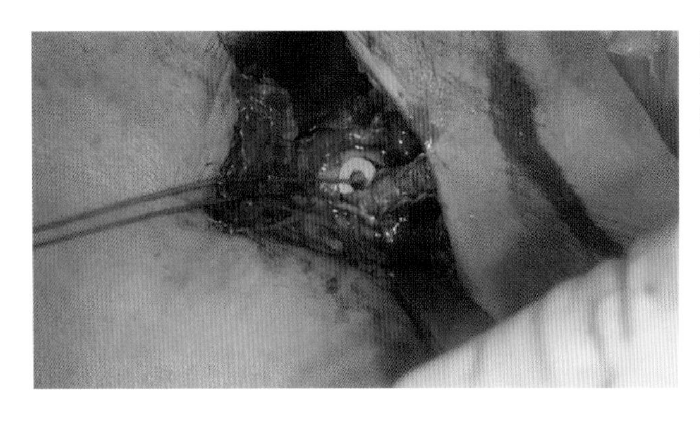

图27-11 利用一个皮质纽扣钢板和生物可吸收肌腱固定螺钉，最终固定远端肱二头肌腱

- 彻底灌洗切口，清除隧道内和钻孔过程中留下的骨头碎屑。
- 放空止血带，对伤口内出血进行凝固或出血血管打结处理。
- 切口闭合，采用2-0 Vicryl缝合线间断褥式缝合皮下组织，皮下用3-0 Monocryl缝合线来缝合皮肤。采用胶条覆盖切口，并于手术位置周围注射局麻药物。

陈旧性断裂的延迟修复

- 如果受伤后超过4周才进行远端肱二头肌腱断裂的修复，可能需要向前端肘部延展，固定住肌腱，完成延迟修复或肌腱重建。
- 如果远端肱二头肌腱无法适当固定，无法完成一期修复的话，可能需要进行肌腱移植，重建所需肌腱。
  - 可通过近端肱二头肌肌肉编织穿过半腱肌自体移植物。
  - 跟腱自体移植物可在近端肱二头肌腹周围进行环形缝合（图27–12）。

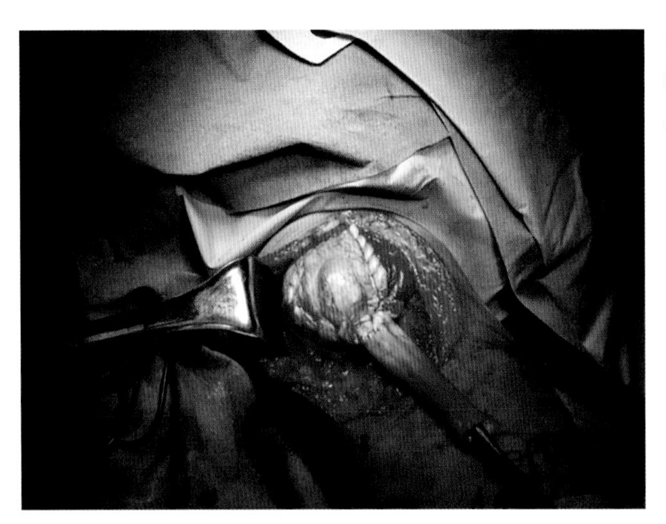

图27-12 利用肱二头肌腹周围环形缝合跟腱自体移植物完成远端肱二头肌腱重建

术后护理

- 使用无菌敷料和带侧支撑的后夹板。
- 允许适当的主动屈曲和伸展，但是患者在术后2周内不得提起超过一个咖啡杯的重量。

康复

- 术后5~7天。
  - 去除术后敷料，使用薄层敷料。
  - 制作一个可拆卸的长臂支具，肘关节屈曲90°，前臂保持中立位。夹板可持续穿戴。
  - 开始瘢痕护理和关节活动（range of motion, ROM）。
  - 主动辅助性肘部伸展与屈曲（前臂必须旋后），开始旋前与旋后（肘部尽可能屈曲100°~120°）。提示：目的在术后4周前完成完整的肘部活动。
  - 保持全面活动肩部、腕部、手指。
- 术后5~6周。
  - 开始逐步加强抓握和腕部锻炼。
  - 长臂支具的穿戴时间可逐步减少。
- 术后6~8周。
  - 开始针对肘部的抗阻力训练，逐步返回到可耐受的范围内，行前臂功能活动。

推荐阅读

1. Bain GI, Prem H, Heptinstall RJ, Verhellen R, Paix D. Repair of distal biceps tendon rupture: a new technique using the Endobutton. *J Shoulder Elbow Surg,* 2000,9:120-126.
2. Balabaud L, Ruiz C, Nonnenmacher J, Seynaeve P, Kehr P, Rapp E. Repair of distal biceps tendon ruptures using a suture anchor and an anterior approach. *J Hand Surg Br,* 2004,29:178-182.
3. Darlis NA, Sotereanos DG. Distal biceps tendon reconstruction in chronic ruptures. *J Shoulder Elbow Surg,* 2006,15(5):614-619.
4. Mazzocca A, Bicos J, Arciero RA, Romeo AA, Cohen M, Nicholson G. Repair of distal biceps tendon ruptures using a combined anatomic interference screw and cortical button. *Tech Shoulder Elbow Surg,* 2005,6:108-115.
5. McKee MD, Hirji R, Schemitsch EH, Wild LM, Waddell JP. Patient oriented functional outcome after repair of distal biceps tendon ruptures using a single-incision technique. *J Shoulder Elbow Surg,*

2005,14:302-306.

6. Sethi P, Cunningham J, Miller S, Suuton K, Mazzocca A. Anatomical repair of the distal biceps tendon using the tension slide technique. *Tech Shoulder Elbow Surg,* 2008,9:182-187.
7. Sethi P, Obopilwe E, Rincon L, Miller S, Mazzocca A. Biomechanical evaluation of distal biceps reconstruction with cortical button and interference screw fixation. *J Shoulder Elbow Surg,* 2010,19(1): 53-57.
8. Shields E, Olsen JR, Williams RB, Rouse L, Maloney M, Voloshin I. Distal biceps brachii tendon repairs: a single-incision technique using a cortical button with interference screw versus a double-incision technique using suture fixation through bone tunnels. *Am J Sports Med,* 2015,43(5):1072-1076.
9. Wiley WB, Noble JS, Dulaney TD, Bell RH, Noble DD. Late reconstruction of chronic distal biceps tendon ruptures with a semitendinosus autograft technique. *J Shoulder Elbow Surg,* 2006,15(4):440-444.

第28章

双切口肱二头肌远端修复

(JULIAN J. SONNENFELD, BRIAN B. SHIU, WILLIAM N. LEVINE)

仪器/设备

- 无菌止血带。
- 小C型臂机。
- 圆形或凤梨形4mm空心钻。
- 1mm偏心钻头。
- 2号环形不可吸收高强度缝合线。
- 弯钳。
- Hewson缝合线穿过器。
- 双极电刀。

体位

- 患者仰卧位，手臂放置在手术桌上，实施全麻或局麻。
- 上臂放置无菌止血带，在切皮前使止血带充气。

手术暴露

- 在切口前，先触及肱二头肌腱，确认回缩肌腱的位置。
- 首先采用前路来定位肱二头肌腱。
  - 在肘前折痕的远端2~3cm处横形切开（图28–1）。
    - 切口长度应该保证手指能够有足够空间触及肱二头肌腱残余部分。
    - 切口应该沿着肱桡肌肌肉的尺侧缘展开。
  - 向下切开直至前臂筋膜。
    - 寻找横向的前臂外侧皮神经位置。
  - 钝性指分法确认肱二头肌残余部分。
    - 肱二头肌腱位置一般比想象的更靠近皮肤表面。
    - 在找到肌腱前，可能会遇到血肿或皮下积液。

- 用Allis钳夹住肌腱。
  - 小心地松解远端肌腱的粘连，确保残余部分不会叠入内部。

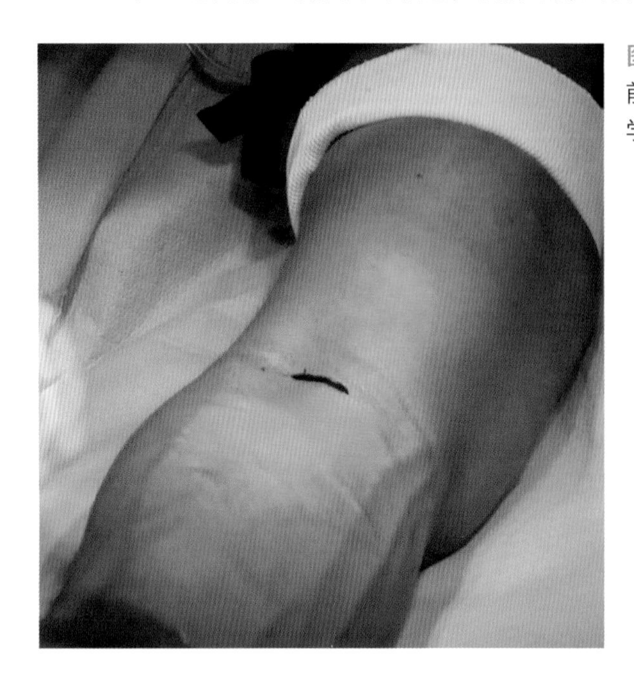

图28-1 急性远端肱二头肌断裂患者，肘前窝内行3cm皮下横行切口（哥伦比亚大学肩肘与运动医学中心提供本图片）

- 清除肱二头肌腱的远端（图28–2）。
  - 如果肌腱边缘没有彻底清理，可能很难将肌腱的远端插入肱二头肌足印中。
- 在肌腱远端边缘近2.5cm处穿过两个缝合线（2号环形不可吸收高强度缝合线）（图28–3）。
  - 采用锁边缝合技术缝合肌腱远端，并使肌腱呈管状。
  - 手术精髓：沿着整个肱二头肌走向钝性切开，使肌腱活动范围最大。这应该在锁边缝合肌腱前就完成。
- 此时测量肌腱的大小（一般为7mm），有助于预测肱二头肌移植物大小。

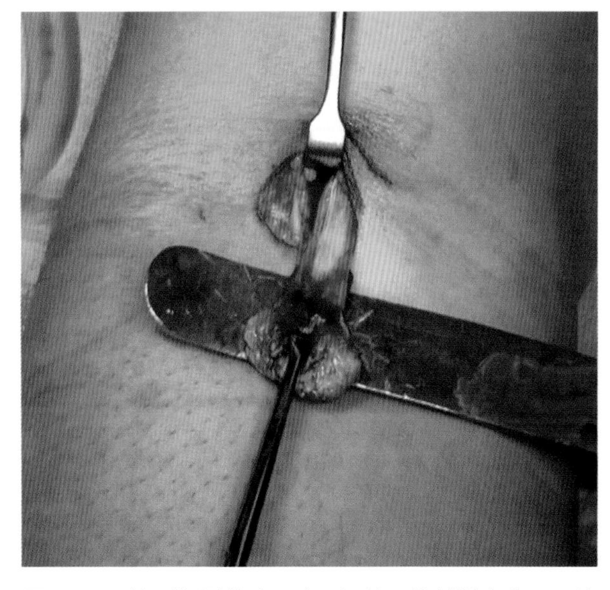

图28-2 找到断裂的肱二头肌远端，将其拉出伤口。注意肌腱远端的退化与变宽（哥伦比亚大学肩肘与运动医学中心提供本图片）

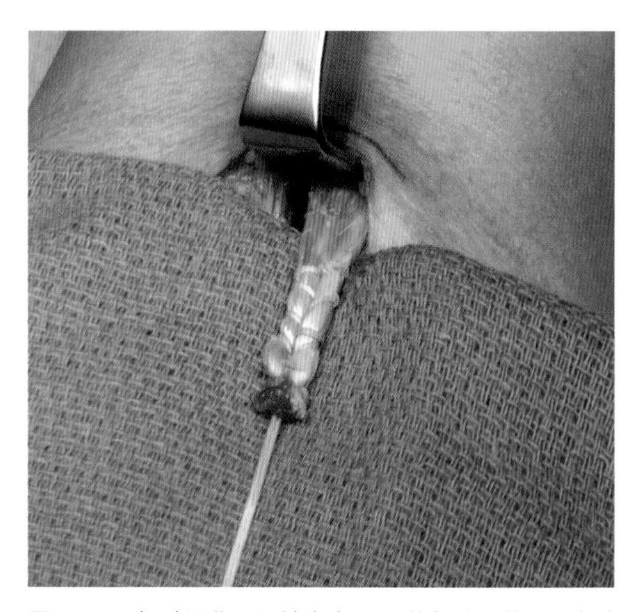

图28-3 切除退化和远端变宽5mm的部分，放置一条连续的锁边缝合线，提供肌腱最大牵拉力，降低对肌肉纤维拉豁的风险（哥伦比亚大学肩肘与运动医学中心提供本图片）

- 利用第二个前臂背侧切口，暴露肱二头肌粗隆（图28–4）。
  - 手术精髓：利用Kelly钳从伤口前部穿过，确认计划切口位置（图28–5）。

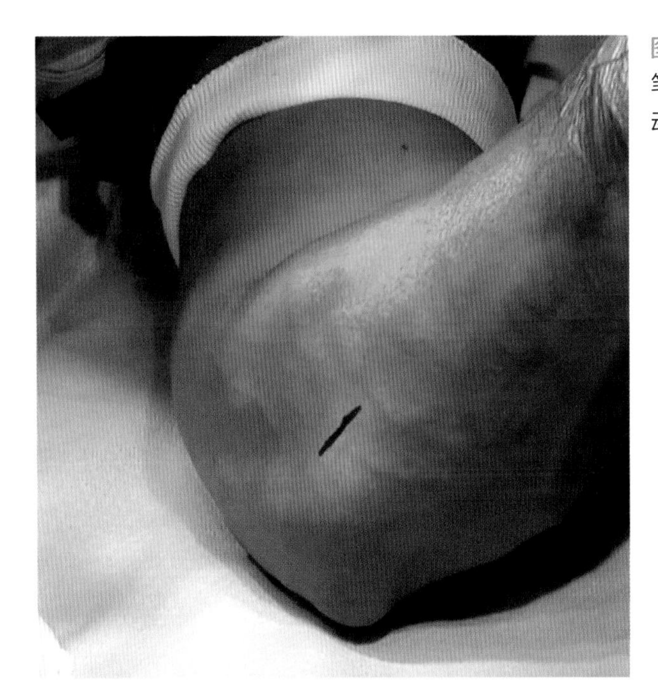

图28–4 第二个切口在前臂背侧，标记笔做3cm的标记（哥伦比亚大学肩肘与运动医学中心提供本图片）

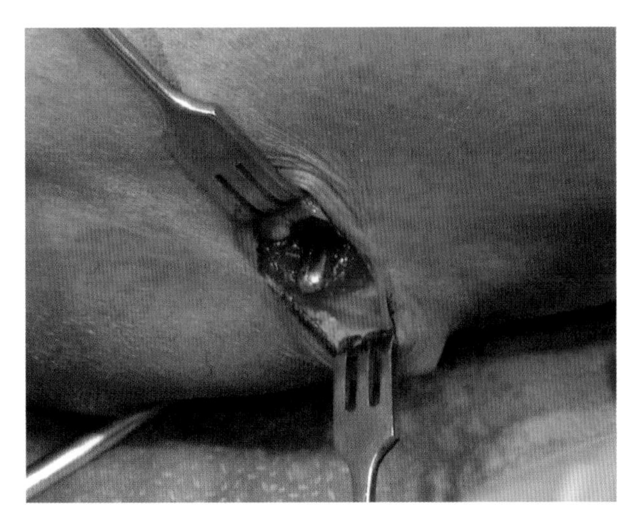

图28–5 背侧切口向下延伸到肌肉。Kelly钳穿过肘前部切口，指向背侧切口（哥伦比亚大学肩肘与运动医学中心提供本图片）

  - 切口位于桡骨与尺骨之间，中心位于肱桡关节远端3~4cm处。
  - 对于消瘦患者，当前臂完全旋后时，沿着桡骨的尺骨边缘触及桡骨粗隆。
- 采用钝性指分法向下触及切口前部的桡骨粗隆。
  - 使掌心向上和向下来确认桡骨粗隆的足印区。
    - 手术精髓：采用小型C型臂机确认解剖结构异常患者的肱二头肌足印。
  - 任何损伤后产生粘连都需要松解。
- Kelly钳穿过尺骨触及肱二头肌粗隆，保持钳子弯曲部分指向侧面。
  - 将钳子穿过骨间隙，保持钳子尖端和桡骨接触，清除软组织连接。
  - 前臂内旋有助于保护骨间后神经（posterior interosseous nerve, PIN）。
- 钳子向前穿过伸肌总腱，进入皮下组织，能够观察到钳子尖端在前臂近端沿着背侧皮肤组织移动。

- 在钳子近端切开皮肤；大约3cm长度，穿过伸肌总腱和旋后肌。
- 当前臂最大程度向下转动时，分离肌肉暴露粗隆部分。
  - 骨膜剥离器清理肱二头肌残端的粘连组织，准备好桡骨粗隆。
    - 此时前臂旋前有助于观察穿背侧切口内的肱二头肌足印区。
    - 观察到脂肪表明已到肱二头肌滑液囊，并非在PIN的近端，这种方法下，神经相对比较安全。

桡骨的处理

- 在桡骨粗隆上用风梨形的空心钻制作一个椭圆形槽。
  - 该槽应足够宽（平均大小为10mm × 8mm），使得肌腱能够植入到桡骨中。
    - 深度为5mm左右。
    - 肌腱的平均大小为7mm。
    - 空心钻的宽度可用来测定切除量。
  - 用偏心钻在槽的侧面钻两个孔，形成一个至少7mm的骨桥（图28–6）。
    - 这些洞应该从植入骨边缘向内至少5mm，保证形成适当的骨桥。

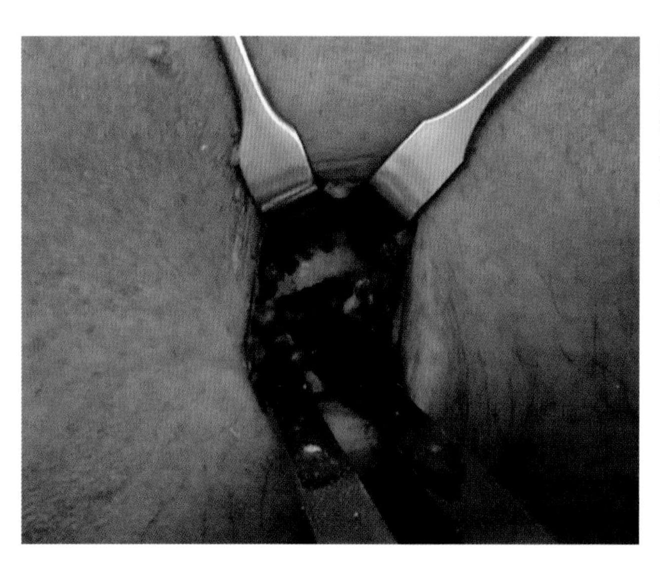

图28-6 在桡骨粗隆受区部位，用钻制备一个骨槽。在骨槽的上面可以看到三个小钻孔，用于之后的缝合线通过（哥伦比亚大学肩肘与运动医学中心提供本图片）

肌腱转位

- 通过前部切口，将示指向下顶到桡骨粗隆上。
- 通过肘前切口放入弯夹，直至桡骨的尺骨缘附近平面。
  - 弯夹从前面切口近端牵拉缝线。
- 用不可吸收缝线缝合肱二头肌腱，穿过切口远端。
- 用Hewson缝合线穿过器将每个缝合线穿过每个钻孔。
  - 前臂极度旋前，从背侧切口进行充分观察。
    - Hewson缝合线穿过器可在尖端部位弯曲至45°，便于缝合线穿过。
- 向下和向上转动前臂以引导肌腱穿过骨槽时，向缝合线上施加一定应力（图28–7）。
- 缝合线应该打6个结确保固定效果（图28–8）。
  - 手术精髓：缝合纽扣固定应该作为防止骨桥断裂的备用方式。

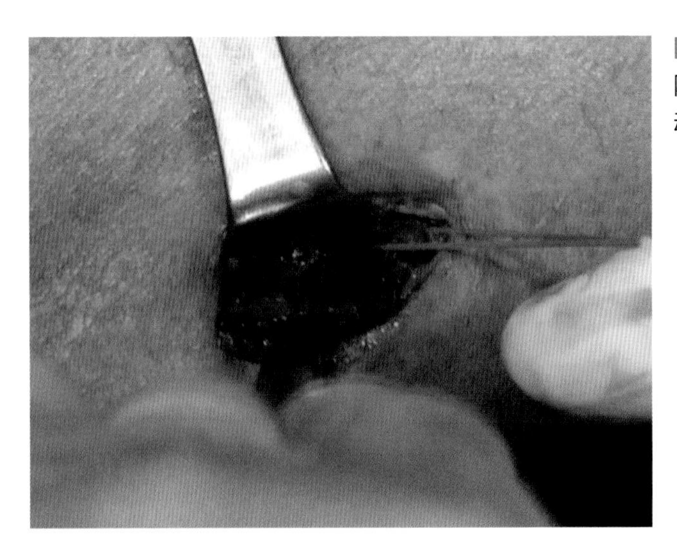

图28-7 肱二头肌腱的缝合线穿过粗隆上的钻孔（哥伦比亚大学肩肘与运动医学中心提供本图片）

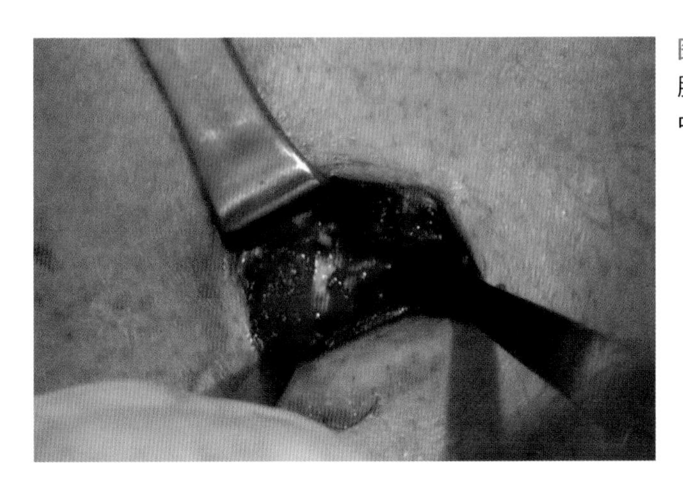

图28-8 从背侧观察修复后的肱二头肌腱（哥伦比亚大学肩肘与运动医学中心提供本图片）

缝合

- 无菌生理盐水冲洗两处切口，清除骨碎屑，将异位骨化的风险降至最低。
- 在缝合前放空止血带，适当止血。
- 筋膜采用0 Vicryl进行缝合（仅沿着切口后部）。
- 皮肤采用3-0 Biosyn（可吸收）缝合线皮下缝合（两处切口）。
- 皮肤采用4-0 Biosyn（可吸收）缝合线缝合（两处切口）。

术后护理

- 手术室内评估肘部伸展范围很重要。当感觉肱二头肌腱极度紧绷时，应该停止进一步伸展肘部。
- 放置肘部铰链支撑，限制伸展范围。
- 术后2周开始，允许进行主动肘部屈曲活动。
- 每周，肘部伸展可扩大10°。
- 患者可在术后2~3天开始肘部活动。

第29章

肱三头肌腱的修复

(KATHRYN L. CRUM, MICHAEL C. CICCOTTI, MICHAEL G. CICCOTTI)

无菌仪器/设备

- 止血带。
- 自动牵开器。
- 锉刀。
- 2mm钻头。
- 直尺。
- 咬骨钳。
- 缝合穿线工具（Hewson缝合过线器, Smith & Nephew, Andover, MA）。
- 植入体。
  - 2根2号不可吸收缝合线（最好不同颜色）。
  - 空针头。
  - 2根环形不可吸收缝合线（FiberLink, Arthrex, Naples, FL）。
  - 无结缝合锚钉（4.75mm BioComposite SwiveLock, Arthrex, Naples, FL）。

患者体位

- 患者可贴胸壁俯卧，也可在豆袋上取外侧卧位，主要看医师自己选择。
  - 笔者倾向于贴胸壁俯卧。
- 所有骨性隆起都小心地衬垫起来。
- 肘部摆放位置应该保证肘关节可屈曲90°，在手术修复过程中可根据需要自由伸展。
  - 当患者俯卧时，在手术床身体同侧肩部水平位置放置一个臂架，使肩部呈90° 外展和中立位前屈。
  - 在上臂近端靠近腋窝处放置一个非无菌止血带，须保证足够的手术区域。
  - 将上臂放置在止血带水平的臂架上（图29–1）。

手术方法

- 在肘部后侧，切开一个8~10cm的正中弧形切口。

- 切口从鹰嘴尖近端4~5cm处开始，向鹰嘴尖远端延伸4~5cm。
- 切口慢慢弧向鹰嘴尖的桡骨侧，以防在日常活动中肘部放置在台面时，愈合的切口与台面直接接触。

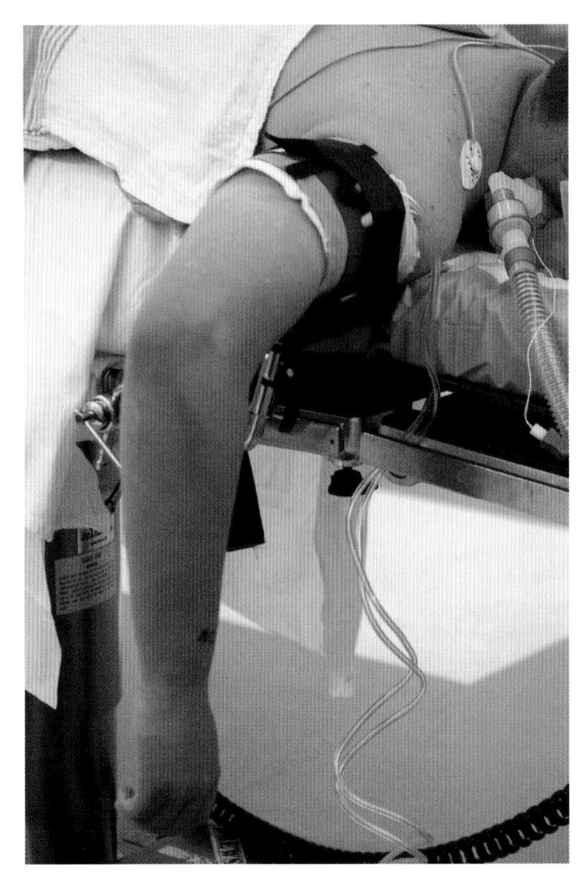

图29-1 患者贴胸壁俯卧，止血带和臂架放置到位

- 创建内侧和外侧皮瓣。
  - 皮瓣不宜太薄，避免穿透皮肤，并在缝合时提供足够的覆盖。
  - 尺神经可在内侧触及，一般不需显露，但是在手术过程中要注意保护。

肱三头肌腱和鹰嘴准备

- 肌腱损伤部位的识别和准备。
  - 通常情况下，腱旁组织也会受损。如果腱旁组织完整，注意从中线切开，轻轻提起，使其脱离剩余的肌腱，方便后期缝合。
  - 断裂的肌腱一般被浆液性或机化血肿包裹，可能是条索状或球状，需要清理。
  - 只有条索状组织需要清理。
  - 深部内侧头和浅部外侧头之间可能存在一定的分层，应加以识别，以便进行两者的修复。
  - 松解肌腱周围的粘连，轻柔地活动肌腱。
  - 标记确定肌腱的足印，以助于缝合通道建立。
- 确认并处理鹰嘴上的肌腱足印。
  - 近端肌腱穿入的位置始于在鹰嘴尖远端12mm左右。
  - 确认好该位置之后，从骨性足印上清除任何剩余的软组织。

- 轻轻锉平暴露出的平面，形成一个血管床，注意不要剥离（图29–2）。
- 近端鹰嘴骨膜沿着尺骨边缘后部切开，从内侧和外侧提起，便于之后的修复缝合。

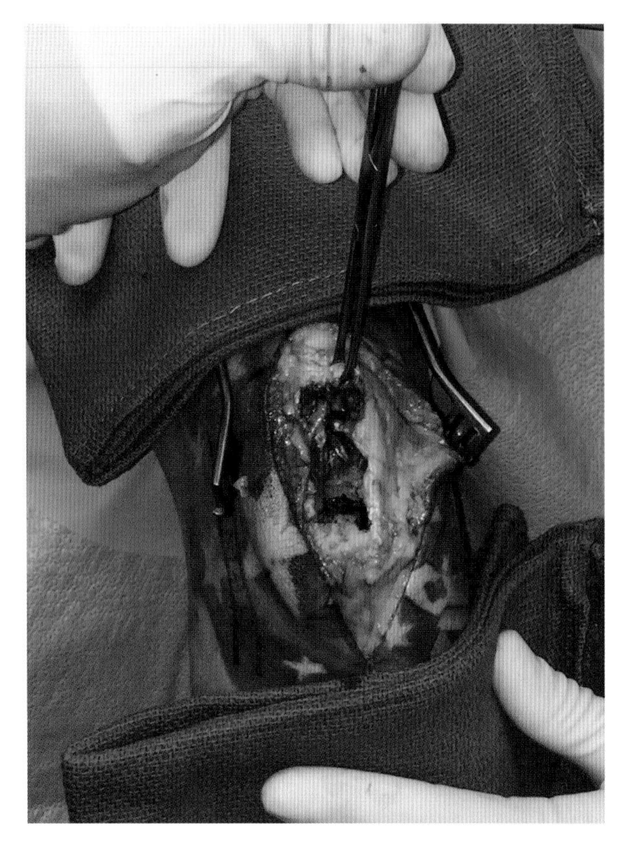

图29–2 处理后的肱三头肌腱和鹰嘴，标出相应足印区

修复技术

- 几种将肱三头远端肌腱修复到骨质的技术。
  - 经骨十字通道法[1]。
    - 该技术是用置入肌腱的缝合线穿过鹰嘴上的十字骨通道，将肌腱固定到足印上。
    - 将一根2号不可吸收缝合线锁边（如Krackow/Bunnell）缝合在肱三头肌腱中。缝合线进入内侧肌腱上之前标记的足印部位，沿近端内侧边缘穿至外侧，然后沿外侧肌腱边缘远端穿过，在肱三头肌足印的外侧部分穿出。
    - 用2mm钻头在鹰嘴建立穿骨隧道。
    - 通道始于足印的内侧和外侧，向远端延伸至尺骨背部的对侧皮质侧。
    - 从外侧向内侧钻孔时，要注意保护尺神经。
    - 用一个缝合过线器从近端到远端通过隧道拉取线尾。内侧缝合线的末端从内侧向外侧穿过骨通道；而外侧缝合线末端则从外侧穿向内侧。
    - 然后，将缝合线在骨桥上打结系牢，使线结维持在远端外侧通道的入口处。这样可保证缝合线结不易被触及，且远离尺神经（图29–3）。
  - 标准缝合锚钉修复法[2–4]。
    - 该技术是将两个单荷载缝合锚钉放置到鹰嘴的解剖足印上。
    - 一个锚钉放到鹰嘴足印内侧半边的远端；另一个锚钉放到鹰嘴足印外侧半边的远端（图29–4A）。

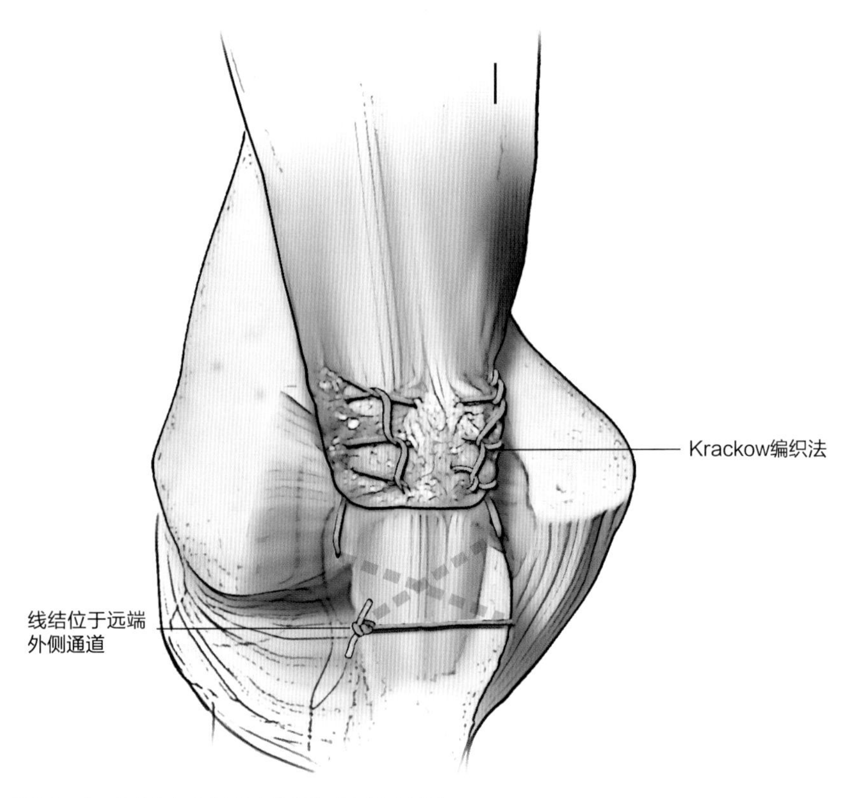

图29-3 经骨十字钻孔骨道完成后示意图

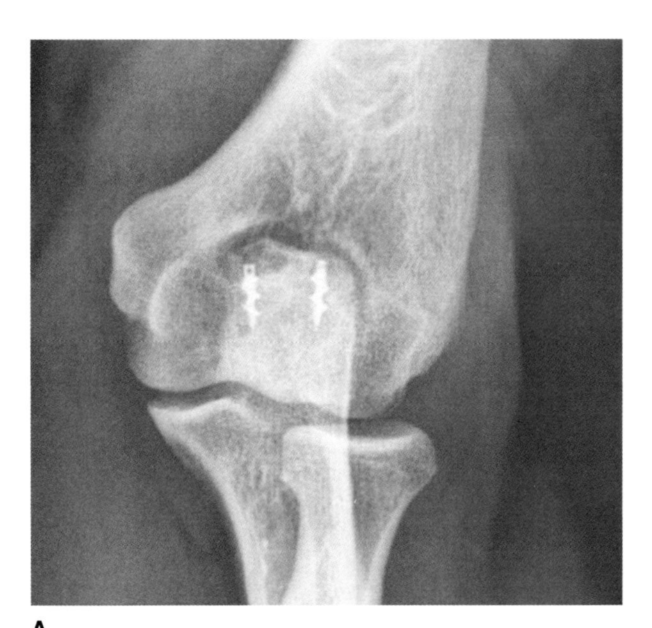

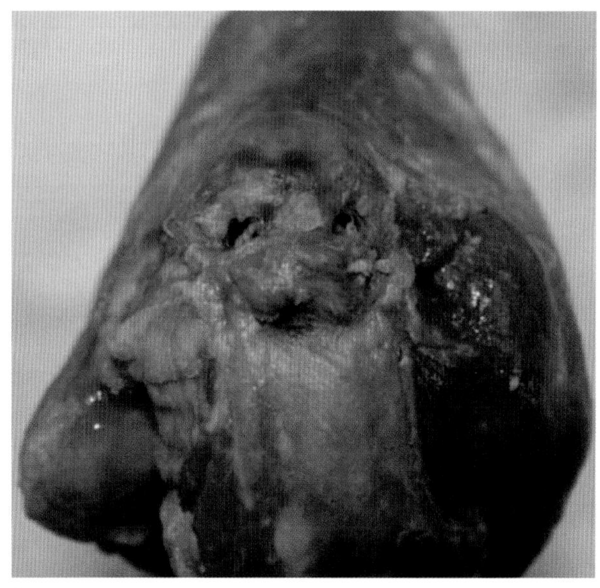

A B

图29-4 前后位（AP）X线片显示缝合锚钉置入鹰嘴内；B. 标准缝合锚钉修复完成

- 内侧锚钉的一个缝合端缝合到肌腱内侧半边上，采用Krackow法，从远端向近端缝合3~4cm，然后从近端向远端缝合。外侧锚钉一个缝合端以同样的方式缝合肌腱的外侧半边。
- 内侧锚钉Krackow缝合线系到内侧锚钉自由缝合端，而外侧锚钉Krackow缝合线系到锚钉外侧自由缝合端，从而缩短肌腱到鹰嘴距离（图29–4B）。

● 解剖经骨等长修复法[5]。

- 将一条游离的2号不可吸收缝线以Krackow方式沿着肱三头肌内侧边缘、远端到近端，然后穿过肌腱并沿着外侧向下缝入。
  - 两个缝线末端都从近端肌腱的后表面1cm左右穿出缝向远端边缘（图29–5A）。

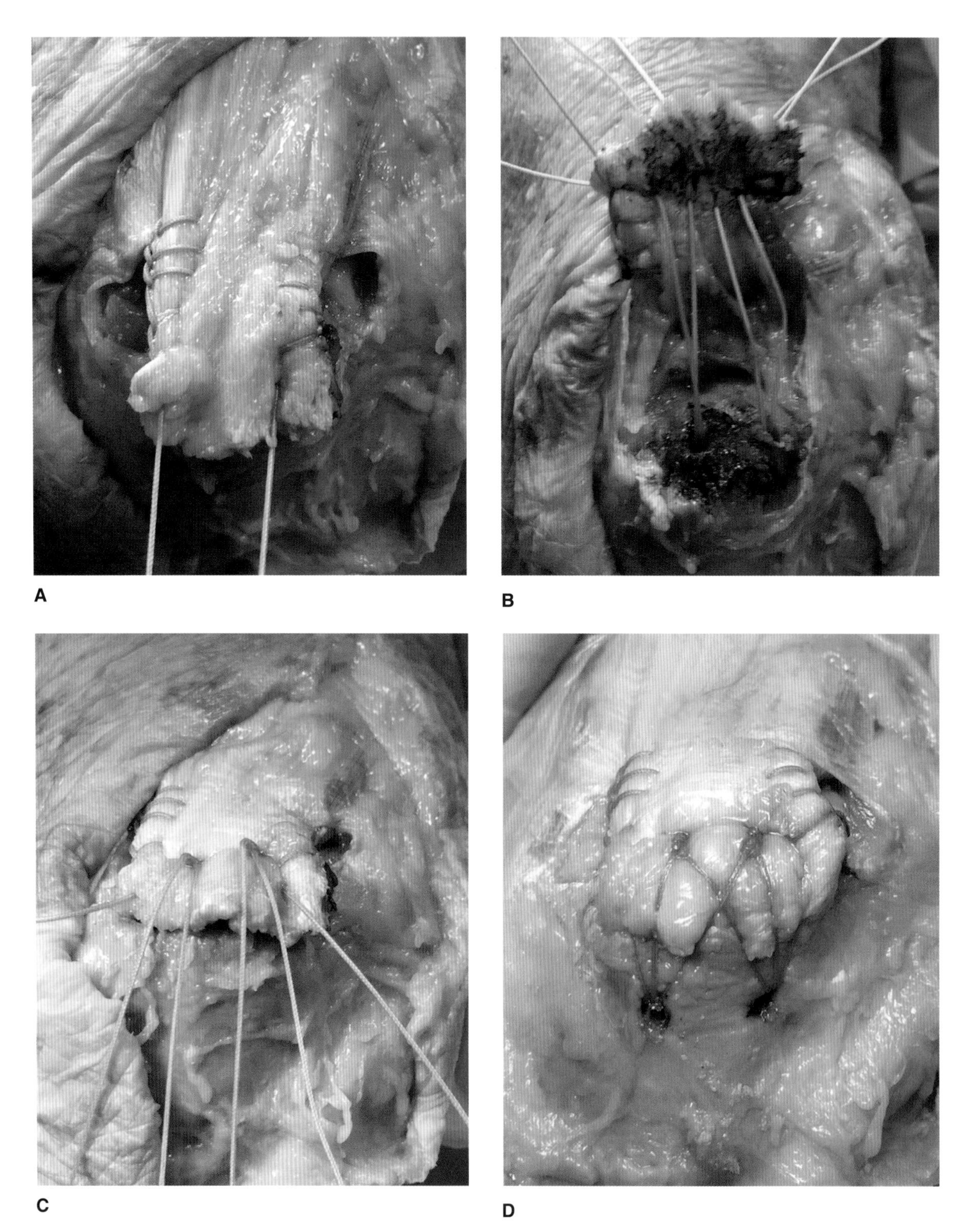

图29–5 A. 将Krackow缝针在内侧由远端向近端缝合，从外侧穿出，然后在外侧由近端缝向远端，B. 在鹰嘴足印近端置入缝合锚钉，所有缝合线由前向后缝合穿过近端肌腱足印，缝针间留有1cm组织桥，C. 缝合锚钉采用褥式缝合法，缩短肌腱近端部分和鹰嘴足印的距离，D. 完成解剖经骨等长修复，将褥式缝合线和同侧Krackow缝线穿入足印远端的无结缝合锚钉

- 在鹰嘴解剖肌腱足印的近端边缘置入两枚单载荷缝合锚钉。
  - 在肌腱标记足印的近端边缘将所有缝合线从前向后穿出，穿出部位位于肌腱远端边缘近端2cm处。缝线进行水平褥式缝合，在缝合线之间留有约1cm的组织桥（图29–5B）。
- 然后将每组缝合线进行打结，缩短肌腱足印近端部分到鹰嘴足印近端部分的距离（图29–5C）。
- 然后将Krackow内侧缝线和每个缝合锚钉的单线一同穿入无结缝合锚钉中，再将锚钉植入距肌腱远端2cm处鹰嘴后内侧。
- 将外侧Krackow缝线和锚钉的剩余缝线一同穿入第二个无结缝合锚钉中，然后植入距肌腱边缘2cm的鹰嘴后外侧（图29–5D）。

- 无结足印区解剖修复[6–9]。
  - 这是笔者首选的肱三头肌腱修复方法。
  - 在功能上讲，它相当于张力带结构，与替代修复技术相比，具有生物力学优势[6–8]。
  - 患者体位、手术方法、肱三头肌腱处理、鹰嘴处理都可按照上述方法准备（见第237~239页）。
  - 将两根2号不可吸收缝合线（一根外侧、一根内侧）采用锁定式Krackow锁边缝合固定肌腱。
    - 缝合时应注意，确保四组缝线起针及收针时都在肌腱穿出（图29–6），并通过深部前侧面。

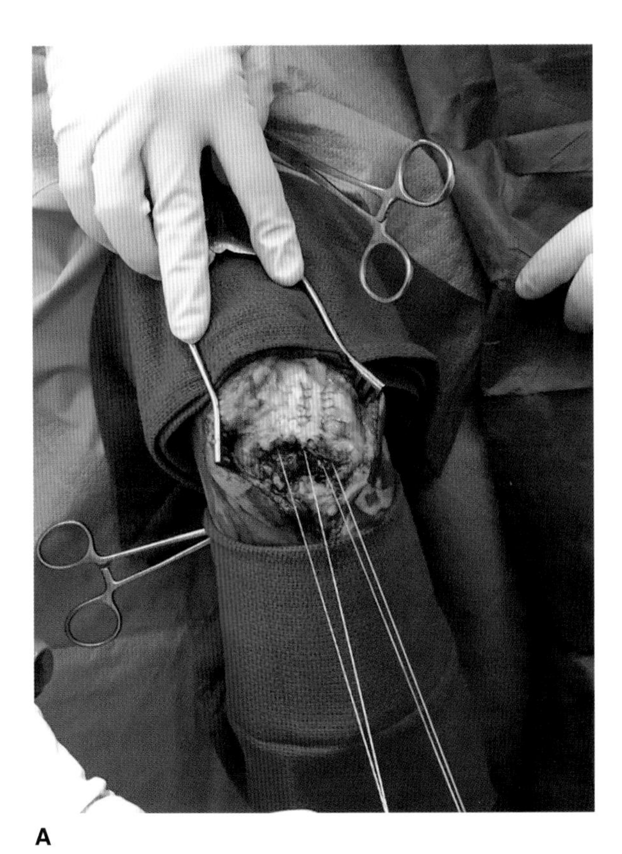
A

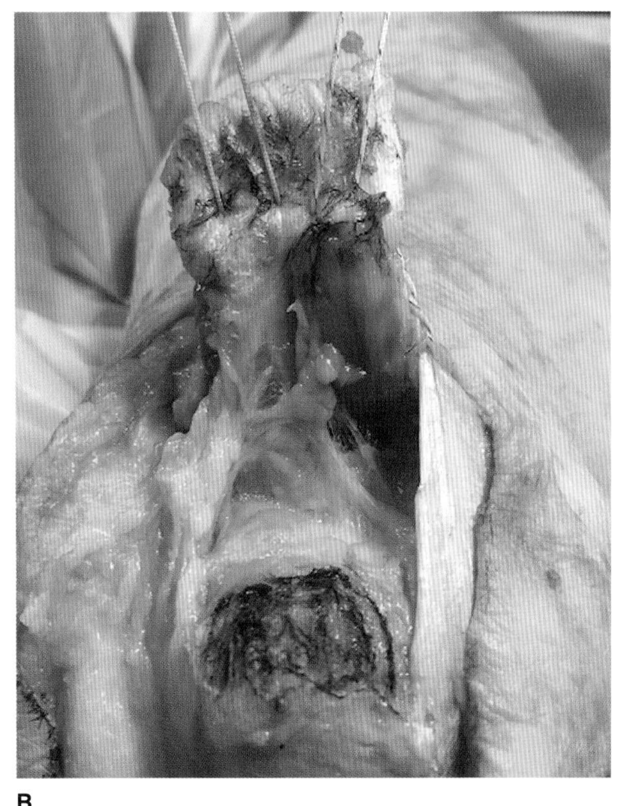
B

图29–6　A~B. 内侧和外侧Krackow缝线从近端足印边缘水平的肱三头肌腱深表面上穿出。不同颜色的缝线便于管理

- 内侧与外侧使用不同颜色缝合线，能够极大方便缝合线管理。

▪ 用一个空针头将两条环形不可吸收缝合线（FiberLink, Arthrex, Naples, FL）穿过足印近端边缘，一条位于内侧Krackow缝线中部，另一条位于外侧的Krackow缝线中部。
  - 环线应从肌腱后部浅层穿出，便于后面的缝合。
  - 这时三条缝线尾端都位于前内侧深处，三条位于前外侧深处（图29–7）。

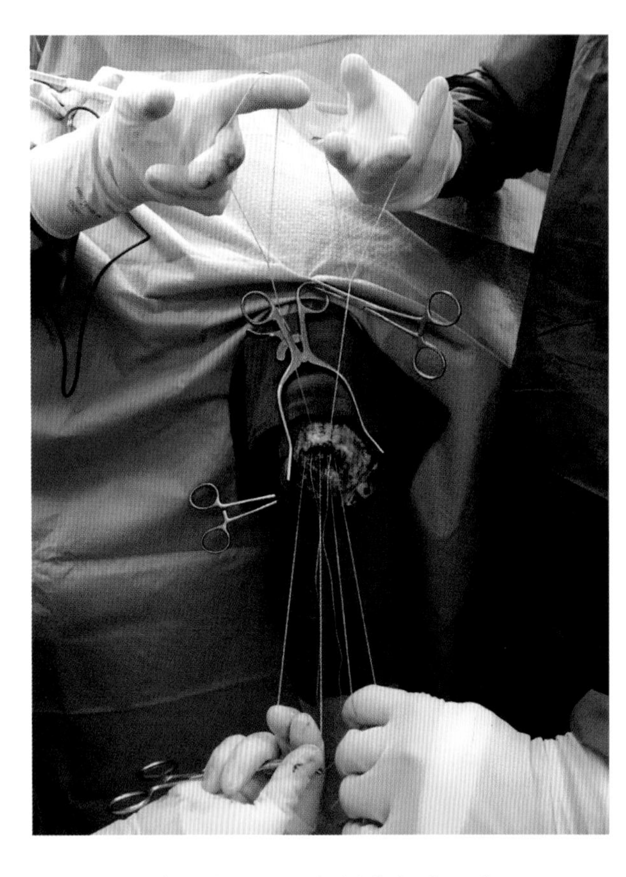

图29–7　缝线的环端在每一个Krackow缝合线之间的后中部穿出，这样就有3组内侧和3组外侧缝线穿出肱三头肌腱的深部前侧面

▪ 为肱三头肌骨足印创建鹰嘴骨道。
  - 在鹰嘴肌腱足印近端边缘，使用2mm钻头，分别在尺骨后内侧和后外侧面的远端和背面钻取内侧和外侧纵向骨道。
    - ○ 钻头在矢状面上应该与尺骨纵轴成45° 左右夹角，避免穿透乙状切迹（图29–8）。
    - ○ 应注意将这两个纵向通道稍微分开，为最后的无结缝合锚钉提供空间。
  - 在尺骨中央、背表面距离2mm钻孔出口孔远端5~10mm处置入无结缝合锚钉。
    - ○ 该位置需预钻孔和攻丝，以便于将锚钉置入坚硬的尺骨中。
      - ■ 置入时注意与乙状切迹成一定角度。

▪ 下一步开始骨道过线，需识别不同颜色Krackow缝线来完成。
  - 3根内侧缝线（2根来自内侧Krackow缝线、1根来自内侧环线）穿过内侧2mm尺骨通道，从近端到远端，可使用过线器或者22号钢丝套圈。

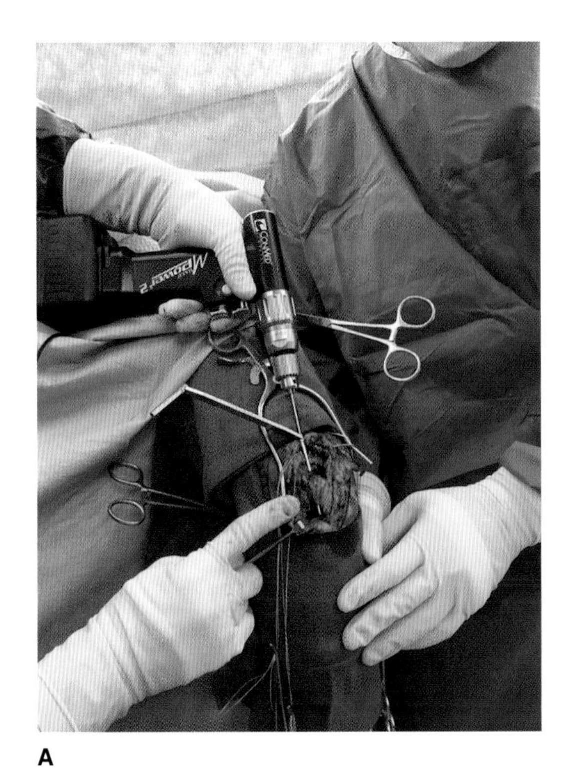

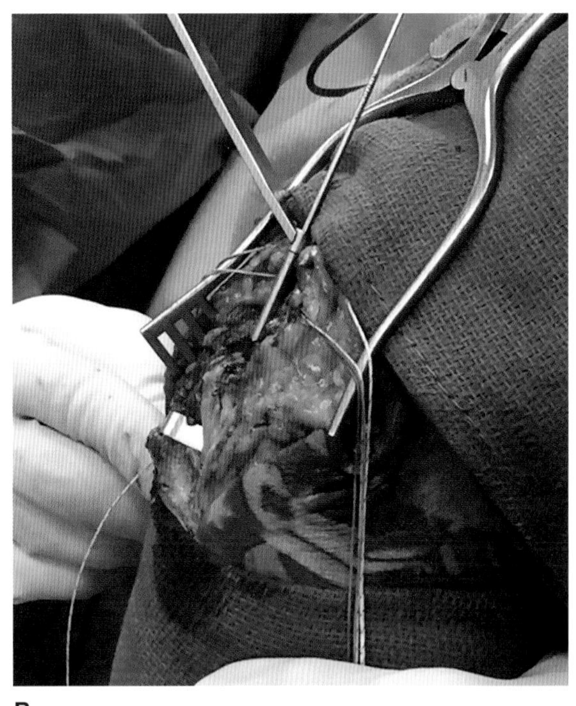

A B

图29–8 A~B. 两个穿骨纵向骨道的图示，在距鹰嘴末端约12mm的足印近端边缘开始钻孔。钻头与尺骨纵轴的矢状面成45° 夹角，需远离乙状切迹以避免穿透关节面

- 重复以上方法将3条外侧缝线穿过外侧2mm尺骨钻孔通道。
- 在肘部轻轻来回活动，此过程可将肌腱逐步按压到鹰嘴足印上，将缝线拉紧。

■ 此时已完成足印加压。

- 将1根内侧Krackow缝线的线尾和1根外侧Krackow缝线的线尾一同穿过外侧环线的圆圈内（图29–9）。

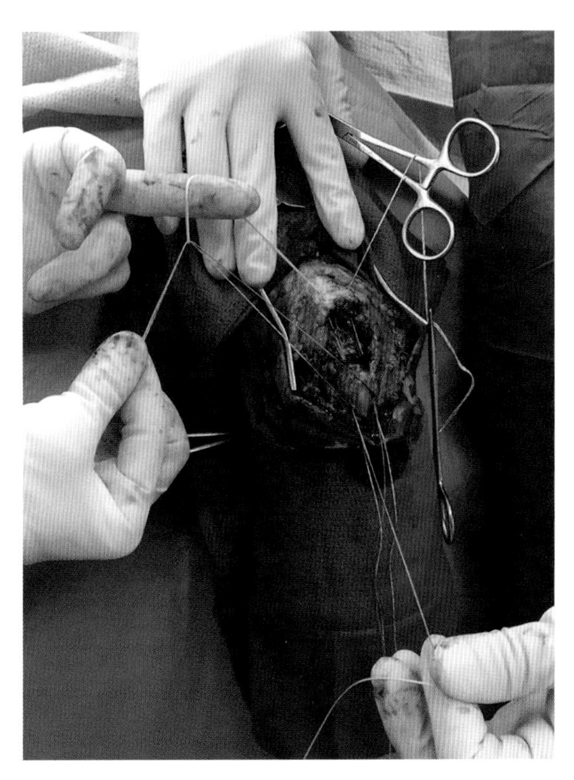

图29–9 1根内侧和1根外侧的Krackow缝线自靠近修复部位的内侧环线环中穿出。外侧操作同前

  ○ 将环线向远端牵拉，然后再次穿过肌腱最终自外侧纵行骨道穿出。
- 在内侧重复该步骤，将剩余的Krackow缝线穿过内侧环线。
  ○ 从远端拉紧内侧环线，然后将其穿过肌腱和内侧纵向骨道。
- 此时所有缝线形成“box-and-x”构造，利于肌腱和鹰嘴足印的加压（图29–10）。

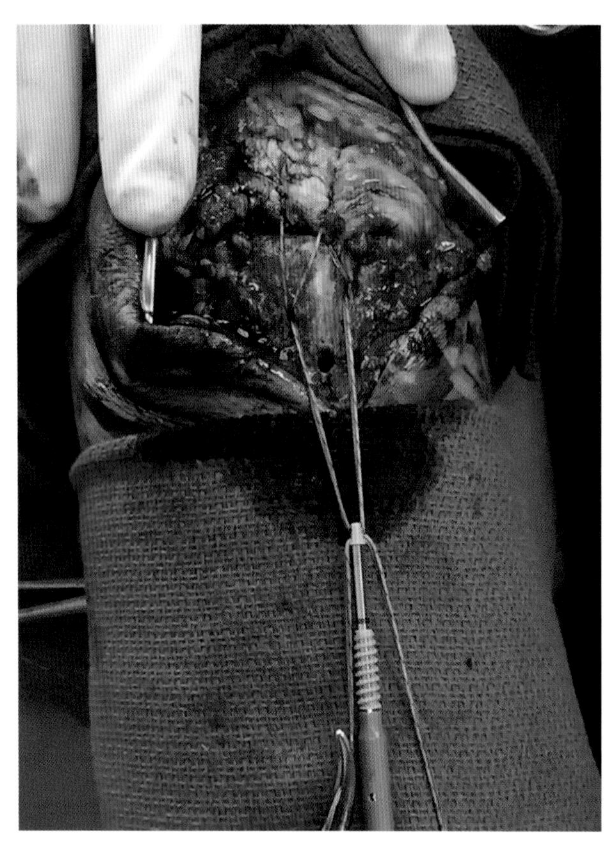

图29-10 当置入并固定好锚钉时，环线远端穿过并在肌腱足印区形成“box-and-x”结构

- 肘部在一定范围内轻轻活动，进一步促进肌腱至鹰嘴加压，然后将缝线再次牢牢拉紧。

■ 所有4根缝线尾端均穿过无结缝合锚钉的孔眼。
- 为了减少聚束，建议将2根内侧缝线从内侧向外侧穿出，2根外侧缝线从外侧向内侧穿出。

■ 锚钉对接在之前钻孔和攻丝孔内，最后一次拉紧缝合线，以最大限度地压缩。
■ 肘部在一定运动范围内轻轻活动，再次拉紧缝线，确保不存在松弛。
■ 持续拉紧缝线，将锚钉紧紧拧入鹰嘴直至锚钉与尺骨皮质后部平齐。
■ 剪断多余的缝线，使其与皮质齐平（图29–11）。
■ 骨膜瓣覆盖尺骨。
■ 将所有腱旁组织完整地缝合到肱三头肌腱及修复部位。
■ 然后进行常规皮下组织和皮肤缝合。

术后方案

- 肘部屈曲60°，应用后侧石膏、长臂夹板固定至手腕部，前臂中立，固定10~14天。
- 拆除缝线，使用铰链支具固定肘部。
- 被动活动范围从完全伸展到90°屈曲，每周增加10°，直到肘关节活动完全正常。

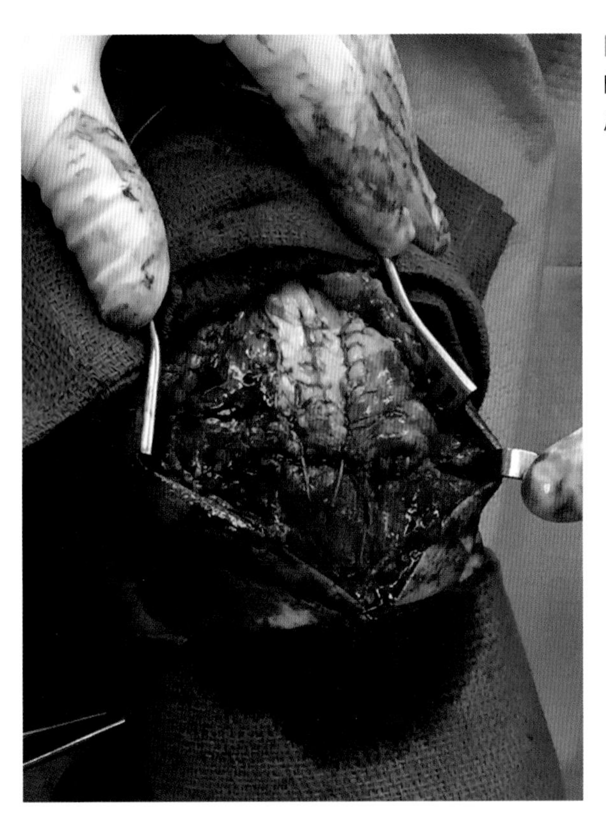

图29-11 拧紧带有全部4条Krackow缝线的无结缝合锚钉至与尺骨后侧皮质平齐，沿皮质平齐剪断多余的缝线，完成修复

- 在此期间，可以开始腿部、主要肌群的有氧训练。
- 第8周开始主动运动。
- 第12周开始负重训练。
- 一般至少需要4~6个月的康复训练才能重返运动场或工作相关活动[10]。

参考文献

[1] van Riet RP, Morrey BF, Ho E, et al. Surgical treatment of distal triceps ruptures. *J Bone Joint Surg Am,* 2003,85:1961-1967.

[2] Bava ED, Barber FA, Lund ER. Clinical outcome after suture anchor repair of complete traumatic rupture of the distal triceps tendon. *Arthroscopy,* 2012,28:1058-1063.

[3] Viegas SF. Avulsion of the triceps tendon. *Orthop Rev,* 1990,19:533-536.

[4] Tsourvakas S, Gouvalas K, Gimtsas C, et al. Bilateral and simultaneous rupture of the triceps tendons in chronic renal failure and secondary hyperparathyroidism. *Arch Orthop Trauma Surg,* 2004,124:278-280.

[5] Yeh PC, Stephens KT, Solovyova O, et al. The distal triceps tendon footprint and a biomechanical analysis of 3 repair techniques. *Am J Sports Med,* 2010,38:1025-1033.

[6] Paci JM, Clark J, Rizzi A. Distal triceps knotless anatomic footprint repair: a new technique. *Arthrosc Tech,* 2014,3(5):e621-e626.

[7] Clark J, Obopilwe E, Rizzi A, et al. Distal triceps knotless anatomic footprint repair is superior to transosseous cruciate repair: a biomechanical comparison. *Arthroscopy,* 2014,30:1254-1260.

[8] O'Donnell KO, Ciccotti MG. In: Arciero RA, Cordasco FA, Provencher MT, eds. *Triceps Tendon Injury Shoulder and Elbow Injuries in Athletes: Prevention, Treatment, and Return to Play*. Philadelphia, PA: Elsevier, 2018:485-492.

[9] Stucken C, Ciccotti MG. Distal biceps and triceps injuries in athletes. *Sports Med Arthrosc Rev,* 2014,22(3):153-163.

[10] Finstein J, Cohen SC, DeLuca PF, et al. Triceps ruptures requiring surgical repair in national football players. *Orthop J Sports Med,* 2015,3(8):1-5.

第30章

髋关节镜原理

(JAMES B. COWAN, MARC R. SAFRAN)

术前准备

- 双下肢腓骨头2cm以下（防止腓总神经受压）穿防血栓袜。
- 术前备皮区域向内至髂前上嵴内侧约1cm，向外到臀中线，向上至腹股沟上2cm，下到腹股沟下6~8cm。
- 影像资料［X线片，CT和（或）MRI］术前完善，以便术中及时观阅。

麻醉

- 术前麻醉师完善麻醉计划。
- 建议选用气管内插管（避免选用喉罩）。
- 适当给予肌松；收缩压应该控制在100mmHg以下。

体位、牵引、透视、铺单

- 仰卧位及侧卧位均可进行髋关节镜手术，首选仰卧位，可使用骨折牵引床或可拉伸牵引床予以牵引。
- 使用大块的棉垫将对侧肢体的足跟、足背及足底进行保护，术侧足背用一张棉垫覆盖，足部及足踝用自粘垫（Coban, 3M, St. Paul, MNC）包裹，防止打滑。
- 双侧牵引靴尽可能紧地包裹双足，并用绷带在外面缠紧保护。
- 患者的位置使术侧肢体靠在垫好的会阴柱上，然后靠在远端，使会阴与会阴柱相邻。
- 对侧下肢保持45°~60°外展，术侧下肢维持约10°外展，双侧肢体无需旋转（即髌骨朝上），并且保持完全伸直；但有些外科医师倾向于15°~20°的内旋，使股骨颈平行于地面，髋关节屈曲10°~20°（图30–1）。
- 将一条“U”形清洁非无菌单由下向上尽可能向后贴近臀部，向上超过脐，内侧沿髂前上棘，然后于脐以上横向再铺一条清洁非无菌单。
- 透视机置于患者两腿之间。

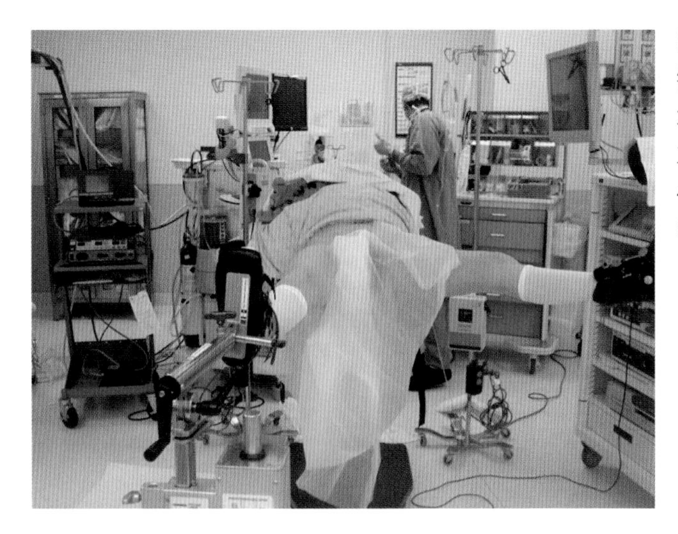

图30–1 患者平卧位，行右侧髋关节镜手术，注意，会阴柱偏向术侧髋，术侧髋固定于10° 外展位，保持中立，无旋转及屈伸；对侧肢体外展位45°~60°，方便放置透视机，以便术中透视检查

- 非手术侧肢体仅需自身体重牵引以对抗术侧，使牵引偏向术侧；术侧先进行粗牵引，后进行细牵引，增加牵引力，使髋关节半脱位（通常4~20kg的牵引力可获得8~10mm的关节间隙）。

入路及方法

- 在牵引之后标记解剖结构及关节镜手术入路（图30–2）。

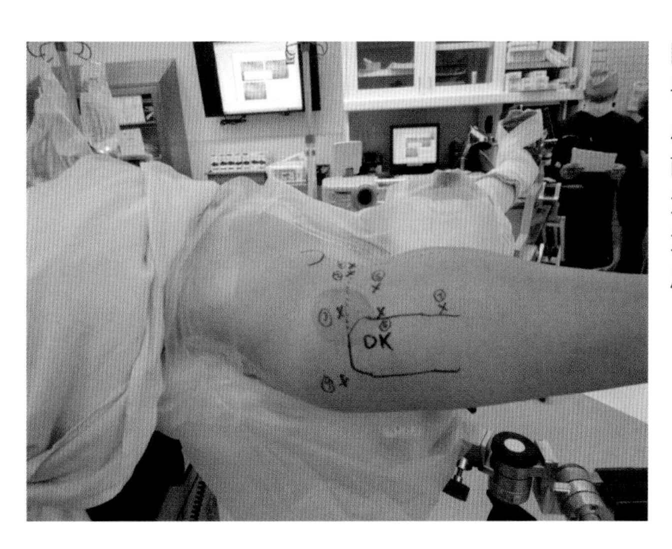

图30–2 标记大转子及髂前上棘，1号为髂前上棘延长线及股骨大转子顶点横线的交点，2号为前入路，3号为前外侧入路，4号为后外侧入路，5号为改良的前入路或称为中前入路，6号为前外侧远端入路，7号为远端入路，用以观察髂腰肌腱的小转子附着处

- 采用标准无菌技术，于前外侧入路穿入一枚18号脊柱穿刺针（见下文），穿刺针沿股骨颈方向指向髋臼，进针轨迹略向股骨颈成角，并指向髋臼窝上内侧（图30–3A）。
- 当穿刺针进入关节内，拔出针芯，消除关节内负压；随着穿刺针拔出，关节囊及本体感受的机械感受器得到放松，股四头肌完全松弛；可以通过X光机透视下关节内的空气影证实穿刺针已经进入关节腔（图30–3B）。
- 记录牵引力后放松牵引，使肢体悬垂，进行关节镜手术准备，减少不必要的牵引时间；再次X光机透视，确认关节是否完全复位或半脱位。
- 手术区的准备及铺单根据不同医师的习惯而确定，但要确保足够的术区范围，即为髂前上棘中线至臀中线及脐以下至大腿远端之间的区域（图3–4）。

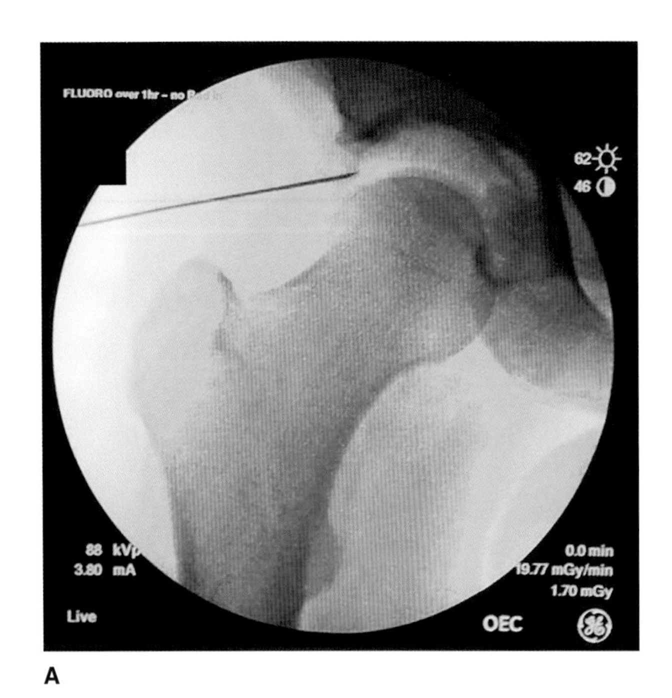

A

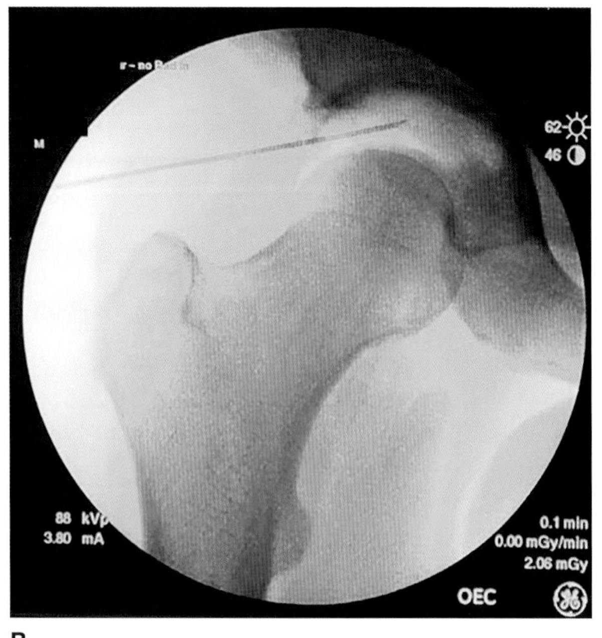

B

图30–3 A. X线透视可见18号穿刺针由前外侧入路沿股骨颈方向到达髋臼，并指向髋臼窝上内侧缘；B. 拔出穿刺针芯后的透视图像显示关节空气影，证实穿刺针已进入关节

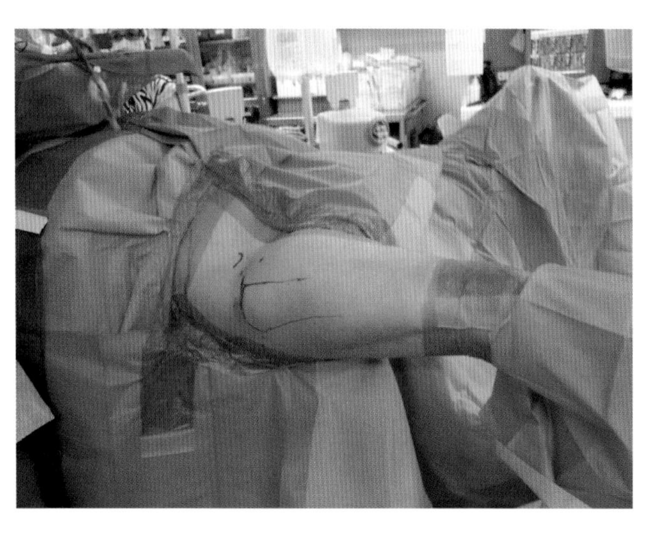

图30–4 右髋关节镜手术铺单后的术野

前外侧入路

- 位置：股骨大转子顶点前1~2cm处，穿刺方位为偏向头侧0° ~15°，向后20° ~30°。
- 作用：中央室的观察（尤其是前和上）和工作通道（清理、置钉等），外周室的观察及操作通道（图30–5）。
- 风险：医源性软骨和（或）盂唇损伤，臀上神经损伤。

前入路

- 位置：位于髂前上棘远端延长线和股骨大转子顶点水平线交点外1~2cm处；穿刺角度为向头侧偏移40° ~45°，向中线偏25° ~30°。
- 作用：中间室的观察及操作通道（盂唇的剥离与修复及清理等）（图30–6）。
- 风险：股外侧皮神经损伤（手术刀只用于切开皮肤，不能过深）。

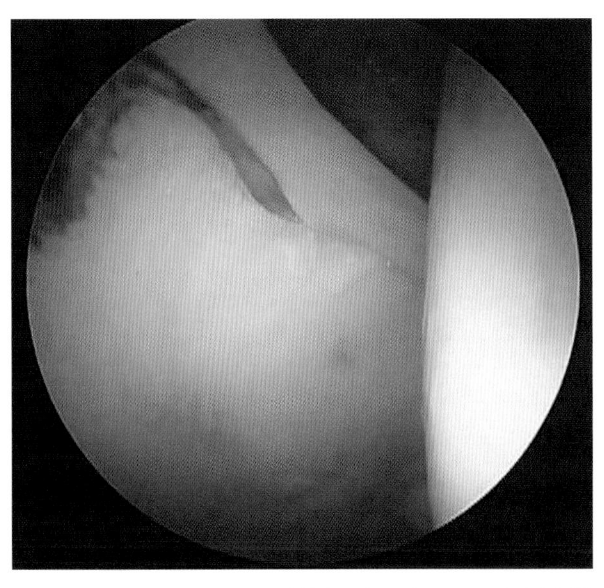

图30-5 70° 镜头下经前外侧入路观察，可见左侧为前上的盂唇损伤，右侧为股骨头，以及位于盂唇和股骨头之间的间室（“V”形）

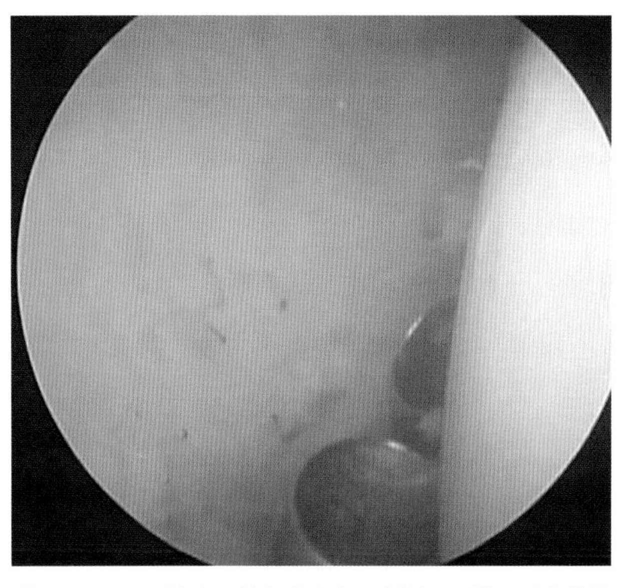

图30-6 70° 镜头下前入路观察，左侧可见髋臼后方软骨及盂唇，右侧为股骨头，以及经前外及后外通道的套管

改良的前入路/中前入路

- 位置：位于外侧入路前方远端4~6cm处；穿刺针方向为向上30°，向外偏移30°。
- 作用：中间室的观察及操作（盂唇剥离及清理），锚钉植入（尤其是髋臼前缘及前外侧缘）。

前外侧远端入路

- 位置：前外侧入路远端3~5cm处。
- 作用：锚钉的植入（尤其髋臼外侧缘及后外侧缘，外间室的工作通道）。

前外侧近端入路

- 位置：前外侧近端3~4cm略偏后。
- 作用：外间室操作。

后外侧入路

- 位置：大转子顶点后1cm。
- 作用：中间室的观察，后方盂唇的修复（图30-7）。
- 风险：坐骨神经损伤（可内旋股骨建立通道），旋股内侧动脉深支损伤。

髋关节镜检查的适应证

- 髋臼股骨撞击征（钳夹、凸轮、棘下、坐骨、混合等型）。
- 盂唇异常。
- 软骨异常。
- 圆韧带损伤。
- 髂腰肌异常。

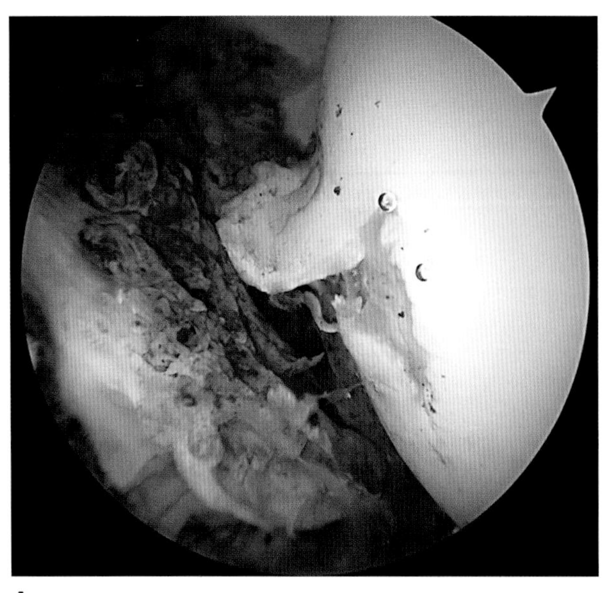
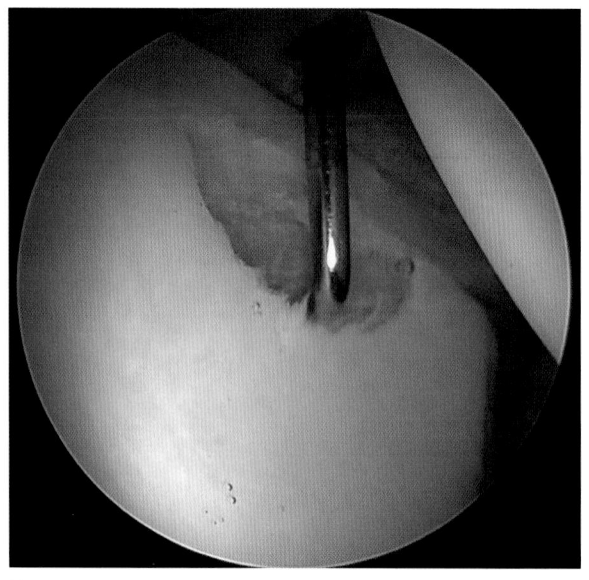

A B

图30–7 A. 70° 镜头下后外侧入路观察，可见左侧为髋臼窝，右侧为股骨头及其剥脱的软骨；B. 可见中前入路进入的探钩，可见缺损的髋臼软骨，上盂唇完整，右侧为股骨头

- 髋关节不稳 / 关节囊松弛或功能异常。
- 弹响髋（内源性或外源性）。
- 关节游离体或异位骨化。
- 滑膜病变。
- 化脓性关节炎。
- 臀中肌或臀小肌修复。
- 粗隆（大 / 小）病变。
- 股骨近端肌腱修复。
- 扩大适应证。
  - 髋臼环骨折。
  - 股骨头骨折。
  - 股骨头坏死的辅助治疗。
  - 坐骨神经臀肌深部探查。

髋关节镜诊断检查

- 股骨头和髋臼软骨。
- 关节盂唇。
- 圆韧带及卵圆窝。
- 关节囊。

术后注意事项

- 截骨 / 股骨头成形术后2周后，允许拄拐负重8kg；39岁以上女性及49岁以上男性每增加10岁负重时间延长1周；盂唇修复及关节囊紧缩术后需要外展支撑；微骨折术后需要拄拐6周。
- 术后4周每日服用萘普生500mg预防异位骨化（同时可以减轻术后疼痛，降低深静脉血栓风险）。

第31章

髋关节镜下盂唇修复

（MARC J. PHILIPPON, IOANNA K. BOLIA, KAREN K. BRIGGS）

在过去15年里髋关节损伤的概率显著增加，主要原因是对髋臼股骨撞击征的认识和诊断技术的改进，而髋臼股骨撞击征也是目前髋关节手术最主要的适应证，其引起的损伤主要为软骨及盂唇功能紊乱或障碍。通常撞击导致相应部位的盂唇和软骨损伤（图31–1），对于盂唇损伤的处理开始于21世纪初，大量研究证明盂唇修补优于盂唇切除。

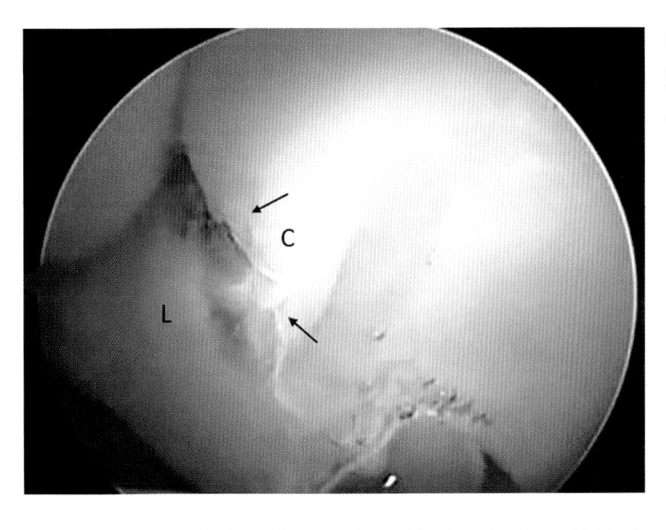

Figure 31–1　髋关节软骨缘盂唇撕裂。软骨已从盂唇和髋臼剥离（箭头）。L—盂唇；C—软骨

髋臼盂唇为髋臼缘致密的纤维软骨组织环状结构，盂唇的存在加深了髋臼深度，增加了股骨头的覆盖[1]，盂唇提高了髋关节的稳定性，同时为股骨颈提供了一个液态密封环境[2,3]，解剖学及生物力学研究结果认为关节镜下盂唇修复为盂唇损伤患者的首选治疗方法（表31–1）。

表31–1　髋关节镜手术纳入标准

- 髋关节病变，物理检查阳性
- MRI和X线片诊断明确
- 评分结果不能太低
- 患者愿意配合康复
- 术前肌力良好
- 体重指数正常

诊断和术前计划

- 术前评估包括症状及持续时间、是否有外伤史、是否经过手术治疗、活动水平、损伤对生活的影响、患者对病情的了解及期望度等[4]。
- 特异性检查及表现。
  - 前 / 后撞击试验。
  - FABER测试（屈曲、外展、外旋）。
  - 胫骨外旋试验。
  - Trendelenburg 试验。
  - 动态评估诱发症状。
    - 患者主要诉求为盂唇损伤而引起髋关节屈曲时的腹股沟区疼痛。
- 其他测试。
  - 步态分析。
  - 肌力评定。
  - 关节活动度测量。
  - 排除其他疼痛的测试：排除活动性耻骨疼痛及腰源性神经痛等。
- 影像学评估。
  - 明确髋臼股骨撞击征的凸轮型、钳夹型及混合型。
  - 高质量的仰卧位X线片评估关节间隙、髋臼形态、CE角和髋臼指数（图31–2）。

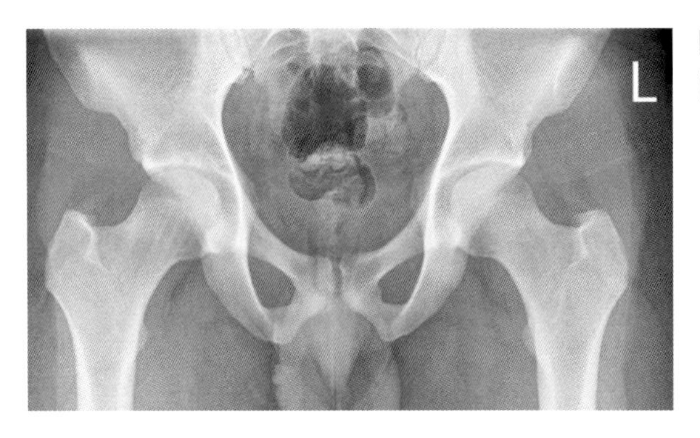

图31–2 高质量的仰卧位X线片评估关节间隙、髋臼形态、CE角和髋臼指数

  - α 角被用以评估前方头颈结合部位的凸轮撞击（图31–3）。

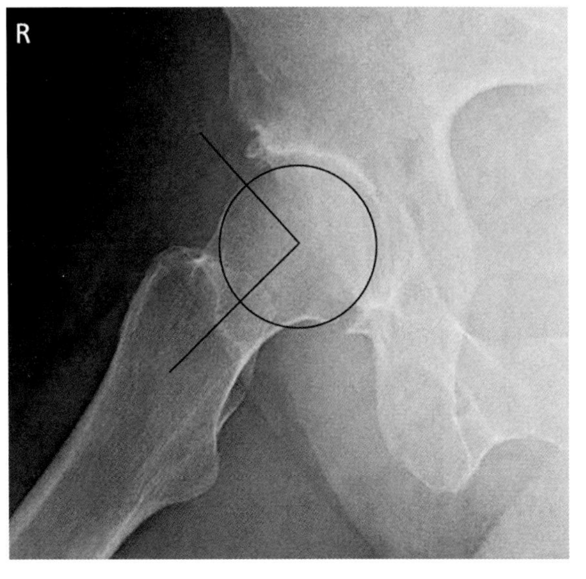

图31–3 α角被用以评估前方头颈结合部位的CAM畸形

- 3T MRI用以评估关节盂唇及关节软骨因撞击而引发的病理改变，并用以鉴别髋关节周围肌肉的病变（图31–4）。

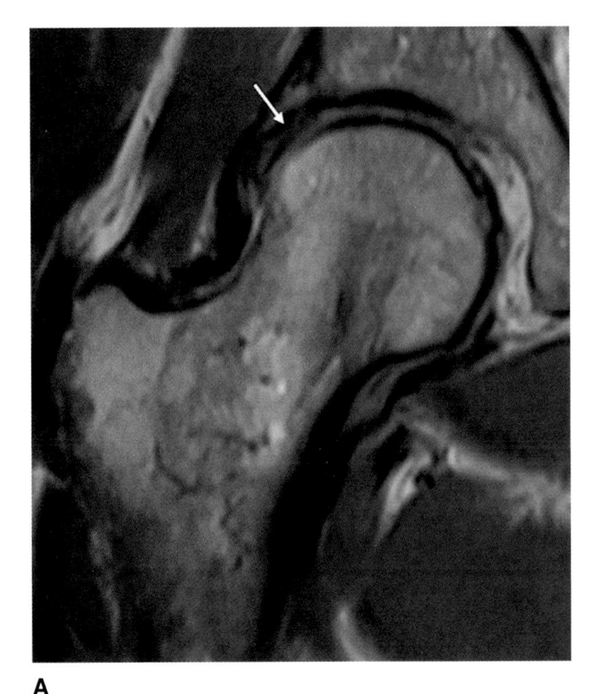
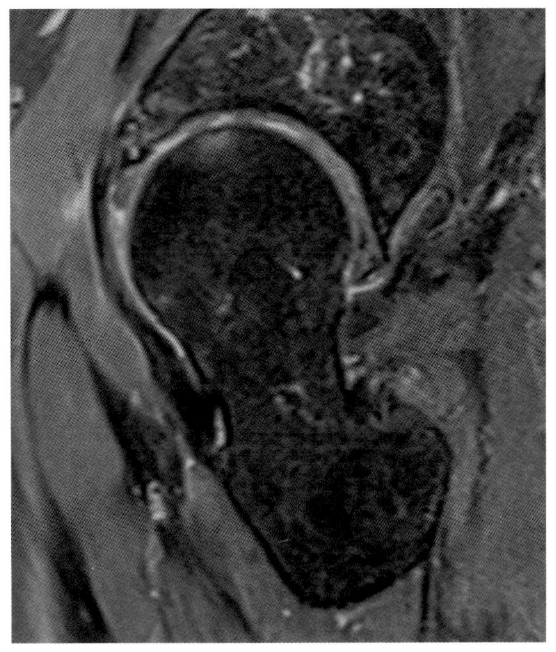

A　　B

图31–4　冠状面3T MRI评估盂唇组织的质量（A），斜矢状面评估关节软骨，也可用以测量α角（B），箭头所指为髋臼12点钟方向的关节盂唇损伤

- 关节盂唇修复的相对禁忌证。
  - 关节间隙狭窄。
  - CE角小于20°。
  - 进展期骨性关节炎。
  - 体重指数过高。
  - 颈干角大于140°。

手术技术

- 患者采用改良仰卧位。
- 采用全身麻醉联合硬膜外阻滞麻醉。
- 采用骨折手术牵引床，20kg内力量牵引；牵引力量的大小以关节间隙达到10mm为宜（图31–5）。
- 采用中前和前外侧2个入路（图31–6）。
  - 首先建立前外侧入路，关节镜用以确定前三角部位，然后建立中前入路。
  - 中前入路是主要的观察通道。
- 于盂唇尖部平行盂唇切开关节囊（12mm范围内即可）可使双侧入路会师。
- 诊断性关节镜检查用以明确盂唇、软骨、圆韧带、关节囊及骨骼畸形等病理的情况。
- 关节镜下标记的识别。
  - 前盂唇沟的上部为髋臼最稳定的标识，其位于髋臼的前上部，是髋臼正面3点位置的稳定标志，可用以定位及病理的描述（图31–7）。

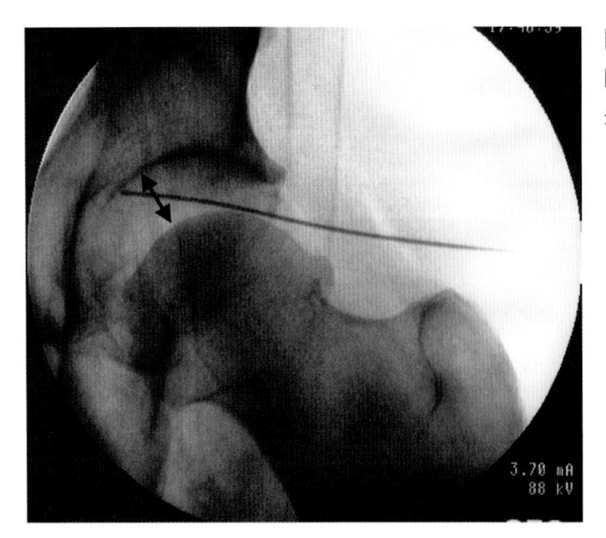

图31-5 用骨折手术牵引床给予20kg以下的力量牵引，力量的选择以关节间隙（箭头）达到10mm为宜

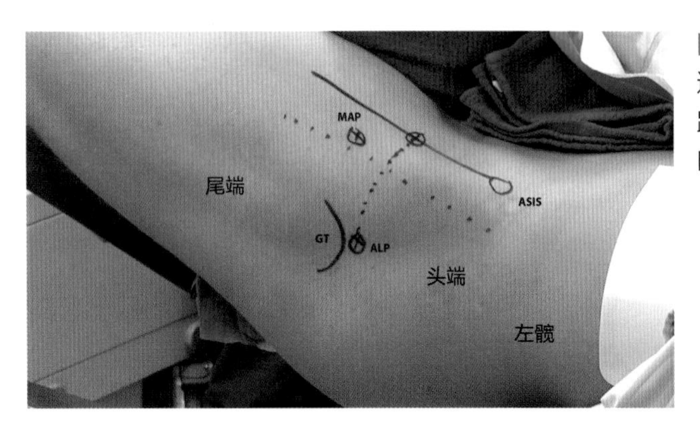

图31-6 两个通道的应用：中前通道，前外侧通道。ALP－前外侧入路，ASIS—髂前上棘，GT—大转子，MAP—中前通道

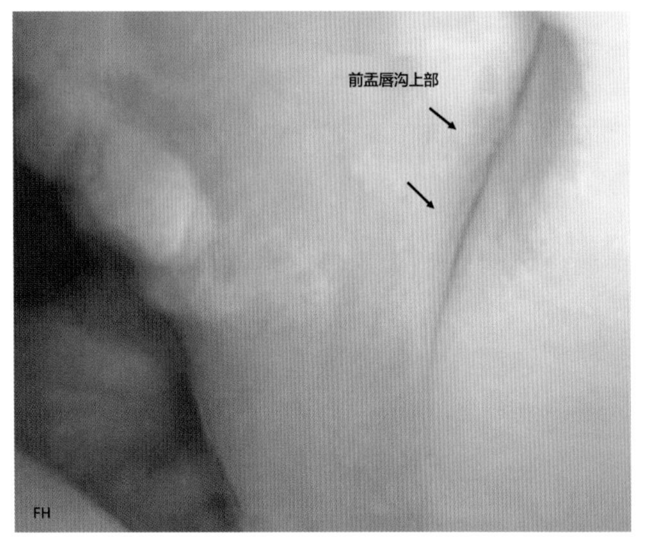

图31-7 前盂唇沟的上部为髋臼最稳定的标识，其位于髋臼的前上部，是髋臼正面3点位置的稳定标识，可用于定位及病理描述

- 明确需修补时髋臼边缘的处置。
  - 在撕裂处剥离髋臼边缘并用4.5mm磨钻充分解除钳夹撞击（图31–8）。
  - 对髋臼和髂前下棘之间的骨组织局灶性切除减压。注意保护髂前下棘附着的肌腱。
  - 骨的磨除量应参考术前CE角的测量及髋臼深度[5]。
    - 髋臼侧骨的磨除是有限的，防止覆盖不足而造成术后脱位的风险。
    - 如果没有钳夹撞击或术前CE角较小，则骨磨除仅以骨床新鲜化为宜。
  - 磨骨部位软骨应足够稳定（图31–9）。

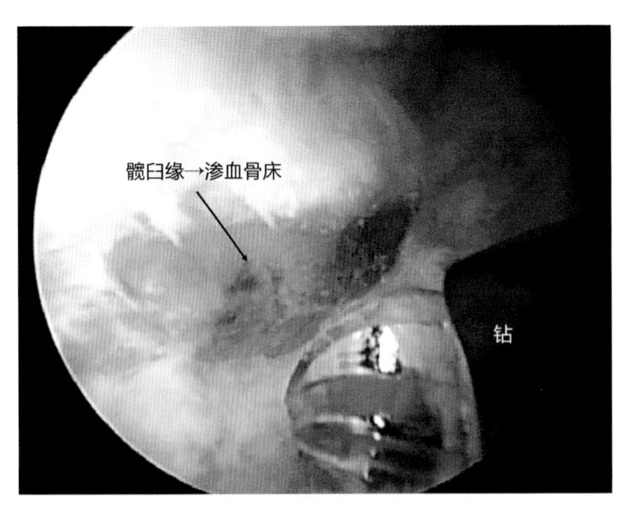

图31–8 撕裂的盂唇下的髋臼缘，采用弯曲的4.5mm磨钻进行髋臼成形，消除钳夹样撞击

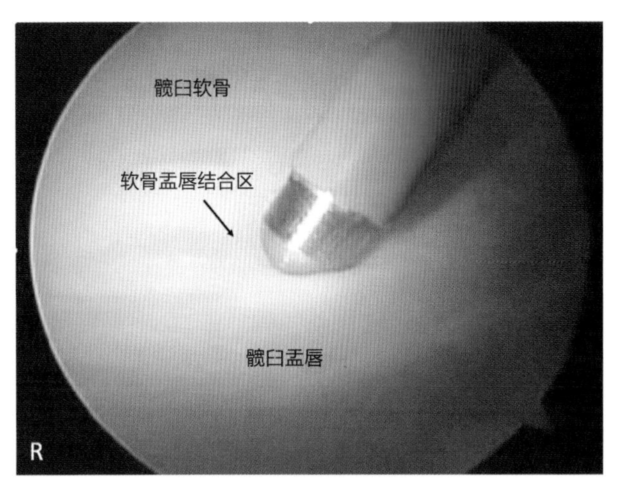

图31–9 髋臼成形区软骨应保持稳定

- 盂唇修补，锚钉的规格根据位置而不同。
  - 对于涉及12点钟位置可用2.3mm锚钉单圈环形缝合。
  - 对于1、2点钟位置可选用2.3mm锚钉单圈环形缝合。
  - 对于3点钟位置，可用1.7mm锚钉缝线穿盂唇固定，如果盂唇组织足够，可环形缝合固定。
- 不同缝合方式结果无差异。但是，环形缝合适合外翻的盂唇，而穿盂唇缝合更适用于内翻脱垂的盂唇。然而缝合方式需要结合应用，使盂唇更加接近解剖复位，防止向内或向外翻转。
- 盂唇和髋臼缘良好的结合，可保证股骨头的密封状态（图31–10）。
- 髋臼边缘角是安全植入锚钉的解剖测量标志。
  - 在髋臼边缘植入锚钉时应考虑到这个角度的存在，防止钻头及锚钉穿入缝合缘[5]。
    - 该标志由从髋臼缘分别到软骨下骨及到对侧骨皮质的直线构成。
    - 该角度越大则穿入髋臼的风险越小。
- 线结需偏向关节囊侧，可将其埋于锚孔以避免术后发生粘连（图31–11）。
- 根据修补稳定的需要，锚钉可保持1~1.5cm的间距。

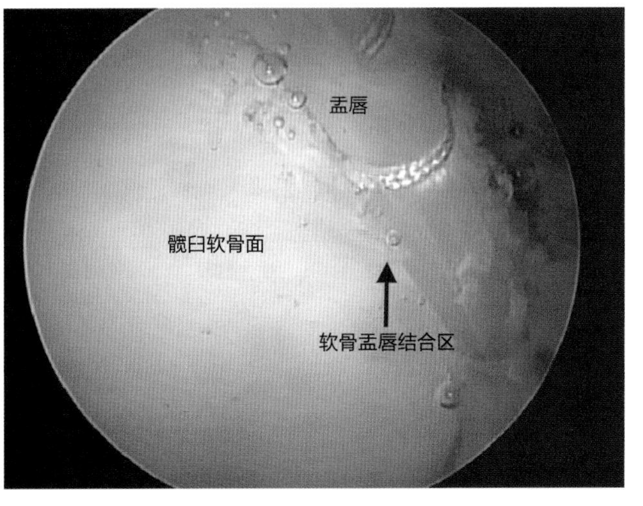

图31–10 良好的盂唇缝合可以保持股骨头的密封状态

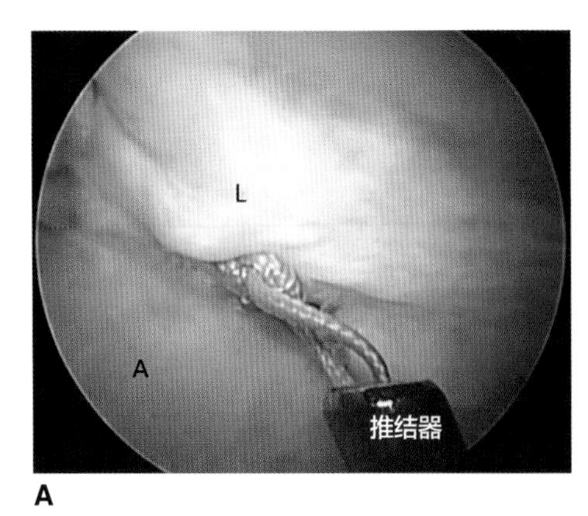

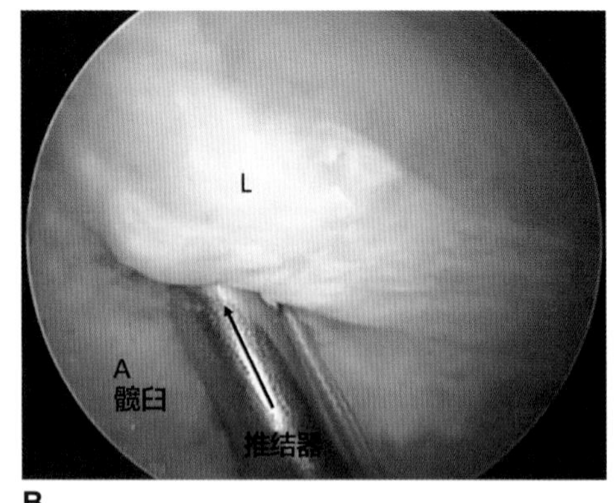

A　　B

图31-11　关节镜下线结需要偏向盂唇的关节囊侧（A），可将线结埋藏于锚孔内（B）

- 植入锚钉后可放松牵引，动态检查。
  - 髋关节全范围的动态观察，包括术前诱发症状的体位。
- 对盂唇的稳定性及密封性进行评估，尤其要关注髋关节屈曲及外展时的状态（图31-12）；如若盂唇松动或盂唇密封性不能维持则需要增加或调整缝合，直到全范围活动下盂唇的稳定性和密封状态能够维持。
- 最后用可吸收线对关节囊进行缝合（Vicryl2.0）。

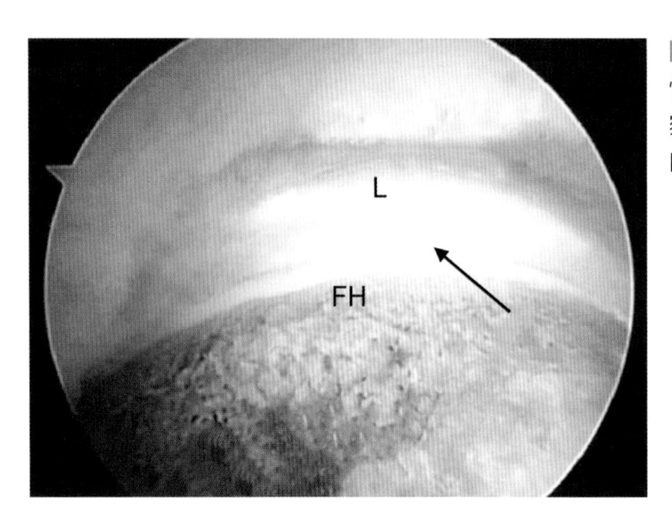

图31-12　术中盂唇的稳定性及密封性（箭头）需要通过活动髋关节动态观察，尤其需注意髋关节屈曲及外展时。FH—股骨头，L—盂唇

康复

- 术后，患者需限制8kg内的足平放拄拐负重活动2~3周，直到消除跛行；如若进行了关节镜下微骨折，则需延长到6~8周。
- 此外，术后2周应用被动活动康复仪器、髋关节外展固定及抗旋转支撑。
- 行物理治疗时，及时进行被动及主动活动的康复。
  - 术后4小时内使用健身车进行无阻力训练。
  - 加强髋关节旋转功能训练防止粘连（图31-13）。
- 随着疼痛缓解，活动范围的恢复，需要加强关节周围肌肉的康复，使患者恢复日常活动及体育运动。
- 髋关节运动测试（一种运动成绩评估方法）用以评估髋关节镜术后功能恢复情况。

- 维尔髋关节运动测试（Vail Hip Sport Test）用以评估患者是否可以进行专业体育训练，其包括力量、耐力、电机控制等四部分，患者通常术后8~12周均可通过该测试。

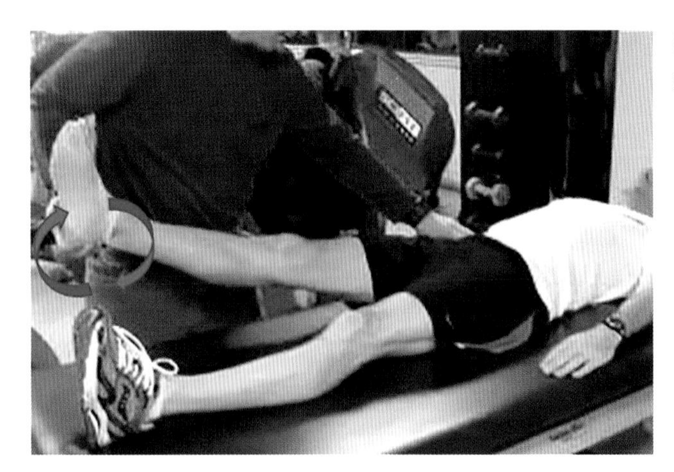

图31-13 加强髋关节内、外旋训练，防止发生粘连

参考文献

[1] Crawford MJ, Dy CD, Alexander JW, et al. The 2007 Frank Stinchfield Award. The biomechanics of the hip labrum and the stability of the hip. *Clin Orthop Relat Res,* 2007,465:16-22.
[2] Nepple JJ, Philippon MJ, Campbell KJ, et al. The hip fluid seal—Part II: the effect of an acetabular labral tear, repair, resection, and reconstruction on hip stability to distraction. *Knee Surg Sports Traumatol Arthrosc,* 2014,22:730-736.
[3] Philippon MJ, Nepple JJ, Campbell KJ, et al. The hip fluid seal—Part I: the effect of an acetabular labral tear, repair, resection, and reconstruction on hip fluid pressurization. *Knee Surg Sports Traumatol Arthrosc,*2014,22:722-729.
[4] Philippon MJ, Maxwell RB, Johnston TL, Schenker M, Briggs KK. Clinical presentation of femoroacetabular impingement. *Knee Surg Sports Traumatol Arthrosc,* 2007,15(8):1041-1047.
[5] Philippon MJ, Wolff AB, Briggs KK, Zehms CT, Kuppersmith DA. Acetabular rim reduction for the treatment of femoroacetabular impingement correlates with preoperative and postoperative center-edge angle. *Arthroscopy,* 2010,26(6):757-761.

第32章

髋臼股骨撞击征的关节镜下治疗

（J.W. THOMAS BYRD）

髋臼股骨撞击征（femoroacetabular impingement, FAI）的理解及术前计划

- 髋臼股骨撞击征病理学的不同形态表现。
  - 髋臼股骨撞击征可能无临床症状，或偶然发生[1,2]。
- 髋臼股骨撞击征的病因有多种。
  - 髋臼股骨撞击征可以解释损伤发生的原因，但不同患者将会有怎样的最终表现呢？
  - 许多因素交织是导致关节损伤的病因。
  - 可能永远无法揭示所有的病因，但通过手术及保守治疗可以改善大多数病因所导致的症状。
  - 骨盆的方向会影响髋臼对股骨头的覆盖[3]。
    - 腰椎前凸及后凸都会影响以上情况。
    - 而当骨盆相对固定时，其覆盖情况将发生相应改变。
  - 明确股骨形态同样非常重要[4]。
    - 可通过股骨髁远端的股骨CT或MRI进行测量（图32–1）。

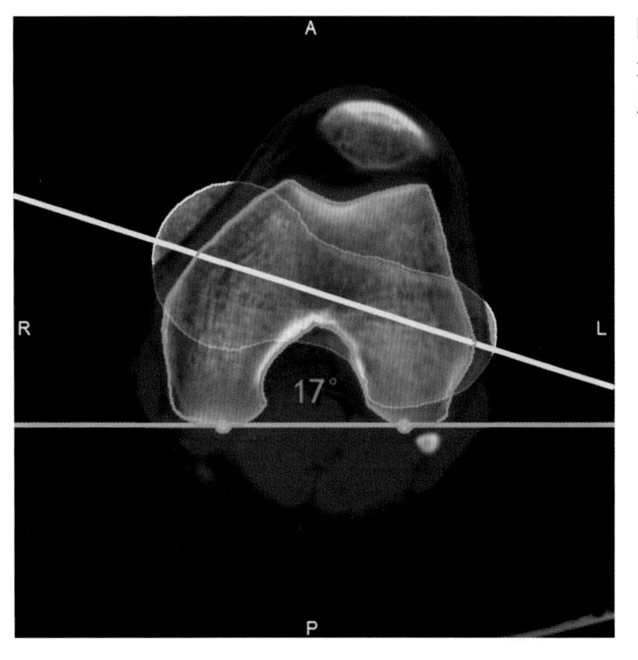

图32–1　股骨髁及股骨颈CT叠加，测量股骨前倾角，即股骨颈的轴线及股骨后髁线的夹角

- 股骨前倾角增大可能适度缓解凸轮撞击，同时也增加了髋关节不稳的因素。
- 即使一个正常形态的髋臼，减小股骨前倾也可能使小的凸轮撞击出现症状，使钳夹撞击加重。

- 放射影像资料通过二维图像解释复杂的三维解剖结构[5-7]。
  - 三维CT图像能够清晰显示骨骼结构（图32-2）。
    - 低剂量CT的辐射量相当于拍摄5次髋关节X线片的辐射量。
  - 软件系统可以对股骨及髋臼碰撞区进行动态分析[8]。

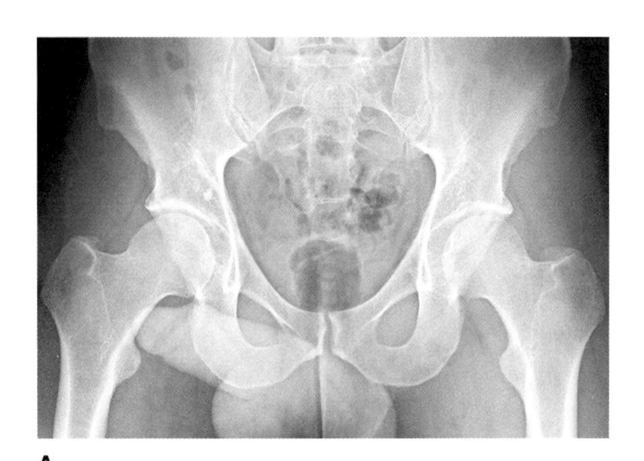

A

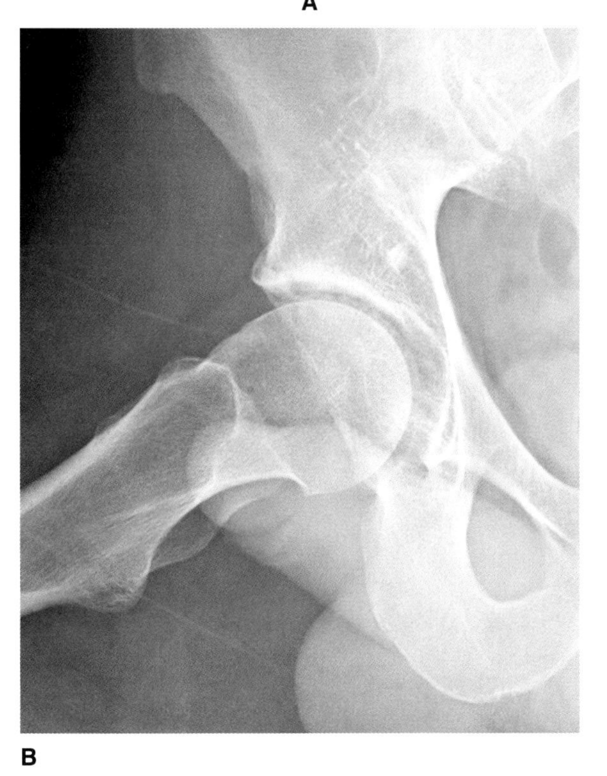

B

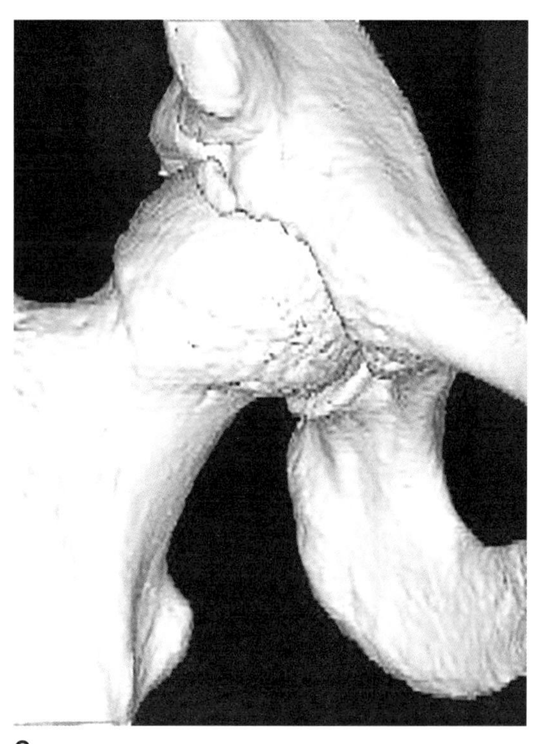

C

图32-2 骨盆正位（A）及髋关节侧位（B）均可见髋臼股骨撞击征，可见显著的凸轮畸形。三维CT（C）髋臼侧可见清晰的钳夹畸形轮廓

入路位置（图32-3）[9]

- 前外侧入路是非常重要的观察入路。
  - 大多数医师会使用该通路，也可能稍有改变。

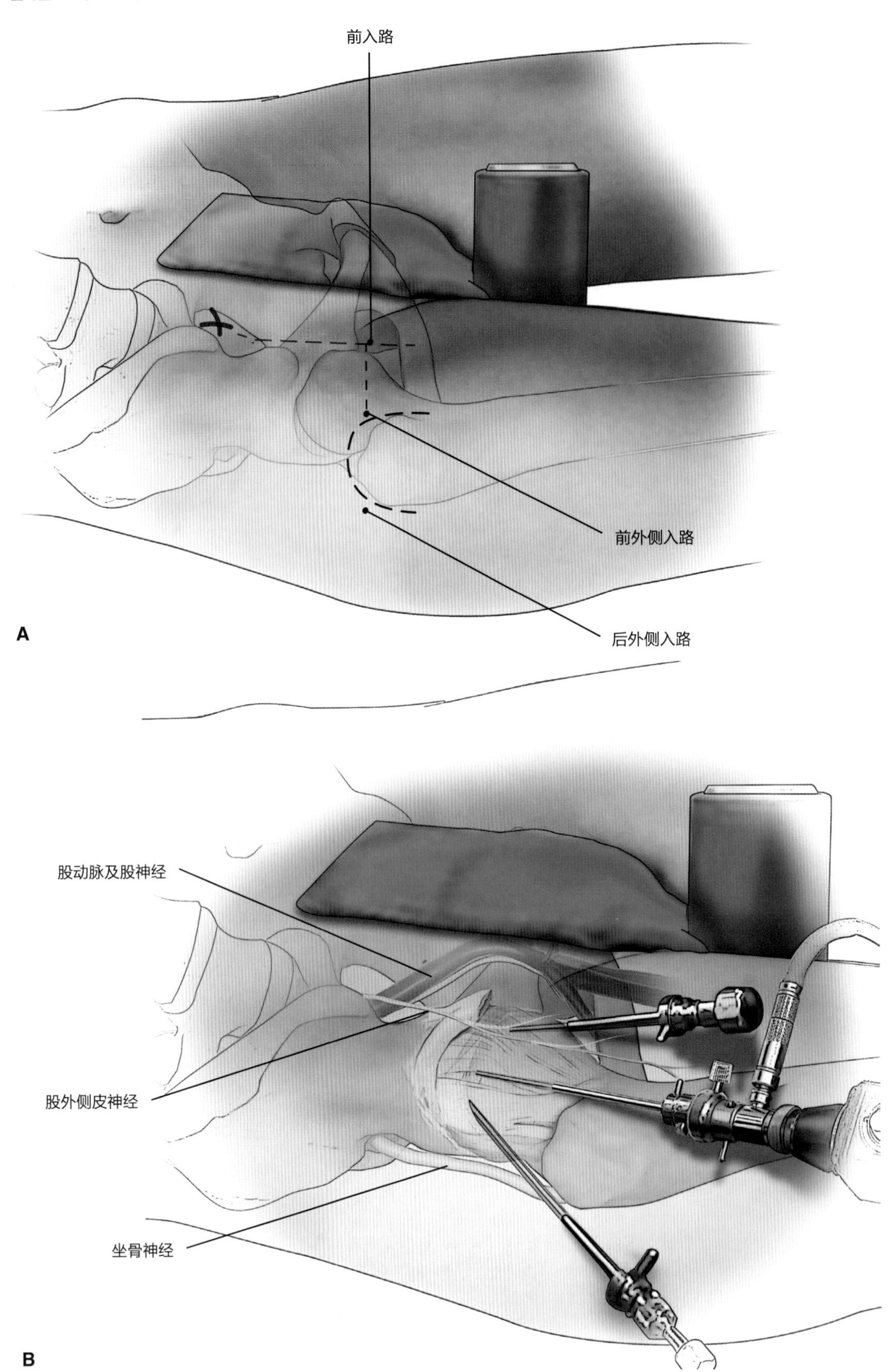

图32-3 A. 前入路经髂前上棘的纵线及经大转子顶点的横线的交点位置，其方向为和股骨头呈约45° 角及和中线呈30° 角。根据不同患者的情况可以向外侧及向远端适度调整。前外侧入路和后外侧入路分别位于大转子顶点的前后缘，入路方向为沿大转子向关节适度内收。B. 主要的神经、血管及三个手术入路之间的关系，股动脉及股神经位于前入路的内侧，坐骨神经位于后外侧入路的后部，股外侧皮神经的分支毗邻前入路，在建立入路时可用各种手段避免其损伤。前外侧入路相对安全，因此首先选择建立前外侧入路

- 前入路工作通道通常使用改良入路。
  - 通常应用三角定位法进行改良，使其更偏向外侧及远端。
  - 无需改动锚钉位置，因为锚钉可以经皮植入。
  - 前入路对髋臼内下的锚钉植入非常有益，因该方向和植入锚钉方向一致，可以有效避免穿入髋臼（图32–4）。
    - 植钉时务必避免穿入髋臼。

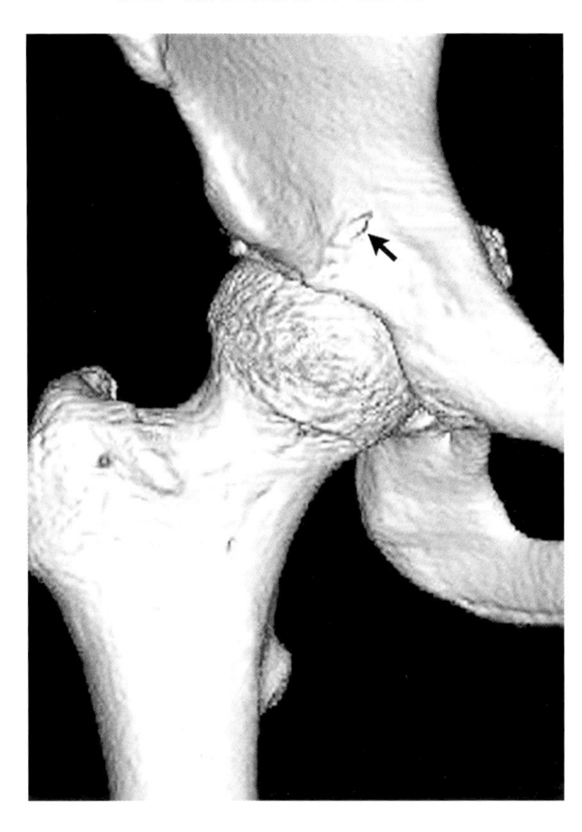

图32–4 三维CT可见锚钉穿过了腰大肌下的髋臼内侧骨皮质（箭头）

  - 经前入路及前外侧入路等距经皮植入锚钉，可使锚钉在安全区域更加分散地植入髋臼边缘（图32–5）[10]。

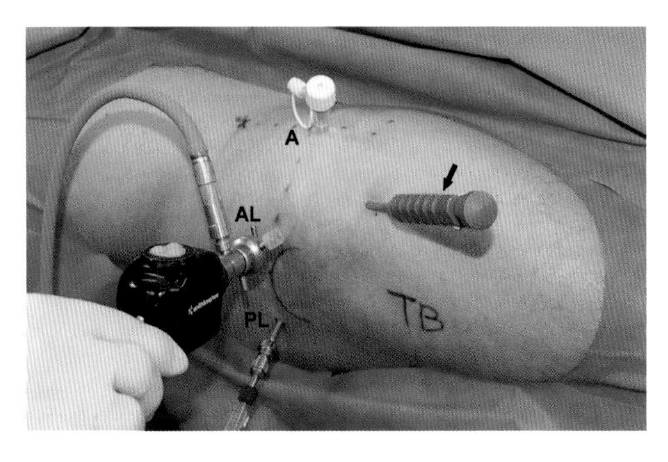

图32–5 锚钉植入系统经皮到达相应位置（箭头），远端经前外侧及前入路等距植入。A—前；AL—前外侧；PL—后外侧

- 后外侧入路常被忽视。
  - 后外侧入路应用较少。
  - 后外侧入路有助于后方病变的观察及进入后方关节腔。
  - 若使用该入路作为入水口，则可用更小直径的工作套管。

- 外周间室
  - 髋关节屈曲固定一定角度（35° 以下）可以暴露凸轮畸形。
  - 在前外侧入路的偏头侧建立另一个前外侧入路（图32–6）。
    - 两个通道可汇集于凸轮畸形区。
    - 随着髋关节的屈曲，经远侧入路可到达凸轮畸形的前方，而经近侧入路则可到达凸轮畸形的外侧及后外侧。

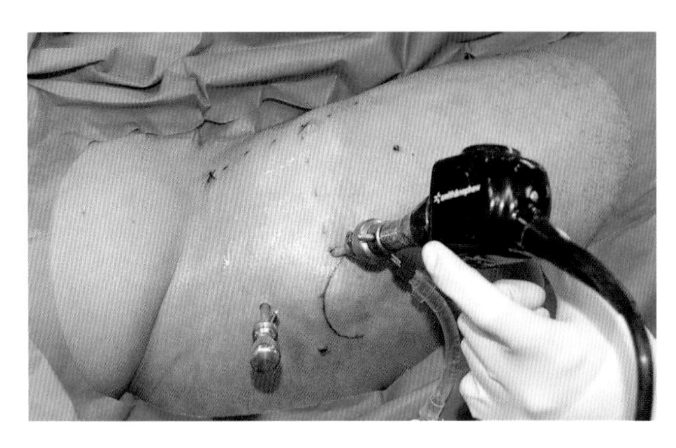

图32–6 在后外侧入路头侧建立另一入路，如此得到近端和远端两个后外侧入路

  - 外周间室是一个广泛的安全工作区域。
  - 外周间室入路选择有很多种。
  - 但外周入路应该相对固定。
    - 这更有利于凸轮畸形三维解剖定位。

经关节内切开关节囊（图32–7）

- 解除髋臼股骨撞击征需切开关节囊进行暴露。

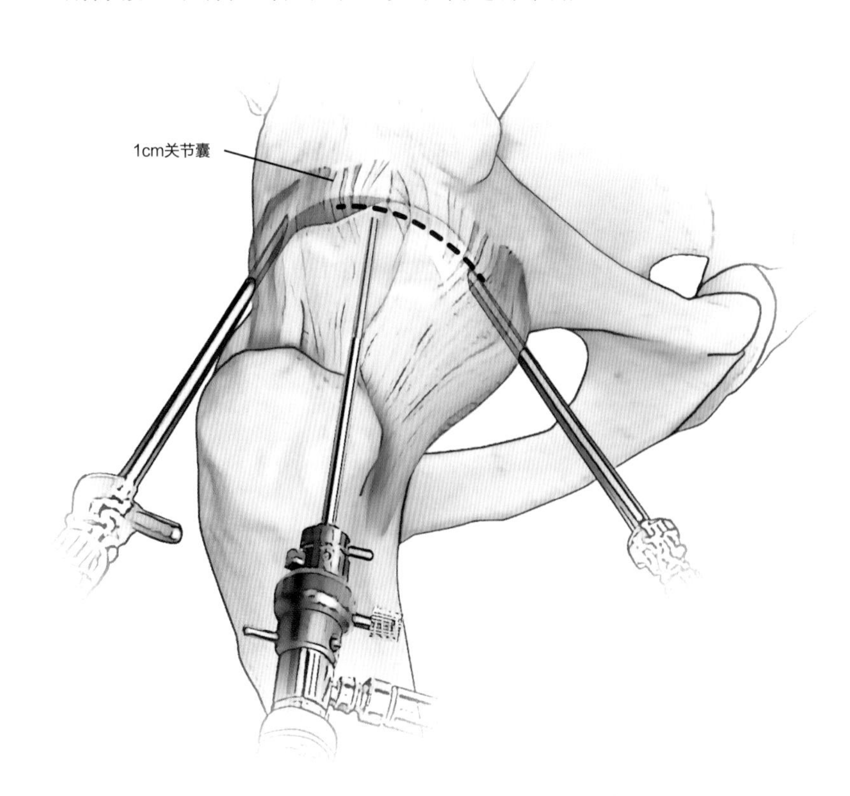

图32–7 关节囊切开使前入路及前外侧入路相通（虚线），该区域和凸轮畸形相毗邻，随着牵引放松并髋关节屈曲，该切开区域可使器械顺利由中间间室转入外周间室

- 关节囊切开使前入路及前外侧入路汇合，应尽可能向内侧和后侧切开关节囊，以便暴露及进入。
- 关节囊切开应于髋臼缘侧保留不小于1cm的关节囊。
- 可通过缝线收紧关节囊下缘或“T”形切开关节囊暴露及处置凸轮畸形。
- 关节囊的处置：
  - 许多学者建议缝合关节囊[11,12]，因为关节囊切开可能导致医源性关节不稳，而关闭关节囊有更多益处。
  - 以下情况必须关闭关节囊。
    - 存在关节不稳因素（CE角偏小，股骨前倾角增加）。
    - 多发关节松弛；
    - 须恢复到高强度活动状态的患者（如体操、花样滑冰、芭蕾舞、摔跤等）。
  - 某些情况下关节囊切开是有必要的。
    - 髋关节僵硬者。
    - 适度的髋关节退行性变者。

软组织的处理

- 软组织的处理为手术中最耗时的部分。
- 充分暴露钳夹 / 凸轮畸形，辨识需要切除的起始部位。
- 根据钳夹样畸形的情况判断是否必须进行盂唇剥离。
  - 盂唇剥离并非手术必要。
- 凸轮畸形通常被纤维软骨所覆盖。
  - 为了清晰地暴露骨组织，通常需要对其覆盖的软组织进行清理。

骨切除范围

- 什么情况下分别需要切除凸轮畸形或钳夹畸形或同时切除？
  - 这由关节镜下探查的损伤情况而决定。
  - 盂唇的损伤通常因钳夹撞击引起。
  - 而关节内软骨分层（图32–8）通常由凸轮撞击引起。
  - 髋臼侧软骨Ⅰ度损伤“鼓包”（波浪征）（图32–9），通常为凸轮撞击所致。

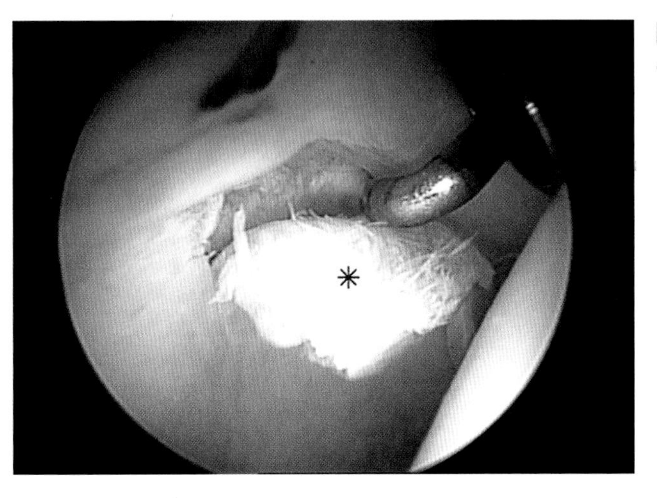

图32–8 髋臼侧与盂唇毗邻的关节软骨剥脱（星号），暗示凸轮撞击的存在

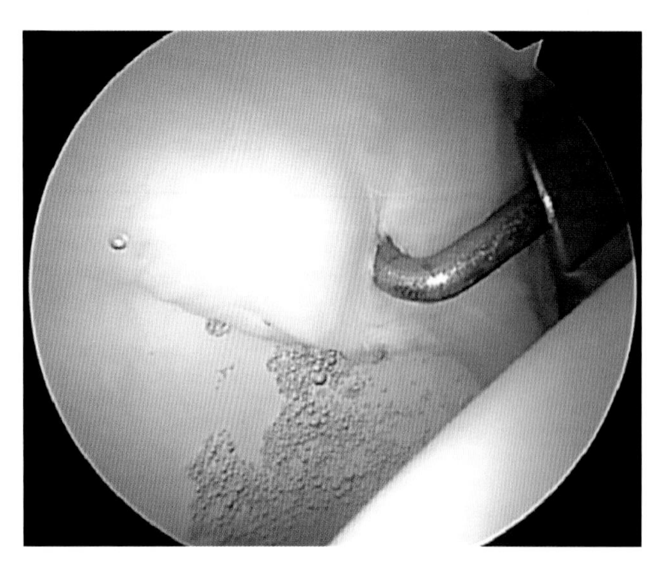

图32-9 探查区为软骨Ⅰ度损伤“鼓包”（波浪征）

- 有时也能由纯粹钳夹样撞击引起，表现为关节面在相应盂唇连接处缺乏连续性。

- 钳夹样畸形切除范围由术前影像学资料及关节镜下探查情况而确定。
  - 术前仅有二维X线片时，则手术需极为谨慎。
    - 交叉征及后壁征对于髋臼股骨撞击征并非具有特异性。
  - 3D 成像可提供精确的骨骼几何形态。
    - 可用其评估髋臼的容积。
    - 过多切除髋臼缘可造成医源性不稳，减少髋臼容积也可能会发生髋臼退行性病变。
- 凸轮畸形成形的目标为恢复股骨头为正常球形。
  - 凸轮畸形中心区一般在股骨头的前方和外侧及其他部位，变异较大，单纯的X线片不适用于所有患者的评估。
  - 3D CT图像能够明确凸轮畸形的形态[8]。
  - 关节镜检查的目的为充分暴露术前影像识别区的凸轮畸形。
  - 成形术包括恢复股骨头的球形及头颈结合部的形态。
  - 避免过度切骨。
    - 臼侧切除过多，导致盂唇和股骨头吻合不良而影响关节腔的密封。
    - 股骨头侧切除过多导致股骨颈应力集中，骨折风险增加。
  - 许多医师术中会进行成形术后的动态评估[13]。
    - 当髋关节处于撞击体位时，关节镜视野可能有所限制。
    - 通过评估可以对残留凸轮畸形进行切除，但较难判断切除范围的大小。
  - 可应用术中透视观察辅助手术，但不应完全依赖透视指导手术。
    - 可以通过不同方位的成像构建骨骼三维结构[14]。
    - 如若股骨头不完全是球形的，头侧成形需有所顾忌，因为过分追求股骨头球形会导致切骨过多，而关节盂唇失去相依附的关节面而失去密封作用。

软骨损伤

- 髋臼股骨撞击征更多的损伤发生在髋臼侧。

    - 股骨侧一直相对完好，直到发展到病变晚期。
        - 股骨侧发生改变则预示病变发展到了比较重的阶段，手术预后相对较差。
- 相比其他关节微骨折术，股骨头微骨折术具有更好的效果，其原因可能与其更小的剪切力及更好的约束力有关[15]。
    - 股骨头微骨折术虽然对于年轻患者看似有缺憾，但却具有较好的效果，且复发率很低。
    - 股骨头微骨折术具有一定的挑战性，通常需要各种不同的手术入路。
        - 一种新的装置被应用，以在软骨下钻孔中获得更好的角度。
- 如何处置波浪征
    - 仔细探查髋臼表面，若软骨残留，则需保留。
        - 如若软骨开放损伤，则需行相应深度的软骨成形术或软骨清除后行软骨下微骨折术。
    - 对波浪征周边软骨下进行原位微骨折、植入纤维蛋白胶，甚至用软骨缝线来修复并重建关节盂[16,17]。
        - 但是因为部分波浪征软骨损伤较轻，损伤厚度有限，并不需要对软骨下进行过多的干预，因此以上观点并不完全需要。

参考文献

[1] Frank JM, Harris JD, Erickson BJ, et al. Prevalence of femoroacetabular impingement imaging findings in asymptomatic volunteers: a systematic review. *Arthroscopy,* 2015,31(6):1199-1204.

[2] Anderson LA, Anderson MB, Kapron A, et al. The 2015 Frank Stinchfield Award: radiographic abnormalities common in senior athletes with well-functioning hips but not associated with osteoarthritis. *Clin Orthop Relat Res,* 2016,474(2):342-352.

[3] Ross JR, Tannenbaum EP, Nepple JJ, et al. Functional acetabular orientation varies between supine and standing radiographs: implications for treatment of femoroacetabular impingement. *Clin Orthop Relat Res,*2015,473(4):1267-1273.

[4] Fabricant PD, Fields KG, Taylor SA, et al. The effect of femoral and acetabular version on clinical outcomes after arthroscopic femoroacetabular impingement surgery. *J Bone Joint Surg Am,* 2015,97(7):537-543.

[5] Zaltz I, Kelly BT, Hetsroni I, et al. The crossover sign overestimates acetabular retroversion. *Clin Orthop Relat Res,* 2013,471(8):2463-2470.

[6] Dolan MM, Heyworth BE, Bedi A, et al. CT reveals a high incidence of osseous abnormalities in hips with labral tears. *Clin Orthop Relat Res,* 2011,469(3):831-838.

[7] Heyworth BE, Dolan MM, Nguyen JT, et al. Preoperative three-dimensional CT predicts intraoperative findings in hip arthroscopy. *Clin Orthop Relat Res,* 2012,470(7):1950-1957.

[8] Milone MT, Bedi A, Poultsides L, et al. Novel CT-based three-dimensional software improves the characterization of cam morphology. *Clin Orthop Relat Res,* 2013,471(8):2484-2491.

[9] Byrd JWT. Routine arthroscopy and access: central and peripheral compartments, iliopsoas bursa, peritrochanteric, and subgluteal spaces. In: Byrd JWT, ed. *Operative Hip Arthroscopy*. 3rd ed. New York: Springer; 2012:131-160.

[10] Byrd JWT. Modified anterior portal for hip arthroscopy. *Arthrosc Tech,* 2013,2(4):e337-e339.

[11] Domb BG, Philippon MJ, Giordano BD. Arthroscopic capsulotomy, capsular repair, and capsular plication of the hip: relation to atraumatic instability. *Arthroscopy,* 2013,29(1):162-173.

[12] Frank RM, Lee S, Bush-Joseph CA, et al. Improved outcomes after hip arthroscopic surgery in patients undergoing T-Capsulotomy with complete repair versus partial repair for femoroacetabular impingement: a comparative matched-pair analysis. *Am J Sports Med,* 2014,42(11):2634-2642.

[13] Locks R, Chahla J, Mitchell JJ, et al. Dynamic hip examination for assessment of impingement during hip arthroscopy. *Arthrosc Tech,* 2016,5(6):e1367-e1372.

[14] Larson CM, Wulf CA. Intraoperative fluoroscopy for evaluation of bony resection during arthroscopic

management of femoroacetabular impingement in the supine position. *Arthroscopy,* 2009,25(10):1183-1192.
[15] MacDonald AE, Bedi A, Horner NS, et al. Indications and outcomes for microfracture as an adjunct to hip arthroscopy for treatment of chondral defects in patients with femoroacetabular impingement: a systematic review. *Arthroscopy,* 2016,32(1):190.e2-200.e2.
[16] Stafford GH, Bunn JR, Villar RN. Arthroscopic repair of delaminated acetabular articular cartilage using fibrin adhesive. Results at one to three years. *Hip Int,* 2011,21(6):744-750.
[17] Kaya M, Hirose T, Yamashita T. Bridging suture repair for acetabular chondral carpet delamination. *Arthrosc Tech,* 2015,4(4):e345-e348.

第33章

膝关节镜原理

(MATTHEW C. BESSETTE, KURT P. SPINDLER)

术前计划

- 通过全身麻醉、脊髓麻醉、局部麻醉，膝关节镜检查可以对门诊患者安全地实施手术操作。
- 单纯膝关节镜检查时，通常术前使用抗生素，但其预防感染的效果与不使用抗生素无明显差异[1]。
- 最近的一项随机对照研究表明，术前针对健康人群使用药物预防静脉血栓栓塞事件无任何益处[2]。
- 尽管体外研究发现局部麻醉药对软骨有影响，但在体内研究未发现与体外研究相同的结果[3]。关节镜检查前及检查后，经关节内或切口点局部注射麻醉剂、肾上腺素、阿片类药物和非甾体抗炎药可有效减轻疼痛并防止出血[4]。当患者肥胖或解剖结构不清时，术前切口点注射可帮助确认正确的入口部位。

仪器/设备

- 4.0mm关节镜（30° 镜头和光源）（图33–1）。
  - 如果预期有关节后侧间室病变或使用后侧间室器械，应该选择70° 关节镜。
  - 通过连接关节镜鞘管接入水流，增加液体的流体速度、压力来改善关节内结构的显示效果。

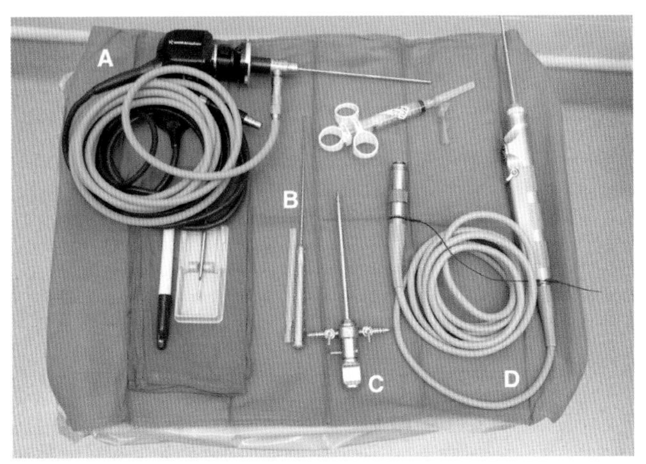

图33–1　膝关节镜检查基本设备，包括连接30° 4.0mm关节镜摄像头和光源线（Smith & Nephew, Andover, MA）（A），关节镜探头（B），内含穿刺针的关节镜鞘（C）和电动关节镜刨削器（D）

- 关节镜冲洗液。
  - 乳酸林格液或无菌生理盐水。
    - 加入稀释的肾上腺素可以提高清晰度（1mg/L）[5]。
  - 液体管理。
    - 大多数加压泵可以单独控制流体压力和流速，提高关节镜视野清晰度。膝关节镜检查时压力通常处于40~80mmHg之间。
    - 可替换关节镜冲洗水袋悬挂在上方，利用重力产生关节内正流体压力。应尽量减少设备数量，但压力和流量太低或太不一致，可能无法实现良好的手术视野。
    - 流出或流入装置可以连接到关节镜鞘管，也可以通过上内侧或上外侧入口处单独设立进水管。使用单独的流出套管可以清除摄像机附近的血液和碎屑，从而改善手术视野的可视度。
- 止血带。
  - 关节镜检查时常规放置止血带，但视不同情况而使用。虽然使用止血带对大腿肌肉和生理功能造成一定的影响，但在膝关节镜检查中短暂使用止血带一般不会有太大影响[6]。
- 带吸引的刨削器。
- 仪器。
  - 手术刀。
  - 关节镜探钩。
  - 关节镜钝形穿孔器或锐形穿刺器。

体位

- 仰卧。
  - 患者可以将双腿放置在床上，也可以将其膝关节以下放置在床下以利于自由屈曲。
    - 虽然双腿膝关节放置于床末端可以更好地进入关节后侧间室，并更好地控制手术侧大腿，但这需要在术前进行额外调节手术体位，并且必须小心地将健侧肢体向臀屈曲以避免股神经牵拉麻痹。
  - 使用侧方支撑柱或大腿支架，为牵开内侧间室或外侧间室提供支点（图33–2）。

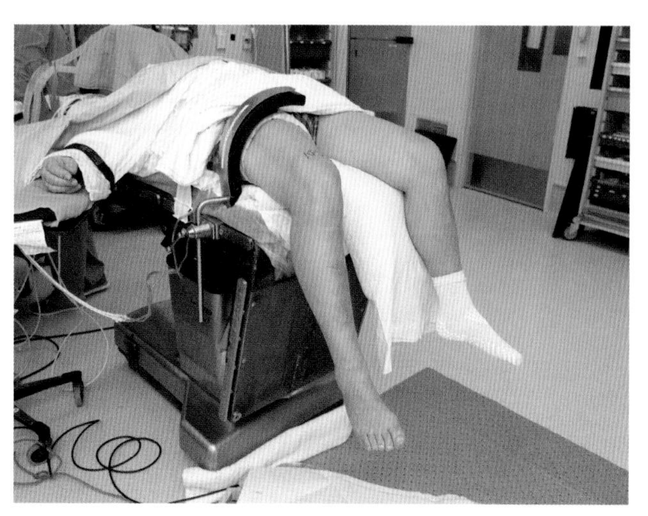

图33–2 右膝关节镜检查患者体位。右腿已由外科医师标记并放置止血带。当向腿部施加外翻应力时，备好的衬垫柱可以提供反作用力。健侧腿部在衬垫上部分屈曲，以防止股神经过度拉伸。将手术台末端折叠向后，使腿屈曲，如果需要后外侧入路，该体位更容易进入

方法

- 胫股骨关节间隙、髌骨下极和髌韧带是重要的入路标志（图33–3）。
- 前内侧入路和前外侧入路是两个最常用的入路，也是许多操作的唯一入路。它们位于关节间隙上方约1cm和髌骨下极水平面以下1cm的髌腱内侧和外侧软点处。
- 皮肤切口约1cm，可以是垂直切口，这样在去除较大关节内组织或进行常规关节切开术时，方便延长切口；也可以使用水平切口，既美观又可避免隐神经损伤。
- 上内侧入路和上外侧入路通常用于水流出口或评估髌股关节病变。虽然使用独立的水流出口可以提高视野清晰度和液体管理，但上内侧入路与术后股四头肌功能障碍有关。这些入路位于髌骨近端和股四头肌腱内侧或外侧几厘米处[7]。
- 经中央髌腱入路更容易观察狭窄的髁间窝。
- 远端内侧或外侧入路更容易进入内侧或外侧间室的后方。
- 在直视下由外向内创建后内侧和后外侧入路，可以进入后侧间室。

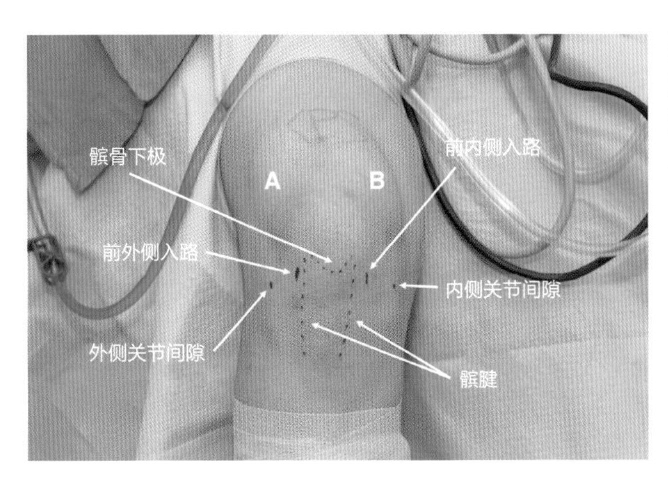

图33–3　右膝常见参考点和入口确定。如果需要进行液体管理或评估髌股关节轴线，则需注意上外侧（A）和上内侧（B）入口的部位

技术

- 膝关节屈曲90°，选择前外侧入路，使用钝性穿刺套管引入关节囊中，方向指向髁间窝。轻轻拔除穿刺锥，伸直膝关节，使穿刺套管进入髌上囊。避免插入股四头肌内，以防止出血和液体渗入大腿。
- 膝关节伸直状态下检查髌上囊、髌股关节，以及外侧和内侧间室。镜头拉向近端观察髌股关节，拉向远侧观察内、外侧间室（图33–4，图33–5）。
- 膝关节轻度屈曲并施加外翻应力，可以清楚地观察内侧间室。
  - 使用带一定弧度的器械便于观察和处理后内侧半月板，同时避免医源性损伤股骨内侧髁软骨。
  - 若内侧间室狭窄，经皮用注射针“松解”内侧副韧带使内侧间隙张开，且不会对术后康复或手术效果产生任何影响[8]。
  - 大多数情况下，这时应行前内侧入路，便于器械进入内侧间室。用脊髓穿刺针定位正确的切口方向可减少医源性软骨损伤，也可减少经脂肪垫和关节囊形成的多个通道（图33–6，33–7）。

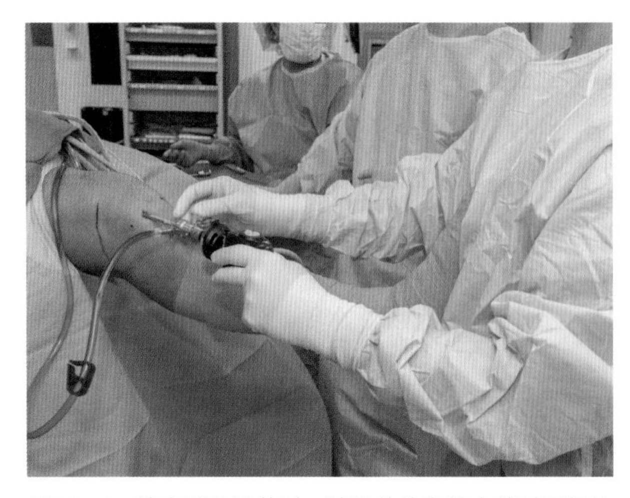

图33-4 检查髌股关节时，膝关节伸直并由外科医师的腹部支撑，关节镜位于前外侧入路

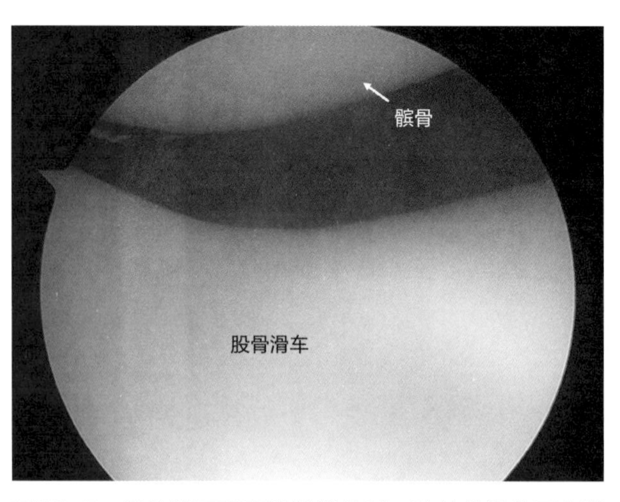

图33-5 关节镜下观察髌股关节时，膝关节轻微屈曲以评估髌股关节轨迹

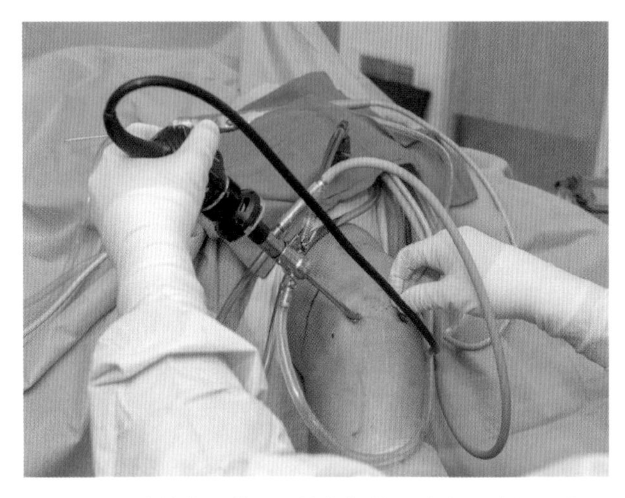

图33-6 膝关节屈曲30° 并施加外翻应力，直视下使用脊髓穿刺针确认前内侧入路的正确通道。入路完成后，保持这个位置以便关节镜进入内侧间室

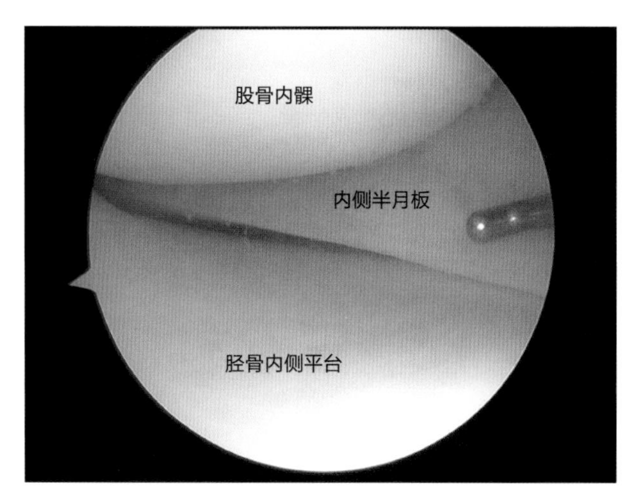

图33-7 关节镜下观察到的内侧间室

  - 膝关节屈曲90° 时观察髁间窝。将探钩穿过外侧半月板后角上部髁间窝的外侧部，然后将腿移动呈“4”字形，以便更快地进入外侧间室（图33–8，33–9）。
- 大腿呈“4”字形，膝关节屈曲约90° 并施加内翻应力，就可以观察到外侧间室（图33–10）。
  - 关节镜摄像头保持在外侧半月板前角上，以防止脂肪垫遮挡视线（图33–11）。
  - 如果预计手术及操作主要在外侧间室，需创建前内侧入路，通过这个入路，术中可很轻松地伸入器械。
- 改良的Gillquist操作可通过前入路观察到后侧间室。70° 关节镜将进一步观察后方关节结构。
  - 后内侧间室可通过关节镜钝性穿刺器，从前外侧入路通过髁间窝和后交叉韧带（posterior cruciate ligament, PCL）下方进行观察。
  - 在关节镜下，从前内侧入路穿过髁间窝和前交叉韧带（anterior cruciate ligament, ACL）下观察后外侧间室。
- 直视下采用改良的Gillquist操作建立后内侧入路，Gillquist操作也可使用透射光引导切口。

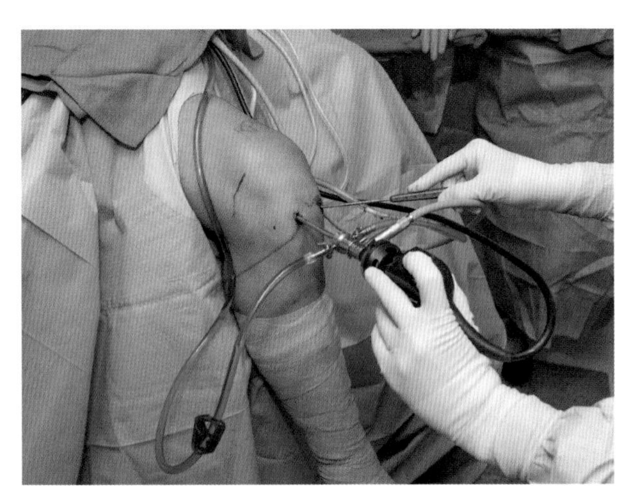

图33–8 右膝关节屈曲90° 后进入髁间窝

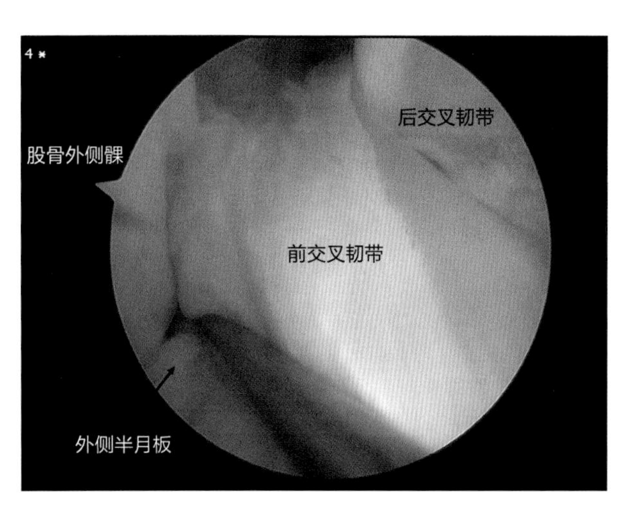

图33–9 关节镜观察右膝髁间窝。关节镜探钩放在外侧半月板后角上方，膝关节呈“4”字位，器械已经在外侧间室中。该操作节省了从前内侧入口重新观察外侧间室的时间，因前内侧入口容易被脂肪垫阻挡

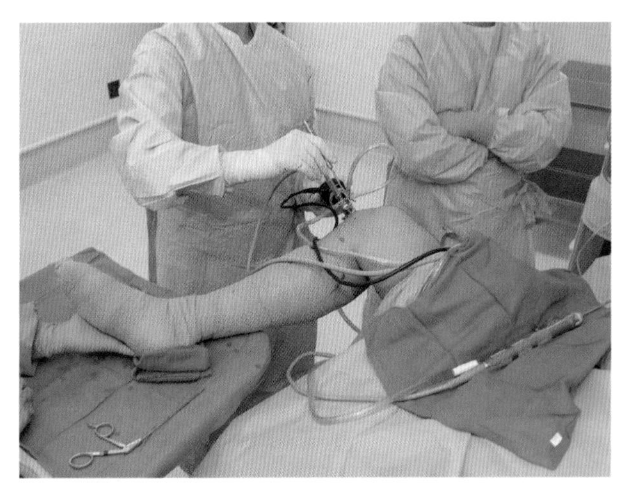

图33–10 右膝呈“4”字位，脚跟放在带垫的Mayo支架上（也可以由助手或术者的大腿支撑），以便进入外侧间室

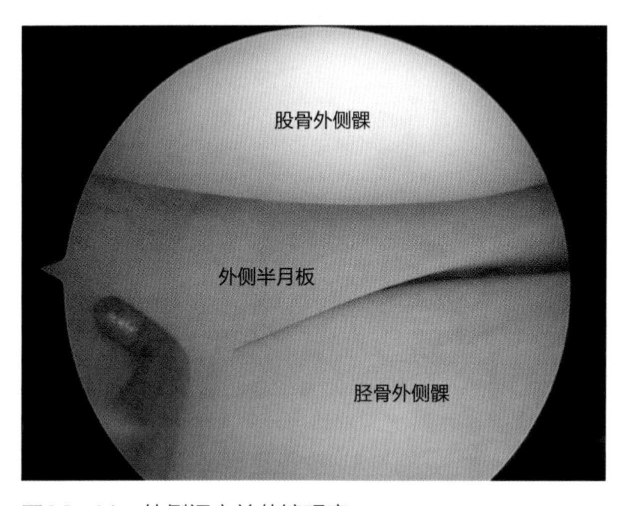

图33–11 外侧间室关节镜观察

  - 将膝关节屈曲90° 可以更好地保护隐神经附近的分支[9]（图33–12）。
  - 使用脊髓穿刺针评估已设定好的入路方向（图33–13）。
  - 切口在后内侧关节间隙后上方几厘米处。
  - 由外向内钝性建立入口，以避免损伤隐神经，使用套管来防止流体外渗。
- 以类似的方式建立后外侧入口。
  - 将膝关节屈曲至90°，行股二头肌腱前段入口，以避免损伤腓总神经。

术后护理

- 关节镜切口可以保持开放不缝合，用黏性敷料覆盖，或用可吸收或不可吸收缝线缝合[10]。
- 伤口加压敷料包扎（图33–14）。
- 冷敷疗法对缓解术后疼痛和促进康复有短期效果[11]。
- 术后并发症发生率较低，主要与感染和血栓栓塞事件有关。如果无高危因素，不主张使用药物预防深静脉血栓或肺栓塞[12,13]。

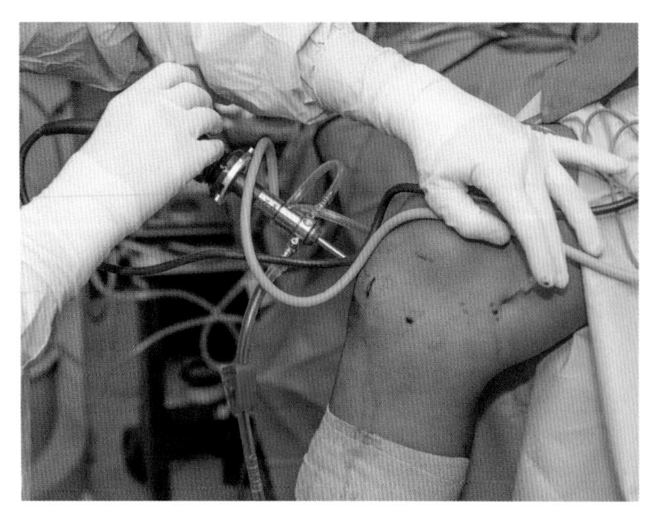

图33-12 膝关节屈曲90°，关节镜通过改良的Gillquist操作从前外侧入口通过髁间窝进入，可以观察到后内侧间室。在后内侧关节间隙的近侧和远侧刺入脊髓穿刺针以确定后内侧入口方向。为了辅助引导，可将手术室灯调暗，使后内侧间室有透射光

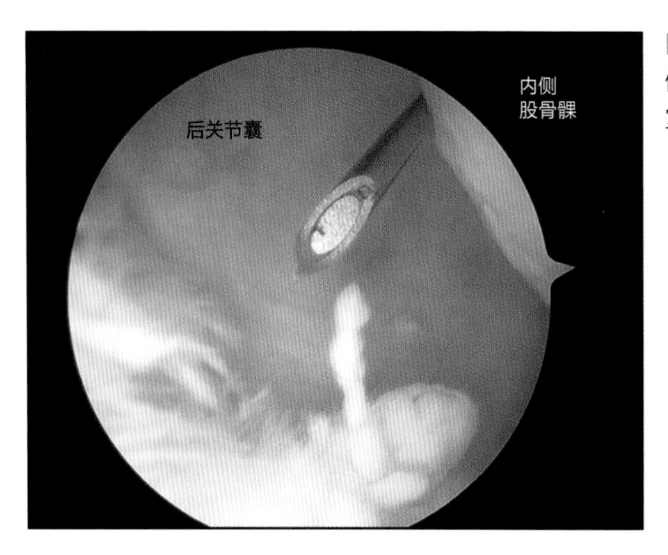

图33-13 脊髓穿刺针引导下经前外侧入口，关节镜下观察到的后内侧间室，显示后内侧入路的位置和方向

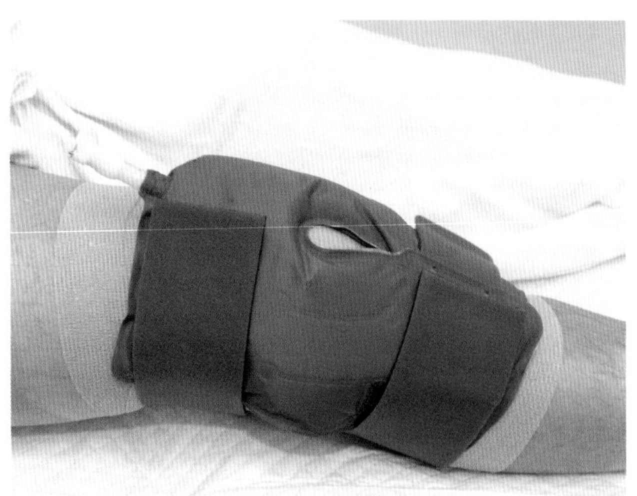

图33-14 术后，膝关节加压敷料包扎（Coban, 3M, St. Paul, MN）并给予冷敷治疗（Cryo/Cuff, DJO Global, Vista, CA）

参考文献

[1] Bert JM, Giannini D, Nace L. Antibiotic prophylaxis for arthroscopy of the knee: is it necessary? *Arthroscopy,* 2007,23(1):4-6.

[2] van Adrichem RA, Nemeth B, Algra A, et al. Thromboprophylaxis after knee arthroscopy and lower-leg casting. *N Engl J Med,* 2017,376(6):515-525.

[3] Piper SL, Kramer JD, Kim HT, et al. Effects of local anesthetics on articular cartilage. *Am J Sports Med,* 2011,39(10):2245-2253.

[4] Mitra S, Kaushal H, Gupta RK. Evaluation of analgesic efficacy of intra-articular bupivacaine, bupivacaine plus fentanyl, and bupivacaine plus tramadol after arthroscopic knee surgery. *Arthroscopy,*2011,27(12):1637-1643.

[5] Olszewski AD, Jones R, Farrell R, et al. The effects of dilute epinephrine saline irrigation on the need for tourniquet use in routine arthroscopic knee surgery. *Am J Sports Med,* 1999,27(3):354-356.

[6] Tsarouhas A, Hantes ME, Tsougias G, et al. Tourniquet use does not affect rehabilitation, return to activities, and muscle damage after arthroscopic meniscectomy: a prospective randomized clinical study. *Arthroscopy,* 2012,28(12):1812-1818.

[7] Stetson WB, Templin K. Two-versus three-portal technique for routine knee arthroscopy. *Am J Sports Med,* 2002,30(1):108-111.

[8] Claret G, Montanana J, Rios J, et al. The effect of percutaneous release of the medial collateral ligament in arthroscopic medial meniscectomy on functional outcome. *Knee,* 2016,23(2):251-255.

[9] Ahn JH, Lee SH, Jung HJ, et al. The relationship of neural structures to arthroscopic posterior portals according to knee positioning. *Knee Surg Sports Traumatol Arthrosc,* 2011,19(4):646-652.

[10] Sikand M, Murtaza A, Desai VV. Healing of arthroscopic portals: a randomised trial comparing three methods of portal closure. *Acta Orthop Belg,* 2006,72(5):583-586.

[11] Lessard LA, Scudds RA, Amendola A, et al. The efficacy of cryotherapy following arthroscopic knee surgery. *J Orthop Sports Phys Ther,* 1997,26(1):14-22.

[12] Sun Y, Chen D, Xu Z, et al. Deep venous thrombosis after knee arthroscopy: a systematic review and meta-analysis. *Arthroscopy,* 2014,30(3):406-412.

[13] Krych AJ, Sousa PL, Morgan JA, et al. Incidence and risk factor analysis of symptomatic venous thromboembolism after knee arthroscopy. *Arthroscopy,* 2015,31(11):2112-2118.

第34章
关节镜下半月板切除术

(JOSEPH D. LAMPLOT, MATTHEW J. MATAVA)

无菌仪器/设备

- 非消毒止血带。
- 大腿支架或侧方柱（根据术者习惯而定）。
- 30° 关节镜和70° 关节镜。
- 高清摄像机。
- 乳酸林格液或无菌生理盐水（每袋3L）。
  - 肾上腺素[1mg肾上腺素/ 3L(0.33mg/L)]可以减少术中出血。
- 关节镜泵。
  - 理想情况下，关节镜泵应能够独立控制流量和压力。
- 关节镜泵管。
- 关节镜套管。
- 钝性套管针。
- 11号手术刀片。
- 4mm探钩。
- 关节镜篮状钳（图34–1）。
  - 直行咬除钳。
  - 上方咬除钳。
  - 左成角咬除钳。
  - 右成角咬除钳。
  - 后侧咬除钳。
- 组织抓取钳。
- 旋转刨刀（齿状和非齿状）(图34–2)。
  - 直头（4.0mm，5.0mm）。
  - 弯曲头。
  - 锥形头。

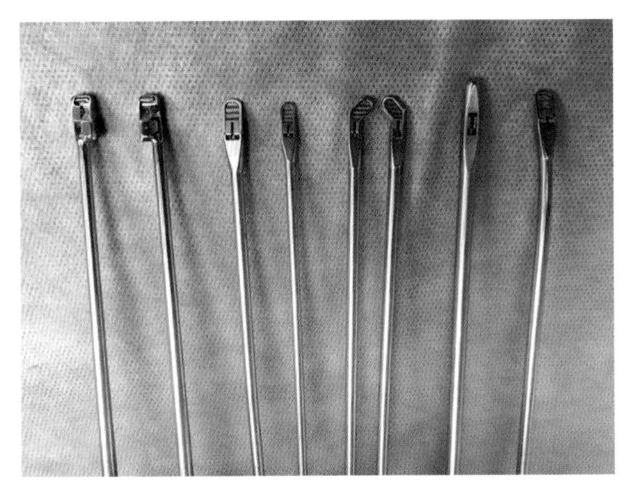

图34–1　关节镜篮状钳，包括直行、上方咬除钳，左成角、右成角、后侧咬除钳

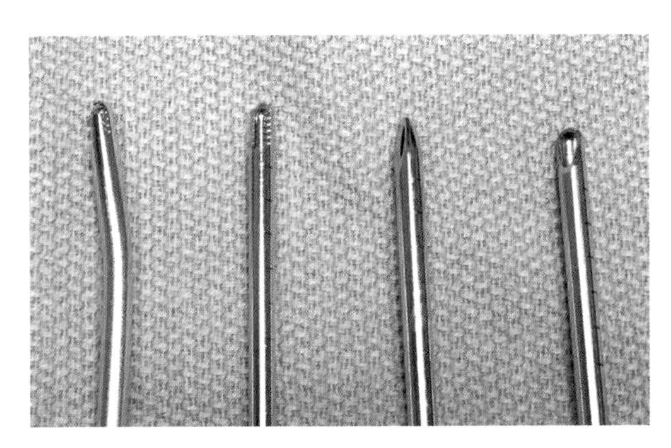

图34–2　旋转刨刀通常包括直头（4.0mm，5.0mm）、弯曲头、锥形头

患者体位

- 根据外科医师的偏好，膝关节放置在手术台下，屈曲90°或保持手术床平直下完成操作。
  - 如果将床向下屈曲90°，下肢可以在手术床边缘自由移动，将手术床远端折叠90°，大腿固定在靠近手术床近端衬垫的支架上，止血带（如果使用）放置在大腿支架的近端。
  - 如果下肢保持完全伸展，则应在大腿远端外侧放置非无菌支撑柱。
- 屈曲对侧髋关节并用带衬垫的腿部支架、“蝴蝶”马镫和（或）毯子支撑，以缓解股神经的张力（图34–3）。

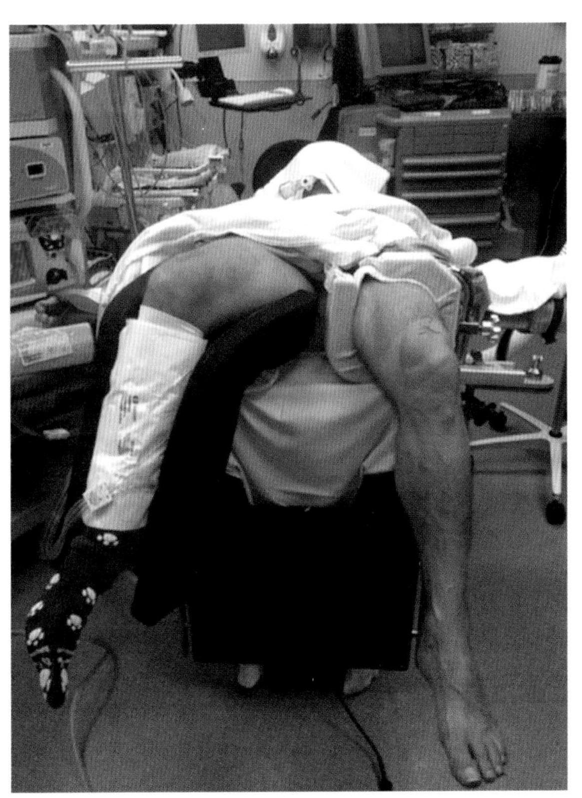

图34–3　对侧（右侧）下肢应该外展，屈髋以缓解股神经张力

- 如果术者更喜欢将患侧膝盖弯曲到90°，可以将手术台放置成Trendelenburg 位，以保证患者膝关节在术者腰部水平，优化关节镜操作。

关节镜入口

- 基本入口（图34–4）
  - 上内侧（SM）：用于放置进水套管。
  - 前外侧（AL）：用于放置关节镜。
  - 前内侧（AM）：用于放置器械（如刨刀、篮状钳）。

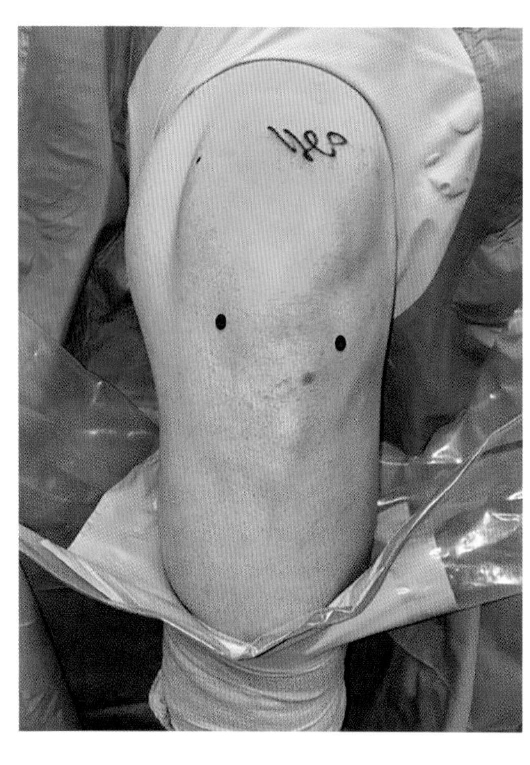

图34–4 基本前方关节镜入口。前内侧入口通常比前外侧入口更靠上方

- 所有入口均使用11号刀片进行切开。
  - 对于AL和AM入口，手术刀应与冠状面呈45° 角，刀刃朝上，以避免损伤半月板前角。
- 一些术者倾向于在关节镜直视下进入AM入口，另一些术者倾向于直接切开3个入口。
- 偶尔需要辅助后侧入口，以移除后侧间室中移位的半月板碎片或后内侧间室内游离体（见后文）。
  - 后内侧入路（PM）。
  - 后外侧入路（PL）。

诊断性关节镜检查

- 检查关节内、外侧间室，以确定移位半月板组织（图34–5）。
- 内侧间室
  - 观察内侧半月板，从后侧开始顺序探测，并沿上下表面向前移动以识别半月板体与胫骨平台之间有无移位（图34–6）。
  - 如果发现撕裂，则要探查以明确其稳定性。

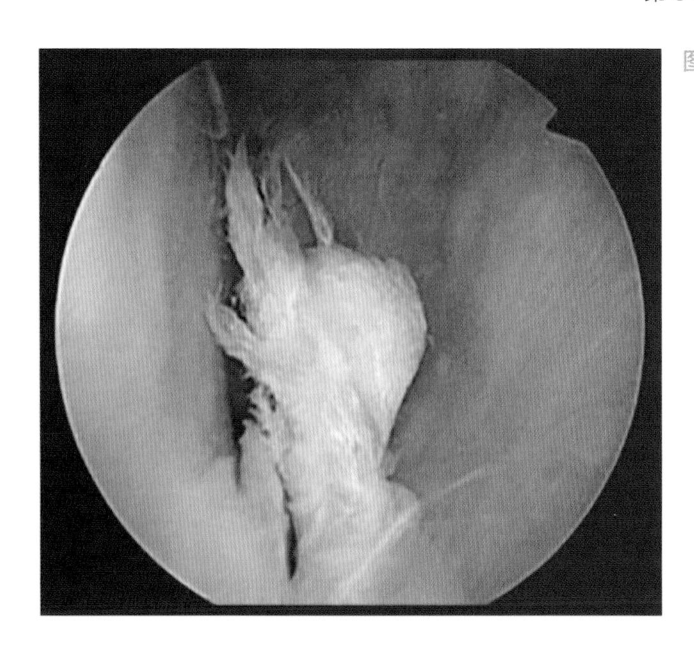

图34-5 内侧间室中半月板组织移位

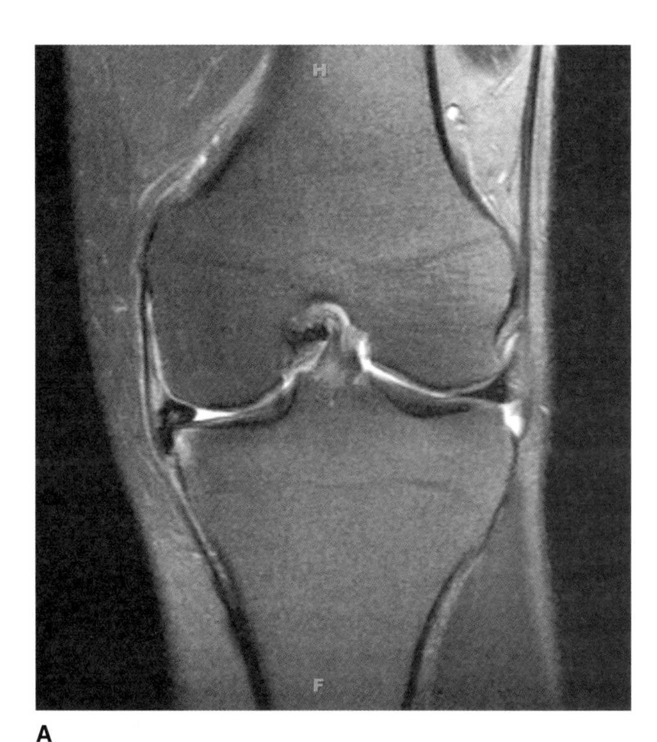

A

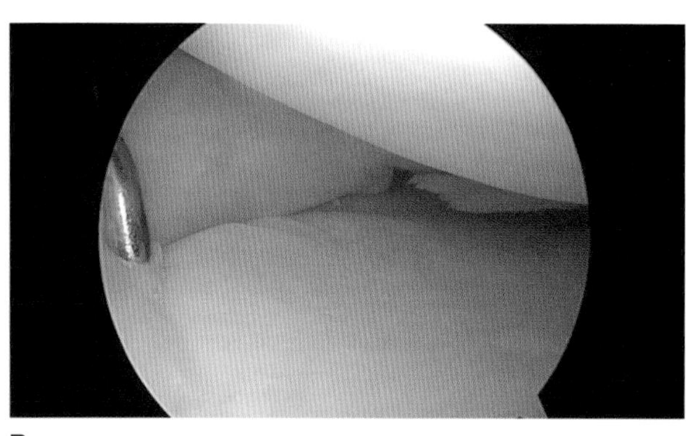

B

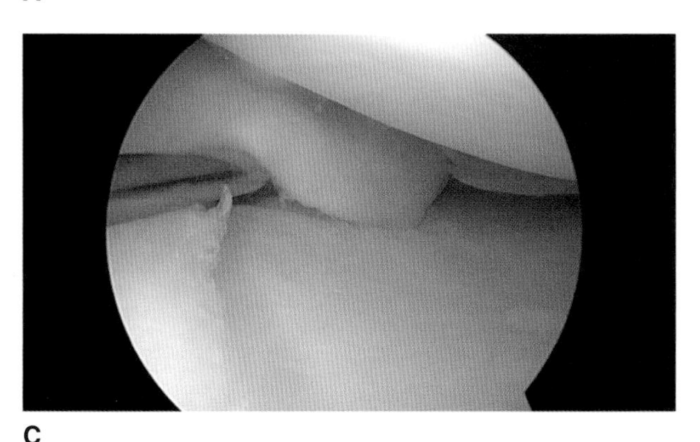

C

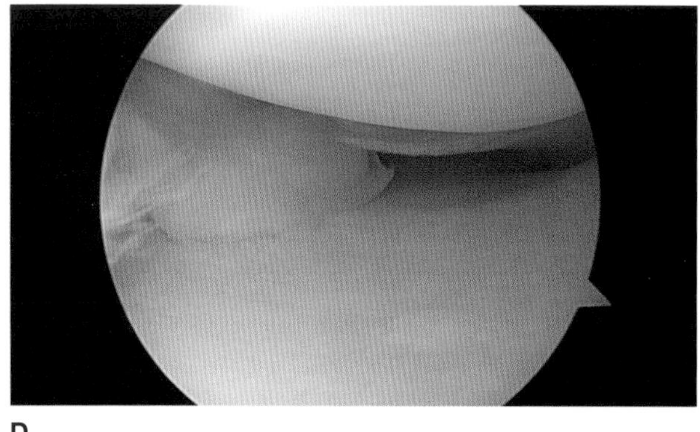

D

图34-6 A. MRI冠状位T2加权脂肪抑制像显示移位的内侧半月板位于内侧胫骨平台与半月板之间；B. 关节镜图像显示的半月板呈舌瓣状撕裂，与MRI结果一致；C. 在术野中用探钩将移位的半月板片复位；D. 半月板恢复了完整性

- 如果内侧半月板可以向前拉过股骨内侧髁中线，可以确诊为内侧半月板撕裂并且不稳定（图34–7）。
- 在膝关节后内侧施加外部应力可以帮助暴露半月板后角。

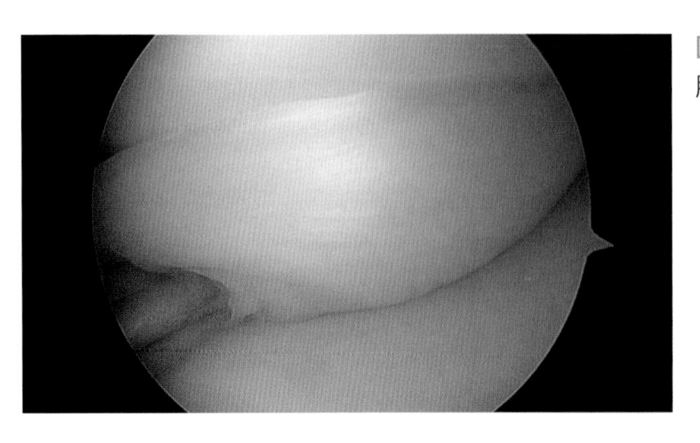

图34–7 撕裂的内侧半月板向前拉过股骨内侧髁中线，表明半月板外周撕裂

- 外侧间室
  - 膝关节屈曲20° 并内翻内旋。
  - 如果在下肢伸展的情况下进行关节镜检查，将膝关节置于“4”位置，便于检查外侧间室。
  - 系统的评估应该从外侧半月板的后角开始，包括半月板根部。
  - 通过侧向及上下移动关节镜来评估位于腘肌裂孔周围外侧半月板的中间部位（图34–8）。
  - 通过拉回关节镜并向下方观察来评估半月板前角。

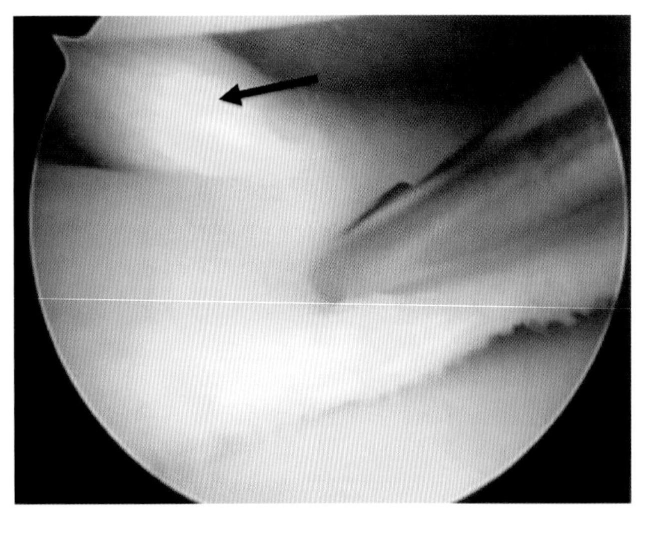

图34–8 探查腘肌腱外侧，通过侧向和向下观察评估半月板中间部位

- 后内侧间室（PM间室）
  - 为了观察PM间室，用钝性套管针经AL入口插入，沿着后交叉韧带下方的髁间窝的内侧壁向后和向下插入[1]。
  - 通常在膝关节后内侧角透皮创建辅助PM入口，将18号脊髓穿刺针插入内侧关节间隙上方1cm处的间室内，在股骨内侧髁后面用11号手术刀纵行切开皮肤。小心避开隐神经和静脉，偶尔可以在穿透时观察到上述结构。然后将钝的套管针穿过切口，在直视下刺穿关节囊（图34–9）。

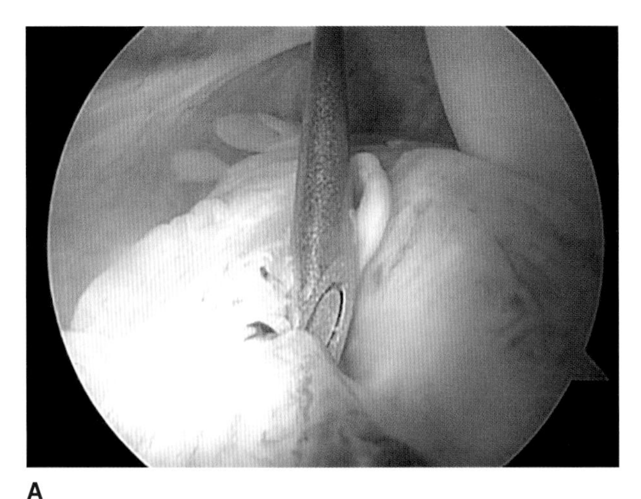
A

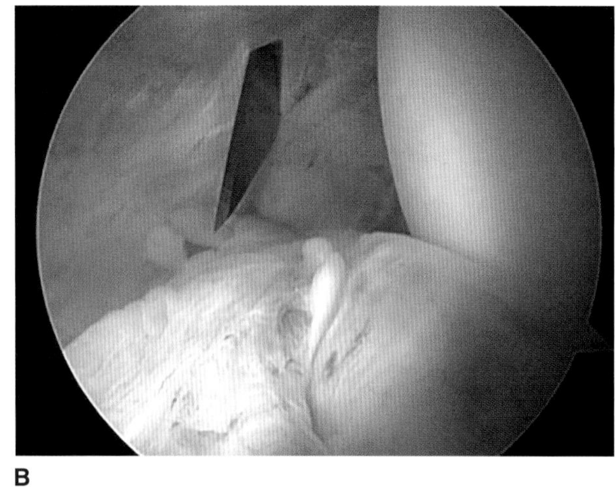
B

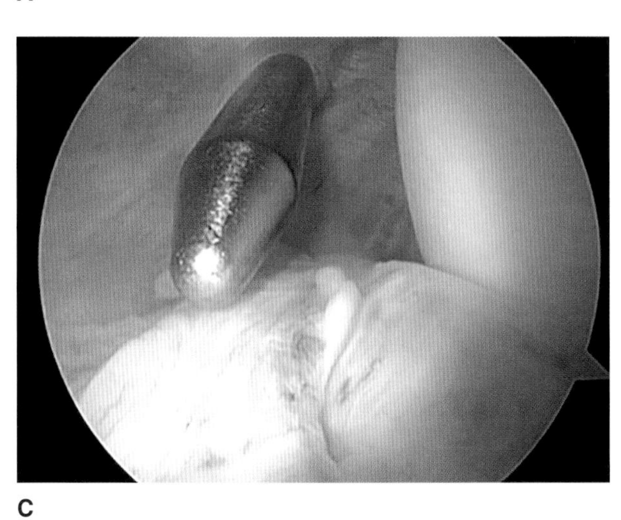
C

图34-9 70° 关节镜通过髁间窝从前外侧入口观察后内侧入口的放置。A. 18号针用于确定入口与半月板撕裂之间的关系；B. 11号手术刀用于纵向切口，以避免伤害隐神经或静脉；C. 钝性套管针用于扩张后内侧入口

- 后外侧间室
  - 通过AM入口插入70° 关节镜，在前交叉韧带（ACL）上方通过髁间窝，并经过股骨外侧髁，检查后外侧间室（图34–10）。

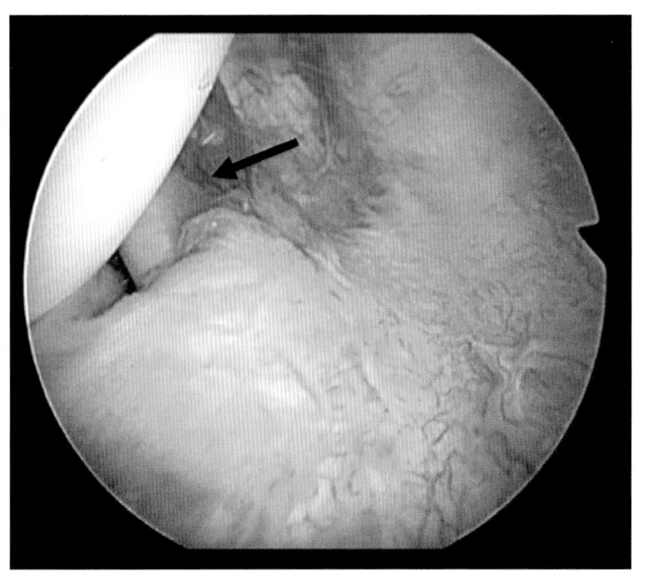

图34-10 自前内侧入口用70° 关节镜通过髁间窝检查后外侧间室，可见腘肌腱（箭头）

- 在关节间隙上方1cm处创建一个辅助PL入口，位于外侧副韧带后方、股二头肌腱前方，避免腓总神经损伤（图34–11）。

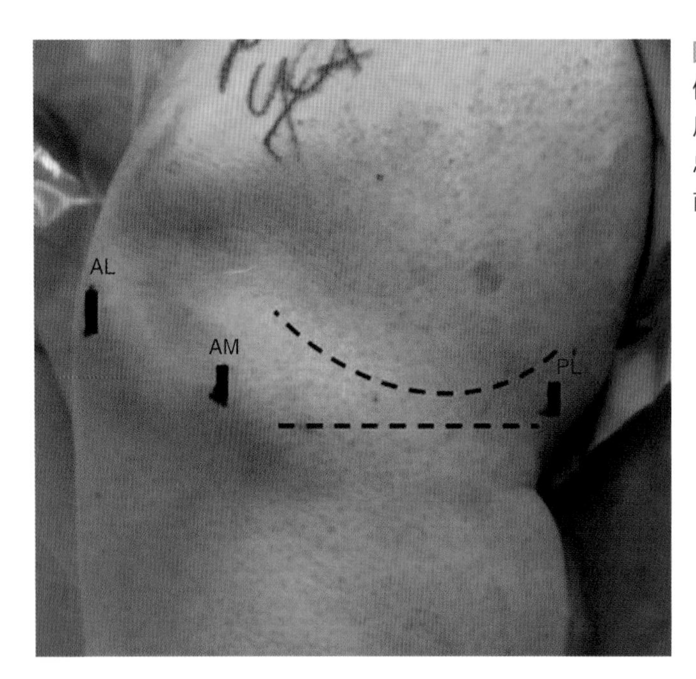

图34-11 辅助后外侧入口位于外侧副韧带后方1cm处，外侧副韧带后方和股二头肌肌腱前方，避免腓总神经损伤。AL：前外侧；AM：前内侧；PL：后外侧

半月板撕裂的检查

- 内侧半月板
  - 大多数内侧半月板撕裂位于后角和中部。
  - 30岁以下患者半月板纵向撕裂最常见。
  - 复杂的撕裂最常见于40岁以上患者。
  - 探查上、下半月板表面，以确定撕裂半月板的稳定性和可修复性，并确定移位的半月板撕裂缘形态。
  - 术者必须了解既往有无半月板切除造成的半月板缺损史。
- 外侧半月板
  - 大多数撕裂发生在后角和中部。
  - 复杂的退行性撕裂常见于老年患者，半月板前角多见。
  - 后角的纵向和斜向撕裂可能涉及腘窝裂孔，这会增加半月板的不稳定程度。
  - 后角的水平撕裂通常位于腘肌腱的前方半月板，并向后延伸到裂孔中。
  - 半月板囊肿常见于内侧半月板，而只有外侧半月板最容易出现临床症状（图34–12）。

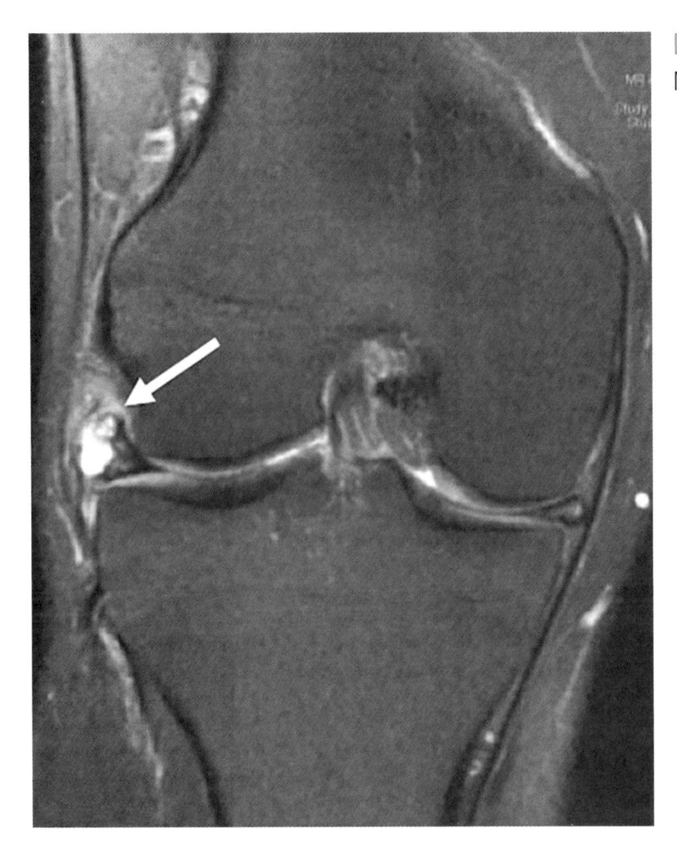

图34–12 T2加权脂肪抑制像冠状面MRI图像显示外侧半月板囊肿（箭头）

一般撕裂的半月板切除术

- 一般原则
  - 部分半月板切除术的目标是切除不稳定的部分半月板组织。
  - 如果认为撕裂不能修复，则应移除所有不稳定撕裂半月板边缘及游离的半月板碎片（见第35~37章）。
  - 使用刨刀而不是篮状钳，可以更有效地清除碎裂的半月板组织（图34–13）。
  - 必须保护关节软骨。对于关节间隙较紧的膝关节，用以下工具处理半月板（尤其是内侧半月板）。
    - 上方咬除钳（图34–14）。

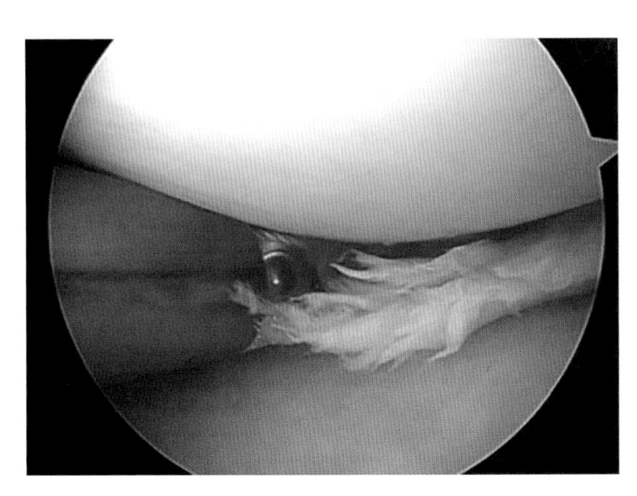

图34–13 用刨刀清理碎裂的半月板组织

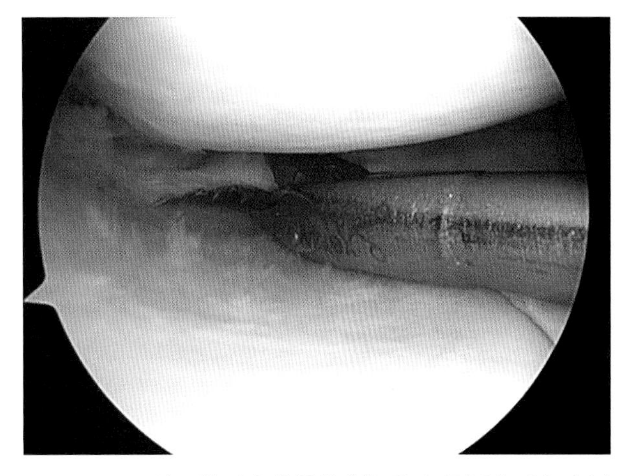

图34–14 利用带弧度的篮状钳切除半月板弯后角内侧面，篮状钳外形与股骨髁轮廓一致，特别是关节间隙较紧的间室起到重要作用

- 带弧度刨刀（图 34–15）。
- 鱼雷头刨刀（Arthrex Inc., Naples, FL）（图 34–16）。
- 3.5mm或4.0mm刨刀。

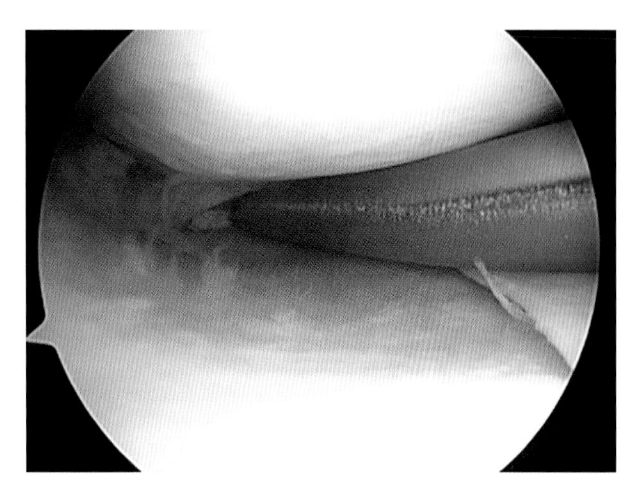

图34–15 带弧度4.0mm刨刀平行于股骨内侧髁的轮廓

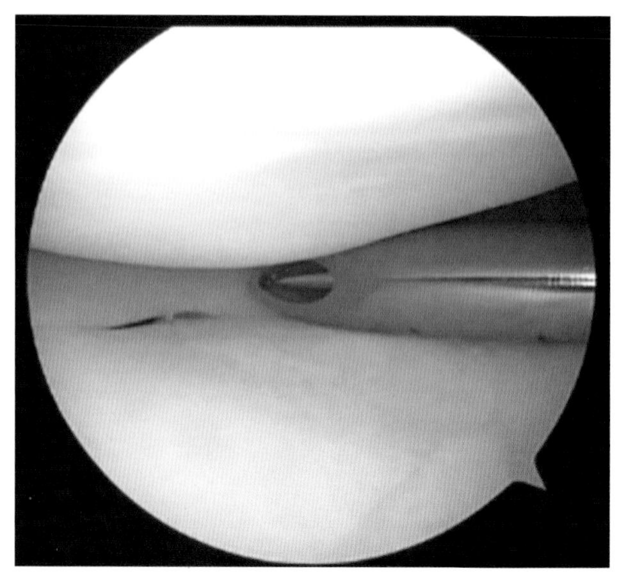

图34–16 鱼雷头刨刀（Arthrex Inc., Naples, FL）

- 撕裂的半月板组织被清除后，应探查剩余的半月板组织的稳定性，以确保剩余半月板健康。
  - 尽可能多地保留半月板组织周缘。
  - 避免对关节软骨的医源性损伤。
  - 少数情况下，通过切换关节镜入口可以更好地完成撕裂半月板的探查和切除（图 34–17）。
- 放射状撕裂
  - 撕裂通常位于半月板的中间部位，并且需要使用带弧度的篮状钳进行复位（图 34–18）。
    - 应避免过度切除半月板，放射状环形纤维断裂在功能上可导致全部半月板被切除[2]。

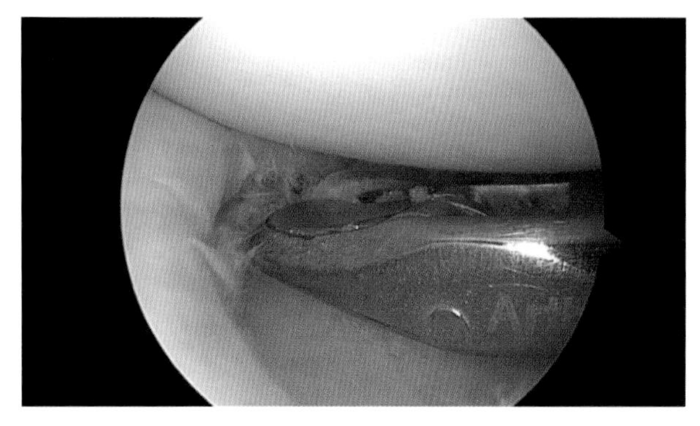

图34–17 左内侧半月板中间部位撕裂清理后，关节镜入路切换到前内侧入路，篮状钳通过前外侧入口进入关节腔

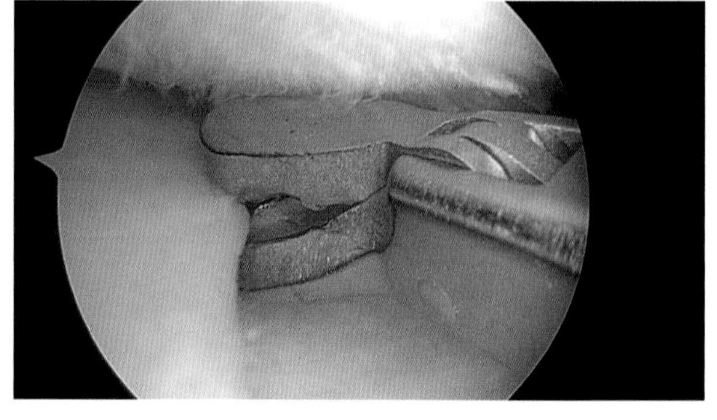

图34–18 前内侧入口，使用左角篮状钳清除右外侧半月板放射状撕裂

- 复杂撕裂
  - 撕裂发生在多个平面（图 34–19）。
  - 外侧半月板复杂性、退行性撕裂可以使用下列器械。
    - 弯头刨刀
    - 背侧咬除钳（图 34–20）
    - 热消融装置

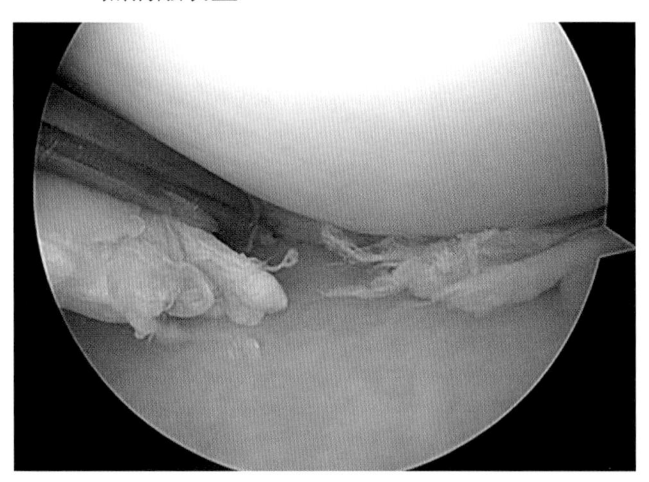

图34–19　内侧半月板的复杂撕裂

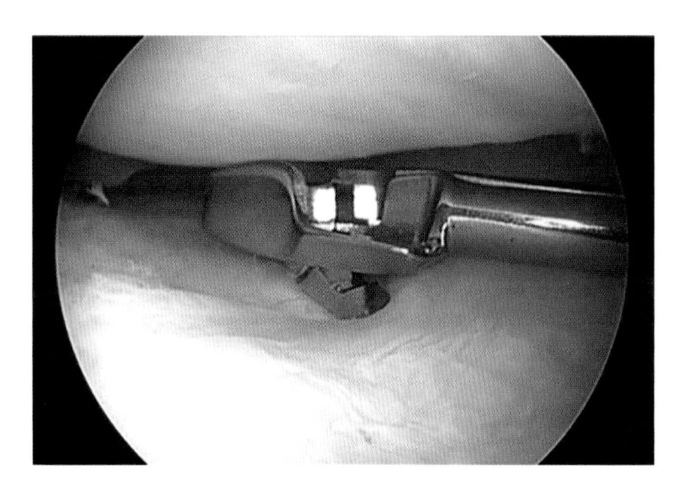

图34–20　如图所示，背侧咬除钳可用于清理外侧半月板前角。自前内侧入口用30° 关节镜观察外侧间室

- 桶柄样撕裂
  - 由于组织质量差，变形或无血管，慢性桶柄样撕裂不可修复。
  - 将撕裂缘复位有助于评估其撕裂长度、位置和修复的可能性。
  - 如果需要切除撕裂的半月板，首先切断撕裂的半月板后角，否则，桶柄状撕裂的部分半月板将移位到后侧间室（图34–21）。
    - 应在直接观察下切除撕裂半月板缘，小心不要在脂肪垫中残留任何半月板碎片。
    - 使用止血钳扩大关节镜入口有助于取除撕裂半月板碎片。
    - 在复位后角连接处前，可以用缝线钳将缝合线缝入撕裂的半月板碎片以便于完全移除[3,4]。
    - 使用带角度的篮状钳切除半月板前角连接处（图34–22）。

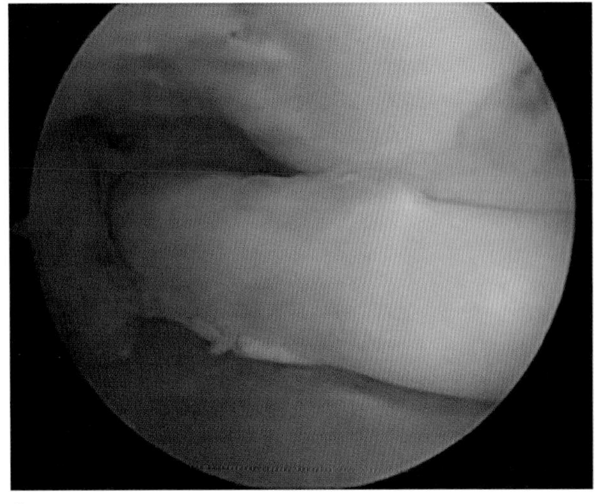
A

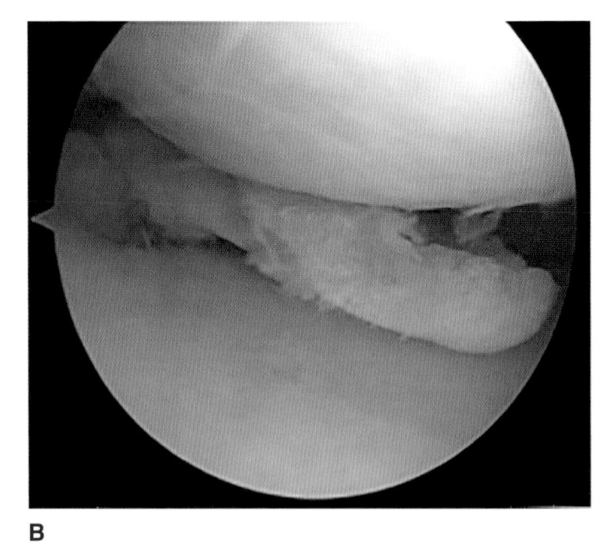
B

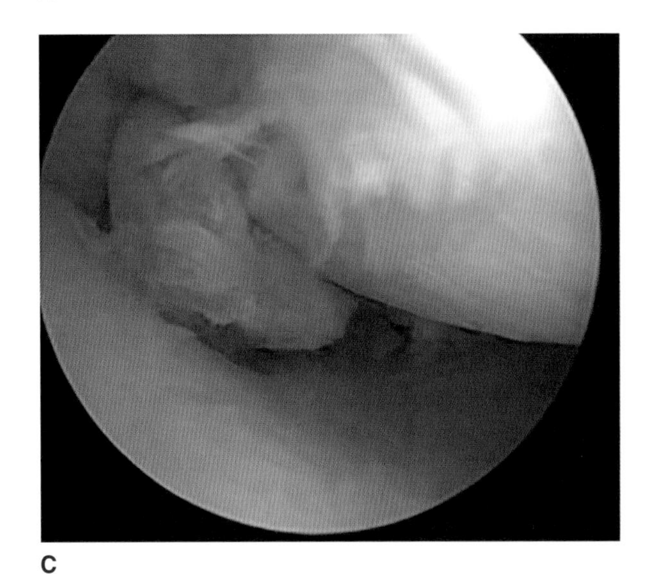
C

图34-21 A. 无法修复的内侧桶柄状撕裂半月板；B. 复位后角之前要先复位前角结合处；C. 桶柄撕裂卡压于前侧间室使复位变得困难，首先复位后角结合部可以避免上述情况发生

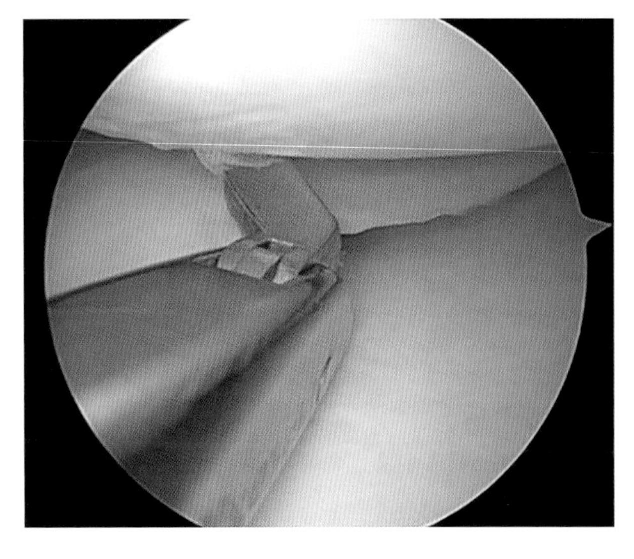

图34-22 使用左成角咬除钳切除左内侧半月板前角

- 后根撕裂
  - 斜行的外侧根部撕裂通常伴随前交叉韧带断裂（图34–23）。
    - 伴随前交叉韧带撕裂的不可修复后根撕裂在清理前交叉韧带时更容易切除。

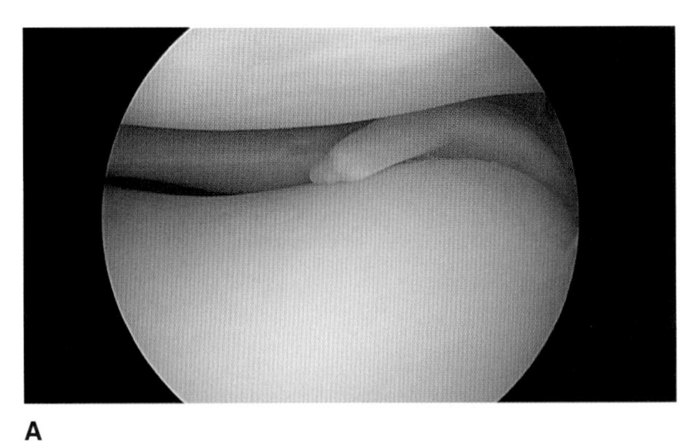
A

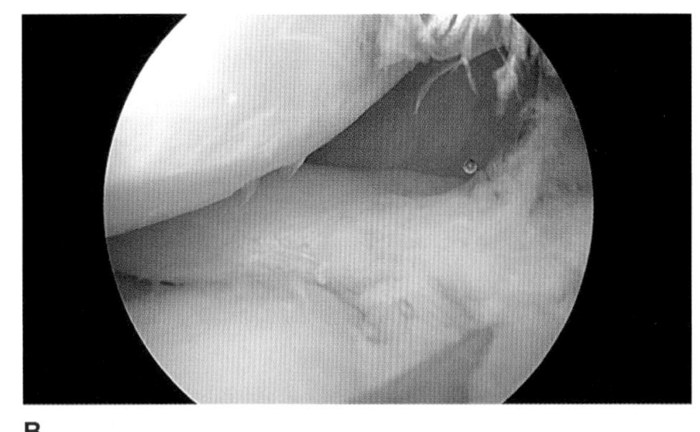
B

图34-23 A. 前交叉韧带撕裂合并斜形外侧半月板根部撕裂；B. 从前外侧入路进入，可以避免胫骨棘的干扰，术后外侧半月板后根保持完整

- 将关节镜切换到同侧入口可能有助于清除由于胫骨棘阻挡而难以到达的后根撕裂部位。
- 不要盲目“切除”半月板后根部，因为这可能导致后侧神经血管结构和（或）根部附属结构的医源性损伤。

- 后根撕裂与股骨髁软骨病相关，尤其常见于中年女性内侧半月板（图34–24）。

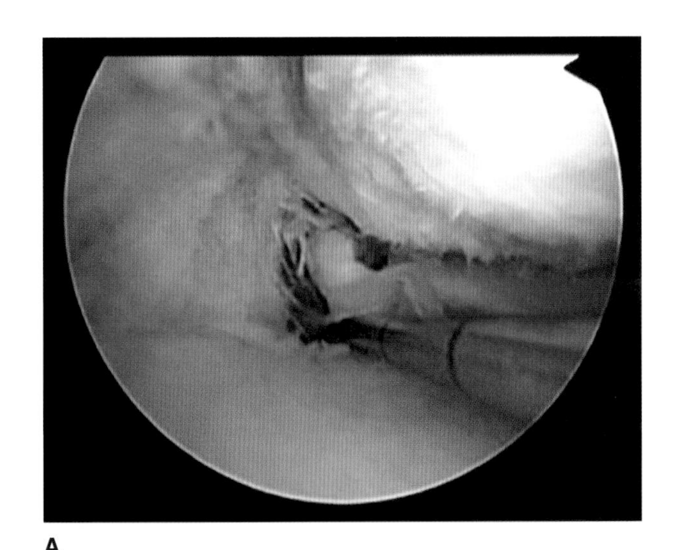
A

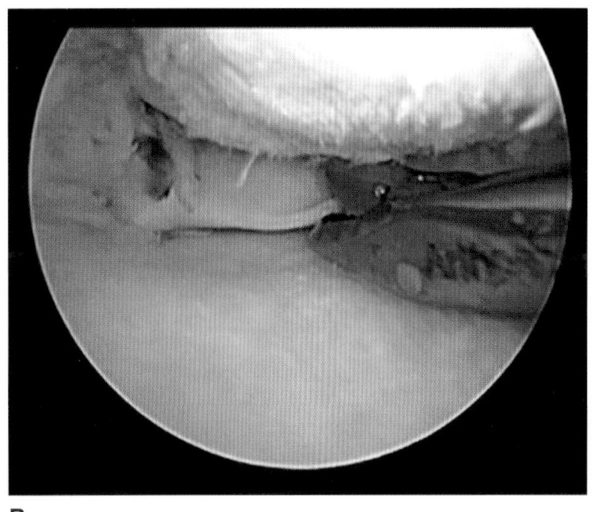
B

C

图34-24 A. 内侧半月板后根撕裂，通常与中年女性内侧股骨髁的软骨病相关；B. 后根切除仅限于不稳定的半月板组织；C. 撕裂切除后的后根

- 水平撕裂
  - 半月板水平撕裂时，很难确定保留哪一层半月板组织，并难于判断保留的半月板能发挥多少功能，也难以判断应切除多少撕裂半月板组织（图34–25）。

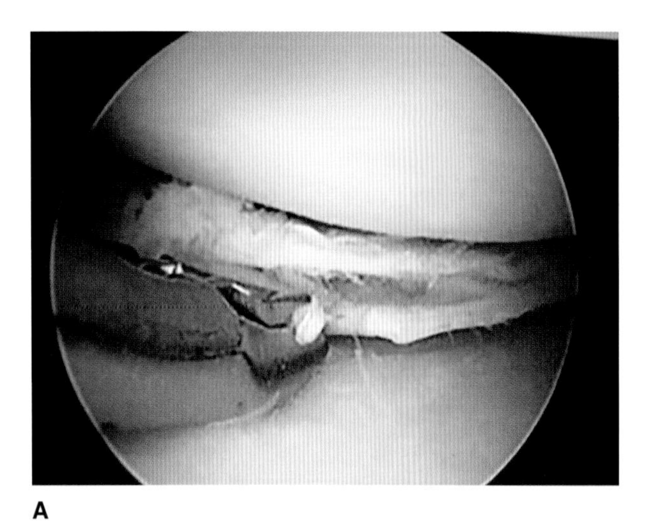

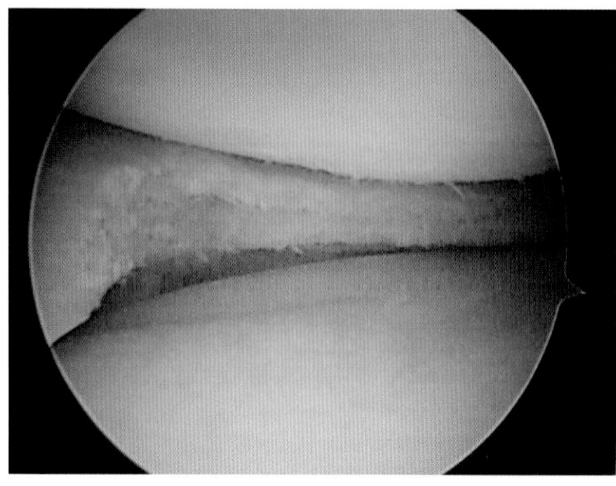

A B

图34–25 A. 内侧半月板水平撕裂；B. 切除不稳定半月板组织，保留有功能的半月板

  - 应保留分层最多的半月板组织。
  - 使用左成角或右成角咬除钳容易切除半月板组织。
  - 水平撕裂与半月板囊肿有关。
    - 可以通过撕裂口清除囊肿，进入囊肿时从撕裂口流出的凝胶状液体可验证（图34–26）。
- 盘状半月板
  - 在美国，盘状半月板的发病率为3%~5%，日本发病率约为15%，无症状盘状半月板的真正发生率仍不清楚[5]。
  - 大多数盘状半月板都是外侧半月板（图34–27）。
  - 基于胫骨平台的覆盖程度进行Watanabe分型：

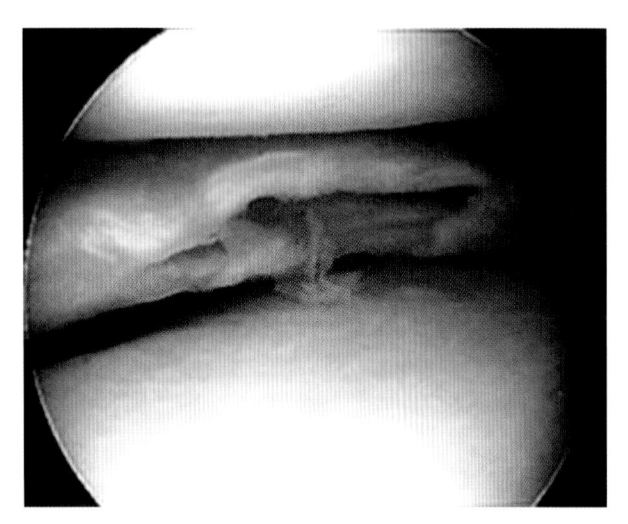

图34–26 半月板囊肿与水平撕裂相关。可以通过撕裂囊壁清除囊肿，通过进入囊肿时从撕裂口流出的凝胶状液体来验证

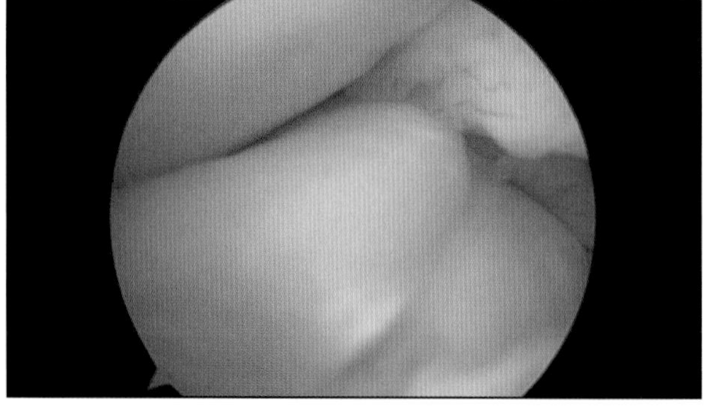

图34–27 “完全型”外侧盘状半月板，胫骨平台外侧被畸形半月板完全覆盖

  - Ⅰ型：完全型。
  - Ⅱ型：不完全型。
  - Ⅲ型（Wrisberg变异）：后角仅由半月板（Wrisberg）韧带附着。
- 治疗有症状的盘状半月板撕裂方法是关节镜下“碟形”手术。
  - 清除撕裂的中央区，重建6~8mm宽的半月板“C”形结构（图 34–28）。
  - 可以使用带角度的或背侧咬除钳或电灼消融装置。
  - 用30° 关节镜通过AM入口或70° 关节镜通过AL入口，方便、清晰地观察整个外侧半月板。
  - 除严重的撕裂之外，注意不要完全切除整个半月板组织。
- 对于Wrisberg变异，可以采取常规半月板修复方法来完成半月板后角清理，确保保留半月板组织的稳定性。

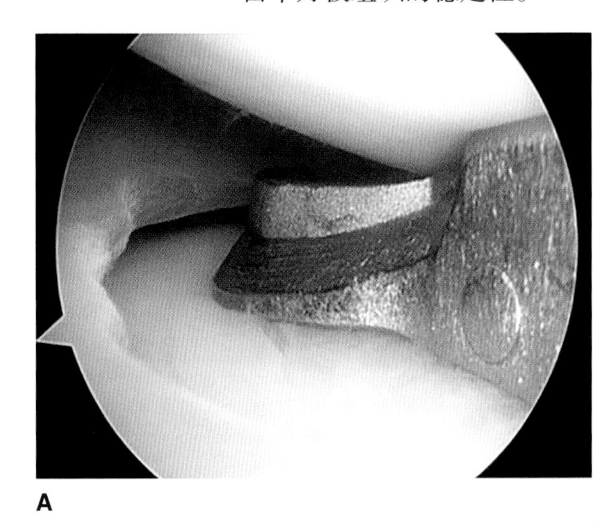

A

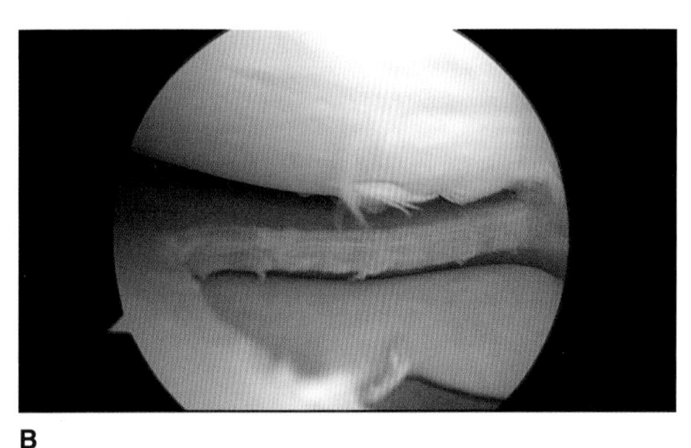

B

图34–28 A. 外侧盘状半月板撕裂的中央部分“碟形”手术；B. 切除半月板以重建其正常的“C”形外观

要点和注意事项

- 准确的关节镜入口是成功切除半月板术的关键。
- 正常的内侧半月板在后角和中间体部交界处具有典型的褶皱（“荷叶边”）（图 34–29）。
  - 无“荷叶边”改变与内侧半月板撕裂有关[6]。

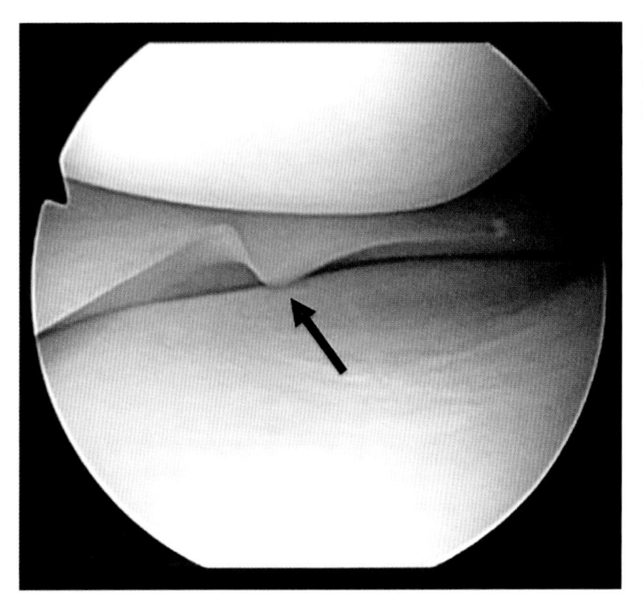

图34–29 正常内侧半月板在后角和中间体部交界处具有典型的褶皱（“荷叶边”）（箭头）

- 患有骨关节炎的老年男性通常内侧间室比较紧张，用关节镜观察半月板后角比较困难。
  - 过度外翻应力可导致医源性股骨远端骨折或内侧副韧带（MCL）撕裂。
  - 通过关节间隙正上方插入18号脊髓穿刺针，完成内侧副韧带深层的“派样”松解，以充分暴露内侧关节空间，容易观察到整个半月板后角（图34–30）。

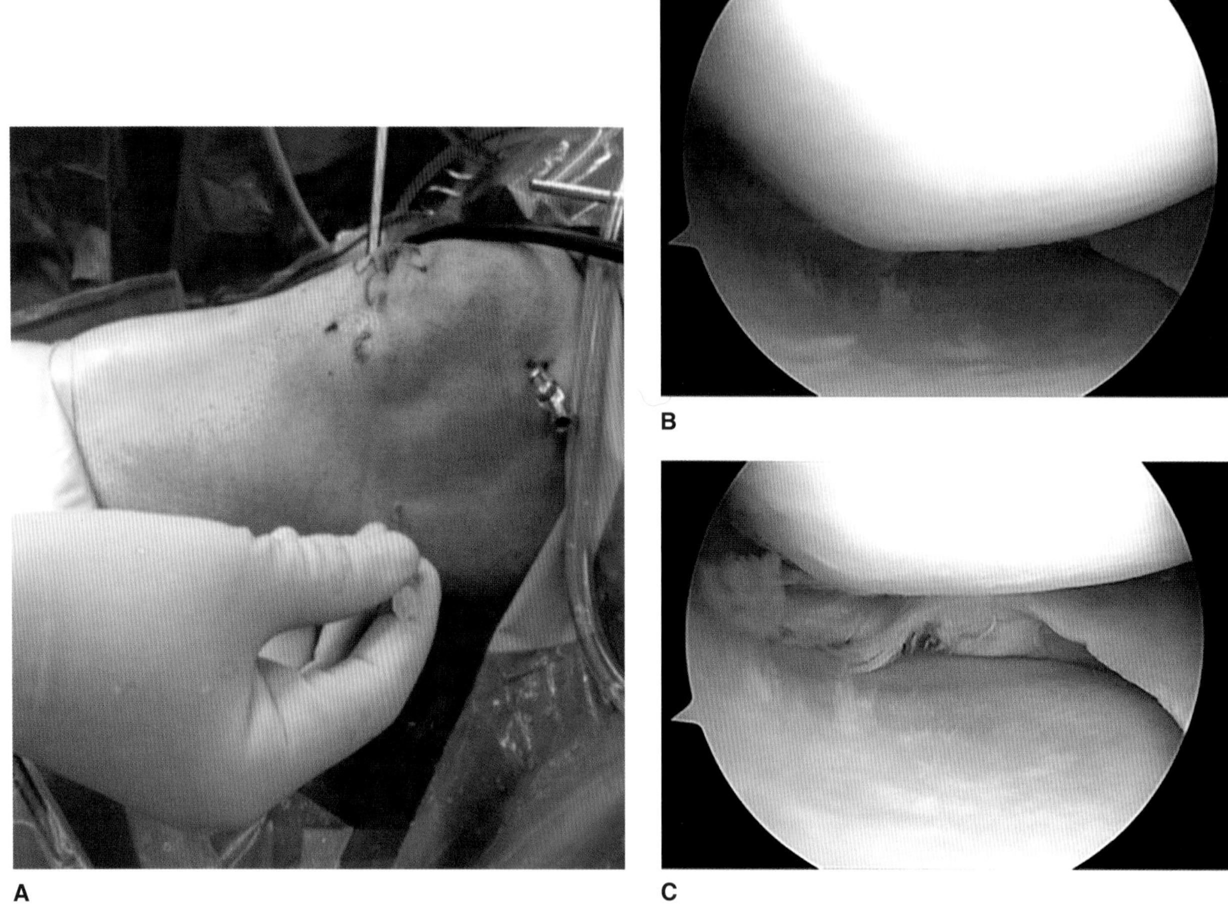

图34–30 A. 用18号脊髓穿刺针来完成内侧副韧带“派样”松解，以观察内侧半月板；B. 内侧间室过紧导致后角观察困难；C. 同一膝关节中进行“派样”松解后，更容易观察内侧半月板后角

- 如果关节间隙紧张，使用30°关节镜通过标准前侧入口无法观察到内侧半月板撕裂（“ramp”撕裂）。
  - 使用70°关节镜通过髁间窝容易观察（图34–31）。
- 膝关节镜检查时偶然发现的无症状盘状半月板不应手术切除，否则会导致有症状半月板撕裂。
- 儿童盘状半月板碟形手术时可能需要2.7mm关节镜。
- 如果使用标准入口无法做到这一点，可使用辅助经髌腱入口观察半月板各个部位。
- 术中无须切除塑形完美光滑的半月板边缘，因为边缘会随着时间的推移而自然“平滑”（图34–32）。

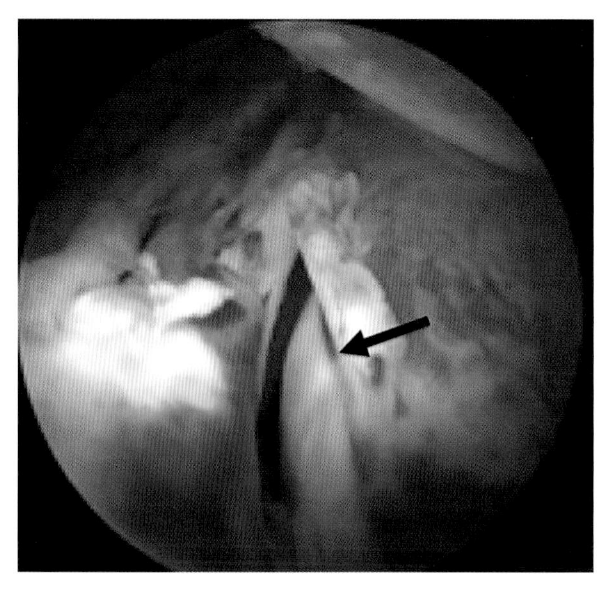

图34-31 用70° 关节镜通过髁间窝容易观察到内侧半月板撕裂（“ramp 撕裂”）(箭头)。反之，如果选择标准入口，30° 关节镜无法完成内侧半月板ramp撕裂

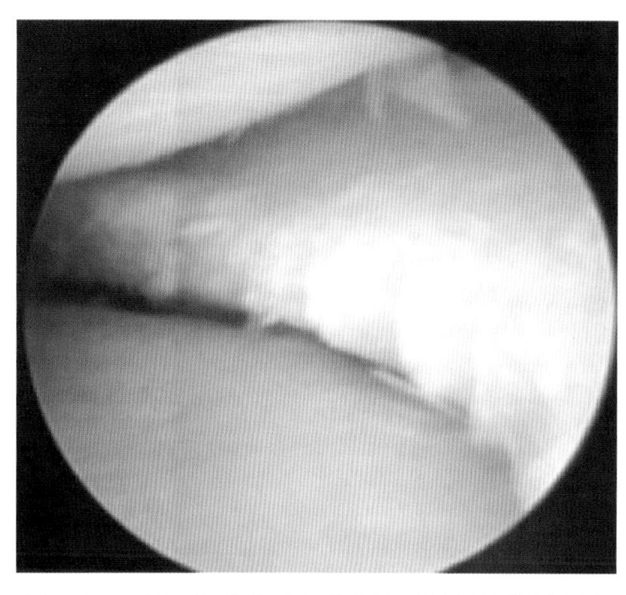

图34-32 在行半月板部分切除术时，无须切除塑形光滑的半月板边缘

参考文献

[1] Gillquist J, Hagberg G, Oretorp N. Arthroscopic visualization of the posteromedial compartment of the knee joint. *Orthop Clin North Am,* 1979,10:545-547.

[2] Hoser C, Fink C, Brown C, et al. Long-term results of arthroscopic partial lateral meniscectomy in knees without associated damage. *J Bone Joint Surg Br,* 2001,83:513-516.

[3] Binnet MS, Gurkan I, Cetin C. Arthroscopic resection of bucket-handle tears with the help of a suture punch: a simple technique to shorten operating time. *Arthroscopy,* 2000,16:665-669.

[4] Paksima N, Ceccarelli B, Vitols A. A new technique for arthroscopic resection of a bucket handle tear. *Arthroscopy,* 1998,14:537-539.

[5] Jordan M. Lateral meniscal variants: evaluation and treatment. *J Am Acad Orthop Surg,* 1996,4:91-200.

[6] Wright RW, Boyer DS. Significance of the arthroscopic meniscal flounce sign: a prospective study. *Am J Sports Med,* 2007,35:242-244.

第35章

关节镜下全内半月板修复术

(MATTHEW H.BLAKE, DARREN L.JOHNSON)

适应证

- 手术时机
  - 急性创伤性半月板撕裂。
  - 无复合性慢性半月板撕裂。
- 撕裂方式
  - 垂直纵向撕裂>1cm。
  - 水平撕裂。
  - 桶柄样撕裂（最好使用由内向外技术进行修复）。
  - 放射状撕裂很难用全内技术修复。
- 位置
  - 后角。
  - 体部。
  - 前角最好由外向内技术修复。
  - 红–红区域。
  - 40岁以下患者的红–白区损伤。
- 稳定性
  - 必须在膝关节韧带稳定的情况下进行。
  - 可同时进行韧带重建。

设备

- 设备吊塔架
  - 光源。
  - 监视器和图像记录装置。
  - 带关节镜鞘及4mm 30° 关节镜和70° 关节镜。
  - 刨削系统。
- 冲洗装置
  - 重力或高压泵系统。

- 抽吸。
- 敷料
  - 无菌敷料包裹膝关节镜套。
  - 防水丝袜和15cm宽弹性绷带包裹腿和脚。
- 辅助设备
  - 大腿支架或侧方支撑柱。
  - 可选择使用止血带。
    - 处理半月板组织前，建议不使用止血带进行手术，这样可以更好地观察半月板血供情况。
- 仪器
  - 外科医师选择全内缝合装置。
  - 各种角度半月板抓具和咬钳。
  - 半月板刨削器。
  - 探钩。
  - 锉刀。
  - 18号脊髓穿刺针。
  - 微骨折穿刺锥。

麻醉

- 喉罩气道管理下全麻或局麻加镇静药物。
- 切口处注射0.5%罗哌卡因。
- 可选择局部阻滞麻醉。
- 根据体重给予三代头孢菌素。
- 可选择抗凝：根据危险因素如术前深静脉血栓（DVT）或凝血功能障碍来选择使用。

体位

- 患者处于仰卧位。
- 手术侧髋关节下方垫高。
- 腿部支撑时使膝关节能够实现全方位运动，包括内翻和外翻应力，并应摆放在各个方向方便操作的体位。
  - 腿架
    - 大腿支架放置中部到上部，垂直于股骨，以利于对膝关节施加内翻和外翻应力。
    - 在固定支架之前，应该先将大腿内旋，使髌骨面朝上。
    - 手术台远端折叠到90° 以下，以使健侧大腿自然下垂（图35–1）。
  - 侧方支撑柱
    - 放置在大腿中部并成一定角度，以利于膝关节外翻。
    - 外科医师可以将手术台的远端向上或折叠手术台的远端。
- 将对侧肢体放置在带有连续加压装置（SCD）的支架上。

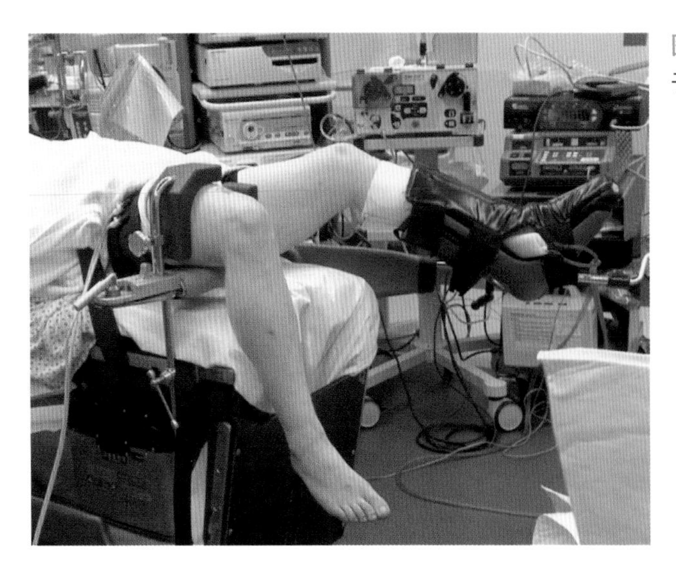

图35-1 用大腿支架固定患者，以利于从各个方向关节镜进入膝关节

手术入路

- 概述
  - 用11号刀片切皮。
  - 选择标准的前外侧和前内侧入口。
  - 根据撕裂类型和修复方式，也可使用其他入口（图35–2）。

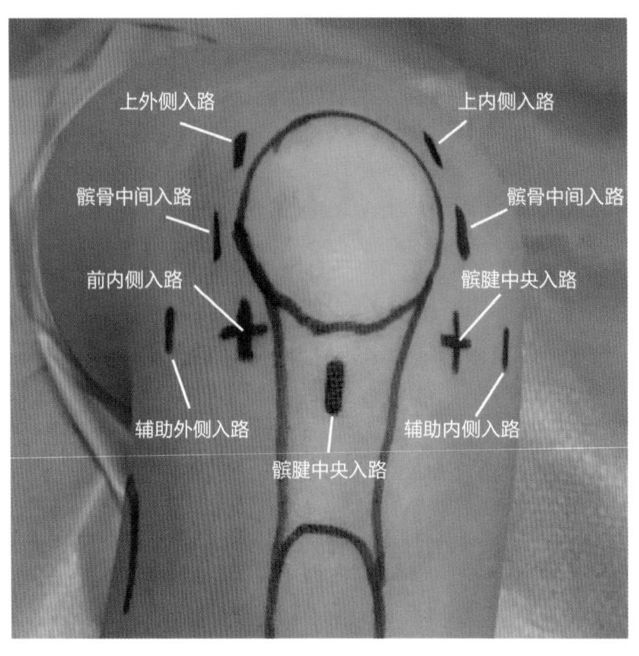

图35-2 标准前外侧和前内侧入口（右膝）及辅助入口

- 切口
  - 前外侧入口在髌骨下极水平，以及髌骨外侧面5~10mm处，也就是解剖学上髌骨的“软点”处。
  - 关节镜朝向髁间窝进入，清理前方脂肪垫。
  - 直视下用脊髓穿刺针定位入口处，建立前内侧入路。
    - 如果要修复外侧半月板，切口应比半月板前内侧入口高出3~5mm，这样缝合半月板，器械容易越过胫骨隆起到达股骨髁下方（图35–3）。
    - 靠近髌腱的前内侧入口有助于外侧半月板后角的修复。

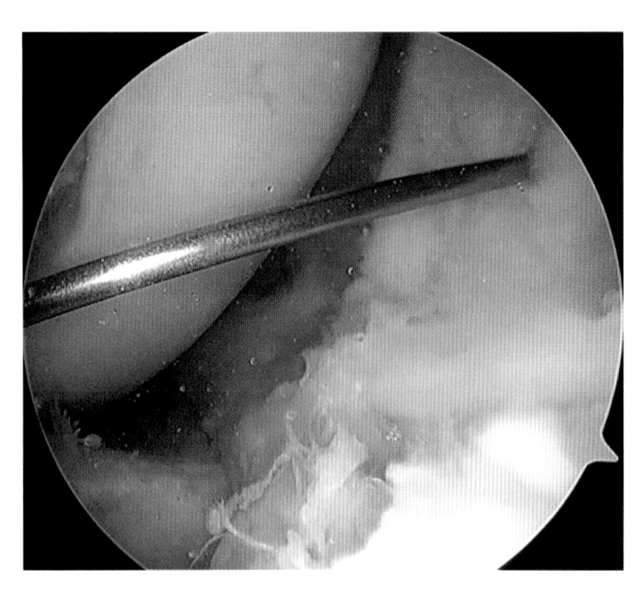

图35-3 中间入口位于内侧半月板前内侧角上方5mm

- 位于靠近中间的前内侧入口将有助于修复外侧半月板体部的撕裂。
- 如果要修复内侧半月板的后角，应确认针可较容易穿过内侧半月板的后角而不触及内侧股骨髁。
- 可以建立操作入口以利于缝线通过。
- 不断改变关节镜位置，以便更好地显示关节内结构。

可视化技术

- 首先进行关节镜诊断。
- 使用器械避免过度用力，防止关节软骨受损。
- 膝关节屈曲到70° 时施加内翻应力，增大对关节侧方结构的观察和操作空间。
  - 通过降低手术台，调整关节镜的旋转角度和（或）增加内翻应力来增大关节侧方的操作空间。
- 膝外翻屈曲约20°，可以增大内侧关节的可视性和操作空间。
  - 调整弯曲角度和（或）增加外翻应力（通过降低手术台）将增加关节内侧操作空间。
  - 用18号针松解内侧副韧带（MCL），可以增加内侧操作空间。
    - 内侧半月板下方的内侧副韧带在施加外翻应力的同时用18号针反复穿刺（图35-4）。

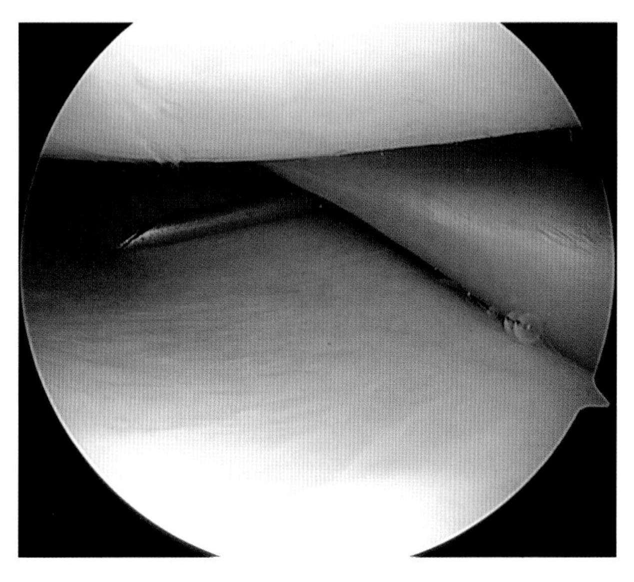

图35-4 沿内侧半月板下方穿刺松解内侧副韧带以增大操作空间

- 手术后，病人放置于铰链支撑装置中，直到韧带愈合。

半月板准备

- 止血带放气，评估半月板血供情况。
- 使用关节镜下的套管针或探钩等钝形工具来减少桶柄的撕裂（图35–5）。
- 关节镜探钩评估撕裂的大小、位置和形状。
- 用锉刀或刨刀去除纤维组织（无抽吸），以促进血管再生。
  - 用锉刀磨掉滑膜边缘使之新鲜化（图35–6）。
  - 用18号针从内向外或从外向内在半月板边缘周围穿孔。

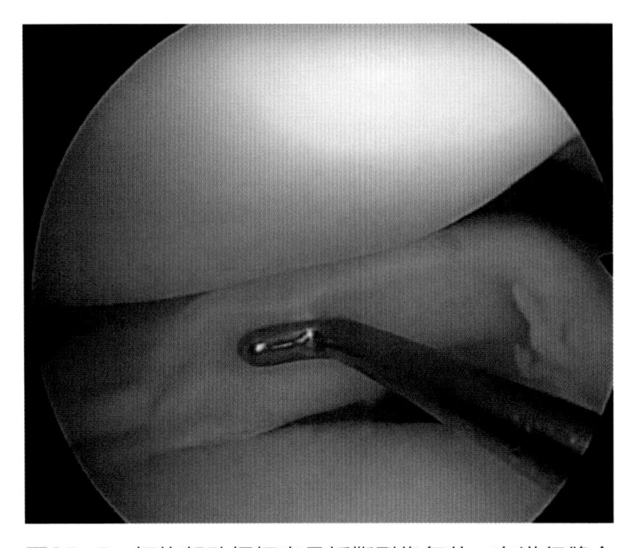

图35–5 探钩帮助桶柄半月板撕裂缘复位。在进行缝合修复时，探钩也可协助撕裂缘复位

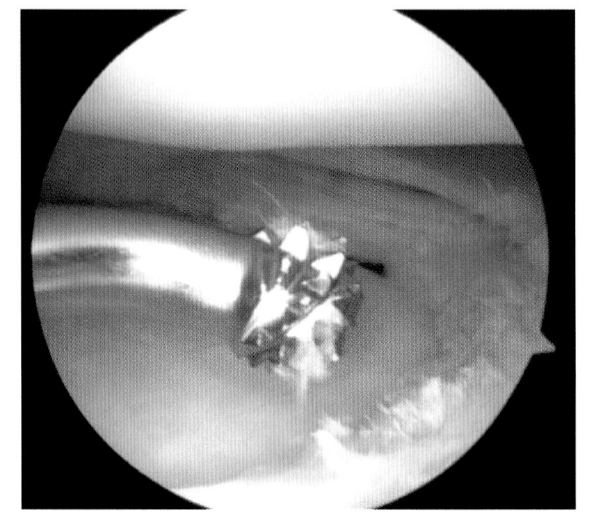

图35–6 去除纤维组织，增加血运，促进愈合

- 暂时固定
  - 探钩用于将撕裂内侧缘半月板复位，将撕裂的内侧缘暂时固定在外围边缘上。
  - 将细针从外穿入撕裂处。
  - 打一个桑结。
    - 0号缝合线从外到内用18号针穿过，然后从工作通道拉出关节外。多个结绑在一起再拉回到关节腔，然后通过持续牵引半月板复位固定到撕裂边缘处。

修复

- 同侧入口进行观察，对侧入口使用关节镜器械。
- 较大的关节囊切口有利于缝合装置通过。
- 垂直于撕裂缘固定，以增加固定效果（图35–7）。
- 在结构上垂直褥式缝合固定最强；也可以选择辅助切口，以水平褥式缝合固定。
- 撬块、护套或插入套管用于将缝合装置插入膝关节并保护软骨表面（图35–8）。
- 在髁下选择带弯曲尖端的缝合修复装置，有助于减少半月板损伤，同时也有助于缝线的通过和定位。
- 修复应从撕裂的中心由内向外操作以减少“狗耳”的发生率。
- 缝合线间隔约5mm，以避免出现裂缝、皱褶和不一致（图35–9）。

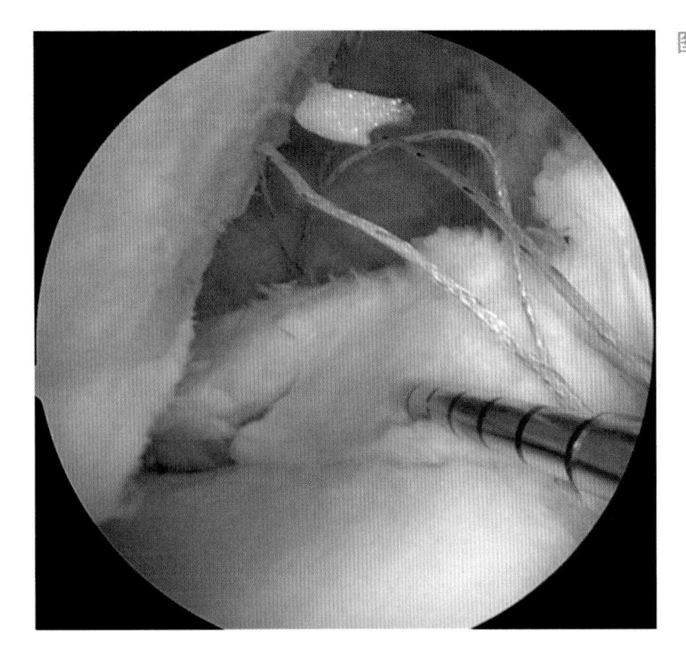

图35-7 垂直于撕裂缘固定

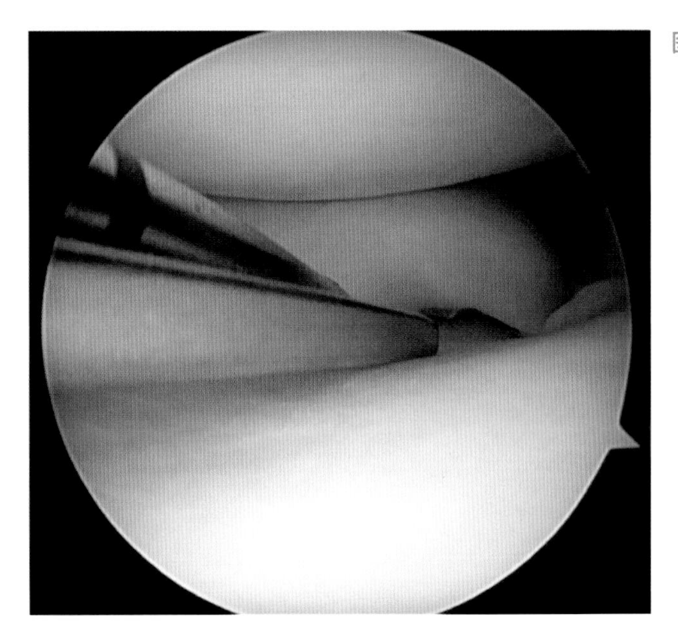

图35-8 橇块辅助缝合装置的使用

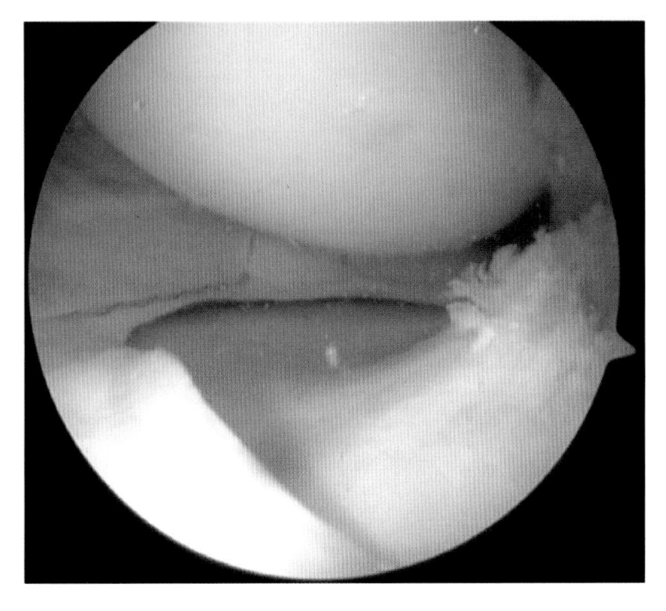

图35-9 缝合线间隔约5mm修复半月板

- 在半月板下表面和半月板顶部交替放置缝线，以利于半月板平整紧贴于胫骨平台。
- 缝合线按照生产商使用说明放置。
  - 缝线可以通过关节镜打结，也可以预打结或者做无节设计。
  - 绳结推动器可用于滑动和固定绳结。
  - 修复时不应把缝线拉得过紧，以免半月板起皱。

注意

- 修复装置或锚不应刺穿髂胫束、内侧副韧带或皮肤（图35–10）。

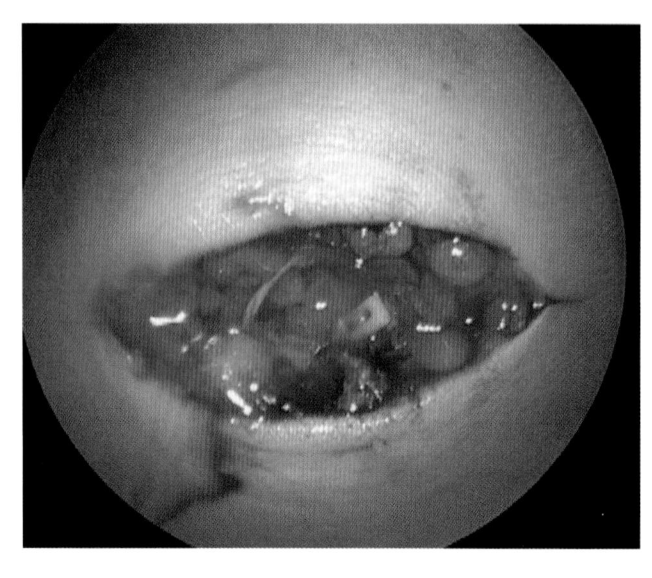

图35–10 突出的锚穿透皮下脂肪中干扰内侧副韧带

- 因为靠近腘动脉和胫骨神经，修复装置不适合对外侧半月板后根缝合。
- 如果修复失败或缝线拔出，在离开手术室之前，所有异物都要从膝关节内移除。

生物增强

- 纤维蛋白凝块植入到半月板撕裂缘，促进半月板的愈合（图35–11）。

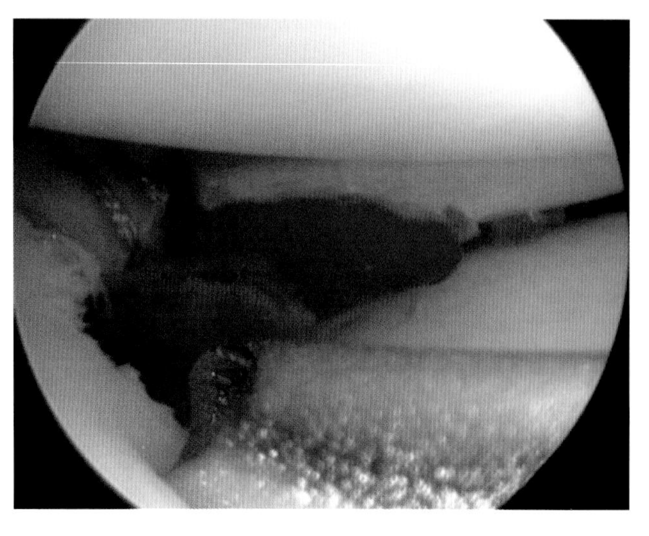

图35–11 植入到半月板撕裂缘的纤维蛋白凝块

- 也可以选择对前髁内侧壁进行微骨折从而产生出血，以促进半月板修复(图35–12)。
- 富蛋白血浆（PRP）也被认为是一种生物增强物，但其有效性尚未被证实。

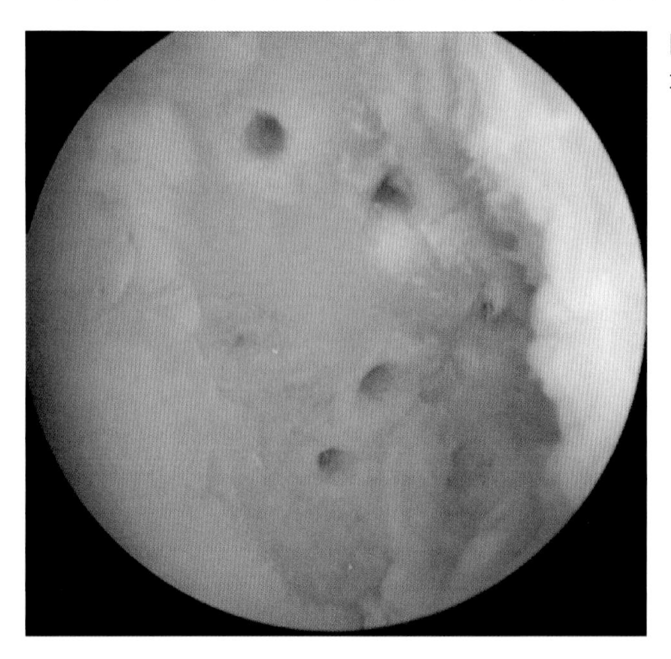

图35–12 股骨前髁内侧壁局限成形术及微骨折

术后康复

- 康复根据撕裂形态、修复后的强度、相关手术程序和外科医师偏好进行个性化设计。
- 通常患者放置于膝关节铰链I-ROM支具，角度固定在屈曲30°。患者使用拐杖进行足趾接触负重，在0°~30°活动范围内完全主动和被动屈曲，持续时间4~6周。
- 手术后4~6周，患者可以开始负重，但严禁下肢旋转。
- 预计4~6个月患者无关节内积液，并完全伸展，完全无痛下弯曲关节后开始恢复性运动。

第36章

关节镜下由内向外半月板修复

(DAVID C. FLANIGAN, CHRISTOPHER C. KAEDING)

半月板修复术和切除术的比较[1]

- 恢复半月板的功能
  - 应力分散，调整关节面载荷的分布。
  - 增加关节面的一致性。
  - 增加软骨细胞的营养。
  - 增加膝关节的稳定性。
  - 增加膝关节的润滑功能。
- 修复的结果
  - 降低软骨退变的风险。
  - 减少关节局部负荷过大带来的不适。
  - 降低膝关节不稳定导致的风险。
- 切除术指征
  - 存在修复失败的风险。需要多次手术，减少了修复成功的可能性及其后续的好处。可修复的撕裂[1]
- 撕裂模式
  - 垂直纵行撕裂——理想模式。
  - 水平裂——可能需要使用新的技术。
  - 放射裂——具有挑战性，如果撕裂延伸到了半月板的外围1/3可以修复。
  - 复杂裂——取决于不稳定碎片的位置、状态以及患者的年龄。
- 不稳定碎片的条件
  - 完整、未破裂——理想模式。
  - 不稳定碎片破裂的越多、移动性越大，修复的希望越小。因为如果对它进行抢救式的修复，那么修复的强度和半月板碎片最终功能令人怀疑。
- 撕裂的位置[2]
  - 越靠近边缘越好，修复点需要接触到外围的血管（半月板–关节囊连接处）。

- 撕裂位于半月板中央的乏血供区越多，愈合的可能性越低，除非使用一些新技术，如血管通道或生物制剂，提高愈合的可能性。

使用由内向外缝合技术的理由[3]

- 传统认为这是一种强度最好的修复方式。
- 缝合针穿过半月板对其造成的影响要小于“全内”和由外向内缝合系统。

患者的适应证和禁忌证

- 年龄
  - 必须要考虑在老年人群尝试半月板修复的风险和益处。
  - 患者越年轻，拯救半月板的益处越大。
  - 患者越年轻，愈合能力越强。
- 活动的要求
  - 患者对活动要求越高，拯救半月板的收益越大。
- 体重指数（BMI）[4]
  - 对于修复能否成功可能没有影响。
- 膝关节松弛度
  - 膝关节不稳定会增加修复失败的风险，被认为是半月板修复的禁忌证。除非在半月板修复时一起纠正膝关节不稳定。
- 软骨的状态
  - 膝关节的骨性关节炎越重，患者的风险-获益比越低。
- 失败的修复史
  - 对于外围稳定的半月板撕裂可以进行多次尝试，但在新的损伤机制中，不稳定的碎片往往是由以前的缝合线或植入物造成的，这会使得多次修复的成功率和患者的获益处均有所降低。
- 吸烟[5]
  - 已被证明会增加修复失败的风险。

需要设备（图36-1，36-2）[3]

- 特制套管。
- 用于保护神经血管结构和辅助出针的牵开器。
  - 可选择的有Army-Navy拉钩、勺子、Henning拉钩、小或中号的窥器底部。
- 可弯曲的长针。
- 缝合线：一般使用不可吸收的缝线更为适合。
- 锉刀或刨削器用于磨锉、修复撕裂缘和滑膜。
- 标准的关节镜设备。
- 标准的开放暴露的设备。
  - 多把止血钳，以钳夹打结的每个成对的线头。
  - 用于拉回半月板缝合针的持针器。

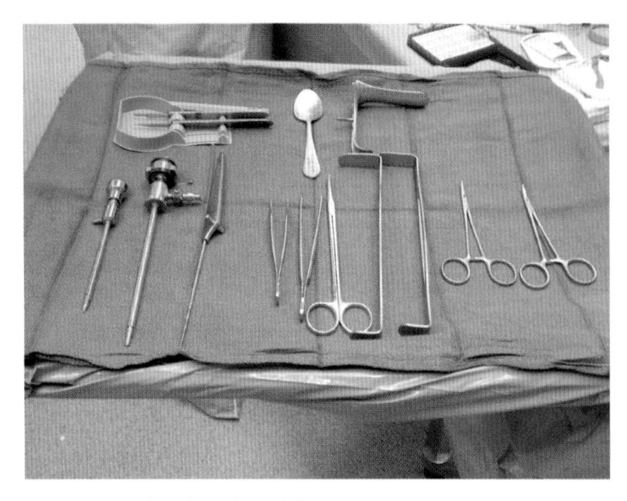

图36-1 进行由内向外修复半月板的工具

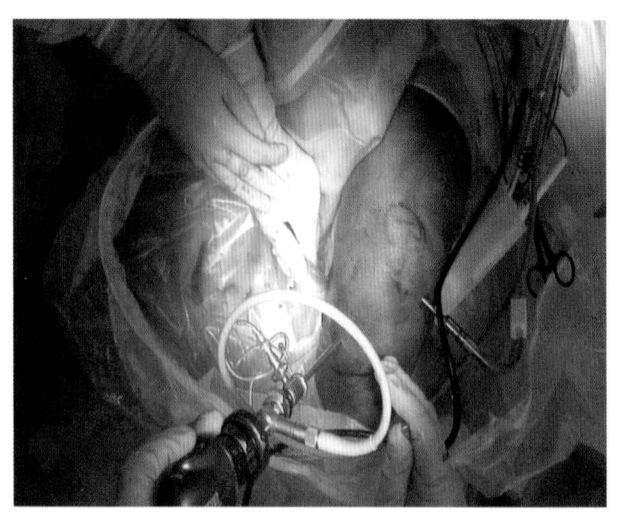

图36-2 关节镜装置

- 用于手术团队成员拉回缝合针的脚凳。
- 大腿止血带（只有在需要时充气）。

体位（图36-3）

- 典型的仰卧位，使用外科医师更喜欢的关节镜体位。
- 如需使用大腿的支架或外侧的阻挡架，应该要确保膝关节以上大腿有足够的显露，同时，为了建立后外侧或后内侧切口，需要保证围绕膝关节一圈的重复显露。

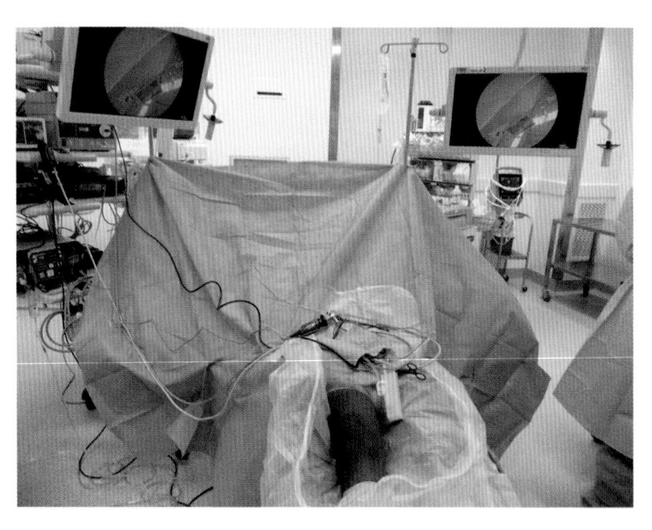

图36-3 半月板由内向外修复所需要设备一览图，术者抓握关节镜并且定位特制的套管，助手从后方的切口拉回缝合针，随台护士协助推针

诊断性的关节镜

- 在治疗半月板损伤之前，应当使用关节镜进行完整的关节腔检查（图36-4）。应该对整个膝关节的状态进行检查、评估。
- 对半月板的修复应作为膝关节修复的一部分（图36-5）。

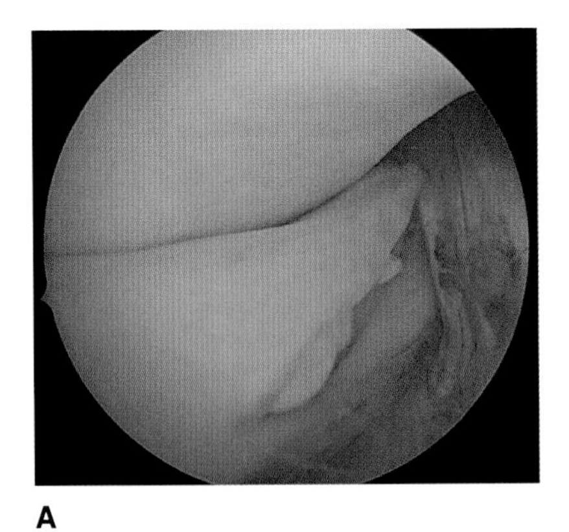
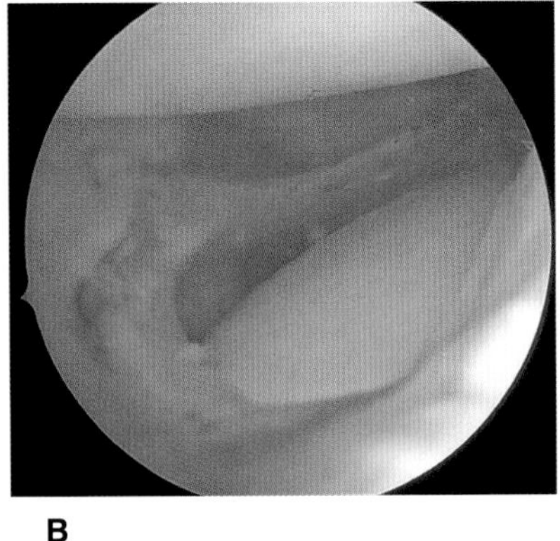
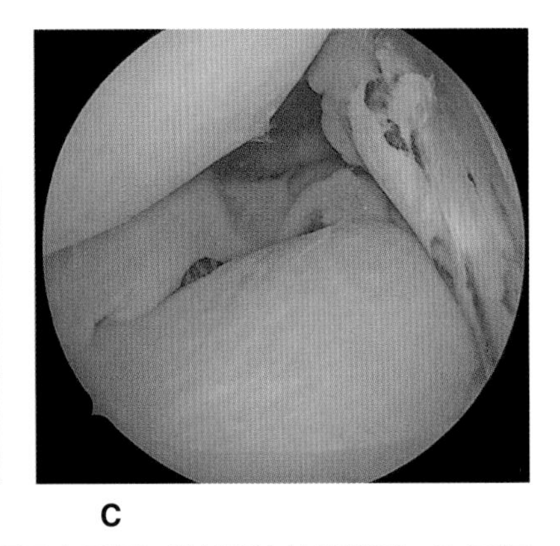

A B C

图36-4 A. 关节镜下对外侧半月板桶柄状撕裂进行评估；B. 显露半月板后方，提示半月板与关节囊连接处撕裂；C. 可复位的半月板适合进行修复

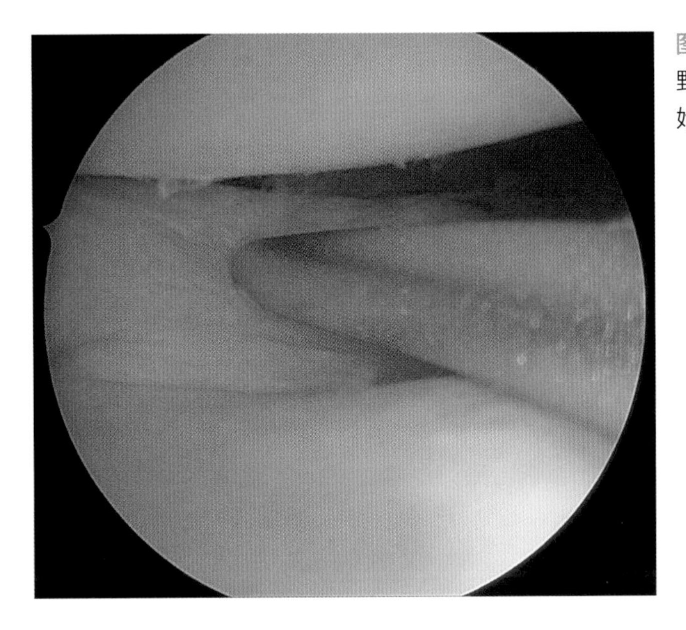

图36-5 关节镜下放置特制套管的视野。作者推荐从后方及其对侧的入路开始去引导缝合针远离血管、神经结构

修复外侧半月板（图36-6，图36-7）

- 在膝关节后外侧角的投影区做一长3~5cm的纵向切口，一般位于外侧副韧带（LCL）的后方。
  - 切口长度的1/3位于关节间隙之上，2/3位于关节间隙下。

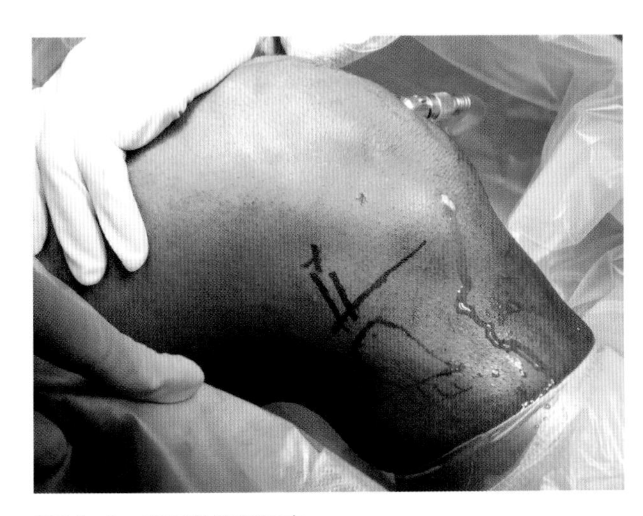

图36-6 切口的解剖标志

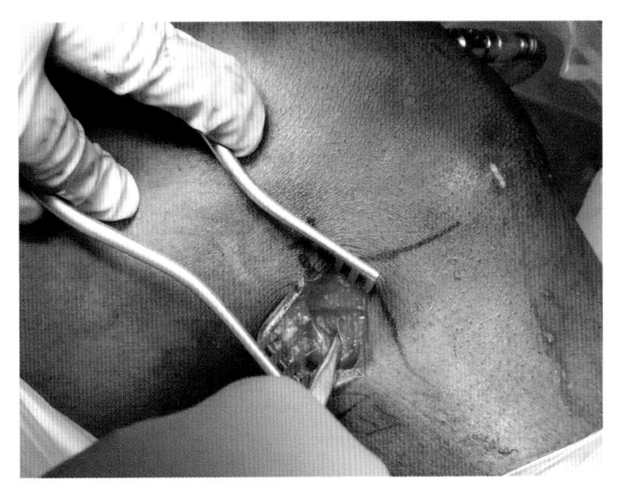

图36-7 劈开髂胫束和股二头肌之间后显露后外侧关节囊和腓肠肌外侧头之间的间隙

- 暴露深筋膜，证实髂胫束和股二头肌之间的间隙。
- 进一步暴露外侧副韧带后方后外侧关节囊。
- 在关节囊和腓肠肌外侧头之间放置拉钩保护股二头肌、腓神经和膝关节后方的血管神经束，安全取出缝合针。

并发症风险

- 腓神经损伤。切口和取出缝合针应始终保持在股二头肌和腓肠肌外侧头的前面。
  - 腘窝神经血管的损伤。使用牵开器协助取出缝合针。推荐从对侧（内侧）入路插入特制套管，缝合外侧半月板的后部和大部分区域。

内侧暴露

- 在膝关节后内侧，内侧副韧带（MCL）后方，做一长3~4cm的纵行切口。
  - 1/3位于关节间隙之上，2/3位于关节间隙之下。
- 在缝匠肌前缘显露并切开鹅足肌腱上的筋膜。
- 钝性分离鹅足肌腱，在腓肠肌内侧头和后内侧胫骨间隙之间显露后内侧关节囊。
- 使用拉钩保护鹅足肌腱和隐神经并协助取出缝合针。

内侧并发症风险

- 隐神经损伤。切口应位于神经的前面并使用拉钩保护神经。
  - 腘窝神经血管损伤。使用牵开器协助取出缝合针。
  - 推荐从对侧（外侧）入路插入特制套管缝合内侧半月板。

手术人员

- 通常需要三个人。
  - 一人操作关节镜和套管。
  - 一人穿针。
  - 一人撤针。

修复技术原则

- 解剖复位撕裂的半月板。
- 垂直褥式缝合最好。
  - 倾斜方向的缝合也可获得较高的强度。
- 针距3~5mm（图36–8）。
  - 缝合线可以穿透半月板的上、下两个面，以适当压缩修复部位。
- 对半月板撕裂边缘和周围的滑膜进行磨锉，以刺激出血和诱发愈合反应。可以用锉刀或刨削器来完成（图36–9）。
- 注意避免划伤软骨。
- 为了确保强有力的修复和修复区域的间隙最小，缝合的针数要足够多。
- 将缝合针从膝关节中线向牵开器方向移动，以避免缝合针无意中穿过膝关节后方结

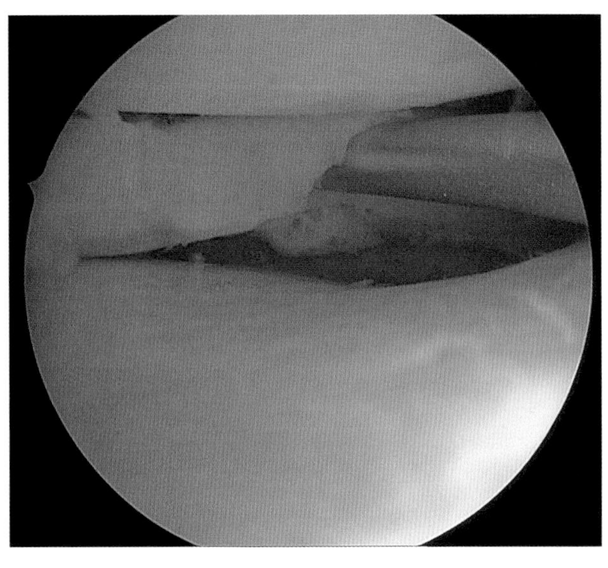

图36-8 缝合线穿透半月板的上下两面使修复后的半月板保持平衡

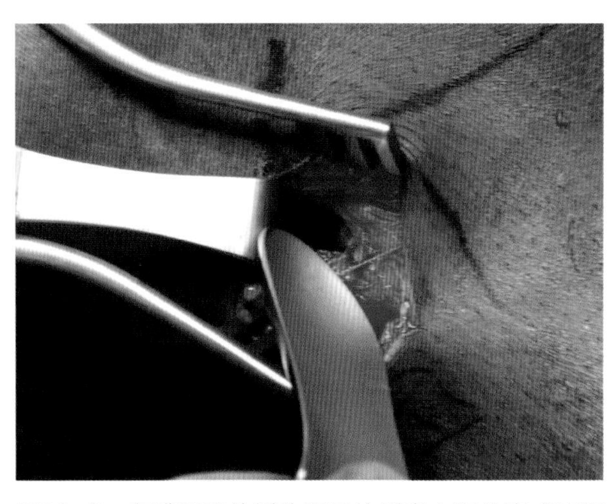

图36-9 在腓肠肌外侧头和后外侧囊之间分离成平面后，扩张器或勺子滑过Army - Navy牵引器

构到达牵开器非捕获区域（图36–10）。

- 在膝关节伸直时打结，将后方关节囊缝合导致的术后膝关节屈曲挛缩的风险降到最低（图36–11~36–14）。
- 如果使用生物制剂增强愈合，可以在缝合前将其放置在撕裂处。
- 在需要时应用大腿止血带。

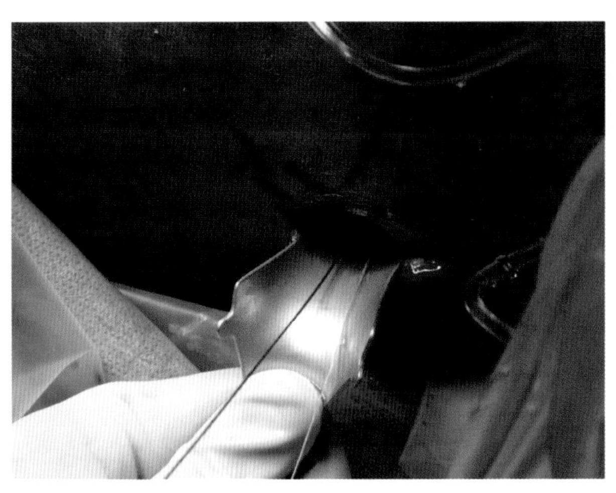

图36-10 助手取出缝合针。医师与助手沟通非常重要，注意避免医源性的针刺伤

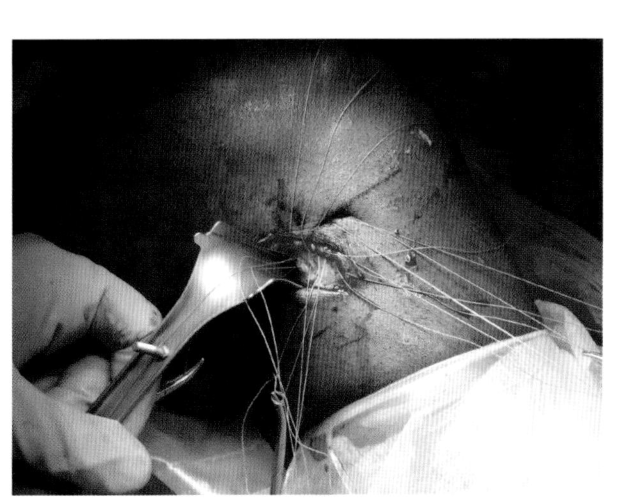

图36-11 尽量捋顺成对的缝合线，可以在打结时避免缠绕

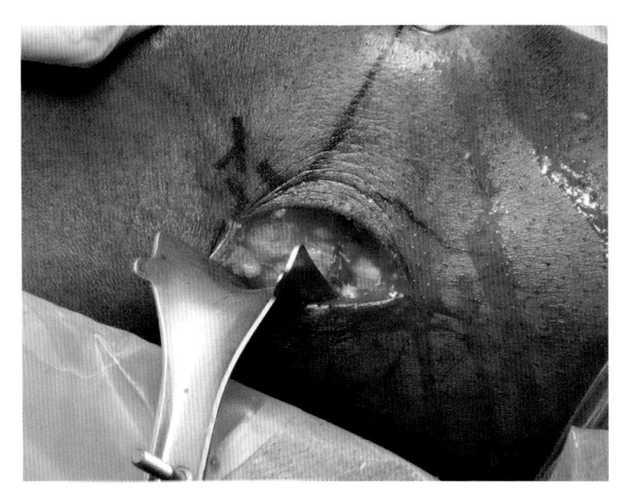

图36-12　膝关节屈曲30° 由后向前依次打结

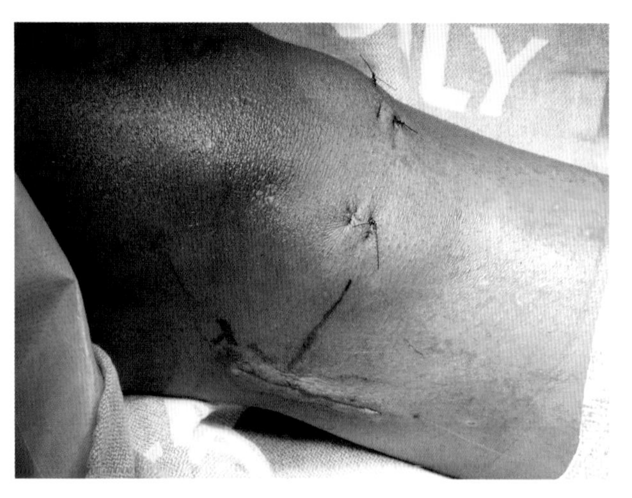

图36-13　最后关闭伤口

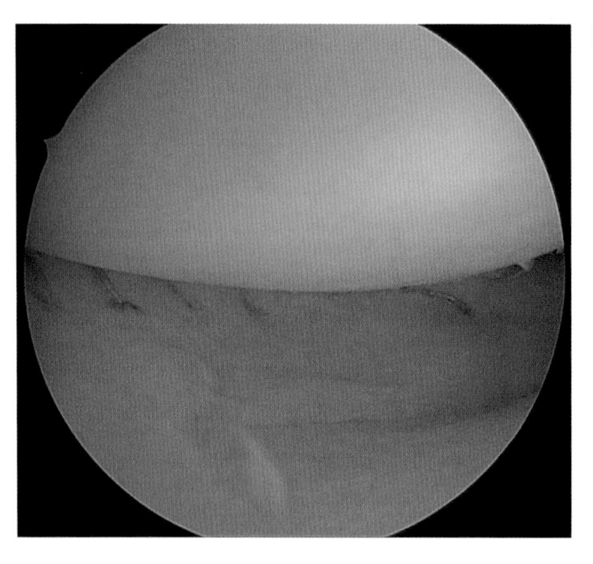

图36-14　修复后的半月板

生物学加强

- 纤维蛋白凝块、全血和富血小板血浆用于增强修复部位的生物愈合潜力。这些方法的效果仍在研究中。
- 一个有限的髁间窝成形术或微骨折可以为半月板愈合创造一个类似于前交叉韧带（ACL）重建的环境（图36–15）。

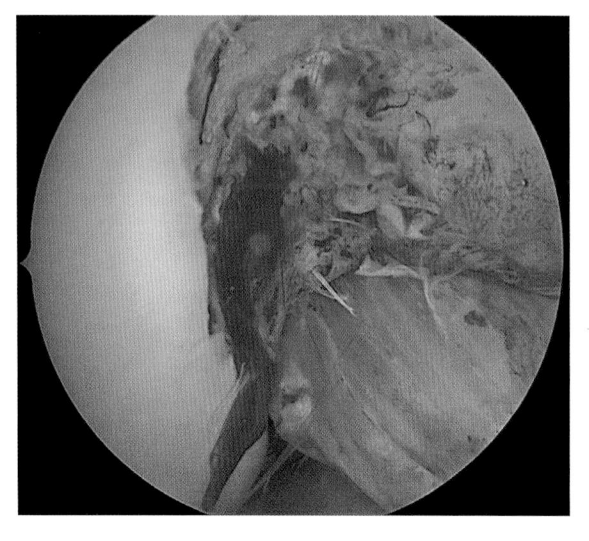

图36-15　为了促进愈合，进行小的髁间窝成形术

术后护理（图36-16）

- 大多数半月板修复涉及半月板的后1/3。膝关节屈曲度越大，半月板后部受到的挤压就越多，修复过程也就处于张力之下。通常建议在半月板修复后的几个月内避免膝关节屈曲负重。
- 许多人认为，半月板后方修复后，在完全伸直的情况下负重不影响修复效果。
- 大多数外科医师推荐在半月板修复后应该有一个非负重期。

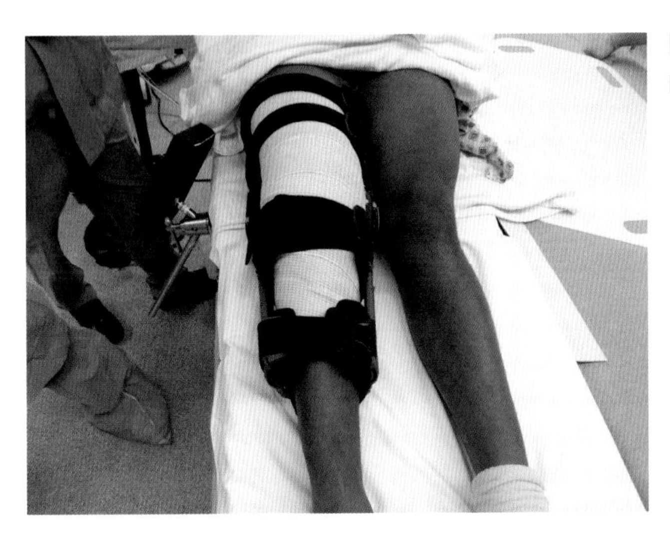

图36-16 初始术后护理时患者使用的膝关节支具

结果[5—7]

- 修复外围的半月板撕裂成功率约为85%。
- 早期证据表明，修复半月板的同时进行ACL重建更有可能获得成功。然而，近期的研究结果并不完全支持这一观点。
- 吸烟对预后有不利的影响。

参考文献

[1] Sgaglione NA, Steadman J, Shaffer B, et al. Current concepts in meniscus surgery: resection to replacement. *Arthroscopy,* 2003,19:161-188.

[2] Rubman MH, Noyes FR, Barber-Westin SD. Arthroscopic repair of meniscal tears that extend into the avascular zone: a review of 198 single and complex tears. *Am J Sports Med,* 1998,26:87-95.

[3] Bottoni CR, Arciero RA. Conventional meniscal repair techniques. *Oper Tech Orthop,* 2000,10:194-208.

[4] Sommerfeldt MF, Magnussen RA, Randall KL, et al. The relationship between body mass index and risk of failure following meniscus repair. *J Knee Surg,* 2016,29(8):645-648.

[5] Blackwell R, Schmitt LC, Flanigan DC, et al. Smoking increases the risk of early meniscus repair failure. *Knee Surg Sports Traumatol Arthrosc,* 2016,24(5):1540-1543.

[6] Johnson MJ, Lucas GL, Dusek JK, et al. Isolated arthroscopic meniscal repair: a long-term outcome study (more than 10 years). *Am J Sports Med,* 1999,27:44-49.

[7] Westermann RW, Wright RW, Spindler KP, et al. Meniscal repair with concurrent anterior cruciate ligament reconstruction: operative success and patient outcomes at 6-year follow-up. *Am J Sports Med,* 2014,42(9):2184-2192.

第37章

关节镜下半月板根部修复

(ANDREW G. GEESLIN, JORGE A. CHAHLA, ROBERT F. LAPRADE)

术前检查

- 所有患者均进行膝关节正位、Rosenberg位、sunrise位、双下肢全长和侧位X线片检查。
- MRI常规用于半月板根部撕裂的评估（敏感性77%，特异性72%，阳性预测值22%，阴性预测值97%）。以下是根部撕裂的征象（图37–1）。
  - 半月板挤出（> 3mm）和股骨髁冠状面水肿。
  - 矢状位显示半月板后角缺失（ghost sign，鬼影征）或在根部附着处有薄的液体夹层。
  - 如果高度正确，轴位视图也可以显示位于根部和原来的附着位置有一个移位的撕裂液体夹层。

适应证/禁忌证

- 适应证
  - 软骨正常或接近正常（Outerbridge <3）和关节间隙狭窄（Kellgren-Lawrence <3）的急性、创伤性根部撕裂（图37–2，图37–3）。
  - 年轻或中年患者的慢性伴有临床症状的撕裂，软骨正常或接近正常（Outerbridge < 3），关节间隙狭窄（Kellgren-Lawrence <3）。
- 禁忌证
  - 身体情况较差的患者（多发合并症或高龄）、晚期骨关节炎患者（同侧间室3级或4级软骨软化症）和无症状的慢性半月板根部撕裂。
  - 与受累间室相关的下肢力学轴线明显错位的患者，预后可能较差；应该同时或在半月板根部修复前，考虑对下肢力学轴线的校正。

无菌仪器/设备

- 关节镜监视器、光源、液压泵。
- 关节镜、刨削器、射频探头。
- 关节镜探头、抓钳、关节镜剪刀。
- 瞄准装置、钻套、钻头。

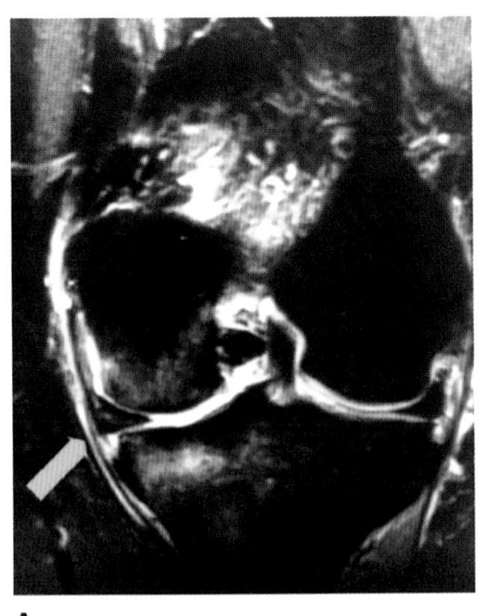
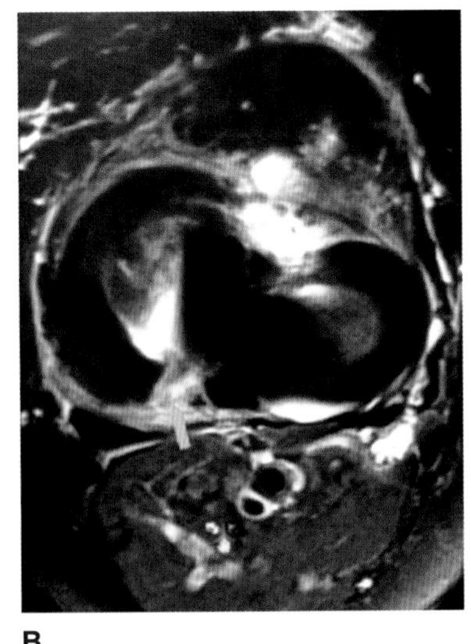
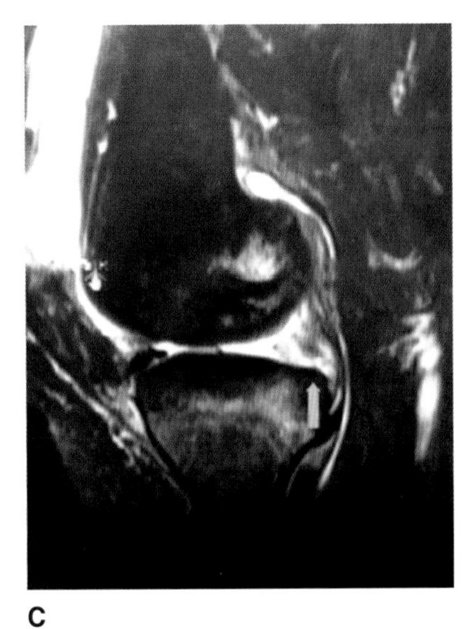

A B C

图37-1 MRI成像显示半月板根部撕裂的三个平面。A. 冠状面T2加权切片显示内侧半月板挤出（箭头所指）（左膝）。B. 轴位像显示液体在半月板根部和后角区域（箭头所指）放射状根部撕裂处（右膝）的夹层。C. 矢状位像显示“鬼影征”（箭头）（右膝）[经许可后转载自Bhatia S, LaPrade CM, Ellman MB, LaPrade RF. Meniscal root tears: signifcance, diagnosis, and treatment.Am J Sports Med. 2014; 42(12): 3016-3030]

- 缝合用套管。
- 可能需要后内侧或后外侧通路的套管。
- 关节镜下缝合器。
- 植入物。
    - 高强度，不可吸收的2号缝合。
    - 缝合纽扣。

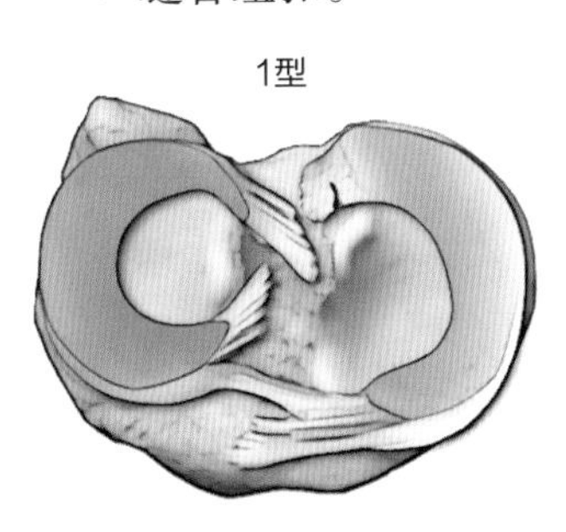

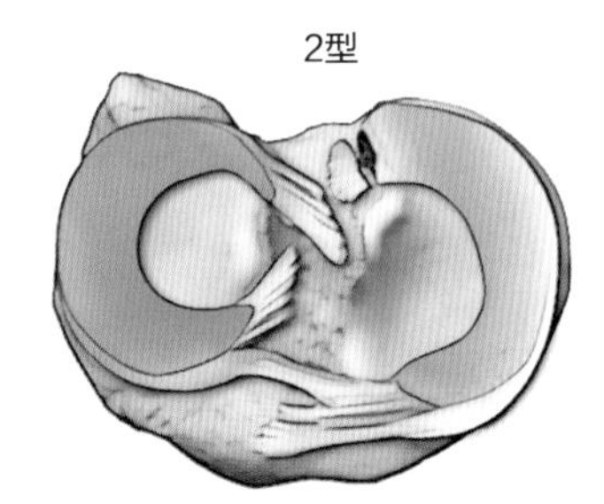

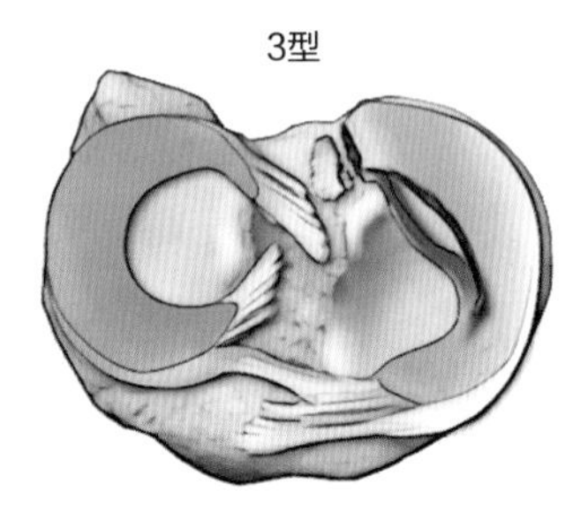

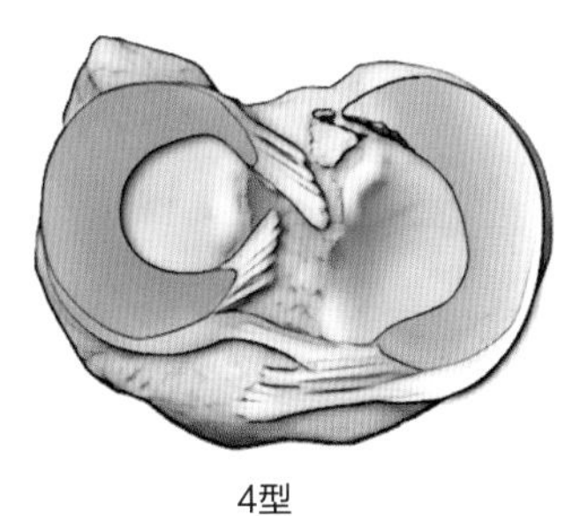

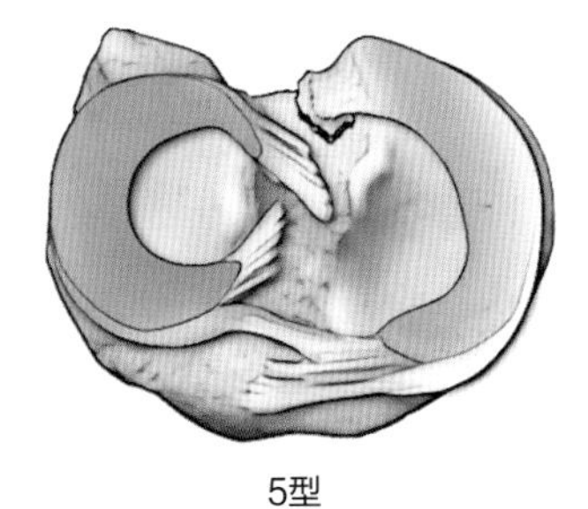

图37-2 根部撕裂的分类包括部分撕裂，完全撕裂（相对于根部解剖附着处有不同的距离和倾角），联合半月板撕裂以及根部撕脱骨折 [经许可后转载自LaPrade CM, James EW, Cram TR, Feagin JA, Engebretsen L, LaPrade RF. Meniscal root tears: a classifcation system based on tear morphology. Am J Sports Med. 2015; 43(2): 363-369]

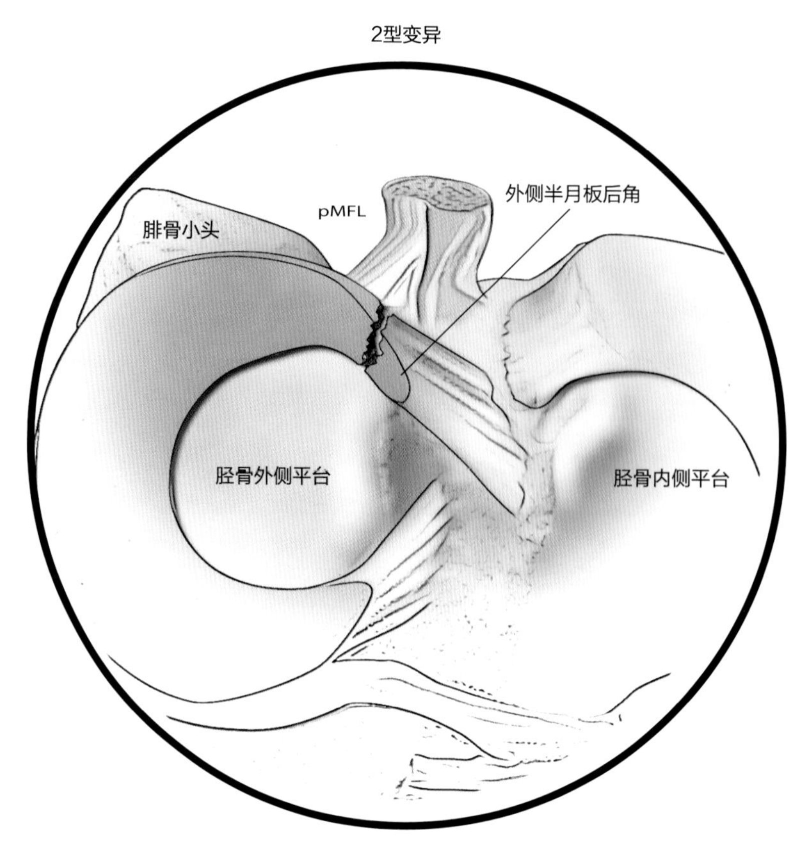

图37-3 左膝外侧半月板后根撕裂，后板股韧带（pMFL）完好。外侧半月板后根撕裂发生于外侧新鲜撕裂或无pMFL下撕裂。[经许可后转载自LaPrade CM, James EW, Cram TR, Feagin JA, Engebretsen L, LaPrade RF. Meniscal root tears: a classifcation system based on tear morphology. Am J Sports Med. 2015; 43(2): 363-369]

体位（图37-4）

- 患者仰卧位，床脚下垂。
- 手术肢体放于大腿支架上，大腿根部捆扎充气良好的大腿止血带。
- 对侧肢体放于腿架上，骨突处软垫保护良好。

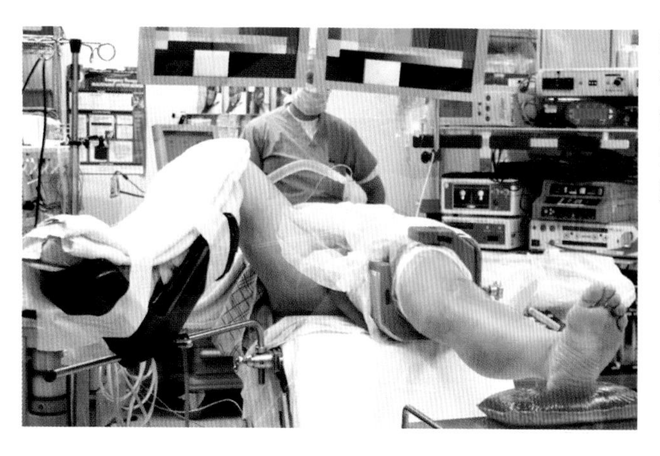

图37-4 显示患者在手术台上的体位。手术肢体（左）放于腿架上，允许外科医师在手术过程中自由控制膝关节。非手术侧肢体放在一个填充良好的外展马镫上

手术方法

- 使用标准的前外侧和前内侧髌骨旁入路，也可使用后内侧或后外侧入路。
- 诊断性关节镜检查用来识别伴随的半月板、软骨和韧带的病理改变。
- 确认根部完全撕裂，确定撕裂模式（即撕脱、毗邻根部的放射状撕裂）（图37–2，图37–3，图37–5）。

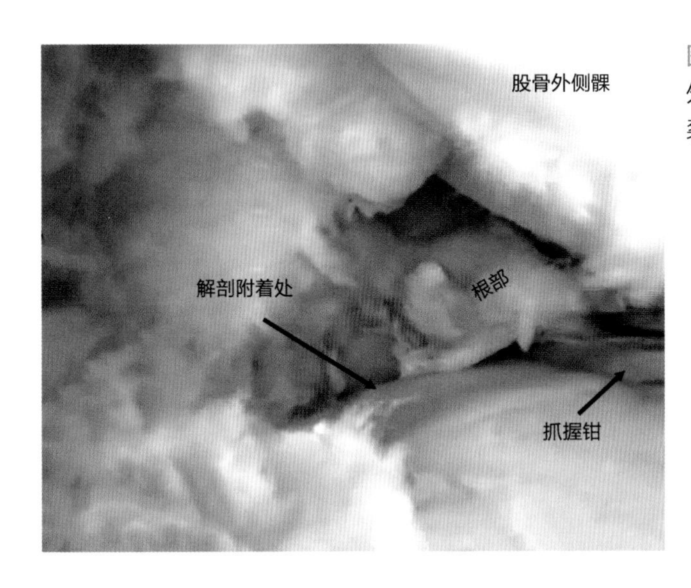

图37–5 左膝关节镜图像显示移位的外侧半月板后根撕裂患者合并ACL撕裂。显示根部从其解剖附着位置移位

内侧半月板后根部修复技术

- 通过前内侧入路，使用抓握钳复位半月板根部。内侧半月板根部附着处最常见的标志是胫骨内侧隆起（MTE）的尖端。MTE尖端到根部附着点中心的距离为向后9.6mm，向外0.7mm（图37–6）。
  - 在慢性撕裂中，需要对从后关节囊到损伤的根部进行修剪，使其解剖复位。

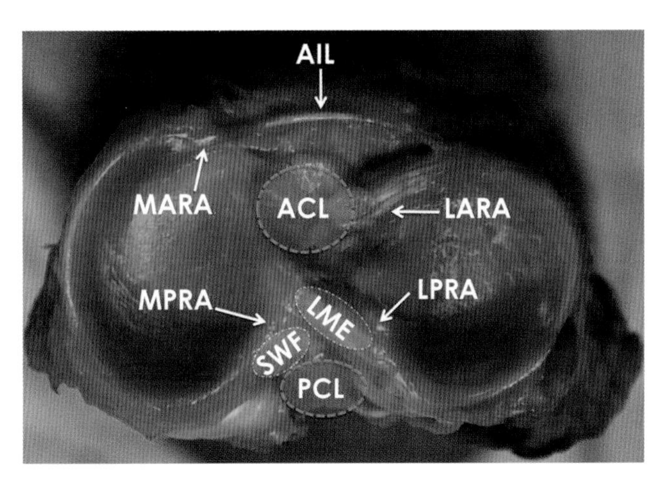

图37–6 膝关节尸体解剖（鸟瞰图）显示解剖标志，以确定右膝后侧半月板根部附着处。AIL，半月板横韧带；ACL，前交叉韧带；PCL，后交叉韧带；MARA，内侧半月板前根附着；LARA，外侧半月板前根附着；MPRA，内侧半月板后根附着；LPRA，外侧半月板后根附着；SWF，闪亮的白色纤维；LME，外侧半月板延伸

- 关节镜刨削刀和射频探头用于清理根部附着处并准备用于愈合的骨面。
- 在胫骨结节稍内侧做一切口，使用导向器在根部附着点后面放置胫骨第一根隧道导引针和空心套筒。第二个隧道的导针和空心套筒使用5mm偏心导针放置在第一隧道的稍前方。在关节镜下确认位置（图37–7），然后取下导针，使套管保持原位。

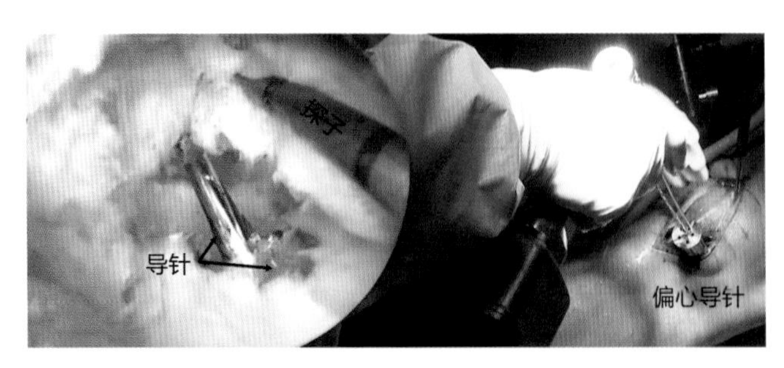

图37–7 使用瞄准装置，在半月板根部附着点外侧（左，插图）的位置创建两个经胫骨隧道。先钻孔建立后隧道，并留下鞘。使用偏心导针（右侧照片），在第一个隧道前约5mm处创建第二个隧道

- 缝合过程（两道简单缝合线）通过前内侧入路通过递送装置完成。建立另一个入路，以便在缝合过程中固定根部。第一根缝线在根部的后面，第二根缝线在根部的前面。在缝合过程中，使用套管确保髌后脂肪垫前方没有形成软组织桥。
  - 如果由于狭窄的髁间窝、完整的交叉韧带或狭窄的间室而使缝合线无法通过标准的前入路，则可能需要建立后方辅助入路。
- 沿后隧道向上推进一带环的导线，并且使其穿过隧道（图37–8）。在前隧道重复这个过程。
  - 在缝合前将套管退回1~2mm，避免磨损或损坏缝合线。
- 将缝合线系在胫骨前内侧的金属扣上（图37–9）。

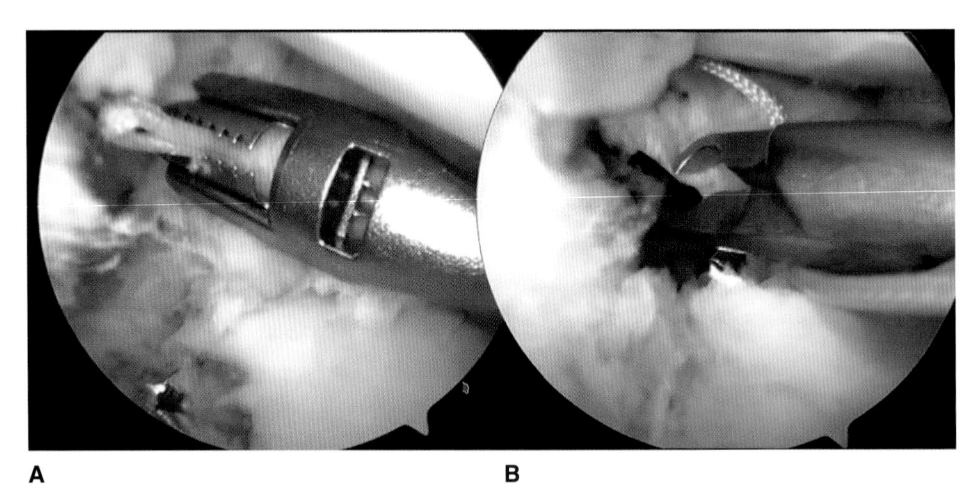

图37–8 关节镜下通过前内侧入路观察外侧后根。A. 使用关节镜穿刺装置，通过半月板根部的缝合通道；B. 经胫骨后隧道置入镍钛合金丝，经前外侧入路取出，用于后续缝合线穿过

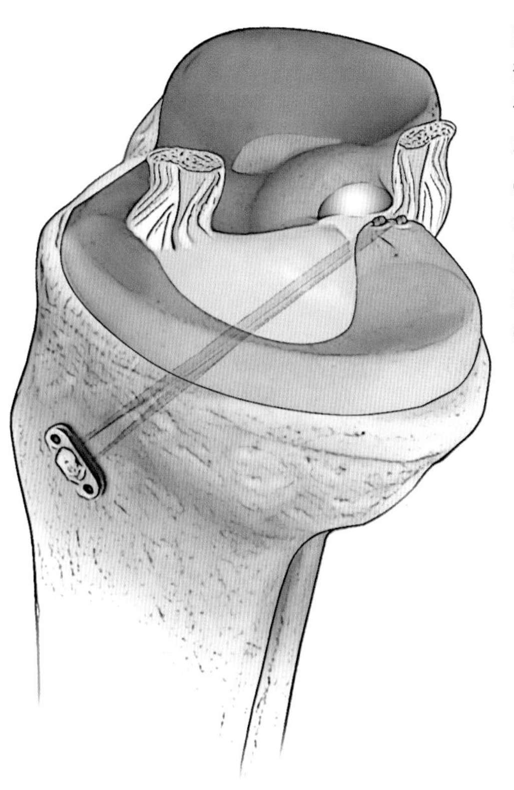

图37-9 图示经胫骨双隧道修复后内侧半月板根部撕裂。缝合线系在胫骨前内侧的一个纽扣上［经许可后转载自Padalecki JR, Jansson KS, Smith SD, et al. Biomechanical consequences of a complete radial tear adjacent to the medial meniscus posterior root attachment site: in situ pull-out repair restores derangement of joint mechanics. Am J Sports Med. 2014; 42(3): 699-707］

外侧半月板后根部修复技术

- 最常见的情况是，外侧半月板根部撕裂与ACL撕裂同时发生，这有助于通过髁间窝进入和显露，膝关节位置如“4”字位。
- 通过前外侧入路，使用抓握钳将根部复位到解剖附着部位（图37–10）。外侧半月板后根附着的标志是胫骨外侧隆起（LTE）的顶点。外侧半月板后根部的中心始终位于LTE后方1.5mm和内侧4.2mm。

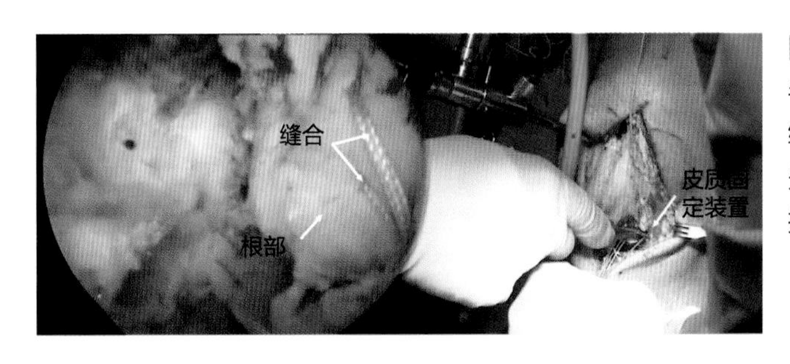

图37-10 通过关节镜解剖修复外侧半月板后根（左图），在皮质纽扣上将缝合线打结（右图），在慢性撕裂中，关节镜下的剪刀需要从后关节囊修剪损伤的半月板根部，并使其解剖复位

  - 关节镜刨削器和射频探头用于清理根部附着部位和暴露骨表面。
- 在胫骨前外侧、Gerd结节内侧远端做一切口。剥离前间室肌肉组织，向远端延伸1cm。使用导向器沿后根部附着点的后面放置第一胫骨隧道导针和套管。第二隧道的导针和套管使用5mm偏心导针放置在第一隧道的稍前方。在关节镜下确认位置合适，然后将导针取出，使套管保持原位。
- 缝合过程（两道简单缝合线）通过前内侧入路完成。如有必要，再建立另外一个辅助入路，以便在缝合过程中抓住半月板根部。第一缝线在根的后面穿出，第二缝线在根的前面穿出。套管用于确保在缝合过程中没有在前面形成软组织桥影响牵拉。

  - 如果由于髁间窝过于狭小、交叉韧带完整或间室狭窄而无法通过标准的前入路，则可能需要辅助的后入路。
- 在胫骨后隧道向上推进一带环导线，并使其穿过隧道。在前隧道重复这个过程。
  - 将套管在缝合前凹进1~2mm，避免磨损或损坏缝合线。
- 当膝关节呈90° 屈曲和中立旋转位时将缝合线固定于纽扣上。

康复

- 患者在6周内不能负重。
- 术后即刻开始的物理治疗包括早期被动的运动锻炼，在最初的2周内，活动范围在0°~90° 的安全范围内。
- 2周后，在耐受范围内进一步增加膝关节屈曲角度。
- 从第6周开始，逐渐达到完全负重。
- 术后至少4个月避免深压腿和大于70° 的膝关节屈曲深蹲。

推荐阅读

1. Bhatia S, LaPrade CM, Ellman MB, et al. Meniscal root tears: significance, diagnosis, and treatment. *Am J Sports Med*, 2014,42(12):3016-3030.
2. Chahla J, Moulton SG, LaPrade CM, et al. Posterior meniscal root repair: the transtibial double tunnel pullout technique. *Arthrosc Tech*, 2016,5(2):e291-e296.
3. Ellman MB, LaPrade CM, Smith SD, et al. Structural properties of the meniscal roots. *Am J Sports Med*, 2014,42(8):1881-1887.
4. Geeslin AG, Civitarese D, Turnbull TL, et al. Influence of lateral meniscal posterior root avulsions and the meniscofemoral ligaments on tibiofemoral contact mechanics. *Knee Surg Sports Traumatol Arthrosc*, 2016,24(5):1469-1477.
5. Johannsen AM, Civitarese DM, Padalecki JR, et al. Qualitative and quantitative anatomic analysis of the posterior root attachments of the medial and lateral menisci. *Am J Sports Med*, 2012,40(10):2342-2347.
6. LaPrade CM, Foad A, Smith SD, et al. Biomechanical consequences of a nonanatomic posterior medial meniscal root repair. *Am J Sports Med*, 2015,43(4):912-920.
7. LaPrade CM, James EW, Cram TR, et al. Meniscal root tears: a classification system based on tear morphology. *Am J Sports Med*, 2015,43(2):363-369.
8. LaPrade CM, Jisa KA, Cram TR, et al. Posterior lateral meniscal root tear due to a malpositioned double-bundle anterior cruciate ligament reconstruction tibial tunnel. *Knee Surg Sports Traumatol Arthrosc*, 2015,23(12):3670-3673.
9. LaPrade CM, Smith SD, Rasmussen MT, et al. Consequences of tibial tunnel reaming on the meniscal roots during cruciate ligament reconstruction in a cadaveric model, Part 2: the posterior cruciate ligament. *Am J Sports Med*, 2015,43(1):207-212.
10. LaPrade RF, Ho CP, James E, et al. Diagnostic accuracy of 3.0 T magnetic resonance imaging for the detection of meniscus posterior root pathology. *Knee Surg Sports Traumatol Arthrosc*, 2015,23(1):152-157.
11. Moatshe G, Chahla J, Slette E, et al. Posterior meniscal root injuries. *Acta Orthop*, 2016,87(5):452-458.
12. Padalecki JR, Jansson KS, Smith SD, et al. Biomechanical consequences of a complete radial tear adjacent to the medial meniscus posterior root attachment site: in situ pull-out repair restores derangement of joint mechanics. *Am J Sports Med*, 2014,42(3):699-707.

第38章

关节镜下同种异体半月板移植

（JAMES D. McDERMOTT, RYAN J. WARTH, CHRISTOPHER D. HARNER）

选择标准

- 年龄（相对）14~55岁。
- 关节周围疼痛。
- 既往手术史。
- 评估关节软骨的状态。
  - 正位负重片。
  - MRI检查。
  - 关节镜检查。
- 力线（下肢全长片）
  - 正常膝关节内翻≤3°。
  - 如果内翻>3°，应考虑截骨。

无菌仪器/设备

- 移植物选择。
  - 新鲜冰冻的同种异体移植物。
  - 捐赠者年龄15~35岁。
  - 大小匹配。
    - X线片与MRI检查。
  - 未经辐照。
- 2-0不可吸收编织缝合线固定在25cm直切针。
- 2号不可吸收编织缝线。
- 0号不可吸收编织缝线。
- 各种屈曲角度的特殊套管。
- 腘窝牵开器。
- 前交叉韧带（ACL）导向器，尖端对尖端。
- 7.6/81.3cm（或2.4mm）导丝。

- 标准关节镜设备/装置。
- 标准关节镜锉。
- 30° 关节镜和70° 关节镜。

体位

- 仰卧位。
- 充气腿支架（图38–1）。
  - 另一种选择是，可以使用多个弯曲角度的固定于床上的沙袋。
- 不使用止血带。
- 标记所有计划的切口。
  - 如果之前有多次手术切口，会增加手术难度。
  - 相邻切口之间至少6cm长的皮肤桥。
  - 有时需要使用一个不太理想的切口和皮瓣。

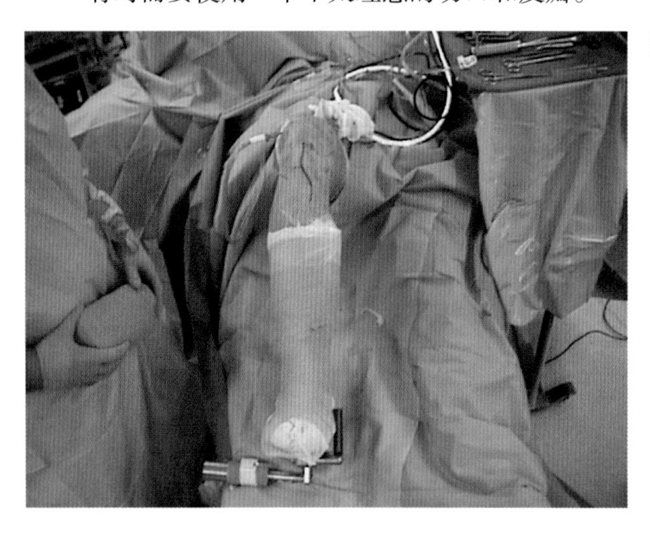

图38–1 充气腿支架

同种异体半月板准备

- 半月板与骨头分离。
- 清除所有软组织。
- 用一根2号不可吸收缝线固定前后角。
- 移植物通道/固定。
- 将3~4根2号不可吸收缝线以垂直褥式缝合法缝合于后角.
- 前角、后角和半月板顶部都用记号笔标记（图38–2）。
  - 前角标记为“T”。

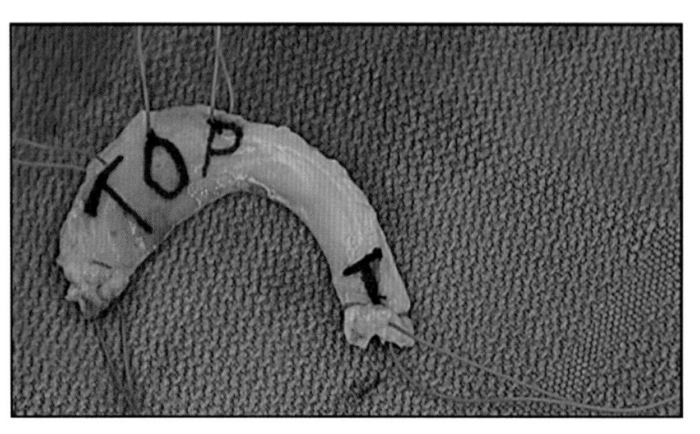

图38–2 用记号笔标记半月板上面的前角和后角

手术入路技术

- 关节镜结合开放手术固定移植物。
- 关节镜
  - 诊断性关节镜手术
    - 使用标准的前内/前外侧关节镜入路。
    - 对内侧间室的关节软骨进行评估，以确定患者是否适合进行异体半月板移植。
  - 如果满足条件，解冻同种异体半月板移植物。
    - 并记录半月板的活动程度。
  - 测量内侧间室前后径，以确认异体半月板的大小并与患者进行匹配（图38–3）。

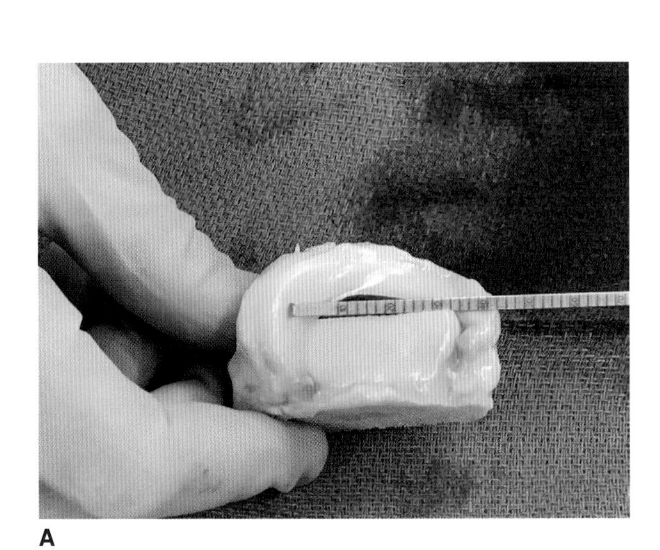

A

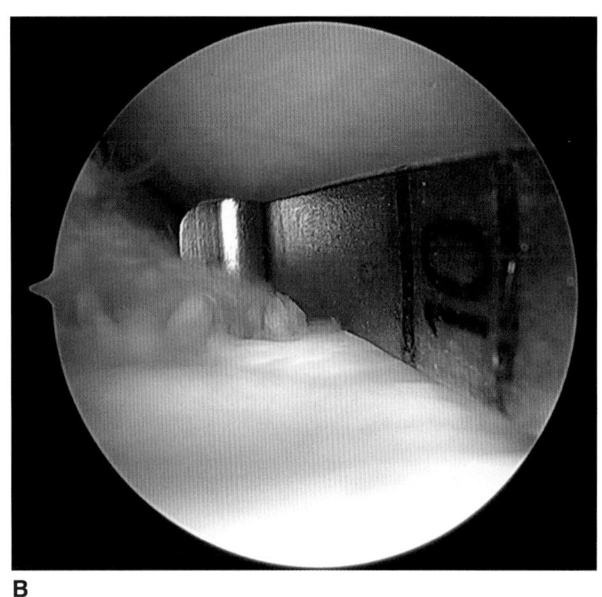

B

图38–3 测量内侧间室前后径，以确认异体半月板的大小并与患者进行匹配

  - 如果移植物大小合适/匹配，进行准备并保留内侧半月板的边缘及附着点。
    - 保留插入位置。
    - 良好的组织是进行解剖学/生物力学安全移植的前提。
  - 后方隧道位置
    - 如果前方有增生的骨赘，则可以使用骨刀进行反向髁间窝成形术（图38–4）。

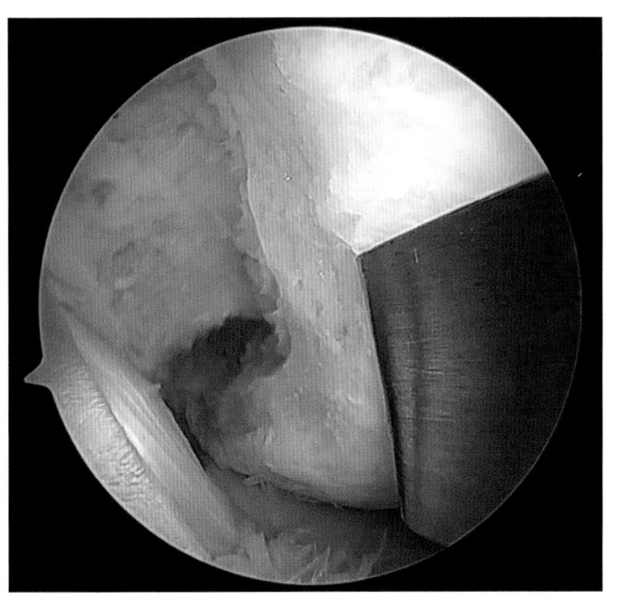

图38–4 如果有增生的骨赘则使用骨刀进行反向髁间窝成形术

- 建立一个后内侧入路，用于识别半月板在胫骨的附着点。
- 通过前外侧（AL）入路将前交叉韧带（ACL）导向器置于内侧半月板后根部的附着点（图38–5）

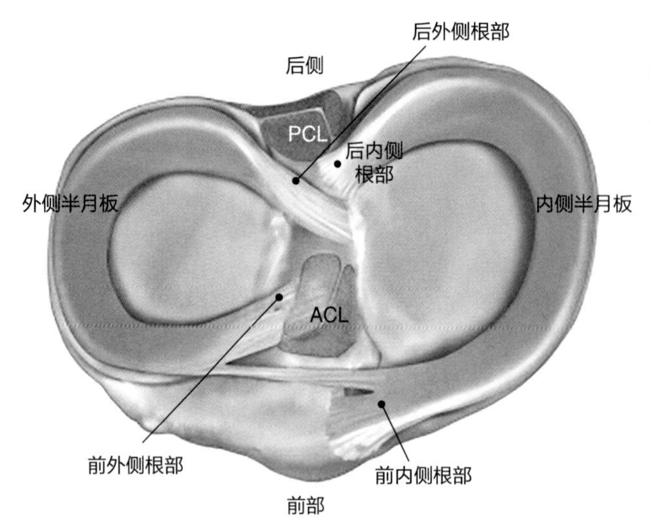

图38–5 ACL导向器经前外侧入路置于内侧半月板后根附着点。PCL，后交叉韧带；ACL，前交叉韧带

- 关节镜由前内侧（AM）入路进入，确认导向器位于后交叉韧带（PCL）下方。
- 然后将关节镜切换到后内侧（PM）入路，观察导向器在根部附着点的位置。
- 在膝关节对侧切开3cm切口，用于观察ACL导向器的定位和导针的位置（图38–6）。
- 将导丝与Hewson缝合线交换。

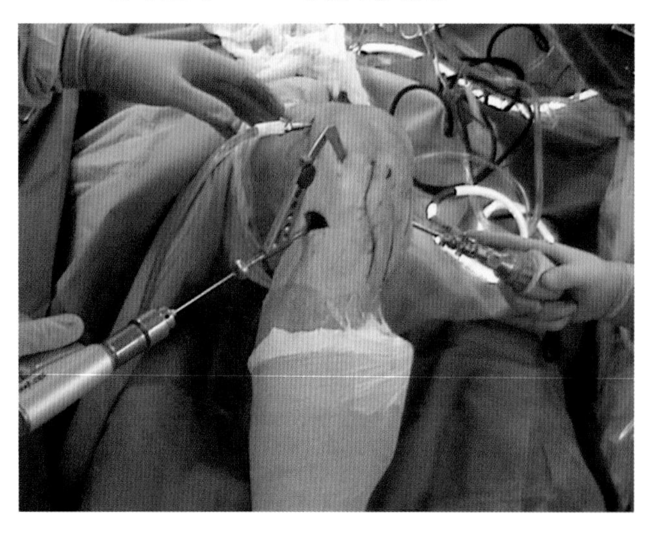

图38–6 在膝关节对侧切开3cm切口。放置ACL导向器，置入导针

- 内侧髌旁关节切开术
  - 通过前内侧入路打开前关节囊。
  - 识别半月板的前缘，并切除内侧2/3。
  - 半月板前角的边缘标有几根0号的不可吸收的编织缝线。
    - “半月形”针。
    - 垂直褥式缝合。
  - 前隧道放置。
    - 通过关节切开术将ACL导向器直接放置在原来内侧半月板前根附着部位，并通过关节镜确定。

- 在膝关节对侧面的隧道之间建立1cm的骨桥。
- 将ACL导向器定位，并将导丝从后隧道内侧1cm钻入。
- 移植物通过后，缝线将被系在顶部。
- 将导丝与Hewson缝合线交换。

- 后内侧关节切开术
  - 打开后斜韧带（POL）与内侧副韧带（MCL）窗口间隙（图38–7）。

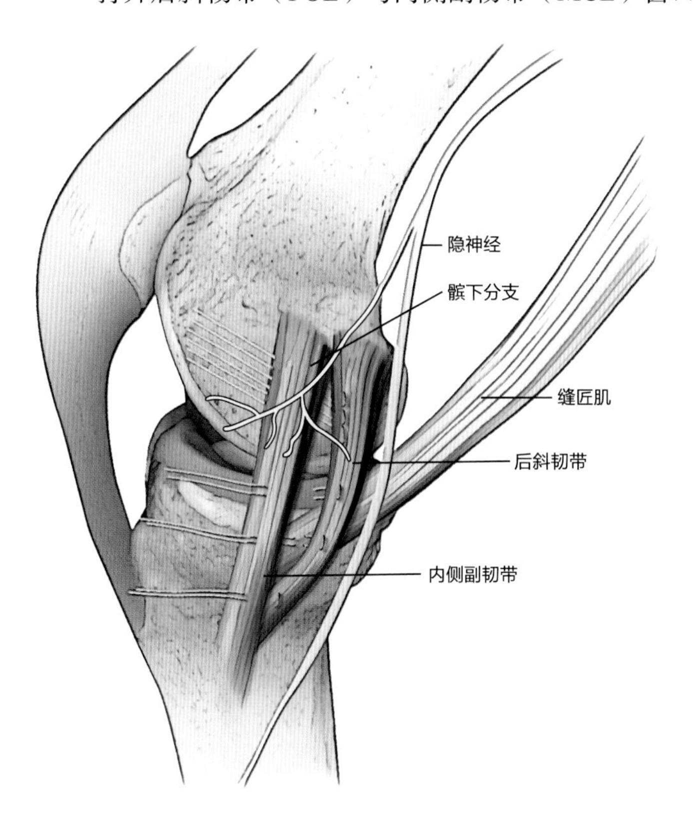

图38–7 打开后斜韧带与内侧副韧带窗口间隙

  - 识别出MCL的后边界。
  - 识别隐神经的髌下分支（切口的近端），仔细保护血管丛（图38–8）。
  - 将关节囊在MCL/POL间隔（“窗口”）中切开，形成后内侧关节切开术用作移植物通道。
  - 分离POL的附着部位，并用2号不可吸收的缝合线以水平褥式缝合法标记。
  - 识别半月板边缘并用记号笔涂成蓝色。

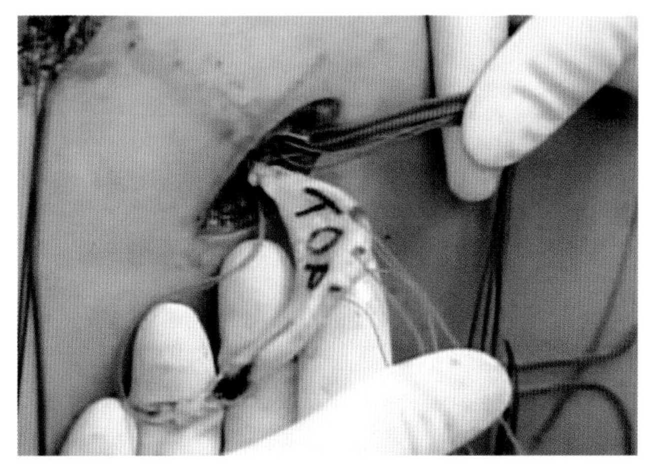

图38–8 移植物通过后内侧关节切开形成的窗口穿过

- 移植物通道
  - 在膝关节屈曲90° 时，将移植物穿过后内侧关节切开形成的窗口（图38–8）。
  - 首先穿过后角，然后在关节内通过内侧副韧带表面下穿过前角（图38–9）。

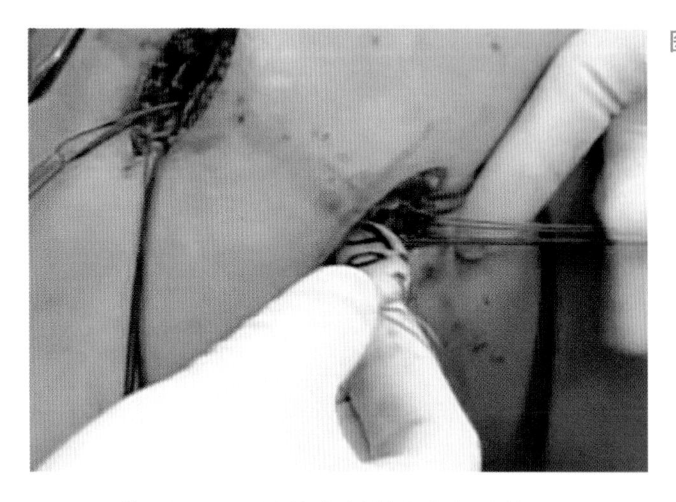

图38–9 先穿过后角，再穿过前角

    - 使用Hewson缝线穿刺器或往复缝线。
    - 在通过前角/后角后，在膝关节的屈曲和伸展活动时施加轻柔外翻应力将有助于半月板复位。
  - 一旦移植物复位，膝关节在0° ~90° 循环屈伸活动5~10次，确保先复位后角，再复位前角。
  - 将缝合线系在骨桥上，将前角和后角固定在骨隧道内（图38–10）。

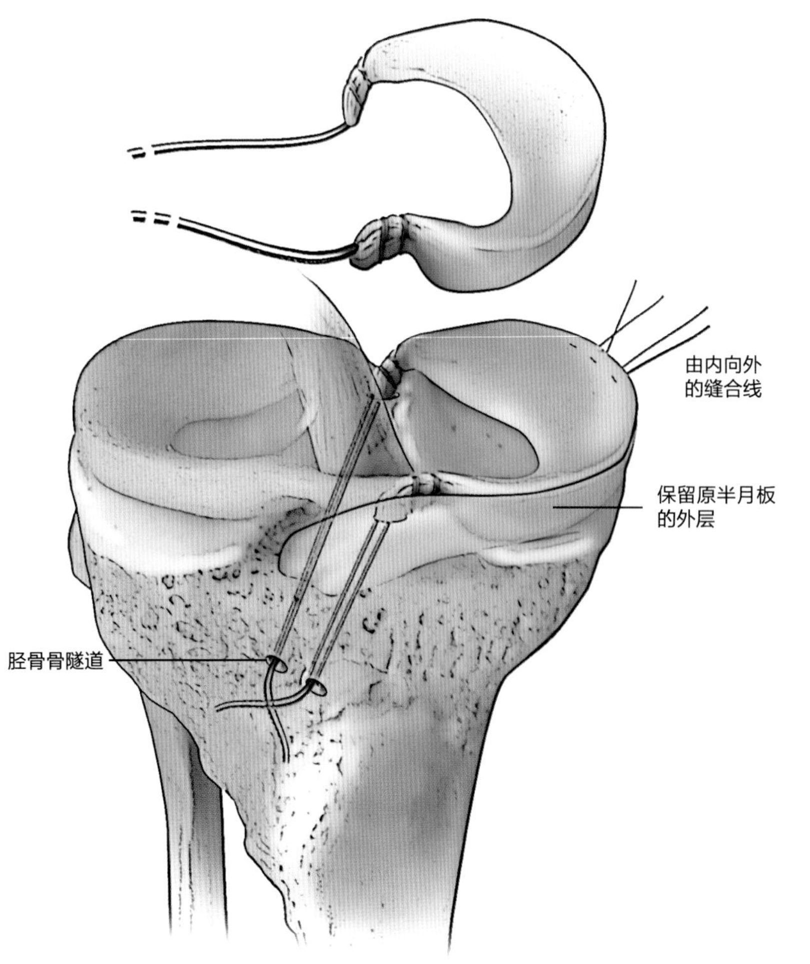

图38–10 移植物复位后，将缝线绑在骨桥上，将前角和后角固定在隧道内

● 将异体半月板移植物缝合到半月板残余组织的边缘（图38–11）。

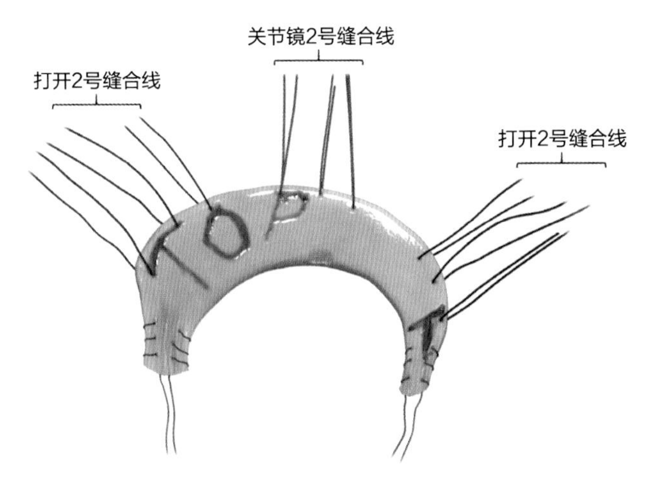

图38–11　将异体半月板移植物缝合到半月板残余组织的边缘

■ 联合切口和关节镜手术使用由内向外的技术。
■ 前角采用预先穿过的0号不可吸收编制的涤纶缝线，以开放垂直褥式缝合法缝合。
■ 后角使用预先穿过的2号不可吸收缝线，以开放垂直褥式缝合法缝合。
■ 对在关节镜下半月板体部采用2-0不可吸收半月板修复缝合线，以垂直褥式缝合法进行缝合（图38–12）。

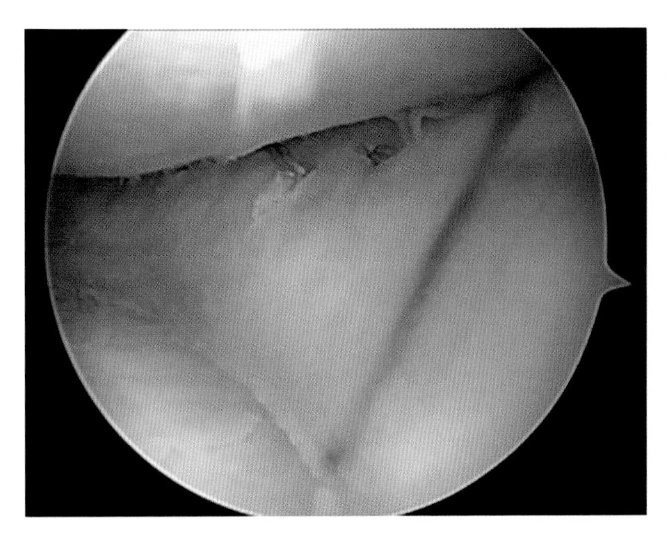

图38–12　将异体半月板体部缝合至原本半月板边缘。关节镜下用2-0不可吸收半月板修复缝合线以垂直褥式缝合法缝合

● 在膝关节屈曲20° 时，采用2号不可吸收缝合线，以水平褥式缝合法将后斜韧带（POL）在内侧副韧带后边界（窗口）缝合，以防止屈曲挛缩。

术后康复

● 在拐杖和可调活动范围支具的辅助下部分负重。
● 术后24小时开始使用持续被动活动机（CPM）。
● 直到获得90° 的被动屈曲。
● 术后活动度目标。
　■ 在1周时完全伸直
　■ 在4~6周时屈曲达90° 。

- 术后6周弃拐。
  - 膝关节充分伸直，无股四头肌滞后。
  - 肿胀消除。
  - 屈曲达90°。
  - 能够在无膝关节屈曲步态下行走。
- 物理治疗持续2~3个月。
  - 重点是全面恢复活动度和力量。
  - 术后立即开始股四头肌锻炼，直腿抬高，脚跟滑动，小腿肌肉收缩。
  - 6周时，从0°~45°开始进行闭链训练，然后慢慢增加到75°。
  - 8周后，开始低强度有氧运动（固定自行车）。
  - 6个月时，患者可恢复跑步。

推荐阅读

1. Ellingson CI, Sekiya JK, Harner CD. Meniscal allograft transplantation. In: ElAttrache NS, Harner CD, Mirzayan R, Sekiya JK, eds. *Surgical Techniques in Sports Medicine*. Philadelphia, PA: Lippincott Williams & Wilkins; 2006.
2. Griffith CJ, Kalawadia JV, Harner CD. Meniscus allograft transplantation with bony fixation. In: Hulet C, Pereira H, Peretti G, Denti M, eds. *Surgery of the Meniscus*. Berlin, Germany: Springer-Verlag Berlin Heidelberg; 2016.
3. Johannsen AM, Civitarese DM, Padalecki JR, et al. Qualitative and quantitative anatomic analysis of the posterior root attachments of the medial and lateral menisci. *Am J Sports Med*, 2012,40(10):2342-2347.
4. Johnson DL, Swenson TM, Livesay GA, et al. Insertion-site anatomy of the human menisci: gross, arthroscopic and topographical anatomy as a basis for meniscal transplantation. *Arthroscopy*, 1995,11(4):386-394.
5. Kang RW, Lattermann C, Cole BJ. Allograft meniscus transplantation: background, indications, techniques, and outcomes. *J Knee Surg*, 2006,19(3):220-230.
6. Kohn D, Moreno B. Meniscus insertion anatomy as a basis for meniscus replacement: a morphological cadaveric study. *Arthroscopy*, 1995,11(1):96-103.
7. LaPrade RF, Wills NJ, Spiridonov SI, et al. A prospective outcomes study of meniscal allograft transplantation. *Am J Sports Med*, 2010,38(9):1804-1812.
8. Shaffer B, Kennedy S, Klimkiewicz J, et al. Preoperative sizing of meniscal allografts in meniscus transplantation. *Am J Sports Med*, 2000,28:524-533.

第39章

关节镜下同种异体外侧半月板移植

(COTT A. RODEO)

背景

- 半月板在膝关节应力传导过程中的作用已经得到证实。
- 半月板缺失导致膝关节软骨接触应力增加，易发生进行性关节退变。
- 大量的临床研究表明，半月板损伤与进行性膝关节软骨退变之间存在明显联系。
- 外侧半月板比内侧半月板在间室应力传导中发挥的作用更大[1]。
    - 内侧半月板传递50%的间室负荷。
    - 外侧半月板传递70%的间室负荷。
    - 半月板承受50%的伸展负荷，85%的屈曲负荷[2]。
- 相比而言，外侧半月板切除术后膝关节退行性改变的进展比内侧半月板切除术后快。
- 一组患者的研究显示：外侧半月板切除术后，更快发生膝关节退行性改变。
    - 这种情况最常见于青春期女性。
    - 外翻膝可能是原因之一。
- 急性创伤性半月板损伤的年轻患者，退行性改变进展可能更快，而随着时间的推移，退行性改变逐渐进展，膝关节逐渐适应了半月板功能丧失的情况。
- 半月板在维持膝关节的稳定性中发挥重要作用。
- 在前交叉韧带（ACL）缺失的膝关节轴移试验中，外侧半月板起到限制外侧间室移动的作用[3]。

半月板次全切除手术的适应证

- 可能需要进行外侧半月板次全切除手术的特殊撕裂模式。
    - 桶柄样撕裂。
    - 放射状撕裂，延伸至关节囊。这种撕裂模式通常发生在前角和体部的交界处，几乎只发生在外侧间室。
- 半月板损伤的典型症状是膝关节疼痛和肿胀。

- 既往行外侧半月板切除术的患者，在进行ACL重建时应考虑同时行外侧半月板移植，使外侧半月板重新起到膝关节辅助稳定器的作用。

禁忌证

- 股骨外侧髁或胫骨平台外侧广泛、累及全层的软骨丢失。
- 另外，若有局部软骨损伤可能适合进行软骨修复或表面置换。
- 行半月板移植时，软骨缺损可接受的大小和位置的阈值仍然未知。
- 由于胫骨平台外侧后缘侵蚀性软骨缺失较难治疗，可视为相对禁忌证。
- 股骨外侧髁结构的重建，若伴随股骨髁扁平则为禁忌证。
- 当外翻膝的机械力线轴移位至胫骨外侧时，应同时行截骨术以纠正力线。

在无症状膝关节中预防性半月板移植有作用吗?

- 通常，患者在半月板切除术后早期无症状，然而考虑到年轻患者外侧半月板长期缺失会带来膝关节的退行性变引起一系列问题，早期进行外侧半月板移植可以有效防止膝关节退行性改变。
- 早期或“预防性”移植的基本原理是：预防已知的外侧半月板切除术的后遗症。
- 由于半月板移植在早期软骨退变的情况下效果较好，因此可以考虑早期移植。
- 建议通过一系列的查体和影像学资料监测这些患者的膝关节状态，如果患者膝关节出现积液或MRI扫描显示开始发生进行性退行性改变，即使没有明显症状也可以考虑进行移植。
- 测量MRI T2弛豫时间（作为胶原组织的测量）和T1rho（作为蛋白多糖含量的测量）可能有助于MRI在标准形态学出现明显变化之前监测到软骨的变化。
- 在未来，敏感的血清和滑膜液生物标志物早于MRI表现进行诊断。

半月板移植的患者评价

- 详细的病史及检查。
- 了解患者的期望和目标。
- 回顾以前的手术记录。
- 进行详细的体格检查，尤其要注意站立姿势、切口、有无积液、关节活动范围、韧带稳定性、关节压痛。
- 拍摄站立位（负重）X线片，包括屈曲时的侧位X线片，以显示膝关节的后侧面。
- 下肢全长片从髋关节到踝关节测量下肢力学轴线。
- MRI评估关节软骨、软骨下骨结构、残余半月板、内侧间室和髌股间隙状态（图39–1）。

移植物的大小和获取

- 移植物的大小与胫骨的大小有关。
- 组织库通常使用普通X线片测量胫骨平台的长度和宽度。
- MRI也可用于测量胫骨平台的长度和宽度。

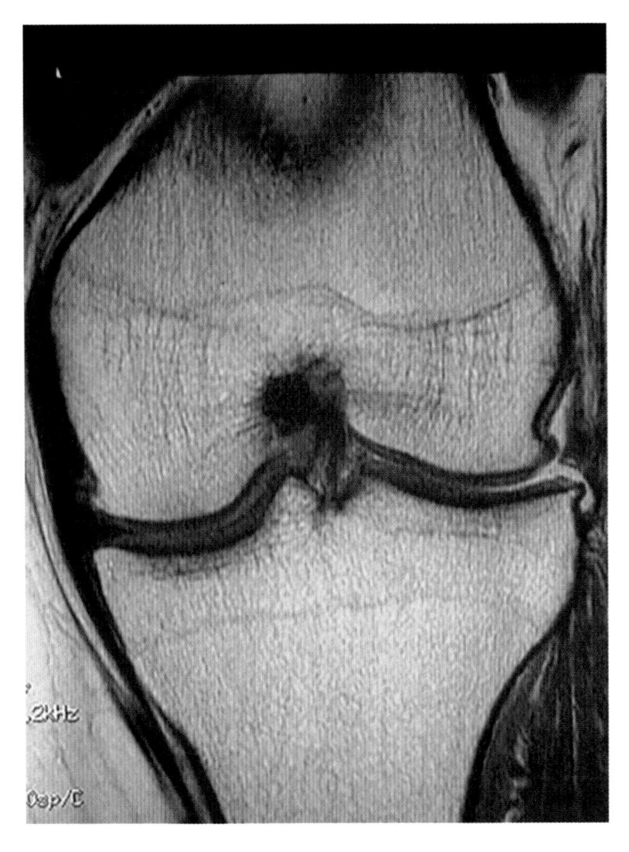

图39–1 MRI用于评估关节软骨、软骨下骨结构、残余半月板以及内侧间室和髌股间隙的状态。MRI图像显示外侧半月板缺失，关节软骨完整，软骨下骨结构完整

- 如果组织库提供无骨块附着的半月板，以下方法可以预测半月板尺寸[4]。
  - 侧位X线片（AP）测量半月板“宽度”。
    - 从胫骨髁间嵴隆起的中点到平台边缘。
    - 1：1的比例。
  - 侧位X线片测量半月板的“长度”。
    - 内侧=平台矢状面直径的80%。
    - 外侧=平台矢状面直径的70%。
- 半月板尺寸与间室不匹配的情况，容错性未知。
- 由于移植半月板的角部很难达到骨性解剖附着，因此应避免移植物过小使半月板难以缝合固定至关节囊。

手术技术的一般注意事项

- 生物力学研究表明，与单用缝线固定角部相比，骨固定具有更好的移植物固定强度[5]。
- 骨固定可以选择连接前角和后角的单个骨栓或连接前角和后角的共同骨槽（“锁眼”技术）(图39–2)。
- 共同骨槽的优点是它保持了前角和后角及其与骨的连接点之间的解剖关系。
- 共同骨槽技术的一个潜在缺陷是为避免在做中心骨槽时损伤ACL，骨槽可能会偏向外侧间室。
- 前角和后角的单个骨栓的优点是它们可以分别放置在ACL的前后实现解剖附着点重建。
- 将移植物安全地缝合固定到关节囊至关重要，后外侧关节囊比内侧关节囊松。
- 外侧半月板比内侧半月板移动性大。

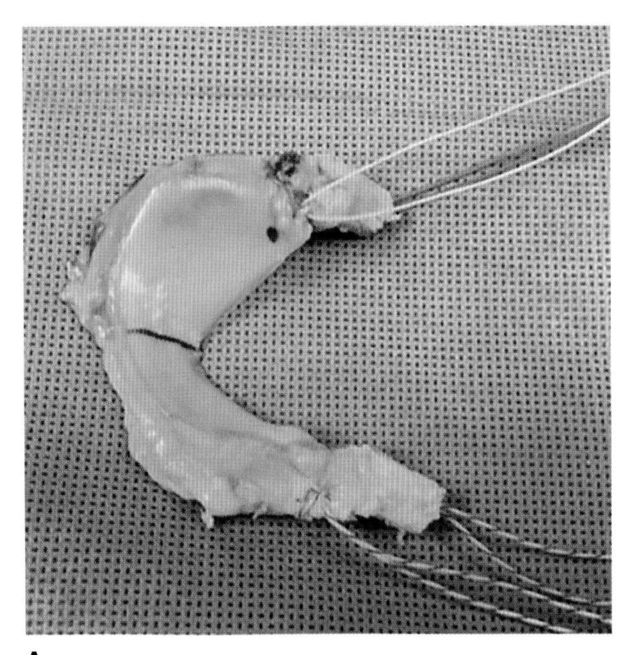

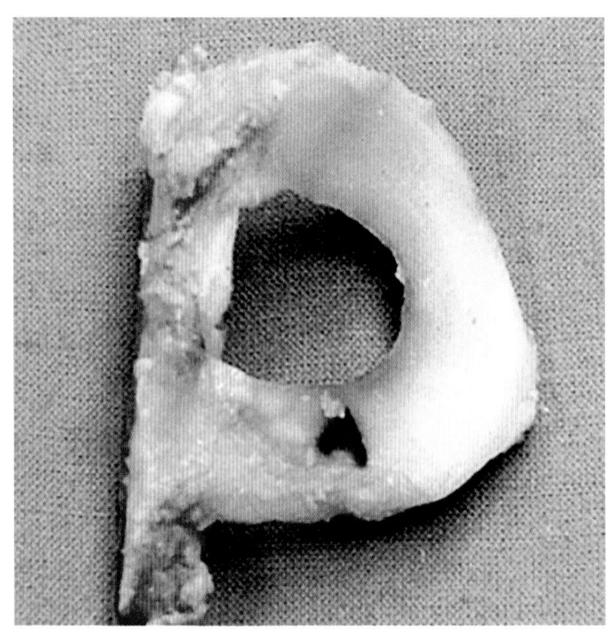

A B

图39-2 A. 同种异体半月板，用单个骨栓分别固定在前角和后角上；B. 用连接前角和后角的共同骨槽制备半月板异体移植物

外侧半月板移植的手术步骤

- 建立标准的前内侧和前外侧入路。
- 内侧入路应高于外侧入路，方便手术器械通过髁间隆起进入外侧间室。
- 将膝关节置于“4”位置，屈曲90°，内翻应力打开外侧间室。
- 外侧间室通常比内侧间室空间更大，因此施加内翻应力通常可以获得足够的工作空间。
- 在狭窄的外侧间室中，可以用18号腰穿针由外向内完成髂胫束和（或）外侧关节囊的“多点针刺松解”。尽管在打开外侧间室中很少需要使用这项技术。
- 使用刨刀处理关节囊边缘。将半月板红区的小块残余（2~3mm）与关节囊进行缝合（图39–3）。

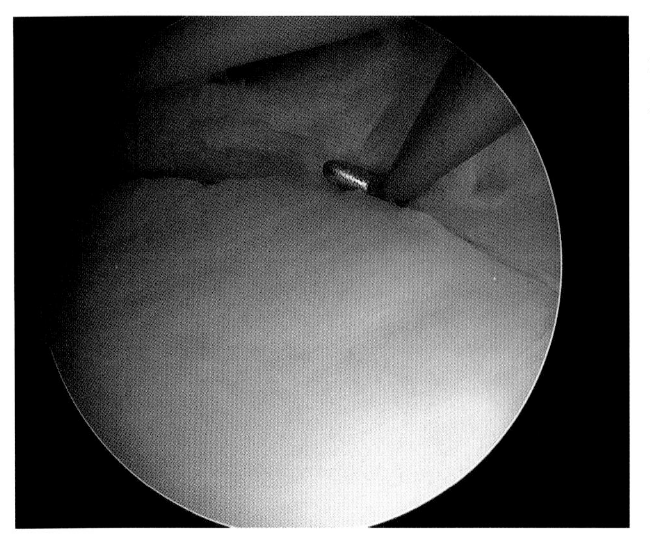

图39-3 准备好关节囊边缘，将半月板红区的小块残余（2~3mm）与关节囊进行缝合

分离骨道技术

- 隧道制备使用ACL标准导向器（图39–4）。
- 推荐直径为9mm的隧道。
- 采用逆行钻孔可以为后角制作盲端隧道（Arthrex Inc., Naples, FL）（图39–5）。

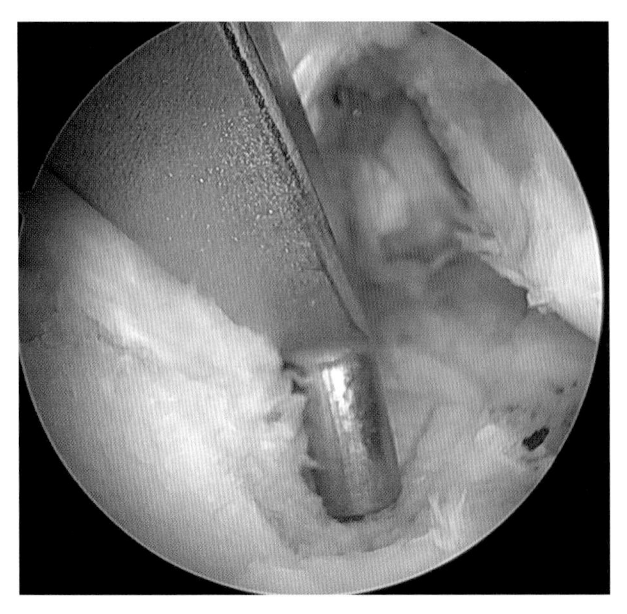

图39–4　隧道放置采用标准ACL矢量导向器

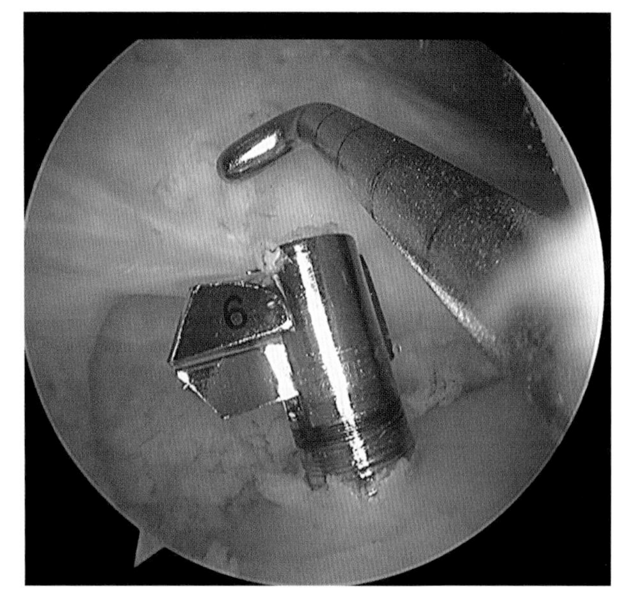

图39–5　旋转刀片或逆行钻可用于制作后角的盲端隧道

- 前角隧道通过小切口顺行钻孔用于移植物的插入（图39–6）。
- 确定后角的解剖附着点至关重要。通常有一些残留的半月板可以参考后角附着部位的定位。

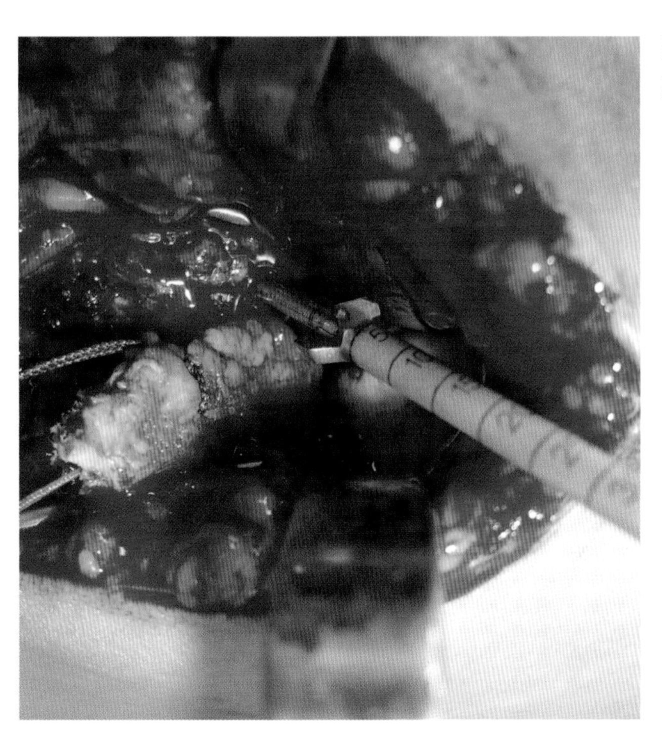

图39–6　前角隧道通过小切口顺行钻孔用于移植物的插入

- 术中透视可明确后角隧道位置。
- 如果外侧髁间棘突出明显，可少量去除以获得良好的观察效果并进入后角附着部位。
- 也可以做微小髁间窝成形术，从股骨外侧髁ACL止点下方取出一些骨，以改善视野。这也有助于移植物后角和附着骨块进入后角隧道（图39–7）。

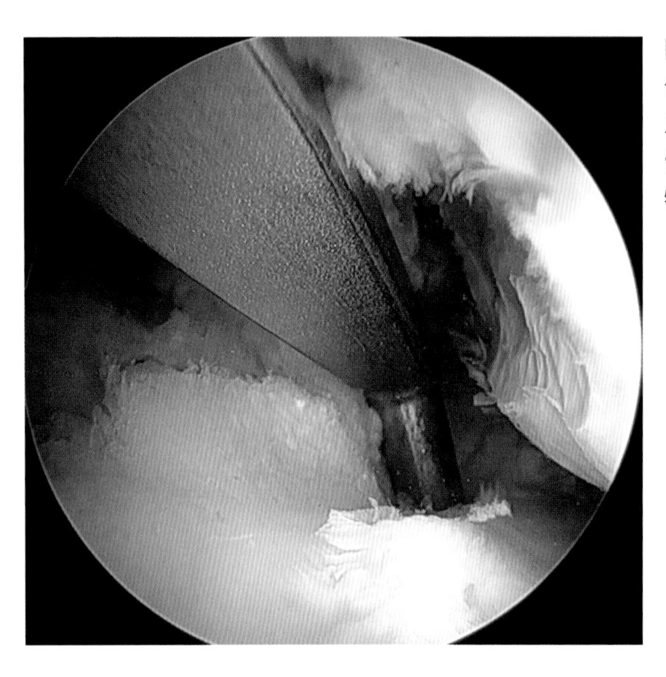

图39-7 可以切除少量外侧髁间嵴，也可以做微小髁间窝成形术，从ACL止点下方的外侧股骨髁上取下一些骨，以获得良好的视野，并帮助移植物后角和附着的骨块进入后隧道

- 70° 关节镜有助于观察后方。
- ACL矢量导向器用于引导针插入。导针需小心钻入，注意不要深入后方，以免危及后方血管、神经结构。
- 一旦导针定位完成，移除矢量导向器，并在计划的导针入口位置放置一个刮匙。当导针进入后方时，使用刮匙充当“后挡”阻挡导针，从而保护后方血管神经结构（图39–8）。
- 用9mm钻头钻隧道，避免深入后方。

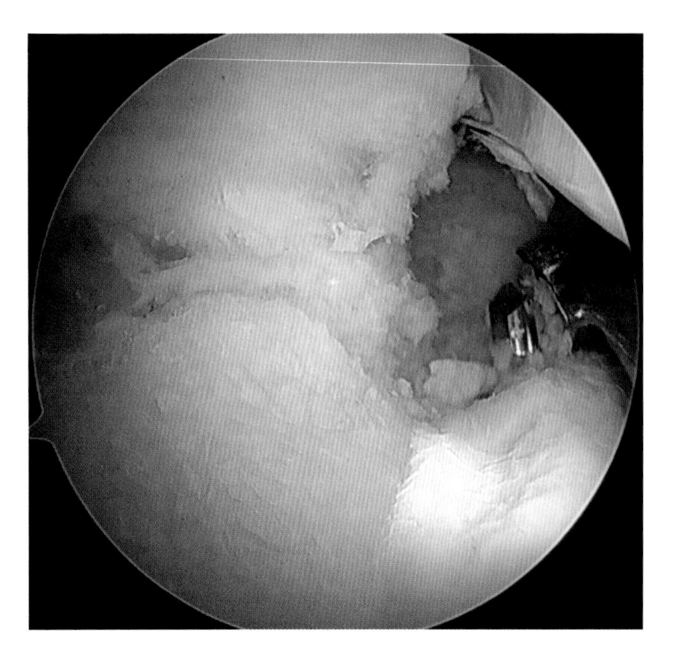

图39-8 计划的导针入口位置放置一个刮匙作为“后挡”，在导针进入后方时阻挡导针，以保护后方神经、血管结构

- 沿髌腱外侧缘做外侧髌旁切口。这个切口需要足够大以导入移植物（图39–9）。前角隧道也可以通过这个切口顺行钻孔。
- 引导线穿过后角隧道，用于引导后角骨块缝合线穿入后角隧道（图39–10）。
- 一根手指通过前面的切口插入，以帮助复位移植物到达膝关节后部，进入解剖位置。

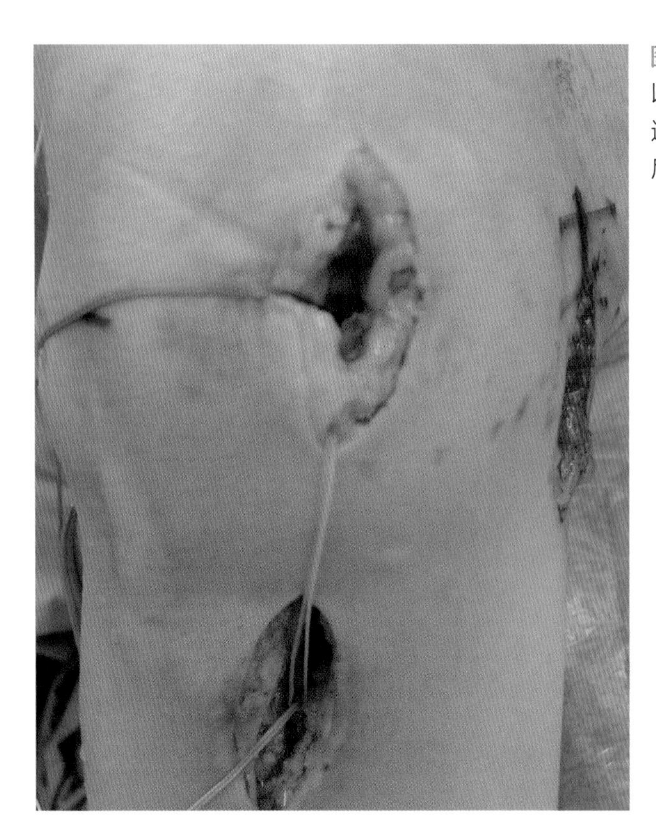

图39–9 沿髌腱外侧缘做外侧髌旁切口以置入植骨块。图中有一个隧道钻孔的远端切口，一个由内向外半月板缝合的后外侧切口

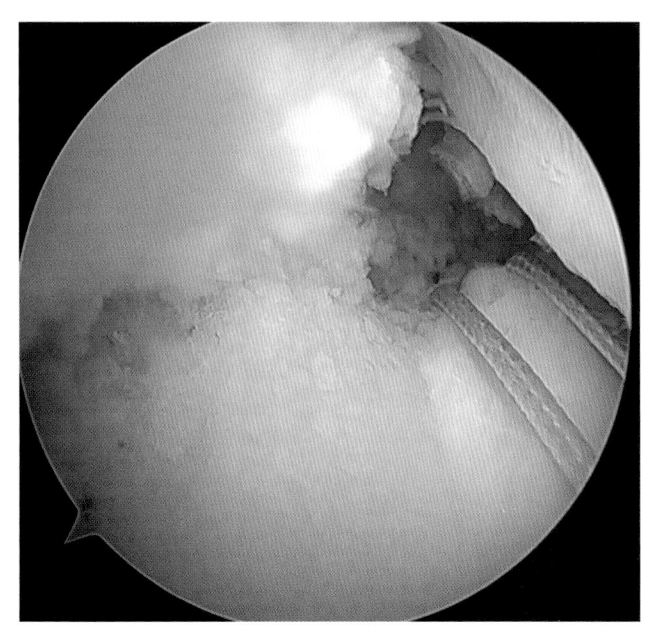

图39–10 穿过后角隧道的引导线用于将连接到后角骨块的缝合线引导穿入后角隧道

- 用预先缝合于移植物中后1/3的缝线协助将移植物拉入膝关节，然后将缝合线穿过后外侧关节囊，并通过修复半月板的后外侧切口（图39–11）。

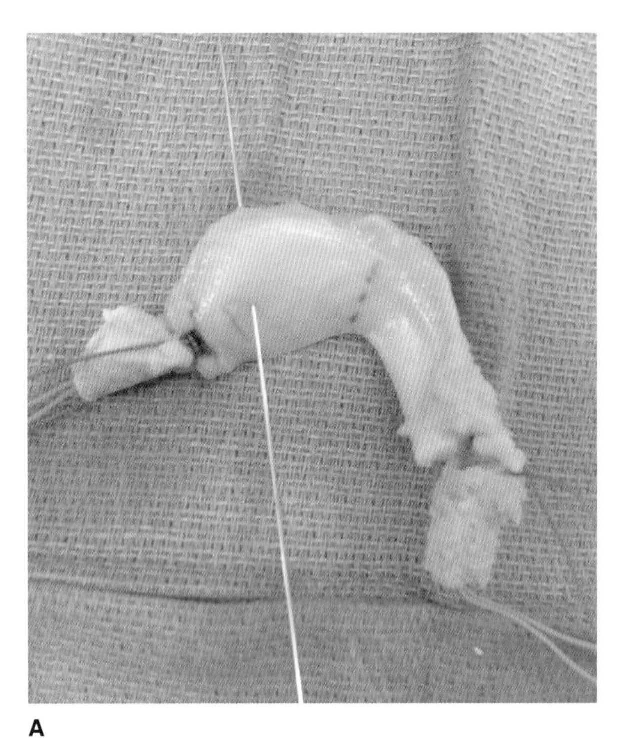

A

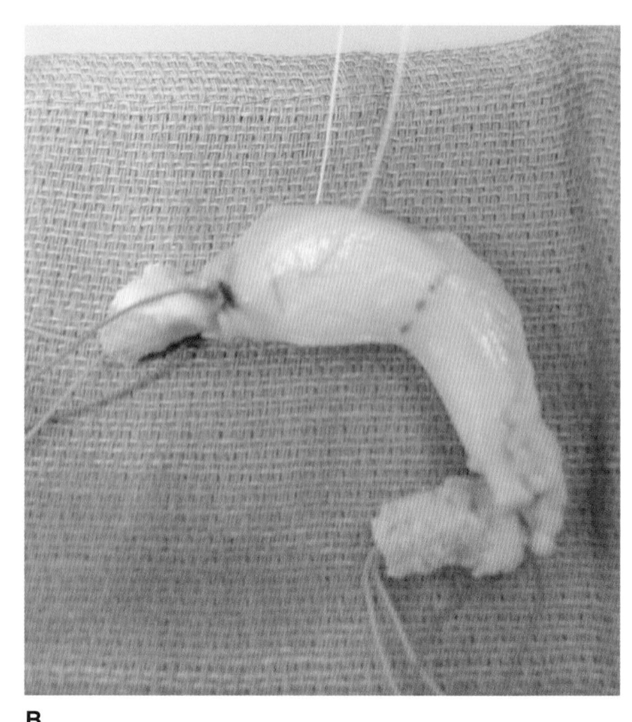

B

图39–11 使用预先缝合于移植物中后1/3的缝线协助将移植物拉入膝关节。A. 半月板修复长针穿过同种异体移植物；B. 缝合线位于中后1/3交界处

- 由于“致命弯角”的存在，骨栓通过后角隧道可能会比较困难。上面提到的探针和引导线在这一步非常有用（图39–12）。
- 笔者更倾向采用标准的由内向外缝合技术，将半月板固定在关节囊上。

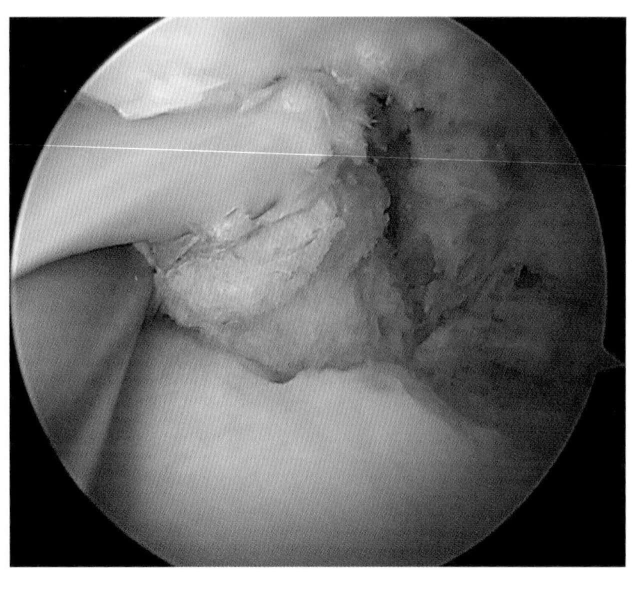

图39–12 连接到后角的骨栓复位到后角隧道

- 不可吸收2-0编织缝线缝合。在半月板的股骨和胫骨两侧缝合。最佳缝合方法是使用垂直褥式缝合半月板的环形胶原纤维（图39–13）。
- 后外侧放置牵开器，保护后方神经、血管结构。

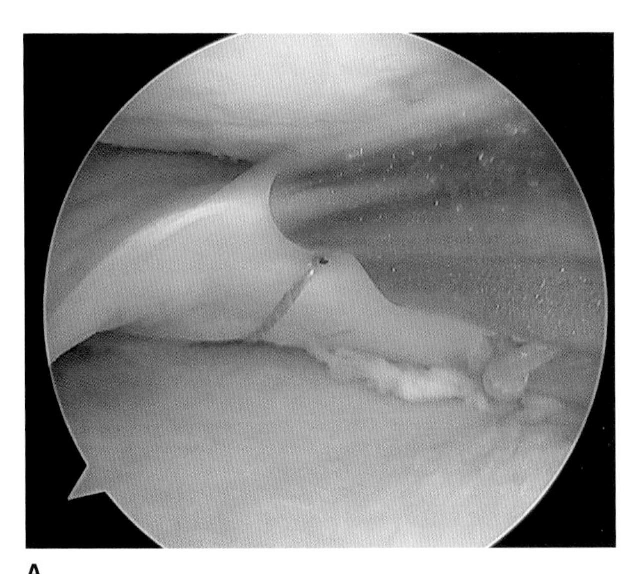
A

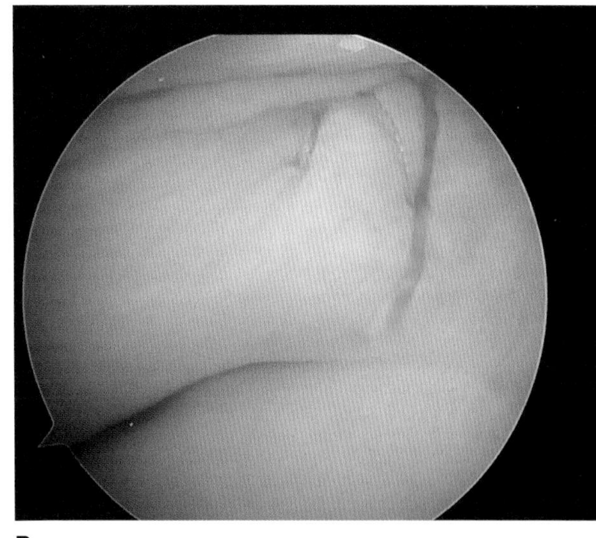
B

图39–13 不可吸收2–0编织缝线缝合，放置在半月板的胫骨（A）和股骨（B）两侧，最好是垂直褥式缝合

- 建议在钻取前角隧道之前，先将半月板的后部缝合固定到关节囊上，这样可以根据需要调整前角隧道的位置，如果移植物的大小不合适也可以进行调节。
- 通常将9~10根缝线预置于半月板周围。
- 通过开放切口可以很轻松地缝合移植物的最前端。通过开放切口使用小针（OS-2）带不可吸收编织缝线缝合移植物前角效果良好（图39–14）。
- 将缝合线在胫骨前皮质打结（图39–15）。

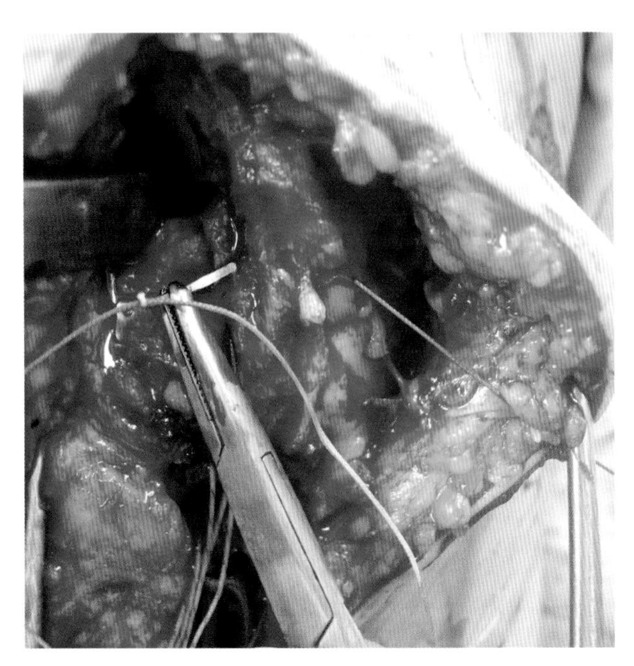
图39–14 移植物最前端通过开放伤口缝合

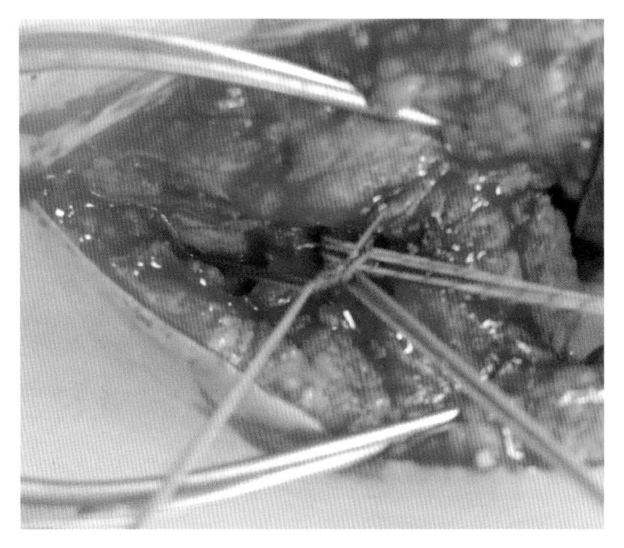
图39–15 将缝合线在胫骨前皮质上打结

骨槽（锁眼）技术

- 需要外侧髌旁切口。
- 重要的是要尽可能地靠近中心（内侧），避免为了防止损伤ACL而将骨槽过度偏向外侧间室（图39–16）。

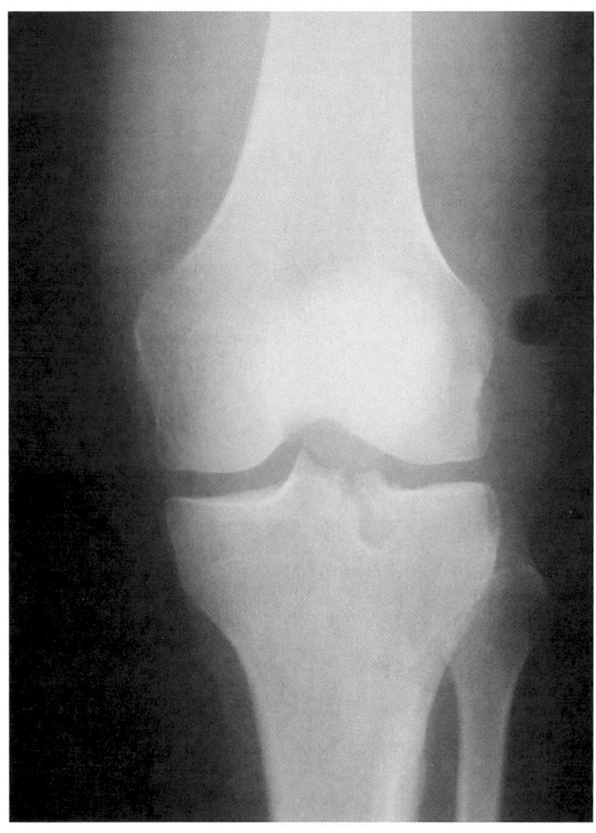

A

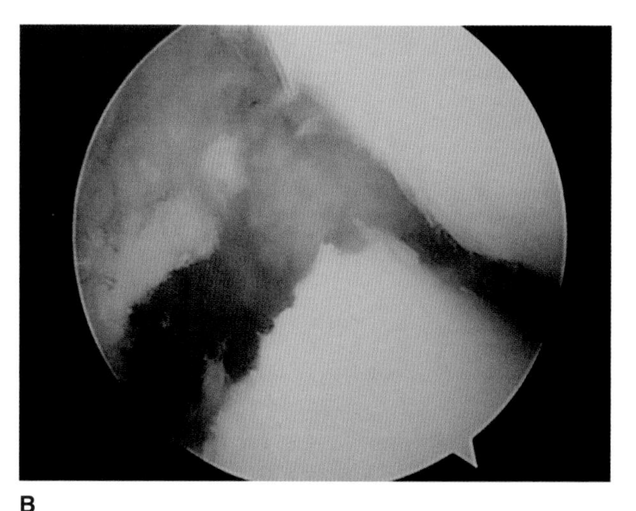

B

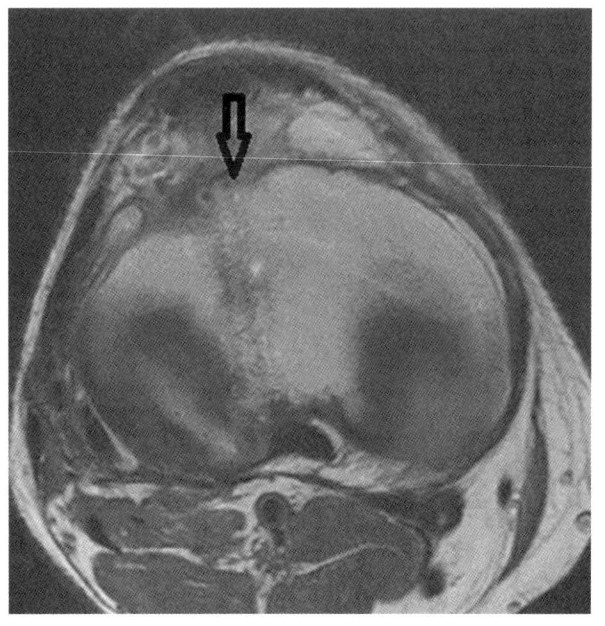

C

图39–16 骨桥的接收槽。A. 普通X线片；B. 关节镜视图；C. 轴向MR图像显示外侧间室的骨槽（箭头）

- 特殊器械可以帮助在胫骨上制作燕尾形（图39–17）或锁眼形（图39–18）骨桥和受体槽。

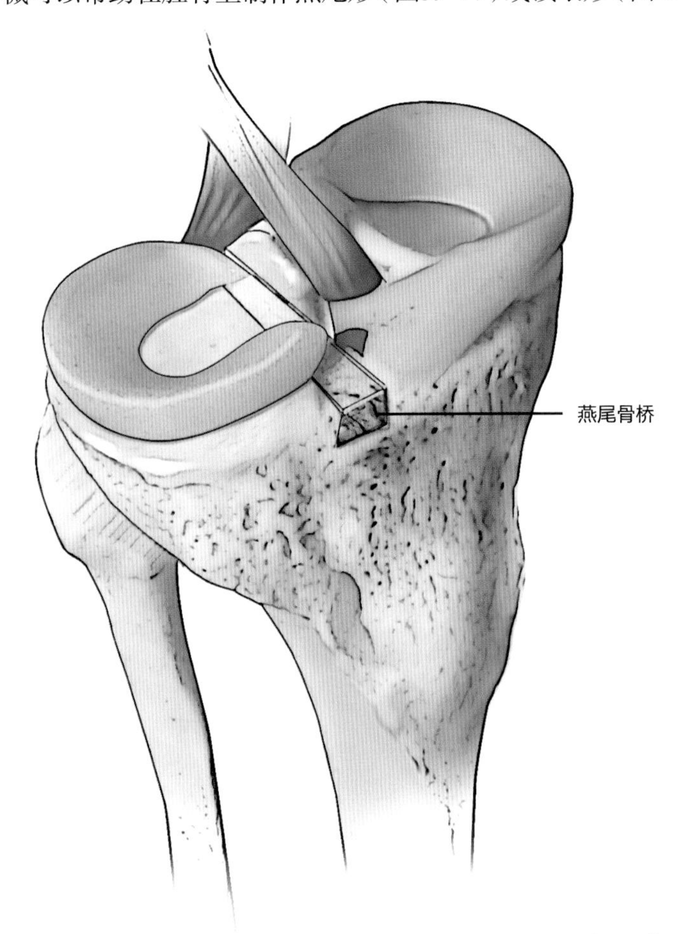

图39–17 采用普通骨桥制备半月板同种异体骨移植。此图显示了“燕尾”技术

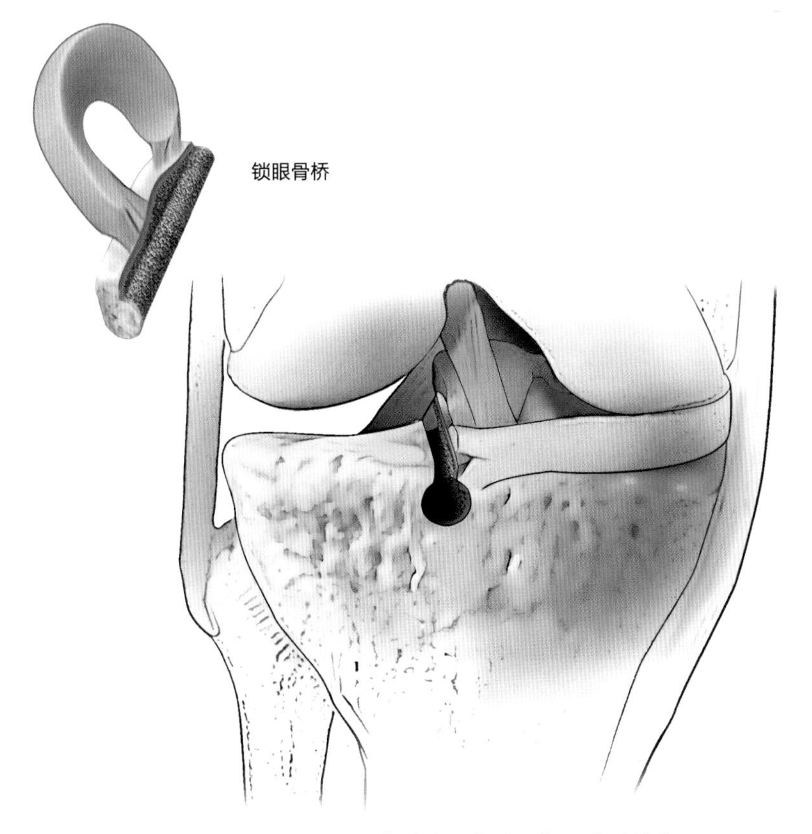

图39–18 采用“锁眼”技术制备半月板异体移植物

- 也可以在胫骨表面下8~10mm处钻入引导针。术中透视验证引导针位置是否合适。然后用8mm或9mm的空心钻在引导针引导下钻孔（图39–19）。使用小钳子或刮匙可以用来在关节表面进一步给骨槽的开口塑形。
- 70° 关节镜可用于观察后方，在直视下钻入导针和钻头，防止后方的神经、血管损伤。
- 通过将骨块轻轻压入受体槽中植入移植物。连接半月板后角的缝线可从后外侧切口穿出，在将骨块推入槽口时提供一个将半月板拉入关节的力量。
- 通过压配固定的方式通常可以较为稳定地固定移植物，如果对骨块在骨槽中的稳定性有顾虑，可以在骨栓与骨槽的交界面置入界面螺钉。

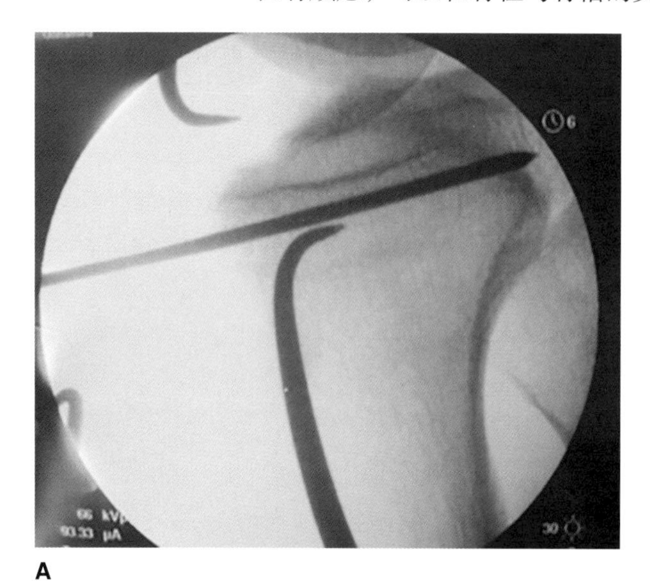
A

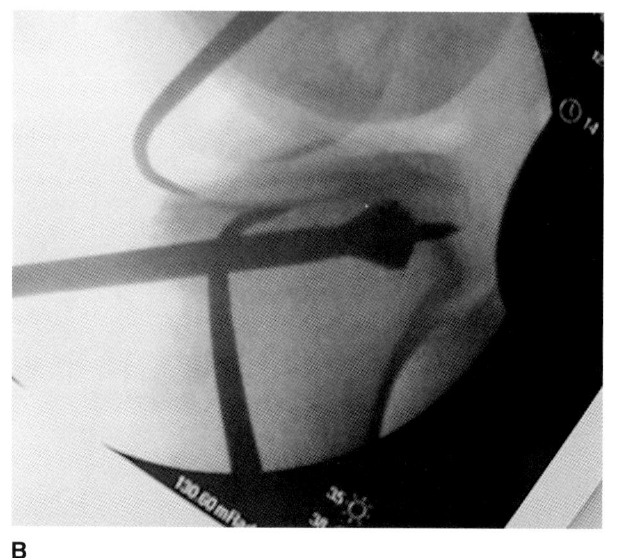
B

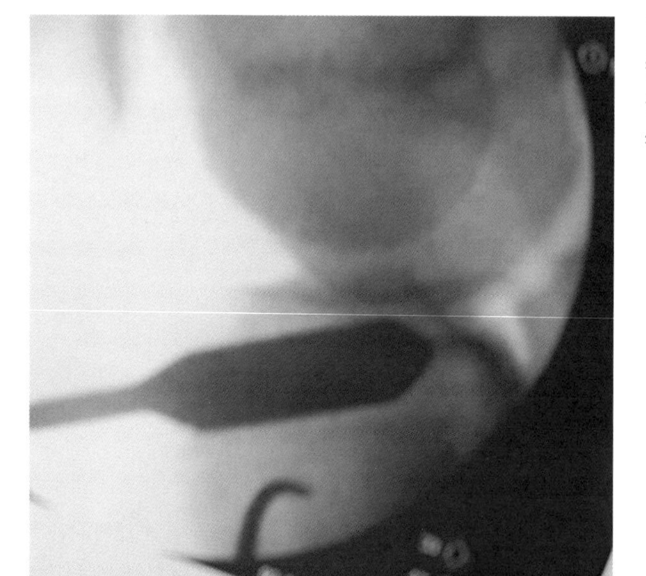
C

图39–19 A. 首先在胫骨表面下8~10mm处放置一个导针，制备好受体的骨槽，术中透视可验证引导针的位置是否合适；B. 然后用8mm或9mm的空心钻在引导针引导下钻孔；C. 用锉刀在关节表面进一步处理骨槽的开口

带半月板的半胫骨平台同种异体骨软骨移植

- 在少数外侧胫骨平台合并外侧半月板损伤的情况下，可考虑联合外侧半月板的半胫骨平台同种异体骨软骨移植（图39–20）。
- 这种方法的优点是保留了原本半月板前后角的附着位点。
- 该方法还允许替换受损的胫骨平台。因为无法到达胫骨后部进行软骨修复，所以难以使用标准软骨修复技术完成该区域的软骨修复。

- 这种技术需要类似于单间室成形术的手术显露。
- 移植物用加压螺钉固定在胫骨上。
- 由于重建血管和移植骨的“爬行替代”需要较长时间，因此胫骨骨段厚度不应超过12mm。
- 接受该手术后需要长时间的负重保护以使血管再生。早期或过度负重可能导致“微损伤”的积累，并可能在血管重建和骨段的爬行替代之前发生骨的塌陷。在骨软骨移植中，骨小梁的修复和重建都需要血管的再生。

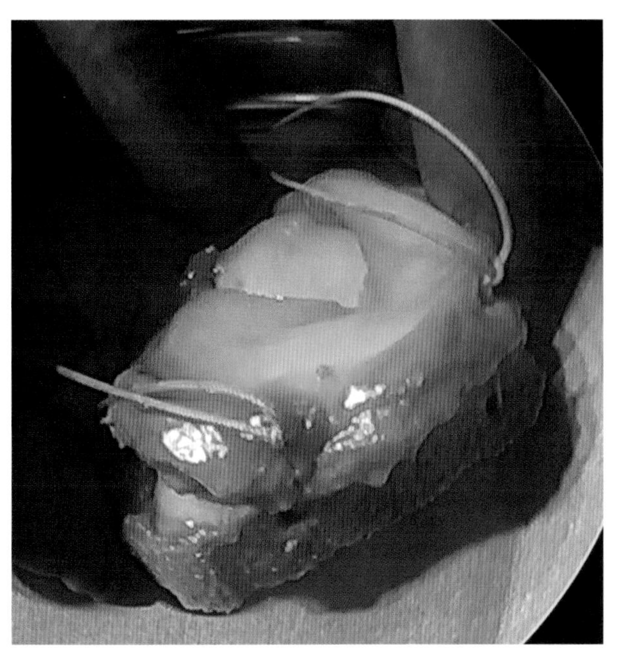

A

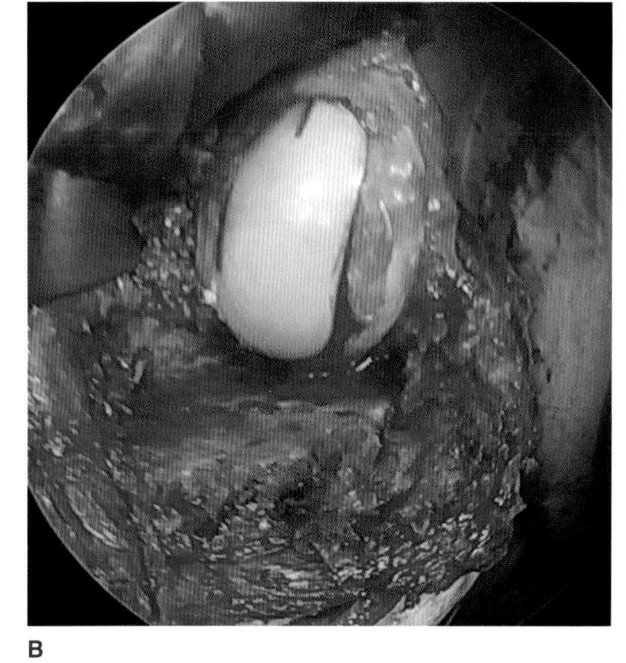

B

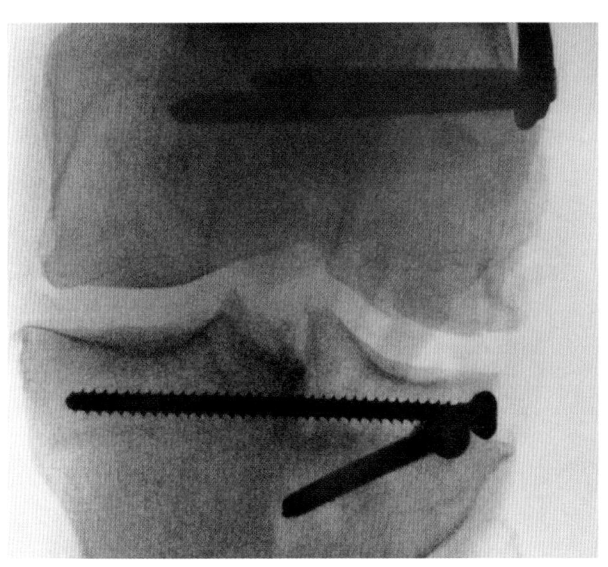

C

图39-20　A. 附着半月板的半胫骨外侧平台同种异体骨软骨移植物；B. 胫骨外侧平台的受体部位，该患者还接受了同种异体骨软骨移植，以重建外侧股骨髁；C. 半胫骨外侧平台同种异体骨软骨移植物螺钉固定术后的X线片

移植物准备

单个骨栓半月板移植

- 推荐长10mm、直径9mm的骨塞。
- 使用小摆锯和咬骨钳来制作骨栓。
- 骨栓附着在后角的方向应与骨隧道的方向一致（图39–21）。
- 在每个骨栓上纵向钻一个小孔。将缝线穿过这个小孔（图39–22）。这些缝合线用于将骨块拉入隧道，然后将连接到前角骨栓和后角骨栓的缝合线在胫骨前皮质上打结捆绑在一起。

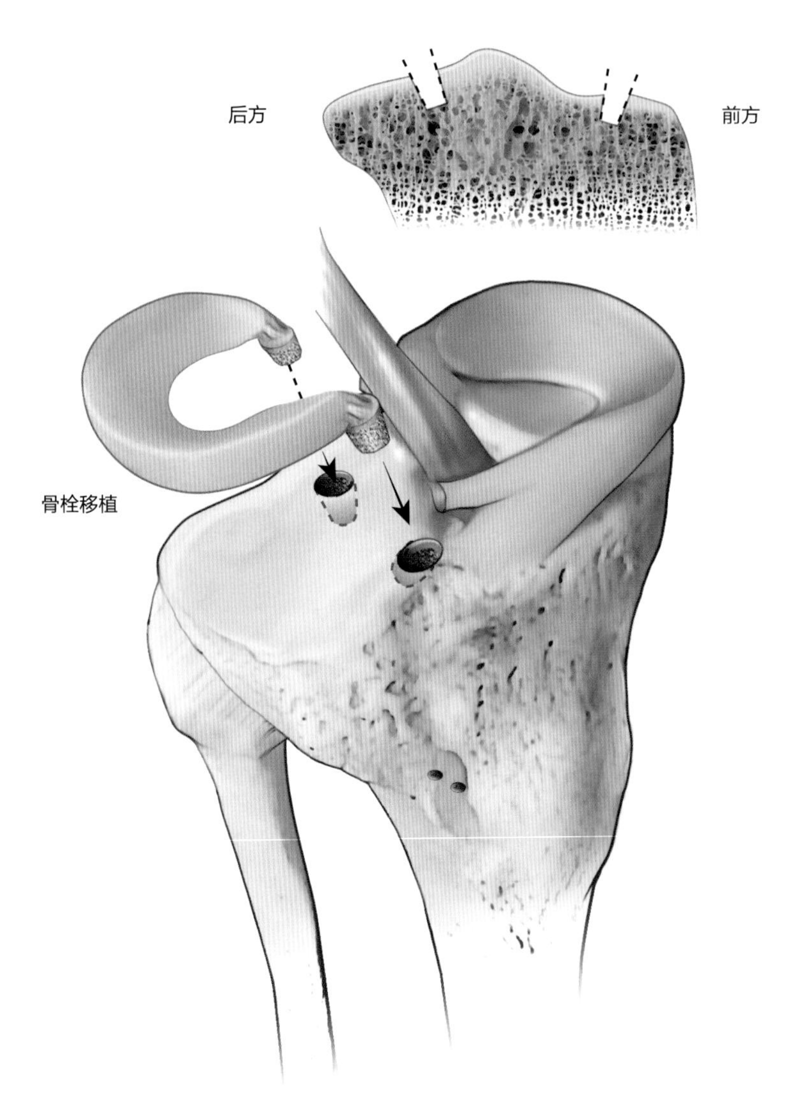

图39–21 骨栓附着在后角的方向应与骨隧道的方向一致

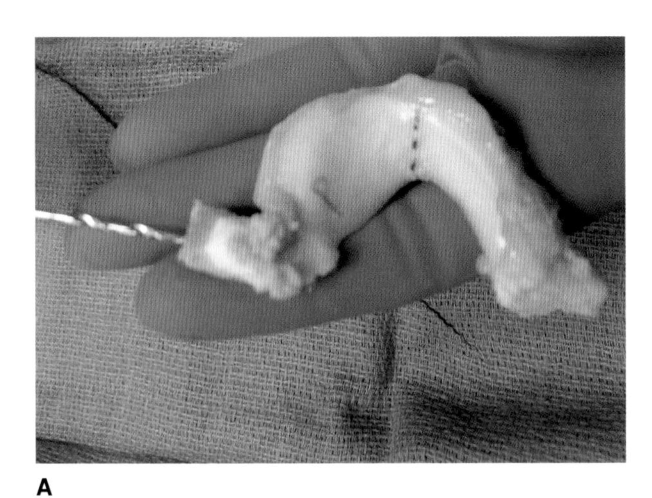

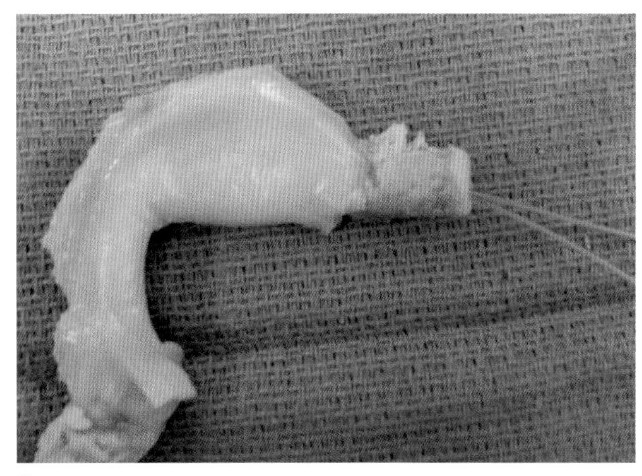

A B

图39-22 在每个骨栓上钻一个小孔，然后将缝线穿过这个钻孔。A. 在骨栓上钻一个2.0mm的孔；B. 将缝线穿过骨栓上的钻孔

骨槽/锁眼技术的移植物制备

- 可以徒手完成，也可以使用器械完成。
- 骨应该适度地紧贴在受体骨槽中。
- 前后长度需要匹配受体胫骨平台的前后尺寸。

合并手术

- 在移植半月板的同时可以进行软骨修复、ACL重建或截骨。

合并软骨修复

- 笔者更倾向使用同种异体骨软骨组织来治疗较大的软骨损伤（图39–23）。
- 可能需要扩大外侧髌旁关节切口来插入同种异体骨软骨移植物。
- 若股骨外侧髁缺损位置较后，需要膝关节过屈，然后在植入异体半月板前植入骨软骨移植物，因为在异体半月板植入后应避免膝关节过屈。
- 否则，先做股骨外侧髁的受体部位，然后放置半月板同种异体移植物，再放置骨软骨同种异体移植物。采用这一顺序的基本原理是：受体位置的制备在间室中创造了更多的空间，以帮助插入半月板移植物。然而，半月板缝合过程可能出现骨软骨移植物的磨损，因此先完成半月板同种异体移植物的插入和缝合，然后植入骨软骨移植物。

合并截骨术

- 通常情况下，针对膝关节内翻进行的截骨术可合并外侧半月板移植完成。笔者更倾向于股骨远端楔形开放截骨术。
- 避免胫骨侧截骨，因为在半月板植骨固定时，胫骨中存在骨隧道或骨槽。
- 首先完成异体半月板移植部分，然后截骨。其原理是：在半月板同种异体移植物置入时需要对膝关节施加内翻应力，截骨后应避免缝合和过度的内翻应力。

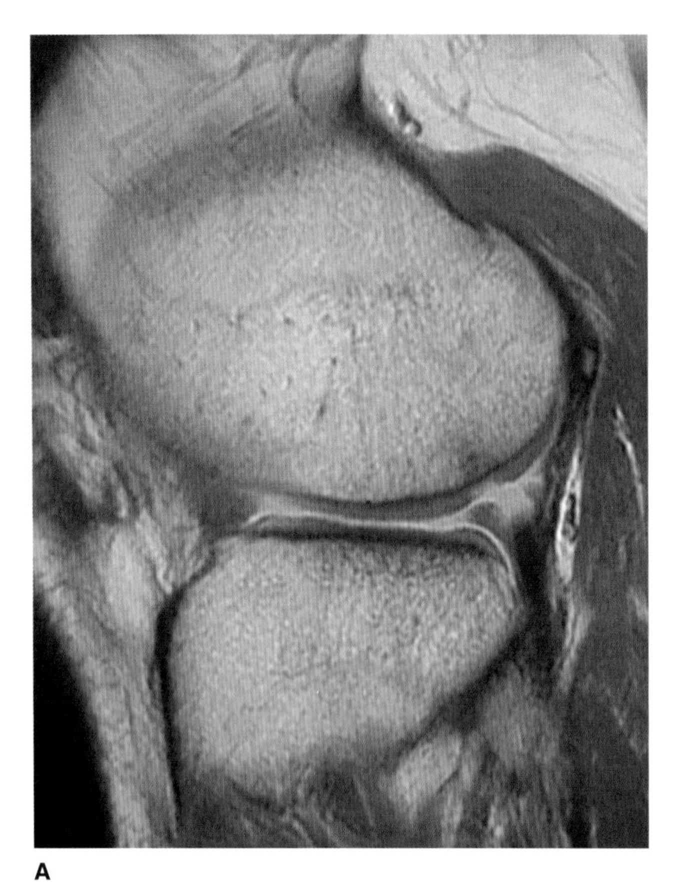
A

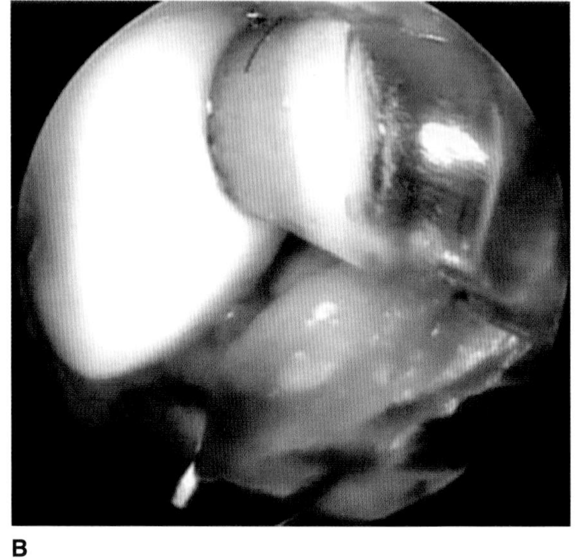
B

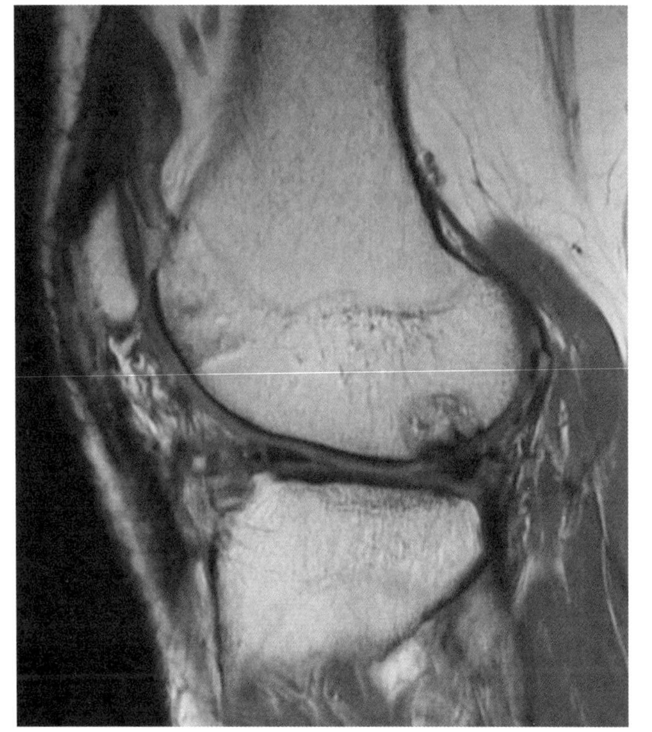
C

图39-23 A. 术前MRI显示股骨外侧髁及外侧半月板切除术前软骨病灶；B. 术中照片显示自体骨软骨填塞的位置；C. 术后MRI显示外侧半月板移植联合股骨外侧髁骨软骨重建术

合并ACL重建

- 首先制备ACL隧道和半月板隧道或骨槽。
- 半月板移植物进入膝关节。ACL移植物在半月板同种异体移植物缝合前引入膝关节。
- 首先置入ACL移植物界面螺钉，因为这个过程需要膝关节的过屈，在半月板缝合后应避免膝关节过屈。
- 接下来进行同种异体半月板缝合。
- 最后，完成胫骨隧道ACL移植物固定。

术后康复

- 拄双金属拐杖直立，使用铰链支具4~6周。
- 可以在第6~12周之间使用减压支具。
- 随即开始膝关节运动，在开始的4周内屈曲度限制在90°。到第6周膝关节屈曲角度逐渐增加到120°。
- 重点应该实现早期完全伸展。
- 前4周允许脚趾接触负重，第4~6周逐渐发展为部分负重，第6周后允许完全负重。
- 早期的重点是进行股四头肌的力量、股四头肌等长和直抬腿练习。
- 大约第2周或第3周可使用最小阻力的原地自行车锻炼。
- 第6周后开始逐渐进行强化训练。
- 4~5个月后可以开始慢跑，但一般不建议半月板移植后进行重复的撞击活动。

参考文献

[1] Walker PS, Erkman MJ. The role of the menisci in force transmission across the knee. *Clin Orthop Relat Res*, 1975,(109):184-192.

[2] Shrive NG, O'Connor JJ, Goodfellow JW. Load-bearing in the knee joint. *Clin Orthop Relat Res*, 1978,(131):279-287.

[3] Musahl V, Citak M, O'Loughlin PF, et al. The effect of medial versus lateral meniscectomy on the stability of the anterior cruciate ligament-deficient knee. *Am J Sports Med*, 2010,38(8):1591-1597. doi:10.1177/0363546510364402.

[4] Pollard ME, Kang Q, Berg EE. Radiographic sizing for meniscal transplantation. *Arthroscopy*, 1995,11(6):684-687.

[5] Alhalki MM, Howell SM, Hull ML. How three methods for fixing a medial meniscal autograft affect tibial contact mechanics. *Am J Sports Med*, 1999,27(3):320-328.

第40章

关节镜下骨—髌腱—骨ACL重建

（E. LYLE CAIN JR, MICHAEL K. RYAN）

无菌仪器/设备

- 一把10mm的双10号双侧刀刃手术刀，有助于整齐切取肌腱，防止肌腱裂开。
- 一个带有10mm锯片的小摆锯和1/4弯曲的骨刀，帮助获得最佳的移植物。
- PEEK界面螺钉（Arthrex、Naples、FL）是惰性材料，不会引起囊肿，不会分解，插入时不会发生断裂，如果需要后续的MRI检查，产生的伪影最小。
- 5.5mm关节镜磨钻有助于打磨需要成形的髁间窝。
- 胫骨钻孔导向器（尖端瞄准导向器设置为53°）。
- 经胫骨使用橡形扩孔钻（10mm）优化股骨隧道钻孔技术，并允许股骨隧道的经胫骨定位的可变性。

体位/铺单

- 如果需要修复半月板与关节囊交界处的损伤（ramp损伤），将患者仰卧位平躺即可进入膝关节后内侧。
- 大腿根部捆绑止血带。
- 将外侧阻挡垫固定在手术床术侧大腿根部的地方（图40–1A）。
  - 于跟腱下方靠近足跟部的位置放置阻挡垫，当膝关节屈曲60° 时足部正好位于阻挡垫正中处，而当膝关节屈曲90° 时脚趾处于阻挡垫正中处（图40–1B）。
- 将肾形柱固定在同侧髌骨上极上方约四指宽度的地方，以便于施加外翻应力。
- 患者贴近肾形柱，以便大腿在施加外翻应力时很容易接触到它。

移植物获取

- 给止血带充气后，从髌骨的下极到胫骨结节的内侧做6cm的正中切口。
- 切开皮肤和皮下组织（图40–2A）。

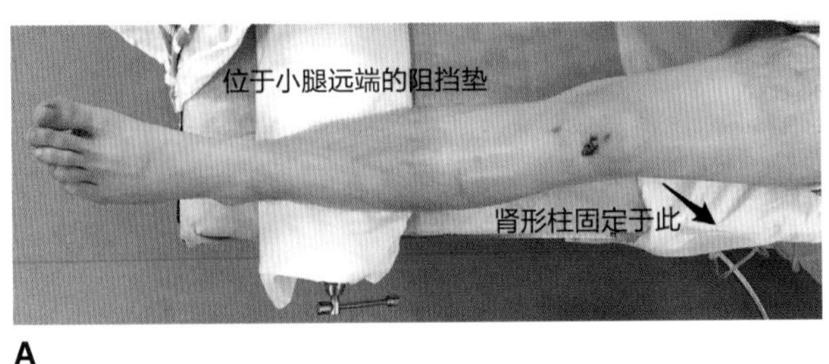

A

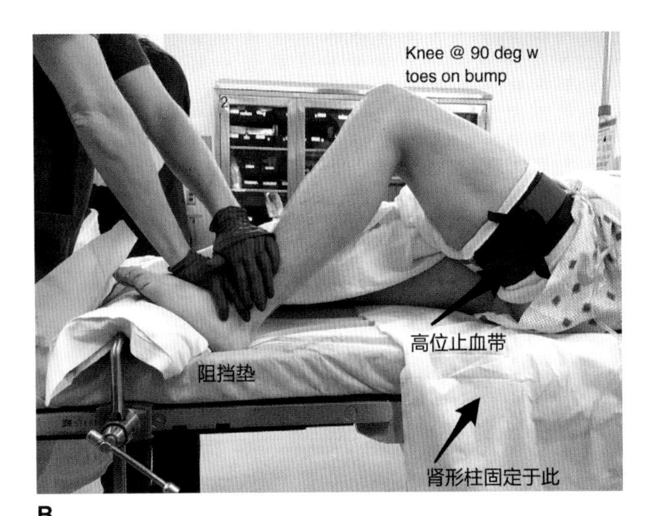

B

图40–1 A. 前视图显示小腿完全伸展时位于小腿远端的阻挡垫位置，以及外侧柱的位置，这有助于施加外翻应力以便获得内侧间室的最佳视野；B. 侧视图显示膝关节呈90° 弯曲，脚趾位于阻挡垫上，止血带位于大腿根部，以及侧柱的位置

- 用电刀切开脂肪组织至腱旁组织，然后向内向外剥离皮下组织，以便做关节镜入路切口（图40–2B）。
- 与皮肤切口对齐，沿正中将腱旁组织切开。
- 使用组织剪向近端和远端松解腱旁组织并将其与肌腱分开（图40–2C）。
  - 肌腱的内侧和外侧边界需要暴露清晰以便于测量。
- 在移植物后面放置一个止血钳，并向下推至骨上。从止血钳的下方进行测量（如果是胫骨结节或髌骨骨软骨病，应注意在术前X线片上正确测量肌腱的止点，避免将非正常小骨块计算在内导致结果不准确）。

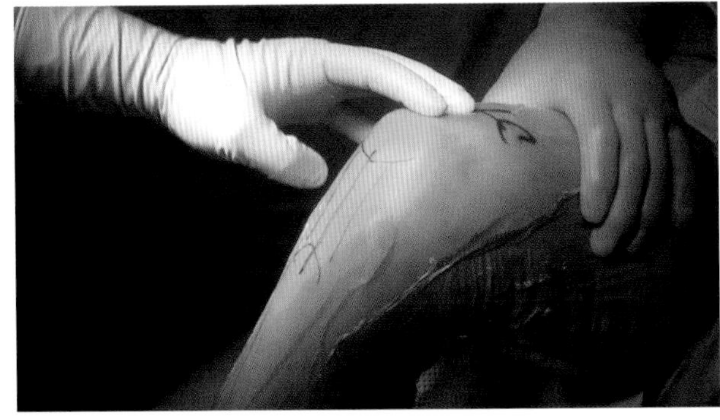

A

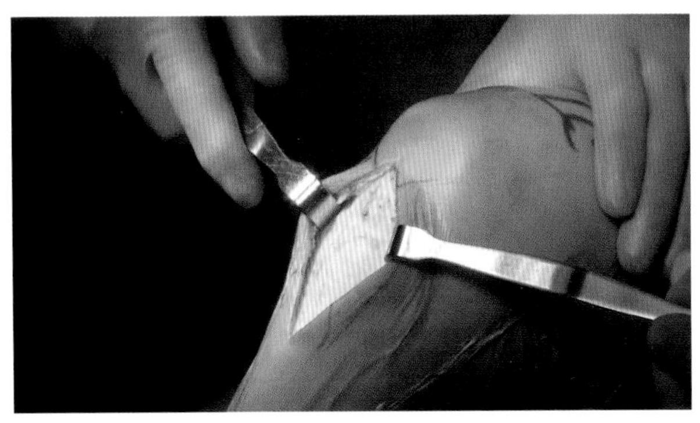

B

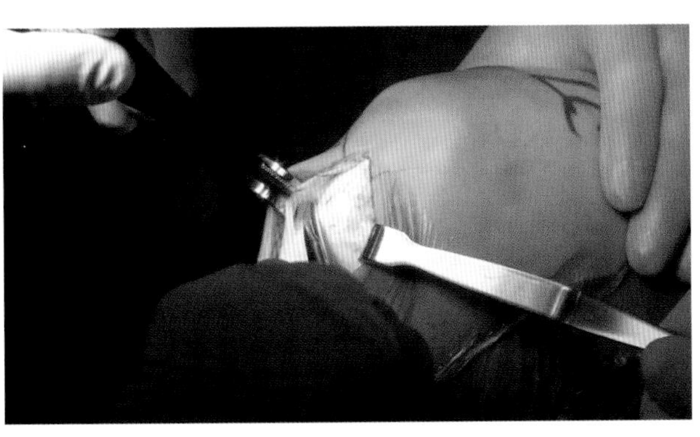

C

图40–2 正中入路获取移植物。A. 髌骨下极至胫骨结节的正中切口；B. 皮下组织游离至肌腱的内外侧边界，以便关节镜的入路以及定位器械顺利插入；C. 切开腱旁组织并剥离腱膜，制备内、外侧皮瓣，便于闭合取腱后的肌腱，同时防止软组织阻挡入口

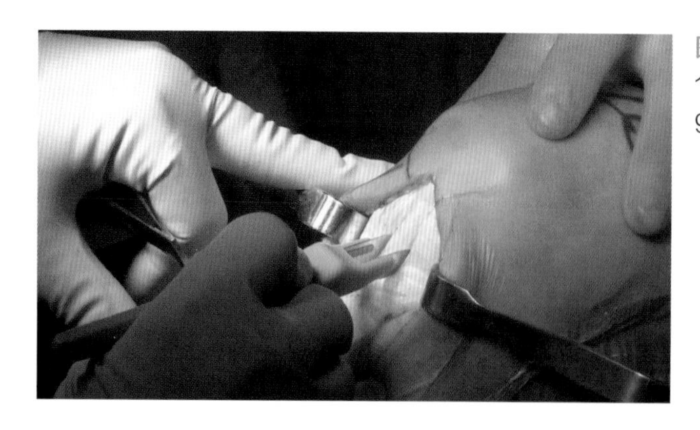

图40–3 用双10号刀片切开髌腱中1/3。髌腱宽度<30mm时，需要获得9mm宽的移植物

- 用直尺测量胫骨和髌骨栓的长度
  - 胫骨栓（股骨）应为25mm左右。
  - 髌骨栓（胫骨）应该是20mm（瘦小的患者应为15mm）（图40–3）。
- 对于胫骨栓的获取，使用一个10mm宽的小型摆锯对胫骨进行切割（首先垂直），然后在内侧和外侧以70°~90° 的角度进行全层切割。横切至完全穿过前皮质骨（图40–4A）。
- 用6mm宽弧形骨刀将骨栓从远端切口游离取出（图40–4B）。
  - 有时如果骨栓无法从远端切口游离，则可能需要使用骨刀再次处理内侧和外侧。

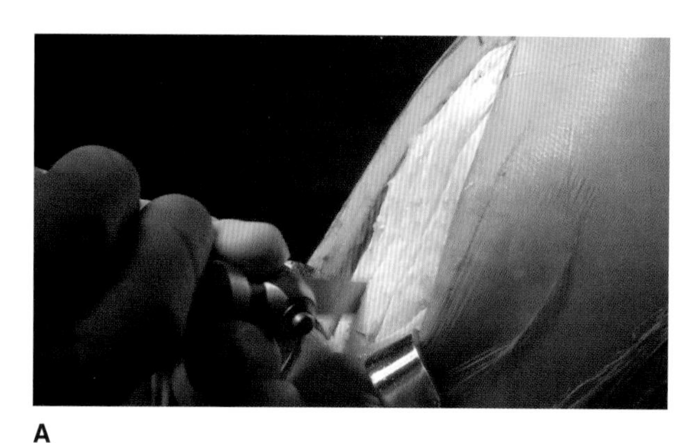

A

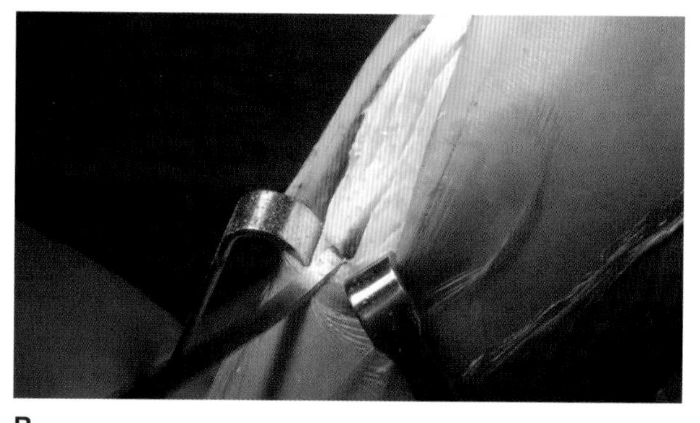

B

图40–4 胫骨切口。A. 10mm宽的小摆锯，用于通过前皮质进行垂直切割，然后进行远端水平切割，确保摆锯切通转角处；B. 如果切割彻底，使用6mm宽弧形骨刀可以很轻松地将骨栓游离

- 一旦骨栓游离出来，使用组织剪轻轻游离附着的软组织。
- 在切取髌骨栓的过程中，可由助手夹持移植物，或者术者一手夹持移植物，将移植物从被切断的一侧逐渐游离。
- 从髌骨远端开始切取髌骨栓，并沿着测量侧切口向近端缓慢移动，确保锯片在每个方向上与矢状面保持30° 夹角（图40–5A）。
  - 一个10mm的锯片有大约2mm的偏移；只要锯片的拐角保持在髌骨前表面以上，锯片就不会进入太深。锯片与矢状面成30° 夹角会使后方骨栓狭窄，进而防止应力的上升和随后的髌骨骨折。
- 用锯片的拐角刻划近端切口，然后完全切割至10mm的深度（避免髌骨横向切口过宽以防止髌骨骨折）。
- 如果需要，可从内侧和外侧使用骨刀游离近端骨栓（图40–5B）。

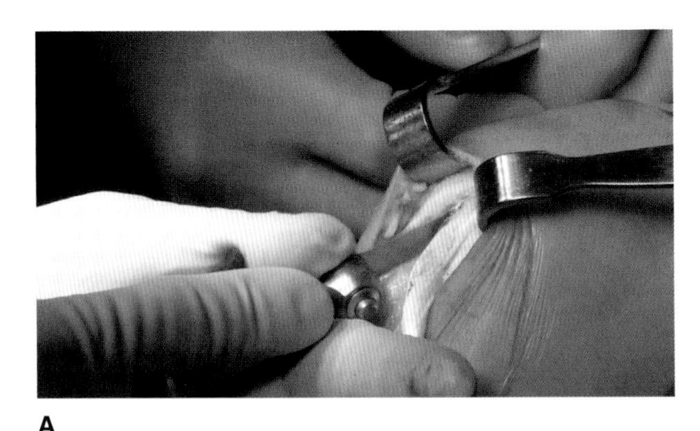
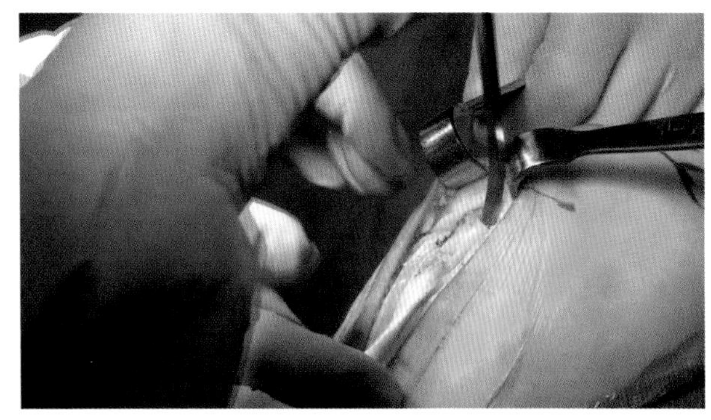

A　B

图40–5　髌骨切口。A. 为更好地控制深度，髌骨骨栓需从远端向近端切割而非从前向后切割，如果锯片尖位于前皮质上方，则深度不超过10mm；B. 6mm弧形骨刀游离髌骨骨栓，与胫骨骨栓一样，必须完全切开，拐角处必须切通

- 使用0号可吸收编织缝线间断缝合肌腱。
- 将髌骨和胫骨骨栓的多余骨质填塞到髌骨供体部位。
- 用2-0可吸收编织缝线闭合腱旁组织。

移植物准备

- 根据需要修整骨栓，以便顺利地安放到10mm的隧道中。
  - 股骨（胫骨）骨栓的末端处理成锥形，并使两端可以轻松地通过肌腱测量器。
- 用标记笔标记移植物的骨-肌腱连接处和髌骨骨栓（胫骨）的末端，以便确定移植物进入隧道的位置（图40–6A）。
- 在股骨骨栓（胫骨）3~5mm处从骨端（非腱）钻入一个孔穿线，以防止其在移植物通道中翻转。
- 在髌骨骨栓上钻3个偏移孔，在不同的层面上均匀分布。
- 用直的克氏针将5根不可吸收编织缝合线穿过每个孔（总共4个），用作引导线（图40–6B）。

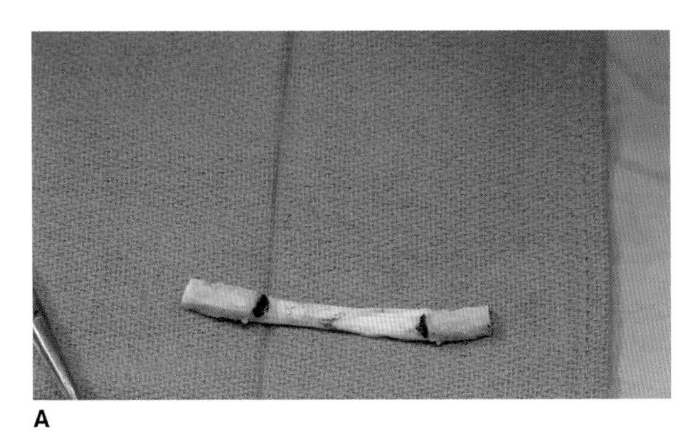
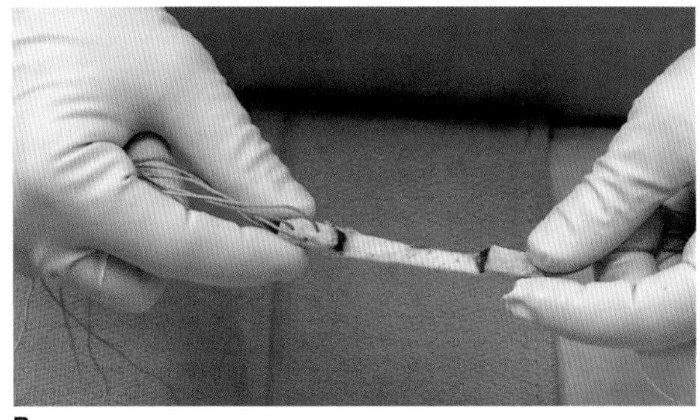

A　B

图40–6　骨–髌腱–骨移植物。A. 准备前；B. 准备后。两个骨栓轻松通过10mm的测量器

入路

- 电刀制备骨膜窗（L形），顶端与胫骨移植物取骨最高处一致，并且与取骨处的内侧边缘平行（内侧约2cm）（图40–7）。
  - 顶端应位于胫骨平台从凸向凹的交界点。

- 用骨膜剥离器剥离、游离骨膜。
  - 将胫骨导向器向下插入到骨下，并且可以清晰地看到胫骨通道，便于拧入螺钉。

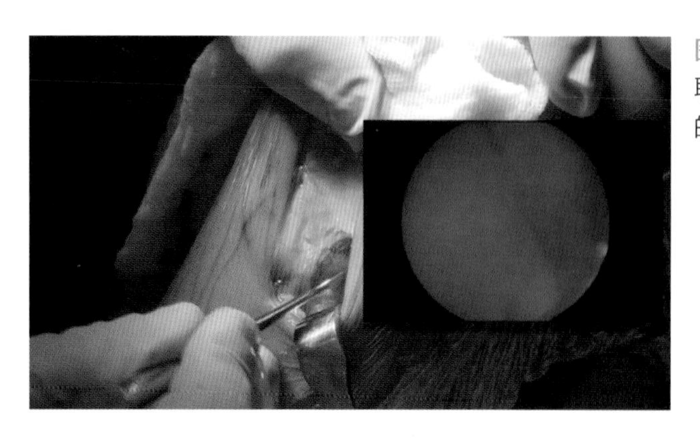

图40–7 L形骨膜窗。顶端应与胫骨取骨最高处一致，位于胫骨由凸向凹的交界点

- 通过皮瓣下关节囊创建垂直入路。
- 外侧入路应较高（从髌骨的下极开始）并应紧贴肌腱。
- 内侧入路应刚好位于半月板上方，并应紧贴肌腱。

髁间窝成形

- 用5.5mm刨刀去除ACL残端（图40–8A）。
- 髁间窝成形时，首先膝关节屈曲40° 左右，以评估腿部伸展时的髁间窝的解剖；可以去除几毫米的关节表面，当膝关节逐渐屈曲至90° 以上时，可先用刨刀然后用磨钻继续成形髁间窝后方（图40–8B和C）。
  - 当膝关节在40°~90° 屈曲时观察，髁间窝从前到后应该都呈凹陷状态。
  - 后壁应该是可见的，但无须抬升。

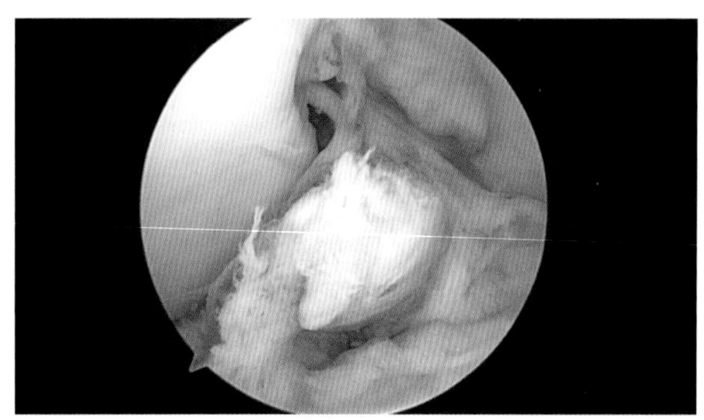

A

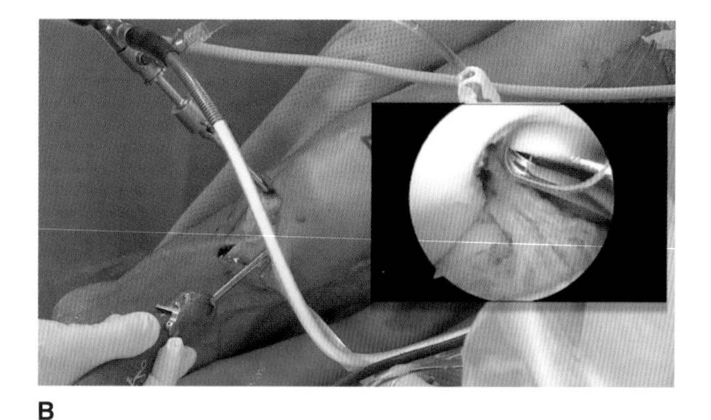

B

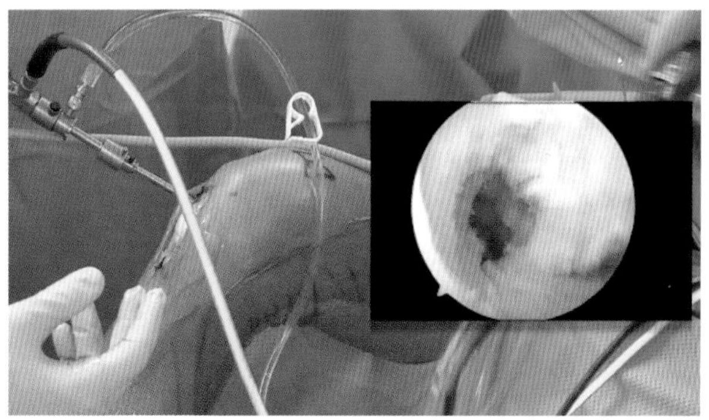

C

图40–8 A. 残余的前交叉韧带断端；B. 原有髁间窝；C. 髁间窝成形术后，在前交叉韧带止点处有凹槽，以便于徒手经胫骨钻孔。髁间窝足够宽以便插入10mm宽的移植物，在整个运动范围内不会撞击股骨髁、髁间窝顶点或后交叉韧带（PCL）

- 最后，髁间窝应该类似于罗马拱门的形状（制备好后，术者的对侧拇指应该可以贴附于光滑的髁间窝中）。
- 关键步骤：使用5.5mm磨钻在前交叉韧带的股骨附着部位创建半球形槽，以便在股骨隧道开始扩孔时可以对接扩孔钻的尖端。
- 注意事项：对于短移植物（肌腱长度<40mm），不应在附着部位（后壁附近）进行过多髁间窝成形，因为这样会增加关节内附着部位两端之间的距离，使移植物肌腱部分太短。

诊断性关节镜检查

- 进行诊断性检查应该在髁间窝成形后去除膝关节内的所有血肿和碎屑再评估。
- 使用连贯顺序防止遗漏某一个间室：外侧间室，交叉韧带，内侧半月板关节囊结合部、内侧间室、髌股间室以及内外侧间沟。
- 评估后内侧关节囊连接处是否有半月板关节囊交界处撕裂（ramp损伤）（图40–9）。
  - 允许腿从手术台上垂下，膝关节微曲至约30°。将视野转到6点钟位置（向下看），然后在内侧髁和PCL之间进入，贴附PCL进入以避免刮伤髁间窝关节软骨，直到视野进入后内侧间室。然后屈膝60°~90°。

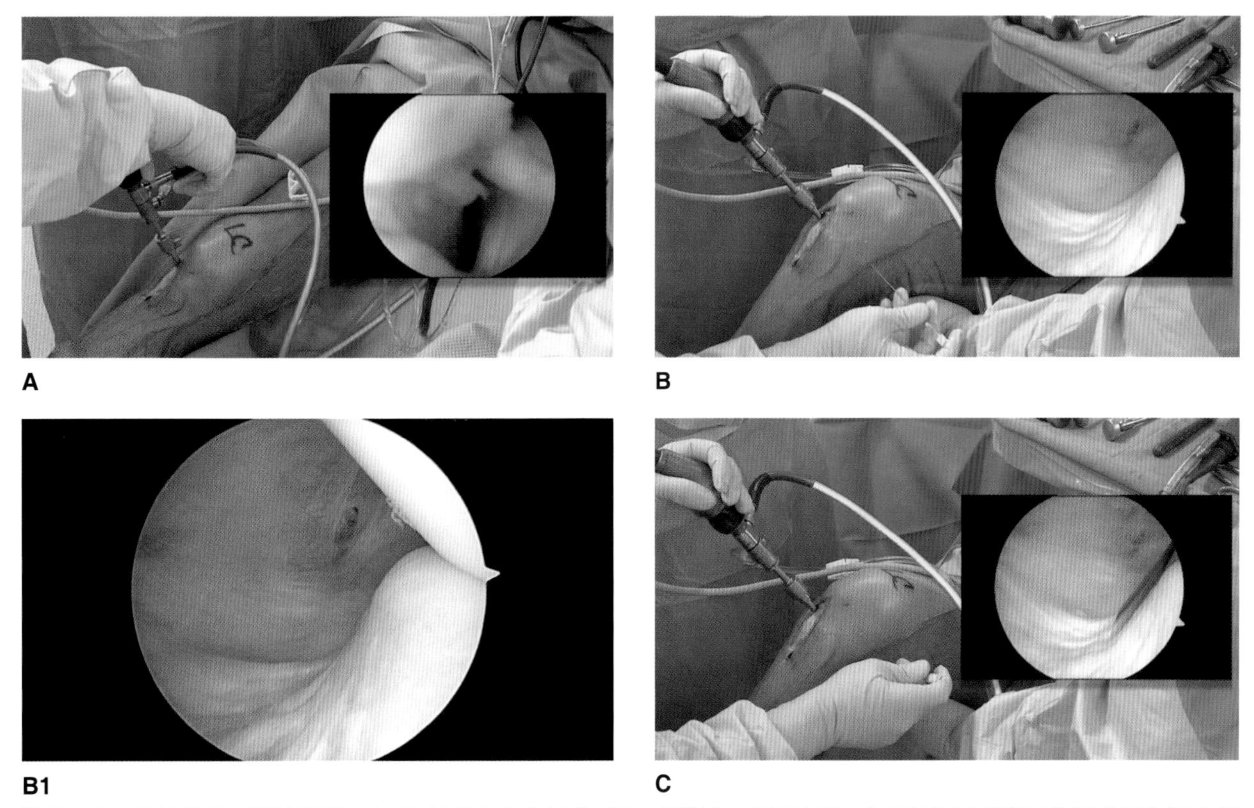

图40–9 膝关节后内侧的视野。A. 膝关节在台上屈曲30°，视野在6点钟位置，在PCL和内侧髁之间轻推进入后内侧间室；B. 后内侧关节囊，半月板关节囊交界处，以及使用18号腰穿针创建后内侧入路的角度和位置；B1. 后内侧间室，半月板关节囊交界处和后内侧股骨髁视图；C. 腰穿针指示典型的半月板关节囊交界处撕裂（ramp损伤）

胫骨隧道

- 胫骨尖端瞄准导向器（53°）穿过内侧入口（图40–10A）。
- 导向器的尖端位于ACL附着点的后外侧（图40–10B）。
- 将皮肤牵开，使钻头导向器推至骨膜窗下的骨质［入路点位置应位于胫骨前内侧副韧带（MCL）附着处附近］。

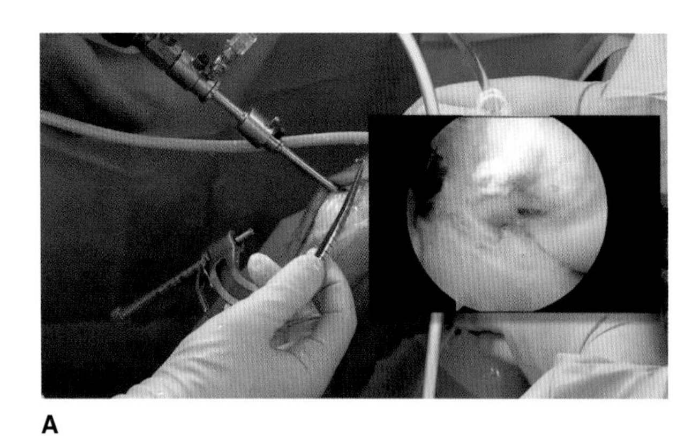
A

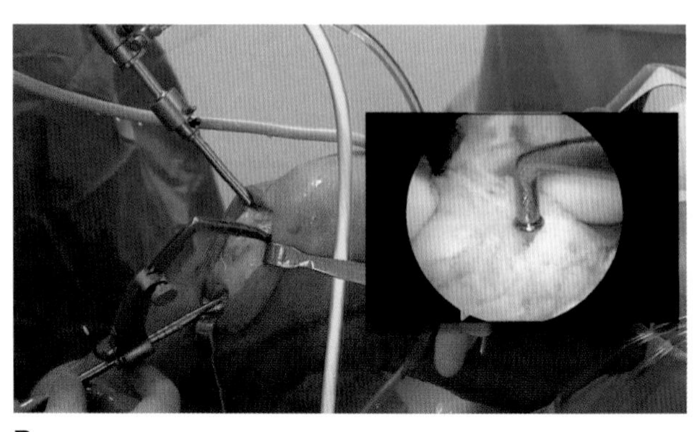
B

图40–10 胫骨钻孔导向器。A. 尖端瞄准导向器设置为53°；B. 放置于前交叉韧带胫骨止点的后外侧

- 导针通过导向器钻入关节内。
  - 当从顶部观察时（轴向视图），导针和胫骨前方之间的角度大约为30°，且胫骨表面平行线与引导针所成的角度应该大约为40°。
- 用10mm的空心钻充分钻孔。
- 使用刨刀将通道边缘削成斜面，以防止磨损移植物，并去除残留的前交叉韧带残端和软组织，以防止形成“独眼畸形”（cyclops损伤）。

股骨隧道

- 膝关节屈曲90°，通过胫骨隧道插入10mm的扩孔钻，然后腿部伸展并内旋，直到空心钻接触到股骨外侧髁上略高于前交叉韧带起点处（通常从屈曲45°开始，但需根据个体髁间窝解剖特点而调整）（图40–11A）。
  - 空心钻尖端应进入股骨前交叉韧带起点残端处的凹槽中，该凹槽之前已用磨钻打磨好。
- 笔者使用一种徒手钻孔技术，没有导向器限制。这使得在股骨隧道在没有引导约束的情况下，通过胫骨隧道获得其定位的最大自由度。
- 将钻头轻轻推进1~2mm，然后检查以确保隧道的起始位置正确，即具有的1~2mm坚固后壁。
- 如果起始位置正确，扩孔钻继续前进。
  - 当钻头继续钻孔时，由助手逐渐屈曲膝关节（最终达到90°~120°），使钻孔深度达到25~35mm（图40–11B）。
  - 在空心钻钻入的过程中屈膝使空心钻可以沿着股骨前皮质前进，防止后壁爆裂。
- 刨刀用于去除钻孔中产生的骨碎屑（图40–12）。

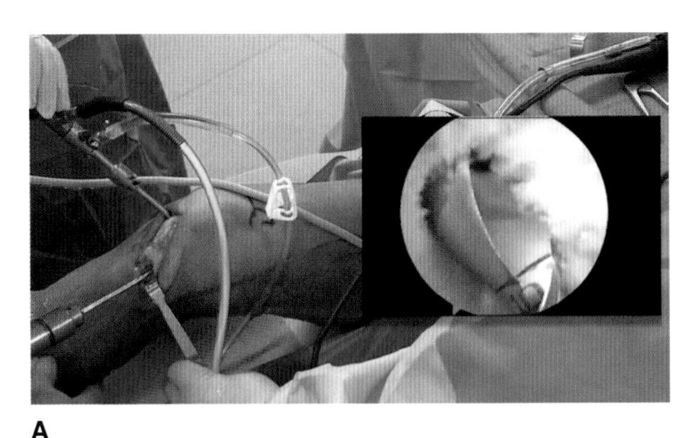

A

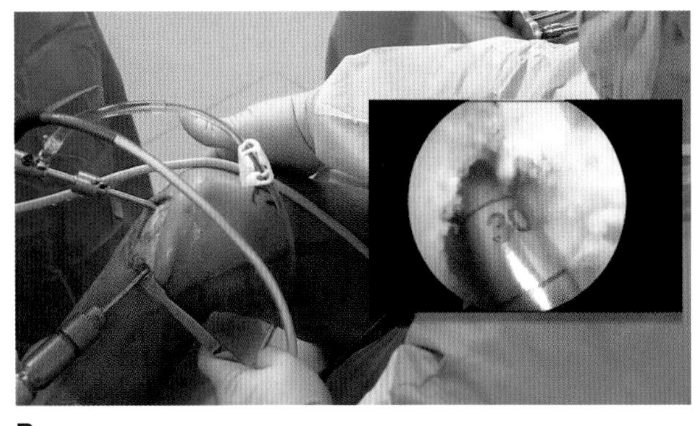

B

图40–11 股骨隧道钻孔。A. 为了经胫骨到达股骨前交叉韧带止点，需要伸展膝关节，并内旋小腿，以允许橡形空心钻的尖端进入髁间窝成形时做好的凹槽中。B. 屈膝至空心钻深度达到25~35mm时

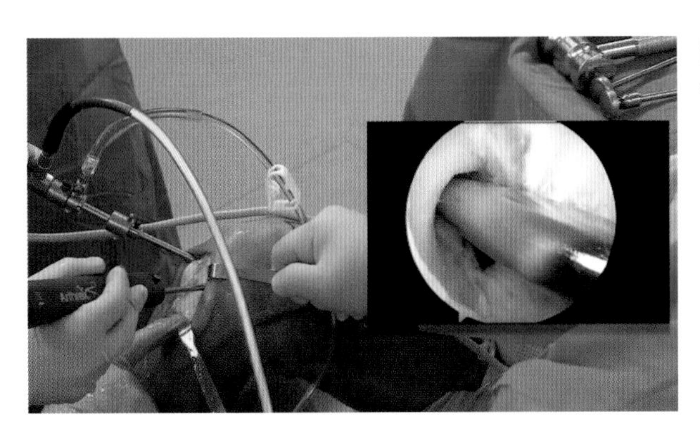

图40–12 刨刀去除碎骨片。股骨隧道位于9:30至10点位置（右膝）

- 通过胫骨隧道插入Beath针，然后再插入股骨隧道（根据需要屈曲和伸展膝关节，以确保Beath针位于股骨隧道的近端顶点）。
- 将Beath针穿过隧道中心后从股骨外侧骨皮质及大腿外侧钻出。

移植物穿入和固定

- 将股骨侧移植物的牵引缝线穿过Beath针的尾孔中，从膝关节上方用手钳和骨锤将针与牵引缝线一起敲出。
- 移植物被拉入关节腔，穿过胫骨隧道后进入股骨隧道，并确保只有骨栓的尖端在隧道中。
  - 旋转移植物，使骨栓皮质骨位于后部，松质骨位于前部，移植物的最宽部分朝向前部，而不是内侧或外侧，不要扭曲。
- 用标准AO六角螺丝刀的尖端在隧道的前外侧开一个凹口，以便插入导丝（图40–13A）。
- 将镍钛导丝插入隧道的凹口处，然后将移植物完全拉入隧道（图40–13B）。

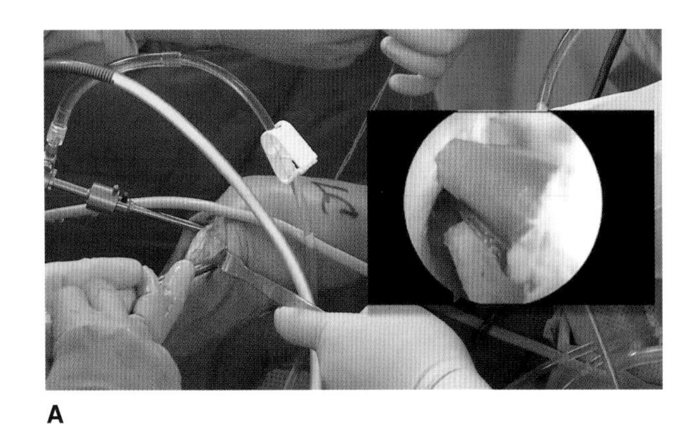

A

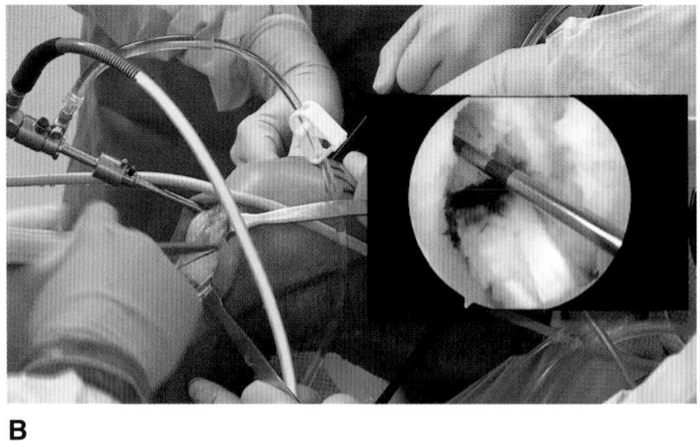

B

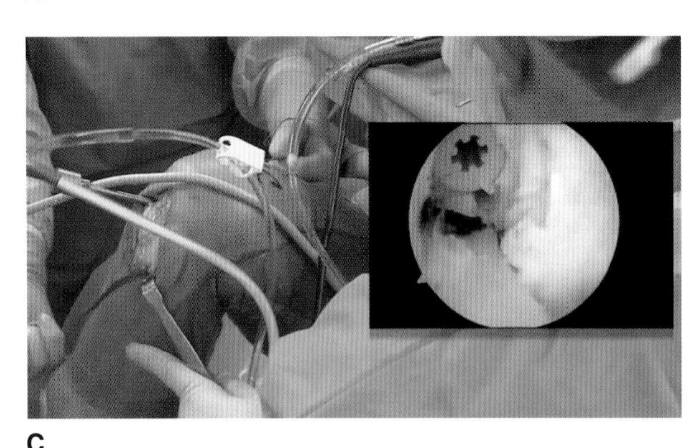

C

图40–13 A. 标准AO六角螺丝刀用于在隧道的前外侧为导丝建立凹口；B. 将镍钛导丝插入凹口，然后拉动股骨骨栓，轻轻引入隧道；C. 将PEEK界面螺钉拧至与髁和骨栓边缘齐平的位置

  - 正常移植物可能是齐平，短的移植物可能会有1~2mm的残留突出，长的移植物可能会深入隧道。
- 在镍钛导丝上插入一个软组织保护器以保护移植物，然后用一个8mm的攻丝在通道内攻至25mm的深度。
- 在两组移植物牵引缝合线上施加相同的张力，将一个9mm × 23mm的PEEK螺钉沿导丝置入，直到与髁齐平（图40–13C）。
  - 在螺丝刀手柄上施加适度的力量，将螺钉从远端和外侧向前和向内侧推向股骨隧道。
- 膝关节在一定范围内运动，完全伸展后进行胫骨端固定。股骨端固定后移植物等长性的测定具有重要意义。膝关节完全伸展时移植物进入胫骨隧道而屈曲时移出隧道，表明移植物不等长，这有可能导致过度束缚膝关节屈曲。如果发现移植物不等长，通常是由于股骨隧道较低或经内侧胫骨入路定位隧道造成的，那么应在膝关节完全伸展时固定移植物的胫骨部分，以防止影响膝关节的屈曲功能。
- 维持移植物牵引缝线张力，将镍钛导丝插入骨栓的后外侧，并向前推入。
- 8mm攻丝沿导丝轻轻敲击前皮质，以防止前皮质切割牵引线。
- 在膝关节上方施加向后的推力，然后在保持移植物张力的同时拧入9mm × 28mm的PEEK螺钉（图40–14）。

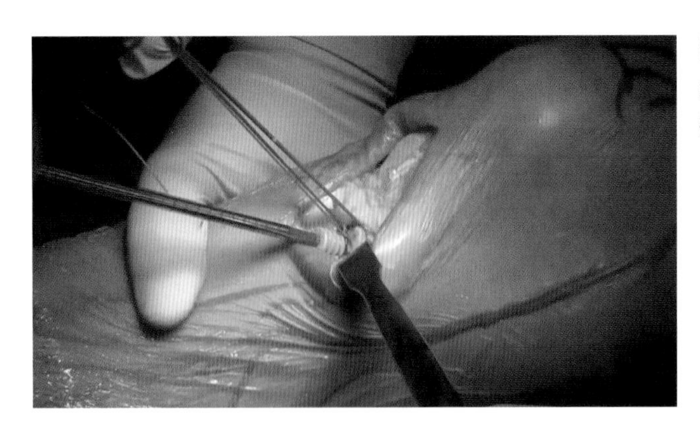

图40–14 在骨栓后外侧插入镍钛导丝，将其向前推，然后将螺钉沿导丝拧入，并与骨栓或胫骨皮质末端齐平

- 将关节镜插入胫骨隧道，检查螺钉和植骨栓的位置。螺钉应与骨栓末端齐平。
- 将关节镜插入关节腔内，然后检查ACL。检查髁间窝外侧、髁间窝顶点和PCL是否有撞击；必要时可行髁间窝扩大成形术（图40–15）。
- 在髌上囊中放置吸引管，冲洗膝关节腔以清除隧道钻孔时产生的碎屑。
- 将镜鞘放在髌上囊中，取出镜头，将预先裁好的引流管（Zimmer, Warsaw, IN）插入关节腔内，将镜鞘从引流管上取下，将引流管穿刺针从大腿外侧皮下穿出（图40–16）。

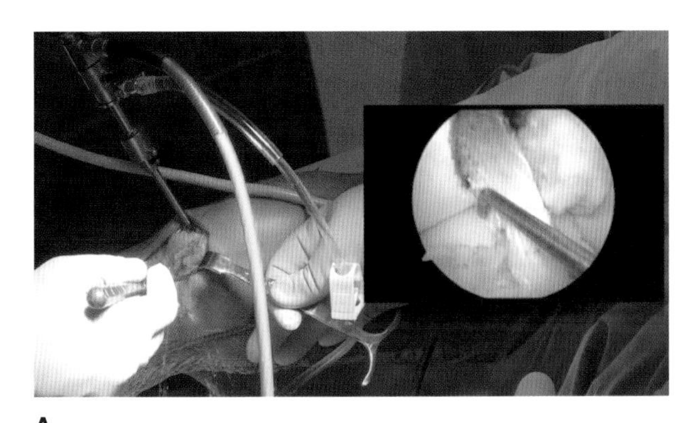

A

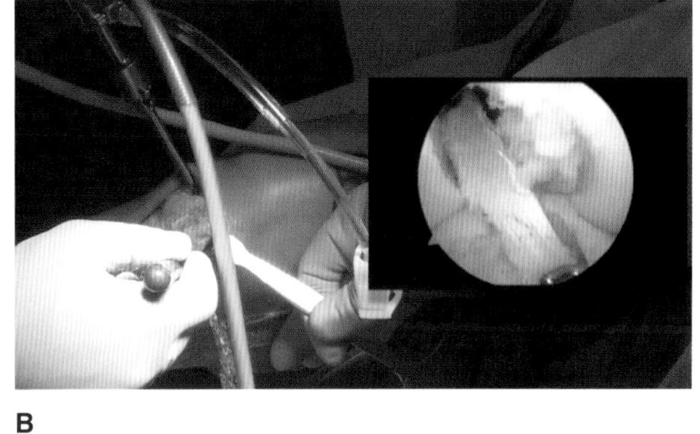

B

C

图40–15 最终固定后的ACL。A. 检测松紧度合适；B. 整个移植物和两个隧道；C. 膝关节完全伸展无撞击

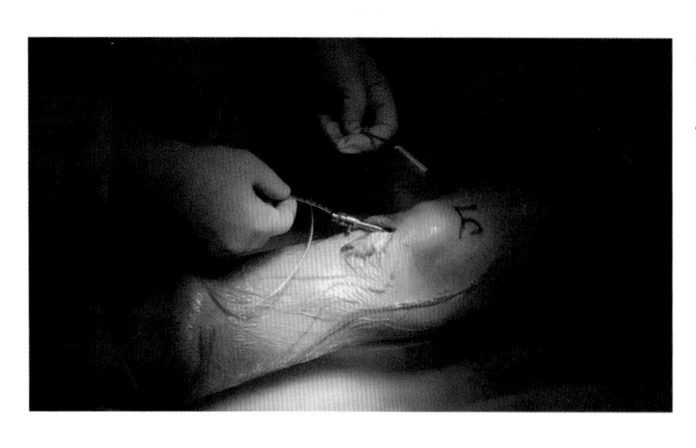

图40-16 通过关节镜鞘（外侧入口）逆行插入引流管后将其从大腿外侧皮下穿出；应在出院前拔除引流管

- 将引流管穿刺针留在引流管上，并使用钳子拉直弯曲部分，以防止其卡在镜鞘中。
- 在穿刺针对面的末端留下5~7个孔处剪断引流管。
- 将有孔的末端逆行插入镜鞘。
- 在患者出院前，将引流管拔除。

缝合切口

- 用0号可吸收编织线缝合入口和骨膜窗。
- 用2-0号可吸收缝合线间断缝合皮下。
- 用3-0号不可吸收的缝合线连续缝合皮肤，留下线尾和抽线端。
- 贴好敷料后使用铰链式支具完全伸直位固定膝关节。

第41章

关节镜下腘绳肌腱前交叉韧带重建术

（ROBERT W. WESTERMANN, MIA S. HAGEN, BRIDGET MANSELL, RICHARD D. PARKER）

无菌仪器和设备（图41-1）

- 4.5mm 关节镜。
- 30° 镜头。
- 光源。
- 关节镜使用液体：乳酸林格液或无菌生理盐水。也可在液体中加入肾上腺素，配成1mg/L的安全剂量。
- 止血带。
- Verres引流套管。
- 11号和15号刀片。
- 两把直角钳。
- 关节镜探针。
- 关节镜刨刀。
- 射频刀。
- 4根2号纤维捆扎线（Arthrex, Naples, FL）。
- 肌腱制备台（Acufex shown, Smith & Nephew, Memphis, TN）。
- 量筒中盛浸泡肌腱的抗生素溶液（可在500ml无菌生理盐水中加入1g头孢唑啉或者80mg庆大霉素进行配置）。
- 股骨柔性钻孔系统（Smith & Nephew, Memphis, TN）。
- 胫骨钻孔系统。
- 弧形刮匙或后交叉韧带保护器。
- 关节镜抓钳。

图41-1 腘绳肌腱制备所需的器械

- 股骨悬吊固定装置（Endobutton, Smith & Nephew, Memphis, TN）。
- 胫骨侧固定：6.5mm部分螺纹皮质螺钉，带垫圈。

体位（图41-2）

- 在准备和铺单之前，无菌条件下向关节内注射50mg罗哌卡因与2mg吗啡的混合液，这样可以避免神经阻滞带来的术后股四头肌肌力减弱。
- 也可以由麻醉医师术前在相应术区通过收肌管进行局部麻醉。
- 膝关节近端要保证足够的消毒范围以供股骨侧引导导丝穿过。
- 止血带尽可能地靠近大腿根部，患肢放在专用的腿架上，健侧肢体也要放在专用的腿支架上。

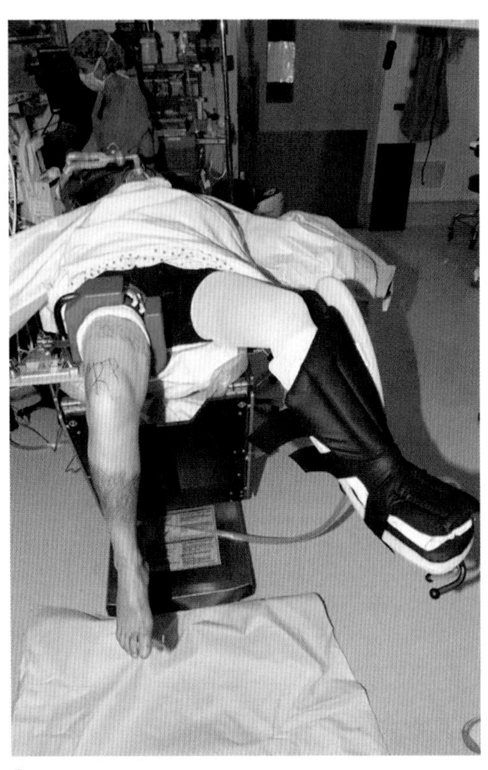

A

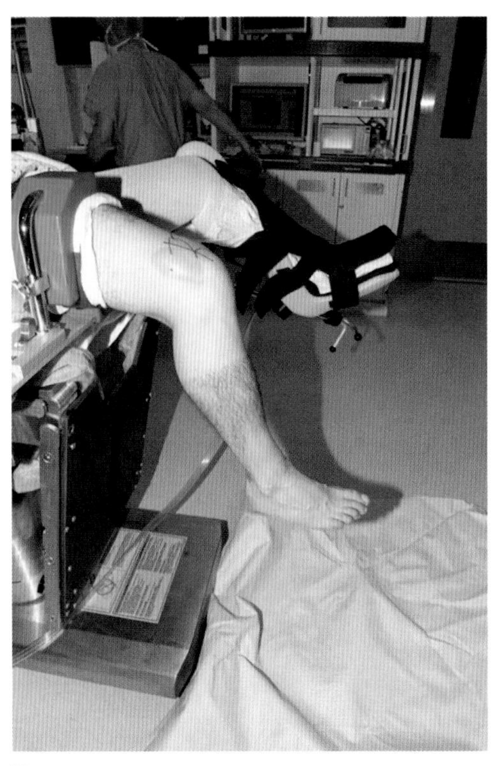

B

图41-2 A. 作者推荐的腘绳肌腱重建ACL患者体位；B. 留有足够屈膝空间的患者体位

- 为了保证股骨侧隧道的长度，膝关节需要一定的屈曲度，故患肢应与手术床保持足够远的距离。
- 主刀医师可根据自己的喜好决定手术床和无菌单的高低。

手术入路（图41–3）

获取自体肌腱

- 使用驱血带后止血带加压到250mmHg。
- 垂下来的无菌单可铺在主刀医师的腿上，这样主刀医师坐在椅子上可以把患侧肢体放于自己腿上操作（图41–4）。
- 获取肌腱的切口位于内侧关节线中点向远端四指的位置，触摸鹅足以确定正确的切口，更倾向于此切口靠近近端。
- 手术开始之前在需要获取肌腱的切口以及手术入路皮下注射局部麻醉药和肾上腺素。
- 使用15号刀片锐性解剖缝匠肌下缘，注意止血。使用拉钩向上拉起缝匠肌（图41–5）。

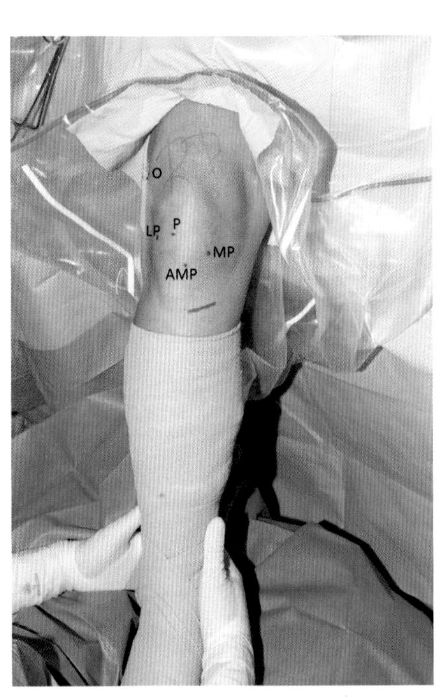

图41–3 关节镜入路外观。O：外上方入路，此入路深达股四头肌肌腱；外上侧P，髌骨下极；LP：外侧观察入路，位于髌骨下极与髌韧带外侧的交点；MP：内侧入路，位于关节间隙位置；AMP：内侧辅助入路，位于髌韧带中线与关节间隙远端1cm平行线的交点。为了避免隐神经的髌下支被损伤，可采用内侧斜切口来获取腘绳肌。O，股四头肌腱入路；LP，外侧入路；AMP，辅助内侧入路；P，髌骨下极

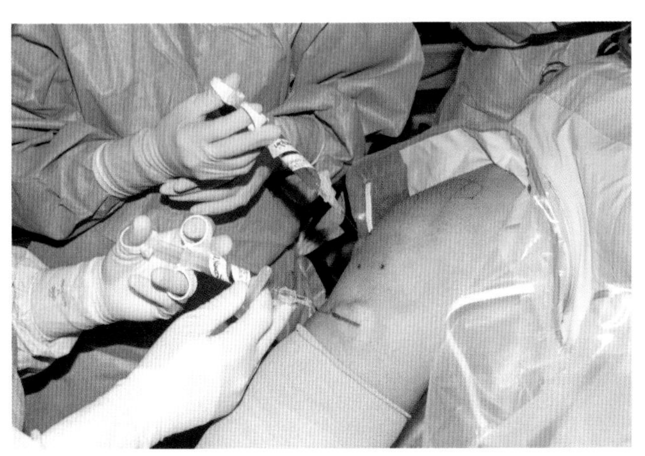

图41–4 手术开始之前在获取肌腱的切口以及手术入路，皮下注射局部麻醉药和肾上腺素

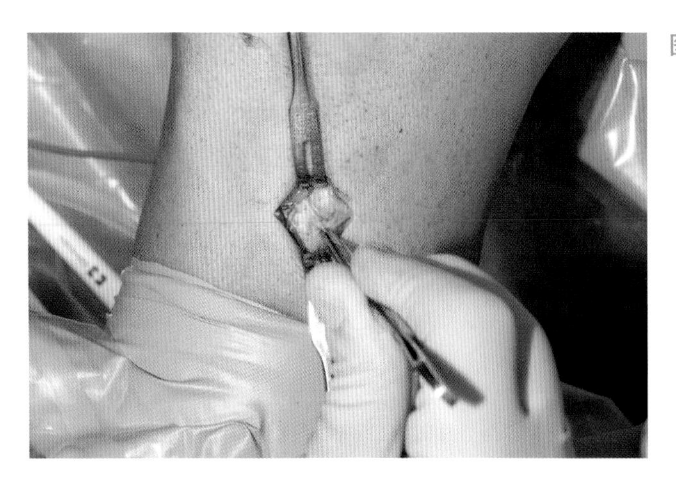
图41–5 腘绳肌上覆盖的筋膜

- 确定缝匠肌后在腘绳肌上方纵行切开。
- 用组织剪沿着腘绳肌走行方向由近端向远端剪开筋膜获得一个窗口，用拉钩保护缝匠肌（图41–6）。

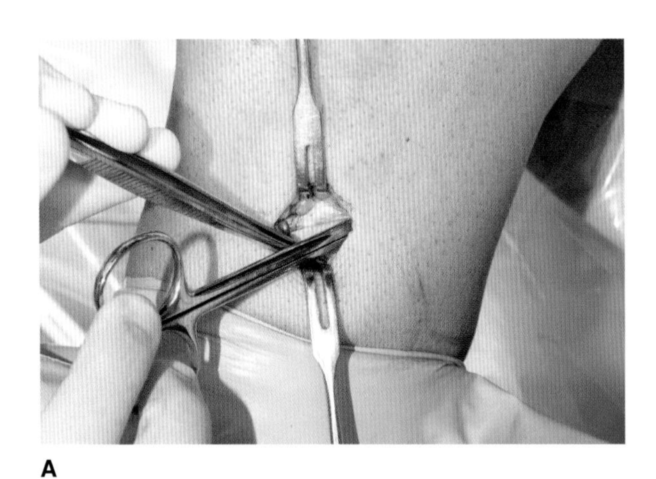
A

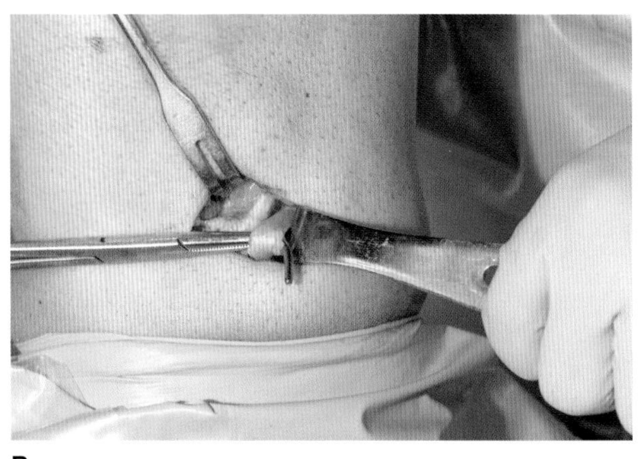
B

图 41–6 A. 用拉钩保护缝匠肌；B. 用直角钳挑起半腱肌

- 用直角钳挑起半腱肌后使用纱布条绕过半腱肌加以保护。
- 在半腱肌近端，使用同样的方法处理股薄肌（图41–7）。
- 分辨出后半腱肌、股薄肌，在距离半腱肌远端止点3cm处套扎一根高强线（图41–8）。

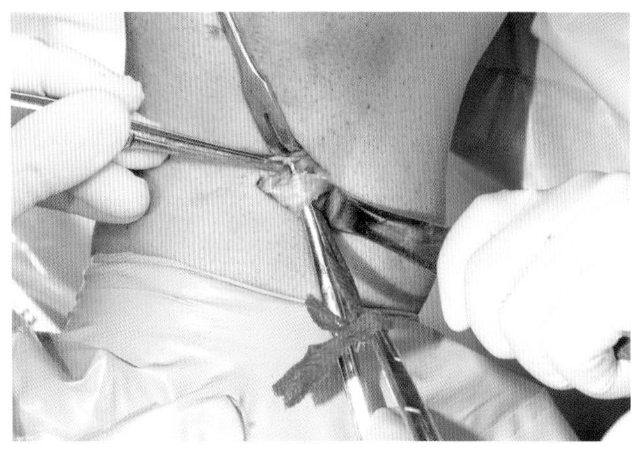
图41–7 用纱布条保护半腱肌后在半腱肌近端分辨股薄肌

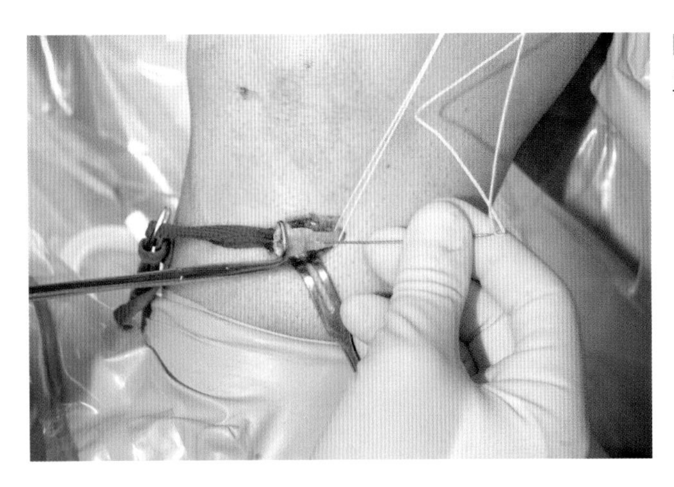

图41-8 在半腱肌胫骨止点切断，并且在半腱肌的远端套扎一根高强线

- 彻底分离肌腱的粘连，特别需要切断与腓肠肌内侧头相连接的一些分支。
- 在分离粘连时，为了避免切割肌腱，使用组织剪由远端向近端钝性分离，而不是使用剪刀剪除粘连（图41–9）。分离出10cm以上长度肌腱后，使用闭合肌腱剥离器在膝关节屈曲的同时获取半腱肌肌腱。

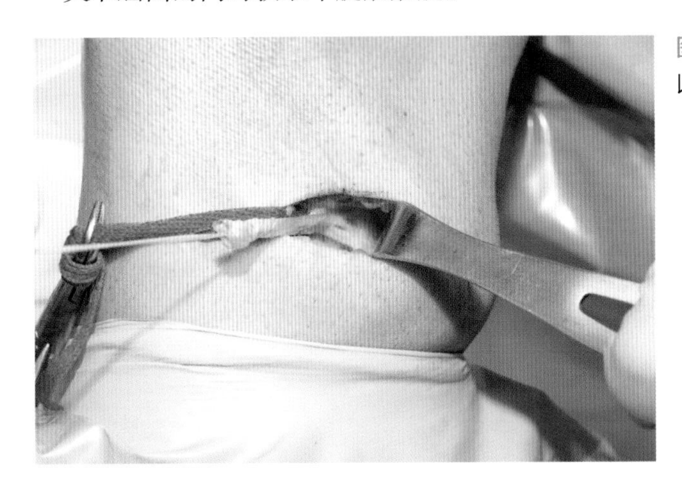

图41-9 半腱肌末端套扎的高强线，以及黏附在腓肠肌的粘连组织

- 使用同样的方式处理股薄肌。
- 使用取腱器以稳定的力量沿着肌腱走行的方向缓慢取腱。
- 每根肌腱取出后放置于肌腱制备台，如果交给助手，必须在无菌操作台上进行操作，这样移植肌腱才不会掉落，在肌腱制备台上清理干净肌腱上的肌肉部分（图41–10）。

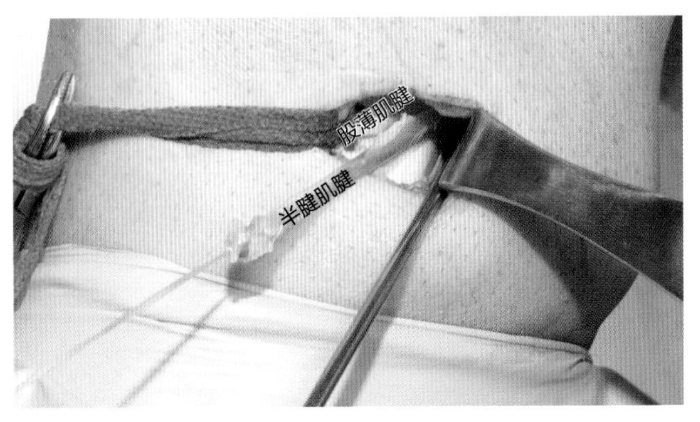

图41-10 分离粘连后，取腱器可通过10cm的半腱肌远端

- 将移植物在抗生素溶液中浸泡片刻。
- 高强线编制移植物的末端。
- 肌腱可以折叠一次，变成4股。
- 通常半腱肌被折叠超过3次以增大直径（图41–11）。
- 移植物可以在肌腱制备台上预张，并测量其直径和长度。
- 采用5股技术，移植物通常直径为8~10mm。长度应至少为70mm，以使股骨和胫骨隧道都有足够大的直径（图41–12）。

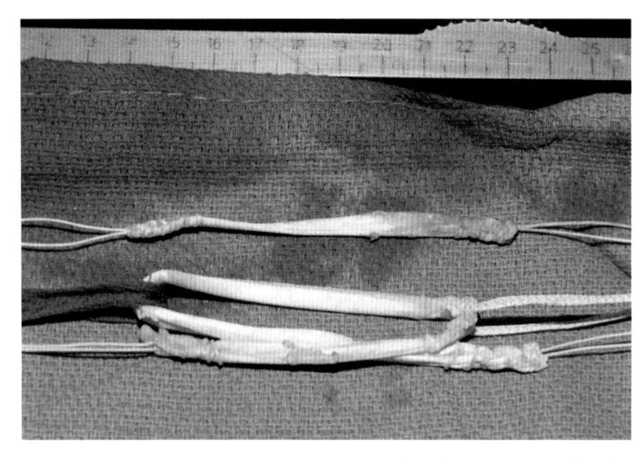

图41–11 肌腱制备台上有股薄肌（上）和半腱肌（下）

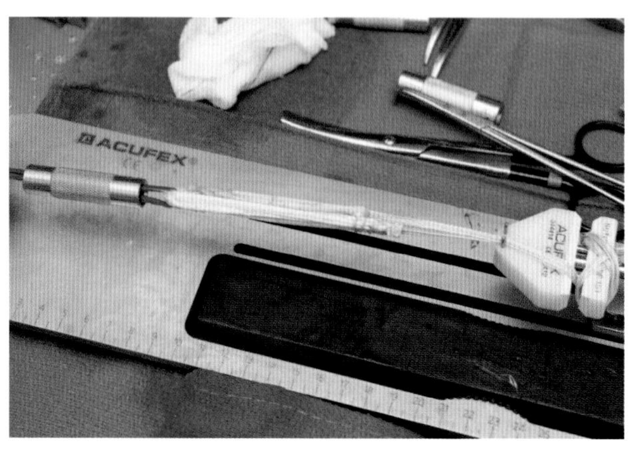

图41–12 标尺测量移植物的长度和直径

关节镜探查

- 外侧切口应位于髌腱边界外侧，靠近髌骨下极。
- 可以用11号刀片做切口。因为这个入口高于外侧半月板根部，刀刃可以朝向远端。刀尖应对准关节腔。
  - 皮肤切口可以很小，但皮下关节囊切开应该更大。
  - 笔者倾向于刀片在进入关节囊后，刀刃远离髌腱外侧扩大切开关节囊。
  - 以上都是在不扩大皮肤切口的情况下完成（图41–13）。
- 内侧入路应位于关节间隙的中心，通常位于外侧入路向内4~5cm。
  - 11号刀片刃面朝向近端，以避免损伤内侧半月板前角，再向内侧远离髌腱扩大入路（图41–14）。

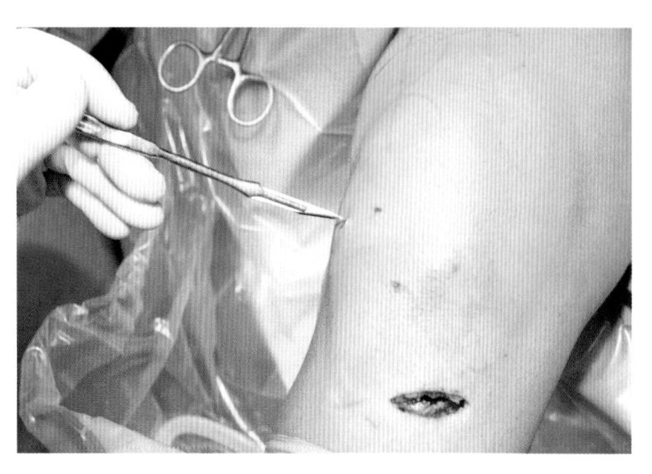

图41–13 外侧入路与髌骨下极相邻，位于髌腱外侧边缘

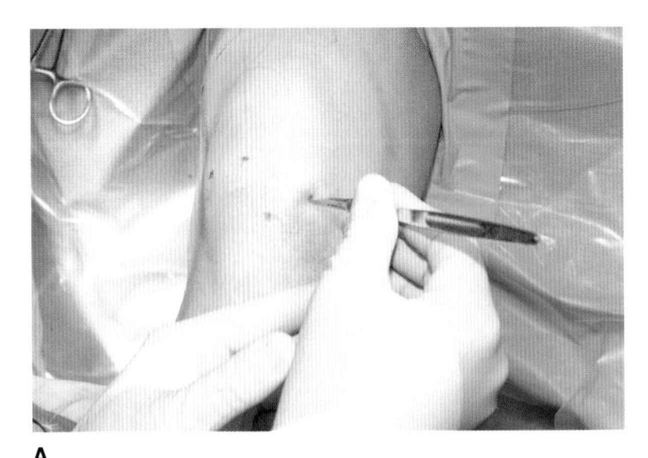
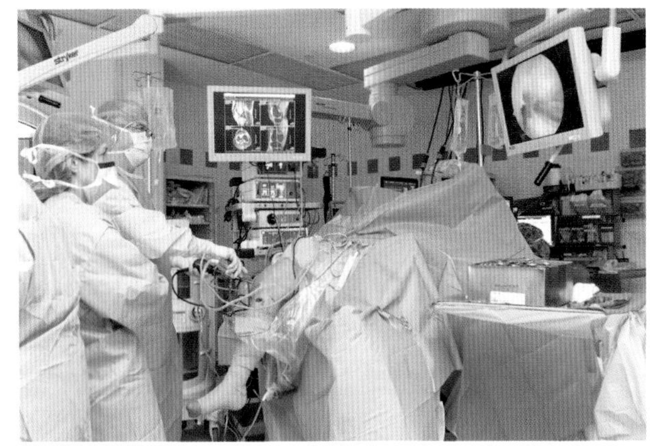

A B

图41–14 A. 外侧入路位于髌骨下缘，髌腱外侧；B. 用11号刀片建立内侧入路，刀刃远离内侧半月板前角

- 做一个上外侧切口（如上所示），放置一个小的引流管。
- 关节镜诊断性检查髌股关节、外侧和内侧间室。对于必须处理的半月板或软骨病变可以在这个时段完成处理。
  - 分离筋膜层。
  - 切除足够的髌下脂肪垫，直到观察到内侧和外侧半月板的前角。
  - 镜头向下检查半月板横韧带，确保该韧带没有被切断。
  - 将关节腔内剩余的ACL切除，但保留胫骨残端，并暴露胫骨髁间嵴。
- 关节镜诊断性检查以及相应的半月板或软骨治疗后，在膝关节中央创建一个观察入路，可以在直视下建立内侧辅助入路。
- 移动硬膜外穿刺针确定内侧辅助入路的通过轨迹，使用11号刀片建立内侧辅助入路（图41–15），这样可以更好地暴露ACL股骨足印区。
- 使用关节镜刨刀和射频刀进一步清理这一区域，直到足印和后壁清晰可见。探钩通过内侧通道（图41–16）。

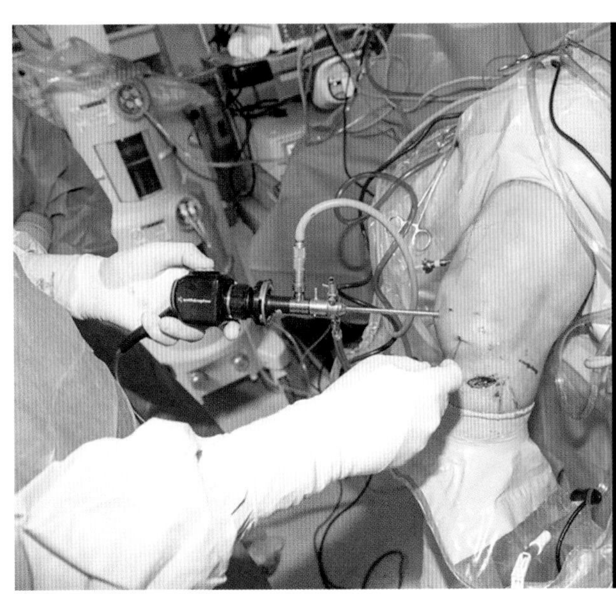
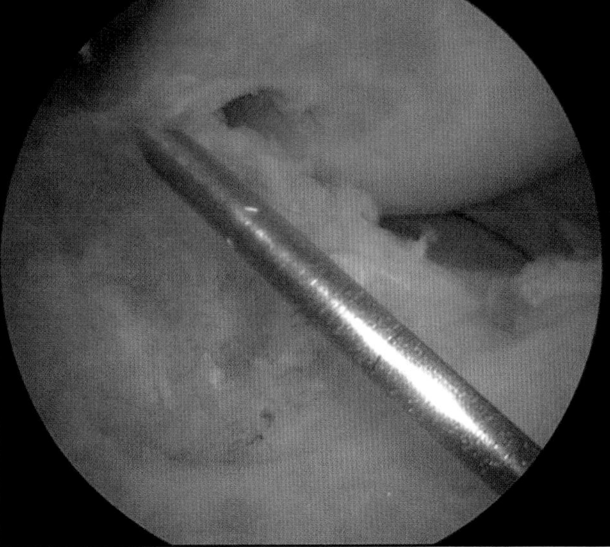

图41–15 关节镜监视下，采用硬膜外穿刺针确定内侧辅助入路的通过轨迹

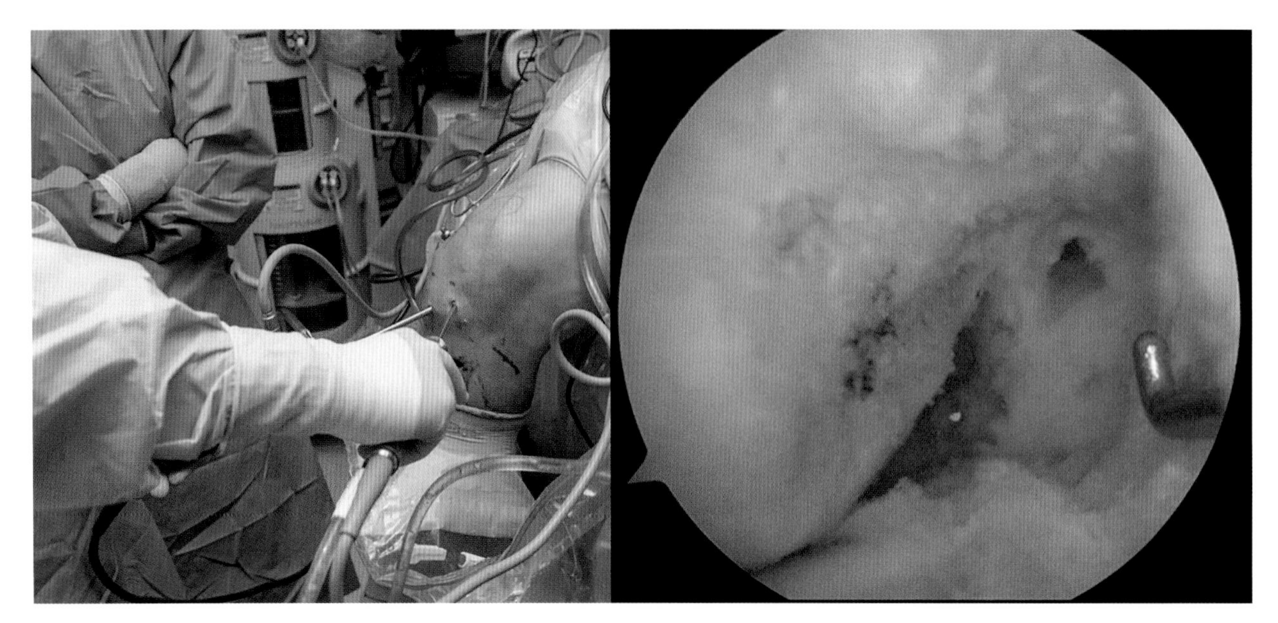

图41-16 在内侧辅助入路置入镜头，可以方便地观察股骨侧ACL的解剖附着区

股骨隧道的制备

- 微骨折锥可用于标记股骨隧道中心。
- 股骨隧道应低于外侧髁间嵴（“住院医师嵴”），但隧道扩孔后应保留约2mm后壁。
- 将带钻头的柔性导向针钻入ACL的解剖足迹中，并与膝关节一起进行过屈。
- 使用导向器把相应的钻头引入到前交叉韧带的解剖足迹中，钻孔前膝关节需要屈曲。
- 用一个测深尺在大腿前外侧测量相应的隧道长度（用11号刀片切开导针周围皮肤）。测量股骨隧道长度是为了在ACL移植物上标记，标记长度为股骨隧道外口到隧道内口的距离（图41–17）。
- 大小合适的扩孔钻头（与移植物直径相匹配）通过内侧入路置入关节腔（图41–18A）。
  - 使用扩孔钻头时应注意避免损伤股骨内侧髁。
- 镜头保持在内侧辅助入路（图41–18B）。
  - 刨刀可以通过外侧入路插入膝关节，以帮助清理骨碎片，监测扩孔深度。
- 对于股骨纽扣钢板（Endobutton）内固定，扩孔隧道长度应小于隧道总长度6mm，以便纽扣钢板有翻转的空间。
- 扩孔钻头不能钻到股外侧皮质。
- 选择合适的悬吊装置长度。
  - 理想情况下，股骨隧道内至少要有15mm的移植物，但是股骨侧放入太多的移植物会限制胫骨隧道内移植物的长度。
  - 例如，如果股骨隧道总长度36mm，而股骨扩孔隧道需要31mm才能允许纽扣钢板翻转，15mm纽扣钢板将有21mm肌腱填充隧道，而10mm纽扣钢板将有26mm肌腱填充隧道。
- 股骨外皮层通常使用4.5mm钻头钻孔以适应悬吊固定。
- 向后抽出柔性引导针，但不应从膝关节内彻底抽出。

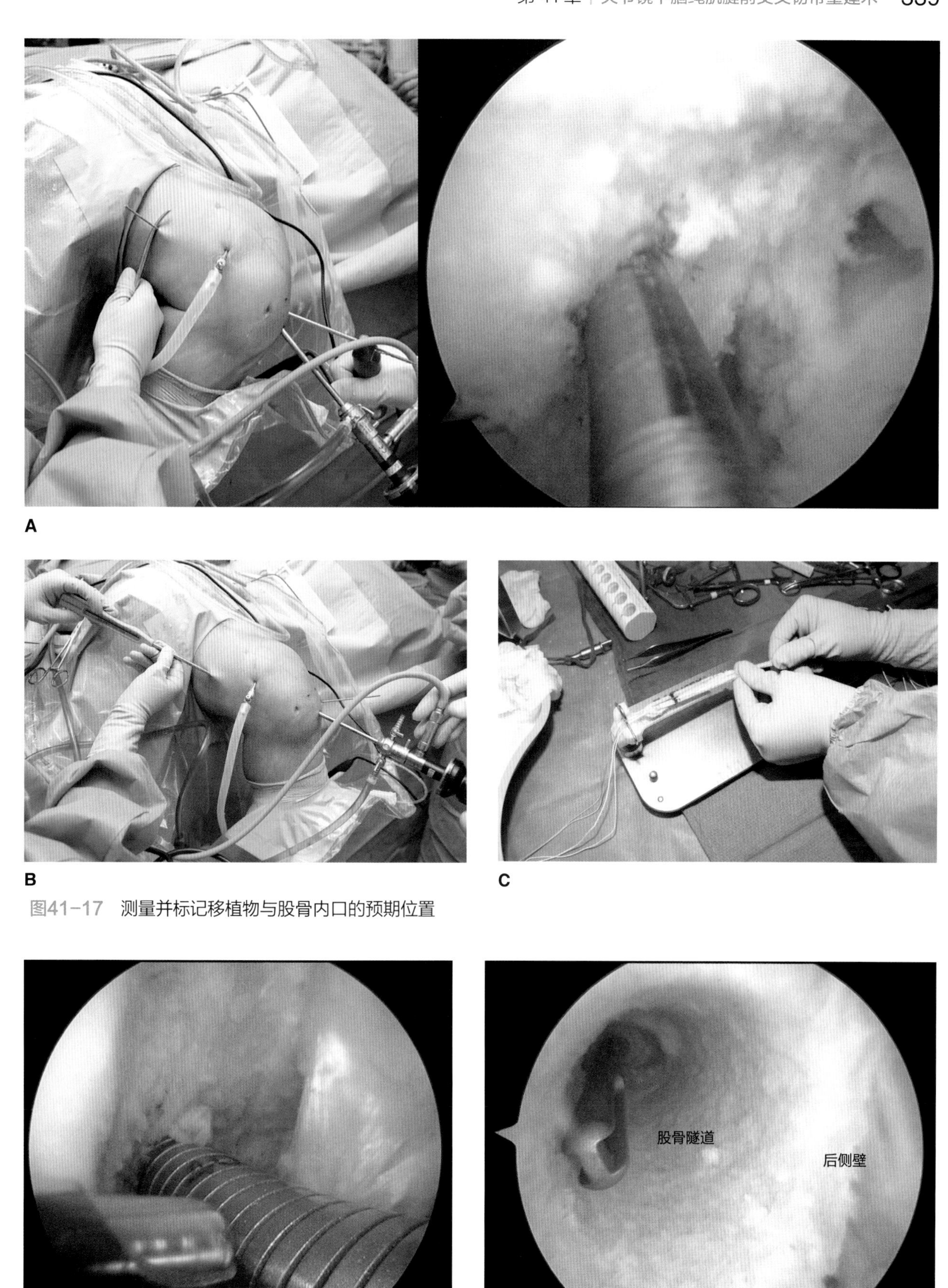

图41-17 测量并标记移植物与股骨内口的预期位置

图41-18 A. 使用与移植物直径匹配的钻头，从内侧操作入路钻孔；B. 从内侧辅助入路观察，可见后侧壁和股骨隧道

胫骨隧道的制备

- 使用前交叉韧带胫骨导向器，确定前交叉韧带胫骨残端的中心。
  - 通常位于外侧半月板前角与髁间嵴的交点或可以参考PCL。
- 清楚地显露胫骨导向器。
- 引导针通过之前的取腱的切口钻入胫骨表面，确保进针点不要离平台太近，否则隧道将过短并且偏前。
- 由一名助手通过取腱切口钻入导针（图41–19）。

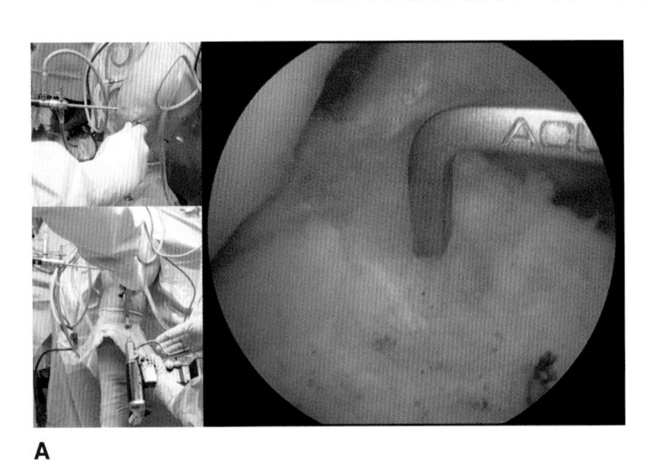

A

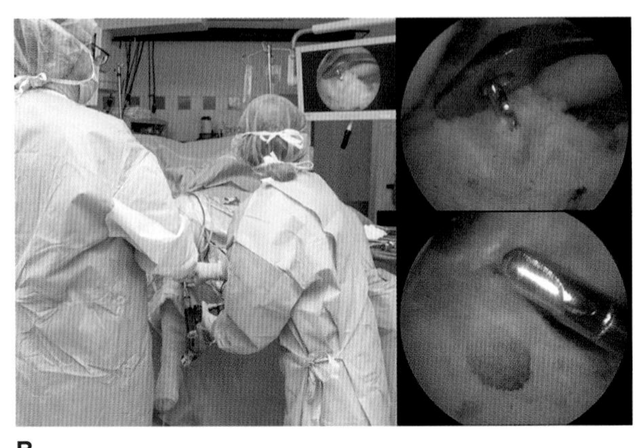

B

图41–19 A. 带引导针的胫骨导向器置于胫骨ACL附着点并钻入导针；B. 使用PCL保护器，将胫骨隧道扩至所需直径，用刨刀将骨隧道周围的所有软组织去除，以方便移植肌腱通过

- 确定隧道的轨迹。
- 去除胫骨导向器。
- PCL保护器通过内侧操作通道以阻挡引导针。
- 助手将与移植物直径匹配的钻头沿引导针钻孔。用刨刀清除骨碎片，然后插入胫骨隧道塞子，防止水从骨道流出。

移植物通道

- 将股骨导丝送入关节内，并用关节镜夹线钳从内侧入路取出。
- 在柔性导针上穿入牵引缝线，导丝穿出股骨侧，使牵引缝线的环形末端留在膝关节内。
- 取出胫骨塞，通过胫骨隧道取出牵引缝线的环形末端（图41–20）。
- 用牵引缝线将移植物从胫骨逆行穿入股骨。一只手应始终放在移植肌腱上，防止移植肌腱意外掉落（图41–21）。
- 移植物被引入直到悬吊固定装置达到股骨皮质外。
  - 一旦通过股骨外侧皮层，纽扣钢板就会通过两根缝线摆动而“翻转”。
- 通过可调节的纽扣钢板装置，前后摆动将移植物引入到股骨内。
- 将移植肌腱从胫骨侧拉出，以确保纽扣钢板的悬吊。
- 膝关节有一系列的屈伸运动循环，同时保持胫骨侧移植物的张力，以拉伸移植物消除股骨侧松弛。

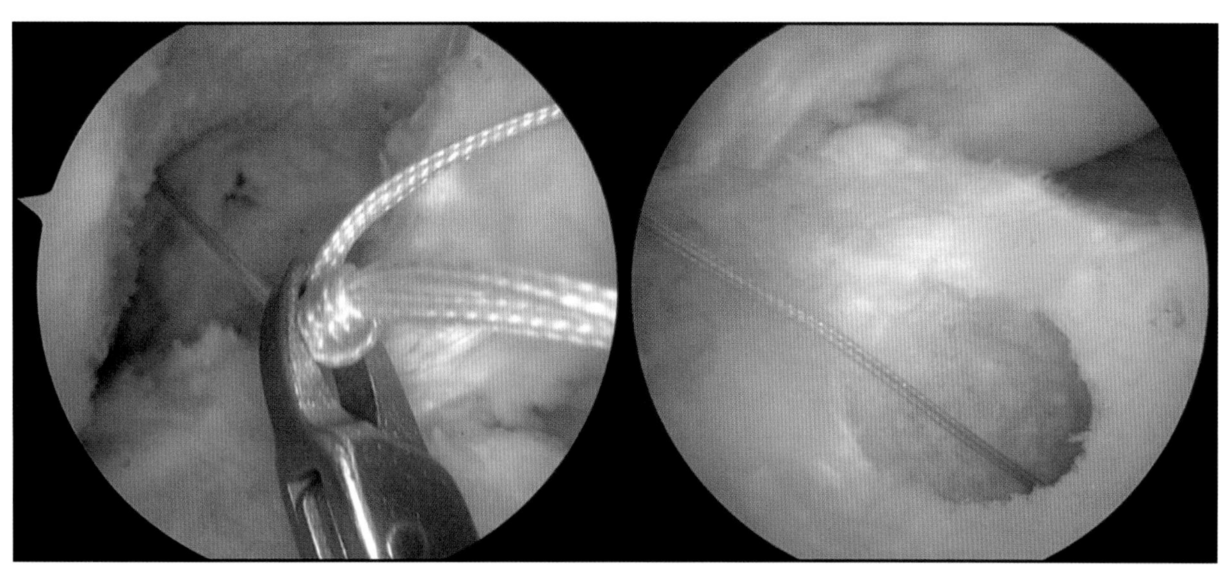

图41-20 绑有牵引缝线的引导针穿过股骨隧道，用抓线钳将牵引缝线从胫骨隧道取出

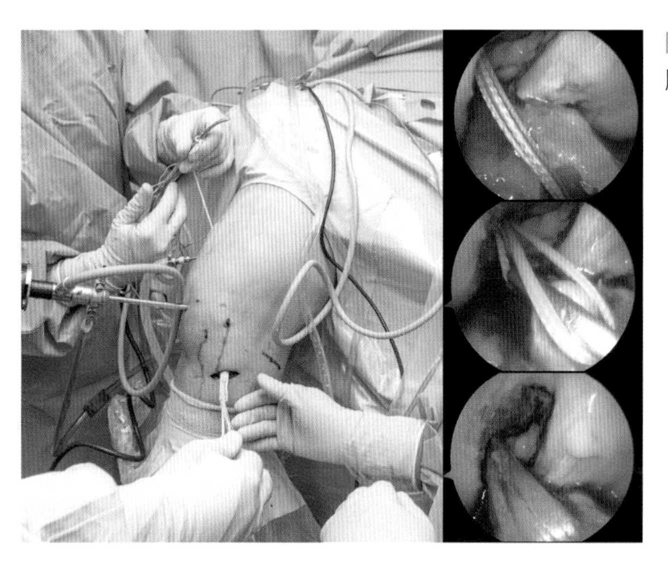

图41-21 移植物由胫骨逆行通过至股骨隧道，翻转纽扣钢板

胫骨侧固定

- 在胫骨隧道外口远端1cm处插入一个6.5mm × 30mm的部分螺纹皮质螺钉和垫圈。笔者倾向于单层皮质固定（图41–22）。

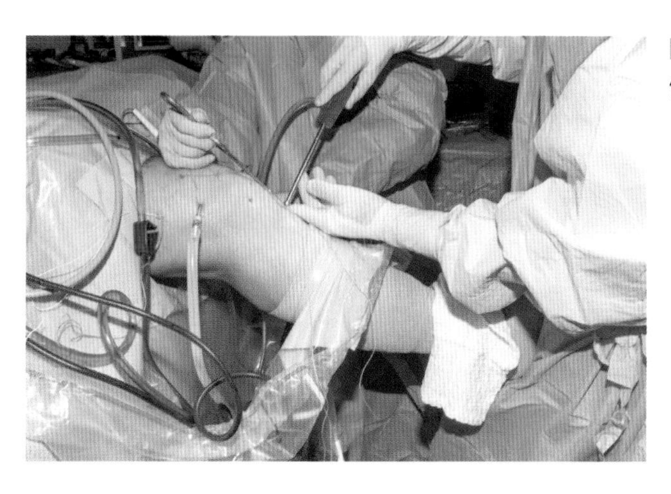

图41-22 植入螺钉和垫圈用于胫骨侧固定

- 螺钉和垫圈留下约5mm的距离。
- 膝关节屈曲20°~30° 后将移植物绑在螺钉上。
- 螺钉和垫圈都拧紧贴近骨面。
- 将关节镜置入膝关节，确认前交叉韧带无撞击，前交叉韧带与后交叉韧带呈三角形。

缝合

- 所有伤口都要彻底冲洗。从纽扣钢板上取下牵引缝线。
  - 如果不能抽出，可以在胫骨侧用关节镜剪线器剪断。
- 2-0 可吸收缝线缝合胫骨切口真皮层，3-0可吸收缝线缝合胫骨皮下，然后使用皮肤胶（根据外科医师的喜好）和敷料封闭胫骨创面。
- 用3-0 Prolene缝线缝合入口。可根据外科医帅的喜好使用皮肤胶。
- 使用敷料和冰敷装置。

术后护理

- 患者最初使用拐杖时，负重与耐受性一致。单纯ACL重建不使用支具。术后2周内活动范围以屈曲90° 为限，并遵循Moon（多中心骨科网络）ACL物理治疗指南。

第42章

后交叉韧带双束重建

（DREW A. LANSDOWN, CHARLES BUSH-JOSEPH）

背景

- 后交叉韧带（PCL）是限制胫骨向后移位的主要结构，是膝关节重要的静态稳定装置[1]。
- PCL损伤主要表现为屈膝90°时胫骨向后凹陷、股四头肌收缩试验和后抽屉试验阳性。
- 根据胫骨平台与股骨内髁的相对关系，对PCL损伤进行分级。
  - 1级：与对侧膝关节相比，胫骨平台与股骨内髁差异小于5mm。
  - 2级：差异为5~10mm，胫骨与股骨内侧髁齐平或靠前。
  - 3级：差异>10mm，胫骨位于股骨内侧髁后方。
- 3级损伤（急性或慢性）或慢性PCL损伤伴有疼痛和活动后肿胀的患者可进行PCL重建。
- 虽然许多PCL损伤可以非手术治疗，但双束PCL重建为恢复最佳运动能力提供了保障[2]。

无菌仪器/设备

- 30°镜头和70°镜头。
- 刨削装置。
- 射频装置。
- 5~6mm套管用于后内侧入路。
- PCL定位器。
- 刮匙。
- 术中X线机。
- 止血带。
- 固定装置。
  - 骨栓挤压螺钉。
  - 可吸收螺钉作为固定移植物的后备选择。

患者体位

- 患者常规仰卧位（图42–1）。

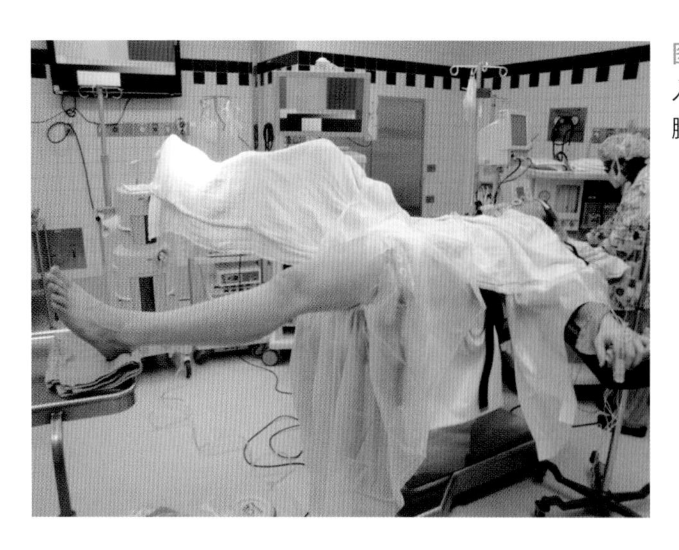

图42-1 患者常规仰卧位，将患肢放入关节镜腿架中，止血带尽量靠近大腿近端

- 术侧大腿近端捆扎止血带。
- 将患肢放入关节镜腿架中，该腿架应尽量靠近大腿近端，以便于后内侧入路的建立。
- 健侧下肢放于填充良好的腿托内，注意避免压迫腓总神经和胫后神经血管结构。
- 术侧膝关节屈曲度应在80° 左右。
- 在标准无菌准备及悬垂后，止血带常规充气可以改善术中视野，减少手术时间。

关节镜入路的建立

- 首先建立标准的下方入路，入路应靠近髌腱，以便手术器械进入关节腔（图42–2）。
- 关节镜标准诊断性检查记录相关的损伤。
- 采用硬膜外穿刺针定位法建立后内侧入路。
- 根据需要可以使用髌腱正中入路，以便通过该入路直接进入膝关节后部更好地观察器械操作。

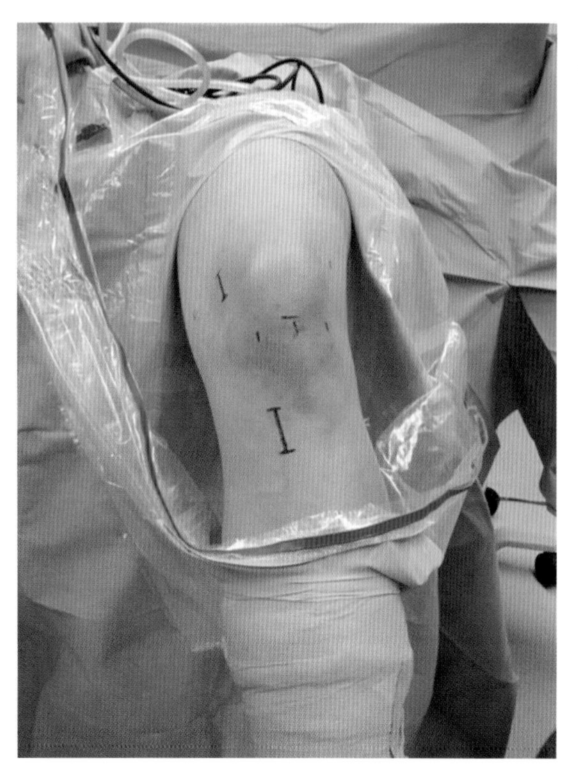

图42-2 标准关节镜入路（左膝）和隧道制备所使用的开放性切口皮肤标记

- 建立股骨后内侧入路是显露胫骨止点足迹及可视化操作的关键。
  - 在外下方入路观察下利用硬膜外穿刺针引导建立后内侧入路，以便观察膝关节后内侧区域（图42–3）。
  - 这个入路必须位于内侧股骨髁后方，以最合适的角度到达PCL胫骨足印区（图42–4）。

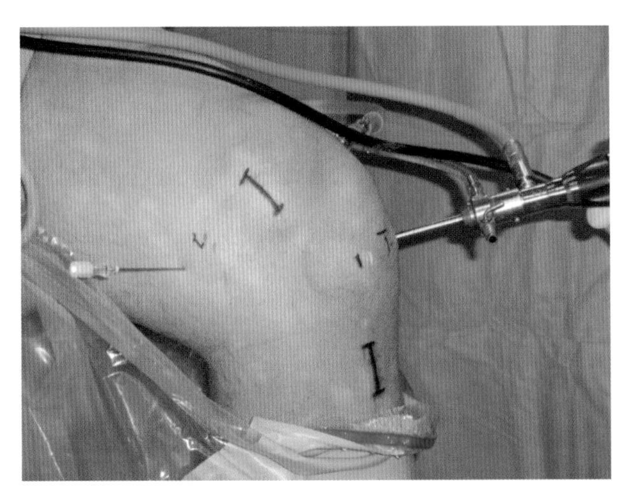

图42–3 外下方入路观察下利用硬膜外穿刺针引导建立后内侧入路，以便观察膝关节后内侧区域

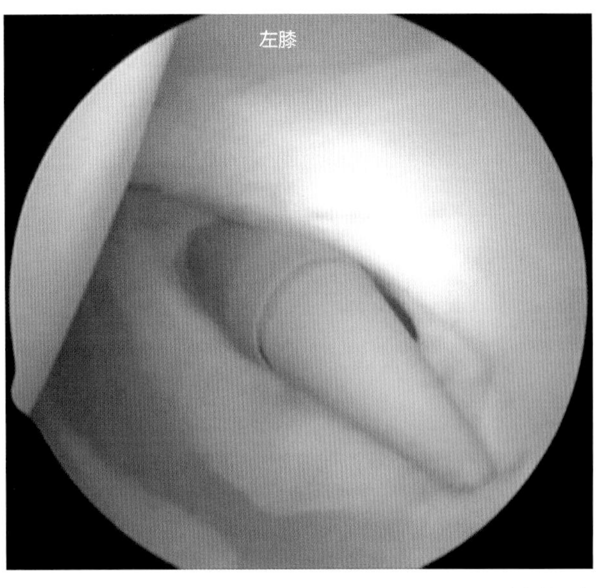

图42–4 置入套管的关节内视图显示股骨髁后内侧入路的正确位置，可以自由观察PCL的胫骨足印区

准备

- 用刨刀切除PCL残端，但需要保留止点处的残端，以便识别隧道位置（图42–5）。
- 使用射频刀对胫骨足印区进行标记。
  - 半月板后角与胫骨足印区非常接近，必须在解剖早期识别，以避免损伤这些结构。
- 在确定胫骨足印区时需剥离后侧关节囊，防止损伤腘血管。

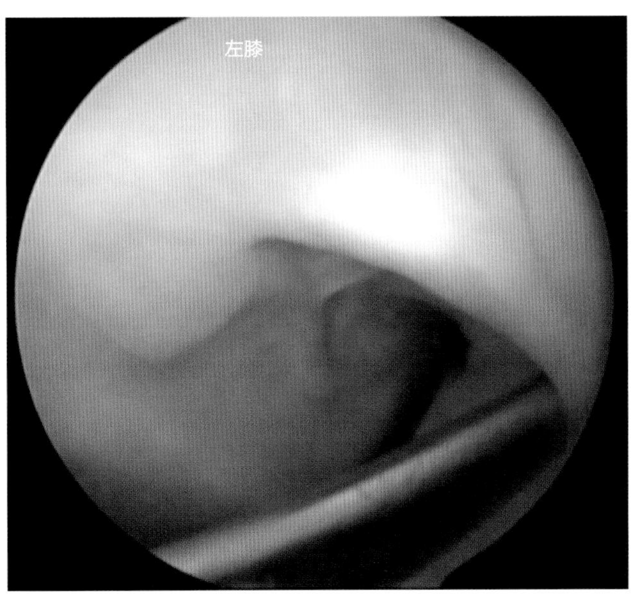

图42–5 PCL残端清理后髁间窝内侧壁关节内视图

胫骨隧道的制备

- 先放置胫骨隧道定位器。
- 隧道外口位于鹅足远端。
- 胫骨足印中心区位于关节后表面远端2~3mm处。
- 钻头导向器通过髌下内侧或髌腱正中入路放置。
- 引导针与胫骨干保持45° 角前进或平行于近端胫-腓关节。
- 引导针在透视监视下推进，以确保合适的轨迹和深度（图42–6）。

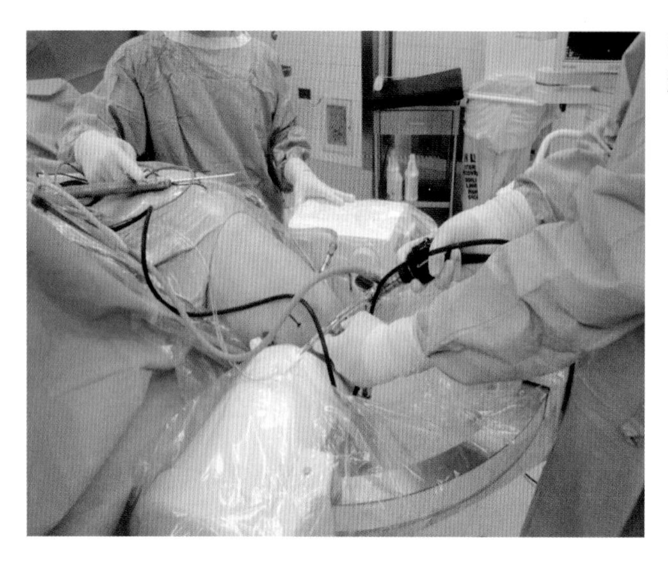

图42–6 术中透视，确保胫骨侧隧道定位及扩孔的安全

- 腘动脉血管位于胫骨后侧，在任何时候都要注意观察导针的深度，以避免血管损伤的风险。
- 扩孔时使用刮匙保护腘动脉（图42–7）。
- 采用圆柱形钻头进行胫骨隧道扩孔，以防止发生胫骨后侧血管卡压。

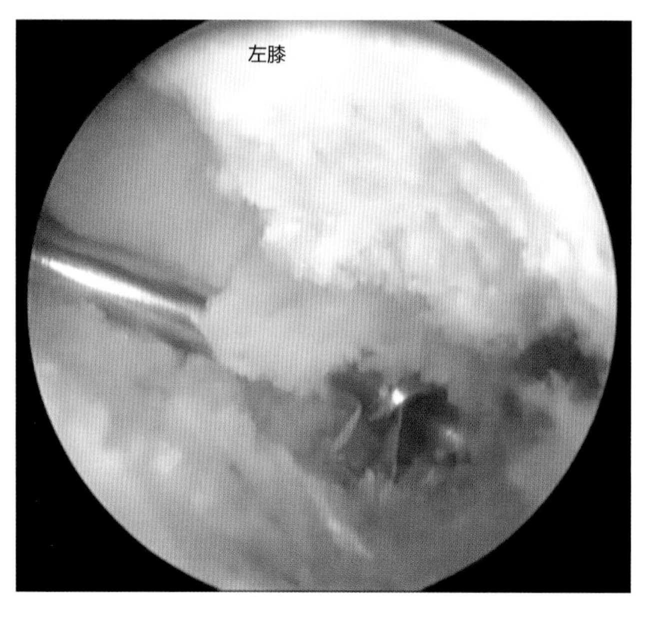

图42–7 在胫骨隧道导针顶端放置刮匙，以减少引导针进入腘窝的风险

- 胫骨隧道一般扩孔至11~12mm。
- 在透视监视下进行扩孔，以便保持适当的扩孔轨迹和深度（图42–8）。

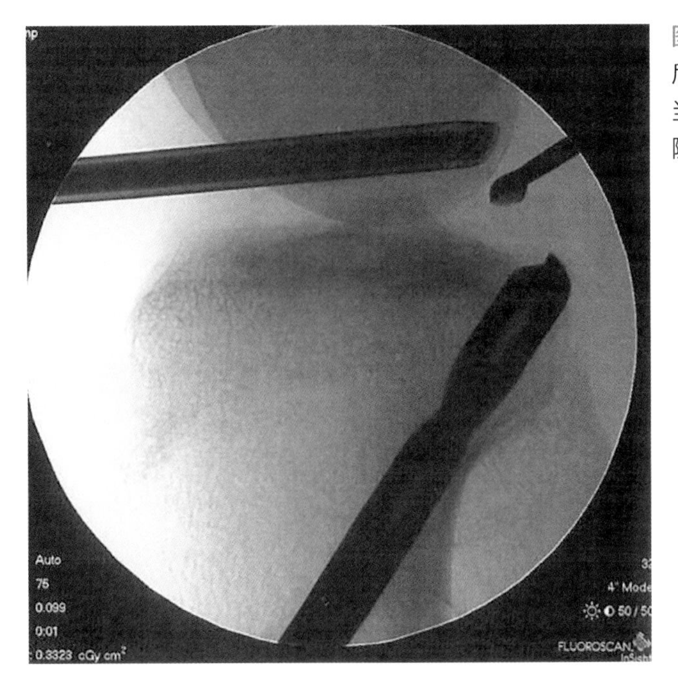

图42-8　术中透视，关节镜位于关节后方，刮匙位于胫骨隧道顶端，在适当的轨道上推进圆柱形钻头建立胫骨隧道

股骨隧道的制备

- 采用股骨内下入路制备股骨隧道（图42–9）。
  - 在股骨远端做一个2~3cm的纵向切口。
  - 确定股内侧肌，并保证其完整性不被破坏。
  - 解剖至股骨的前内侧骨面。

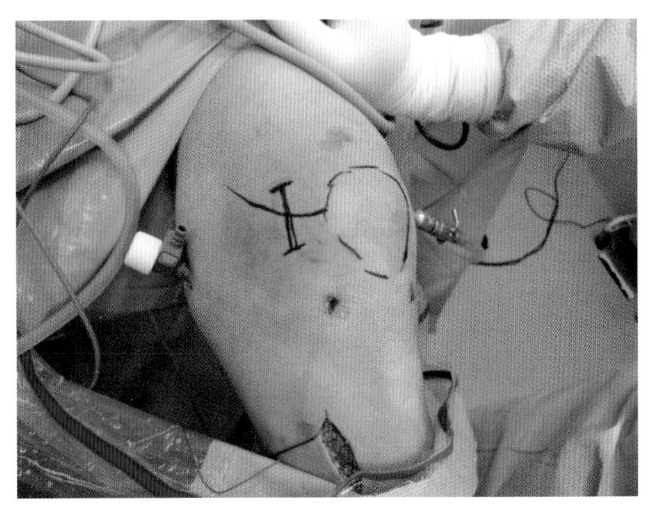

图42-9　皮肤标记显示股骨隧道入路位置

- 理想情况下，引导针的最佳位置可以通过骨性标志来确定:
  - 内侧髁间嵴和内侧分叉嵴可作为前外侧（AL）和后内侧（PM）隧道定位的标志。
  - AL和PM足印由内侧分叉嵴分开[3]。
  - PCL的近端范围由内侧髁间嵴确定[3]。

- 在骨性解剖不清楚的情况下，上述方法只用于隧道放置。
  - Takahashi等报道AL束中心距关节前软骨9.6mm，PM束中心距关节软骨10.6mm[4]。
  - Edwards等描述了AL束的中心是从表盘10:20的位置（左膝）距离关节软骨7mm，而PM束的中心是8:30位置距离关节软骨10mm[5]。
- 使用引导针定位AL和PM的隧道。
  - 为了保证定位以及每个隧道的完整性，隧道之间至少要有2mm的骨桥（图42–10），更倾向于采用由内向外打入引导针。
  - 也可以由外向内打入。
  - 如果计划使用悬吊装置，需要在股骨髁上方由内向外进行钻孔。
  - 如果计划使用骨—髌腱—骨，则可以由外向内钻孔。
- 对于AL束笔者首选的隧道直径是10~11mm，对于PL束首选的隧道直径是7~8mm（图42–11）。
- 如果计划使用挤压螺钉固定，则采用封闭隧道。
- 如果使用骨—髌腱—骨，可以制备完整的隧道。
- 对隧道边缘进行平整处理，以降低移植物磨损的风险。

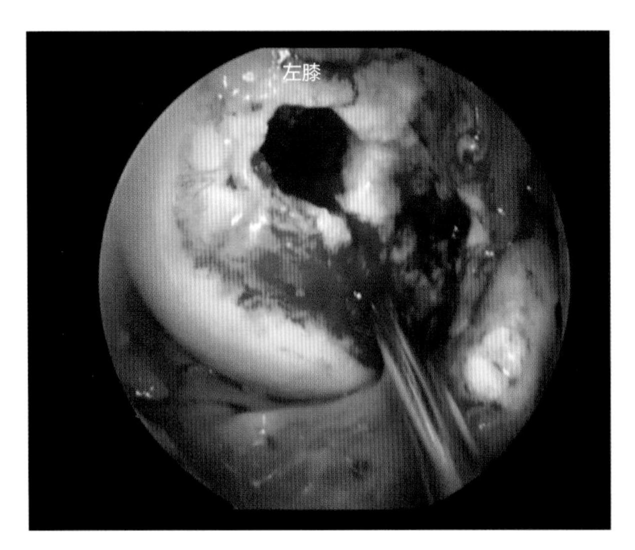

图42–10 膝关节内视角显示钻孔后的股骨双隧道

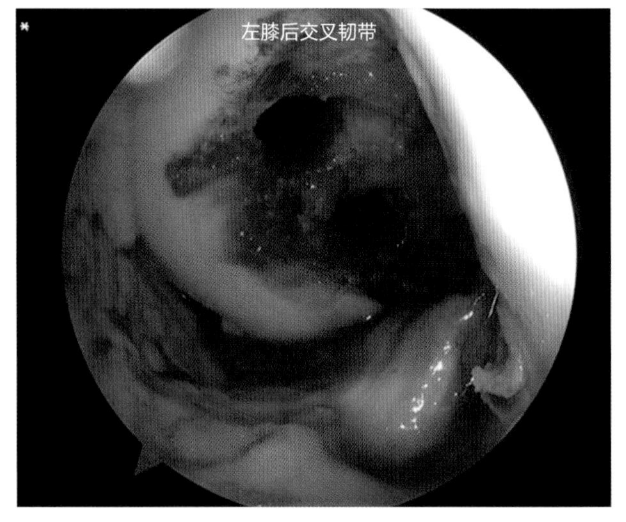

图42–11 关节内视角显示股骨髁前外侧束钻孔后与后外侧束钻入一枚引导针

移植物的选择

- 双束PCL重建的移植物选择包括自体腘绳肌、同种异体跟腱、同种异体髌腱和同种异体股四头肌肌腱。
- 双束PCL重建首选的是胫骨侧带有骨栓，股骨侧双束肌腱。
- 骨栓的尺寸要小于胫骨隧道的直径，以便于通过隧道。

移植物通过隧道

- 移植物通过隧道时关闭关节镜水阀，以避免移植物膨胀。
- 在通过移植物时需要使用充气止血带以保持视野干燥。
- 移植物从隧道远端向近端的方向通过（图42–12）。

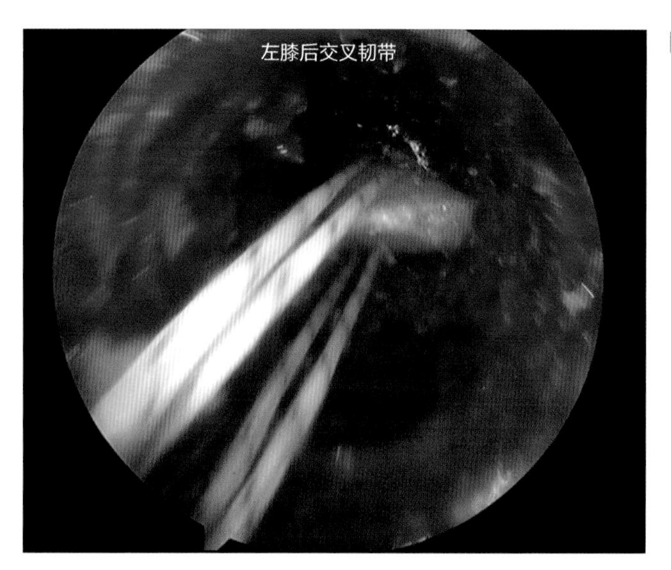

图42-12 移植物通过胫骨隧道

拉紧移植物以及固定

- 在膝关节屈曲70° 时分别拉紧移植物两端。
- 在拉紧移植物时不要过度限制膝关节，因为这有可能导致移植物失效。
- 在拉紧移植物时，将胫骨前移以重建正常的胫骨-股骨相对位置关系。
- 胫骨侧可使用钛质挤压螺钉固定。
- 除可吸收性挤压螺钉固定外，所有移植物均可采用栓桩螺钉加强固定。
- 关节镜下检查最终重建后的图像(图42–13)。

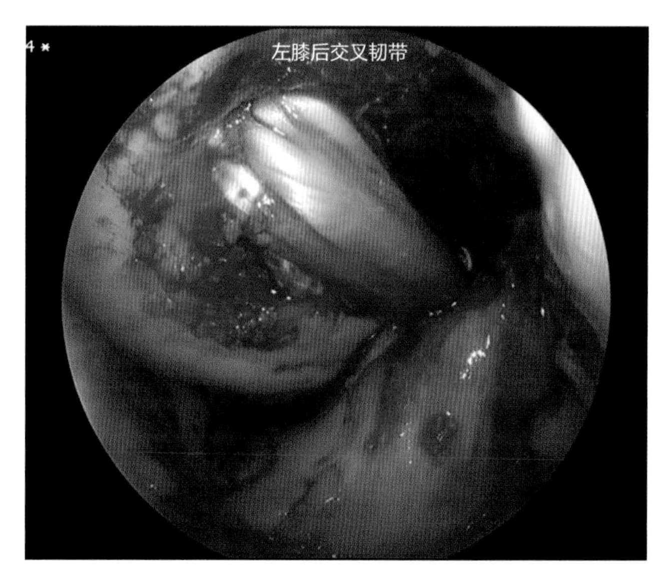

图42-13 在关节下观察最终固定后的移植物情况

关闭切口

- 在关闭切口前止血带放气，检查有无关节内或关节外活动性出血。
- 胫骨和股骨隧道的切口分层缝合，皮下使用可吸收缝线间断缝合，表皮下使用连续缝合。
- 关节镜入口使用不可吸收缝线间断缝合。

术后护理

- 患肢术后使用可调节角度的膝关节支具（图42–14）。

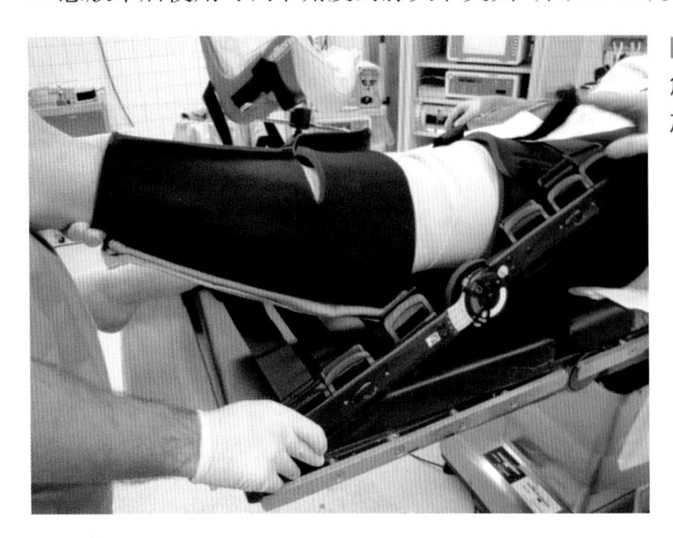

图42–14 包扎后，患肢使用可调节角度的膝关节支具，胫骨后侧需放置加厚垫，防止胫骨后沉

- 可以在胫骨后侧放置加厚垫，限制术后初期向后方的压力。
- 术后即拍摄一张X线片，确认隧道位置及重建韧带后胫骨与股骨的相对位置（图42–15）。

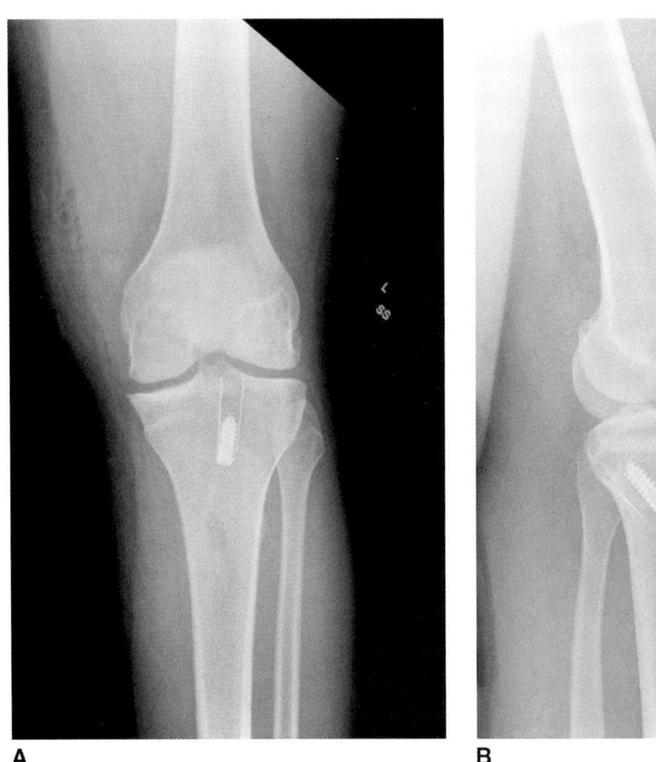

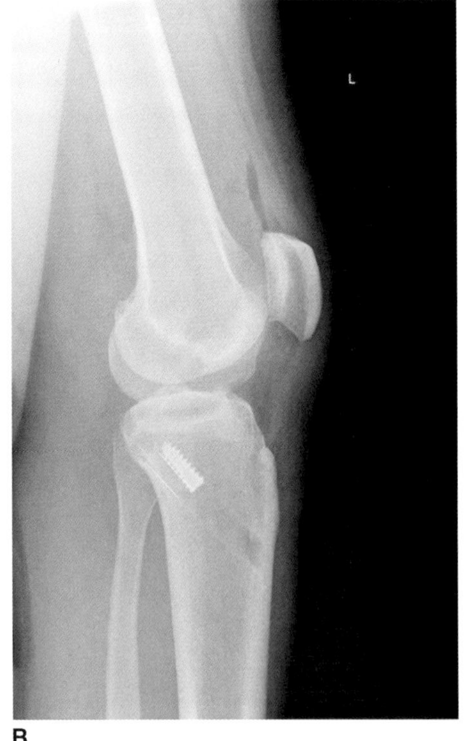

A B

图42–15 术后（A）正位片和（B）侧位片显示胫骨隧道的位置和挤压螺钉固定的位置，以及胫骨与股骨已经恢复正常的位置关系。骨栓在胫骨侧用黄色标出

参考文献

[1] Yoon KH, Bae DK, Song SJ, et al. A prospective randomized study comparing arthroscopic single-bundle and double-bundle posterior cruciate ligament reconstructions preserving remnant fibers. *Am J Sports Med*, 2011,39(3):474-480.

[2] Harner CD, Janaushek MA, Kanamori A, et al. Biomechanical analysis of a double-bundle posterior cruciate ligament reconstruction. *Am J Sports Med*, 2000,28(2):144-151. doi:10.1177/03635465000280020201.

[3] Lopes OV Jr, Ferretti M, Shen W, et al. Topography of the femoral attachment of the posterior cruciate ligament. *J Bone Joint Surg Am*, 2008,90(2):249-255. doi:10.2106/JBJS.G.00448.

[4] Takahashi M, Matsubara T, Doi M, et al. Anatomical study of the femoral and tibial insertions of the anterolateral and posteromedial bundles of human posterior cruciate ligament. *Knee Surg Sports Traumatol Arthrosc*, 2006,14(11):1055-1059.

[5] Edwards A, Bull AM, Amis AA. The attachments of the anteromedial and posterolateral fibre bundles of the anterior cruciate ligament. *Knee Surg Sports Traumatol Arthrosc*, 2008,16(1):29-36.

第43章

骨骼发育未成熟患者ACL重建术

（PETER D. FABRICANT, MININDER S. KOCHER）

无菌仪器/设备

- 所有病例。
  - 充气止血带。
  - 膝关节镜设备。
- 青春期前青少年：改良MacIntosh手术，使用自体髂胫束（iliotibial, IT）移植，联合关节内和关节外行前交叉韧带重建（图43–1）。
  - Cobb剥离器。
  - 磨钻。

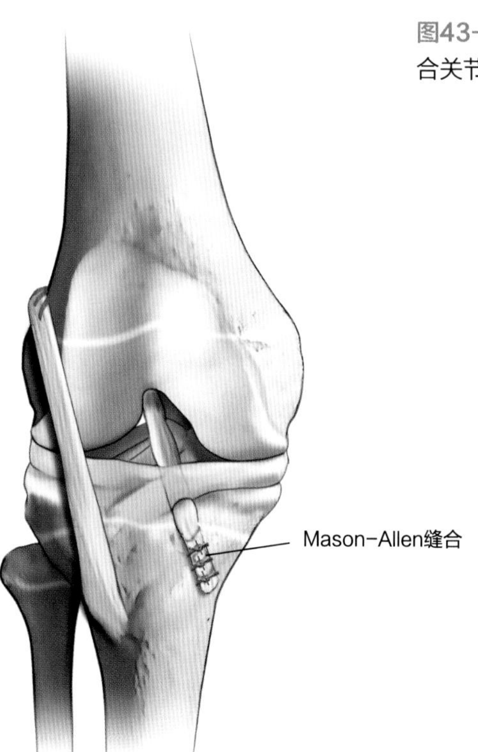

图43–1 改良MacIntosh手术，使用自体髂胫束移植，联合关节内和关节外行前交叉韧带重建

- 骨膜剥离器。
- 半月板切刀（左、右和截头）（图43–2A）。
- 大弯止血钳（图43–2B）。
- 鼠尾锉（图43–2C）。
- 不可吸收缝合线。

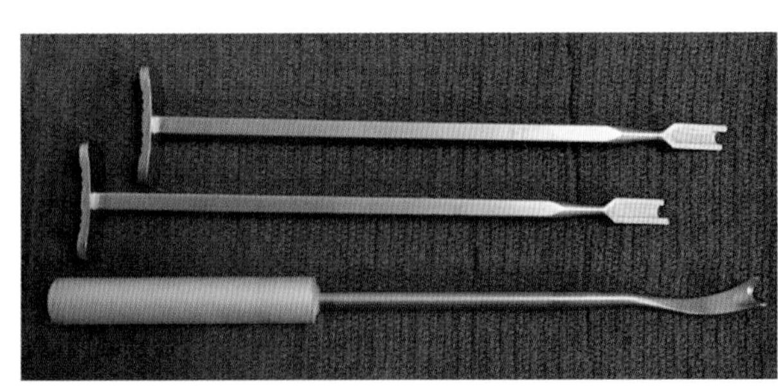

A

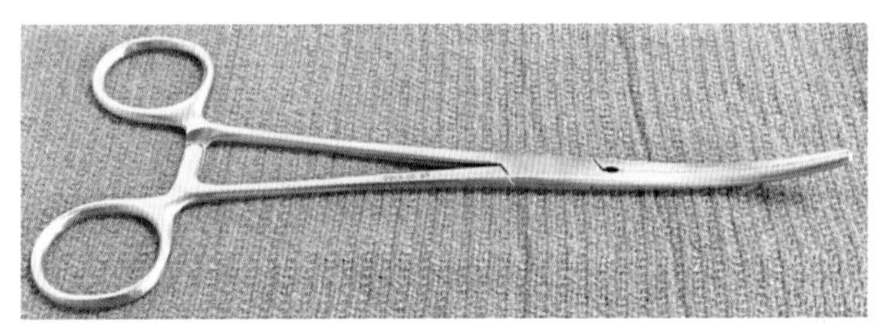

B

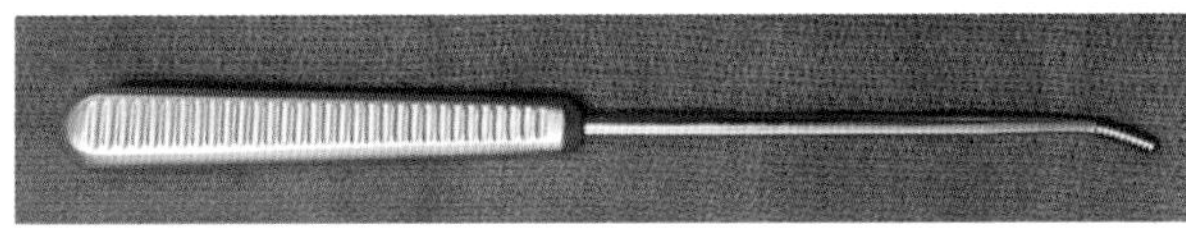

C

图43–2 改良MacIntosh手术所使用设备。半月板切刀（A）、大弯止血钳（B）、和鼠尾锉（C）

- 青少年：经骺板腘绳肌ACL重建术（图43–3）。
  - 移植物准备台板。
  - 悬吊固定纽扣钢板（股骨固定）。
  - 非金属干预螺钉（胫骨固定）。
  - 依据外科医师经验选择ACL钻孔导引器。
  - 依据外科医师经验选择开口或闭口取腱器。

定位

- 患者取仰卧位
  - 于臀部下和床脚放置阻挡物辅助固定膝关节保持屈曲位。
  - 大腿近端放置非无菌充气止血带。
  - 根据外科医师的经验使用外侧挡板。

外科手术技术考虑因素

- 12~13岁的女孩（比如，月经初潮后1年）和14岁男孩的膝关节周围有最小的生长板（每个肢体节段<1cm）[1]。
  - 在这段时间之前，重建策略一定要考虑骺板生长的情况。
- 拍摄左手正位X线片测定骨龄来辅助制定外科决策。

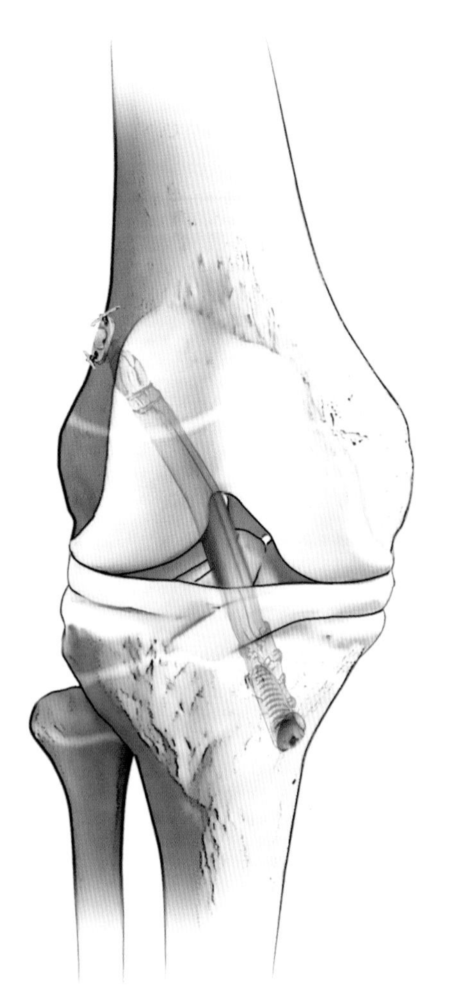

图43-3 经骺板腘绳肌自体移植ACL重建术［来自于Fabricant PD, Kocher MS. Management of ACL injuries in children and adolescents. J Bone Joint Surg. 2017; 99(7): 600-612[2]，已获准使用］

青春期前的青少年：改良MacIntosh手术，使用自体髂胫束移植，联合关节内和关节外前交叉韧带重建[3,4]

- 适用于Tanner 1期或2期的儿童，女性骨龄≤11岁，男性骨龄≤12岁。
- 依据外科医师的经验使用大腿充气止血带止血。
- 取IT束
  - 距离外侧关节线近端的IT束中间部分作8~10cm斜行切口。
  - 获取IT束从近端中间部分到胫骨前肌结节远端之间的肌腱部分。
  - 使用Cobb剥离器剥离IT束表面的皮下组织，长度至少15cm。
  - 使用15号手术刀片于股外侧肌的前方筋膜边缘和后方肌腱膜之间切开IT束。
    - 在IT束前方和后方各保留数毫米结构。
  - 使用左和右半月板切刀仔细分离IT束的近端纤维（图43-4A）。
  - 使用弯的半月板切刀和开口取腱器切开移植物的近端。
    - 如果没有相似的手术器械可用，可做切口分离和切开移植物。
  - 使用手术刀和解剖剪进一步游离移植物的外侧关节囊部分，但是要保留胫骨前肌结节的远侧附着点部分（图43-4B）。
  - 使用不可吸收线锁边缝合移植物呈管状肌腱，长度为2cm。
  - 缝合后的移植物要放回手术切口，以免干燥脱水。

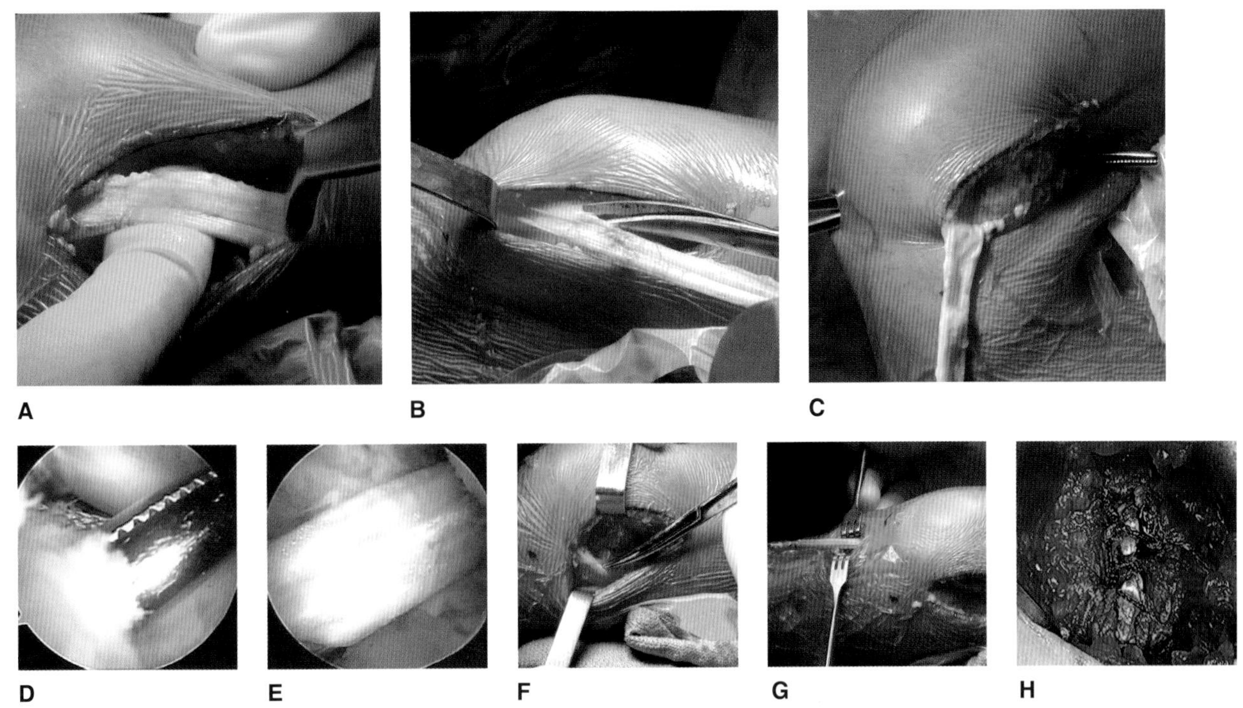

图43-4 改良MacIntosh手术，使用自体髂胫束移植，联合关节内和关节外前交叉韧带重建［图片来自Kocher MS, Garg S, Micheli LJ. Physeal sparing reconstruction of the anterior cruciate ligament in skeletally immature prepubescent children and adolescents. J Bone Joint Surg Am. 2005; 87:2371-2379 and image H from Fabricant PD, Kocher MS. Management of ACL injuries in children and adolescents. J Bone Joint Surg. 2017; 99(7): 600-612, 已获准予使用］

- 诊断性膝关节镜检查
  - 通过标准的前外侧和前内侧入路进行诊断性膝关节镜检查，如发现关节内病变（比如半月板撕裂），需先行处理。
  - 清理ACL残端，如果有完整的后外侧束纤维应保留。
  - 因股骨远端生长骺板大部分都非常接近过定点位，因此避免在髁间窝内使用射频消融。
- 移植物隧道准备
  - 延伸内侧入口使止血钳更容易通过，尽量减少创伤和不规则延伸入口。
  - 使用小的止血钳（比如Schnidt扁桃体钳）在骨和软组织之间的过顶位建立隧道，留下合适的软组织悬吊来阻止移植物半脱位。
  - 使用大止血钳扩大通道，通过外侧移植物取腱处切口使用双手触诊定位外侧股骨髁近端（图43-4C）。
- 移植物通道
  - 使用止血钳将移植物从入口穿入，通过关节，从前内侧入口穿出，将移植物留在过顶位。
  - 纵行切开胫骨结节内侧，分离到骨膜。
    - 随后使用弯止血钳（比如Schnidt 扁桃体）钝性分离至膝关节（至半月板横韧带下）（图43-4D）。
    - 扩大辅助通道，准备胫骨和移植物通道。

- 在胫骨ACL足迹处侧使用鼠尾锉创建一个凹槽。
  - 这将使关节内的移植物更加容易愈合，向后移动胫骨足印，减少关节伸直时产生撞击的机会。
- 再放入止血钳，从胫骨切口处拉出缝线至最终位置（图43–4E）。

- 移植物固定
  - 移除关节镜，膝关节屈曲90° 松弛状态下悬吊，保持足部的自然旋转。
    - 此位置可以防止膝关节过度紧张[5]。
  - 股骨固定
    - 拉紧移植物肌腱的远端，关节外的部分要进入外侧股骨髁的骨膜内和肌间隔膜内，并且使用不可吸收缝线缝合至少3个来回（图43–4F）。
  - 胫骨固定
    - 内侧固定足迹近端位于胫骨结节的内侧，远端位于胫骨生长骺板和鹅足的近端。
    - 纵向切开足迹处的骨膜，并使用骨膜剥离器向内、向外剥离。
    - 足印区使用磨钻轻轻地剥开。
    - 拉紧移植物远端（图43–4G）并在膝关节屈曲30° 的情况下施加后抽屉应力，移植物使用3号或4号不可吸收性缝线以Mason-Allen缝合方式（自锁）固定于胫骨上，每个移植物和骨膜上的缝合来回前进1cm，进一步拉紧移植物（图43–4H）。
- 关闭伤口
  - 外科医师根据经验逐层关闭手术伤口。

青少年：经骺板腘绳肌ACL重建术[6]

- 适用于Tanner分期≥3期的儿童，女性骨龄≥12岁，男性骨龄≥13岁。
- 依据外科医师的经验使用大腿充气止血带止血。
- 腘绳肌腱的获取
  - 在后内侧胫骨嵴和胫骨结节之间的鹅足中部做3cm纵行手术切口。
  - 分别分离半腱肌和股薄肌，并使用不可吸收缝线锁边缝合。
  - 使用闭口取腱器取出每一条肌腱。

- 肌腱准备
  - 每条肌腱的末端使用不可吸收缝线锁边缝合。
  - 折叠肌腱穿过15cm闭袢皮质骨悬吊纽扣钢板，建立一条四折肌腱移植物。
  - 以20Nm的力量预张移植物直到移植物通道。
- 诊断性膝关节镜检查
  - 通过标准的前外侧和前内侧入路进行诊断性膝关节镜检查来治疗其他合并损伤（比如半月板撕裂）。
  - 清除ACL残端。小的胫骨残端应当保留，以促进生物愈合（图43–5A）。
  - 必要时可行髁间窝成形术。
  - 因为股骨远端生长骺板大部分都非常接近过定点位，因此避免在髁间窝内使用射频消融。

- 胫骨通道钻孔
  - 胫骨导向器弧度设置在55°，确保长干骺端隧道远离生长骺板（图43–5B）。
    - 这将提供充足的骨隧道长度，有利于干骺端干预螺钉固定。
  - 引导丝向前插入1cm到后内侧胫骨嵴（向前至内侧副韧带浅层的止点），确保胫骨隧道不会侵犯到胫骨结节隆起。
  - 钻孔导向器放置于胫骨ACL足印的后侧部分，有利于通过到达过顶位。
  - 钻入引导针，检查位置，使用一个合适的空心钻来建立胫骨隧道（图43–5C）。
- 股骨隧道钻孔
  - 选择带偏心距的股骨导向器穿过胫骨到达过顶位，有利于通过胫骨隧道产生1~2mm的后壁股骨隧道。
    - 依据公式（0.5 × 移植物直径+1）选择合适的股骨导向器。
    - 股骨导向器也能够依据外科医师的经验，使用独立的前内侧入口或逆向切割技术建立。
  - 钻入股骨引导针（图43–5D）。
  - 使用测深尺或直接用引导针来测量通道长度。
  - 扩大股骨隧道的深度，有利于固定袢和翻转皮质骨纽扣钢板。
    - 一般来说，对于15mm闭袢纽扣钢板，需要保留7mm的外侧股骨皮质骨壁。
    - 这将有利于支撑悬吊固定。

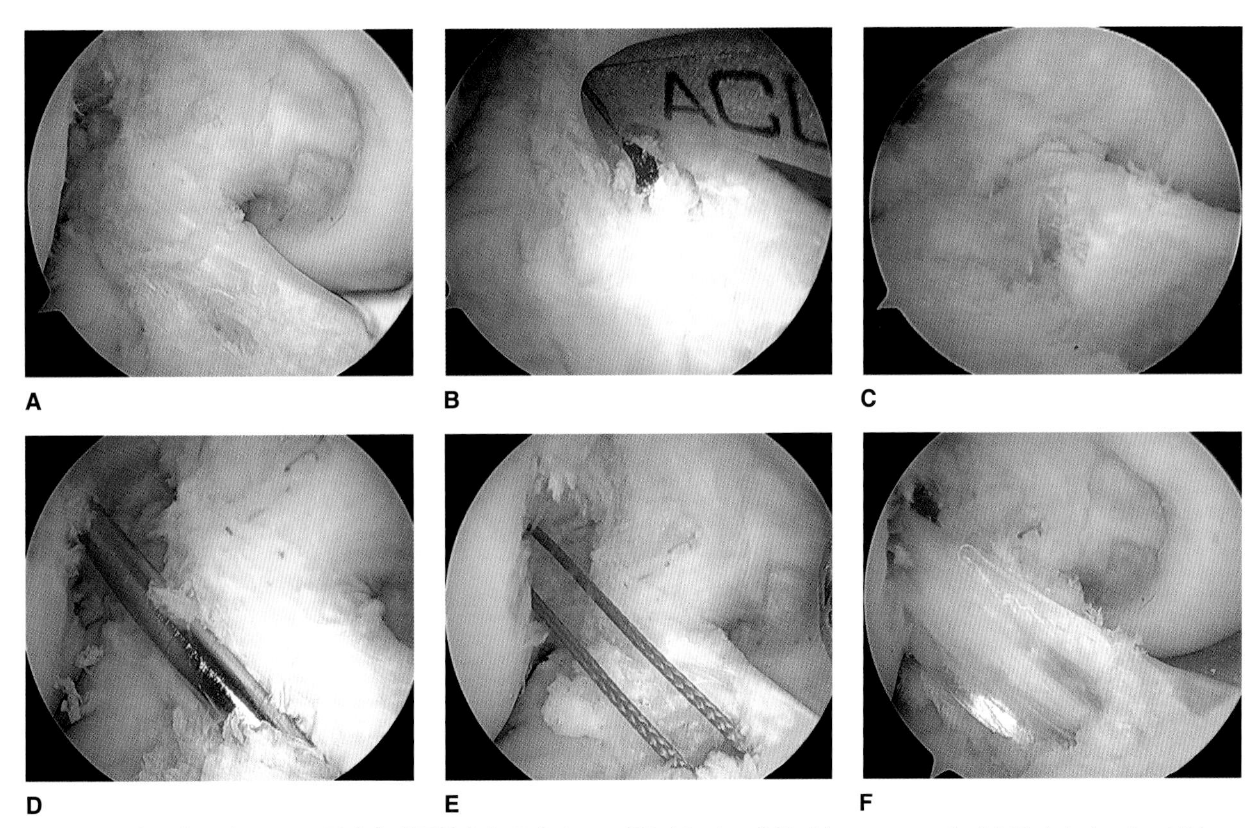

图43–5 经骺板腘绳肌ACL重建术［图片来自 Fabricant PD, Kocher MS. Management of ACL injuries in children and adolescents. J Bone Joint Surg. 2017; 99(7): 600–612, 已获准使用］

- 移植物通道和股骨固定
  - 使用引导针牵引缝线来通过移植物通道（图43–5E）。
  - 牵引线的末端穿出胫骨隧道。
  - 连接移植物的悬吊纽扣袢缝线穿出（图43–5F）。
  - 翻转纽扣钢板，切换缝线确保纽扣袢位于合适的位置。
    - 使用来X线透视检查皮质骨纽扣钢板是否悬吊在合适的位置。
  - 通过关节镜检查移植物，证实其处于合适的位置，不存在撞击运动。
- 胫骨固定
  - 拉紧移植物远端，膝关节屈伸循环20~25次，消除移植物固定成分的缓慢移动。
  - 拉紧移植物，胫骨施加后抽屉应力，在膝关节屈曲20°~30°下固定胫骨端。放置20~25mm非金属干预螺钉，远离生长骺板。
    - 经典的螺钉直径在硬的骨质是线对线，但在较软的骨质上需使用大1mm的螺钉。
- 关闭伤口
  - 根据外科医师的经验逐层关闭手术伤口。

参考文献

[1] Kelly PM, Dimeglio A. Lower-limb growth: how predictable are predictions? *J Child Orthop*, 2008,2(6):407-415.

[2] Fabricant PD, Kocher MS. Management of ACL injuries in children and adolescents. *J Bone Joint Surg*, 2017,99(7):600-612.

[3] Kocher MS, Garg S, Micheli LJ. Physeal sparing reconstruction of the anterior cruciate ligament in skeletally immature prepubescent children and adolescents. *J Bone Joint Surg Am*, 2005,87(11):2371-2379.

[4] Micheli LJ, Rask B, Gerberg L. Anterior cruciate ligament reconstruction in patients who are prepubescent. *Clin Orthop Relat Res*, 1999,(364):40-47.

[5] Kennedy A, Coughlin DG, Metzger MF, et al. Biomechanical evaluation of pediatric anterior cruciate ligament reconstruction techniques. *Am J Sports Med*, 2011,39(5):964-971.

[6] Kocher MS, Smith JT, Zoric BJ, et al. Transphyseal anterior cruciate ligament reconstruction in skeletally immature pubescent adolescents. *J Bone Joint Surg Am*, 2007,89(12):2632-2639.

第44章

ACL重建翻修术

（RICK W. WRIGHT）

适应证

- 日常生活中出现功能不稳定或与手术期望有差距。
- 轴移试验阳性，Lachman试验阳性，符合ACL功能不全。
- KT 1000>5mm。
- MRI提示。

术前评价

病史

- 探究上次手术失败的原因是成功的前提。
  - 技术上的因素。
  - 创伤性的因素。
  - 生物性能的因素。
- 6个月内的手术失败，没有功能活动的中间事件，可能是移植物问题或技术问题。
- 在康复训练后无法获得满意的活动度表明可能是手术技术问题，比如隧道位置不良。
- 伴有轻度创伤史的失败可能提示在近期创伤之前移植物就已经失效。
- 在经历一段长时间的完整功能活动期之后，遭遇了一个重大创伤事件所导致的失败——纯创伤性失败，采取类似于初次前交叉韧带重建（ACLR）手术的方法可能会取得成功。

体格检查

- 应该关注膝关节活动度、其他韧带或结构性松弛，可能与移植物的强度有关，或导致了最后的失败有关。
  - 关节活动度——强调膝关节的伸直；明显的过伸通常与移植物在膝关节全伸直状态下固定有关。
  - 渗出。

- 后抽屉试验评估后交叉韧带。
- 内侧和外侧应力试验。
- 拨号试验评估后外侧角。
- 步态异常表明轻微外翻应力问题。

影像学

- 影像学上关注以下问题，可能需要对初次手术进行改良。
- 放射性图像。
  - 长腿双侧站立位图像检查内翻或外翻力线，这将影响症状和移植物的强度。
  - 站立位侧位片能够检查任何胫骨斜坡问题。
  - 负重位图像（屈膝45° 后前位）来评价退变的情况。
  - 全伸直侧位，踝关节下方使用衬垫支撑，显示胫骨隧道位置。
- 根据外科医师的考虑进行其他图像拍摄模式。
  - CT扫描可以给出通道位置和大小的详细信息。
    - 如果胫骨或股骨通道直径扩大到15mm或者更大，表明需要一期或者二期骨移植。
  - MRI显示半月板或者软骨损伤。

无菌仪器/设备

- 以往的手术记录。
- C型臂透视机。
- 移植物取出器械。
- 微骨折钻。
- 骨软骨自体移植器械。
- 半月板修复器械。
- 骨-腱取出器械。
- 同种异体移植作为初次或备用移植物的选择。

外科手术程序

- 外科手术入路。
  - 尽可能地使用或扩大以往的手术切口。
  - 避免皮肤桥宽度<7cm。
  - 前内侧切口。
  - 经胫骨切口。
  - 后侧切口或2个入口——能够利用新的股骨骨质，依据不同角度的经胫骨或前内侧隧道建立隧道（图44–1~44–5）。
- 移植物选择。
  - 根据多中心ACL修订研究（MARS数据），自体移植物失效的可能性小于3成。软组织（腘绳肌）与骨-髌腱-骨失效率相当。

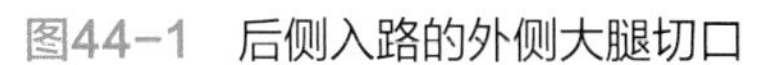

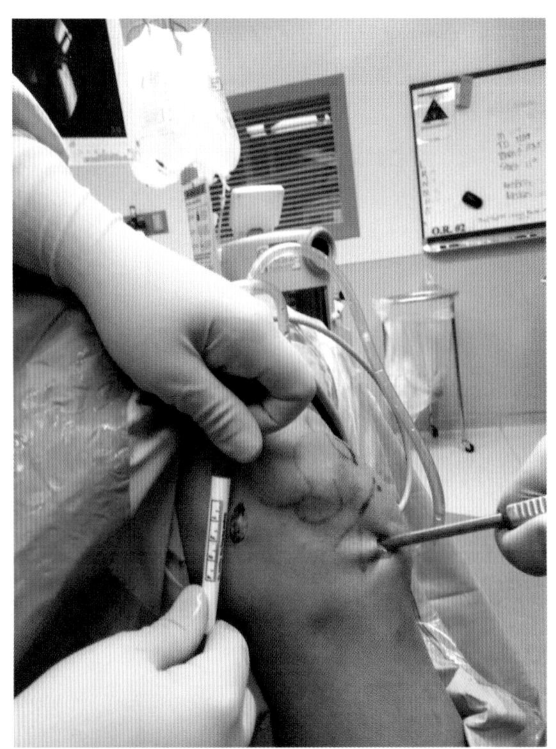

图44-1　后侧入路的外侧大腿切口

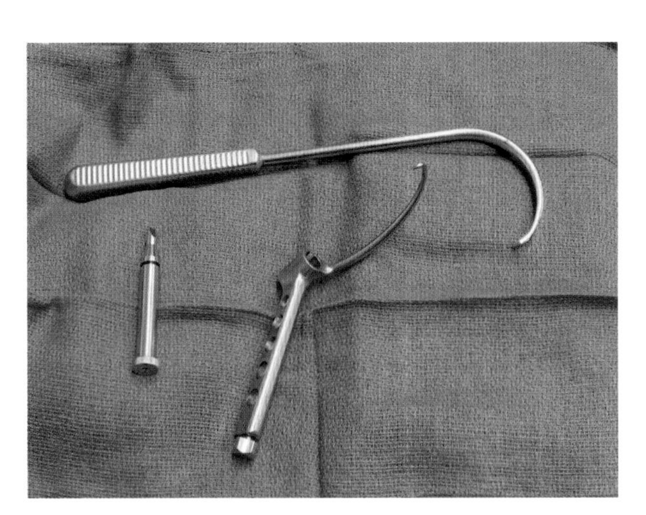

图44-2　后侧股骨通道的导向器

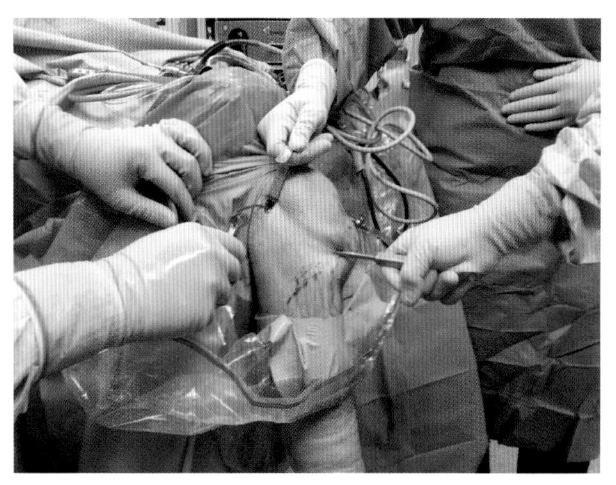

图44-3　使用弧形钩将后侧入路导向器置入髁间窝内

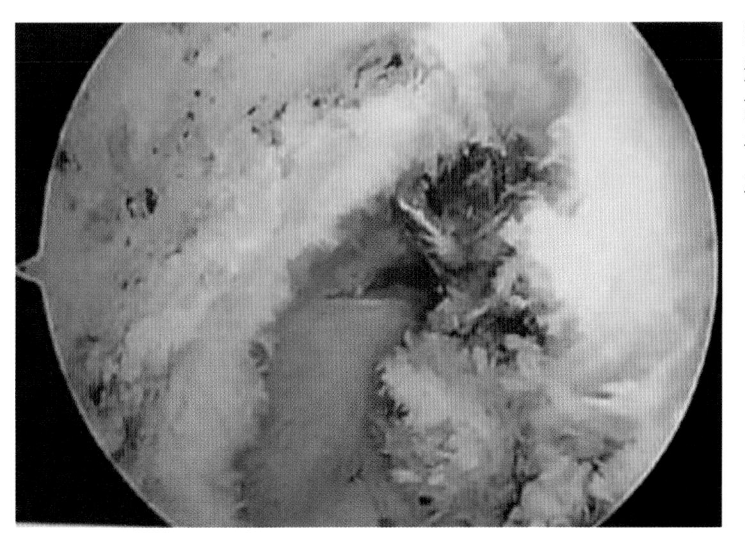

图44-4　独立的检查导丝或通道的位置。如图44-4位于高的髁间窝位置，图44-5位于低的髁间窝位置，或两者之间

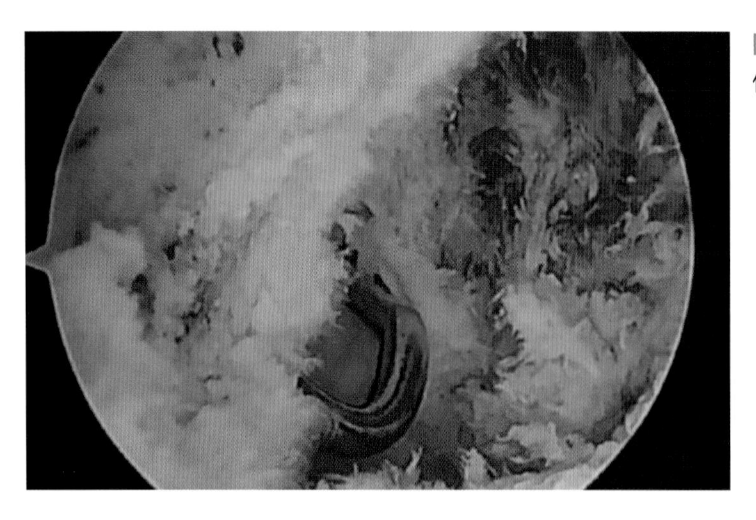

图44-5 低的导丝或者通道位置

- 骨-髌腱-骨：准备同侧或对侧，避免获取肌腱质量较差。
- 腘绳肌-同侧或对侧-半腱肌和股薄肌获取的肌腱会小，且必须纠正或匹配以前的通道，防止移植物尺寸不匹配。
- 股四头肌腱。

- 同种异体移植：同种异体移植优点为无供区病患、小切口，止血带使用时间短，手术时间短，移植物无大小限制；缺点为经济费用高，传染性疾病的风险，排异反应的风险。同种异体移植术后病例报道较少，且移植物断裂风险较高（MARS数据）。

- 移植物移除。
  - 如果移植物不影响手术时，无须移除，避免造成的缺陷需要额外处理。
  - 通常股骨移植物移除更加困难，尤其是螺钉完全埋入骨质。
    - 确定螺钉的角度和位置非常重要。如果出现金属螺钉滑丝，不恰当地放置螺钉起子会导致螺钉头磨损。
    - 对于空心螺钉，使用导针穿过螺钉非常有用。
    - 影像学检查有助于定位螺钉被埋入的位置和深度。
    - 尝试移除生物可吸收螺钉可能会出现碎片；最好尽可能完整保留螺钉并移除。
    - 从以前的关节镜技术或双切口技术植入股骨或胫骨保持原样，根据它们的位置使用不同入路。
- 骨缺损的移植术。
  - 柱形的移植物可以用手持式环形采集器从胫骨中取出。
  - 同种异体植入钉在填充隧道骨缺损方面应用广泛。
  - 二期骨植入融合需要6个月时间。
  - 也可以使用较大尺寸的可吸收或金属螺钉来填充缺损，这些螺钉可以彼此相邻堆叠以填充缺损。
  - 也可以使用大的同种异体骨块进行移植。
  - 后壁缺损可能需要转变手术方式为过顶式手术技术、双切口技术，或使用纽扣钢板技术。
- 隧道准备。

  - 大小和位置合适的隧道可以重复使用；严重不合格的隧道需要重新建立；接近正常的隧道仍然是一个大的挑战。
  - 建立股骨隧道通常基于外科医师的常用方法-使用原来隧道不会带来更坏结果（MARS数据）。
  - 胫骨隧道更加具有挑战性：定位器很难精确固定到预设的目标点；导针有可能撞击到硬的隧道壁或以前的骨栓上，并在进入关节腔前改变方向。
    - 利用较小钻头建立隧道，通过该隧道，将导针确定位置并锤入股骨，改变后的新隧道能够向前后或内外方向移动，然后顺着导针使用更大的钻头制备隧道。
- 移植物的固定。
  - 可利用的固定器材，包括纽扣钢板、“U”形钉、带垫圈的螺钉。
  - 金属螺钉固定可以提高疗效（MARS数据）。
  - 较大的螺钉可能稍微扩大隧道，不需要移植骨块。

术后的程序

- 由MARS小组进行康复评估。
- 即时负重不会造成伤害的。
- 即时的被动和主动运动对术后结果无影响。
- 支具在术后康复方面无明显优势。
- 恢复运动时使用的功能性矫正支具能够改善患者的疗效，但在移植物失败率方面没有差异。

推荐阅读

1. Group M. Factors influencing graft choice in revision anterior cruciate ligament reconstruction in the MARS group. *J Knee Surg*, 2016,29(6):458-463.
2. MARS Group. Effect of graft choice on the outcome of revision anterior cruciate ligament reconstruction in the Multicenter ACL Revision Study (MARS) cohort. *Am J Sports Med*, 2014,42(10):2301-2310.
3. MARS Group. Meniscal and articular cartilage predictors of clinical outcome after revision anterior cruciate ligament reconstruction. *Am J Sports Med*, 2016,44(7):1671-1679.
4. Wright RW. Two-incision anterior cruciate ligament reconstruction. *J Knee Surg*, 2014,27(5):343-346.
5. Wright RW, Gill CS, Chen L, et al. Outcome of revision anterior cruciate ligament reconstruction: a systematic review. *J Bone Joint Surg Am*, 2012,94(6):531-536.

第45章
前外侧韧带重建术

（JACOB M. KIRSCH, MOIN KHAN, ASHEESH BEDI）

前外侧韧带（Anterolateral Ligament, ALL）重建术的相对适应证

- 前交叉韧带（ACL）重建术后出现持续的轴移试验阳性。
- 术前存在3级轴移试验阳性。
- ACL损伤后出现膝关节过度松弛（Beighton标准≥6）。
- 伴随旋转不稳定的ACL重建翻修术。

无菌仪器/设备

- 大腿止血带
- 下肢固定器
- 一次性2.4mm导针，2根
- 4.5和7.0mm空心钻
- 4.75mm生物复合SwiveLock锚和7mm生物复合腱SwiveLock锚（Arthrex, Naples, FL）
- 一次性排水管（非必需）
- 2号纤维环缝线，2根（Arthrex, Naples, FL）
- 2号纤维丝缝线，2根（Arthrex, Naples, FL）

体位

- 患者仰卧位。
- 使用下肢固定器固定患肢。
- 在患肢的非手术区域，使用适合的下肢固定器将膝关节固定于屈曲位置，并保护股骨和腓神经。
- 患肢使用无菌止血带。
- 降低手术台的尾部，有利于最大程度屈曲膝关节。

麻醉状态下的体格检查

- 在麻醉诱导下，实施以下的查体，并与对侧患肢进行对比。
  - Lachman试验。
  - 轴移试验。
  - 拨号试验。
  - 后外侧抽屉试验，内旋位进行抽屉试验（尤其是后外侧和前内侧旋转不稳定）。
  - 外翻/内翻应力试验。
  - 屈曲35° 进行胫骨的内旋应力试验。

ALL有关的解剖

- ALL的近端区域变化较大；但是其起源于外侧副韧带近端边缘的后方5mm[1]。
- 远端止点较宽，止于腓骨头和胫骨前肌结节连线中点的位置[2]，距离外侧胫骨平台10~11mm[1,3]。
- ALL长约4cm[3]。

外科手术程序

- 标记膝关节的体表标志（图45–1）。

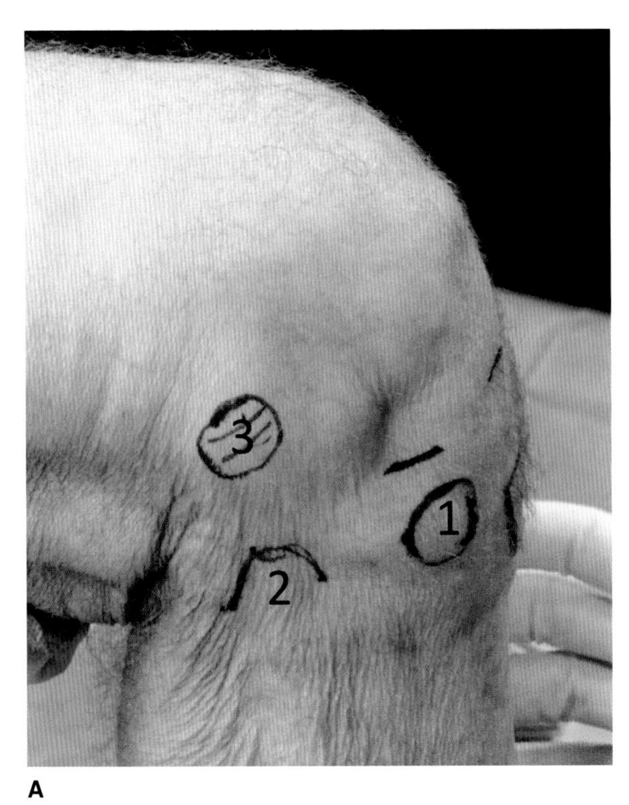

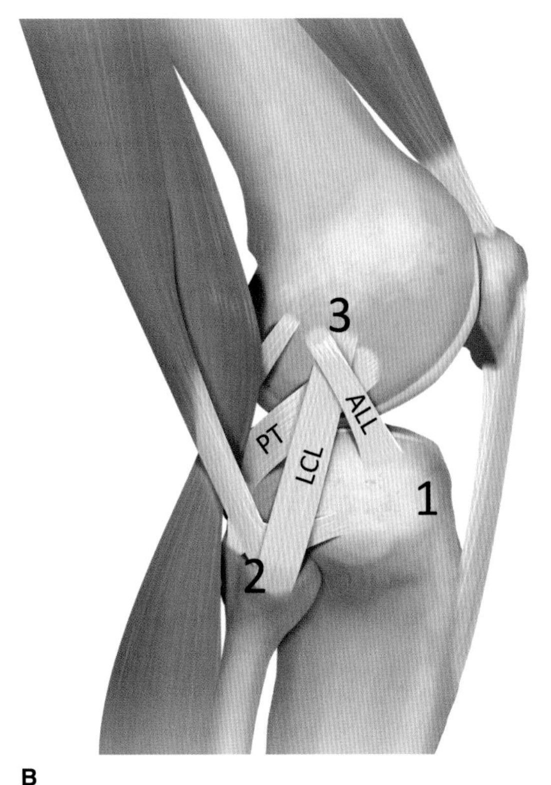

A B

图45–1 膝关节的表面标志（A），膝关节外侧韧带的解剖示意图（B）。重要的解剖标志：胫骨前肌结节（1），腓骨头（2），股骨外侧髁（3）。ALL，前外侧韧带；LCL，外侧副韧带；PT，腘肌腱（Courtesy of Arthrex, Inc.）

- 远端标志
  - 髌骨下极和胫骨结节。
  - 外侧关节间隙。
  - 胫骨前肌结节。
  - 腓骨头。
- 近端标志
  - 股骨外侧髁。
- 识别ALL的近端起点和股骨外侧髁的后方（图45–2）。

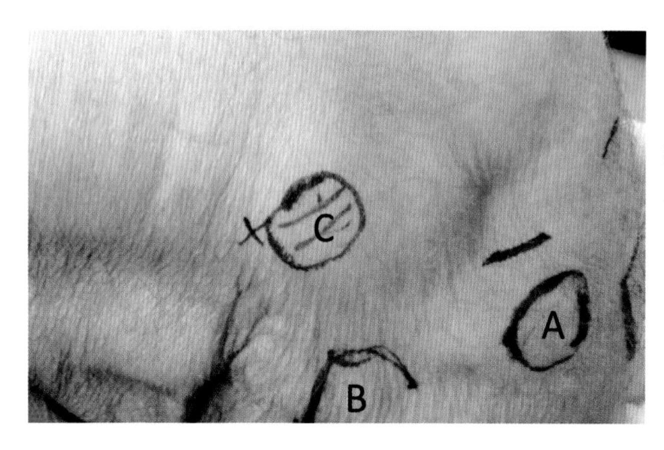

图45–2 前外侧韧带起源于股骨外侧髁的近端后方。使用“X”标记。重要的标志：胫骨前肌结节（A），腓骨头（B），股骨外侧髁（C）（Courtesy of Arthrex, Inc.）

- 屈膝状态下，股骨外侧髁近端做8mm和后方做4mm长的小切口（图45–3）。
- 从切口处暴露皮下组织，并顺纤维走行方向分离髂胫束。

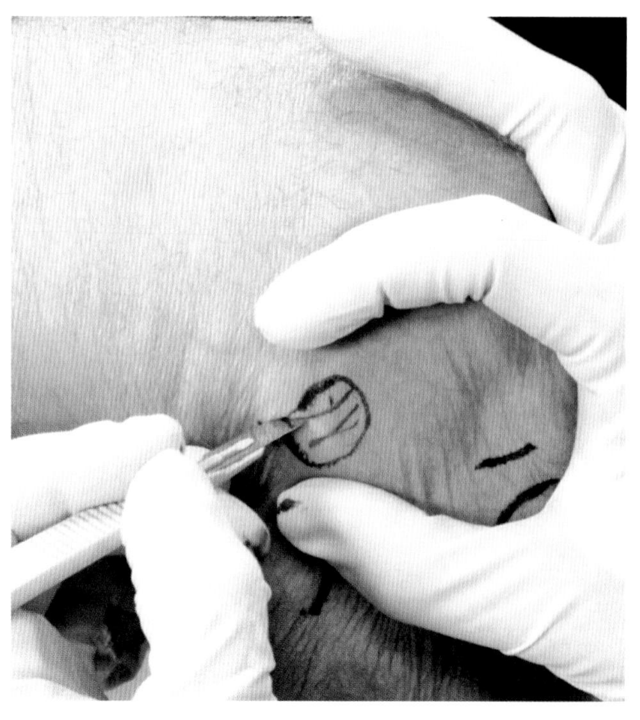

图 45–3 在前外侧韧带的起点处行手术切开，直至髂胫束（Courtesy of Arthrex, Inc.）

放置导针

- 近端导针
  - ALL的近端止点是外侧副韧带的近端后方5mm[1]。
  - 在ALL的近端止点插入2.4mm导针，向前上方导入，避免与ACL股骨隧道相冲突（图45–4）。
- 远端导针
  - ALL的远端止点距离远端外侧关节间隙10~11mm，胫骨前肌结节后侧24mm[1]（图45–5）。

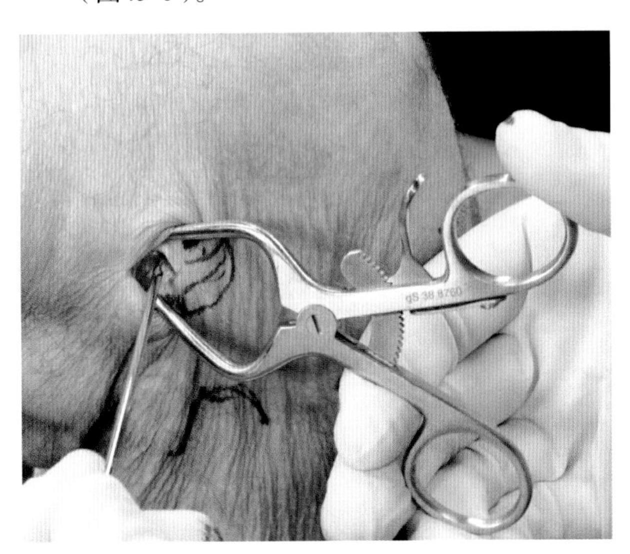

图45–4 前外侧韧带近端起点的导丝位置（Courtesy of Arthrex, Inc.）

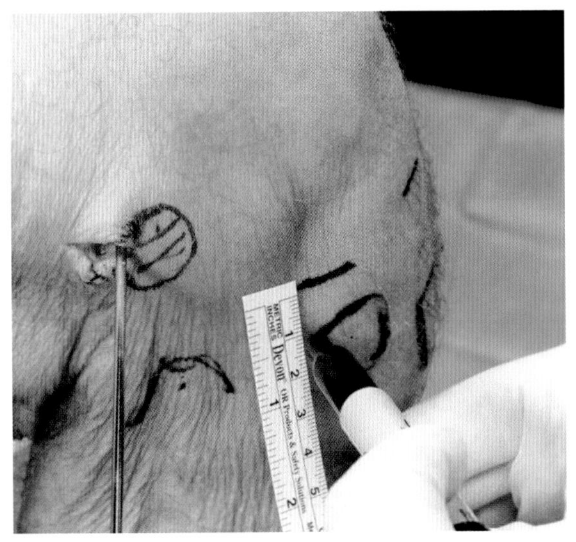

A

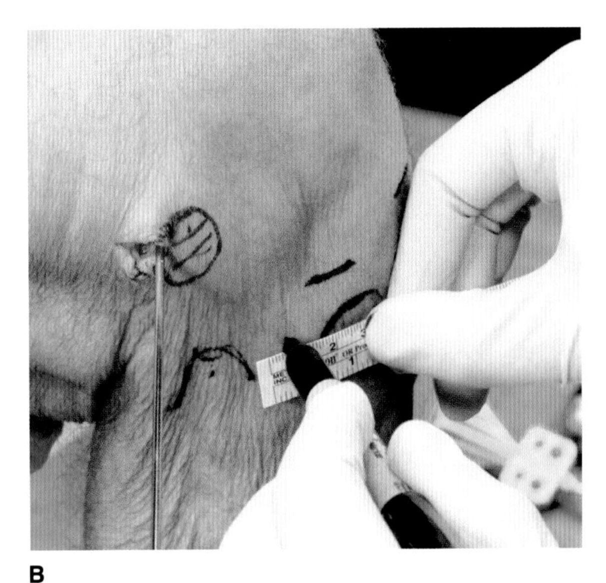

B

图45–5 相对于外侧关节间隙的前外侧韧带的远端止点（A）及胫骨前肌结节和腓骨头（B）（Courtesy of Arthrex, Inc.）

  - 经皮肤和皮下组织锐性剥离直到前间室的近端。
  - 小心将第二根2.4mm的导针钻入远离关节间隙并与关节间隙平行的位置（图45–6）。
- 经放射线验证体表标志
  - 虽然不是常规程序，但是术中透视可以用来评估导针置入位置准确性。
  - 在膝关节正位片上，股骨导针应距近端关节线22.3mm，而胫骨导针距远端关节线

7.5mm[1]。

- 在膝关节的侧位X线片上，股骨导针应该在股骨髁前方的47.5%位置，距离Blumensaat线4mm的位置。胫骨导针置于距胫骨外侧平台前方53.2%的位置[4]。

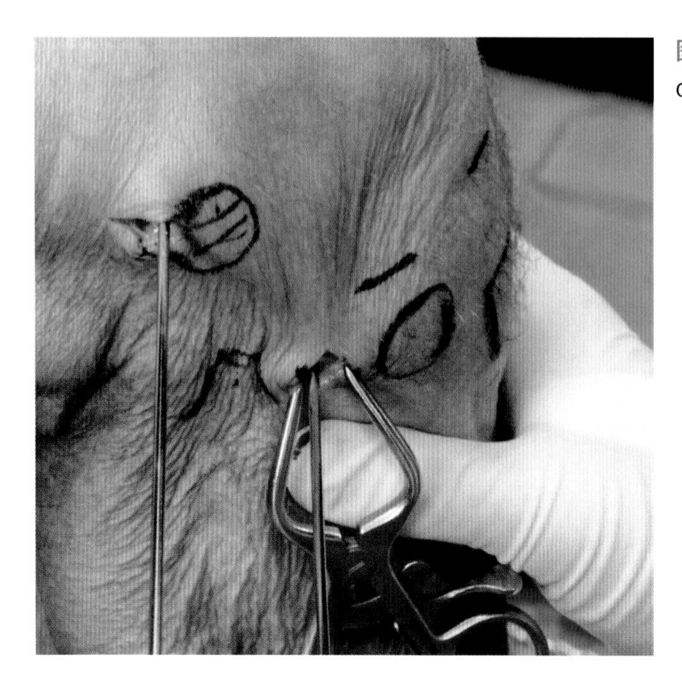

图45-6 远端导针位置（Courtesy of Arthrex, Inc.）

等长测试

- 通过将2号纤维缝合线缠绕在近端和远端导针周围，在屈膝和伸膝时测量距离，可以评估移植物的等长性（图45–7）。
- 纤维线在整个运动过程中应该保持紧张。
- 如果遇到过度松弛，则应移除导针并重新定位。

隧道准备

- 在检验移植物等长后，用4.5mm空心钻将近端导针扩孔至20mm的深度（图45–8）。
- 类似地，远端导针用7mm空心钻扩孔至20mm的深度。

移植物的制备及近端固定

- 常规使用自体股薄肌移植进行ALL重建。
- 移植物近端20mm处使用2号纤维线进行锁边缝合使肌腱呈圆形。
- 然后缝合线穿过4.75mm生物复合SwiveLock锚的孔眼中，将锚钉推进隧道盲端内（图45–9）。
- 在移植物被轻轻地推入到隧道内中之后，以常规方式继续推进。

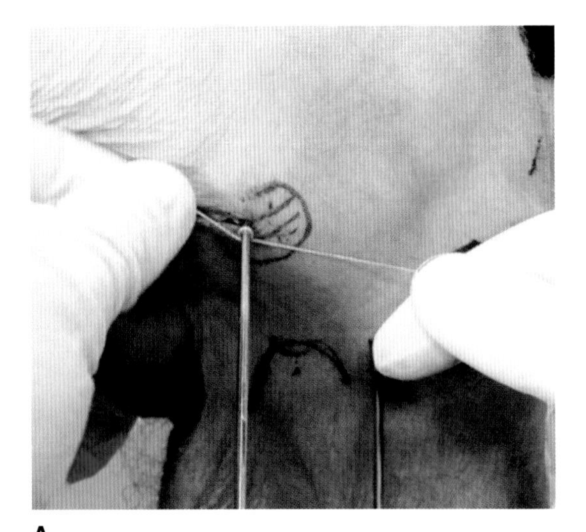

A

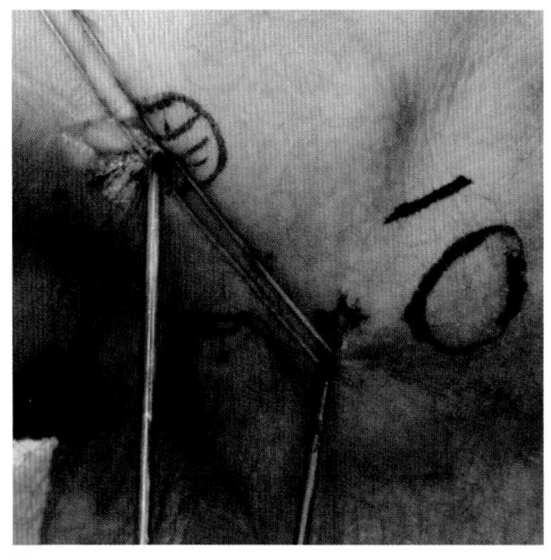

B

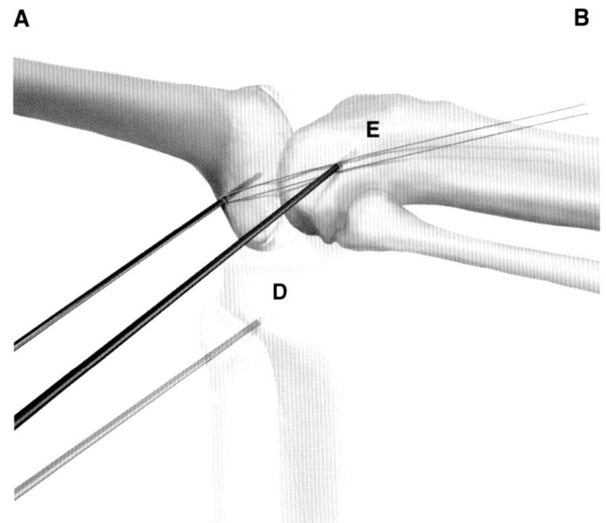

C

图45-7 通过在导针的近端（A）和远端（B）的周围拉紧缝线来进行移植物等长性评估。在膝关节极度屈曲（D）和伸直（E）的情况下观察缝线的松紧度（C）（Courtesy of Arthrex, Inc.）

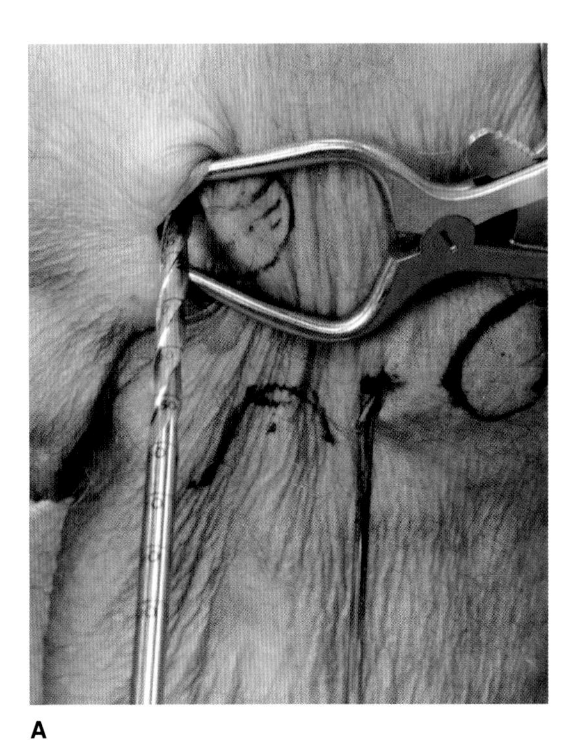

A

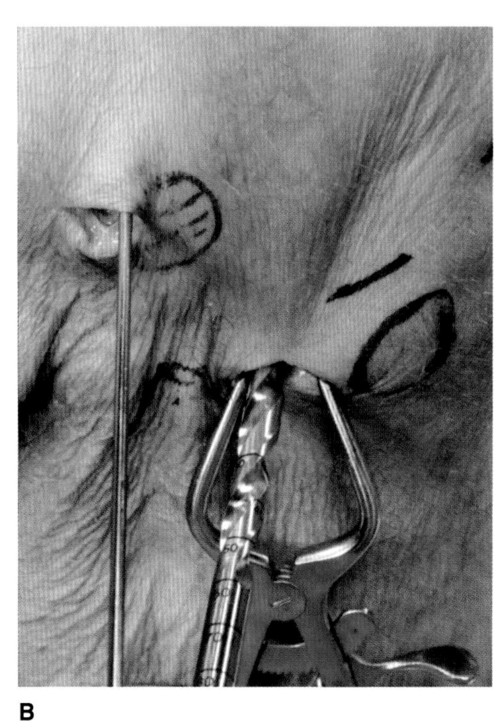

B

图45-8 近端（A）和远端（B）的导针分别扩孔至20mm（Courtesy of Arthrex, Inc.）

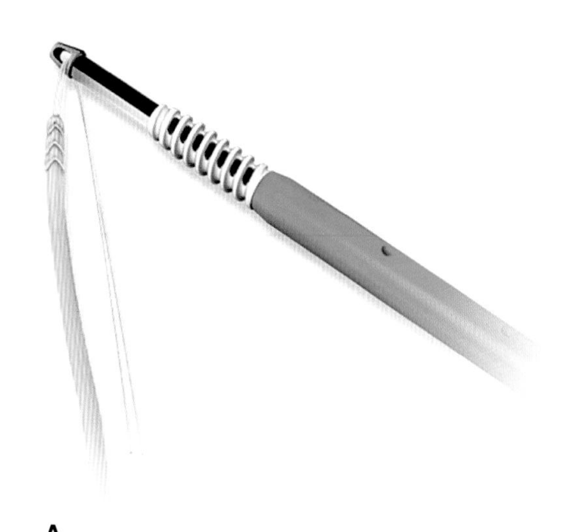

A

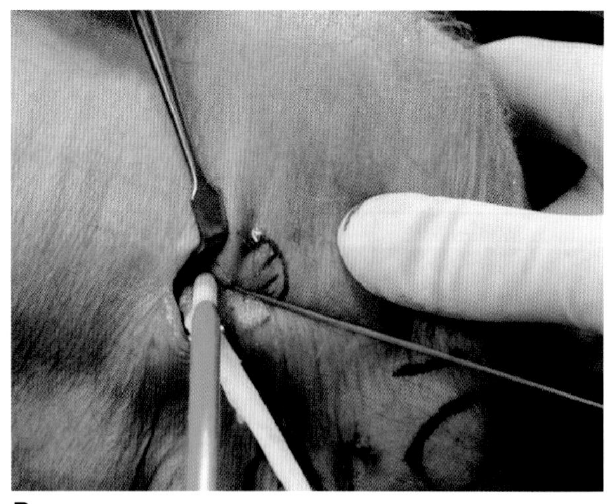

B

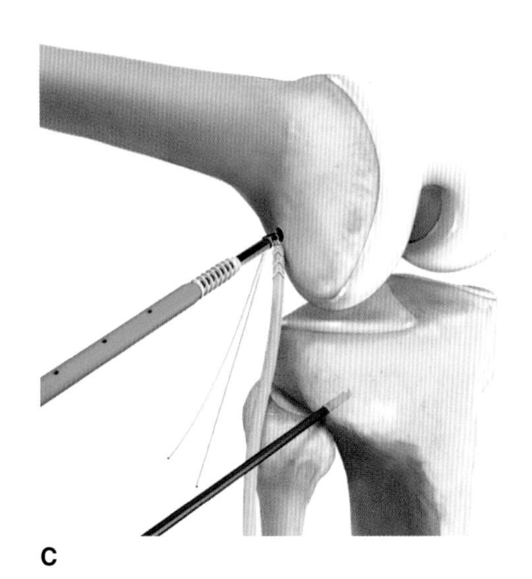

C

图45-9 缝线通过锚钉孔（A），插入隧道盲端（B，C）（Courtesy ofArthrex, Inc.）

移植物通道

- 使用止血钳在重建部位的近端和远端之间建立移植物通道。
- 一定要保证深至髂胫束，而并非仅至外侧副韧带的表面。
- 使用环状缝线牵引移植物远端（图45–10）。
- 完全通过隧道后拉紧移植物（图45–11）。

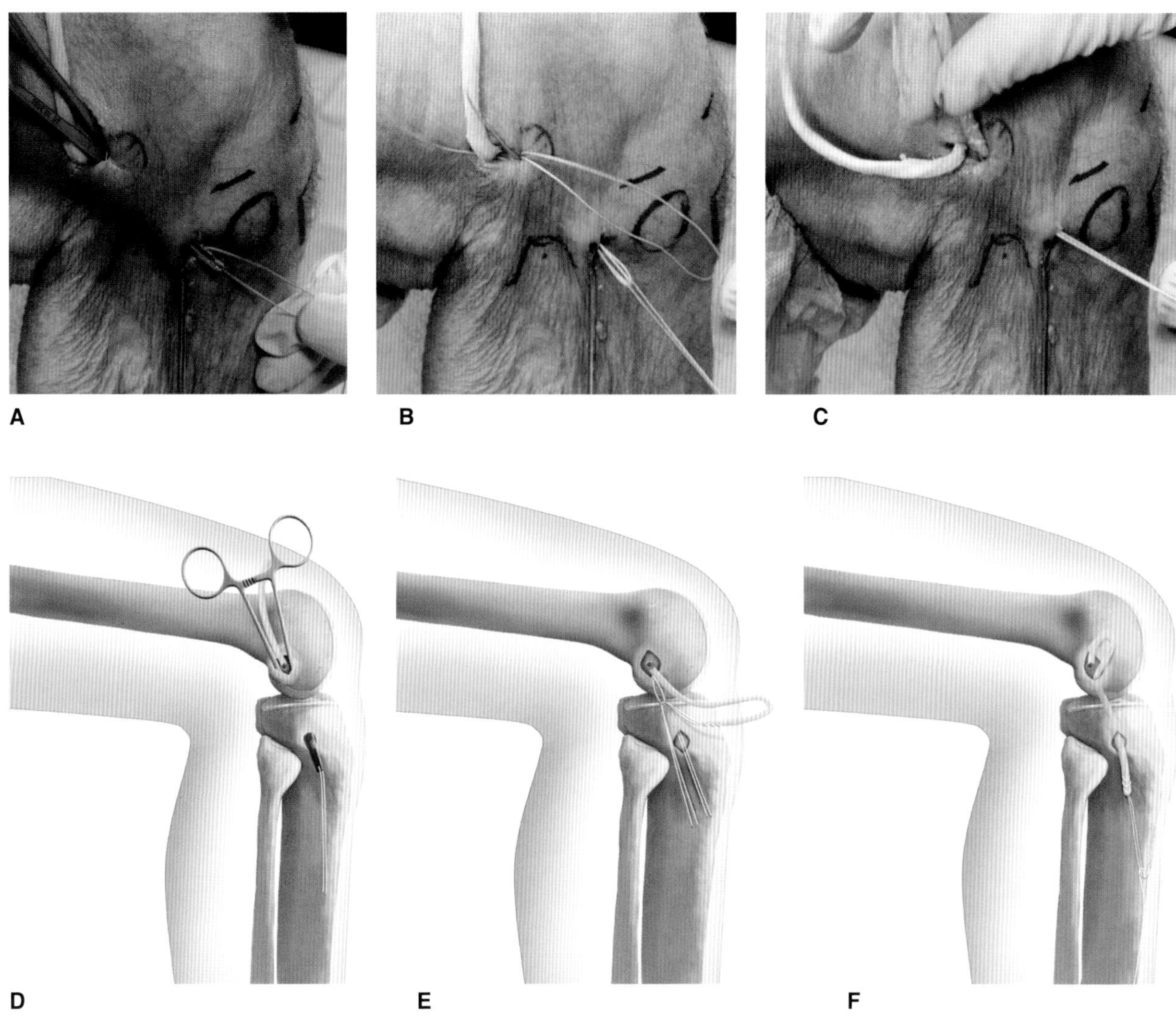

图45-10 移植物远端通道的建立，术中图（A~C）和模式图（D~F）（Courtesy of Arthrex, Inc.）

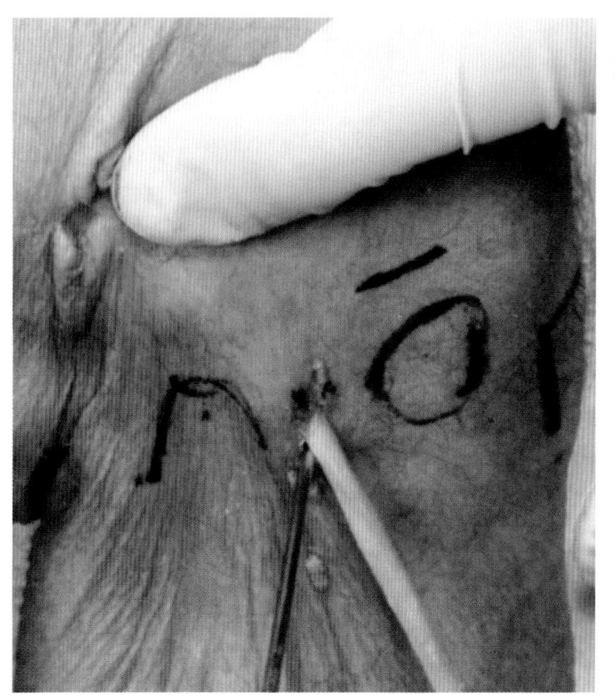

图45-11 从远端切口拉紧移植物（Courtesy of Arthrex, Inc.）

移植物制备与远端固定

- 移植物从远侧切口穿出后在20mm处进行标记（图45–12）。
- 标记线与远端之间的移植物用2号纤维线锁边缝合进行管状化（图45–13）。

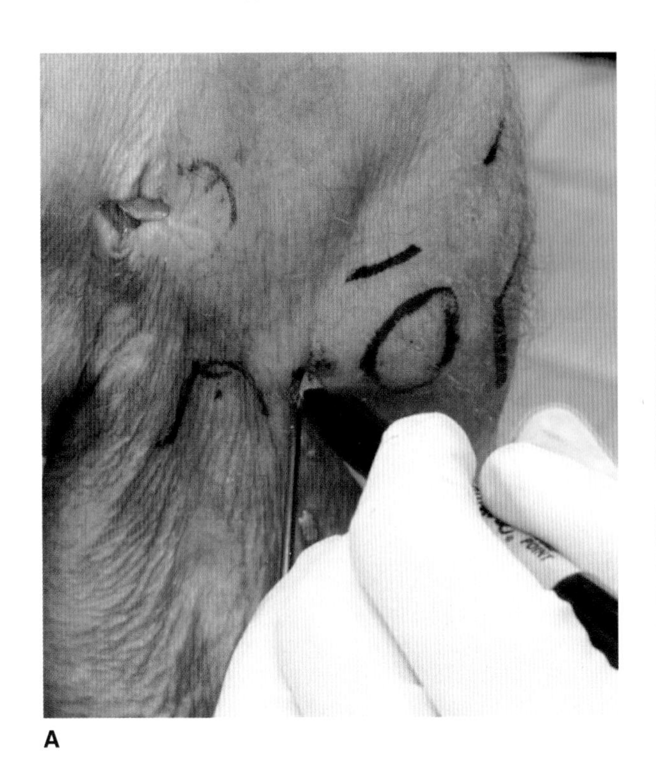

A

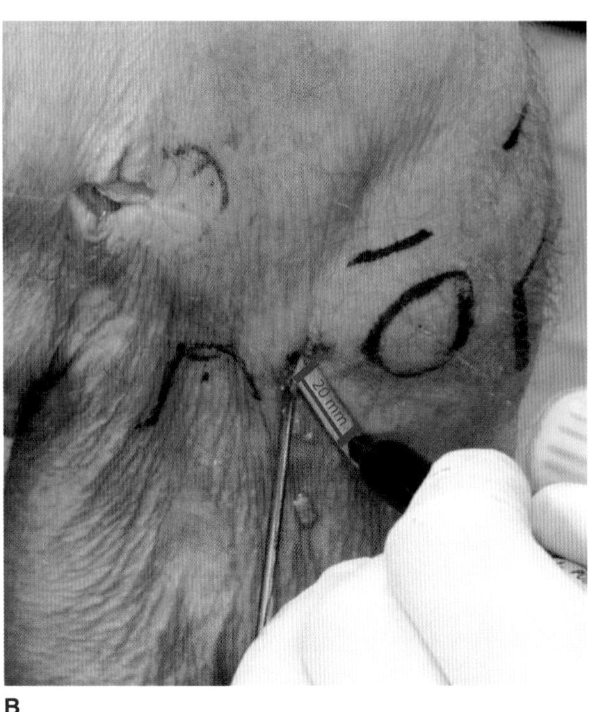

B

图45–12 移植物从远侧切口（A）穿出后，并在20mm处（B）进行标记（Courtesy of Arthrex, Inc.）

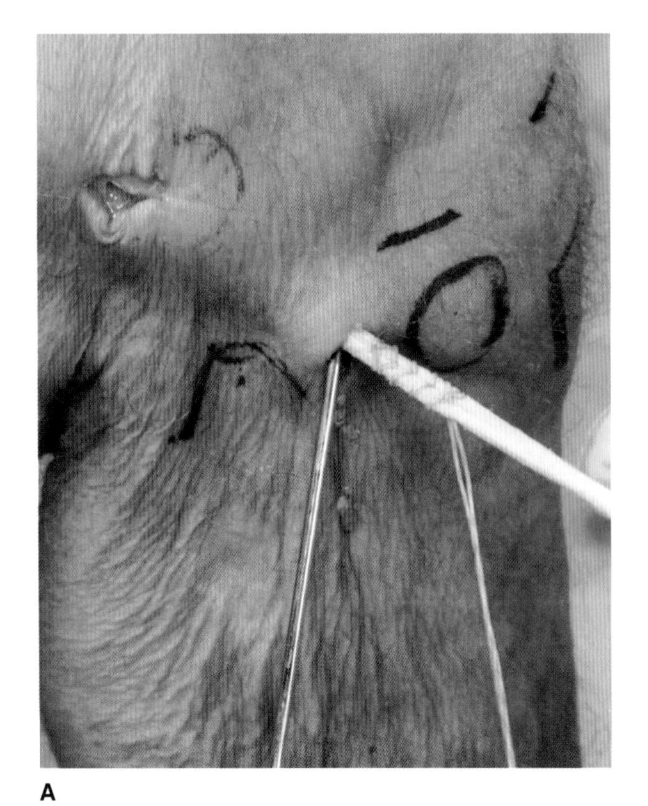

A

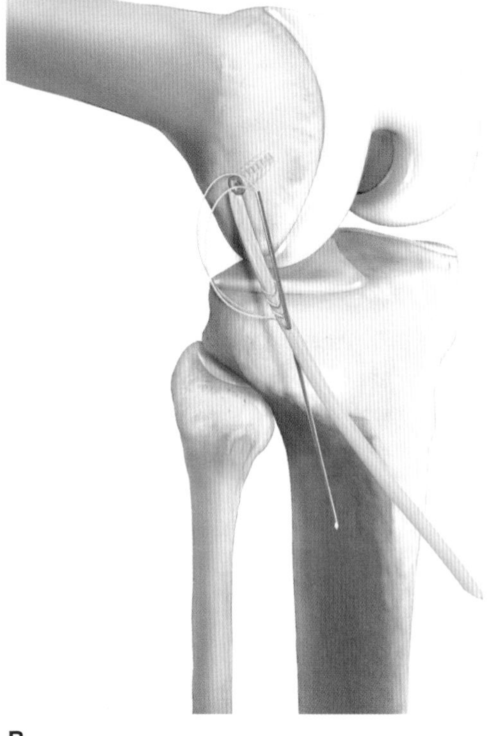

B

图45–13 移植物远端（A, B）通过锁边缝合进行管状化（Courtesy of Arthrex, Inc.）

- 膝关节处于伸展和自然旋转状态。
- 一个7.0mm的生物复合SwiveLock锚钉用于将移植物推入在隧道远端盲端内。拉紧移植物，随后继续推进锚钉（图45–14）。

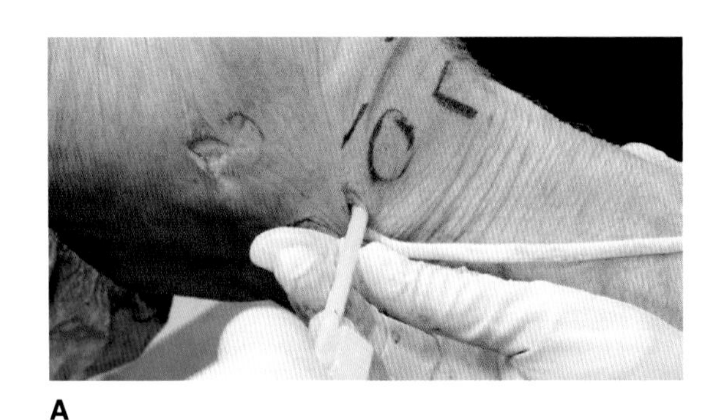

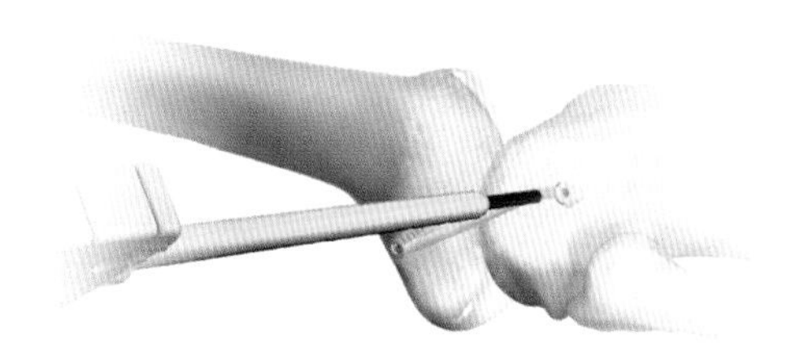

A B

图45–14 膝关节在伸直和自然旋转状态下进行移植物远端的固定（A，B）（Courtesy of Arthrex, Inc.）

- 切除多余的移植物，剩余的部分进行重建（图45–15）。

最终检查

- 手术完成后，对膝关节进行彻底检查，并与对侧进行比较。
- 膝关节进行全范围活动，通过轴移试验评估旋转稳定性。
- 进一步加大膝关节屈曲程度（>35° 屈膝）来评估胫骨内旋阻力，因为这是ALL的基本功能[5]。

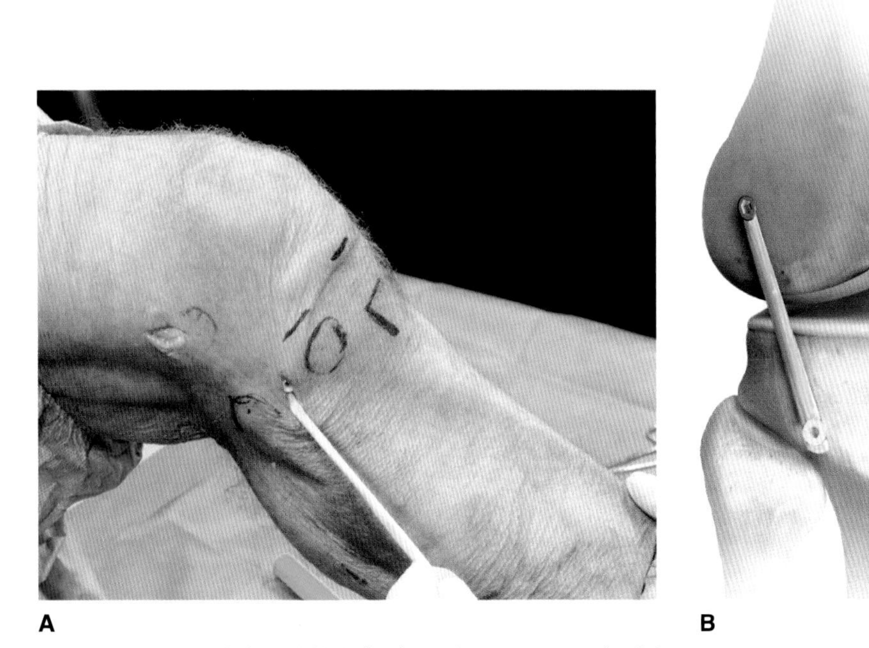

A B

图45–15 切除多余的移植物（A），最终的重建效果（B）（Courtesy of Arthrex, Inc.）

伤口关闭

- 所有的伤口均需进行冲洗。
- 髂胫束用可吸收缝线缝合。
- 将皮下组织和皮肤以常规方式缝合。

参考文献

[1] Kennedy MI, Claes S, Fuso FA, et al. The anterolateral ligament: an anatomic, radiographic, and biomechanical analysis. *Am J Sports Med*, 2015,43:1606-1615.

[2] van der Watt L, Khan M, Rothrauff BB, et al. The structure and function of the anterolateral ligament of the knee: a systematic review. *Arthroscopy*, 2015,31:569-582, e563.

[3] Claes S, Vereecke E, Maes M, et al. Anatomy of the anterolateral ligament of the knee. *J Anat*, 2013,223:321-328.

[4] Helito CP, Demange MK, Bonadio MB, et al. Radiographic landmarks for locating the femoral origin and tibial insertion of the knee anterolateral ligament. *Am J Sports Med*, 2014,42:2356-2362.

[5] Parsons EM, Gee AO, Spiekerman C, et al. The biomechanical function of the anterolateral ligament of the knee: response. *Am J Sports Med*, 2015,43:NP22.

第46章

内镜下PCL重建术

(RYAN P. COUGHLIN, CLAUDE T. MOORMAN III)

无菌仪器/设备

- 止血带。
- X线透视机。
- 30° 关节镜和70° 关节镜。
- 关节镜套管。
- 同种异体跟腱移植物。
- FiberLoop和2号FiberWire缝线（Arthrex, Naples, FL）。
- Gore平滑移植物穿过器（Arthrex, Naples, FL）。
- Milagro生物复合材料螺钉（DePuy Synthes, Raynham, MA）。
- 6.5mm松质骨螺钉和12mm垫片。

患者体位

- 术前可在手术部位进行局部麻醉。患者入室后取仰卧位。
  - 将止血带放置于大腿根部。使用装有填充物的侧向挡板来辅助进行下肢极端外翻应力。进行经气管诱导麻醉。随后在麻醉状态下进行术中下肢查体。用氯己定（洗必泰）（Molnlycke Health Care, Norcross, GA）和酒精对患膝进行消毒，备好氯吡普（Becton, Dickinson and Co., Franklin Lakes, NJ），并用无菌洞巾和辅料覆盖患膝。

移植物准备

- 使用Biocleanse（RTI Biologics, Alachua, FL）制备同种异体跟腱移植物，并从冰箱中取出置于手术桌面上进行解冻（图46–1）。
  - 用摆锯切割骨块并塑造轮廓，能够顺利通过10mm隧道。
  - 将两根2号FiberWire缝线穿过移植物进入通道内的骨块。标记移植物通过通道时的方向。
  - 拉紧移植物的腱性部分，用2-0 Vicryl缝线缝合进行管状化。使用1根FiberLoop缝

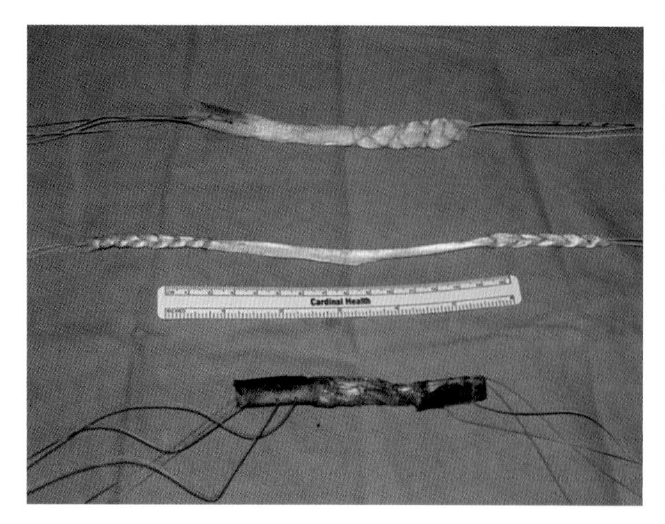

图46-1 图片顶部为同种异体跟腱移植物。2号FiberWire缝线穿过骨栓的被标记为蓝色的皮质骨部分。肌腱部分管状化并使用FiberLoop缝线进行锁边缝合

线对移植物的肌腱部分进行锁边缝合。然后将移植物放置在张力板上，覆盖用盐水浸泡过的海绵。随后将移植物放于张力板上，并使用浸湿的海绵覆盖。

诊断性关节镜检查

- 30° 关节镜通过标准的前外侧入路进入膝关节。在直视下用腰穿针定位前内侧入路。
  - 从髌上囊开始，然后是内侧室、髁间窝和外侧室系统检查膝关节。

PCL足印区准备

- 使用刨刀清理附着于股骨髁足印区的后交叉韧带（PCL）残余纤维。
  - 可采用低内侧壁成形术，以改善显露和移植物通道。可以通过使用前外侧入路的70° 关节镜或通过后内侧入路的30° 关节镜来改善胫骨附着部位的显露（表46–1）。
  - 使用刨刀去除PCL胫骨附着点上的残余纤维。在内侧肌间隔和内侧半月板根部之间建立一个凹槽，以便神经血管束向后收缩，更好地到达PCL平面[1]。使用弯形锉刀或者刮匙插入此凹槽内，移除PCL在胫骨平台斜坡上的残余纤维。一旦看到PCL的每一个面上的乳头状部分，就可以进行充分的清理。

表46–1 内镜下PCL重建术的技术性技巧

PCL足印区准备	改善视野：低内侧壁髁成形术，后内侧入路，70° 关节镜
通道定位	较垂直的胫骨隧道能够减少移植物杀手转角
移植物通道	胫骨通道：X线透视下进行调整，手动钻孔避免神经血管束的损伤 Arthrex Gore平滑器对通道边缘进行修整，以便移植物容易通过 使用探针进入后内侧入路，并作为支撑点调整移植物方向，以顺利进入胫骨隧道
固定	松质骨骨塞面向股骨隧道后方，以减少对移植物的磨损 在90° 屈膝时进行前抽屉应力

PCL通道定位

- PCL胫骨导向标记钩连接到后交叉韧带定位器“C”形环上，并通过前内侧入路插入关节腔（图46–2）。
  - 标记钩的远端放置于胫骨后关节面远端10mm的PCL关节面和PCL关节面后皮质的前方7mm（图46–3）[2]。

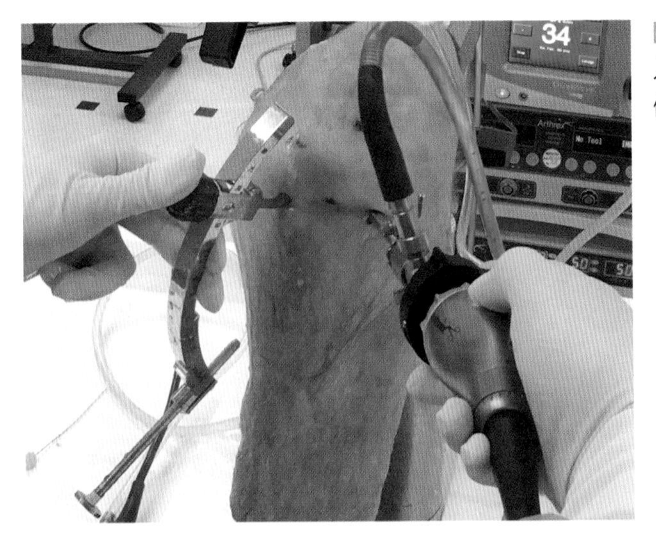

图46-2 PCL胫骨导向器通过前内侧入路进入，钻套直接对准胫骨结节的内侧下方

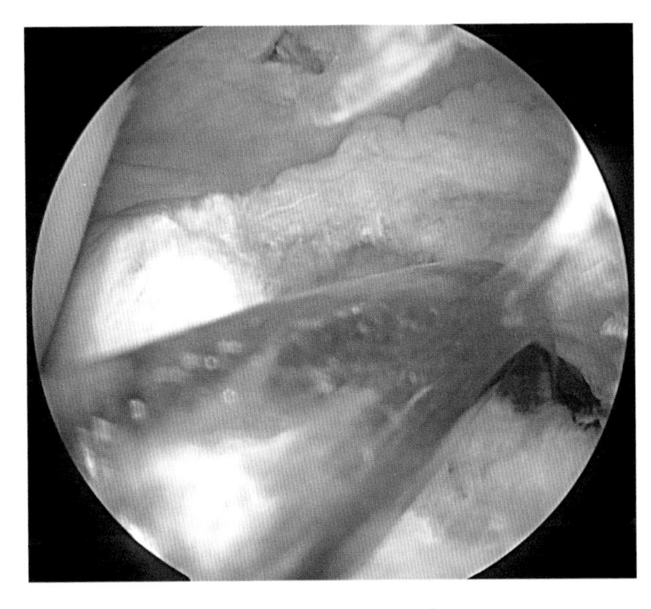

图46-3 PCL导向器置于胫骨后部的凹槽中，从前外侧入路可以看到其置于PCL关节面上

- 从胫骨粗隆内下方开始调整钻头导向器至胫骨关节面约60° 夹角（表46–1）。
- 在透视下将2.4mm的导针钻入后皮层（图46–4）。

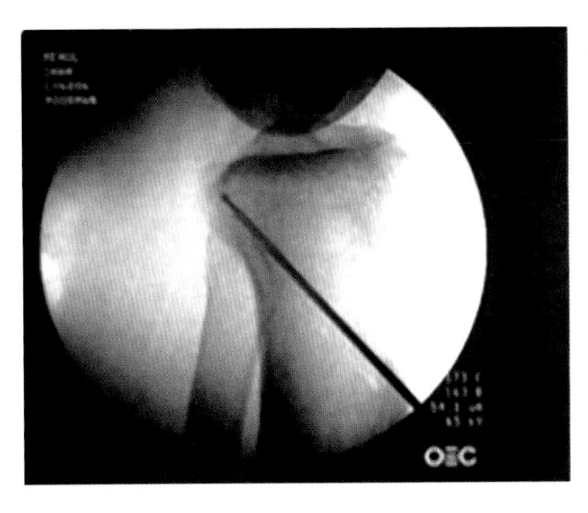

图46-4 侧向透视图像显示2.4mm导针进入到PCL胫骨足印区

- 将导针轻轻敲入1cm，但应避免完全穿出。在敲击导针过程中，使用一把弯形刮匙从后内侧入路进入，保护神经血管束以免在导针前进的过程中受到损伤。
- 在X线监视下进行隧道钻孔，直径为10mm（图46–5）。钻孔的最后一部分需要手动完成，以免破坏神经、血管（表46–1）。

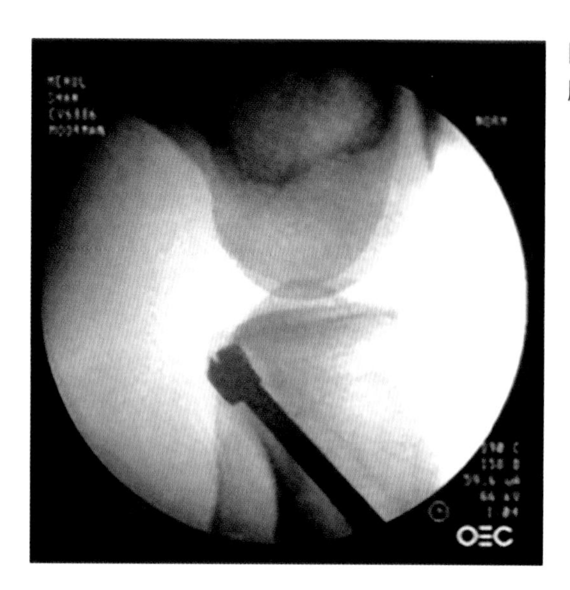

图46–5 侧位透视图显示10mm钻头钻入PCL胫骨足印区

- 股骨足印区位于关节表面后1cm处的顶壁交界处（图46–6）[3]。

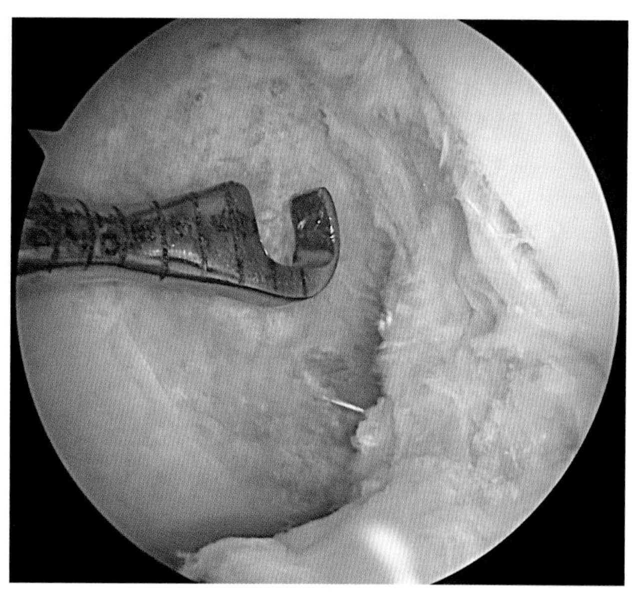

图46–6 股骨导向器置于PCL股骨足印区

- PCL导向器从前内侧入路进入，尖端的瞄准器置于PCL股骨足印区。
- 钻套放置于皮肤上，并切开一小的纵向切口（图46–7）。分离股内侧肌，然后按照皮肤切口方向切开。

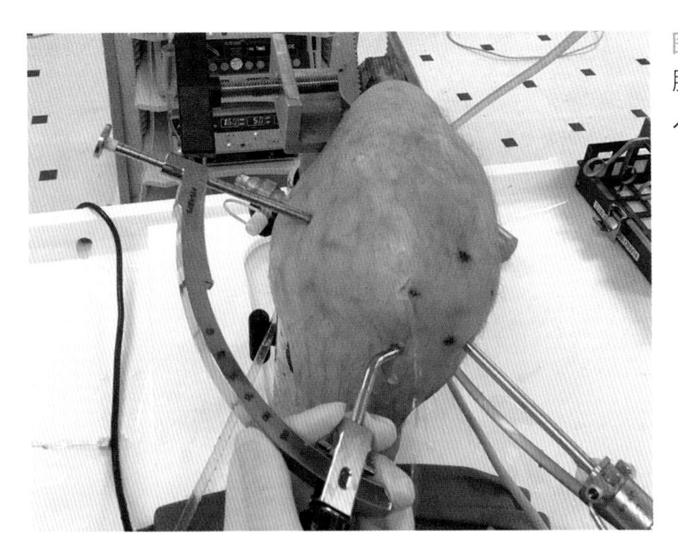

图46-7 左侧尸体膝关节显示PCL股骨导向器。尖端的瞄准器从前内侧入路进入，钻套置于股骨内侧皮质处

- 钻套置于股骨内侧皮质上。然后将2.4mm导针由外向内钻入到髁间窝内（图46-8）。移除导向器，使用10mm钻头进行股骨隧道的钻孔（图46-9），机械刨刀清除所有的骨头碎片。

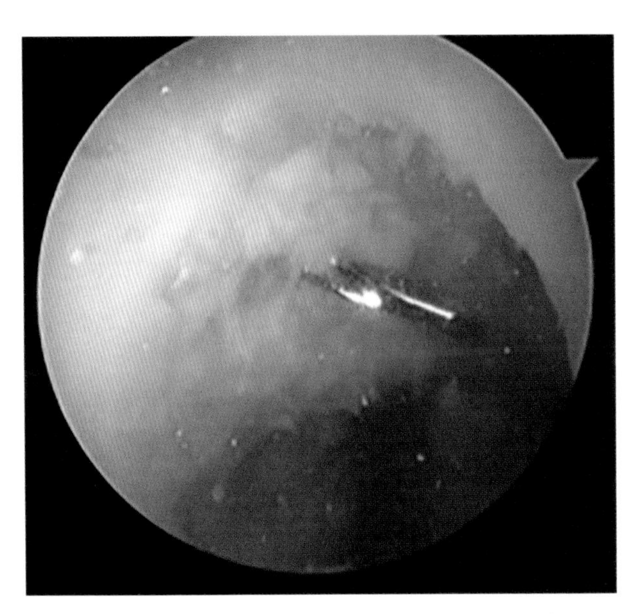

图46-8 2.4mm由外向内钻入并到达PCL股骨足印区

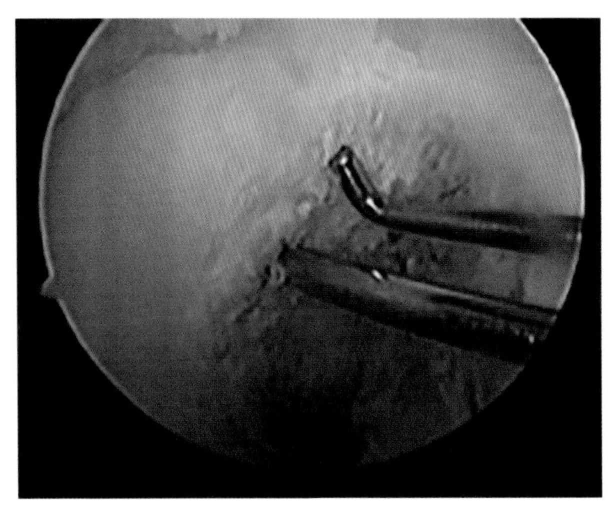

图46-9 10mm钻头钻入PCL股骨足印区

移植物置入

- 将Gore平滑器逆行插入胫骨隧道并从前内侧入路穿出（图46-10）。反复循环使用平滑器直到胫骨隧道边缘变平滑使移植物更加容易通过（表46-1）。将移植物腱性部分的缝线从平滑器环中穿入，将平滑器进一步推入，将缝线从胫骨隧道内穿出。过屈膝关节有助于移植物在胫骨隧道内的通过（表46-1）。
- 将抓钳插入股骨隧道进入髁间窝内区抓取骨块上的缝线。将骨栓拉入与股骨隧道齐平（表46-1）。

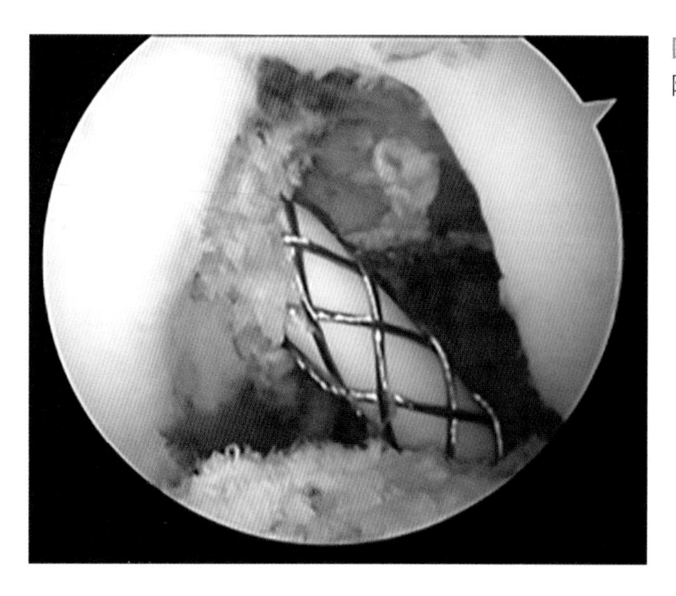

图46-10 Gore平滑器逆行通过胫骨隧道进入膝关节的后侧

移植物固定

- 导丝置于骨块和隧道壁之间，计划置入螺钉的理想位置。
- 隧道开槽器沿着导丝插入到股骨髁间窝隧道内，深入要匹配的螺钉长度。
- 整个髁间窝和骨块使用Milagro攻丝攻入。在导丝上置入一枚比股骨隧道小2mm的Milagro攻丝。
- 移植物的软组织部分使用桩和垫片固定于PCL胫骨隧道的远端（12mm低面垫片和6.5mm松质骨螺钉），并辅以逆行生物复合干预螺钉固定。
  - 在膝关节屈曲90°的情况下进行PCL固定，同时进行胫骨前抽屉应力（表46–1）。

术后护理

- 患者在最初4周内允许在可承受的范围内进行拄拐负重，使用铰链膝关节支具固定膝关节于伸直位，活动度限制于0°~90°。
- 髌骨活动、股四头肌练习和直腿抬高可在术后立即进行。
- 4周以后，去除铰链支具进行步态训练，术后8周停止使用拐杖。
- 如果能很好地控制股四头肌，在第6周的时候可以进行闭链力量练习。
- 术后12周内应限制大腿后侧肌腱活动。
- 9个月后可恢复运动。

参考文献

[1] Ahn JH, Wang JH, Lee SH, et al. Increasing the distance between the posterior cruciate ligament and the popliteal neurovascular bundle by a limited posterior capsular release during arthroscopic transtibial posterior cruciate ligament reconstruction: a cadaveric angiographic study. *Am J Sports Med*, 2007,35(5):787-792.

[2] Moorman CT III, Murphy Zane MS, Bansai S, et al. Tibial insertion of the posterior cruciate ligament: a sagittal plane analysis using gross, histologic, and radiographic methods. *Arthroscopy*, 2008,24(3):269-275.

[3] Wind WM Jr, Bergfeld JA, Parker RD. Evaluation and treatment of posterior cruciate ligament injuries: revisited. *Am J Sports Med*, 2004,32:1765-1775.

第47章

胫骨嵌入（Inlay）技术重建后交叉韧带

（VICTOR ANCIANO, MARK D. MILLER）

胫骨Inlay技术与经胫骨隧道重建PCL技术相比的优势

- 经胫骨隧道（Transtibial）技术会增加移植物磨损、变薄的风险，并且由于髌腱移植物在隧道内进行环形运动会最终导致移植物失效。
- 经胫骨制备隧道技术存在铰刀扩大胫骨隧道过程中意外穿破胫骨平台后方皮质造成腘血管损伤的风险（图47–1，图47–2）。
- 胫骨Inlay技术不需要在术中重新进行定位。
- 胫骨Inlay与经胫骨制备隧道技术相比术后功能相似。

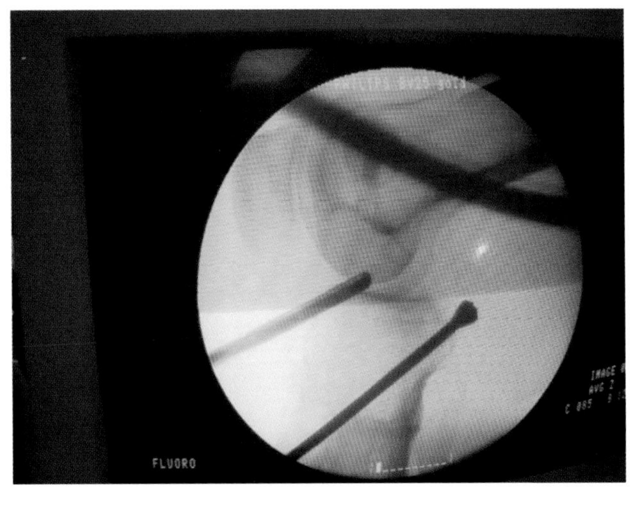

图47–1　经胫骨隧道入路：扩大胫骨隧道。术中透视可见胫骨平台后侧皮质出现穿破的风险

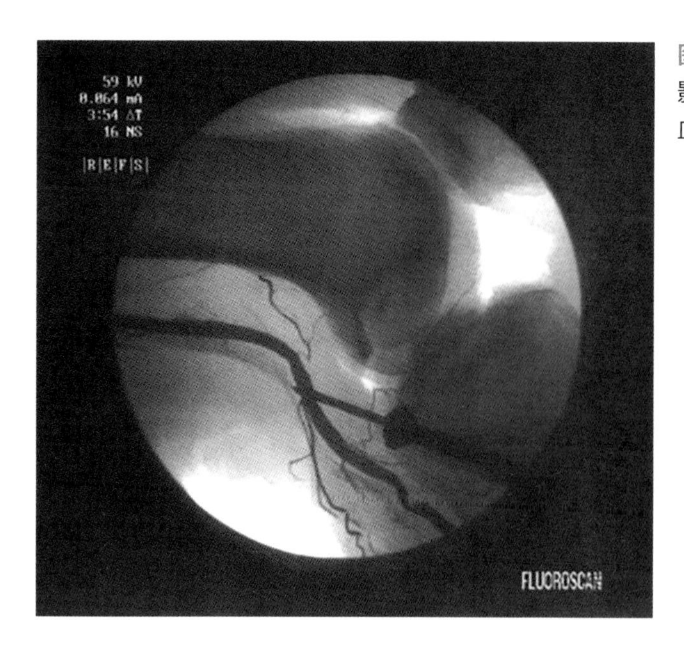

图47–2 对经胫骨技术进行血管造影，可见导针已接近腘窝血管，存在血管损伤的风险

无菌仪器/设备

- 装满豆子的布袋。
- 体位垫。
- 关节镜器械。
- 环形18号测量导针。

患者体位

- 通过在手术对侧放置侧挡板、装满豆子的布袋以及“包布卷”使患者向手术对侧侧卧。并在术侧使用“脚蹬”协助调节术中肢体位置（图47–3）。
  - 将对侧肢体进行包裹后用弹力绷带进行包扎（图47–3）。

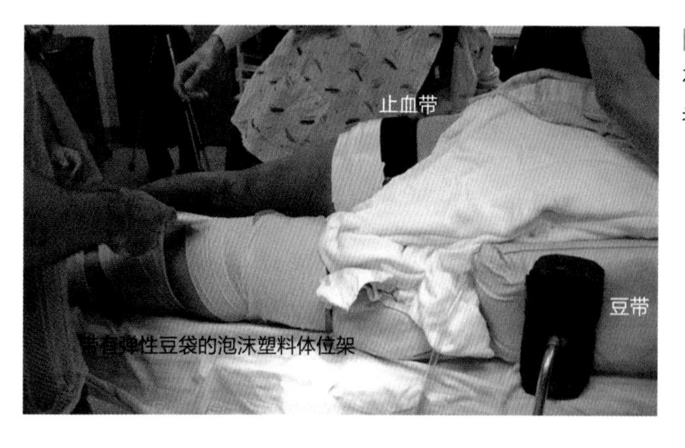

图47–3 在手术对侧使用装满豆子的布袋、侧挡板及“包布卷”技术使患者处于侧卧位

  - 侧卧位以保证术中在髋关节屈曲状态下膝关节能够正常活动，以进行常规前入路以及后方腘窝入路的膝关节镜手术（图47–4）。
  - 如果不使用“包布卷”，而直接让患者处于侧卧位，需要注意使用海绵垫保护手术对侧肢体，特别需要在腓骨头及外踝放置海绵垫，以避免术后出现神经麻痹及皮肤压疮。在腋窝处放置“腋卷”避免臂丛神经损伤。将手术侧上臂固定于躯干上方并加以保护，避免损伤尺神经。

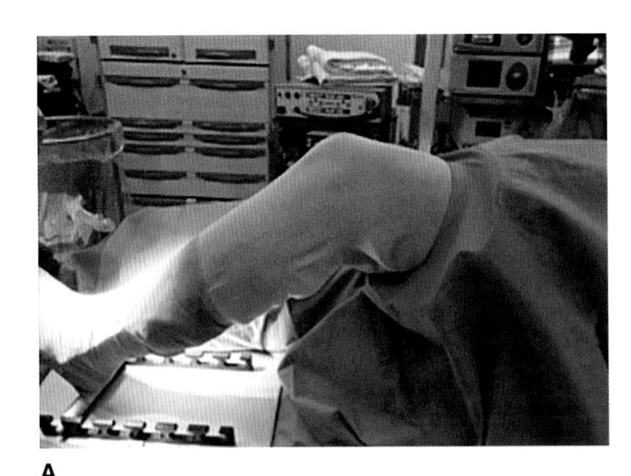
A

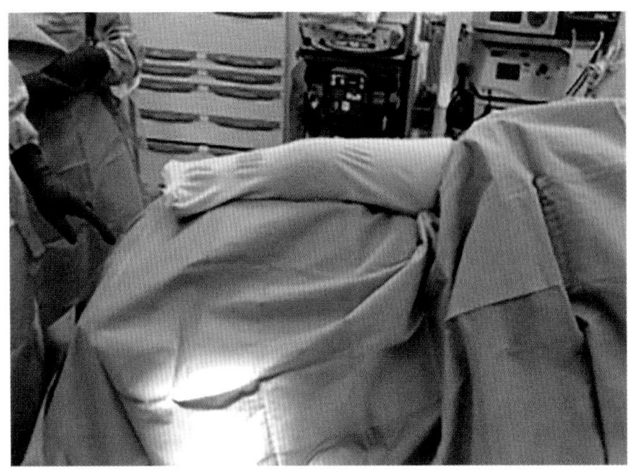
B

图47-4 A. 术中将足部固定在一个可滑动的支架上以进行关节镜手术；B. 术侧肢体在上方的侧卧位，以进行后方入路

移植物选择

- 移植物分为自体移植物和同种异体移植物两大类，每一种都有不同的选择。常用的自体移植物有“骨-髌腱-骨（BPTB）”，腘绳肌及股四头肌腱。同种异体移植物通常选择“骨-髌腱-骨”，跟腱或软组织移植物。
  - 目前并没有相关证据支持某种移植物在术后效果及功能评分上存在优势。然而，如果自体移植物在前交叉韧带（ACL）重建过程中存在较低的失败率。这样可以推测自体移植物在后交叉韧带（PCL）重建中也表现良好。
  - “骨-髌腱-骨（BPTB）”在胫骨Inlay技术使用中可以提供理想的移植物长度。
  - 在获取“骨-髌腱-骨（BPTB）”移植物的过程中，笔者推荐保证移植物的直径为11~12mm。
  - 生物力学研究中发现双束重建可以通过减少胫骨平台向后移动而获得较好的初始稳定性，但是在术后功能并未表现出优势。

手术技术

- 首先通过髌腱内、外侧常规入路进行关节镜检查。一般外侧切口作为观察入路，内侧切口作为器械入路。为了增加视野及操作便利性，两个切口功能经常进行对调。
  - 关节镜手术过程中，一般要清理后交叉韧带的残端。但如果后交叉韧带的内侧束和半月板股骨韧带没有损伤则可保留。
  - 如果决定使用自体移植物，需要在关节镜检查结束后才进行移植物准备。
  - 下一步，扩大股骨隧道，一般建议隧道直径为11~12mm。
  - 注意：如果最终采用骨-髌腱-骨（BPTB）移植韧带，笔者建议使用有槽的钻头以留存部分骨质，可以在稍后修补髌骨缺损。
  - 胫骨Inlay技术可以选择单骨道或双骨道技术。单骨道技术应用前外侧束的“足印”进行定位：以右侧膝关节为例，股骨隧道内口定位在股骨髁间窝“1点钟”方位，距离股骨髁间窝内侧弓软骨界面后方6~8mm，髁间窝顶点下方7~8mm。
  - 双骨道技术，前外侧束隧道的位置与单骨道技术隧道的位置相同。后内侧束隧道在前外侧束隧道的后下方，以右膝关节为例，在前外侧束隧道的“3：30”方位，股骨髁间窝内侧弓的后下方11mm，后方关节软骨界面上10~11mm。

- 笔者建议采用从外–内技术建立股骨隧道。可以通过劈开或经过股内侧斜肌建立通道。也可以使用后交叉韧带重建股骨定位器。
- 当股骨隧道完成后，将下肢侧放以显露腘窝，可以进行后方入路操作（图47–5）。
- 胫骨Inlay入路在腘窝折痕水平做横行切口。横行切口较弧形切口更有利于进行美容缝合，同时切口并发症也较少（图47–5）。
- 切开皮肤后做“曲棍球杆”切口切开腓肠肌腱膜。

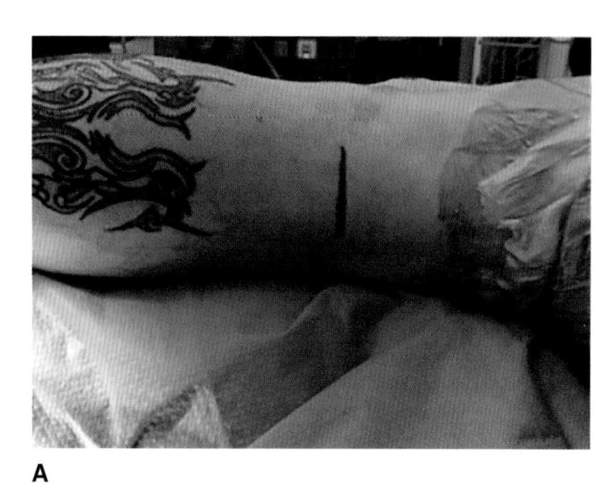
A

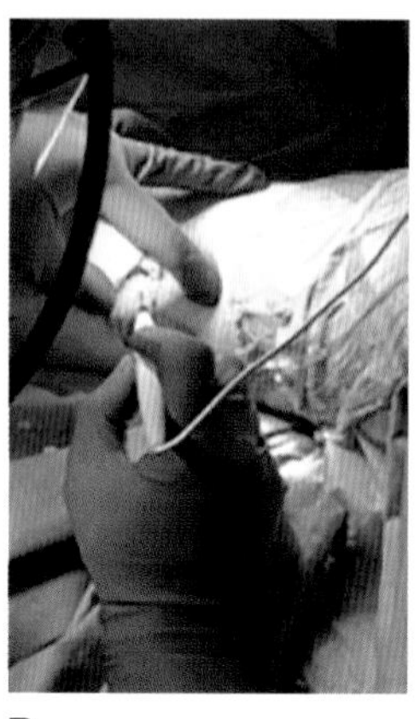
B

图47–5 A. 膝关节后方腘窝皮肤褶皱处做横行切口；B. 依次切开皮肤及皮下组织后暴露腓肠肌腱膜

- 由于腓肠肌内侧头较外侧头活动度大，因此牵开腓肠肌内侧头显露后方关节囊。可以在切口两侧植入骨圆针协助阻挡腓肠肌，增加切口显露。
- 应用电刀和吸引器切开关节囊，暴露胫骨平台后方。通过胫骨内侧和外侧髁间嵴定位胫骨嵌入隧道的位置。内侧髁间嵴更加凸起。胫骨隧道位于内、外侧髁间嵴之间（图47–6）。

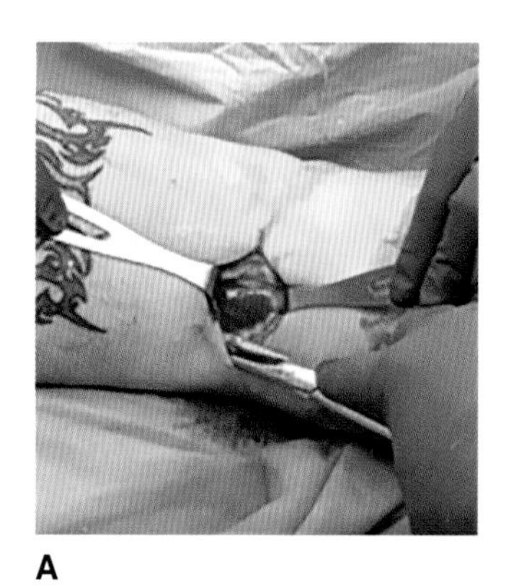
A

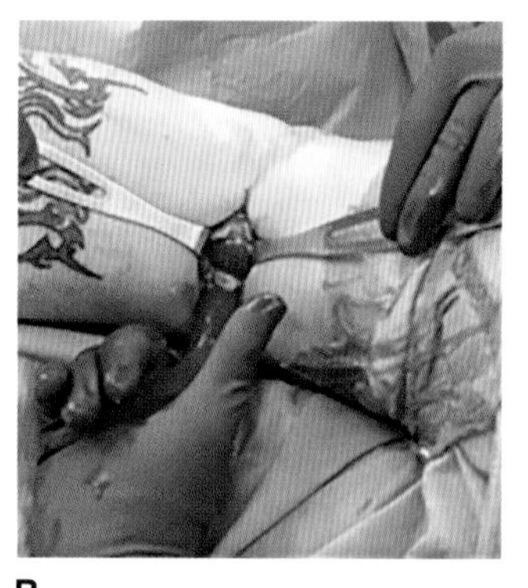
B

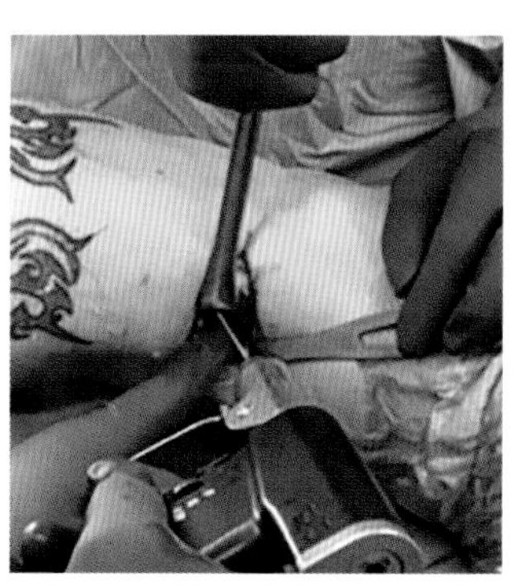
C

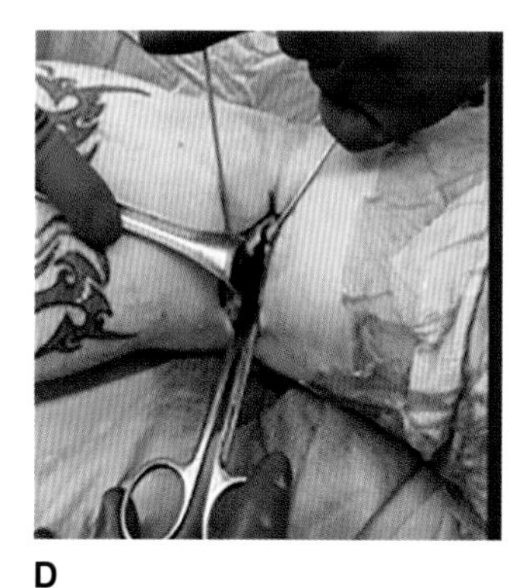
D

图47–6 A. 显露腓肠肌内侧头；B. 手指通过腓肠肌内侧头可触及胫骨平台后侧隆起；C. 将骨圆针置于腓肠肌内侧头周围协助显露；D. 最终通过两枚骨圆针协助显露后方关节囊

- 纵行切开后方关节囊。
- 注意：如果关节囊后方的切口允许一根手指顺利通过，那么移植物也可以顺利通过。
- 将环状牵引钢丝从关节囊后方引入关节腔，再由关节镜牵引至关节腔前方（图47–7）。

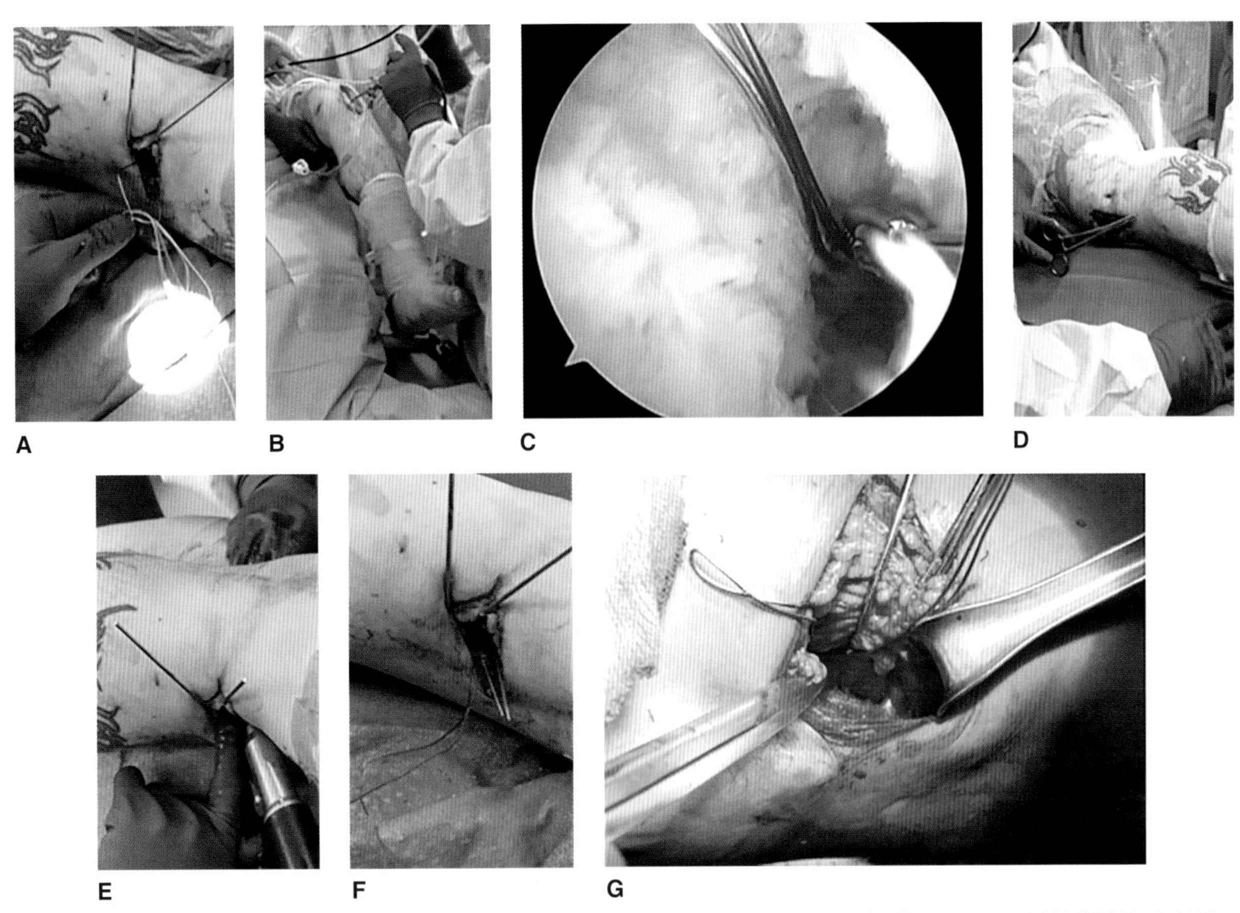

图47–7 移植物由关节后方牵引至前方的步骤。A. 胫骨骨栓的牵引线固定于环状牵引钢丝；B. 通过关节镜协助牵引钢丝安全通过后关节囊；C. 关节镜视野下看到抓线钳协助环状牵引钢丝通过后关节囊；D. 使用止血钳固定穿出关节囊的牵引钢丝前方；E. 将移植物胫骨端骨栓上预置的导针钻入胫骨隧道；F. 可见两枚临时固定胫骨骨栓的导针；G. 利用拉钩和骨圆针充分暴露胫骨隧道

- 在进行移植物牵引操作前，可以先用两枚导针将一侧骨栓临时固定在胫骨平台后侧（图47–8）。术中进行膝关节侧位X线透视有助于在最终进行螺钉固定前确定骨栓是否在理想的位置（图47–9）。

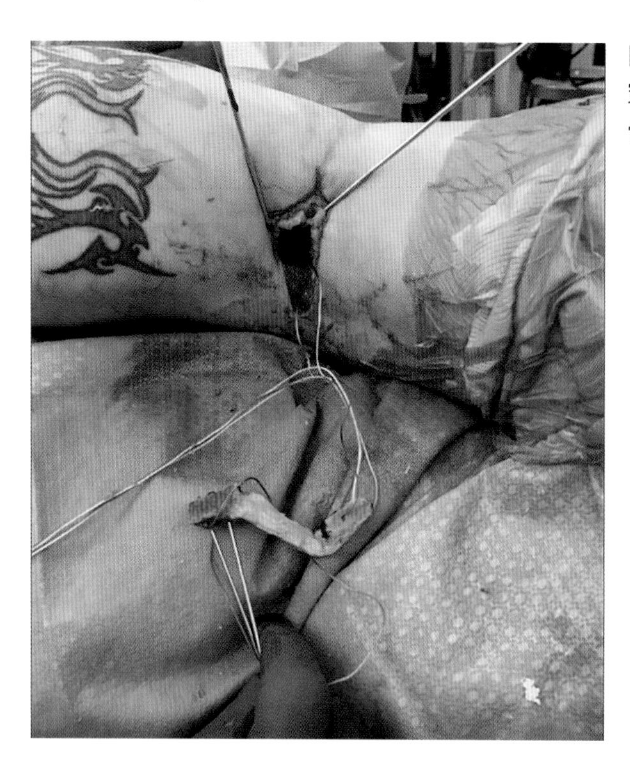

图47-8 移植物股骨端的牵引线固定于穿过后关节囊的环状牵引钢丝。移植物胫骨端可见两枚用于临时固定的导针

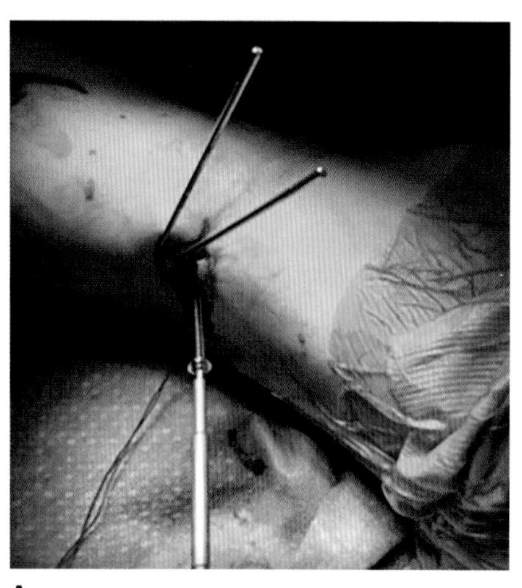

A

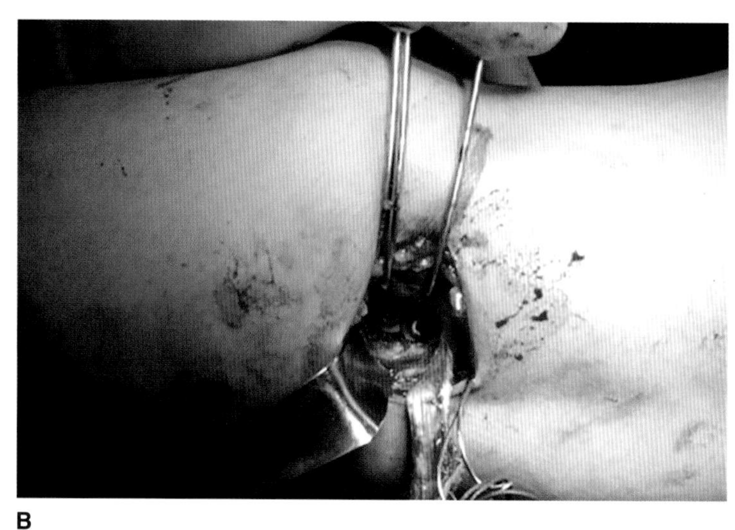

B

图47-9 A. 利用螺钉及软组织垫片将胫骨骨栓固定于穿胫骨隧道；B. 最终使用两枚空心螺钉固定移植物的胫骨骨栓

- 将缝线垂直穿过从髌骨取下的骨栓后固定于牵引钢丝。
- 注意：在移植物通过股骨隧道时，“提起”并向前进行牵拉，同时利用探钩调整移植物的方向有助于移植物通过。在骨栓进入隧道前向右侧牵拉有时也会有用。
- 利用牵引线将股骨端骨栓牵引至股骨隧道内。如果进行双束重建，后内侧束先通过隧道。
- 为了在最终固定前消除移植物自身的松弛，可将膝关节进行数次被动屈伸活动。
- 界面螺钉、袢钢板或“门型钉”可以作为股骨端骨栓固定的第二选择。笔者建议在所有病例均需制订备用固定方案。
- 建议：在进行股骨端固定时，将膝关节处于“前抽屉试验”状态，可以使膝关节较为松弛。对于极度不稳定的膝关节，在最终固定前可以通过“抽屉试验”对关节松弛度进行评估（图47–10）。

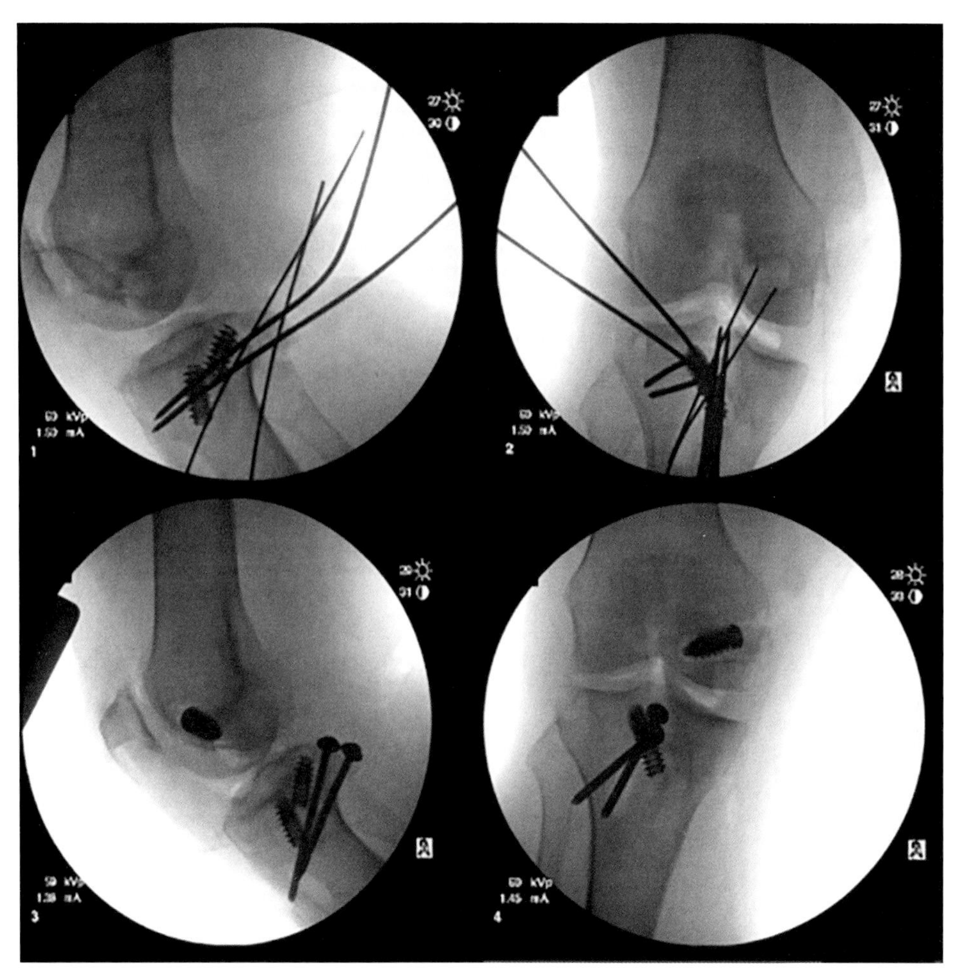

图47-10　后交叉韧带重建Inlay技术术中透视侧位。上面一行，利用导针临时固定胫骨骨栓；下面一行，利用两枚空心双头加压螺钉及软组织垫片固定胫骨端移植物

对小儿骨科医师的建议

- 在骨骺尚未完全闭合的儿童患者进行后交叉韧带重建，在胫骨端也可以采用与成人相同的Inlay技术。但需采用腘绳肌作为移植物。当移植物的游离端通过股骨端的全骨骺内型隧道后可以使用螺钉及软组织垫片进行固定。

术后康复

- 患者需佩戴伸直型支具，并可进行部分负重。
- 术后2~3天即可开始进行物理治疗。
- 患者在接受物理治疗过程中，可早期进行俯卧位关节屈曲功能锻炼。
- 可以进行股四头肌功能锻炼，但不建议进行腘绳肌锻炼。
- 术后6周内可在支具保护下进行负重。
- 术后6周撤除支具并进行关节伸直功能锻炼。
- 建议术后9~12个月再进行运动训练。

推荐阅读

1. Anderson CJ, Ziegler CG, Wijdicks CA, Engebretsen L, LaPrade RF. Arthroscopically pertinent anatomy of the anterolateral and posteromedial bundles of the posterior cruciate ligament. *J Bone Joint Surg Am*, 2012,94(21):1936-1945. doi:10.2106/JBJS.K.01710.
2. Chahla J, Nitri M, Civitarese D, Dean CS, Moulton SG, LaPrade RF. Anatomic double-bundle posterior cruciate ligament reconstruction. *Arthrosc Tech,* 2016,5(1): e149-e156. doi:10.1016/j.eats.2015.10.014.
3. Dempsey I, Gwathmey FW, Miller MD. Section III, Procedure 22. Posterior cruciate ligament repair and reconstruction. In: Miller M, Cole B, Cosgarea A, Owens B, Browne J, eds. Operative Techniques: Knee Surgery. Elsevier Health Sciences; 2017.
4. Harner CD, Janaushek MA, Kanamori A, Yagi M, Vogrin TM, Woo SL. Biomechanical analysis of a double-bundle posterior cruciate ligament reconstruction. Am J Sports Med. 2000;28(2):144-151. doi:10.1177/03635465000280020201.
5. Johannsen AM, Anderson CJ, Wijdicks CA, Engebretsen L, LaPrade RF. Radiographic landmarks for tunnel positioning in posterior cruciate ligament reconstructions. Am J Sports Med. 2013;41(1):35-42. doi:10.1177/0363546512465072.
6. LaPrade CM, Civitarese DM, Rasmussen MT, LaPrade RF. Emerging updates on the posterior cruciate ligament: a review of the current literature. Am J Sports Med. 2015;43(12):3077-3092. doi:10.1177/0363546515572770.
7. Miller MD, Kline AJ, Gonzales J, Beach WR. Vascular risk associated with a posterior approach for posterior cruciate ligament reconstruction using the tibial inlay technique. J Knee Surg. 2002;15(3):137-140.
8. Nuelle CW, Milles JL, Pfeiffer FM, et al. Biomechanical comparison of five posterior cruciate ligament reconstruction techniques. J Knee Surg. 2017;30(6):523-531.
9. Osti M, Hierzer D, Seibert FJ, Benedetto KP. The arthroscopic all-inside tibial-inlay reconstruction of the posterior cruciate ligament: medium-term functional results and complication rate J Knee Surg. 2017;30(30):233-243.
10. Song EK, Park HW, Ahn YS, Seon JK. Transtibial versus tibial inlay techniques for posterior cruciate ligament reconstruction: long-term follow-up study. Am J Sports Med. 2014;42(12):2964-2971. doi:10.1177/0363546514550982.
11. Tompkins M, Keller TC, Milewski MD, et al. Transtibial tunnel placement in posterior cruciate ligament reconstruction: how it relates to the anatomic footprint. Orthop J Sports Med. 2014;2(2). doi:10.1177/2325967114523384.

第48章

前交叉韧带双束重建

(THIERRY PAUYO, MARCIO BOTTENE VILLA ALBERS, FREDDIE H. FU)

术前思考

- 前交叉韧带重建应根据个体不同的解剖特点重点恢复原韧带的尺寸、纤维走行及起止点。为了满足以上要求，目前主要采用单束重建和双束重建法[1]。
- 基本上，单束或双束的选择主要基于移植物的特点，特别是预计的移植物大小。通过术前膝关节MRI冠状位及矢状位对前交叉韧带的胫骨足印进行测量，并对足印的范围进行预估（图48–1）[2]。
- 移植物的大小一般为预估胫骨足印的50%~70%[3]。如果足印的面积超过14mm，进行双束重建更为安全（图48–2）。

无菌仪器/设备

- 止血带。
- 30° 关节镜镜头。
- 关节镜刨铣头。
- ACL胫骨导向器。
- 空心环钻及软铰刀。
- 关节镜隧道扩张器。
- 关节镜测量尺。
- 股骨悬吊固定装置。
- 胫骨界面螺钉固定系统。

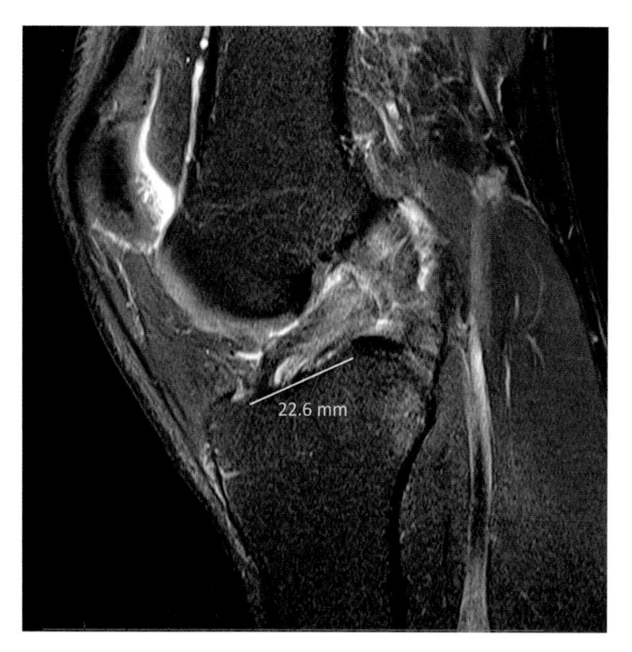

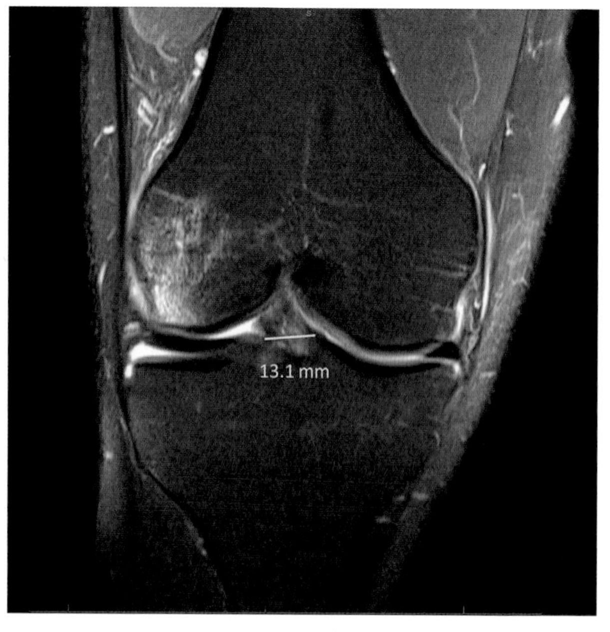

图48-1 膝关节MRI T2相在矢状位（左图）及冠状位（右图）显示前交叉韧带损伤。经测量前交叉韧带胫骨端足印长度为22.6mm，满足进行双束重建的条件

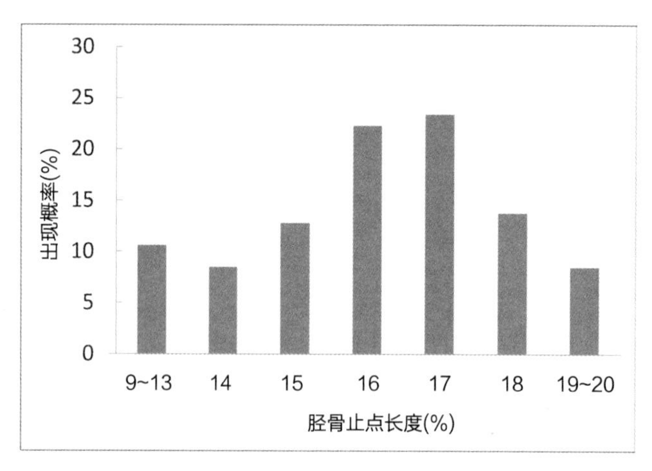

图48-2 参考文献中进行前交叉韧带单束或双束重建的统计表。移植物的尺寸应为原有韧带胫骨止点面积的50%~70%。如果在MRI矢状位测量胫骨足印大于14mm，进行双束重建比较安全

手术体位

- 患者仰卧位，术侧膝关节屈曲状态下放于腿架上。
- 注意对各个骨性凸起的保护，包括股骨大转子处、腓骨头（腓总神经）以及肘关节（桡神经）。
- 术侧股骨近端放置充气式止血带。
- 保持术侧足部悬吊于手术台面，使膝关节能够由完全伸直到屈曲120°（图48-3）。
- 抬高术侧肢体3分钟后给止血带充气。

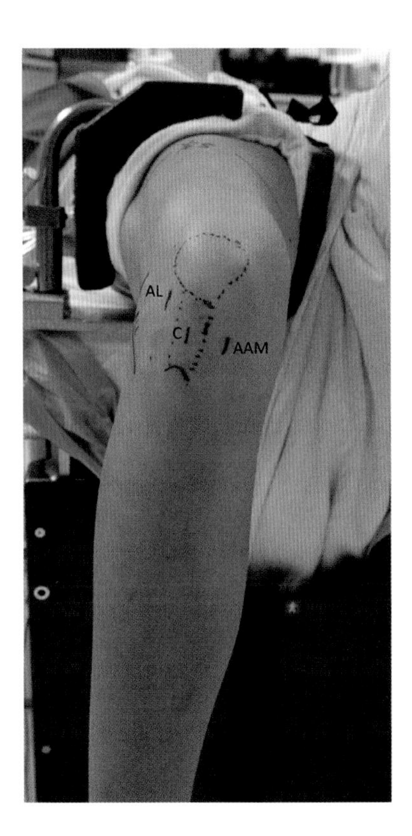

图48–3 术侧肢体放在允许关节进行完全屈伸活动的腿架上

手术入路

- 为了能够观察到前交叉韧带足印并进行重建，采用三切口技术（图48–4）。
  - 一般采用前外侧切口、中间切口及辅助前内侧切口。
- 首先建立外侧切口。
  - 紧贴髌腱外侧及髌骨下极上方。
- 在直视下使用18号针头穿刺建立中间及内侧切口。

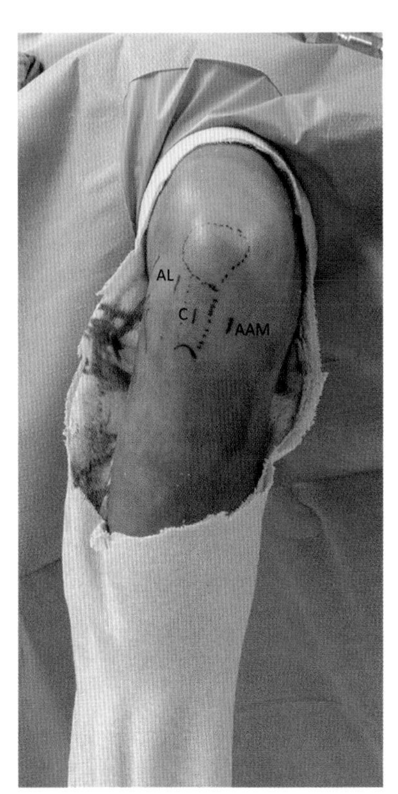

图48–4 前交叉韧带双束重建三切口技术切口位置图。切口：AL，前外侧切口；AAM，辅助前内侧切口；C，中间切口

- 中间切口位于髌腱下方正中位置。
  - 18号针头的进针方向应与原前交叉韧带走行方向相同。
  - 如果上述条件无法满足，可采用穿过髌腱技术建立中间切口。
    - 注意不要损伤半月板横韧带。
- 辅助前内侧切口位于关节间隙水平。
  - 距离中间切口约1.5cm。
  - 清除脂肪垫有助于该切口的建立。
  - 建立该切口的过程中，需要穿刺针。
    - 安全经过内侧半月板上方。
    - 到达前交叉韧带股骨足印的中点。
    - 器械经过该切口时避免损伤股骨内侧髁。

手术过程

- 首先进行关节镜检查，对损伤部位进行评估，以避免遗漏MRI图像上未见的损伤。
- 使用探钩对前交叉韧带的每一束都进行检查（图48–5）。
  - 注意损伤的类型和位置。
  - 仔细辨认前内侧束和后外侧束。

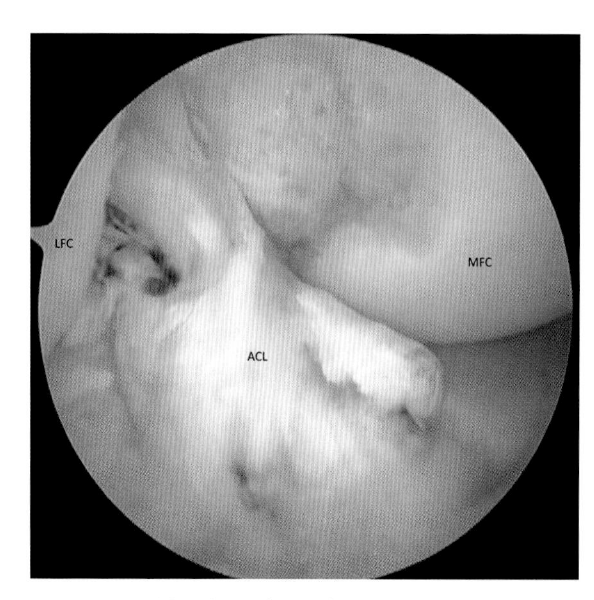

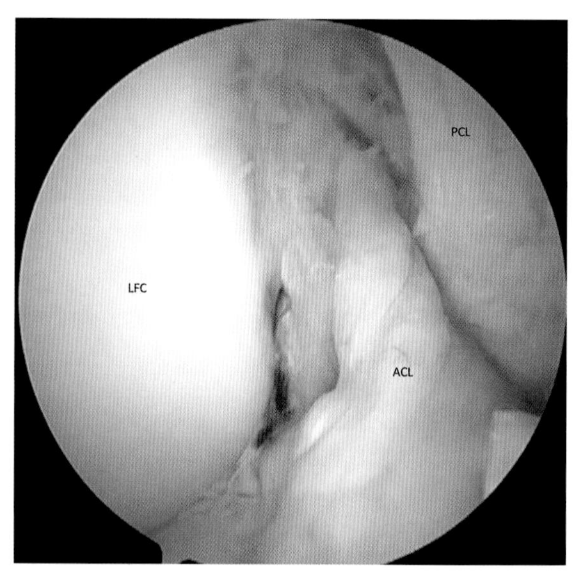

图48–5 前交叉韧带（ACL）损伤图示。LFC，股骨外侧髁；MFC，股骨内侧髁；PCL，后交叉韧带

- 使用11号手术刀片清理前交叉韧带残端以显露足印（图48–6）。
  - 这一步有助于确认前交叉韧带足印的原来位置。
- 通过中间切口置入关节镜测量尺，对前内侧束和后外侧束胫骨止点的长度及宽度进行测量（图48–7）。
- 前外内束及后外侧束止点的最小测量值决定移植物的尺寸。
  - 前内侧束的止点一般为7~9mm，后外侧束止点的直径一般为5~7mm。
    - 如果两束止点间距离大于14mm时需进行双束重建（见术前思考）。
- 股骨髁间窝的高度及宽度均需要进行测量以保证有足够的髁间窝空间进行韧带重建。

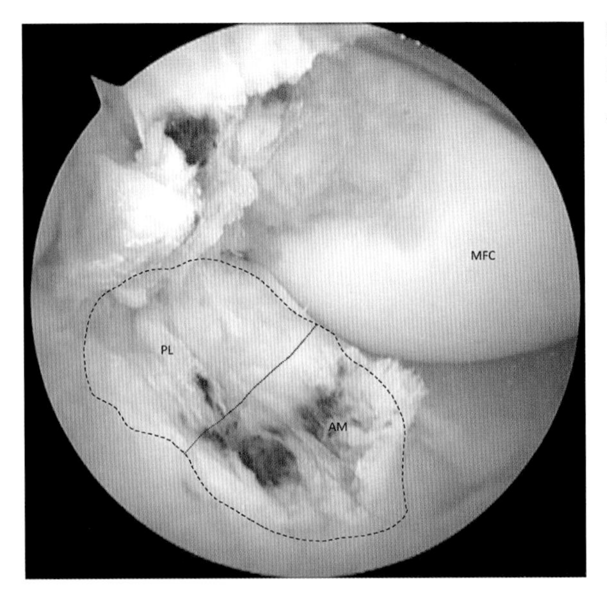

图48-6 显露前交叉韧带胫骨足印。虚线区域为后外侧束（PL）及前内侧束（AM）足印。MFC，股骨内侧髁

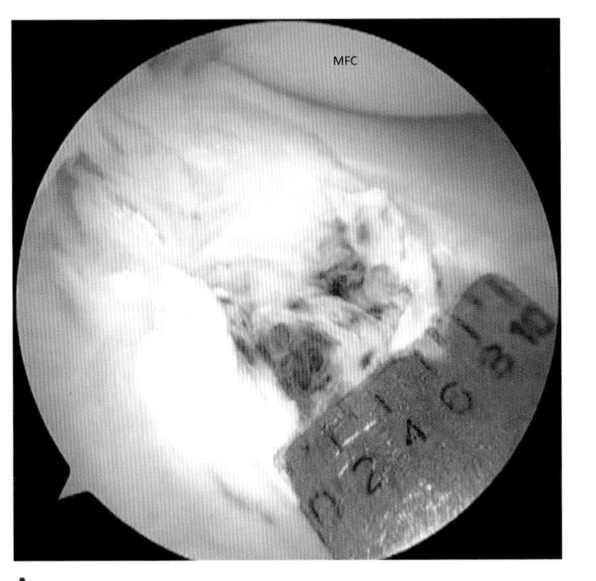

A

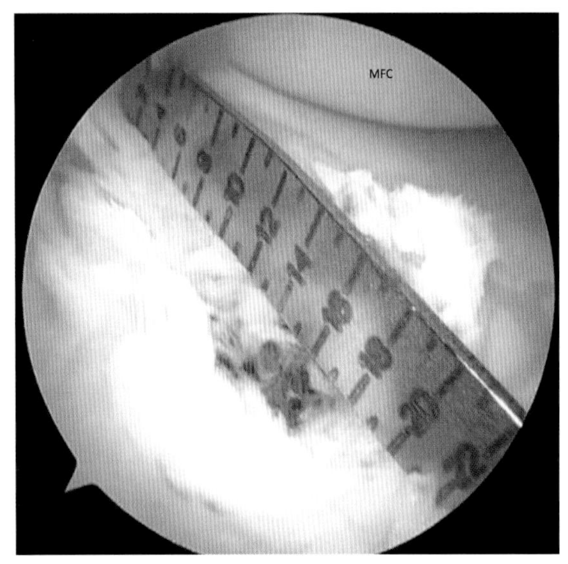

B

图48-7 关节镜下测量前交叉韧带胫骨足印。MFC，股骨内侧髁

钻取股骨隧道

通过辅助前内侧切口钻取后外侧束的股骨隧道

- 用尖锥在后外侧束股骨止点的中心标记隧道开口。
  - 分别通过3个切口置入关节镜头，以确认后外侧束隧道开口位置。
  - 通过辅助前内侧切口，将导针钻入后外侧束隧道股骨止点的中点（图48–8）。
  - 膝关节极度屈曲，将导针依次通过股骨外侧髁及皮肤。
  - 测量隧道的长度。
  - 理想的隧道长度为30~40mm，在容纳20mm移植物的同时保证充足的长度以进行悬吊固定。
    - 再通过导针小心置入空心钻头，避免损伤股骨内侧髁。
  - 隧道的直径应小于移植韧带直径1~2mm。
- 以相同方法钻取前内侧束股骨隧道（图48–9）。

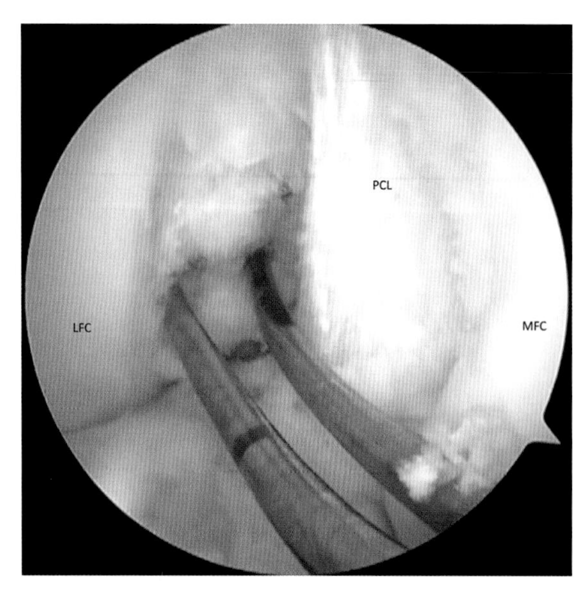

图48-8 导针定位开口位于股骨端前内侧束（AM）及后外侧束（PL）足印的骨隧道。PCL，后交叉韧带；LFC，股骨外侧髁；MFC，股骨内侧髁

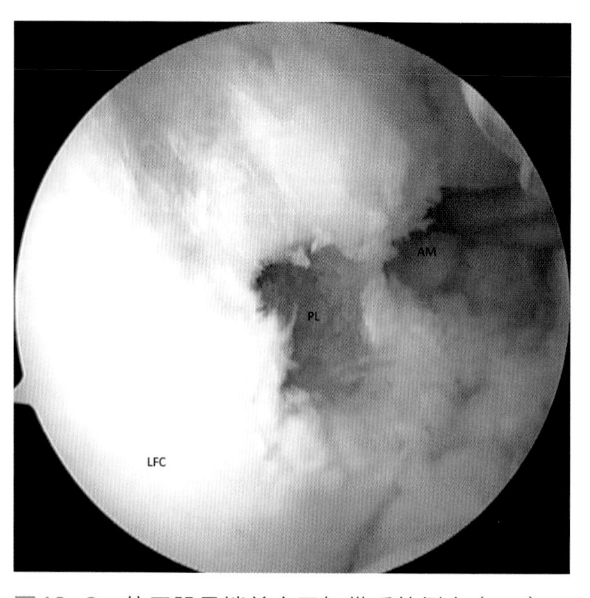

图48-9 位于股骨端前交叉韧带后外侧束（PL）及前内侧束（AM）足印的骨隧道。两条隧道间可见宽度为1~2mm的骨桥。LFC，股骨外侧髁

钻取胫骨隧道

- 在胫骨近端前方，分别距离关节间隙下2cm，胫骨结节内侧1~2cm处，切开皮肤，做长约5cm的纵向切口。
- 如果选取腘绳肌作为移植物，可用同一切口制备胫骨隧道。
- 设定前交叉韧带定位器角度为45°，通过中间切口或内侧切口，将定位器置于后内侧束胫骨止点中央。
- 导针钻入胫骨至刚好可看到针尖（图48-10），并以此判断导针的位置。
- 将前交叉韧带定位器的角度调整为55°后置于前内侧束胫骨止点中央。
  - 进针点距离后外侧束导针进针点1~1.5cm。
  - 避免两条隧道相互干扰。
  - 最后确认后前内侧束导针的位置。

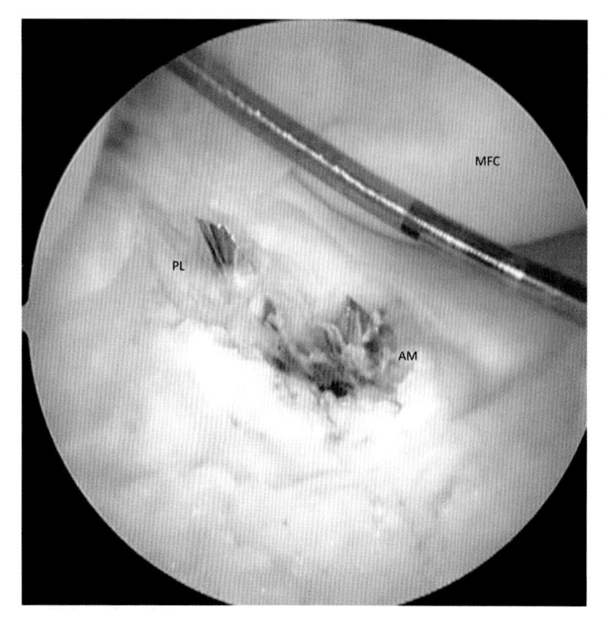

图48-10 导针定位开口于胫骨端前内侧束（AM）及后外侧束（PL）足印的骨隧道。MFC，股骨内侧髁

- 将膝关节进行全范围屈曲活动，以确认移植韧带不会发生撞击。
- 通过两条导针分别置入空心钻头，隧道的直径应小于移植韧带直径1~2mm。
- 最后通过手动钻将隧道扩大至与移植韧带直径相同（图48–11）。

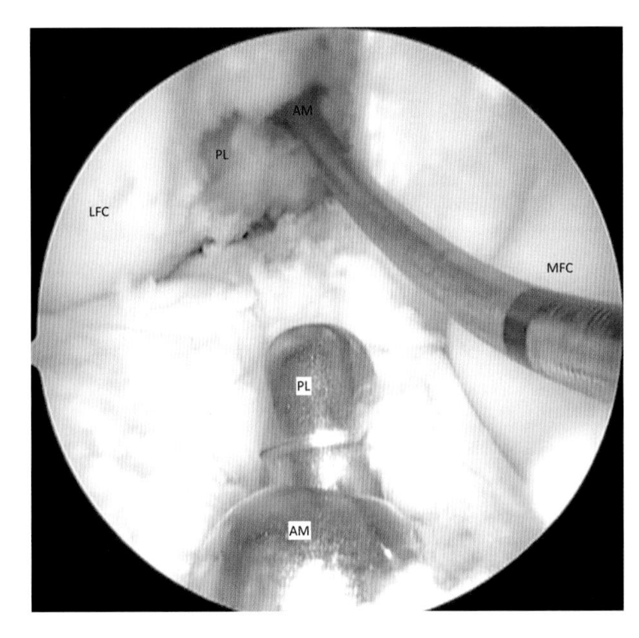

图48–11 通过中间切口观察股骨前内侧束（AM）及后外侧束（PL）骨隧道，并可见胫骨隧道内的扩张钻头。LFC，股骨外侧髁；MFC，股骨内侧髁

前交叉韧带通过骨隧道及固定

- 将连接环形牵引线的穿孔导针由内侧切口穿入股骨后外侧束隧道，并由大腿前外侧皮肤穿出。
- 用抓线器由胫骨后外侧束隧道将牵引线另一端牵出。
- 将另一根穿孔导线针穿过前内侧束隧道后，依照同样的方法牵出胫骨隧道。
- 在关节镜监视下，先将后外侧束由胫骨隧道牵往股骨隧道，并将股骨外侧皮质的悬挂装置进行“翻转”（图48–12）。
- 前内侧束按照同样方式通过骨隧道。

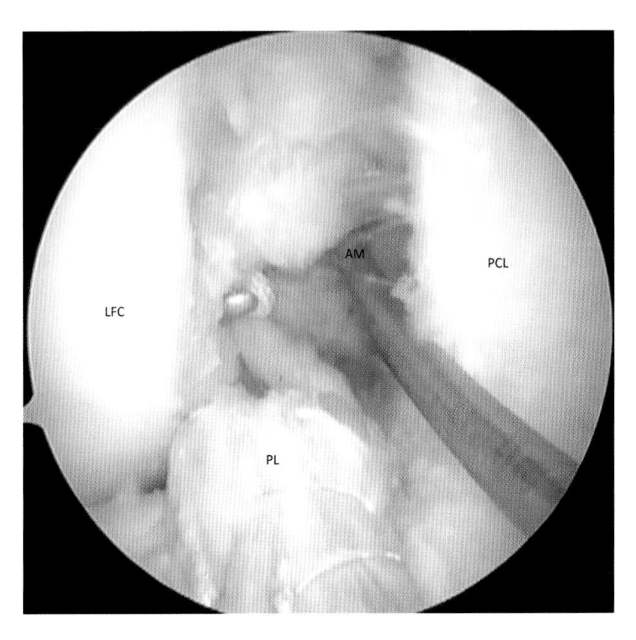

图48–12 后外侧束（PL）移植物及悬吊固定物通过骨隧道。AM，前内侧束；LFC，股骨外侧髁；PCL，后交叉韧带

- 通过透视确定悬挂固定装置的正确位置。
- 分别通过不同的切口对两条移植韧带进行确认（图48–13）。
- 在膝关节处于屈曲0° 时后外侧束保持张力，使用界面螺钉先固定后外侧束胫骨端。
- 在膝关节屈曲30° 时固定前内侧束。
- 再次通过所有切口确认两条重建韧带的位置。
- 将膝关节进行全范围屈伸活动，以确认移植韧带没有发生撞击（图48–14）。
- 可以通过CT扫描对隧道位置进行术后评估（图48–15）。

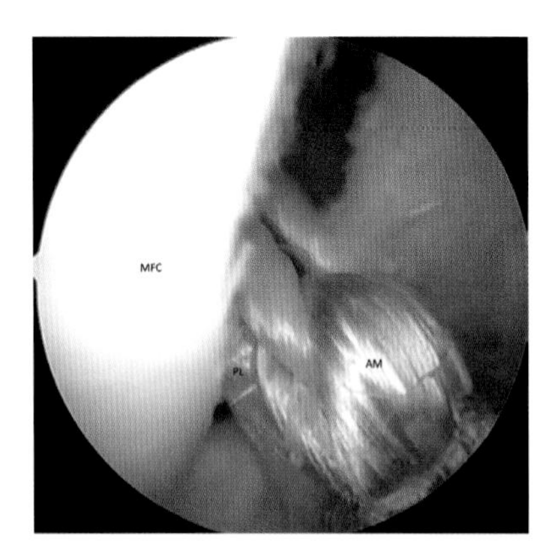

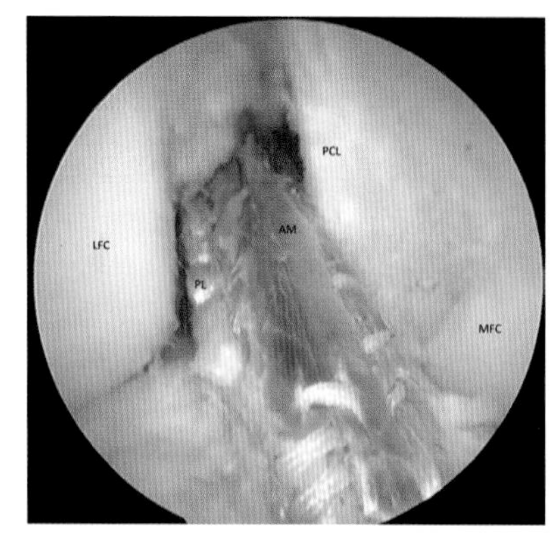

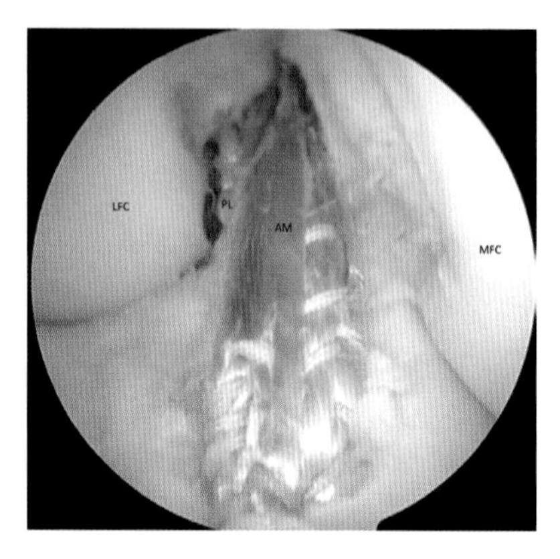

图48–13 分别通过外侧、中间及内侧切口观察前交叉韧带移植物的最终状态。AM，前内侧束；LFC，股骨外侧髁；PCL，后交叉韧带；PL，后外侧束；MFC，股骨内侧髁

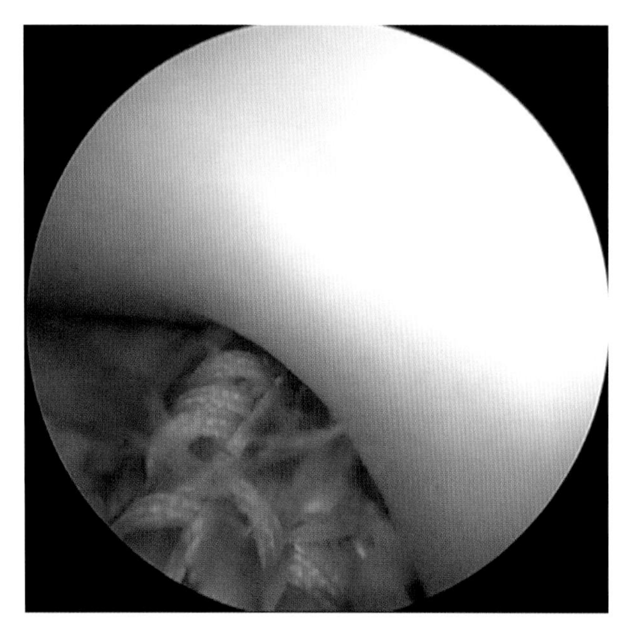

图48–14 膝关节完全伸直状态下前交叉韧带无撞击现象

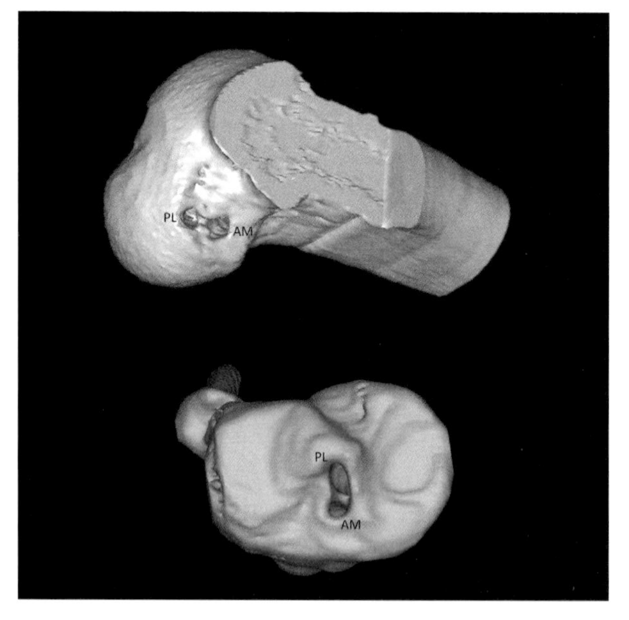

图48–15 CT扫描证明双束重建前交叉韧带股骨及胫骨隧道位于原位解剖位置。AM，前内侧束；PL，后外侧束

参考文献

[1] Hofbauer M, Muller B, Murawski CD, et al. The concept of individualized anatomic anterior cruciate ligament (ACL) reconstruction. *Knee Surg Sports Traumatol Arthrosc*, 2014,22(5):979-986.

[2] Guenther D, Irarrazaval S, Albers M, et al. Area of the tibial insertion site of the anterior cruciate ligament as a predictor for graft size. *Knee Surgery Sports Traumatol Arthrosc*, 2017,25(5):1576-1582.

[3] Fujimaki Y, Thorhauer E, Sasaki Y, et al. Quantitative in situ analysis of the anterior cruciate ligament: length, midsubstance cross-sectional area, and insertion site areas. *Am J Sports Med,* 2016,44(1):118-125.

第49章

膝关节脱位：后交叉韧带-前交叉韧带-内侧副韧带重建

(GREGORY C. FANELLI, MATTHEW G. FANELLI)

无菌仪器/设备

- Fanelli 后交叉韧带/前交叉韧带定位器及相关手术器械（Biomet Sports Medicine, Warsaw, Indiana）（图49–1，图49–2）。
- Fanelli Magellan 抓线器（Biomet Sports Medicine, Warsaw, Indiana）。

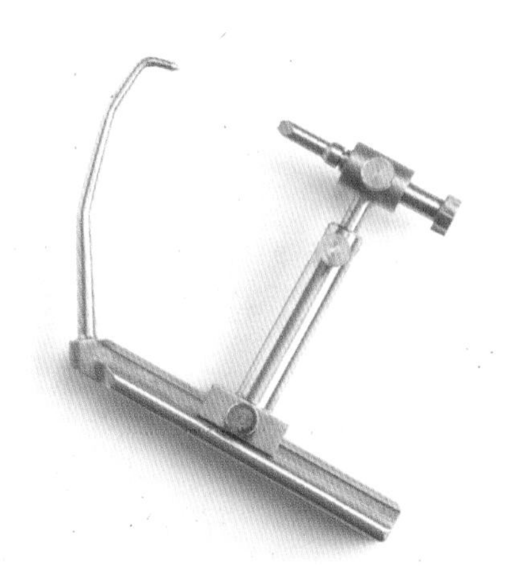

图49–1　Fanelli 后交叉韧带/前交叉韧带定位器

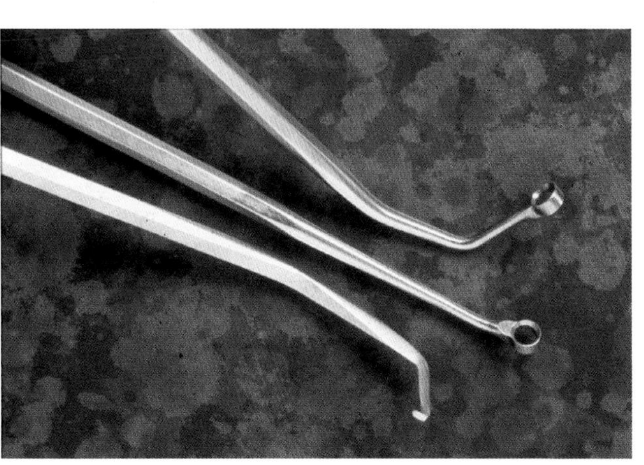

图49–2　Fanelli后交叉韧带/前交叉韧带相关手术器械

- 肌腱张力器（Biomet Sports Medicine, Warsaw, Indiana）（图49–3）。
- 双束定位器（Biomet Sports Medicine, Warsaw, Indiana）。
- 螺纹界面螺钉（Biomet Sports Medicine, Warsaw, Indiana）。
- 15mm和19mm缝合扣（Biomet Sports Medicine, Warsaw, Indiana）。

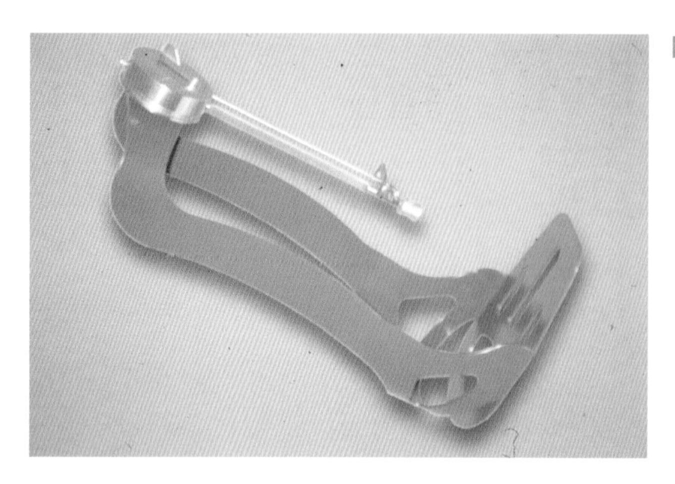

图49–3 肌腱张力器

移植物选择

- 后交叉韧带重建。
  - 同种异体跟腱前外侧束（图49–4）。
  - 同种异体胫前肌腱后内侧束。

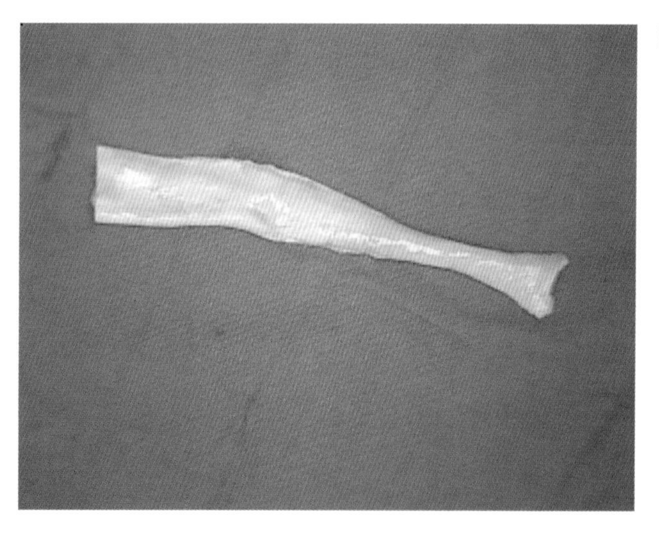

图49–4 同种异体跟腱前外侧束

- 前交叉韧带重建。
  - 同种异体跟腱。
- 内侧及后内侧结构重建。
  - 早期缝合修复。
  - 后内侧关节囊转位。
  - 同种异体半腱肌移植重建。
- 如果采用同种异体移植物进行韧带重建，最好在患者进入手术间前准备好移植材料，以缩短患者麻醉时间和加快手术进程。

手术体位

- 患者仰卧位。
- 术侧股骨近端准备无菌止血带。术中尽量减少止血带使用时间。

确认关节不稳定

- 后交叉韧带不稳定。
  - 后抽屉试验阳性和胫骨后沉。
- 前交叉韧带不稳定。
  - Lachman试验阳性和轴移试验阳性。
- 内侧及后内侧不稳定。
  - 后内侧结构部位分三种类型。
    - A型（单纯轴向旋转不稳定）。
    - B型（轴向旋转不稳定合并外翻时存在软性终点）。
    - C型（轴向旋转不稳定合并外翻时无终点）。
    - 后内侧轴向不稳定（A型）发生率最高，也是导致交叉韧带重建手术失败的重要原因，因为在后交叉韧带和前交叉韧带重建术后仍然存在的轴向旋转不稳定会导致慢性反复微损伤。
    - 后内侧和前内侧的抽屉试验和外翻松弛试验。

关节镜入路

- 关节镜器械按照以下方案入路。
  - 刨削器由髌骨外上方切口进入。
  - 手术器械及内窥镜由髌骨内下方及外下方切口进入（图49–5）。
  - 如果手术需要可以建立其他辅助切口。
- 关节腔检查包括评估髌股关节面，内、外侧间室，内、外侧半月板及髁间窝形态（图49–6，图49–7）。

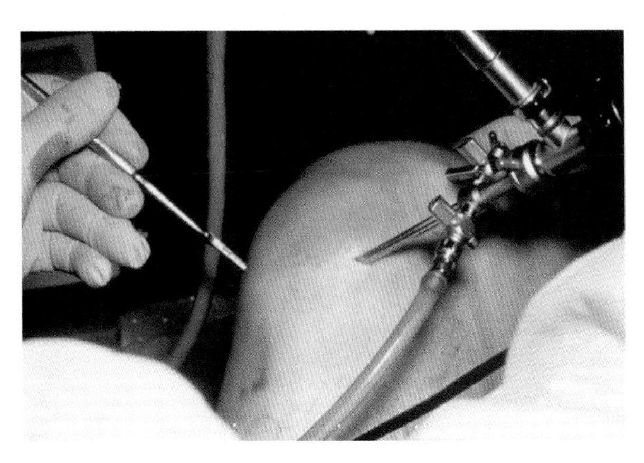

图49–5 手术器械及关节镜通过髌骨内下方及外下方切口进入关节腔

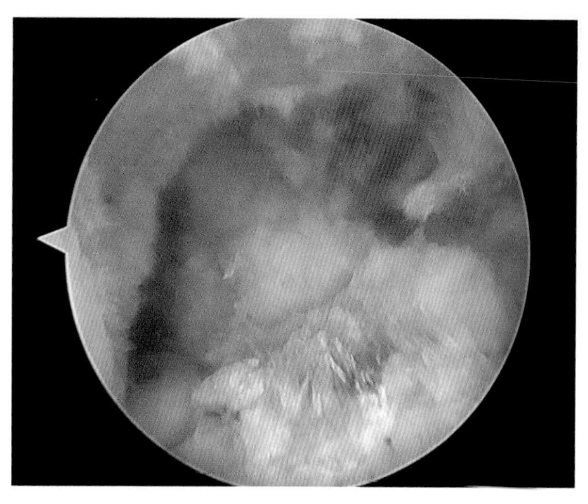

图49-6 关节腔检查包括评估髌股关节面，内侧及外侧间室，内、外侧半月板及髁间窝形态

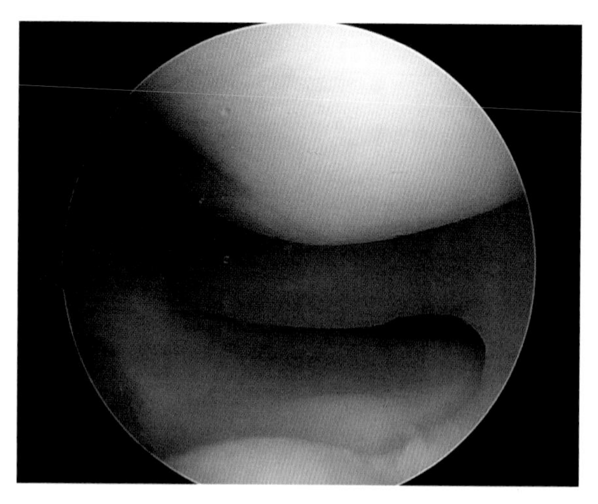

图49-7 关节腔检查包括评估髌股关节面，内侧及外侧间室，内、外侧半月板及髁间窝形态

后交叉韧带重建

- 膝关节屈曲90°~110° 进行后交叉韧带重建

后内侧安全切口

- 在胫骨后内侧起自关节间隙下1~2cm向远端做一长约1.5~2cm纵向切口，依次切开皮肤及关节囊。
- 寻找腓肠肌内侧头和关节囊之间的间隙。
- 术者的手指可伸入切口以保护神经血管结构，并确认后交叉韧带胫骨隧道在胫骨近端后外侧的位置（图49–8，图49–9）。
- 使用弧形后交叉重建工具，将后方关节囊从胫骨后侧髁间隆起撑开。
- 在上述过程中需要对血管神经结构进行保护。

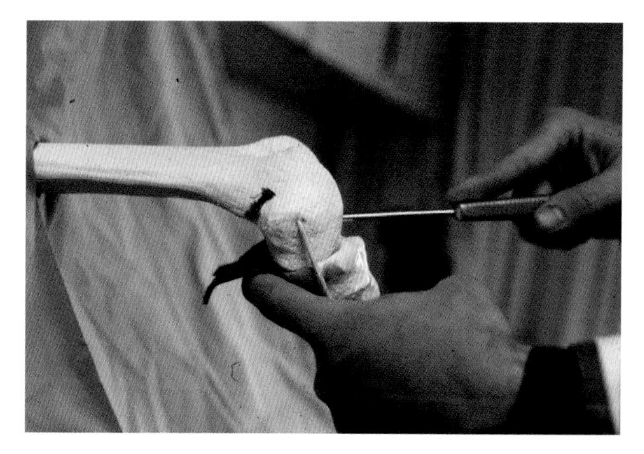

图49-8 术者的手指可伸入切口以保护神经血管结构，并确认后交叉韧带胫骨隧道在胫骨近端及后外侧的位置

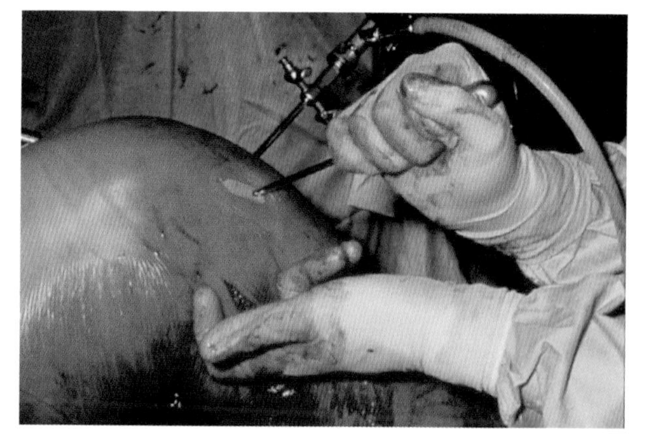

图49-9 术者的手指可伸入切口以保护神经血管结构，并确认后交叉韧带胫骨隧道在胫骨近端及后外侧的位置

后交叉韧带胫骨隧道

- 将前交叉韧带/后交叉韧带定位器的定位臂由髌骨内下方切口置入关节腔。
- 定位器的尖端定位于后交叉韧带胫骨止点的下方。
- 定位器的限位部分定位于胫骨后内侧与胫骨前嵴中点，胫骨结节下约1cm胫骨近端表面（图49–10）。

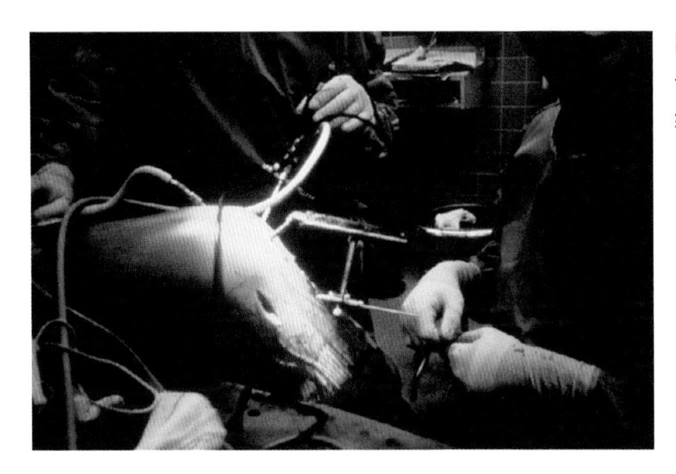

图49–10 将定位器的限位部分定位于胫骨后内侧与胫骨前嵴中点，胫骨结节下约1cm胫骨近端表面

- 这样可以使移植韧带以两个45° 角平滑地通过胫骨后方。
- 术者通过经由后内侧安全切口进入后方关节囊的手指，确认定位器尖端在胫骨后方的位置（图49–9）。
- 在后交叉韧带/前交叉韧带定位器放置于理想位置后，将尖端为钝头、铲形的导针由胫骨前方钻入。
- 术者通过经由后内侧安全切口进入后方关节囊的手指确认导针尖端的位置。
- 再用适当尺寸的空心钻头扩大胫骨隧道。
- 使用弧形的后交叉韧带保护器覆盖导针尖端。
- 术者通过经由后内侧安全切口进入后方关节囊的手指监控导针的位置。
- 当钻头进入骨质后取出导针并调整方向，将尖端朝向外侧，避免对患者不必要的损伤。
- 当钻头到达胫骨后方皮质后停止钻动（图49–11）。
- 将钻头从电钻上卸下后手动完成骨隧道剩余部分。

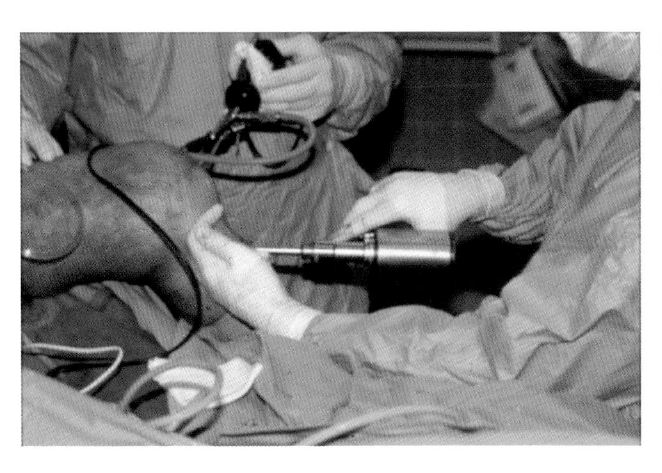

图49–11 当钻头到达胫骨后方皮质后停止钻动

后交叉韧带股骨隧道

- 无论进行后交叉韧带单束或双束重建，均可使用双束定位器从内向外构建骨隧道。
- 将双束定位器从髌骨下方外侧切口置入关节腔，并直接定位于后交叉韧带前外侧束的股骨止点足印。
- 将适当尺寸的导针通过定位器依次通过股骨及皮肤。
- 注意上述过程中不要造成关节面损伤。
- 撤除定位器，在关节镜直视下用钻头从内向外扩大后交叉韧带前外侧束股骨隧道（图 49–12）。
- 对于双束股骨双骨道重建，以同样的方法构建后交叉韧带后内侧束骨隧道。
- 两条骨隧道间应保证至少5mm的骨桥。

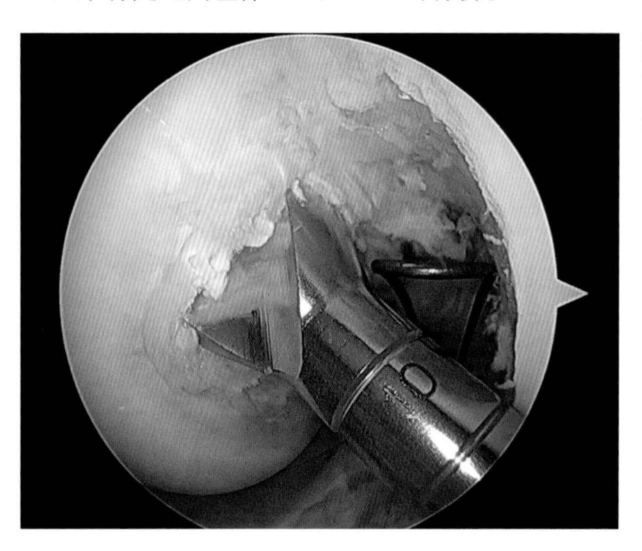

图49–12 撤除定位器，在关节镜直视下用钻头从内向外扩大后交叉韧带前外侧束股骨隧道

后交叉韧带移植物通过、拉紧及固定

- Fanelli Magellan 抓线器由胫骨隧道进入关节腔并通过股骨隧道（图49–13）。
- 抓线器通过移植物牵引线将移植韧带拉入适当位置（图49–14）。
- 移植韧带的股骨隧道使用界面螺钉作为首选固定方案，使用韧带固定扣在皮质进行

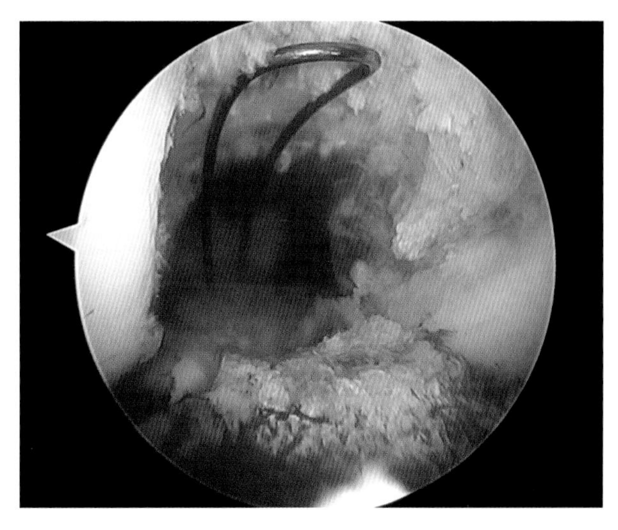

图49–13 Fanelli Magellan 抓线器由胫骨隧道进入关节腔并通过股骨隧道

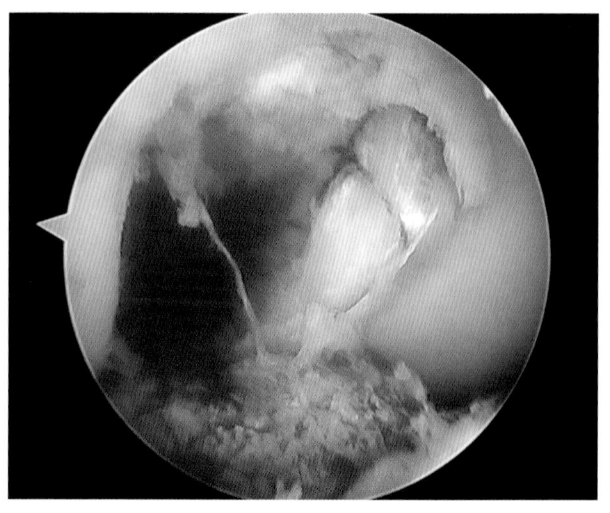

图49–14 抓线器通过移植物牵引线后将移植物拉入适当位置

悬吊固定作为备选固定方案。

- 肌腱张力器在韧带远端调节张力，改善胫骨下沉（图49–15）。
- 反复进行膝关节全范围屈伸活动使移植韧带预张。
- 反复进行上述过程直到移植韧带在张力器上扭矩不再发生变化。
- 膝关节屈曲70°~90° 使用界面螺钉固定后交叉韧带移植韧带胫骨端，生物性螺钉结合垫片进行悬吊固定可以作为备选固定方案。

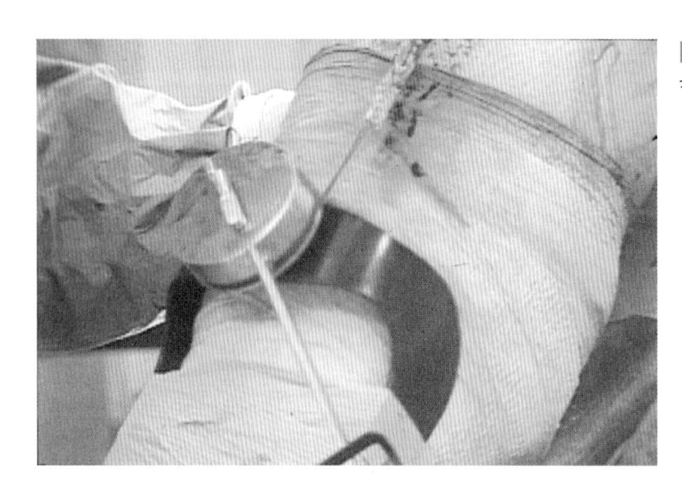

图49–15 肌腱张力器在韧带远端调节张力，改善胫骨下沉

前交叉韧带重建

- 膝关节屈曲90°~115°，采用经胫骨股骨隧道手术技术进行前交叉韧带重建。

前交叉韧带胫骨隧道

- 由髌骨内下方切口将定位器的定位导向臂置入关节腔。
- 将定位器的限位部分定位于胫骨后内侧与胫骨前嵴中点，胫骨结节下约1cm胫骨近端表面。
- 导针通过定位器由前交叉韧带足印中心钻入。
- 使用标准空心钻扩大胫骨隧道。

前交叉韧带股骨隧道

- 膝关节屈曲90°~110°，股骨过顶点式定位器及导针通过胫骨隧道后定位于股骨外侧髁内侧面前交叉韧带止点附近（图49–16）。
- 使用可吸收界面螺钉进行移植韧带的股骨隧道侧固定应作为首选方案，使用韧带固定纽扣钢板在皮质进行悬吊固定作为备选方案。

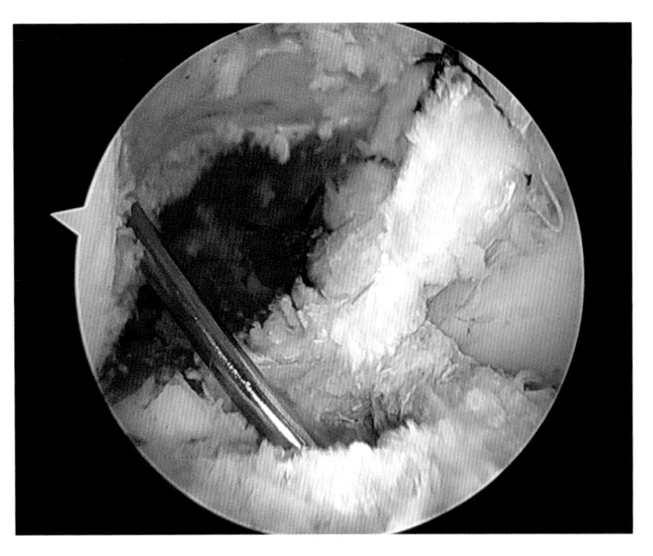

图49-16 膝关节屈曲90°~110°，股骨过顶点式定位器及导针通过胫骨隧道后定位于股骨外侧髁内侧面前交叉韧带止点附近

前交叉韧带移植物紧张及胫骨端固定

- 使用韧带张力器在胫骨端调节前交叉韧带移植物的张力。
- 通过移植韧带的牵引线逐渐增加张力，直到Lachman试验和轴移试验恢复正常。
- 反复进行膝关节全范围屈伸活动使移植韧带预张。
- 反复进行上述过程直到移植韧带在张力器上扭矩不再发生变化。
- 膝关节屈曲30° 使用可吸收界面螺钉固定后交叉韧带移植韧带胫骨端，生物螺钉结合垫片进行悬吊固定可以作为备选固定方案（图49-17）。

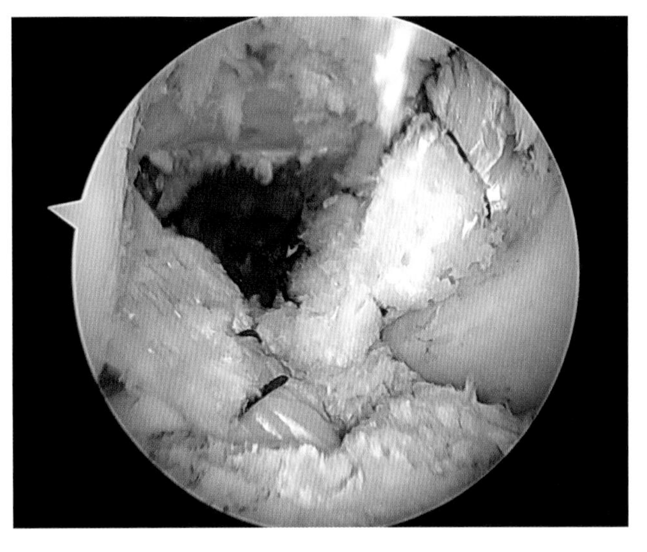

图49-17 膝关节屈曲30° 使用可吸收界面螺钉固定后交叉韧带移植韧带胫骨端，生物螺钉结合垫片进行悬吊固定可以作为备选固定方案

内侧及后内侧重建

- 垫起术侧肢体的膝关节下方。
- 做膝关节内侧弧形切口进行内侧及后内侧重建。
- 可以使用缝合锚钉、螺钉及垫片进行内侧结构急性损伤的初次修复。也可以通过钻孔进行缝合修复。
- 初次修复也可以进一步转换为同种异体组织重建。

后内侧关节囊移位术

- 后内侧关节囊移位术主要适用于慢性损伤病例。
- 切开缝匠肌暴露内侧副韧带浅层及后内侧关节囊。
- 术中注意保护重要血管及神经。
- 紧贴内侧副韧带浅层的后缘做纵向切口。
- 在切开关节囊的过程中注意不要损伤内侧半月板。
- 使用缝合锚钉初步修复撕裂的关节囊，并用2号缝线进行加固。
- 仔细分离后内侧关节囊与内侧半月板之间的间隙。
- 将后内侧关节囊向前方及上方进行移位。
- 将内侧半月板修补至新移位的关节囊。
- 使用2号“爱惜康”编织缝线水平褥式将移位的关节囊与内侧副韧带的浅层和深层进行缝合。
- 使用2号“爱惜康”缝线连续缝合进行加固（图49–18）。

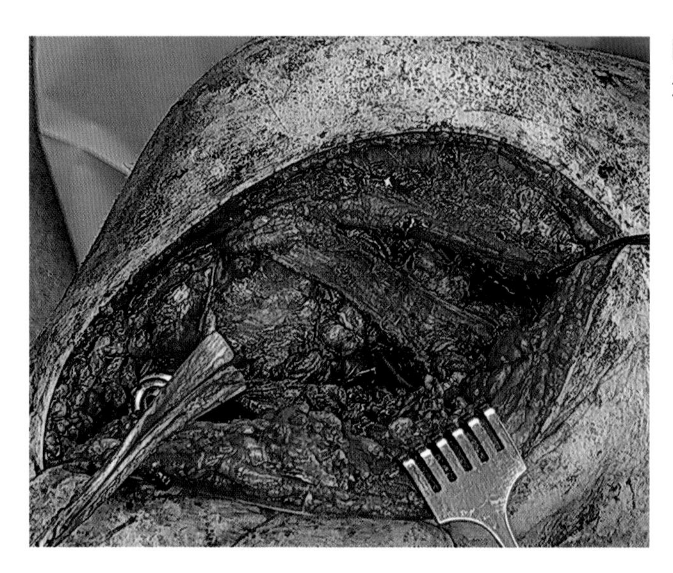

图49–18 使用2号“爱惜康”缝线连续缝合进行加固

内侧副韧带浅层重建

- 在完成关节囊修复和后内侧关节囊移位术后可以使用同种异体组织进行内侧副韧带浅层重建。
- 半腱肌通过螺钉和垫片或缝合锚钉固定在内侧副韧带浅层的胫骨止点（图49–19）。
- 最终在膝关节屈曲40°~45° 时进行韧带张力调节和固定。
- 先对胫骨端进行固定。
- 最终在股骨端进行韧带张力调节和固定。
- 股骨端可以使用螺钉和垫片进行固定或者将移植肌腱环绕大收肌结节后使用2号“爱惜康”缝线进行缝合固定（图49–20）。
- 可以使用2号“爱惜康”缝线将移植韧带末端与垫片进行缝合，防止移植韧带滑动，也可以将移植韧带与深层关节囊缝合进行加固（图49–21）。

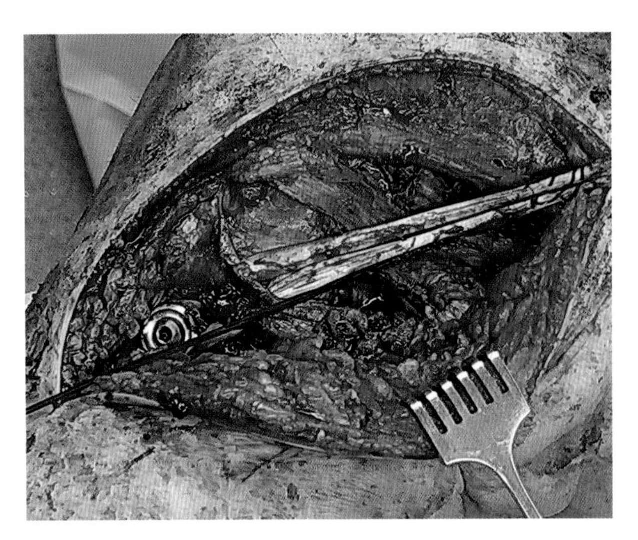

图49-19 半腱肌通过螺钉和垫片或缝合锚钉固定在内侧副韧带浅层的胫骨止点

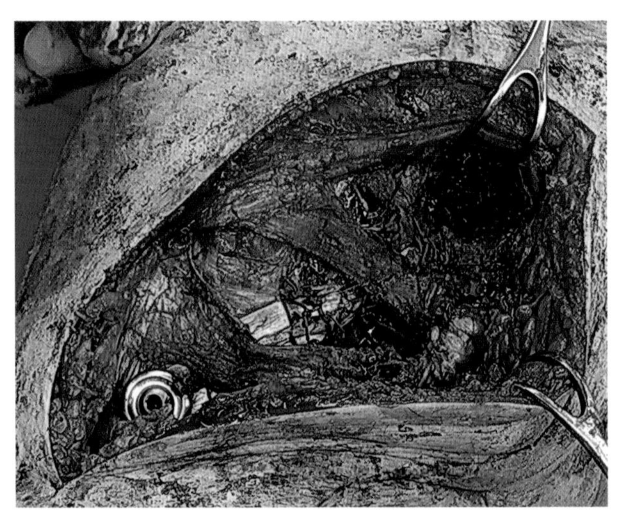

图49-20 股骨端可以使用螺钉和垫片进行固定，或者将移植肌腱环绕大收肌结节后使用2号“爱惜康”缝线进行缝合固定

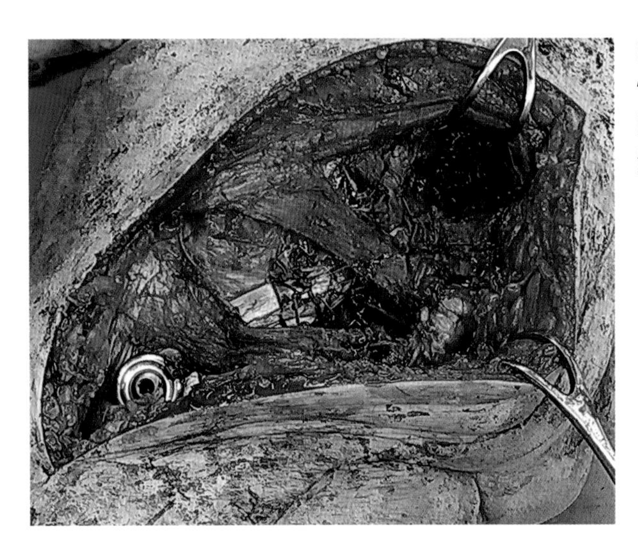

Figure 49-21 在垫圈附近用2号“爱惜康”缝线将移植物的尾部缝合在一起以防止滑动，也可将同种异体移植物缝合到深部筋膜层以获得额外的加固

术后康复

- 术后3~5周保持膝关节伸直并避免负重。
- 术后3~5周到第10周内进行渐进性膝关节屈曲功能锻炼。
- 术后3周开始到第5周进行关节渐进性负重功能锻炼。
- 术后12周缓慢开始进行持续性运动训练、闭链等速力量训练。
- 术后8~10周不再使用长腿支具。
- 当下肢力量、活动范围及本体感受恢复后，可以在术后9~12个月恢复运动或进行重体力劳动。
- 膝关节复杂韧带损伤的病例需要进行重点观察，进行个性化治疗。
- 手术医师需要给不同患者制定个性化的术后康复计划。
- 对复杂病例进行麻醉下膝关节屈伸是行之有效和必要的康复手段。

推荐阅读

1. Fanelli GC. *Rationale and Surgical Technique for PCL and Multiple Knee Ligament Reconstruction*. 3rd ed. Warsaw, Indiana: Biomet Sports Medicine; 2012.
2. Fanelli GC, ed. *The Multiple Ligament Injured Knee. A Practical Guide to Management*. New York: Springer-Verlag; 2013.
3. Fanelli GC, ed. *Posterior Cruciate Ligament Injuries: A Practical Guide to Management*. 2nd ed. New York: Springer; 2015.
4. Fanelli GC, Stannard JP, Stuart MJ, et al. Management of complex knee ligament injuries. *J Bone Joint Surg Am*, 2010, 92: 2235-2246.

第50章

膝关节脱位——前交叉韧带/后交叉韧带/后外侧角损伤

(JARRET M. WOODMASS, BRUCE A. LEVY, MICHAEL J. STUART

慢性前交叉韧带/后交叉韧带/后外侧角损伤

- 需要进行全面的体格检查以对膝关节活动度、韧带松弛程度、下肢力线、步态及神经状态进行评估[1—3]。
- 完善膝关节正侧位片、髌骨轴位片、双下肢站立位全长片及膝关节MRI检查，对临床检查结果进行确诊，排除其他膝关节损伤（如下肢力线不良、半月板损伤、软骨损伤、软骨下骨损伤等）。
- 膝关节后外侧角损伤（PLC）有多种重建方案[4]。
- 笔者的手术技术[5]。
  - 前交叉韧带和后交叉韧带移植重建均采用悬吊固定。
  - 后外侧角重建采用解剖位单一移植韧带重建技术[6]。
    - 注意：应力X线检查时膝关节内翻不稳定超过10mm（关节屈曲30°）提示外侧副韧带（LCL）、腘腓韧带、腘肌腱损伤及外侧关节囊撕裂[7]。如果出现上述情况，需要进行Laprade所描述的双束重建（本文未描述）[8]。

无菌仪器/设备

- 标准关节镜设备。
- 多角度下肢固定装置（Tenat Medical, Smith & Nephew, Calgary, AB）。
- 同种异体移植材料：3条或4条肌腱。
- 重建导向器（Arthrex, Naples, FL）。
- FiberTape纤维缝线（Arthrex, Naples, FL）。
- TightRope（Arthrex, Naples, FL）。
- Tightrope纽扣钢板（Arthrex, Naples, FL）。
- 生物型螺钉（Arthrex, Naples, FL）。
- 切口保护器（Arthrex, Naples, FL）。
- 止血带。

患者准备/体位

- 患者仰卧位，股骨近端准备止血带。
- 麻醉后对双侧膝关节进行对比检查以确认关节不稳定的程度。
- 透视下与健侧对比，分别测量关节内、外侧间隙张开的大小（不稳定程度）。
- 将术侧肢体固定于多角度下肢固定装置上。
  - 这样可以使膝关节固定在任何屈曲角度下并减少对助手的依赖。

移植物选择/准备

- 所有前交叉韧带选择同种异体半腱肌经四次反折后进行重建（图50–1）。
  - 长度：总长度>260mm（经过四次反折后长度为65~70mm）；宽度：8~10mm。
  - 纤维缝线穿过股骨纽扣钢板后编入（不要进行缝合）移植韧带中（内部支撑）。
  - 股骨端固定：TightRope；胫骨端固定：Tightrope纽扣钢板；5.5mm Swivelock锚钉（1–Graft Link 补充固定；2–内部支撑）。

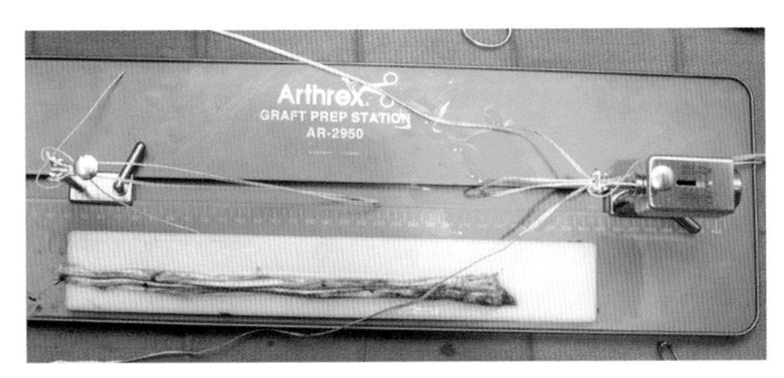

A

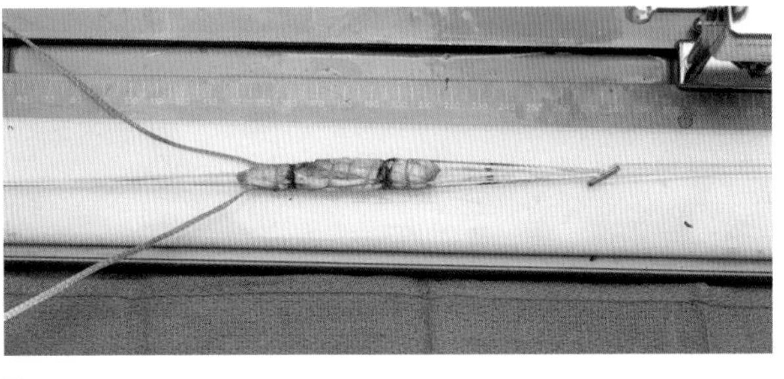

B

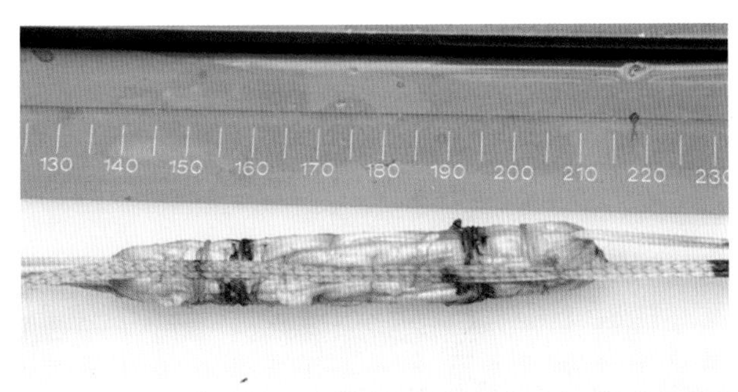

C

图50–1 使用同种异体半腱肌及内部支撑准备全内前交叉韧带移植物。A. 同种异体半腱肌；B. 将同种异体半腱肌折叠四次，于胫骨及股骨端分别预留TightRope 固定材料；C. 移植韧带的最终状态，可以看到内部支撑（FiberTape）与移植韧带松散地进行缝合以单独拉紧

- 后交叉韧带选择同种异体胫前肌腱经四次反折后进行重建。
  - 长度：总长度>320mm（经过四次反折后长80~90mm）；宽度：10~12mm。
  - 纤维缝线穿过股骨纽扣钢板后编入（不要进行缝合）移植韧带中（内部支撑）。
  - 股骨端固定：TightRope；胫骨端固定：Tightrope纽扣钢板；5.5mm Swivelock锚钉（1–Graft Link 补充固定；2–内部支撑）。
- 后外侧角重建：解剖位单一移植韧带穿胫骨重建技术。
  - 使用带骨栓的同种异体肌腱进行重建（最小长度20cm）。
    - 骨栓外形为波状以适合压配9mm × 25mm的股骨隧道。

全内前交叉韧带重建骨隧道准备

- 分别建立内上侧液体流出通道、两个标记处位于内下方和外下方作为工作切口。
- 建立股骨隧道。
  - 膝关节屈曲100°~120° 以避免腓总神经损伤。
  - 尖端为铲形的导针由股骨足印钻入。
  - 测量经过骨质部分的长度。
  - 与移植韧带直径一致的钻头钻入20mm（图50–2A）。
  - 拔出导针后将牵引线留在隧道内。
- 建立胫骨隧道。
  - 使用经胫骨定位器将3.5mm导针由胫骨前交叉韧带足印中心钻入（图50–2B）。
  - 使用与移植韧带直径相同的FlipCutter（Arthrex, Naples, FL）钻头经导针建立胫骨隧道。
    - 胫骨隧道深度为30mm。

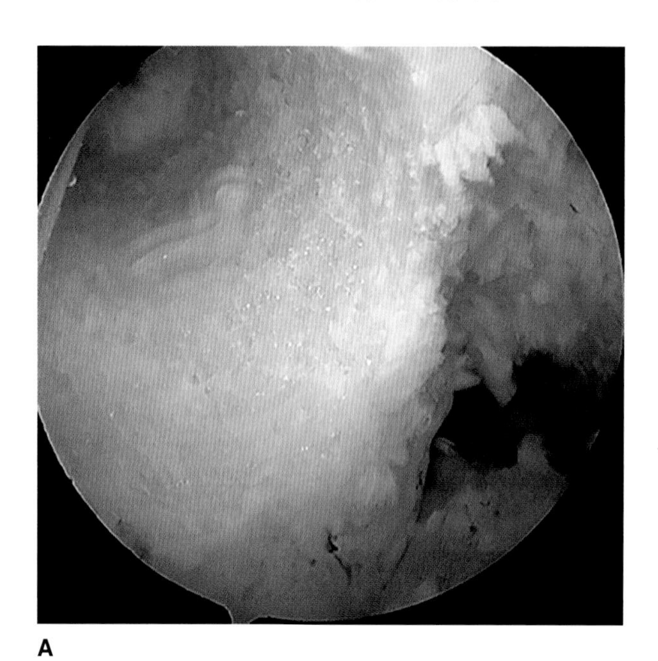

A

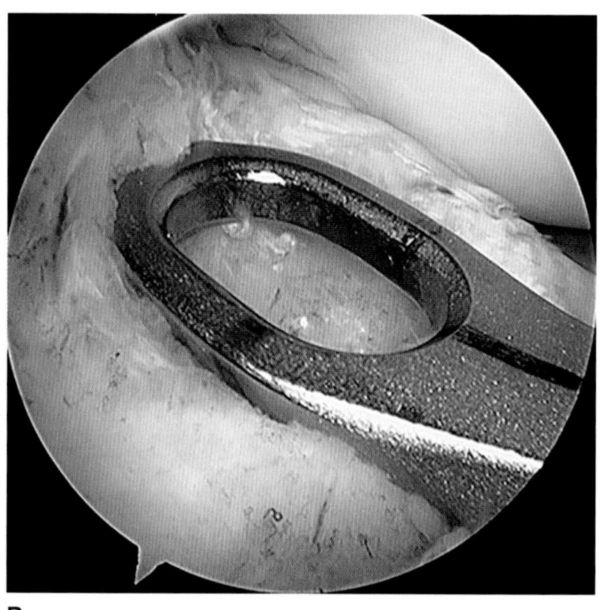

B

图50–2 建立前交叉韧带隧道。A. 前交叉韧带股骨隧道；B. 胫骨导向器定位于胫骨解剖足印区

全内后交叉韧带重建骨隧道准备[9,10]

- 在关节镜辅助下建立后内侧入路（图50–3）。
- 确认后交叉韧带足印、髁间内外侧结节以及半月板后角。
  - 通过后内侧通路置入70° 关节镜，观察胫骨平台后方斜坡的后交叉韧带止点，并使用刨削刀和等离子刀进行清理。
  - 完全清理周围软组织直到暴露出髁间内外侧结节和腘肌肌腹（图50–4A）。
- 建立胫骨隧道[10]。
  - 从前内侧切口置入穿胫骨导向器，后内侧切口置入内窥镜。
  - FlipCutter钻头在透视引导下钻入关节腔（图50–4B）[11]，建立40mm骨隧道（图50–4C）。
  - 通过FiberStick（Arthrex, Naples, FL）引入牵引线。

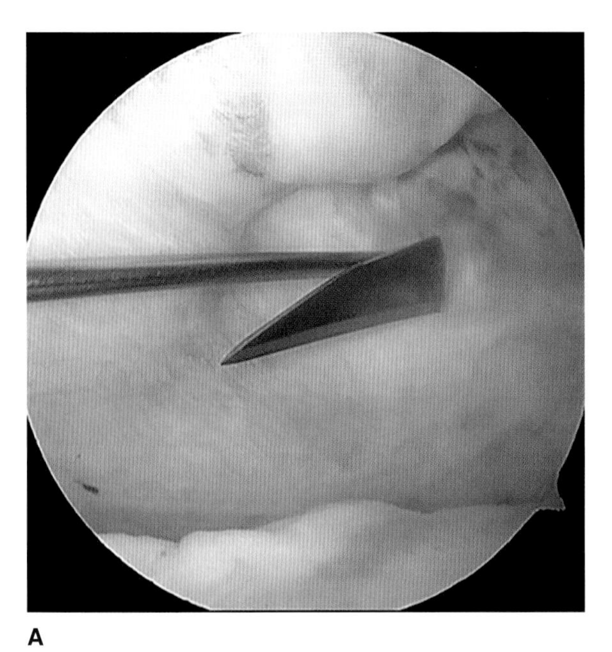

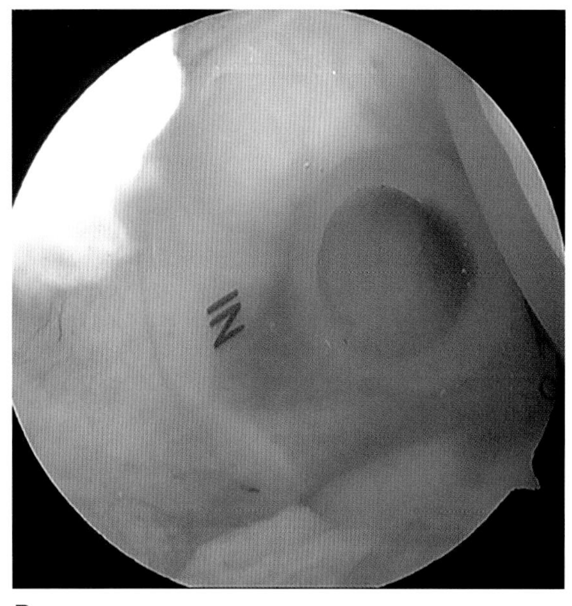

A　　B

图50-3　建立后内侧入路。A. 从前外侧入路置入内窥镜并使用“针头-尖刀技术”切开关节囊；B. 在切口放置套管以方便手术器械在胫骨端进行操作时顺利进入

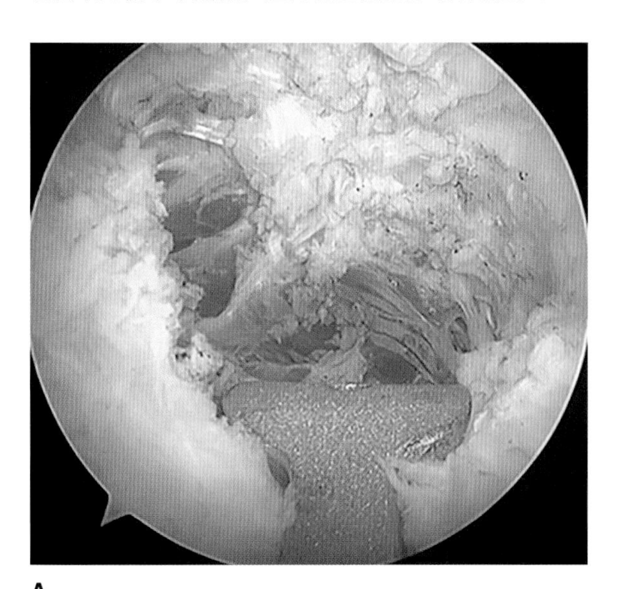

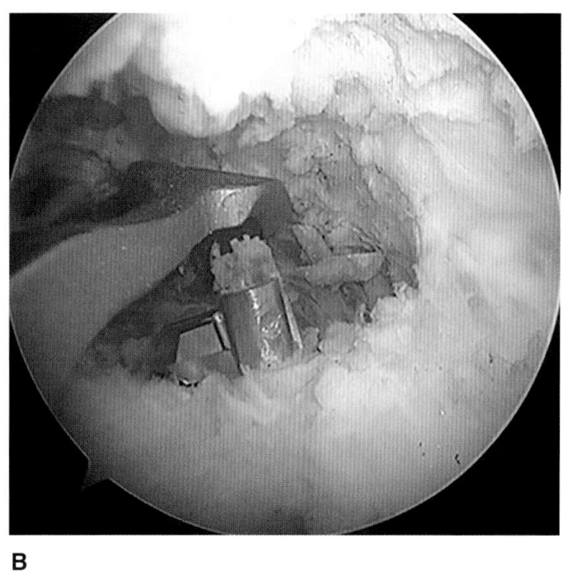

A　　B

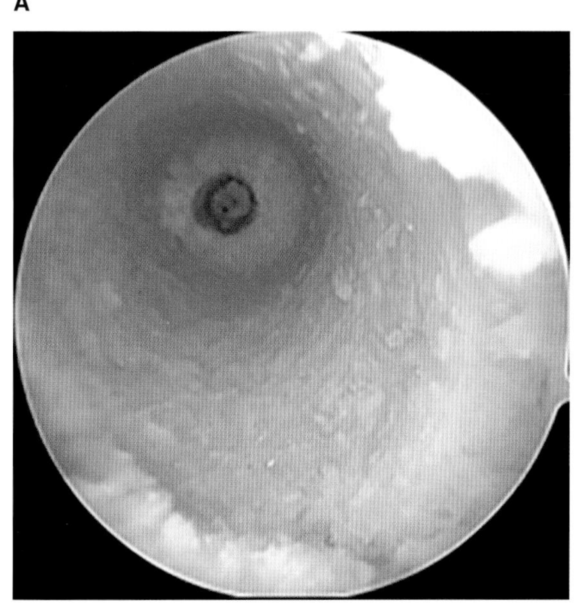

C

图50-4　建立胫骨隧道。A. 将定位器置于后交叉韧带胫骨解剖足印区，可以看到腘肌肌腹；B. 使用FlipCutter钻头建立长度为40mm的隧道；C. 使用70°关节镜镜头从后内侧切口观察后交叉韧带胫骨隧道

- 建立股骨隧道。
  - 建立一个低位的外侧辅助切口。
  - 铲形尖端的导针通过临近股骨内侧髁软骨面的后交叉韧带前外侧束足印钻入股骨（图50–5），测量经过骨质的导针长度。并进行透视确定导针位置。
  - 用与移植韧带直径一致的钻头建立长度为25mm的骨隧道。
  - 移除导针，引入牵引线。

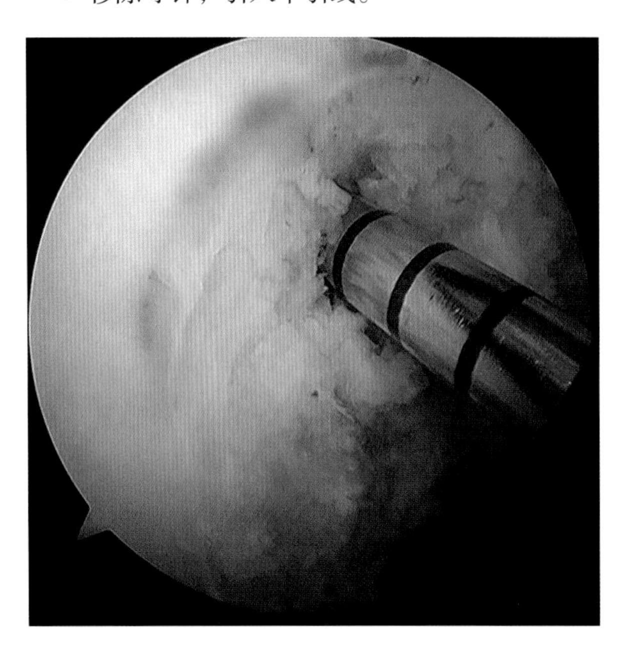

图50–5 从前内侧切口观察到导针进入前外侧束纤维的中心（图片重印于King AH, Prince MR, Reardon PJ, Levy BA, Stuart MJ. All-Inside Posterior Cruciate Ligament Reconstruction. Oper Tech Sports Med. 2015; 23: 302–306, Copyright 2015, with permission from Elsevier）

前交叉韧带/后交叉韧带通过骨隧道及固定

- 后交叉韧带无张力通过关节内。
  - 首先通过胫骨端，并且一直牵引到骨隧道的底部以方便移植韧带通过股骨隧道。
  - 当股骨端的TightRope通过骨隧道扣翻转固定于股骨皮质时使用FiberTape和抓线器进行反向牵拉。
  - TightRope可以用来促进移植韧带通过骨隧道。
  - ABS扣在胫骨端进行固定。
- 前交叉韧带无张力通过关节内。
  - 股骨端的TightRope通过骨隧道扣翻转固定于股骨皮质。
  - 胫骨端末端进入骨隧道后使用ABS扣进行固定。
- 膝关节进行数次屈伸活动。
  - 后交叉韧带在膝关节处于伸直位时存在部分张力，在膝关节屈曲90° 时可以恢复胫骨正常的后倾；当后交叉韧带张力调整完成后可以使用5.5mm SwiveLock锚钉加固FiberTape 进行二次固定。
  - 在膝关节伸直状态下调整前交叉韧带张力。当前交叉韧带张力调整完成后可以使用5.5mm SwiveLock锚钉加固FiberTape 进行二次固定。
  - 最后通过前内侧切口对所有移植韧带进行检查（图50–6）。

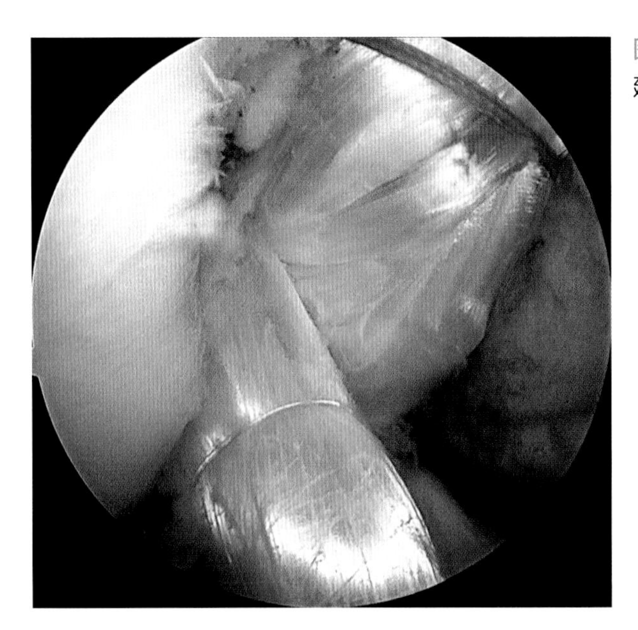

图50-6 从前内侧切口观察全内技术重建前交叉韧带及后交叉韧带的最终效果

后外侧角重建

- 显露。
  - 下肢止血带充气。
  - 以股骨外侧髁和腓骨前缘为边界做膝关节外侧弧形切口。
    - 全层切开皮肤后暴露髂胫束和股二头肌。
  - 小心显露腓总神经，并进行标记和保护。
  - 显露腓骨头的前方和后方。
    - 后方显露需触及后内侧结节（作为腓骨隧道出口）以及腓骨后外侧。
    - 前方需显露到外侧副韧带（LCL）腓骨止点（腓骨尖下约28.4mm）。
  - 纵行切开髂胫束以确定“Gerdy”结节位置。
  - 关节间隙水平切开关节囊。
    - 避免对半月板或其关节囊附着点造成损伤。

后外侧角重建（图50-7）[6]

- 步骤1：建立腘肌腱隧道及移植韧带固定。
  - 在股骨腘肌沟前1/5处定位腘肌腱止点。
  - 稍向前向上方钻入导针，避开股骨切迹与前交叉韧带隧道。
  - 使用9mm空心钻头建立长度为25mm的骨隧道。
  - 将同种异体肌腱移植韧带的骨栓置入骨隧道，并使用规格为7mm×23mm的生物可吸收螺钉进行固定。
- 步骤2：腓骨隧道的建立及移植韧带通过。
  - 导针从外侧副韧带腓骨止点（腓骨近端前外侧可触及的结节）进入，向上向内侧穿过腓骨头，从结节后内侧穿出。
  - 通过术中透视确定导针的位置（进针点需位于腓骨尖下约28.4mm）。
  - 移植韧带从后向前穿过骨隧道。

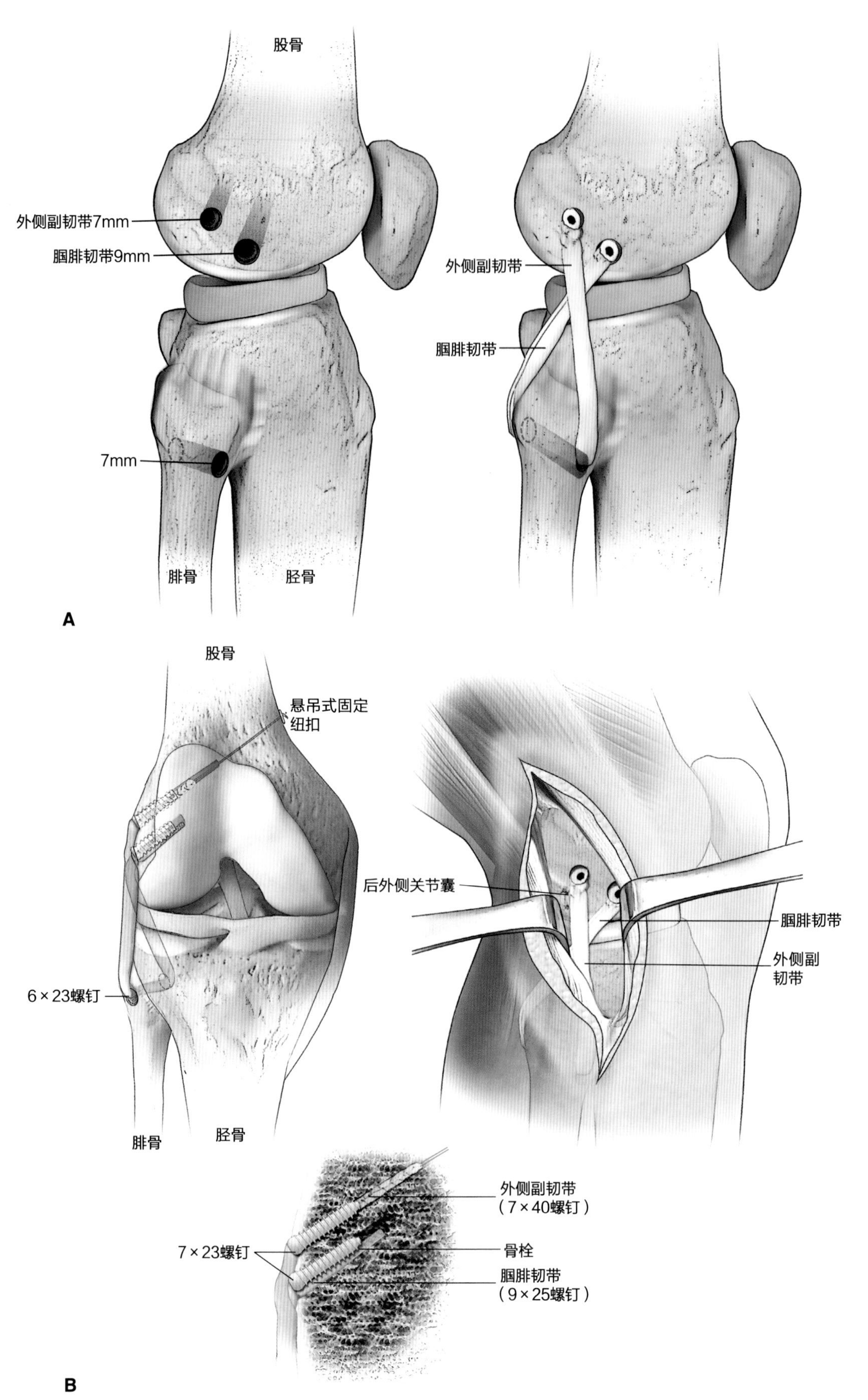

图50-7　使用单根同种异体肌腱重建后外侧角。在腘窝、外侧副韧带解剖止点及腓骨建立骨隧道。A. 使用界面螺钉将肌腱的骨栓固定于股骨腘窝，将移植韧带穿过腓骨头隧道并将其拉紧后使用生物可吸收界面螺钉进行固定，最后将韧带剩余部分紧张后使用悬吊固定和生物可吸收界面螺钉固定于外侧副韧带解剖止点的骨隧道内

- 步骤3：建立外侧副韧带股骨隧道。
  - 在外侧副韧带股骨止点（距离外上髁后方3.1mm，上方1.4mm；距离腘肌股骨止点18.5mm）穿入一根与腘肌腱隧道平行的导针[12]。
  - 将同种异体肌腱移植韧带缠绕于导针，在膝关节伸直和完全屈曲时分别进行标记，以确认韧带等长性（图50–8）。
  - 确认等长性后使用7mm钻头建立长度为40mm的骨隧道。

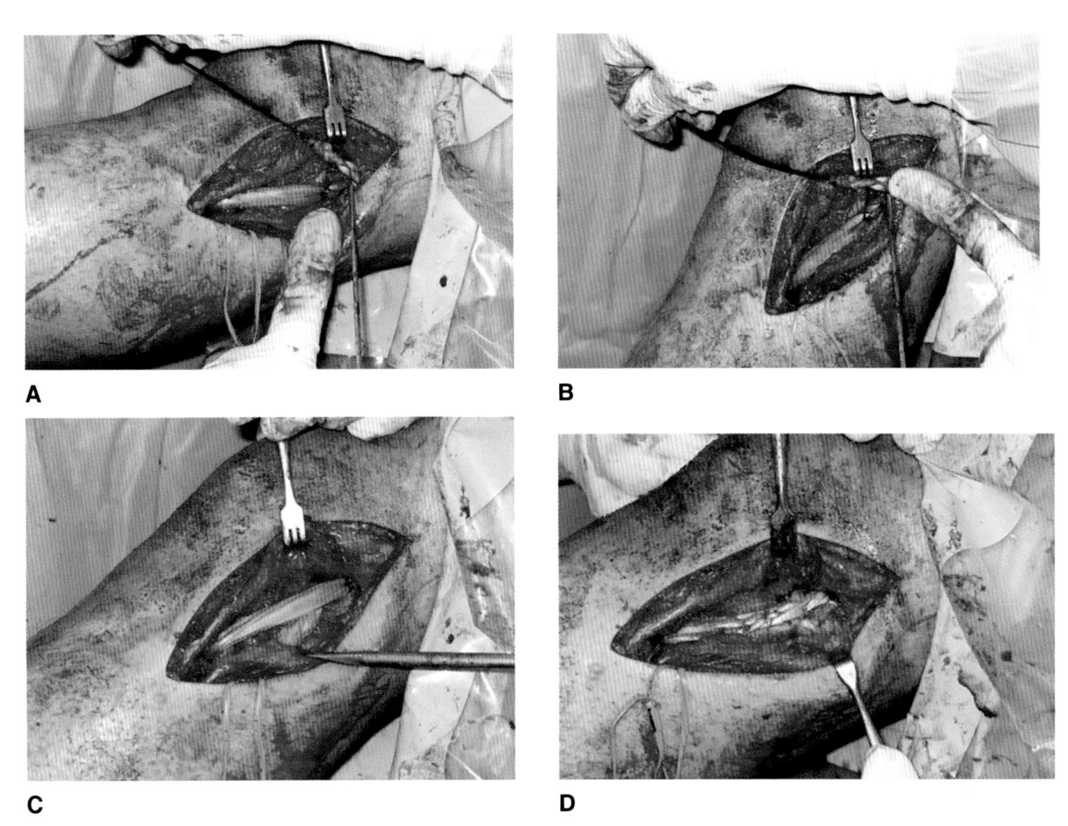

图50–8 A. 膝关节伸直时进行移植韧带等长性测试；B. 膝关节屈曲时进行移植韧带等长性测试；C. 移植韧带的结构；D. 将关节囊鱼鳞状缝合于移植韧带（获得许可，重新绘制于Levy B, Stuart M, Whelan D. Posterolateral Instability of the Knee: Evaluation, Treatment, Results. Sports Med Arthrosc Rev. 2010; 18: 254–262）

- 步骤4：最后固定。
  - 将同种异体肌腱移植韧带的软组织末端进行修剪，在骨隧道内保留25~30mm长度；使用TightRope在末端连续锁边缝合进行固定。
  - 使用铲形尖端的导针替换普通导针，测量胫骨隧道的长度。
  - 使用6mm × 23mm生物螺钉在膝关节保持轴向中立位，屈曲45°~60° 时固定腓骨端。
  - TightRope通过股骨隧道后将扣翻转固定于股骨内侧皮质。将移植韧带拉入股骨隧道后在膝关节保持轴向中立位，屈曲30° 时进行固定。
- 步骤5：修复软组织及关节囊（图50–9）。
  - 将腘肌残端紧张后与移植韧带进行缝合（1号缝线）。
  - 在股骨髁关节软骨边缘植入3枚FASTak缝合锚钉（Arthrex, Naples, FL）。
  - 在膝关节完全伸直的状态下使用锚钉缝线对关节囊进行缝合。

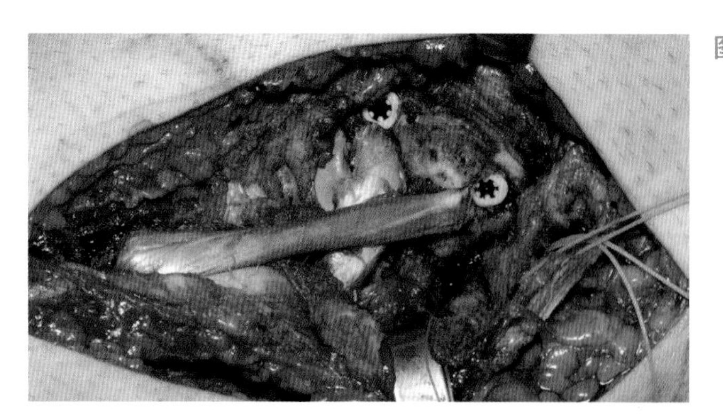

图50-9 修复软组织及关节囊

参考文献

[1] Levy BA, Boyd JL, Stuart MJ. Surgical treatment of acute and chronic anterior and posterior cruciate ligament and lateral side injuries of the knee. *Sports Med Arthrosc Rev*, 2011,19(2):110-119.

[2] Levy BA, Stuart MJ, Whelan DB. Posterolateral instability of the knee: evaluation, treatment, results. *Sports Med Arthrosc Rev*, 2010,18(4):254-262.

[3] Levy BA, Fanelli GC, Whelan DB, et al. Controversies in the treatment of knee dislocations and multiligament reconstruction. *J Am Acad Orthop Surg*, 2009,17(4):197-206.

[4] Geeslin AG, Moulton SG, LaPrade RF. A systematic review of the outcomes of posterolateral corner knee injuries, part 1: surgical treatment of acute injuries. *Am J Sports Med*, 2016,44(5):1336-1342.

[5] Levy BA, Stuart MJ. Treatment of PCL, ACL, and lateral-side knee injuries: acute and chronic. *J Knee Surg*, 2012,25(4): 295-305.

[6] Schechinger SJ, Levy BA, Dajani KA, et al. Achilles tendon allograft reconstruction of the fibular collateral ligament and posterolateral corner. *Arthroscopy*, 2009,25(3):232-242.

[7] Fanelli GC, Orcutt DR, Edson CJ. The multiple-ligament injured knee: evaluation, treatment, and results. *Arthroscopy*, 2005,21(4):471-486.

[8] LaPrade RF, Johansen S, Wentorf FA, et al. An analysis of an anatomical posterolateral knee reconstruction: an in vitro biomechanical study and development of a surgical technique. *Am J Sports Med*, 2004,32(6):1405-1414.

[9] Prince MR, Stuart MJ, King AH, et al. All-inside posterior cruciate ligament reconstruction: graftLink technique. *Arthrosc Tech*, 2015,4(5):e619-e624.

[10] Levy BA. Pearls: how i create the tibial socket for PCL reconstruction. *Clin Orthop Relat Res*, 2016,474(5):1113-1121.

[11] Johannsen AM, Anderson CJ, Wijdicks CA, et al. Radiographic landmarks for tunnel positioning in posterior cruciate ligament reconstructions. *Am J Sports Med*, 2013,41(1):35-42.

[12] LaPrade RF, Ly TV, Wentorf FA, et al. The posterolateral attachments of the knee: a qualitative and quantitative morphologic analysis of the fibular collateral ligament, popliteus tendon, popliteofibular ligament, and lateral gastrocnemius tendon. *Am J Sports Med*, 2003,31(6):854-860.

第51章

急性期髌韧带撕裂的修复

（JUSTIN H. BARTLEY, KRISTINA L. WELTON, ERIC C. McCARTY）

无菌仪器/设备（图51-1）

- 止血带（选择性使用，笔者很少使用）。
- 皮肤拉钩。
- 手术刀（10号或15号刀片）。
- 解剖剪刀。
- 镊子。
- 持针器。
- 前交叉韧带胫骨定位器（选择性使用）。
- 2.5mm钻头。
- Hewson穿线器。
- 2根5号不可吸收高张力丝线。
- 1~2根2号不可吸收高张力丝线。
- 1根2号可吸收单股丝线。

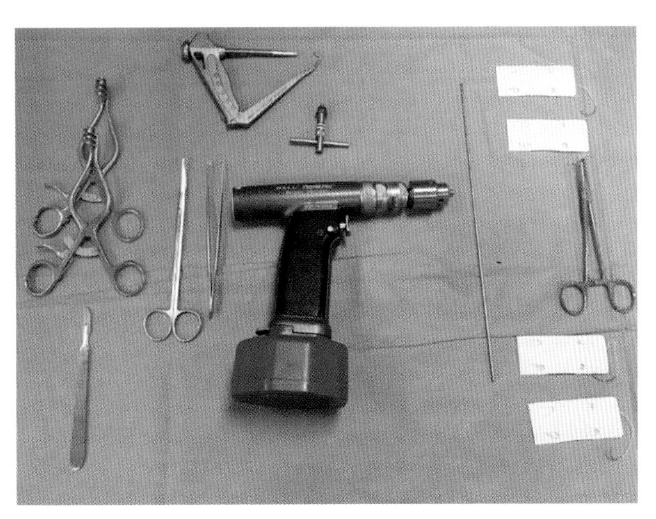

图51-1 消毒手术器械及设备

体位（图51-2）

- 患者在常规手术床上取仰卧位，臀部下方垫小布卷使膝关节朝向正上方，止血带绑在患者大腿近端，必要时再充气，术中膝关节下方垫无菌垫使膝关节屈曲30°。

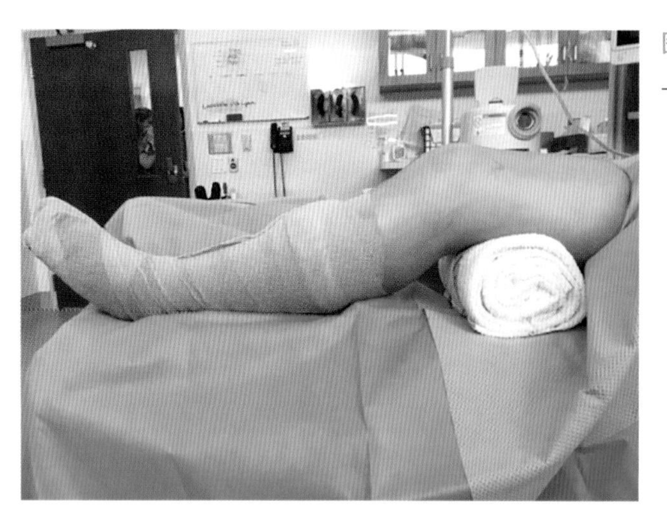

图51-2　患者仰卧位，膝关节下方垫上无菌垫

手术程序（图51-3）

- 自髌骨上缘2指宽处起做膝关节正中切口，向下到达胫骨结节中部，依次切开皮下脂肪及筋膜。
- 松解内侧和外侧皮瓣以暴露整个髌骨和破裂的腱旁组织和支持带。

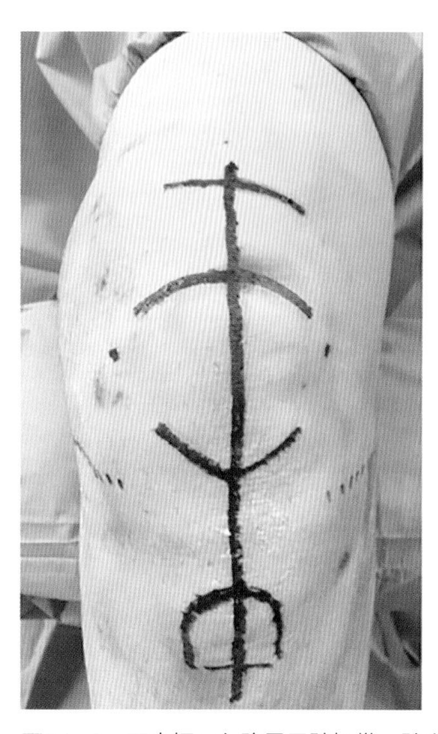

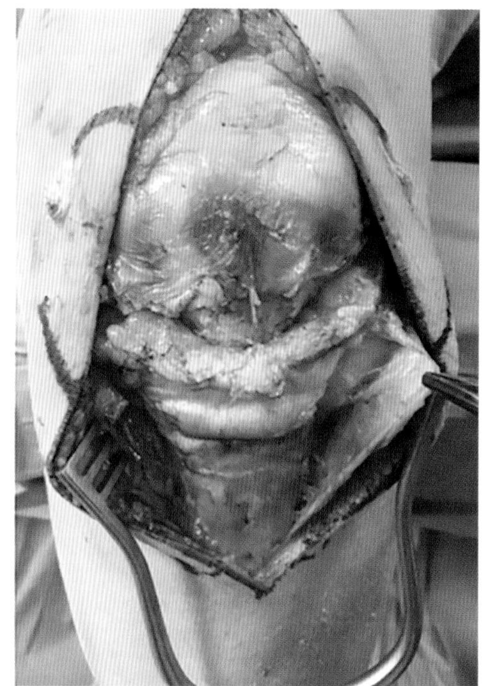

图51-3　正中切口入路显示髌韧带，髌旁组织及支持带

- 通常腱旁组织、内外侧髌骨支持带和髌韧带是完全撕裂的。
  - 然而，如果腱旁组织可以单独分离，在切口闭合时应当进行逐层缝合。
- 使用锐利刀片或小钳子将脆性增生和无活力的组织从支持带和髌腱的边缘清除。

缝合技术

- 采用2根5号不可吸收、高拉伸强度的多股编织丝缝线进行Krackow锁边缝合，在髌腱的外缘向下缝合，接着在髌腱的中间再编织向上缝出，使线从髌腱断端的近端留出4根缝合线游离端（图51–4）。

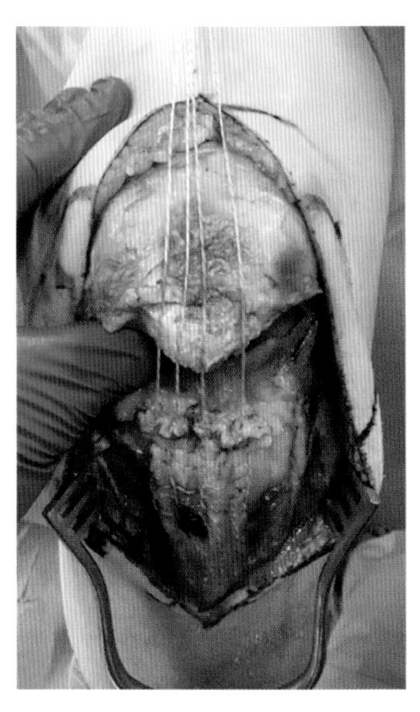
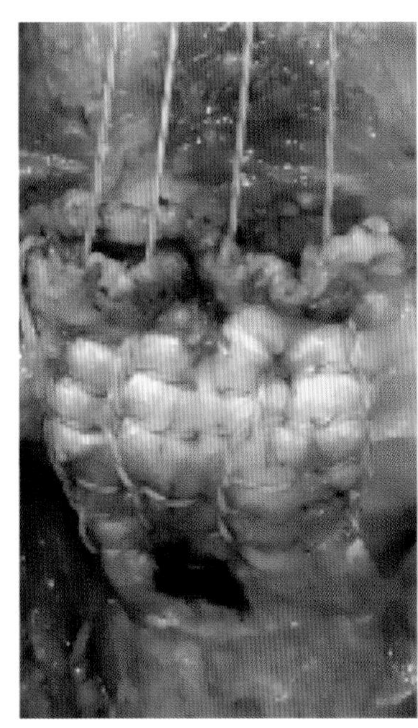
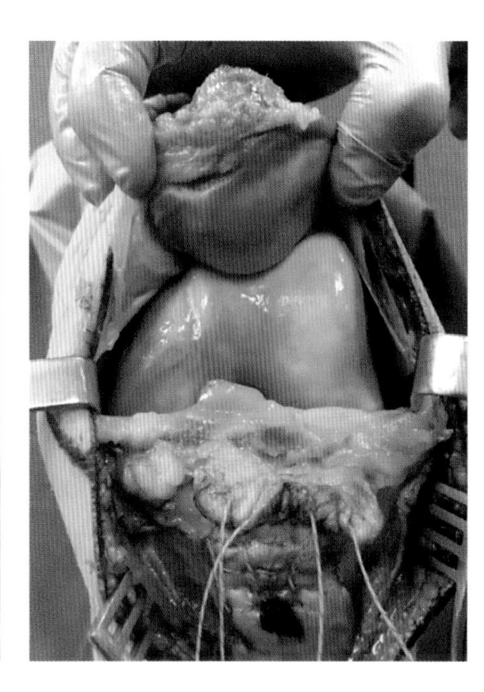

图51–4 髌腱与关节软骨外露Krackow缝合技术

  - 必须从髌腱的近端开始缝合，而不是在其余的腱旁组织内，否则可能导致髌腱的延长。
- 将髌骨向上翻起，利用断端间隙显露关节腔以评估软骨损伤的情况，并进行适当的治疗处理。

固定技术

- 在髌骨远端用钳子或小刮匙准备渗血的软骨下骨床，注意不要破坏髌骨关节软骨面。
- 无论是否有前交叉韧带胫骨导向器，在髌骨厚度的中央，在髌骨内侧1/3、中间1/3、外侧1/3处由下至上依次钻出2.5mm纵向隧道，避开髌骨软骨面。
- 一旦钻头穿过第一层皮质，术者应显露出髌骨近端出针点，然后用甲状腺拉钩牵开股四头肌，使钻头能够轻松地钻出。
- 在钻透第二层皮质后，用一个15号刀片在股四头肌肌腱做一个小切口协助暴露出钻头尖（图51–5）。

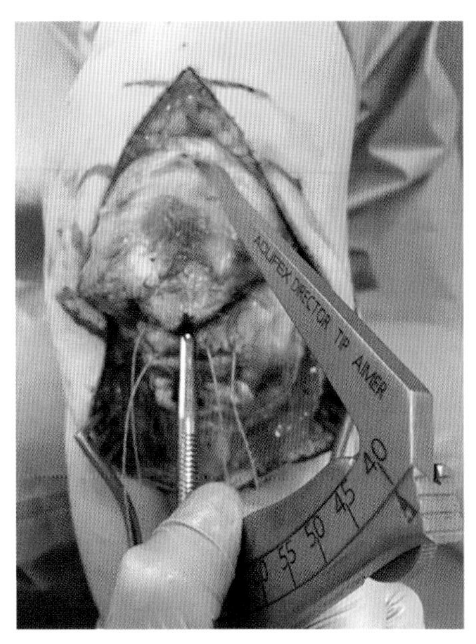

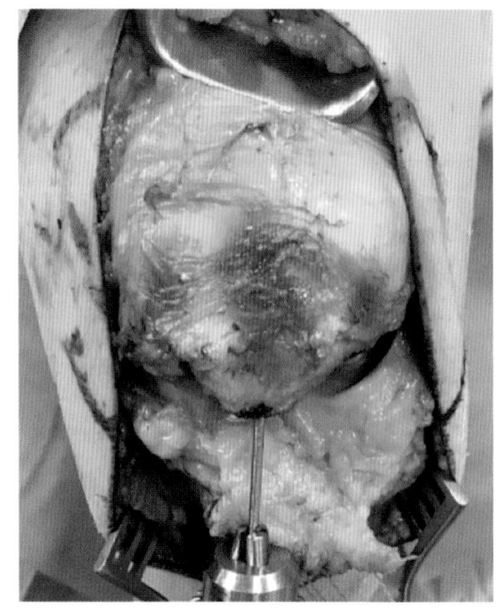

图51-5 不管是否有ACL导向器，均从髌骨下极钻3条纵行隧道至髌骨上极

- 拔出钻头时，穿线器跟随钻头从近端到远端，使缝线从远端穿到近端。
- 将缝合线的中间两支分别从中间的髌骨纵向钻孔穿过，同法将缝合线的外侧和内侧两支分别穿过外侧钻孔和内侧钻孔（图51–6）。

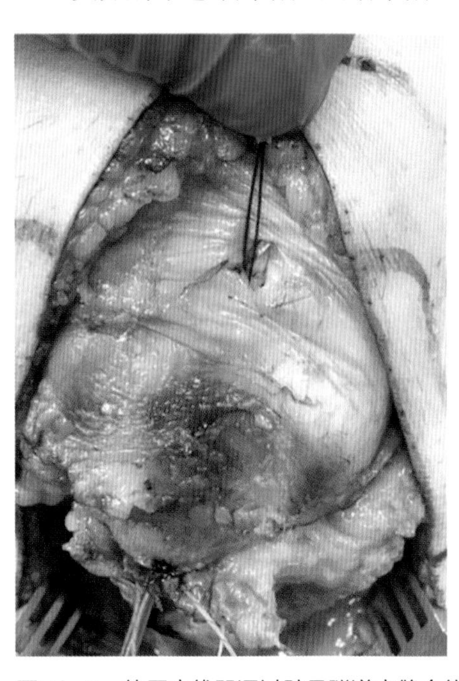
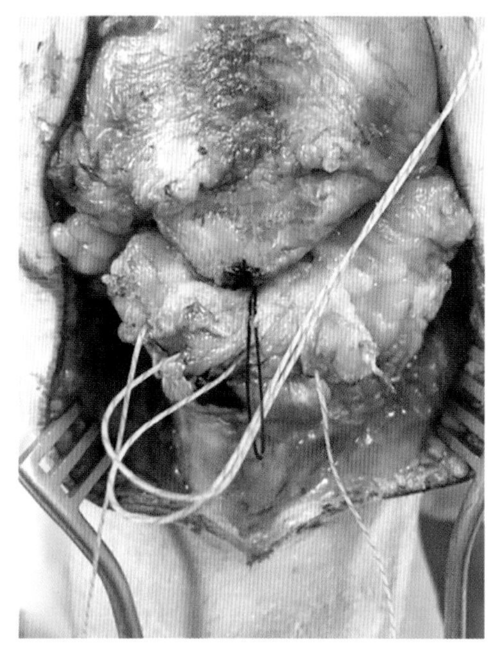

图51-6 使用穿线器通过髌骨隧道穿缝合线

- 一旦四束缝合线穿到髌骨上极，建议中间的两根缝合线用血管钳穿过股四头肌肌腱下方用以连接外侧和内侧线（图51–7）。
- 可以适当地拉紧缝线，使腿完全伸直，在髌骨骨桥上而非髌骨上极的股四头肌腱上进行打结。
- 打结后，被动屈区膝关节至90°，以避免髌腱撕裂同时保证髌骨的良好轨迹。
- 一般不检查修复后的髌骨高度，但可通过术中拍摄膝关节屈曲30° 的侧位X线片并与对侧膝关节进行比较。

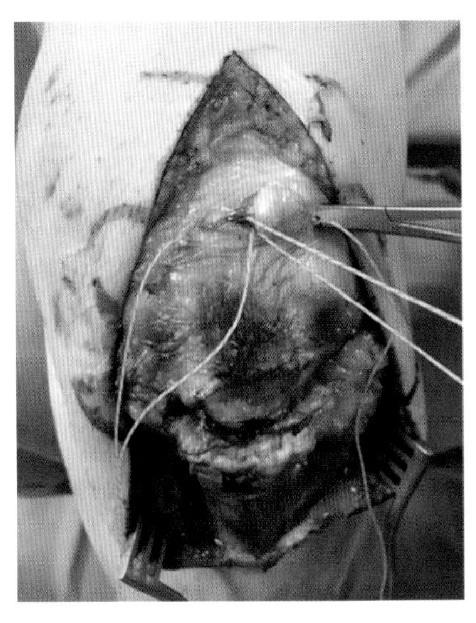
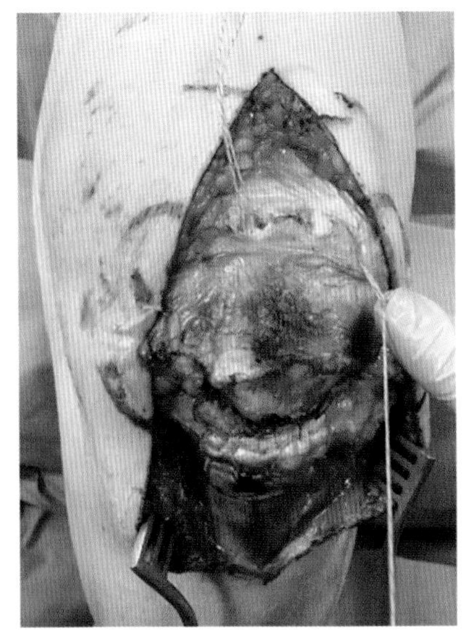
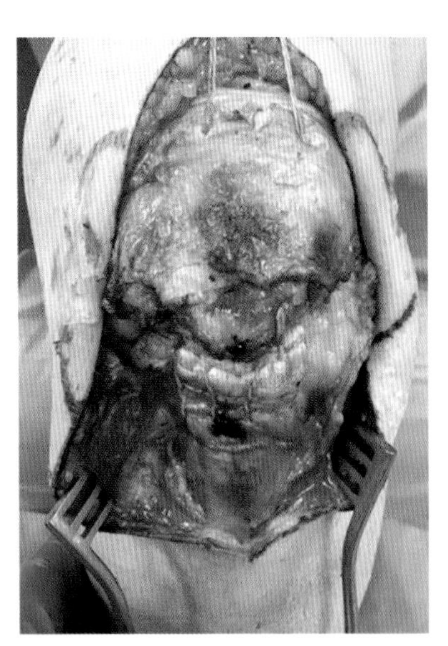

图51-7 将缝线穿移至股四头肌肌腱下，在髌骨上极打结后完成髌腱的修复

软组织修复（图51-8）

- 接下来，用2号不可吸收、多股编织丝线以间断缝合方式修复内外侧支持带。
- 为了在愈合过程中避免组织撕裂，通常情况下，用一个5号不可吸收、多股编织、抗拉强度高的缝线在髌骨近端周围进行环扎缝合，并在膝关节屈曲30° 时穿过位于胫骨结节的2.5mm横向隧道。
- 冲洗伤口，逐层缝合软组织和皮肤。

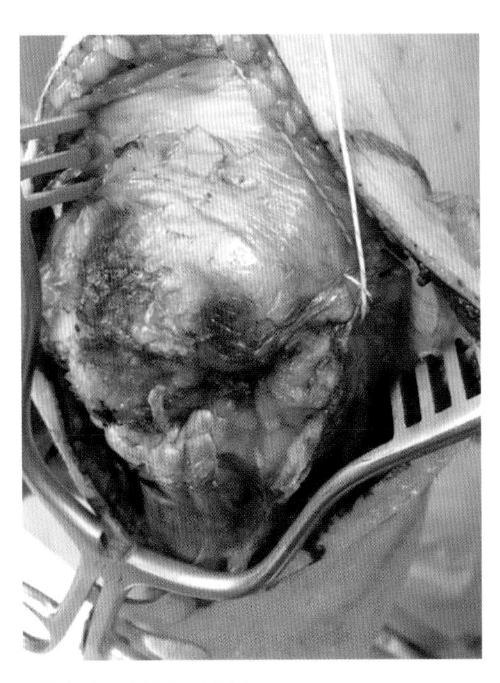
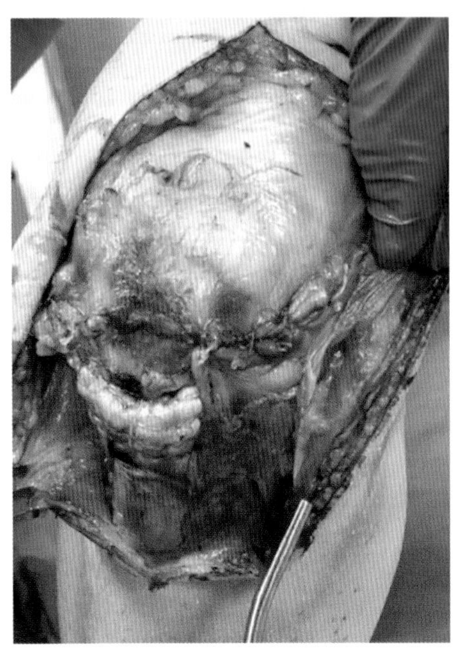

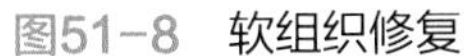
图51-8 软组织修复

术后方案

- 第1~2周：开始前2周，用铰链式膝关节支具将膝关节固定在伸直位。
- 第2~3周：开始直腿抬高锻炼。
- 第3~5周：术后第3周开始屈伸活动（0° ~30° ），每周增加30° ；在膝关节伸直固定时开始负重。
- 第6周：目标可屈曲至90° 、在铰链式膝关节支具（0° ~60° ）保护下步行。
- 第6~8周：逐步增加活动度，股四头肌/腘绳肌/小腿肌力加强锻炼；到第8周，在铰链式膝关节支具保护下允许0° ~90° 范围内运动的行走。
- 第8~14周：酌情逐步加强练习；术后10周停止使用铰链式膝关节支具。
- 第16周：练习慢跑。
- 第20周：跑步和敏捷性训练。
- 第7~9月：恢复运动。

第52章

股四头肌腱修复

(NATALIE L. LEONG, GINA M. MOSICH, DAVID R. McALLISTER)

无菌仪器/设备

- 克氏针。
- 5号编织聚酯缝线。
- 电源及电钻。
- Allis钳2把。
- Senn拉钩2把。
- 甲状腺拉钩2把。
- 骨膜剥离器。
- Metzenbaum剪刀。
- 咬骨钳。

体位

- 患者在常规手术床上取平卧位。
- 使用无菌垫支撑膝关节，在术中非常有用。
- 大腿近端捆扎止血带，必要时才充气。

手术程序

- 膝关节正中入路暴露股四头肌腱和髌骨，撕裂部位的中心通常位于股四头肌髌骨附着处。
- 在无菌垫上轻度屈曲膝关节。
- 从股四头肌腱到髌骨做长10cm的切口。
- 依次切开皮肤和皮下脂肪，直达伸膝装置表面。
- 松解内侧和外侧皮瓣后暴露股四头肌腱和内外侧支持带。用组织剪和覆盖着纱布的骨膜剥离器松解游离股四头肌腱。

- 当膝关节伸直时，在股四头肌远端肌腱处夹两把Allis钳，并将其拉至髌骨上极水平。
- 用一把小血管钳清除和粗糙化髌骨上极股四头肌腱的附着区直到骨面渗血（图52–1）。清理明显退化的股四头肌肌腱远端肉芽组织。

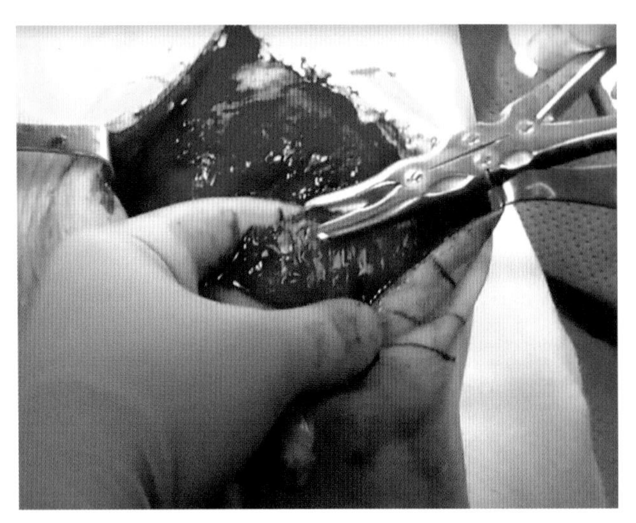

图52–1 用小血管钳从髌骨近端边缘取出软组织

股四头肌腱修复

- 采用类似于Krackow等描述的连续锁边缝合技术进行四股修复[1]。用5号多股编织涤纶缝线，拉紧每一道缝线（图52–2）。

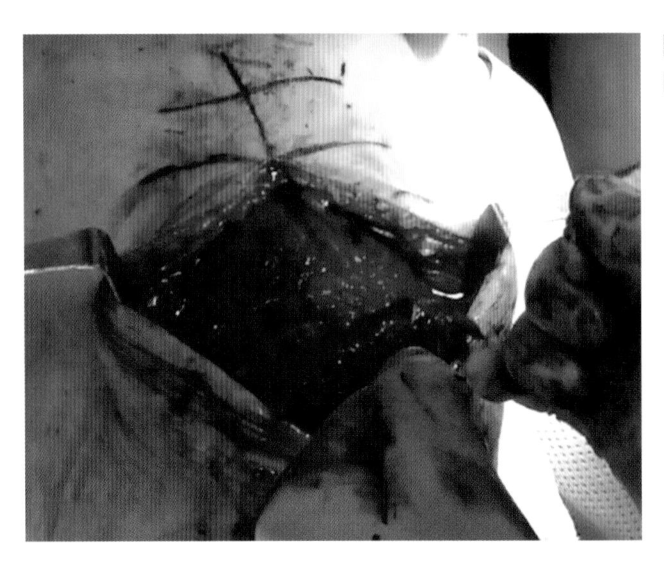

图52–2 股四头肌肌腱中以Krackow的方式缝合

- 沿髌骨纵向钻出3条平行的骨性隧道，如图52–3所示，这是一种光滑的带有小孔的柔性钉，正如之前Azar和Pickering所描述的[2]。4股缝合线依次从髌骨上极穿入隧道（外侧骨道缝合1条，中骨道缝合2条，内侧骨道缝合1条）并从髌骨下极穿出。在膝关节完全伸直时，可较为容易地将柔性钉从近端钻至远端。Senn拉钩可用于在髌骨远端显露针尖。将缝线穿过小孔，手工将针穿过骨道（图52–4）。将缝线打结在髌骨下极，完全伸直膝关节。
- 将膝关节轻轻弯曲至30°，再次确认缝合部位无缝隙张开。

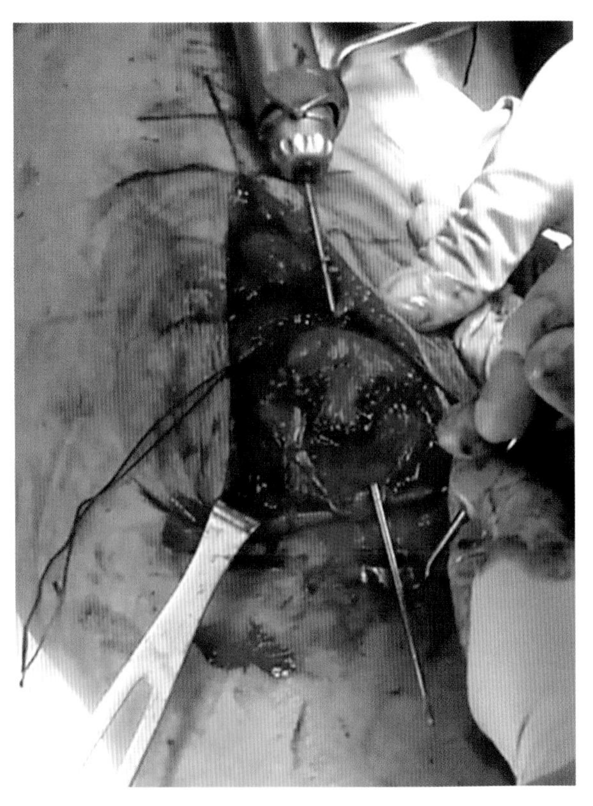

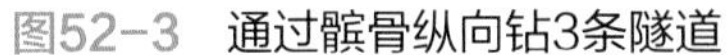

图52-3 通过髌骨纵向钻3条隧道

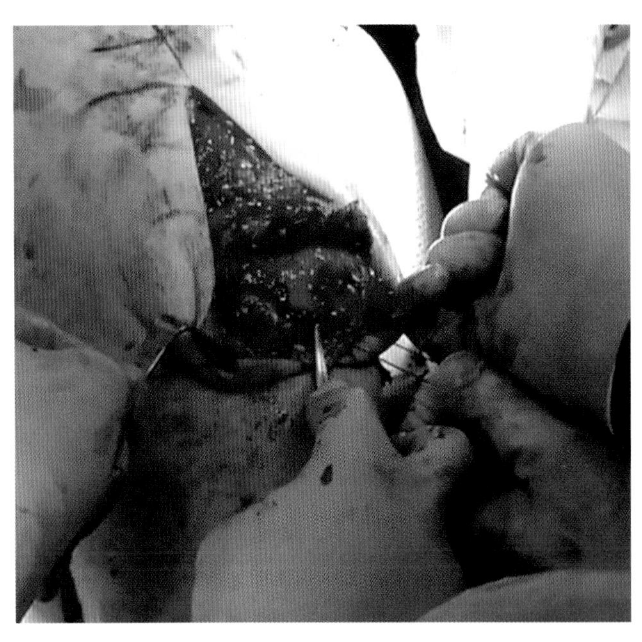

图52-4 缝线穿过髌骨隧道，用手拉紧

缝合关闭

- 在膝关节完全伸直的情况下，可用0号可吸收缝线“8”字缝合修复内侧和外侧支持带（图52–5）。
- 采用2-0可吸收缝线缝合真皮层深部。
- 使用皮钉缝合皮肤。
- 用铰链式膝关节支具将关节固定在伸直位。

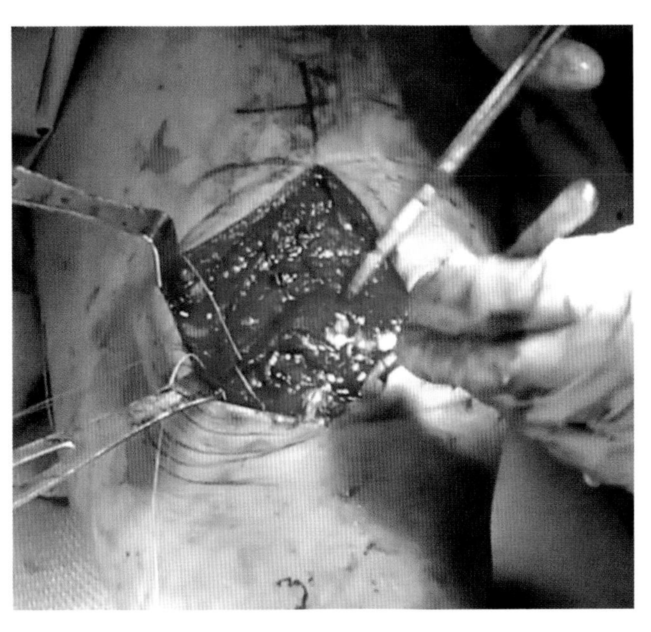

图52-5 股四头肌腱固定后用0号可吸收缝线修复内侧和外侧支持带

术后

- 手术后，患者可以在拐杖和膝关节支具保护下支撑身体部分负重。
- 术后约2周，患者可开始股四头肌等长（抬腿、股四头肌收缩等）收缩练习和0°~90°关节屈伸功能锻炼。患者继续在膝关节支具伸直固定保护下进行部分负重练习。
- 术后4周，为了使膝关节在完全主动和被动的范围内活动，将支具拆除。患者可以在膝关节支具伸直位保护下负重，逐渐放弃使用拐杖。
- 术后6周左右可停用膝关节支具，应开始加强股四头肌力量练习，继续恢复膝关节在完全主动和被动范围内活动。

近端撕裂

- 损伤经常发生在股四头肌腱与髌骨近段的附着处。偶尔损伤发生在肌腱本身的近端或腱腹交界处。这种情况下，可以用缝线做边对边缝合修复[3]。
- 用2根5号多股编织丝线做连续锁边缝合（如前所述），在近端缝两根线，在远端缝两根缝线。然后将膝关节完全伸直缝线相互打结，形成四股修复（图52–6）。

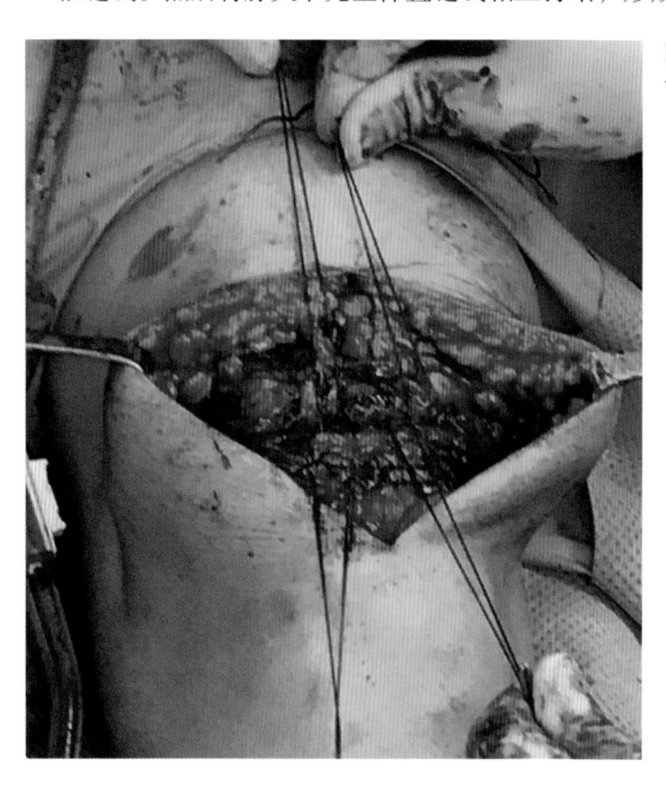

图52–6 在股四头肌近端断裂的情况下，给缝线打结前缝合肌腱的两端

参考文献

[1] Krackow KA, Thomas SC, Jones LC. A new stitch for ligament-tendon fixation. *J Bone Joint Surg Am*,1986,68:764-766, doi:10.2106/00004623-198668050-00020.

[2] Azar FM, Pickering RM. Traumatic disorders. In: Canale ST, ed. *Campbell's Operative Orthopaedics*. 9th ed., vol. 2. St Louis, MO: Mosby; 1998:1430.

[3] Siwek CW, Rao JP. Ruptures of the extensor mechanism of the knee joint. *J Bone Joint Surg Am*,1981,63(6):932-937, doi:10.2106/00004623-198163060-00010.

第53章

内侧髌股韧带重建

（SAIF U. ZAMAN, ZAIRA S. CHAUDHRY, STEVEN B. COHEN）

内侧髌股韧带重建要点和技巧

适应证

- 内侧髌股韧带（MPFL）重建适合于保守治疗失败后髌骨持续不稳定的患者。
- 其他原因导致的髌骨不稳定，如滑车发育不良和股骨/胫骨扭转，应联合MPFL重建治疗。
- 必要时，可与胫骨结节截骨同时进行（见第54章）。

禁忌证

- MPFL重建不推荐用于髌股关节疼痛的治疗，因此，膝前痛且无客观髌骨外侧不稳的患者不适合该手术。
- 术前存在骨关节炎是MPFL重建的相对禁忌证。
- 虽然保守治疗是治疗首次髌骨脱位的常用方法，但鉴于初次脱位后再次复发及髌骨不稳定的风险增加，在这种情况下MPFL重建目前仍在应用和发展。

术前计划

- 平片，包括侧位、轴位和标准负重前后位片，常用于评估下肢力线，滑车发育不良及高位髌骨[1]。（图53–1，图53–2）
- 文献中描述了各种诊断高位髌骨的方法。
  - Insall-Salvati比值（髌骨肌腱长度/髌骨长度）>1.2提示高位髌骨。
  - Blackburne-Peel比值是在膝关节屈曲30° 时的侧位X线片上计算的。在胫骨平台水平画一条水平线。垂直于这条水平线，测量髌骨关节面下极到水平线的距离（B），再测量髌骨关节面长度（A）。B/A表示髌骨高度的测量值，比值0.8为正常，比值>1.0为高位髌骨。

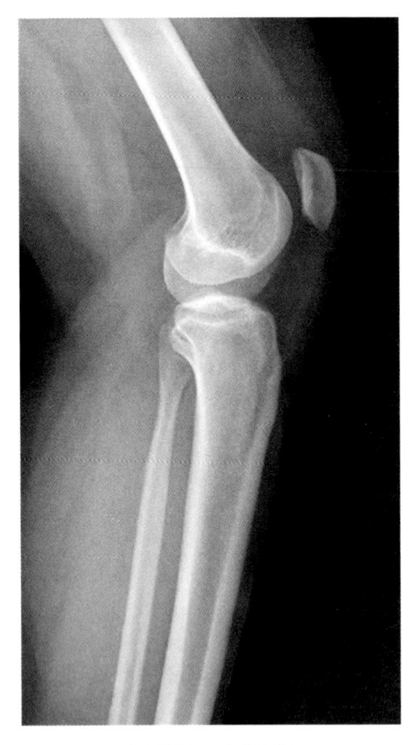

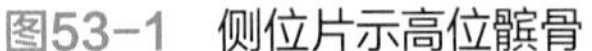

图53-1 侧位片示高位髌骨

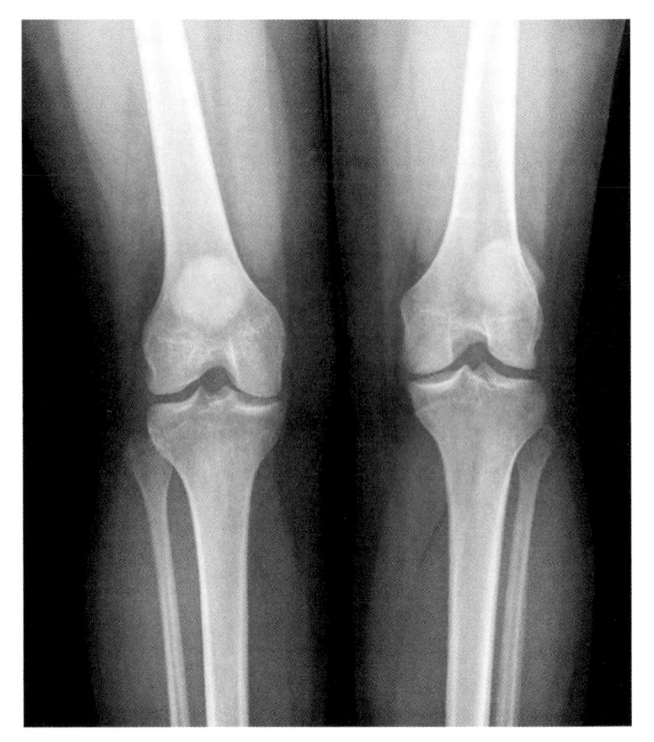

图53-2 术前标准负重前后位片示髌骨轻度移位

    - Caton-Deschamps比值（髌骨下极至胫骨上端距离/髌骨关节面长度）大于1.3提示高位髌骨。
    - 如果存在高位髌骨，应考虑一期或分期的胫骨结节截骨。
- MRI成像在确定软组织损伤的位置和程度方面十分有用。
- CT可用于进一步评估骨软骨损伤。
- 应用CT或MRI轴位成像评估胫骨结节-滑车沟（TT-TG）距离和胫骨结节-后交叉韧带（TT-PCL）距离。
    - 对于TT-TG偏移大于等于20mm的患者，可同时或分期进行胫骨结节移位[2]。
    - 此外，TT-PCL距离超过24mm可能提示为病理改变[3]。
- 常规应在麻醉下进行评估髌骨活动性和周围支持带结构的松弛程度。
    - 髌骨的活动性应在膝关节屈曲0° 和30° 时评估。
    - 在膝关节伸直位髌骨从中心向外侧移位超过10mm，无论是否存在软点还是无止点感都可以确诊髌骨脱位。
    - 如果发现外侧支持带过于紧张，应考虑一期关节镜下或开放的外侧支持带松解。

移植物的类型和结构

- 无论什么类型的移植物，短期和中期的结果都优良。
- 一般认为，移植物应根据患者的特点以及术者的偏好情况进行个体化选择。
- 最近一项meta分析对31项研究（共1065例MPFL重建）分析得出了以下2点结论[4]：
    - 与同种异体移植物相比，自体移植的MPFL以Kujala评分评价时有更佳的改善；然而各组间出现复发不稳定和翻修的比率并无显著差异。
    - 与单侧等束长重建相比，双束解剖重建术后具有更高的Kujala评分和更低的失效率。

无菌仪器/设备

- 电钻、导针和钻头。
- 侧方挡板。
- 取腱器/制备器和过腱器。
- 将移植物固定于髌骨上的锚钉。
- 可调节皮质袢（ToggleLoc, Zimmer Biomet; Warsaw, IN）。
- 标准关节镜及设备。
- C形臂。

体位及准备

- 患者仰卧在标准手术床上。
- 可以在膝关节下放置无菌垫块，保持膝关节屈曲30°，帮助获得侧位透视影像。
  - 虽然目前对于移植物固定过程中膝关节的最佳屈曲角度尚无共识，但通常推荐的屈曲角度是30°～60° [5]。
- 全身麻醉诱导后再次检查膝关节确认髌骨松弛。
- 全身麻醉后可补充做股神经阻滞。
- 在大腿近端绑止血带。
- 以常规标准方式准备摆放好肢体（图53–3）。
- 根据术者的习惯，术前可预拍摄正位和侧位图像。

关节镜诊断检查

- 诊断性关节镜检查用于初步评估髌股关节（图53–4）。应高度关注髌股外移、侧倾和关节软骨病变。
- 用关节镜检查时应记录下滑车空虚征。
- 常规建立标准内下和外下切口入路。

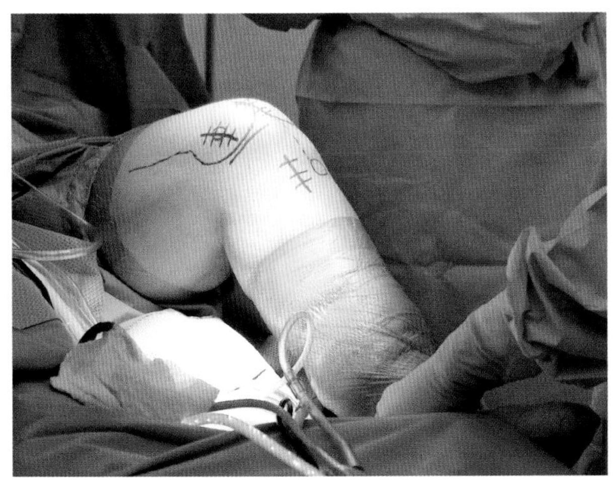

图53–3 常规方式准备，计划的腘绳肌取腱切口，膝关节屈曲位时，在股骨止点和髌骨止点做好标记

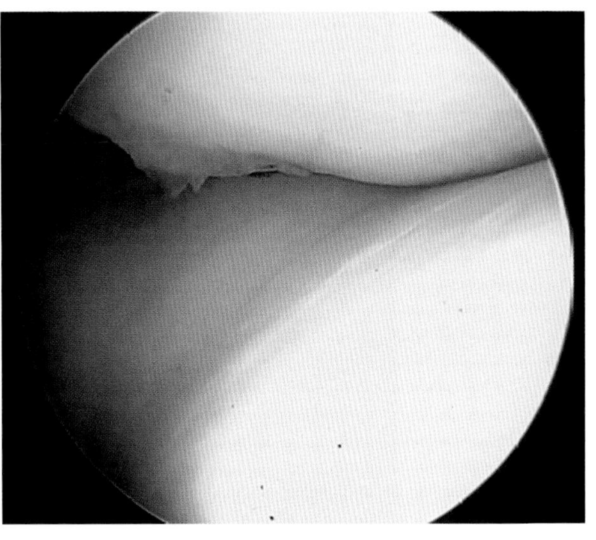

图53–4 用关节镜仔细检查髌股关节。可能发现髌骨外侧轨道征、软骨缺损或滑车沟空虚

- 除此之外的上外侧通道可用于查看髌股关节以及在屈伸全程下评估髌骨轨迹。
- 如有必要，可以在关节镜下进行游离体取出和关节软骨成型［清创术和（或）软骨成形术］。

髌骨止点准备

- 在髌骨沿髌骨内侧缘平行做一3~4cm的纵向切口。
- 向下分离至内侧支持带层，保留关节囊完整。
- 接下来，显露髌骨内侧缘，骨膜下剥离显露髌骨上段内侧20mm。
- 分离前两层筋膜（纵向支持带及MPFL），同时保持第三层（关节囊）完整。
    - 当切断MPFL的横向纤维后代表到了合适的深度。
- 在髌骨近端2/3处放置两根垂直的3.2mm克氏针（图53–5）。

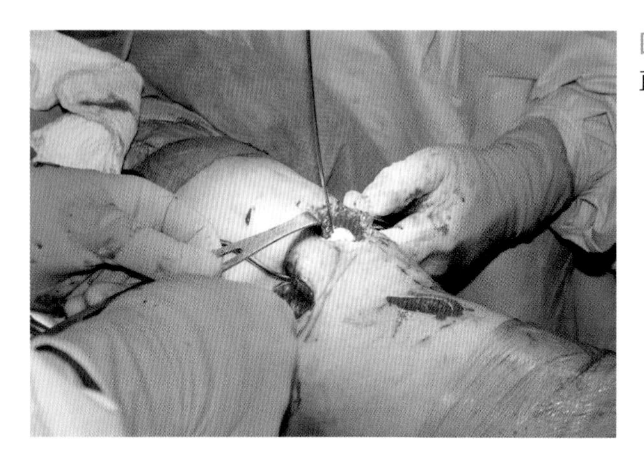

图53-5　在髌骨近端2/3处放置两根垂直的3.2mm导针

- 在正位和侧位透视下确定合适的骨隧道位置。
    - 为避免对髌骨远端的干扰，隧道不应建在MPFL原本止点以外。
- 当确定合适的导针入点后，用5mm钻头钻入20mm深度（图53–6）。

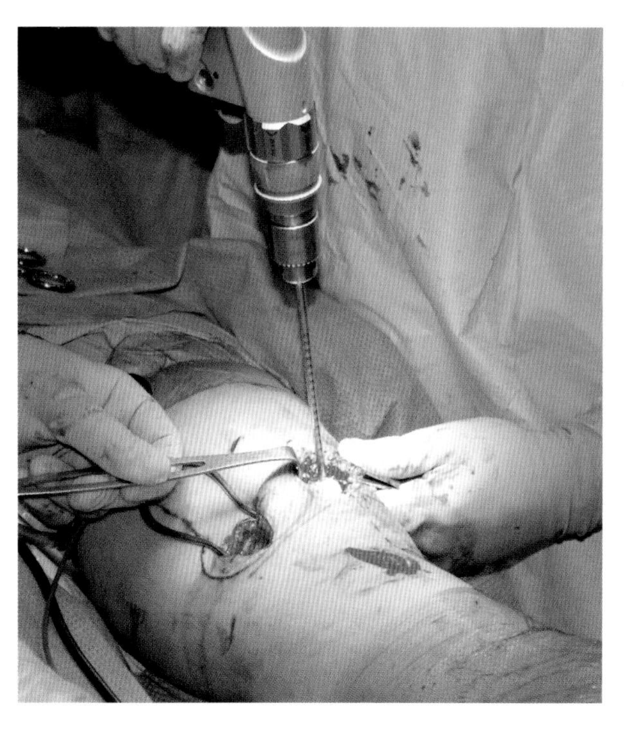

图53-6　导针引导下将5mm钻头钻入20mm的深度

- 在建髌骨隧道时，必须注意避免损伤关节面。
- 以类似的方式建立第二个平行骨道。
  - 确保两个髌骨隧道之间有足够的距离以避免骨桥断裂。
- 将移植物的两端用界面螺钉（Arthrex, Naples, FL）固定入先前钻好的骨道中（图53–7）。
  - 在移植物第二端固定于髌骨之前将ToggleLoc套入肌腱。

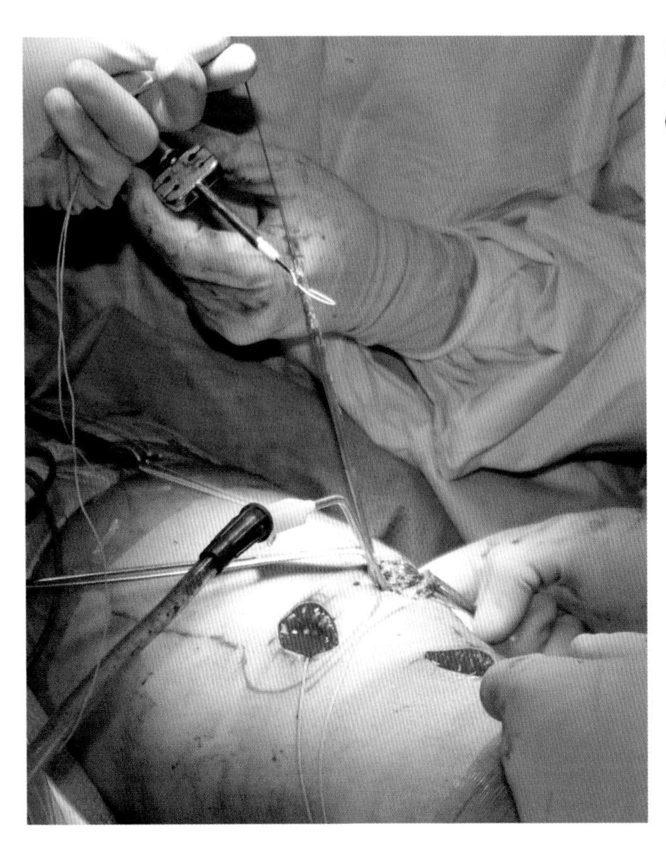

图53–7　移植腱的两端都置入之前钻过的隧道中，使用界面挤压钉固定（Arthrex, Naples, FL）

- 移植腱两端都在各自的髌骨隧道中，准备引入股骨止点（图53–8）。

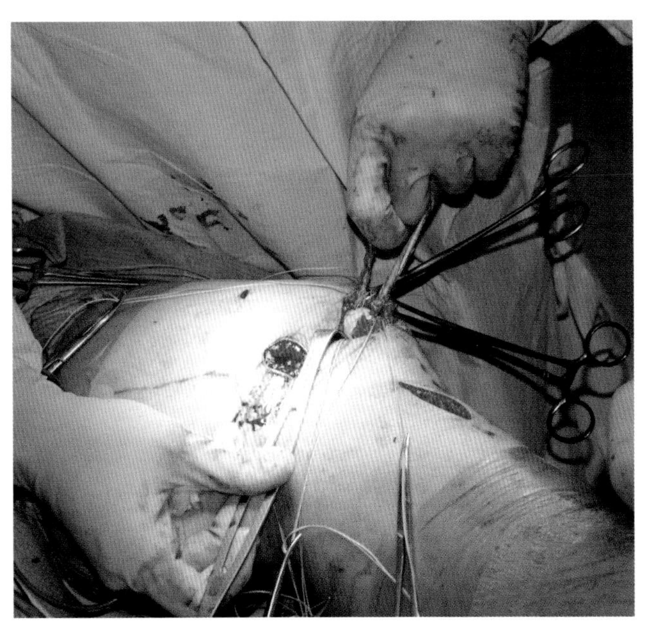

图53–8　移植腱两端都在各自的隧道中，准备引入股骨止点

股骨止点准备

- 在股骨内侧髁上做一个2~3cm的纵向切口。
- 用一把止血钳在膝关节内侧合适的组织层次穿过。
- 筋膜通道建立后，将一根缝线放入髌骨和股骨内侧髁之间准备将移植腱穿入（图53-9）。

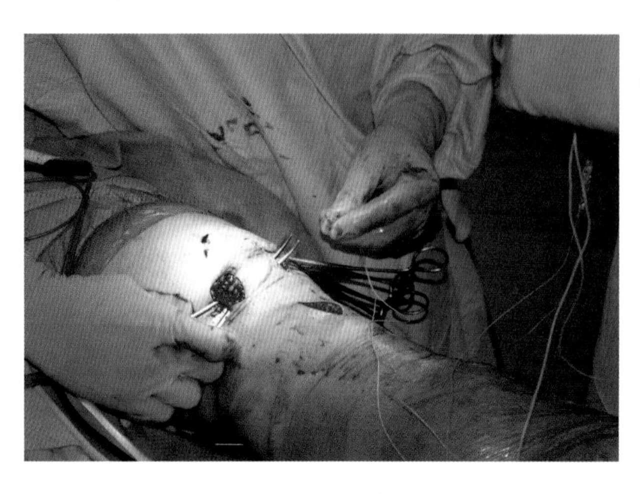

图53-9 一根缝线放入髌骨和股骨内侧髁之间准备将移植腱穿入

- 当股骨固定准备好后将移植腱穿至股骨支点附近。
- 股骨止点使用界面螺钉或皮质袢钢板固定。
- 袢钢板固定时需要在透视下用导针定位股骨上的MPFL止点
- 导针由内侧钻到外侧，方向略向前上方，钻透外侧皮层。
- 用直径双倍于移植物的钻头顺导针方向钻入30~40mm深。
- 然后用一个4.5mm空心钻头钻穿外侧皮质。

移植物最终固定

- 用之前留置的牵引线将移植腱穿过（图53-10）。

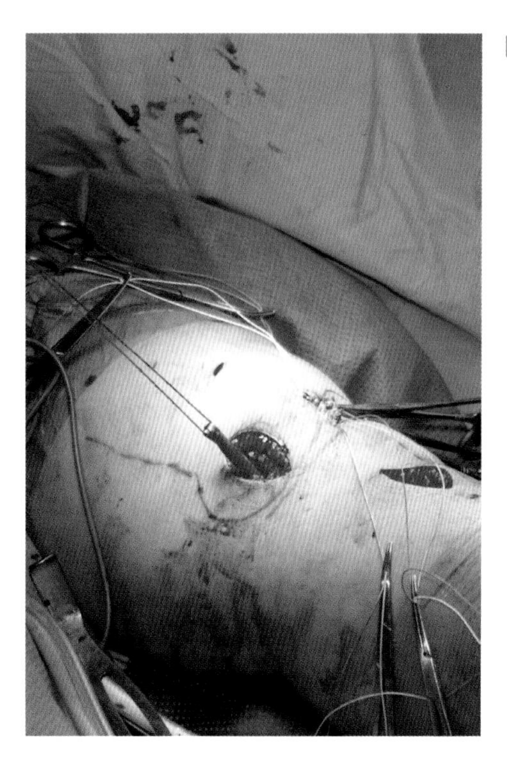

图53-10 移植物在之前留置的牵引线的协助下穿过

- 将长尾导针穿入股骨隧道，将纽扣钢板穿过并固定在外侧皮质上（图53–11）。
- 先将移植腱在膝关节屈曲30° 位拉进骨道。
- 然后屈膝到120° 完全将移植物拉紧进入骨道。
- 膝关节再回复到屈曲30°，评估髌骨的稳定性，进行最终固定（图53–12）。

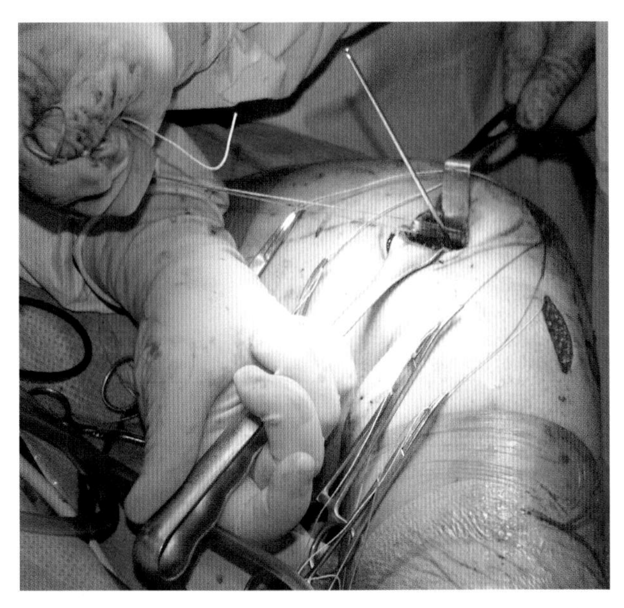

图53–11 在透视下，定位MPFL止点，并用导针钻孔穿过外侧皮质。然后以双倍于移植腱直径的钻头钻入股骨30~40mm

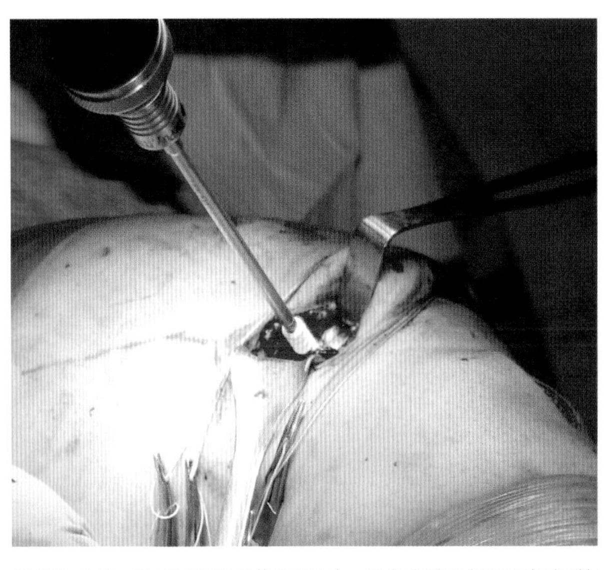

图53–12 在膝关节屈曲30° 时，纽扣钢板或界面螺钉将移植腱固定到股骨侧

- 根据需要增加韧带的张力。
- 常规缝合切口。
- 术后第一次复查行X线片检查（图53–13）。

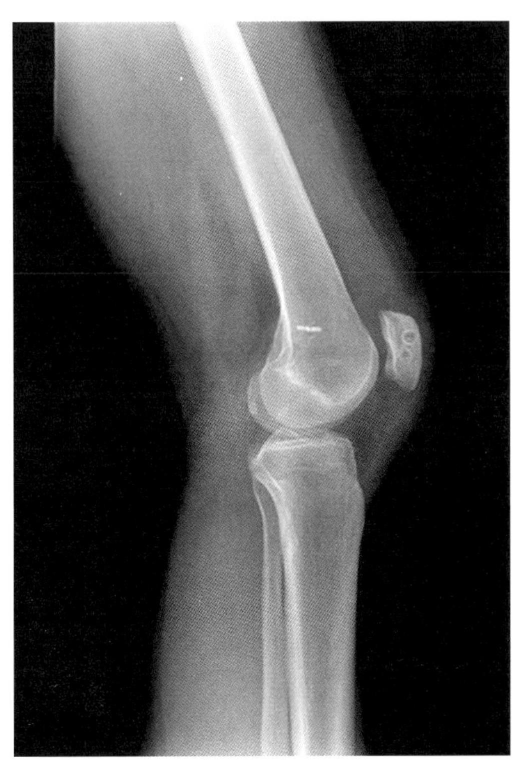

图53–13 术后侧位片显示髌骨和股骨隧道

术后护理

- 患者术后即刻用铰链式支具将膝关节固定于伸直位。
  - 随着患者下肢力量的恢复，通常用支具固定6~8周。
- 术后即可以允许在保护下负重（50%）。
- 在能忍受时允许膝关节屈曲到90°。
- 术后常规口服药控制术后疼痛。
- 术后4周时，允许患肢完全负重并可以将支具解锁。
- 术后6周后停用拐杖，8周后不再使用支具。
- 术后康复的核心是关节活动范围的恢复、股四头肌肌力的加强和提高下肢的控制性。
- 应根据个体情况恢复到不受限制的活动/运动，目前还没有可靠的经验保证能安全返回赛场。
- 如果患者在6周内没有达到屈伸90°以上的活动范围，应增加理疗康复的强度。

并发症

- 根据系统回顾，MPFL重建的总并发症发生率为26.1%[6]。
- MPFL重建的并发症包括：
  - 关节纤维化。
  - 伤口并发症（感染等）。
  - 髌骨骨折。
  - 植入相关症状。
  - 髌骨残留不稳或复发。
  - 髌股关节炎。

致谢

感谢 Bradford Tucker博士为本章提供图片。

参考文献

[1] van Duijvenbode D, Stavenuiter M, Burger B, et al. The reliability of four widely used patellar height ratios. *Int Orthop*, 2016,40(3):493-497.
[2] Dejour H, Walch G, Nove-Josserand L, et al. Factors of patellar instability: an anatomic radiographic study. *Knee Surg Sports Traumatol Arthrosc*, 1994,2(1):19-26.
[3] Seitlinger G, Scheurecker G, Höler R, et al. Tibial tubercle-posterior cruciate ligament distance: a new measurement to define the position of the tibial tubercle in patients with patellar dislocation. *Am J Sports Med*, 2012,40(5):1119-1125.
[4] Weinberger JM, Fabricant PD, Taylor SA, et al. Influence of graft source and configuration on revision rate and patientreported outcomes after MPFL reconstruction: a systematic review and meta-analysis. *Knee Surg Sports Traumatol Arthrosc*, 2017,25(8):2511-1519.
[5] Burrus MT, Werner BC, Conte EJ, et al. Troubleshooting the femoral attachment during medial patellofemoral ligament reconstruction: location, location, location. *Orthop J Sports Med*, 2015,3(1):2325967115569198.
[6] Shah JN, Howard JS, Flanigan DC, et al. A systematic review of complications and failures associated with medial patellofemoral ligament reconstruction for recurrent patellar dislocation. *Am J Sports Med*, 2012,40(8):1916-1923.

第54章
胫骨结节移位

（JAMES D. WYLIE, JOHN P. FULKERSON）

患者评估/适应证

- 病史
  - 髌股关节不适可能是由不稳定或疼痛引起的，或两者兼而有之。
  - 髌骨疼痛患者常主诉上下楼梯、爬坡或长时间坐着时疼痛。
  - 疼痛的发生通常是隐匿性的，与髌股外侧脱位/关节炎有关，或与髌骨不稳定和外侧轨迹不良有关[1]。
- 体格检查
  - 步态评估可能会有冠状面外翻或过度的股前倾/内旋以及胫骨代偿性外旋[2]。
  - 触诊易发现髌骨外侧关节面因力线不良而承受超负荷应力，常伴有咯吱声[1]。
  - “J”形征常见于髌骨外侧脱位的患者。
  - 髌骨不稳的患者常主诉伴有髌骨向外侧脱位的恐惧感。
  - 随着屈曲增加而增强的恐惧感可能是滑车发育不良的一种迹象[3]。
  - 膝关节在不同屈曲程度时的抗伸膝检查可提示髌股关节软骨损伤的部位。
  - 与对侧腿同时向下踩时出现疼痛说明有关节损伤[2]。
- 影像
  - 标准X线片（前后位片、膝关节屈曲30°负重后前位片、标准侧位及膝关节屈30°轴位相）[1,4]。
    - 髌股骨关节炎最常在侧位和轴位像上观察到。
    - 轴位片上髌骨倾斜提示外侧关节面过度负荷[4]。
  - MRI成像
    - MRI对于评价髌股关节软骨的完整性有价值。
    - 轴位像可观察外伤性脱位患者支持带内侧结构的完整性[4]。
    - MRI可以测量胫骨结节-滑车沟（TT-TG）的距离，大于20mm为异常[4]。
    - 可用于测量胫骨结节后交叉韧带（TT-PCL）距离，大于24mm为异常[5]。
  - CT
    - CT可代替MRI测量TT-TG距离，大于15~20mm为异常。

- 膝关节屈曲15°、30°和45°时髌骨中轴位图像可评价髌骨轨迹[1]。

- 胫骨前内侧结节截骨适应证
  - 外侧髌股关节炎保守治疗失败，包括针对髌股关节的物理疗法，肌肉力量和下肢力学轴线及步态锻炼。
  - 对复发性髌骨不稳定或髌股关节疼痛伴有影像学表现和临床症状的患者，可行髌骨内侧支持带重建联合胫骨结节移位。
  - 完整的内侧关节面和内侧滑车关节软骨是接受转移负荷并达到良好疗效的前提[6]。

仪器/设备

- 止血带（未消毒）。
- 关节镜。
- 等离子刀。
- 2把甲状腺（Parker-Langenbeck）拉钩。
- 扁桃体钳。
- 电刀。
- Cobb剥离器。
- 手持矢状锯（Smith & Nephew, Stryker Total Performance System [TPS]或同等产品）与一个宽1.3cm，长5cm直锯片。
- 骨刀，最好是Lambotte骨刀。
- 有4.5mm的大螺钉，包括电钻和埋头器。

体位和诊断性关节镜检查

- 患者仰卧于常规手术台上，大腿捆扎普通止血带。
- 如果患者下肢在手术台上出现过度外旋，可在髋关节下放置垫块纠正。
- 下肢驱血，给大腿止血带充气。
- 选择前外侧和前内侧通道下行诊断性关节镜检查。
  - 从前内侧观察通道开始，找到最佳的前外侧通道位置完成所需的侧方松解。
  - 关节镜检查的重点是髌股关节，特别是关节软骨的详细情况。
  - 前内侧截骨术可以最有效地解除外侧关节面和髌骨远端关节面的负荷。
  - 如果外侧支持带组织太紧，关节镜检查髌骨困难时可进行外侧松解。开放下外侧松解也是一种选择。

手术程序和暴露

- 从胫骨结节远端上方开始，在胫骨结节靠外侧切开7~8cm的切口。
- 在髌腱止点近端1~2cm处全层暴露皮瓣。远端截骨水平通常在髌腱止点以远6~10cm。
- 解剖髌腱止点的内外侧，以便在肌腱和骨之间放置拉钩（图54–1）。
- 将胫骨前外侧切开并牵开，使截骨切口完全显露出来。
  - 这样可以保护前间室后部的神经血管结构（胫前动脉和腓深神经位于胫骨后外侧）（图54–2）。

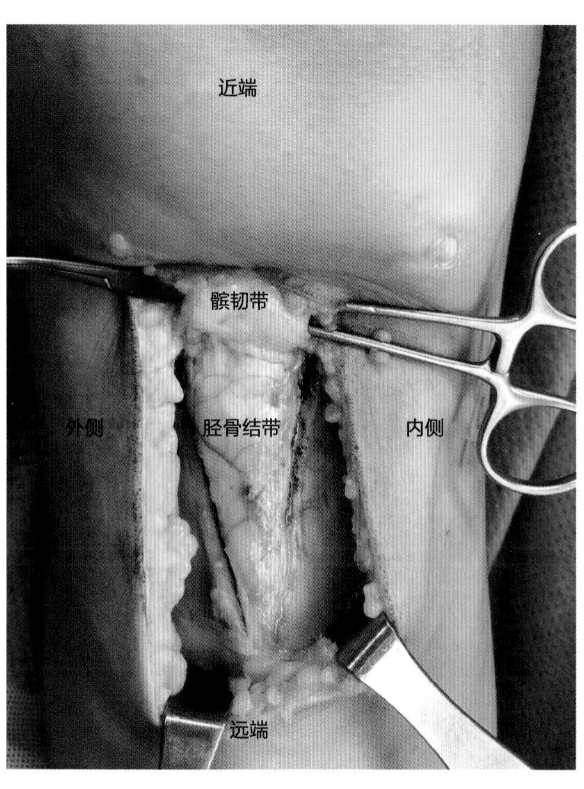

图54-1 用内侧和外侧皮拉钩暴露胫骨结节，分离髌腱的内侧和外侧部分

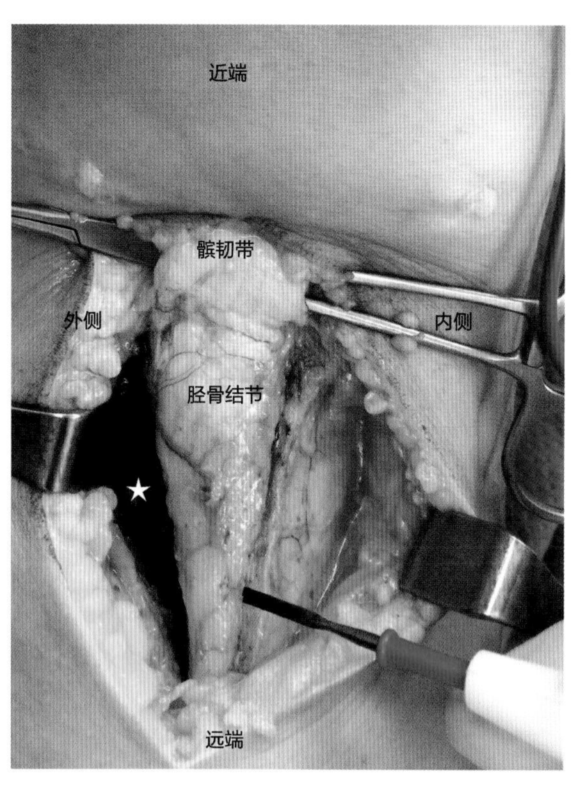

图54-2 用电刀从胫骨前外侧分离出小腿的前腔室，以显示截骨处的胫骨外侧皮质

截骨

- 截骨方向是由内向外。
- 用电刀在胫骨结节远端位于前皮质6~8cm处用画线标记髌腱止点的内侧。
- 用手持全能摆锯系统（TPS）（Stryker, Kalamazoo, MI）或Dyonics Power（Smith & Nephew, Andover, MA）做皮质截骨并截成一条直线。
- 然后通过内侧皮质小心地进行直线截骨，撬出前皮质，避免在胫骨上形成骨缺损。
  - 皮质铰链可以留在前方，以增加截骨块的稳定性。
  - 切口的倾斜度可以根据需要的前移位程度进行改变。
  - 退行性变尤其是远端较严重的患者，截骨前移将会使其更加受益[6]。
    - 以不稳定为主诉的患者通常会获得更好的改善。
- 然后通过外侧皮质从远端开始向近端截骨，整个切缘必须完全平整，以保证截骨块的稳定和早期骨愈合。
  - 拉开前方肌肉组织，使锯片尖端始终可见（图54–3，图54–4）。
- 当截骨接近胫骨结节时，用一个宽骨刀继续从外侧向内侧截骨。将胫骨近端后外侧和髌腱止点外侧的区域连通。在截骨术中，应时刻注意避免将胫骨后侧截劈裂（图54–5）。

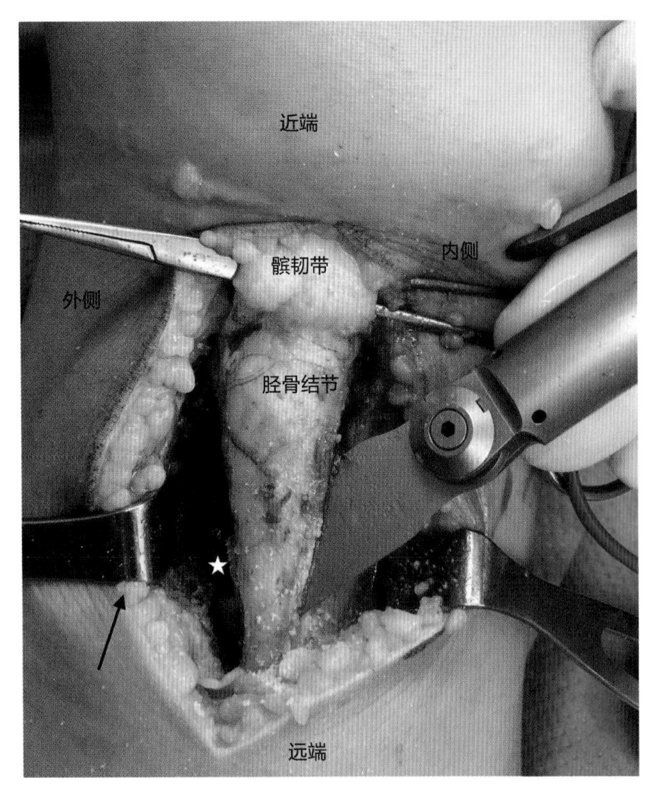

图54-3 截骨时从前内侧向后外侧。用一个甲状腺拉钩或类似的拉钩（箭头）暴露前方视野，在截骨时要保证对截骨锯片尖端（星形）可视

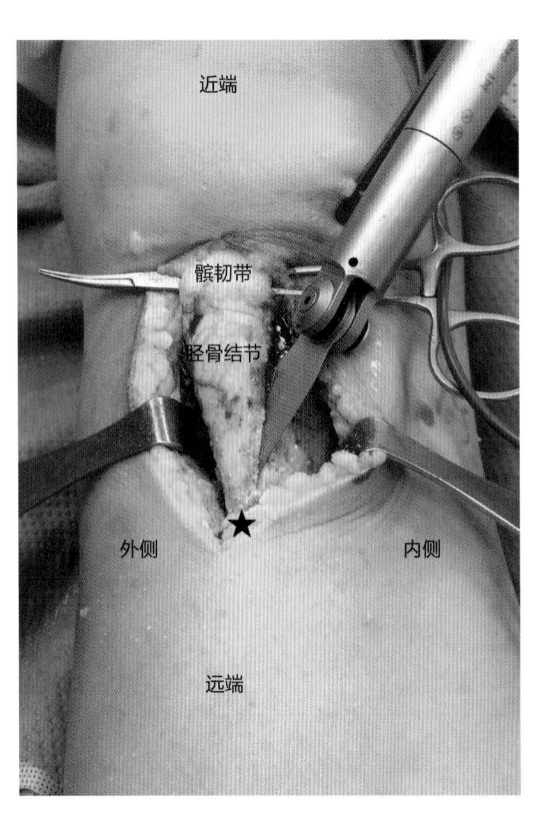

图54-4 截骨时从前内侧到后外侧的方向完成。前方皮质铰链可以保留，以提高截骨块（星形）的稳定性

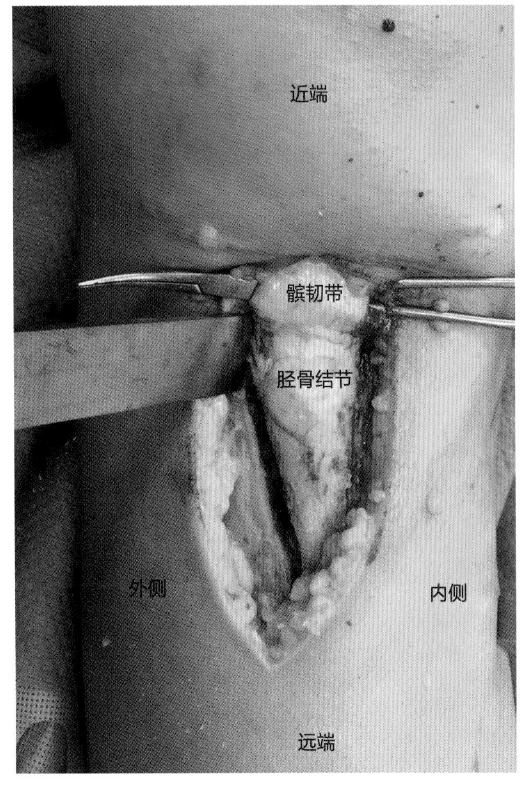

图54-5 使用2.5cm的骨刀，以45°左右的角度，从近端向髌腱后端外侧向内侧方向进行截骨

- 使用1.3cm骨刀将髌腱由内侧到外侧，从外侧到内侧从后向前方完成胫骨截骨。在这个切口下应该使结节能自由移动。
  - 这可以防止骨折扩展到胫骨平台或胫骨结节（图54–6，图54–7）

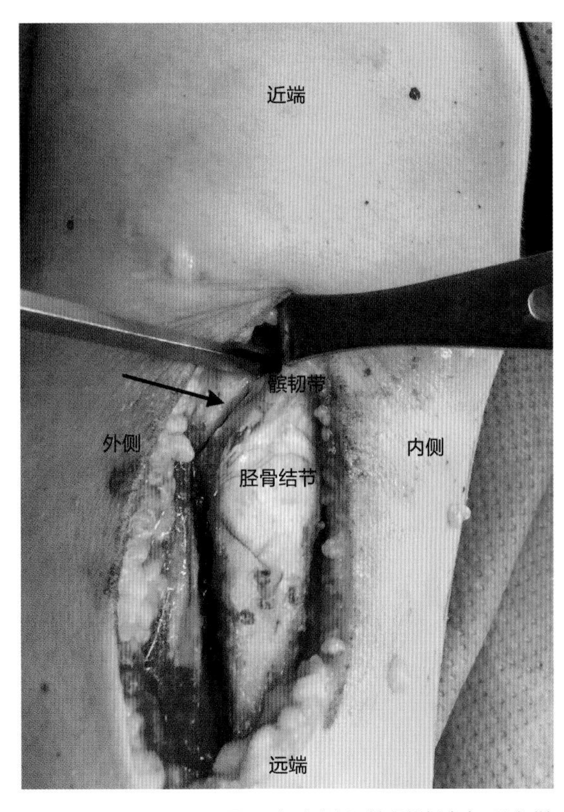

图54–6 用1.3cm骨刀自内侧和外侧髌腱向后方做髌腱后截骨。图54–5所示的截骨位于骨刀远侧和外侧（箭头）

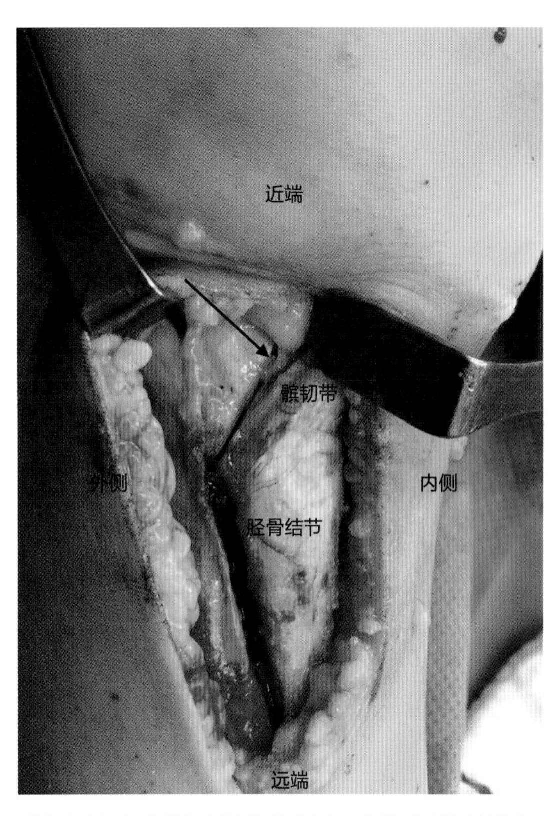

图54–7 可见整个近外侧皮质，以确定截骨是通过所有皮质骨完成的（箭头）

- 电凝用于祛除胫骨结节上残留的软组织，也用于松解髌下瘢痕或粘连。
  - 如果在关节镜下进行了外侧松解，可以通过在接口浅层触及外侧支持带结构，以确定做到了完全松解（图54–8）。
- 当骨块游离后，它应该沿着截骨线向前内侧移动。
  - 在通常情况下，沿截骨线移位1cm可以提供合适的前内侧稳定性（图54–9，图54–10）。
  - 关节镜下观察髌骨轨迹是判断髌骨适当位移的最佳方法。
    - 固定时可以通过使用克氏针透视下定位。如果术者经验丰富，确认已经达到合适的位置时，先固定一枚螺钉之后再透视。

固定及切口闭合

- 近端螺钉置于距离肌腱止点的远端约1cm处。
  - 使用4.5mm钻头垂直于截骨块钻孔，使用3.2mm钻头垂直于胫骨钻孔（图54–11）。
  - 将测量长度的4.5mm皮质螺钉拧入截骨片中，向胫骨加压。
  - 由于胫骨结节突出，经常需要取出固定螺钉，因此螺钉埋头非常重要。

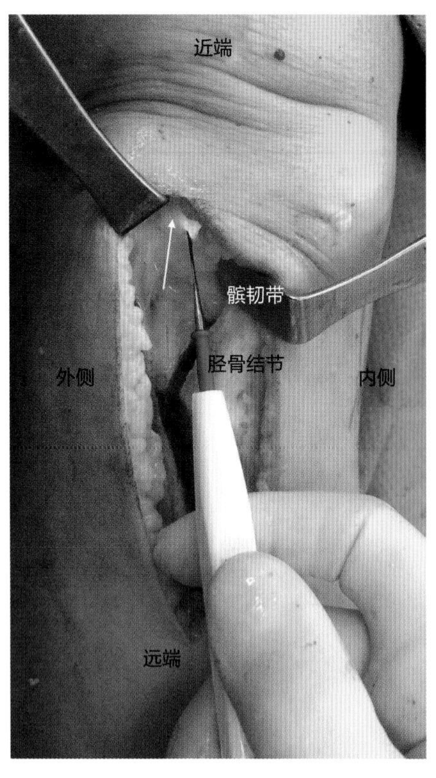

图54-8 从外侧支持带用电刀（箭头）松解软组织条索，以防止结节前内侧移位

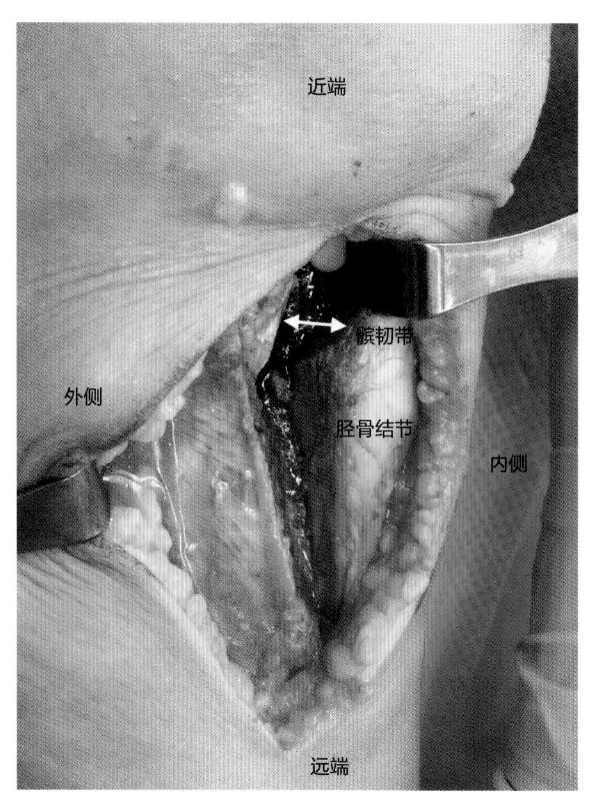

图54-9 前外侧可见截骨后胫骨结节内移，移位可见（箭头）

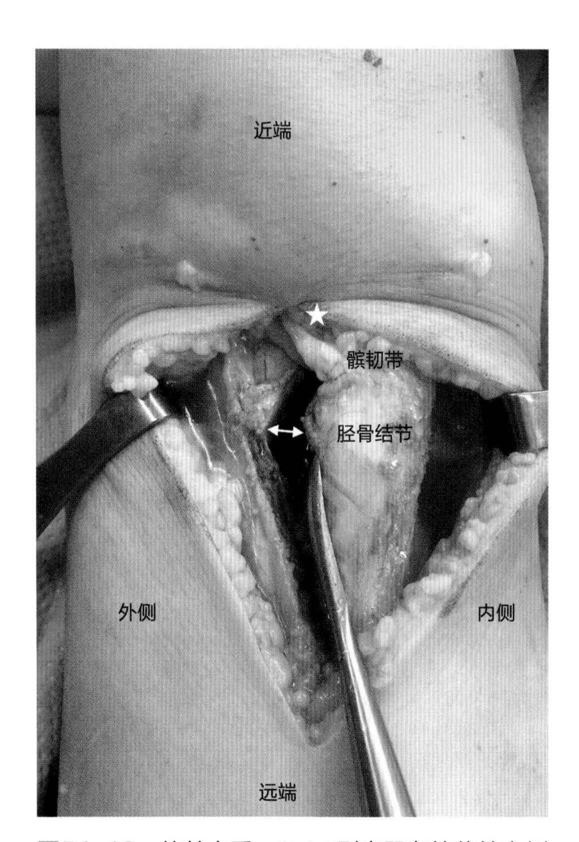

图54-10 从前方看，Cobb剥离器在结节前内侧制作截骨合页（箭头）。存在其他软组织条索（星形）时，如果髌骨不做内移，可以进一步松解

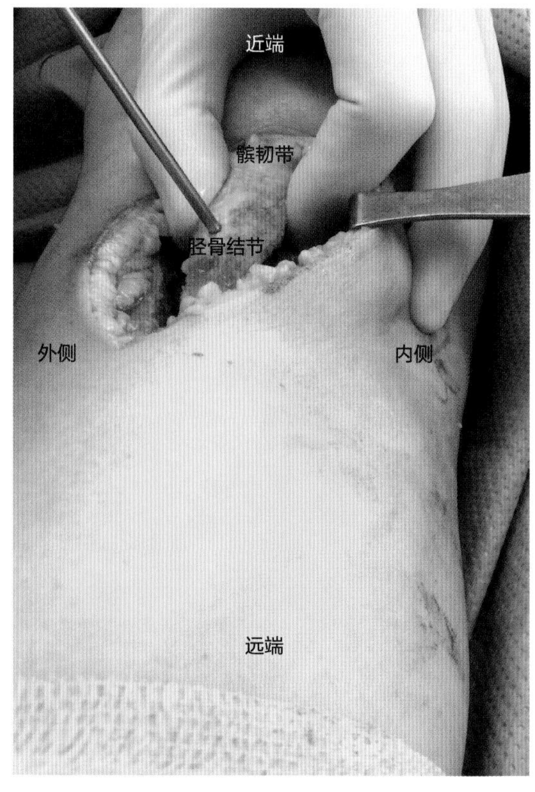

图54-11 钻头以略微从前外侧向后内侧方向钻入，给截骨块表面加压，同时将结节维持在所需的矫正位置

- 如果第一枚螺钉放置前没有检查对准，此时可在关节镜下观察髌骨轨迹，以确认合理的前内侧位置，避让髌骨远端和（或）外侧关节病损部位所承受应力。
  - 髌骨远端应微高于滑车软骨，髌骨内侧关节面应与内侧滑车关节面相连。与术前检查相比，髌股外侧间室应给予减压处理。
  - 注意不要使髌骨过度内移，这可能导致内侧过载和内侧不稳定。
- 第二枚螺钉应同上方法放置在远端1~2cm处（图54–12，图54–13）。

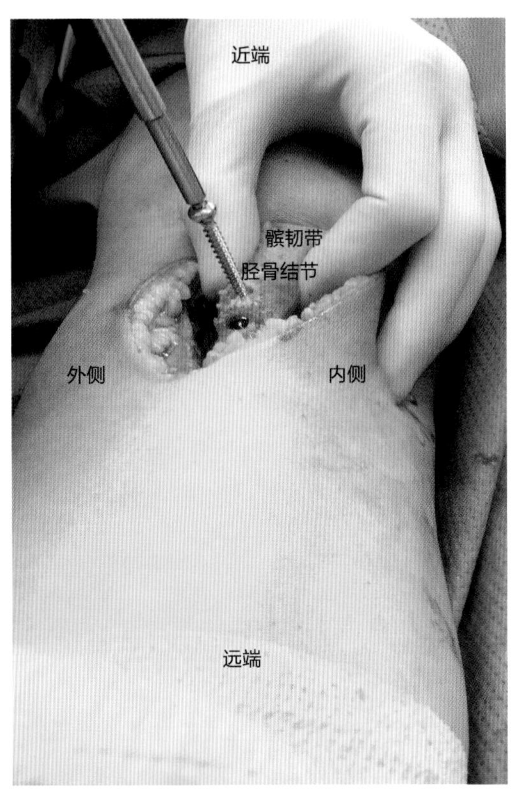

图54–12 2枚4.5mm皮质骨螺钉在胫骨结节骨块上从前外侧到后内侧方向做双皮质固定

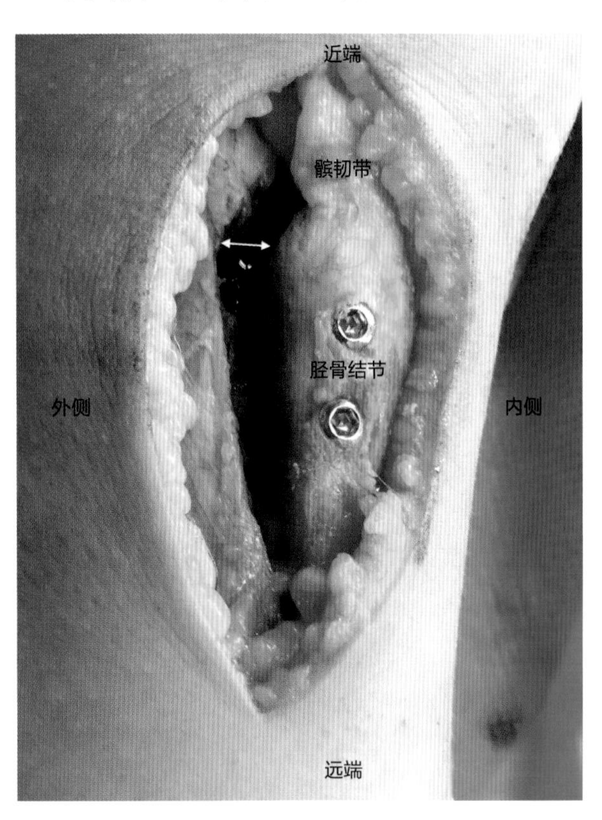

图54–13 截骨块的最后固定展示胫骨结节（TT）向内侧移位（箭头）

- 如果有怀疑，术中可使用透视来确定合适的植入物位置和长度。
- 然后将止血带放气，用电凝止血，分层缝合切口。通常用Zipline（Zipline Medical, Campbell, CA）或钉皮机（staples）缝合皮肤。
- 放置无菌敷料、持续冰敷垫和膝关节支具固定。

术后恢复和康复

- 根据风险发生程度每日服用阿司匹林325mg或Lovenox抗凝2~4周。
- 休息，冰敷，抬高下肢并踝泵锻炼持续1~2周。
- 膝关节支具固定4~5周。
  - 从术后第3天开始，患者每天进行一次膝关节活动度训练。每天一次屈伸。目标是3周能弯曲达90°，6周时弯曲到120°。
- 6周内禁止患者脚趾接触地面负重。
- 患者在6周后，在可耐受范围内逐渐开始负重。

- 6周后继续在康复师的指导下，进行渐进式活动和强化锻炼。
- 患者一般6个月开始恢复直线跑步，1年后开始运动。

参考文献

[1] Fulkerson JP. Anteromedialization of the tibial tuberosity for patellofemoral malalignment. *Clin Orthop Relat Res*, 1983,(177):176.

[2] Manske RC, Davies GJ. Examination of the patellofemoral joint. *Int J Sports Phys Ther*, 2016,11:831-853.

[3] Bollier M, Fulkerson JP. The role of trochlear dysplasia in patellofemoral instability. *J Am Acad Orthop Surg*, 2011,19:8-16.

[4] Thomas S, Rupiper D, Stacy GS. Imaging of the patellofemoral joint. *Clin Sports Med*, 2014,33(3):413-436.

[5] Seitlinger G, Scheurecker G, Hogler R, et al. Tibial tubercle-posterior cruciate ligament distance: a new measurement to define the position of the tibial tubercle in patients with patellar dislocation. *Am J Sports Med*, 2012,40:1119-1125.

[6] Pidoriano AJ, Weinstein RN, Buuck DA, et al. Correlation of patellar articular lesions with results from anteromedial tibial tubercle transfer. *Am J Sports Med*, 1997,25:533-537.

第55章

剥脱性骨软骨炎的关节镜下内固定治疗

CHRISTIAN N. ANDERSON, ALLEN F. ANDERSON

背景

- 剥脱性骨软骨炎（osteochondritis dissecans, OCD）是软骨下骨的特发性病变，如不愈合，可损害关节软骨[1,2]。
- 虽然病因学仍然存在争议，但早期的临床[3]和基础科学[4]文献研究支持创伤是OCD的发病机制。
- 最近，动物研究的证据表明，股骨内侧髁经常发生OCD的位置是由骨骺弓形血管闭塞所引起[5–7]。
- 根据膝关节骨软骨炎研究（ROCK）组分类系统（图55–1）[1]，OCD病变在关节镜下分为6种类别：即3种稳定型和3种不稳定型。
- OCD的治疗取决于患者的骨骼成熟度和病变损伤的分期。
- 治疗的目标是促进OCD碎裂软骨的愈合来保护关节软骨。

术前规划

影像学评估

- 平片：前后位（AP），屈曲45° 后前位（PA），侧位和负重下轴位X线片。
- 下肢全长X线片确定肢体的力学轴线。
- MRI成像可以确定关节软骨的完整性和病变稳定性。MRI诊断OCD不稳定性的标准是碎片后方的T2高信号，周围有囊肿，存在软骨骨折线和缺损区充满液体。

治疗策略

- 骨骺发育不成熟的患者如果OCD稳定，且关节软骨良好。
  - 非负重6周，然后可行限制性活动，直到影像学显示已有愈合。
  - 如果未愈合，则固定6周。

- 如果患者在骨骼成熟后6个月内，或者OCD损伤经过6个月保守治疗未能愈合，可行顺行或逆行钻孔治疗。
- 具有不稳定或者松动碎片的患者可行带骨软骨或不带骨移植物的固定手术。
- 如果通过手术固定OCD损伤仍未能愈合，或患有无法修复损伤的患者，可行表面重建手术。

	类型	描述	图解
稳定型损伤	母球型	关节镜下无明显异常	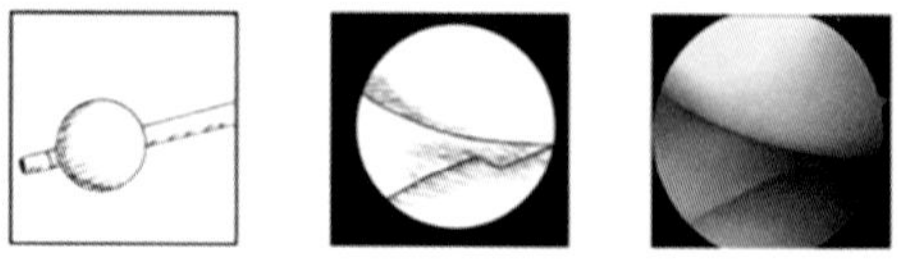
	阴影型	软骨完整但有轻微改变（弱光下可显示）	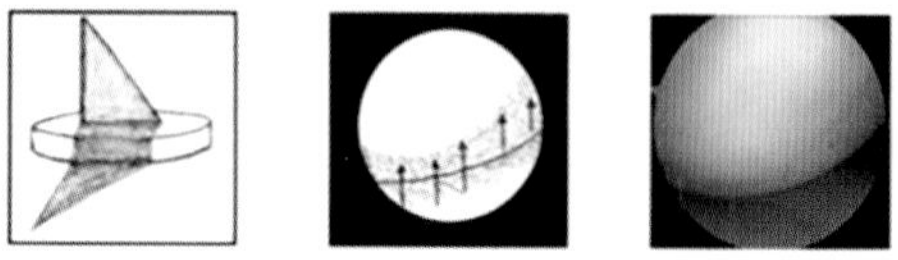
	地毯褶皱型	软骨有裂隙、带扣和（或）褶皱改变	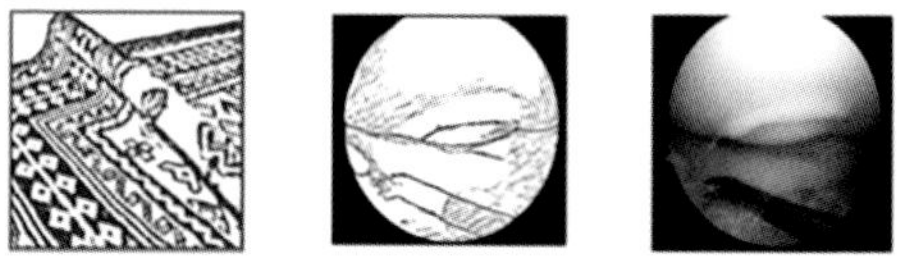
不稳定型损伤	锁门型	软骨周围有裂隙但无法铰链式掀开	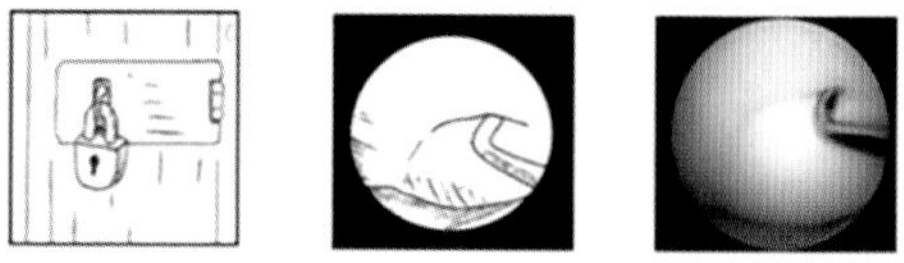
	陷阱门型	软骨周围有裂隙且可以铰链式掀开	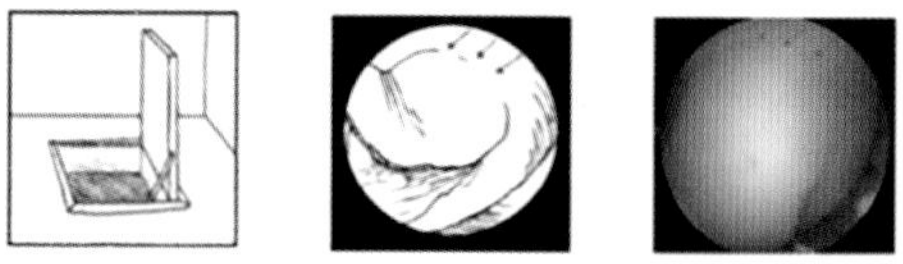
	火山口型	显露软骨下骨缺损	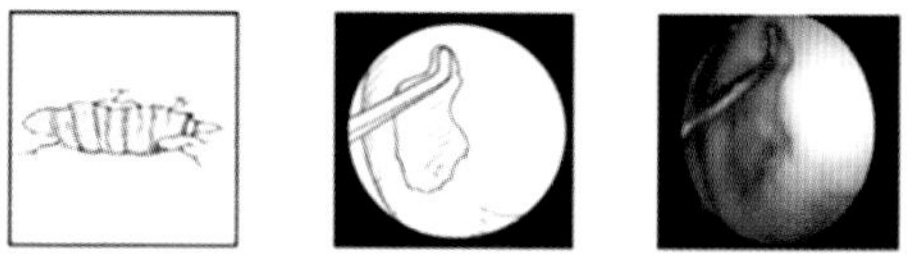

图55-1 ROCK研究组对OCD病变的分类

手术技术：顺行钻孔

准备（图55-2）

- 患者仰卧位躺在手术台上。
- 髌骨上方一掌宽处放置托腿架固定术侧腿。
- 抬高托腿架升高术侧膝关节并高于对侧，以便侧位X线的透视观看。
- 托腿器应设置成可允许手术医师在需要时移动腿部，以便屈膝后可通过关节切开进入病变部位。
- C型臂应放置在患肢对侧，而C型臂显示器放在患肢的同侧（图55-2）。

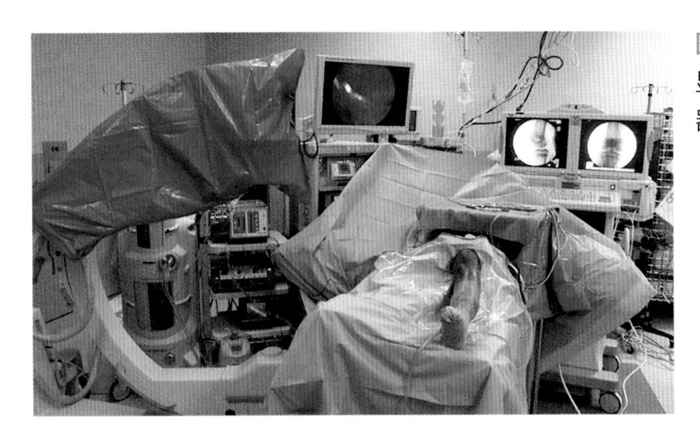

图55-2 手术室准备。C型臂和视频显示器放在患膝对侧，而C型臂显示器放在患膝同侧

- 在术前准备及铺单覆盖患侧肢体前，应先获取膝关节前后位及侧位X线影像图，并尽可能确定损伤部位（图55–3A）。

钻孔

- 建立标准的关节镜入路，完成关节镜下诊断性检查。
- 在稳定型损伤中（主损伤），关节面可有良好的软骨下支撑，外观和感觉可能完全正常。病变上方的关节软骨也可比周围的软骨更柔和。
- 当关节镜下无法确定损伤部位时（图55–3B），将1.0mm光滑克氏针（kirschner wire）插入可疑损伤位置（图55–3C），然后使用前后位和侧位X线透视来确认克氏针在损伤部位中（图55–3D）。
- 一旦确定病变部位，就可将1.5mm或1.0mm光滑克氏针置于Jacob钻夹头中，使其比标准的5mm关节镜套管长1.5cm。
- 1.0mm的克氏针可损伤较少的关节软骨，并且与1.5mm的克氏针有相同效果（图55–3E和F）。
- 将套管插入膝关节靠近病变部位，用于防止医源性关节软骨损伤及克氏针过度穿透到骨骺内。
- 穿透关节软骨和软骨下骨钻多个孔以均匀地覆盖病变部位（图55–3E和F），放松止血带观察有无出血（图55–3G）。
- 可以改变膝关节屈曲角度以垂直于关节表面进行多个钻孔。
- 股骨内侧髁上的病变可以通过前内侧或前外侧入口钻孔。
- 股骨外侧髁的病变通常更靠后，通过屈膝后前外侧入口钻孔通常更容易接近。

手术固定

- 对不稳定的OCD病变，进行关节镜还是开放式固定，取决于病变的一些特异性因素。
  - 关节镜固定通常适用于易触及且不稳定的病变（锁门型、陷阱门型），并且不需要骨移植来恢复一致性。
  - 开放式固定通常适用于较大范围病变，难以触及的病变，有游离体，有骨缺损而需要骨移植（陷阱门型、火山口型）。
- 关节镜下生物可吸收钉固定（图55–4A~D）：

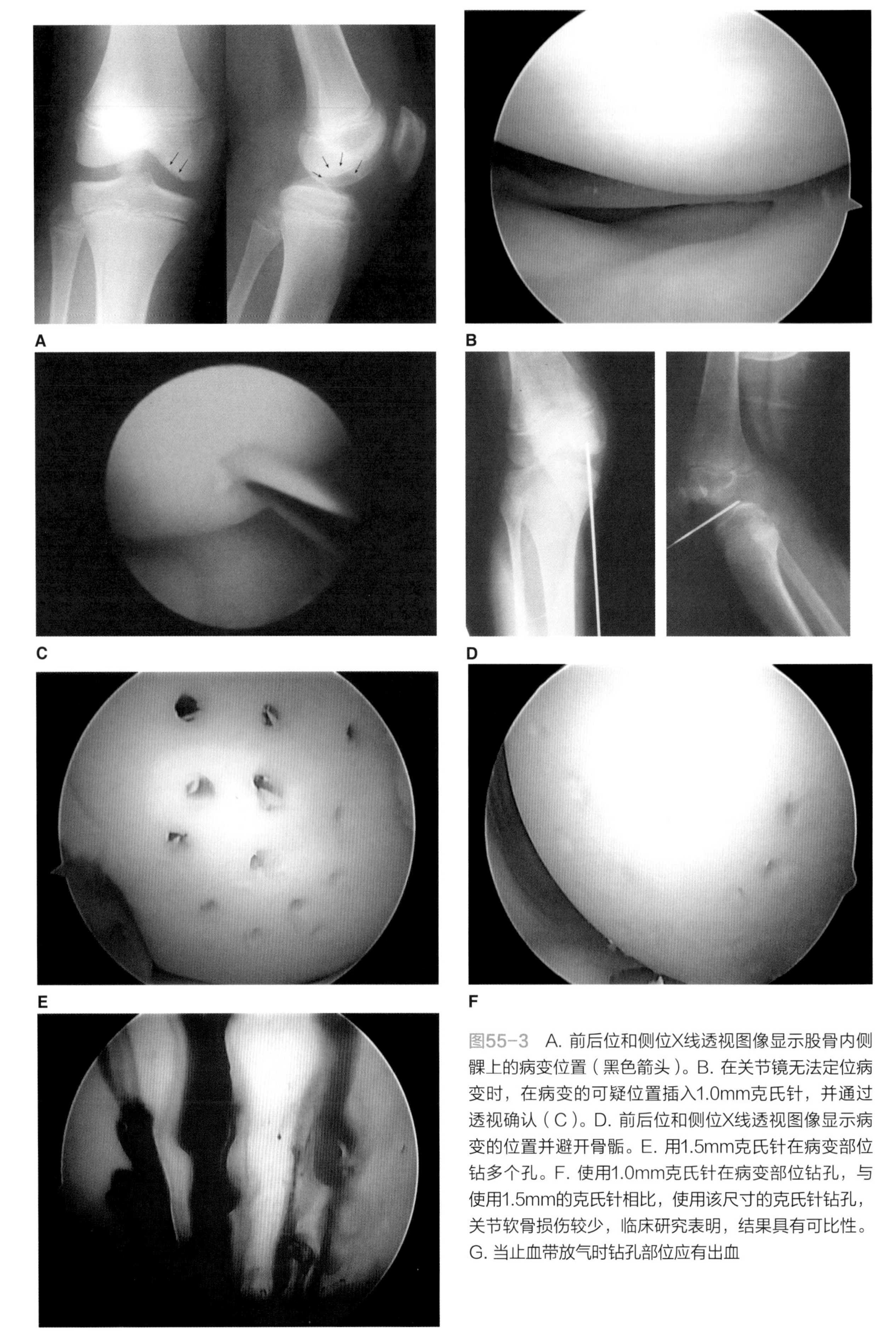

图55-3 A. 前后位和侧位X线透视图像显示股骨内侧髁上的病变位置（黑色箭头）。B. 在关节镜无法定位病变时，在病变的可疑位置插入1.0mm克氏针，并通过透视确认（C）。D. 前后位和侧位X线透视图像显示病变的位置并避开骨骺。E. 用1.5mm克氏针在病变部位钻多个孔。F. 使用1.0mm克氏针在病变部位钻孔，与使用1.5mm的克氏针相比，使用该尺寸的克氏针钻孔，关节软骨损伤较少，临床研究表明，结果具有可比性。G. 当止血带放气时钻孔部位应有出血

- 优点。
  - 压配良好。
  - 可行MRI检查。

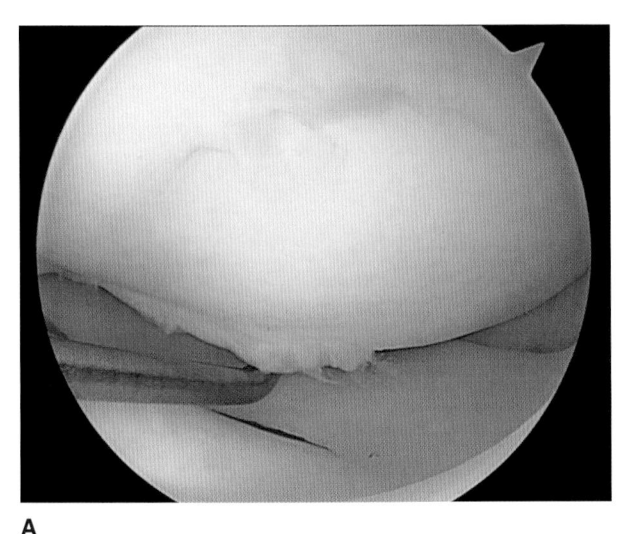

A

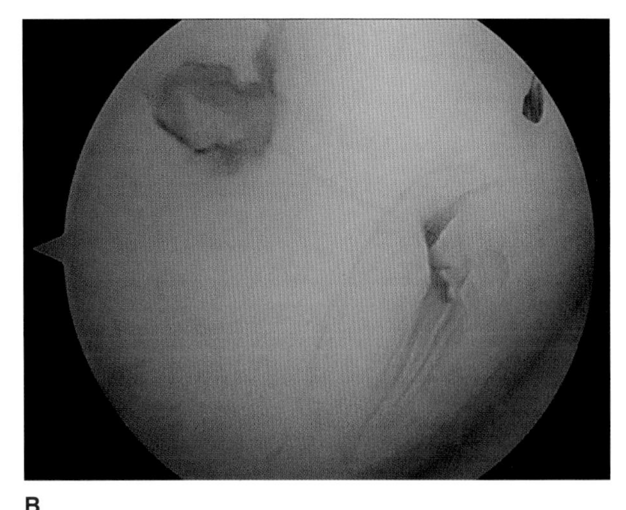

B

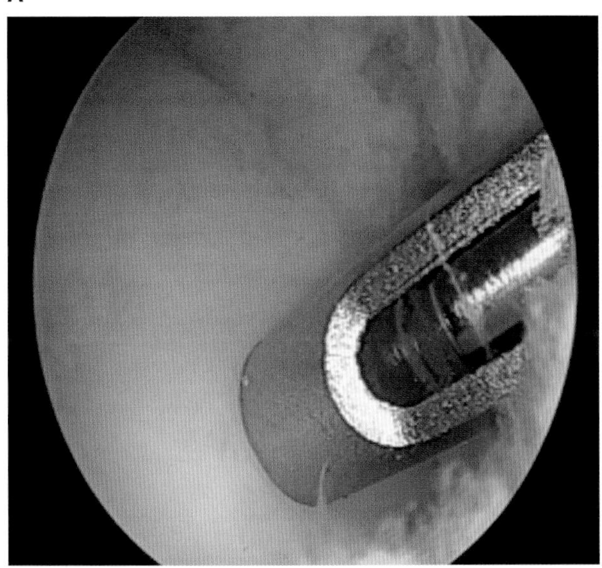

C

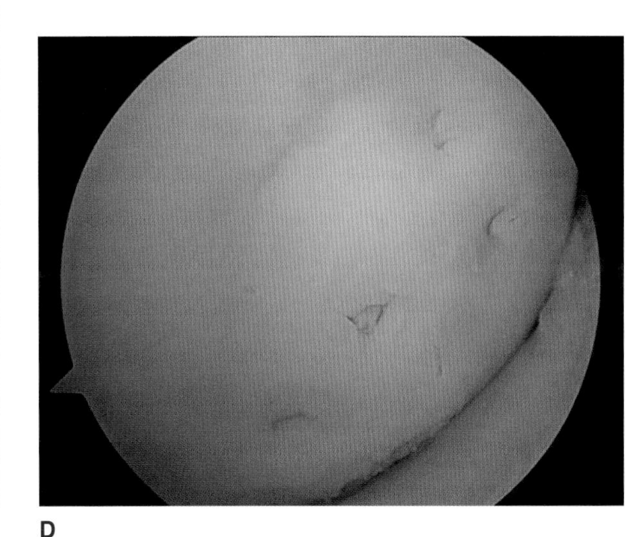

D

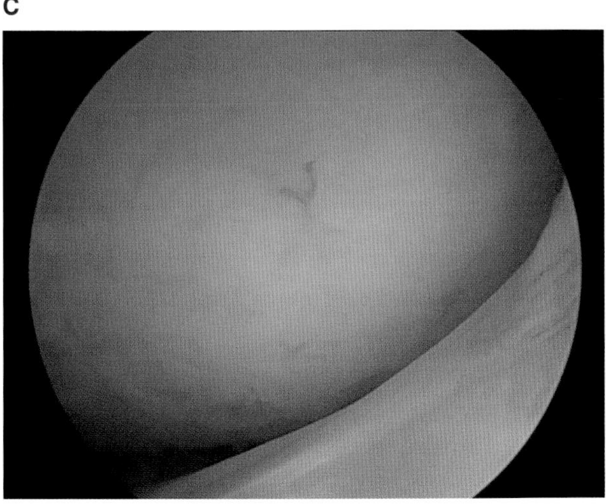

E

图55-4 A. 由ROCK研究组分类的不稳定的锁门型病变[4]；B. 在病变区准备和临时固定之后，病变区用克氏针钻孔以改善血运，如图所示可见软骨孔眼中血液流出；C. ConMed Smart钉的放置；D. 最终固定后图像；E. 术后1年的复查表象

    - 无须二次手术取钉。
- 缺点。
    - 可能导致移植物破损和软骨损伤。
    - 异物反应和骨溶解。
- 关节镜可以放置在前内侧或前外侧入口，具体取决于稳定病变所需的操作方式。
- 标准的4.5mm刮刀用于对火山口型病损表面清理，并清理碎片和去除所有嵌入的纤维组织。3.5mm弯曲刮刀可用于直刮刀难以触及的病变区域。
- 刮匙（弯的和直的）用于清理病变基底内的残留纤维组织。
- 使用1.0mm克氏针钻多个孔，以改善病变区的血运（图55–4B）。
- 使用探针复位病损，用1.0mm克氏针临时固定，然后用ConMed Smart钉系统（Linvatec, Ithaca, NY）更换克氏针，克氏针可经皮置入以避免进行内固定时器械拥挤。
- 用于Smart钉系统的1.5mm钻孔导向器，通过膝关节前内侧或前外侧入口置入以获得与病变相垂直的角度（图55–4C）。
- 导向器留在原位以保持钻孔的轨道，然后1.5mm × 16mm的Smart钉夯实置入，使完全固定后植入钉埋入2mm（图55–4C）
- 植入物以均匀间隔放置以稳定病损，植入钉以不同的轨道角度置入以增加把持力和病损稳定性（图55–4D）。
- 探查病变以确保稳定性并检查植入钉的突出程度。
- Smart钉也可用于固定移位的病损（图55–5）。

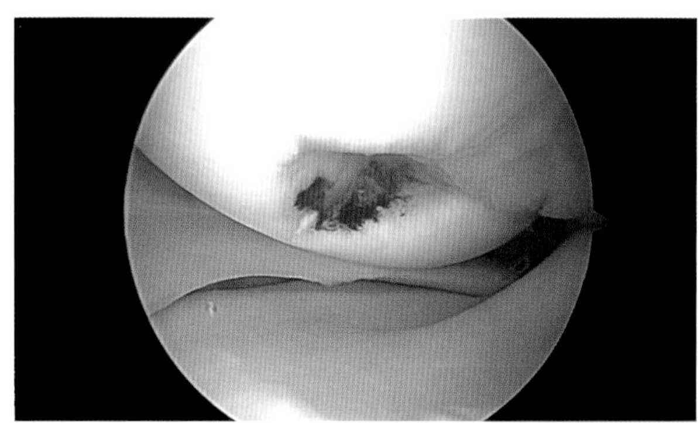

A

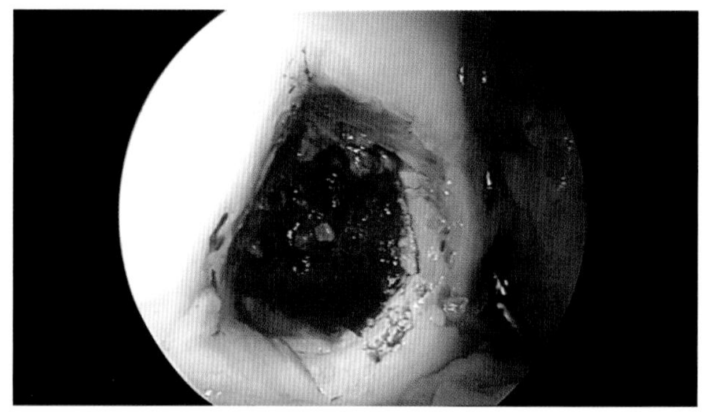

B

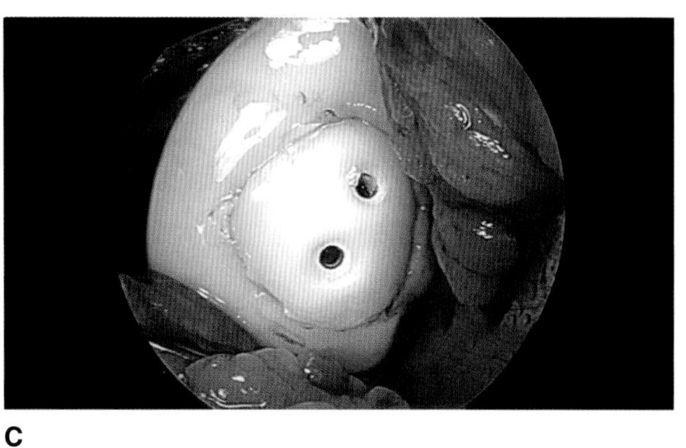

C

图55–5 A. 火山口型病损内填满了纤维组织；B. 除去碎屑，骨移植填塞火山口型病损；C. 准备略大于火山口病损的膨胀移植块填充，使用两枚Smart钉固定

- 使用金属螺钉固定（图55–6A~C）：
  - 优点。
    - 提供最坚强的固定和压配技术。
    - 愈合率高。

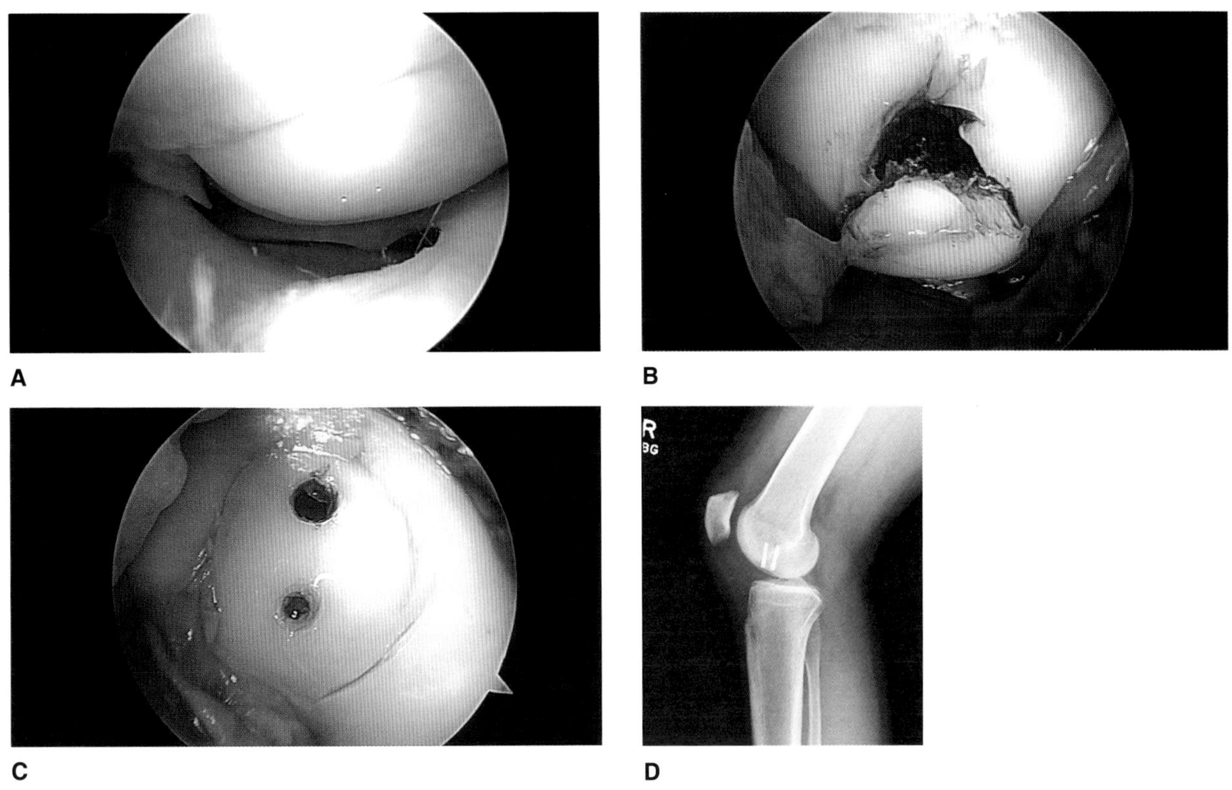

图55–6 A和B. 由ROCK研究组分类的陷阱门型病变；C. 两个钛合金可变螺距无头加压螺钉用于固定病损块；D. 术后侧位X线片显示螺钉头与软骨下骨齐平

  - 缺点。
    - 需要后续手术取出螺钉。
  - 根据病变，金属螺钉可用于开放式或关节镜下固定，这取决于前面提到的病变是否有特异性因素。
  - 如前所述清理准备病灶和缺口，如果需要进行骨移植以恢复一致性，可以从股骨干骺端获取自体骨移植物（图55–6A~B）。
  - 使用空心钛制可变螺距无头加压螺钉：小病损块使用直径2.5mm螺钉，大病损块使用直径3.5mm螺钉。
    - 这些螺钉末端平，且能提供良好的压配，但是需要骨块填塞来产生压配。
  - 使用部分螺纹的微小骨块固定螺钉。
    - 这些提供良好的压配，但需要埋入以避免关节软骨损伤。
  - 技术。
    - 一旦骨移植和病损块复位的准备完成，就将导丝置入病损部位，并以类似的方式置入第二根导丝以防止病损块旋转。
    - 将第一根导丝过钻，然后将螺钉固定，直到头部与OCD病损块的软骨下骨齐平。
    - 随后可根据需要放置螺钉以完成病损的固定（图55–6C）。

    - 应使用X线透视以确保螺钉头位于软骨下骨下方并避开骨骺（图55–6D）。
- 使用骨软骨自体移植栓进行切开复位内固定（图55–7A~D）。
  - 优点。
    - 提供稳定性和骨移植物。
    - 无植入物导致胫骨关节软骨损伤的风险。
    - 无须二次手术取钉。
  - 缺点。
    - 比金属螺钉或生物可吸收钉压配差。
    - 增加供骨区发病率。
  - 在病变部位上进行内侧或外侧关节切开术，其切口长度足以允许从同侧上方滑车获取骨软骨栓。
  - 如果病损块移位，通常是因为肿胀而大于“火山”缺口（图55–7A）。清除“火山”缺口的纤维组织，使边缘新鲜化（图55–7B），将一个小螺纹克氏针置入病损块中，随后用可置入固定物将病损块固定。这根克氏针用来固定病损块，前提需将病损块小心修剪后填充“火山”缺口。

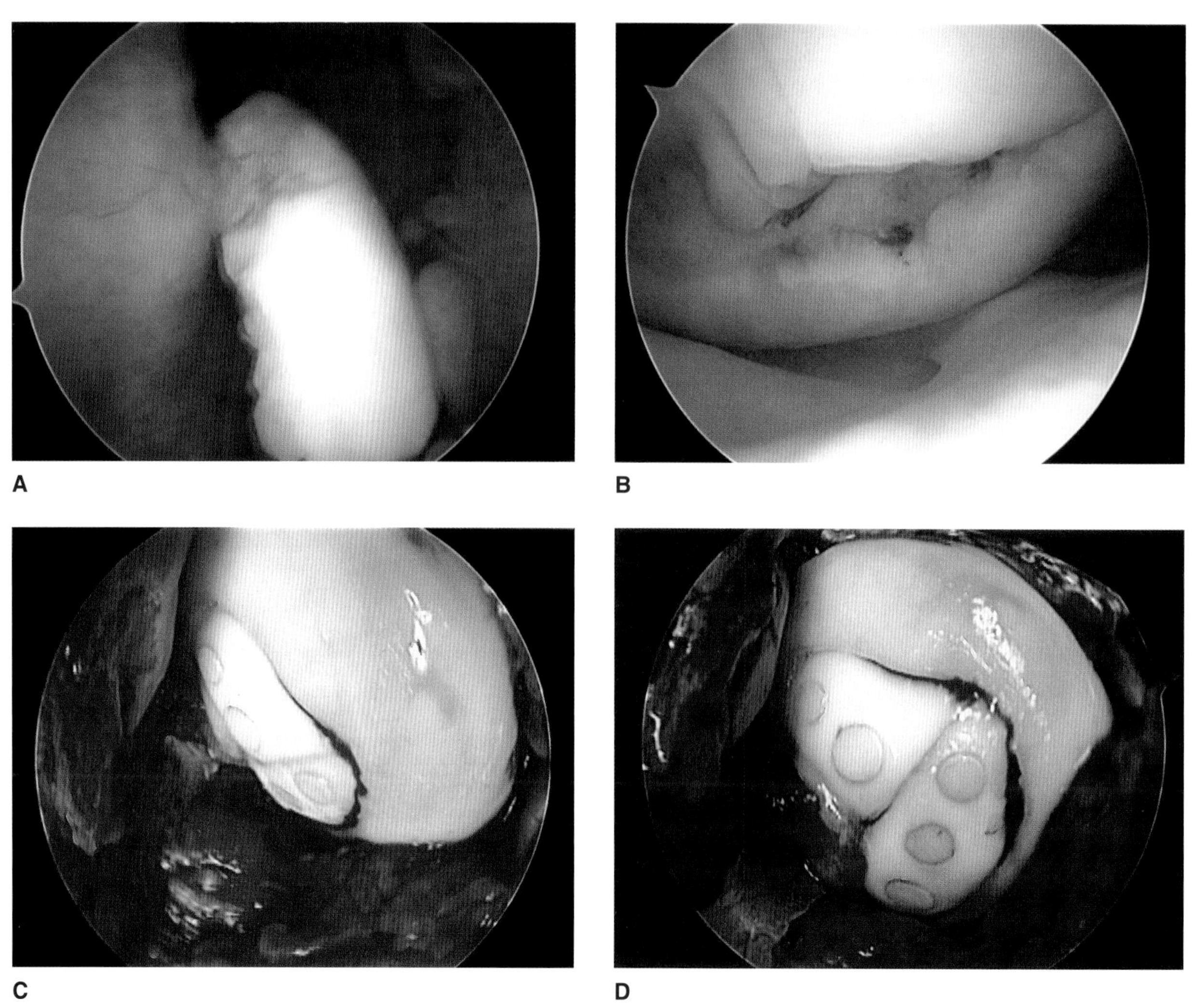

图55–7　由ROCK研究组分类的来自“火山口型”病变（B）的游离体（A）[4]。C. 通过刮除和去除纤维组织并在缺口基底钻孔来准备好缺口，添加骨移植物以恢复与周围关节软骨的一致性。D. 使用多个骨软骨塞牢固固定病变

- 然后复位病损并检查其一致性。
- 如果正常关节面和复位后的OCD病损块之间存在错位，那么从股骨干骺端进行骨移植是恢复一致性所必需的。
    - 骨软骨栓的直径应为5mm或6mm。最初的文献建议使用3.5mm或4mm镶嵌成形骨栓。在小儿患者中获取这种直径的栓子通常会导致压碎骨块。一个15mm长的栓子可能会被压碎到只有5mm长，短栓子不足以稳定病变。根据笔者的经验，直径为5mm或6mm的栓子没有发生过这种并发症。
    - 将供体收集器插入15mm的深度。
    - 将病损临时固定，以便于OATS骨栓置入，并可增加初始OATS骨栓置入后的稳定性。
- 然后使用自体骨软骨移植物转移系统（OATS）（Arthrex, Naples, FL）将自体骨软骨移植物骨栓置于病损处。
- 将骨软骨栓以均匀间隔放置，以实现病损的充分固定（图55–7C和D）。
- 如果需要增加压配，可以使用无头加压螺钉或埋入型微小骨块螺钉来增加OATS固定。

注意事项

- 对于不稳定的病变（锁门型，陷阱门型），可以使用15号刀片取下部分病损，使其铰链打开，以便改善关节镜检查通道。
- 在清创期间，应注意不要去除病灶上或缺口内的正常骨质。
- 完好的关节软骨作为病损块的铰链应予以保留，以便于复位和增加病损块的稳定性。
- 如果在关节镜下无法进行解剖复位，则应进行切开复位。
- 游离体通常过大，软骨下骨可以发生化生[8]，因而成为单纯的软骨块。如果软骨没有退变，可以用15号刀片重新塑形，并用生物可吸收钉，OATS栓子或金属螺钉固定[9]。
- 在钻孔、临时固定和最终固定时，应使用X线透视检查以避免损伤股骨骺。

参考文献

[1] Carey JL, Wall EJ, Grimm NL, et al. Novel arthroscopic classification of osteochondritis dissecans of the knee. *Am J Sports Med*, 2016,44(7):1694-1698.

[2] Twyman RS, Desai K, Aichroth PM. Osteochondritis dissecans of the knee. A long-term study. *J Bone Joint Surg (Br)*, 1991,73(3):461-464.

[3] Anderson AF, Lipscomb AB, Coulam C. Antegrade curettement, bone grafting and pinning of osteochondritis dissecans in the skeletally mature knee. *Am J Sports Med*, 1990,18(3):254-261.

[4] Aichroth P. Osteochondral fractures and their relationship to osteochondritis dissecans of the knee. An experimental study in animals. *J Bone Joint Surg (Br)*, 1971,53(3):448-454.

[5] Oldstad K, Hendrickson EH, Ekman S, et al. Local morphological response of the distal femoral articular-epiphyseal cartilage complex of young foals to surgical stab incision and potential relevance to cartilage injury and repair in children. *Cartilage*, 2013,4(3):239-248.

[6] Toth F, David FH, LaFonde E, et al. In vivo visualization using MRI T2 mapping of induced osteochondritis and osteochondritis dissecans lesions in goats undergoing controlled exercise. *J Orthop Res*, 2017,35(4):868-875.

[7] Ytrehus B, Grindflek E, Teige J, et al. Experimental ischemia of porcine growth cartilage produces lesions of osteochondrosis. *J Orthop Res*, 2004,22(6):1201-1209.

[8] Uozumi H, Sugita T, Aizawa T, et al. Histologic findings and possible causes of osteochondritis dissecans of the knee. *Am J Sports Med*, 2009,37(10):2003-2008.

[9] Anderson CN, Magnussen RA, Block JJ, et al. Operative fixation of chondral loose bodies in osteochondritis dissecans in the knee: a report of 5 cases. *Orthop J Sports Med*, 2013,1(2):232596713496546.

第56章

膝关节剥脱性骨软骨炎的关节镜下微骨折治疗

（THOMAS R. CARTER, MATTHEW BROWN）

无菌仪器/设备

- 关节镜器械。
- 探针。
- 无线动力/钻。
- 1.5mm克氏针。
- 生物挤压螺钉/软骨钉。

术前准备

- X线检查显示剥脱性骨软骨炎（OCD）病变（图56–1）。

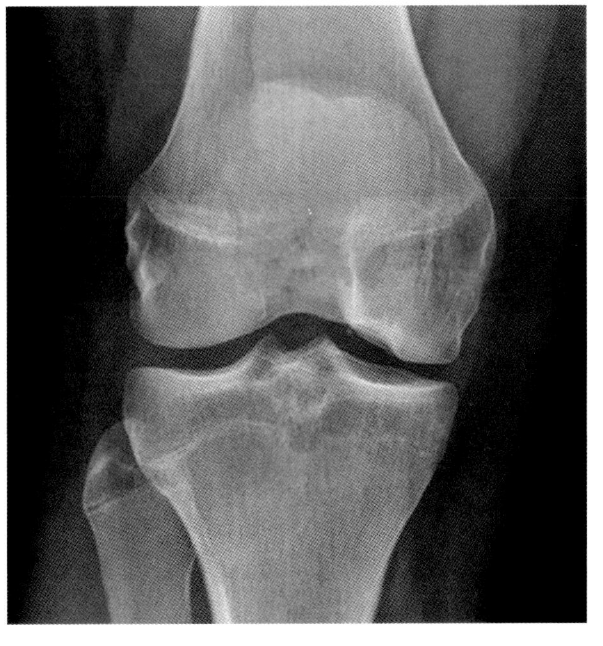

图56–1　X线检查显示右膝股骨内侧髁OCD病变

- MRI显示OCD病变（图56–2）。
- OCD病变的治疗计划可能会根据术中发现而改变（图56–3）。

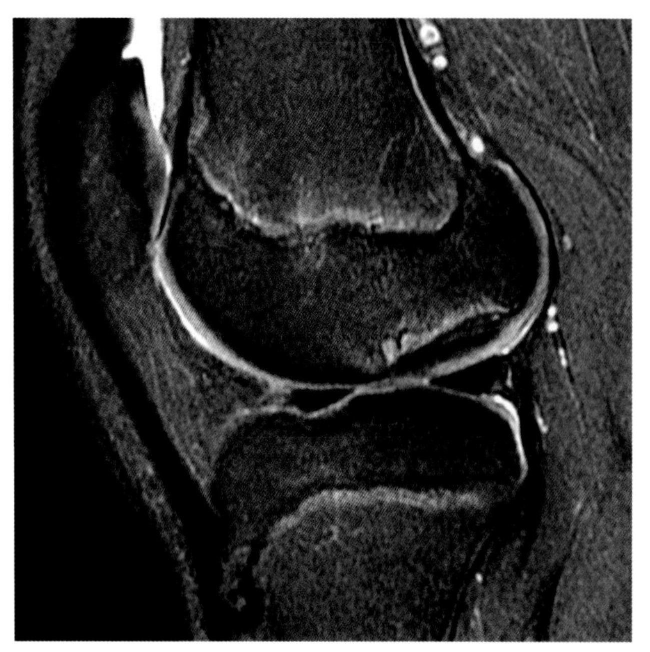

图56–2 MRI显示股骨外侧髁OCD病变

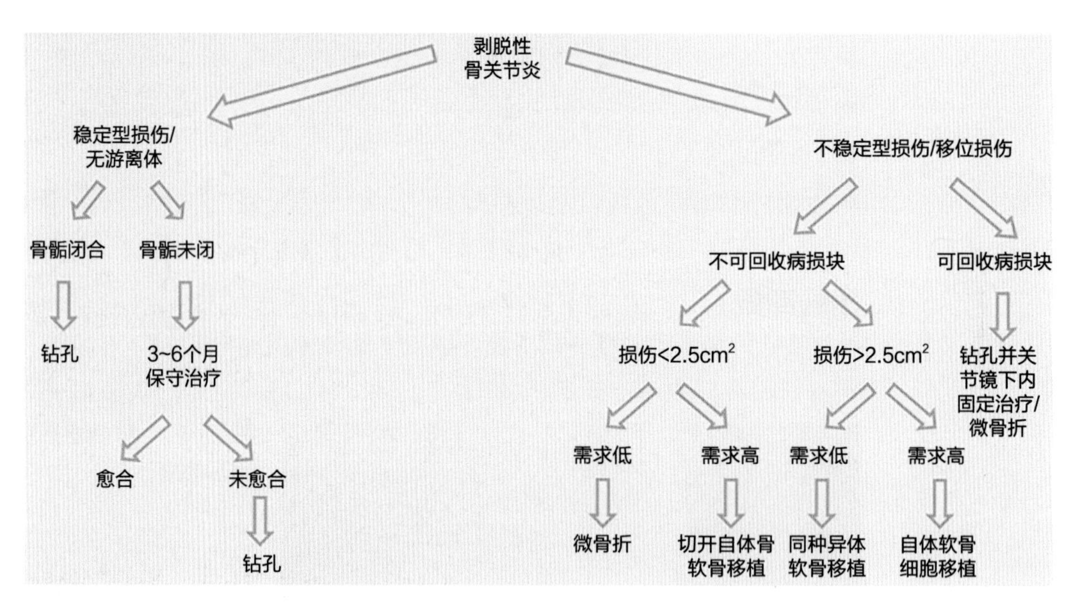

图56–3 OCD病变的处理流程图。（From Erickson BJ, Chalmers PN, Yanke AB, et al. Surgical management of osteochondritis dissecans of the knee. Curr Rev Musculoskelet Med. 2013; 6: 102–114.）

体位摆放

- 使患者仰卧在手术台上，脚垂下手术台。
- 止血带放置于术侧大腿根部，但仅在需要时使用。
- 如需进行经关节（顺行）钻孔，那么托腿架的安放应与前交叉韧带前内侧入路钻孔的体位类似，以便于膝关节屈曲并可触及后部病变（图56–4）。

- 如果考虑行逆行钻孔，则将非患侧腿放置在与用于后交叉韧带（posterior cruciate ligament, PCL）修复类似的位置。
- 这样可以提供足够的空间触及病灶，并使C型臂利于定位病灶（图56–5）。

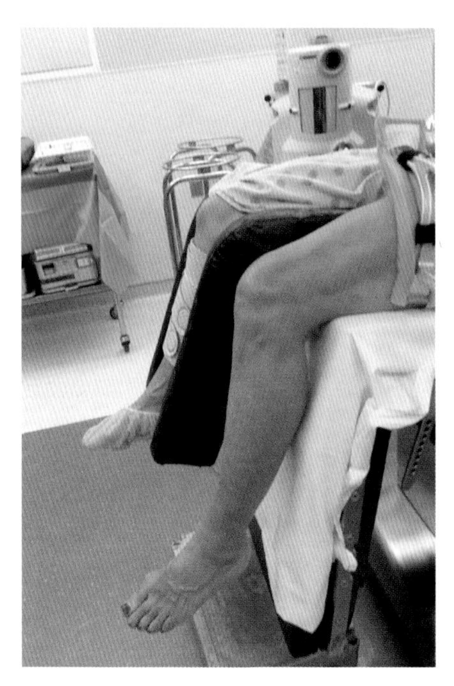

图56–4 适当的托腿架位置及患者体位

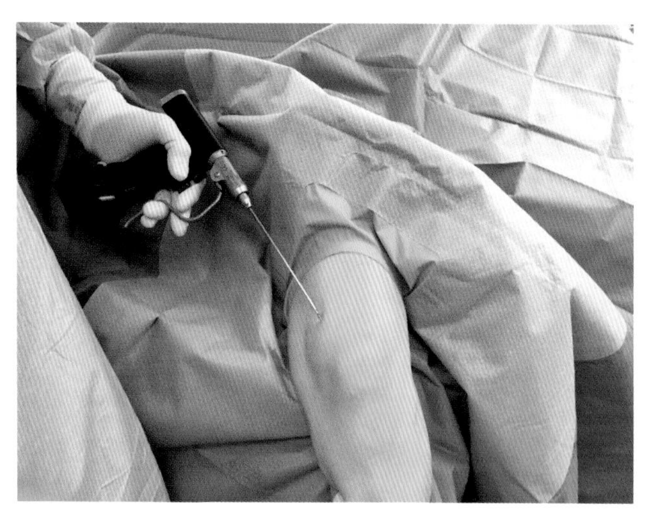

图56–5 确保有足够的空间进行逆行钻孔

手术入路

- 第一个入路应建立在与要处理的病损正对侧的位置。
- 第二个操作入路，使用腰椎穿刺针定位，以帮助建立垂直于病变的入路（图56–6）。
- 在治疗OCD病变之前，检查整个膝关节腔是否有其他病理损伤。

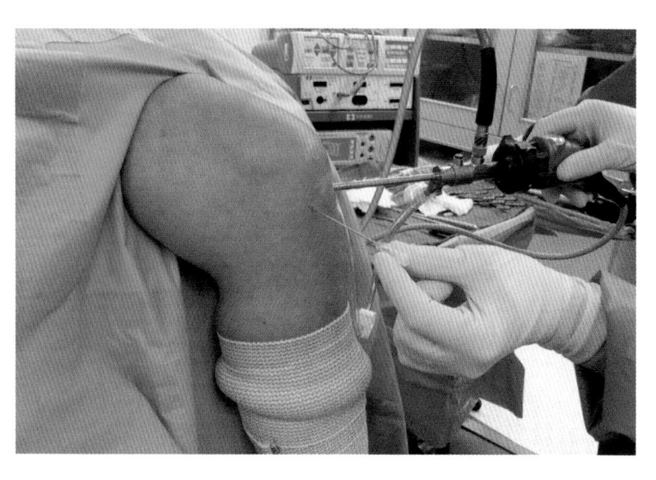

图56–6 第一个入路在需要处理病变的正对侧，第二入路用穿刺针定位

固定技术

- 对病变进行检查并探查评估软骨完整性（图56–7）。

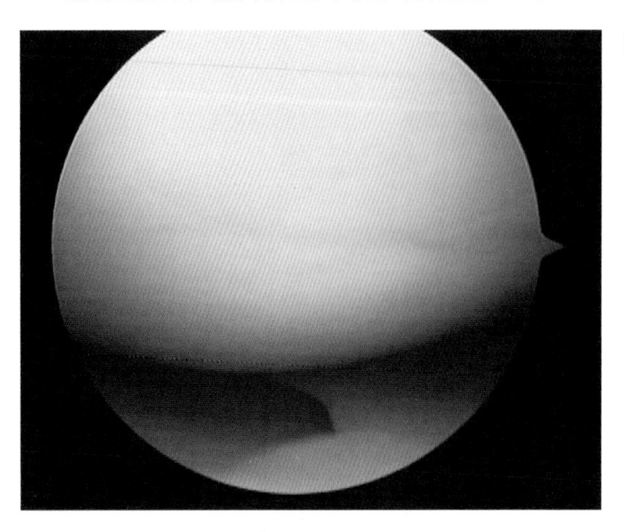

图56–7 关节镜下病变检查

- 如果病变稳定，则将1.5mm克氏针钻入病变部位以促使其出血。
- 将无血运骨钻孔，间隔3~4mm（根据病变大小，钻6~10个孔）。
- 如果关节软骨完整，但怀疑其稳定性，可使用生物挤压螺钉或软骨钉来加固（图56–8）。
- 如果病变不稳定，则需要清除基底部的纤维层，骨质钻孔，骨软骨块移植并固定。

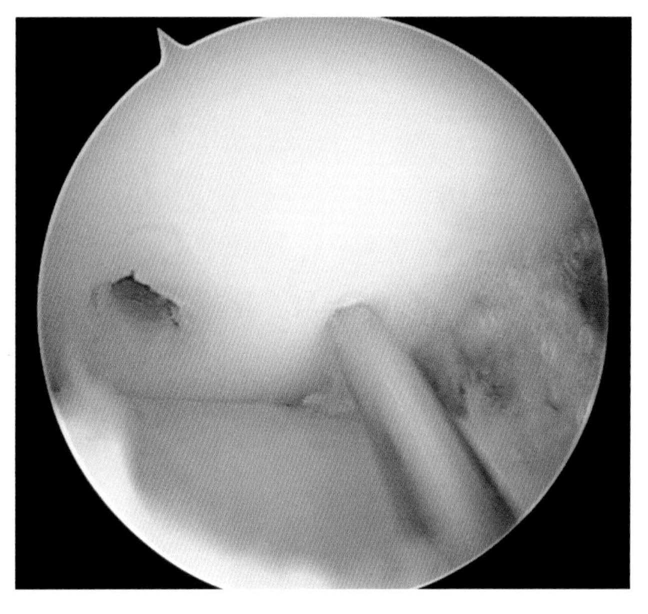

图56–8 经关节钻孔和固定病损

推荐阅读

1. Erickson BJ, Chalmers PN, Yanke AB, et al. Surgical management of osteochondritis dissecans of the knee. *Curr Rev Musculoskelet Med*, 2013,6:102-114.
2. Kocher MS, Micheli LJ, Yaniv M, et al. Functional and radiographic outcome of juvenile osteochondritis dissecans of the knee treated with transarticular arthroscopic drilling. *Am J Sports Med*, 2001,29:562-566.
3. Shea KG, Carey JL, Brown GA, et al. Management of osteochondritis dissecans of the femoral condyle. *J Am Acad Orthop Surg*, 2016,24:e102-e104.

第57章

切开自体骨软骨移植（OATS）/膝关节骨软骨镶嵌成形术

（THOMAS J. GILL）

适应证

- 症状性Ⅲ~Ⅳ级股骨髁缺损1~4cm[2]。
- MRI显示股骨髁负重区的局灶性骨软骨缺损，在矢状位图像上可见股骨髁轻度的软骨下水肿（图57–1）。
- 软骨块向髁间窝移位。
- 一线或二线治疗。
- 运动需求高的患者。

无菌仪器/设备

- 标准手术台。
- 平股骨远端干骺端的侧位桩。
- 止血带（通常为34″ 袖带）。
- “U”形1015铺单。
- 电刀。
- 一次性OATS套件（插头有6mm、8mm和10mm）。
- “Z”形牵开器。
- 咬骨钳。
- 刮匙。
- 微骨折采集器。
- 开放膝关节牵开器套件。

准备/铺单

- 放好大腿衬垫，止血带尽可能放置高位，使用“U”形1015铺单（图57–2A）。
- 仰卧位并使用侧腿柱（图57–2B）。

- 在胫骨干中段水平处放置水平柱或“隆起物”，铺单后，当膝关节屈曲且脚放置在水平柱近端，使膝关节处于过度屈曲（超过90°）位（图57–2C）。
- 处理准备大腿、膝关节和踝关节。
- 铺单：一半铺单在下，一半铺单在上，以及蓝色“U”形铺单，脚用蓝色不透水弹力袋包裹，腿用Coban绷带（3M, St. Paul, MN）缠绕包裹，铺下肢洞巾。

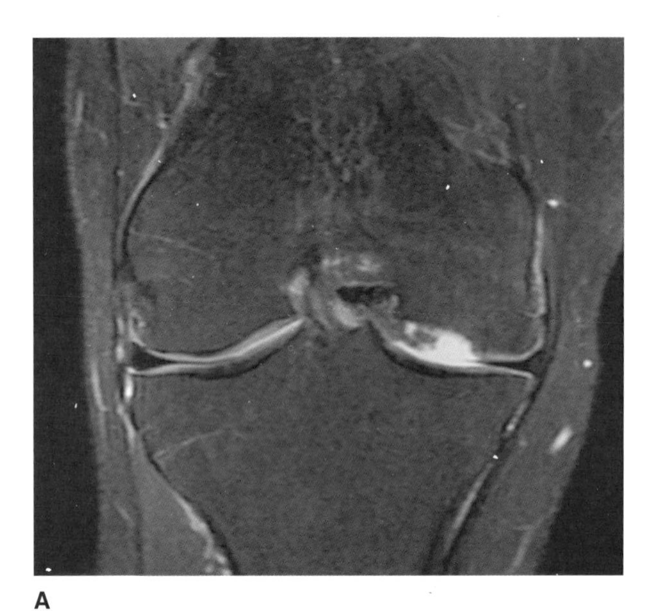
A

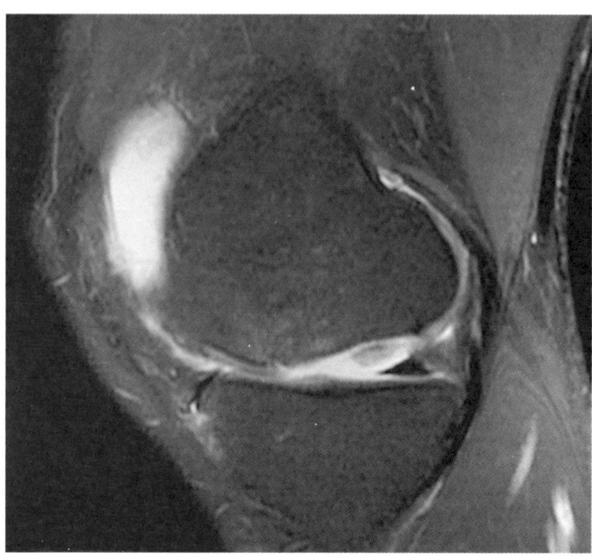
B

图57–1 A. 冠状位T2加权压脂像；B. 矢状位T2加权压脂像

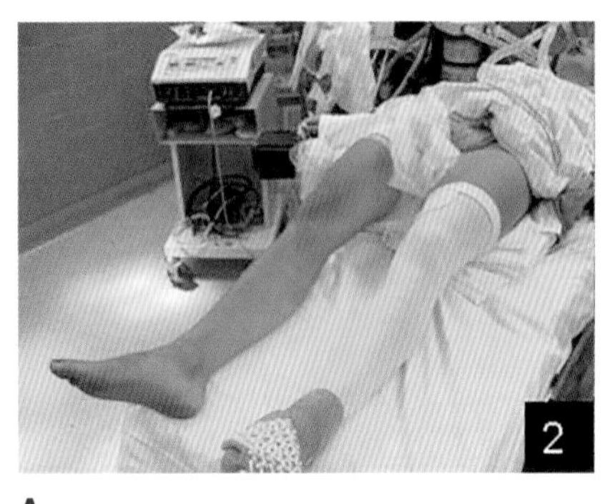

A

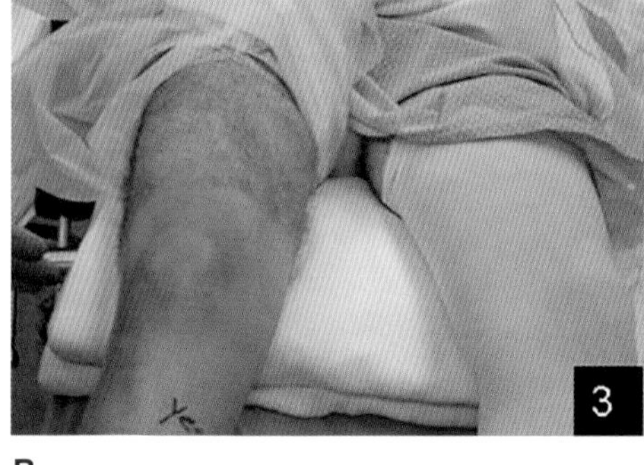

B

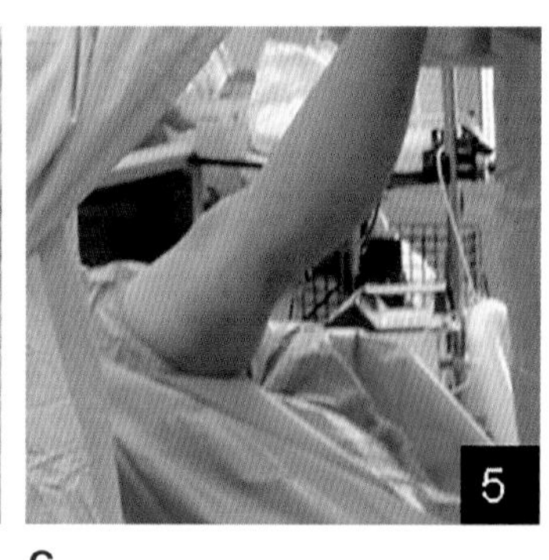

C

图57–2 A. 放好大腿衬垫，止血带尽可能放置高位，使用“U”形1015铺单；B. 仰卧位并使用侧腿柱。C. 在胫骨干中段水平处放置水平柱或“隆起物”，铺单后，当膝关节屈曲且脚放置在水平柱近端，使膝关节处于过度屈曲（超过90°）位

技术

手术入路

- 首先进行膝关节镜检查以评估软骨病变，确认治疗计划，并处理合并的病理损伤，如半月板撕裂或去除游离体（图57–3）。
- 决定是行关节镜下还是开放OATS（open osteochondral autograft transfer system）技术。
- 笔者偏好对超过8mm的病损采取开放手术。手术效果高度依赖于股骨髁凸面和关节面是否能近乎完美重建，相信开放手术有机会达到目的。
- 关节镜检查完成后，给患肢驱血，将大腿止血带充气至280mmHg。

- 膝关节屈曲90°~100°。
- 用15号刀片于内侧髌旁入路（从髌骨内侧下极延向远端）切开3~4cm。注意保持皮瓣良好血运。
- “Z”形牵开器用于牵开髁间窝至内侧副韧带MCL（medial collateral ligament）深处（图57–4）。
- 如果需要，可将前方脂肪垫切除以暴露股骨髁。

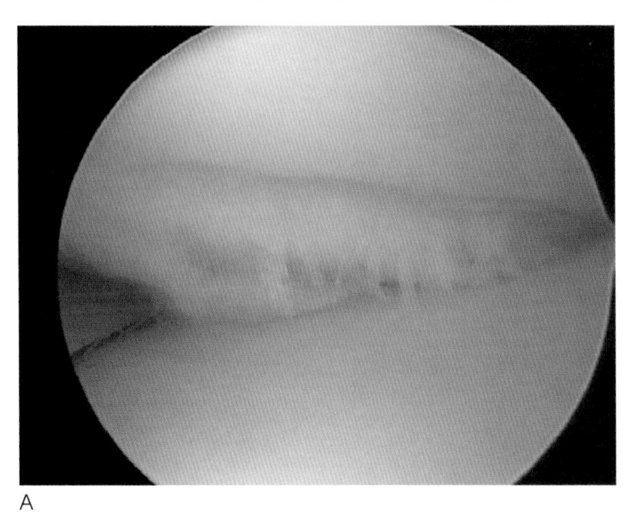
A

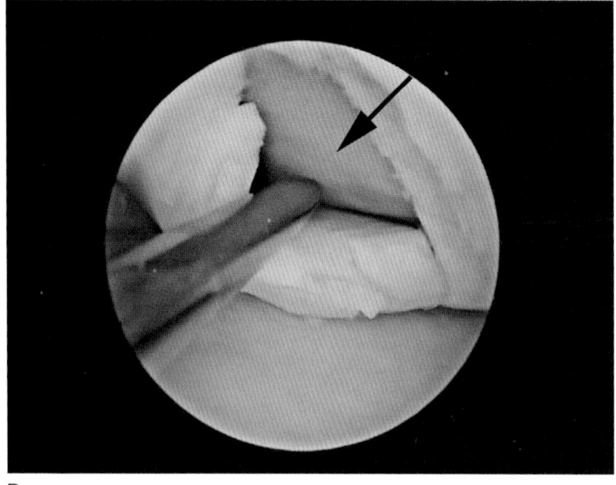
B

图57–3 首先进行膝关节镜检查以评估软骨病变，确认治疗计划，并处理合并的病理损伤，如半月板撕裂或去除游离体

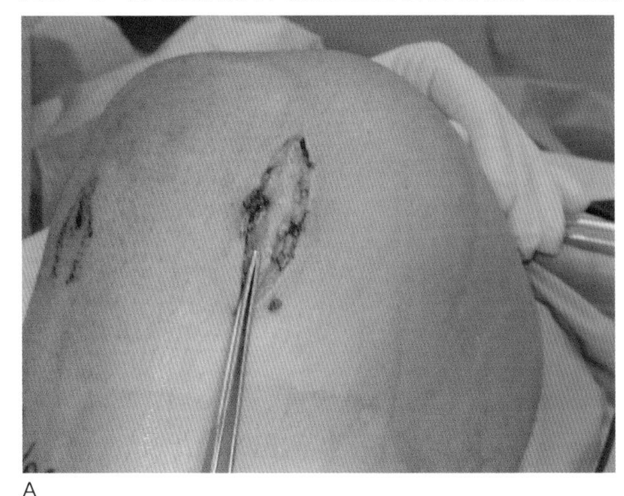
A

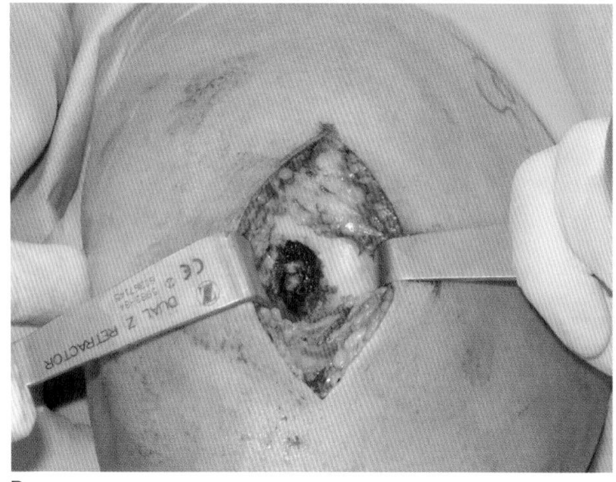

B

图57–4 A. 内侧切口；B. 右膝内侧股骨髁

病变评估和准备

- 膝关节保持屈曲60°~90°。
- 使用刮匙和刀将病损区周围做出清晰边界。
- 用OATS套件中附带的夯块测算重建缺损需要多少供体骨栓。
- 一次性OATS套件（Arthrex, Naples, FL）（见图57–5）。
- 首先，用白色受体收集器（6mm、8mm或10mm）从软骨缺损中取出骨栓。
  - 必须保持垂直。
  - 将插槽轻敲入股骨内上髁。
    - 软骨缺损插入15mm。

    - 骨软骨缺损插入20mm。
- 快速旋转转柄以断开骨栓并完全取出（图57–6A）。
- 取出骨栓并放入杯中，以备之后回填供骨部位（图57–6B）。

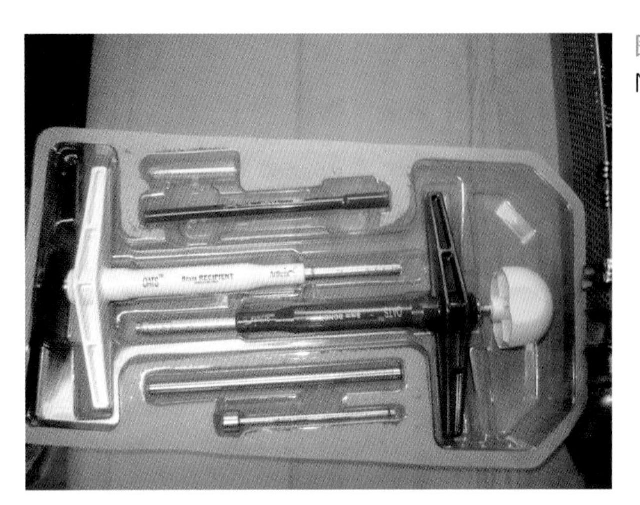

图57-5 一次性OATS套件（Arthrex, Naples, FL）

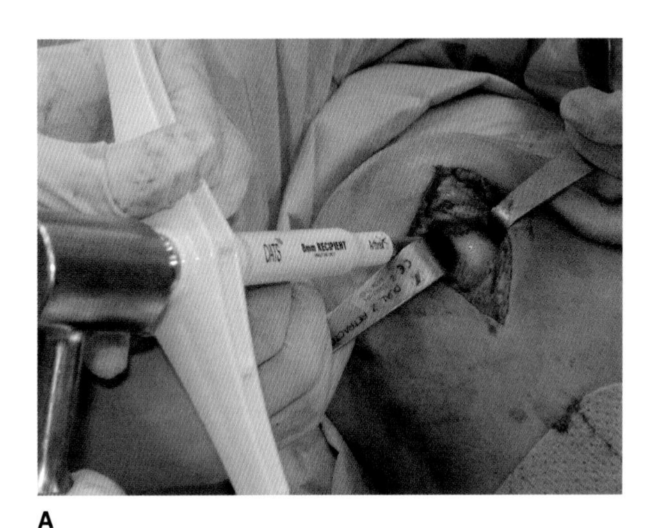

A

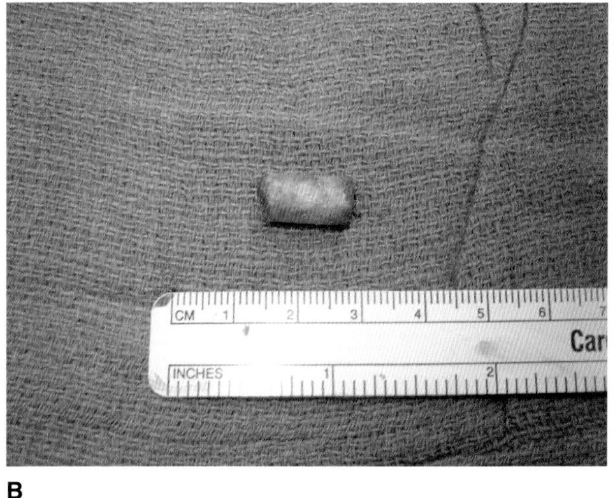

B

图57-6 A和B. 受体骨栓（用作回填供骨部位）

- 移除供体移植物。
  - 伸膝。
  - 基于关节接触应力的供体骨栓的推荐获取顺序。
    - 从远端到近端的内侧滑车嵴。
    - 从远端到近端的外侧滑车嵴。
    - 髁间窝顶。
    - 滑车远端。
  - 将供体插头轻敲到位（与受体区插入深度相同）。
    - 如果要取多个骨栓，应从远端开始，之后向近端切取。
  - 快速转动转柄将骨栓完整取下（图57–7A）。
  - 将校准棒插入受体部位并夯打至15mm深度（图57–7B）。

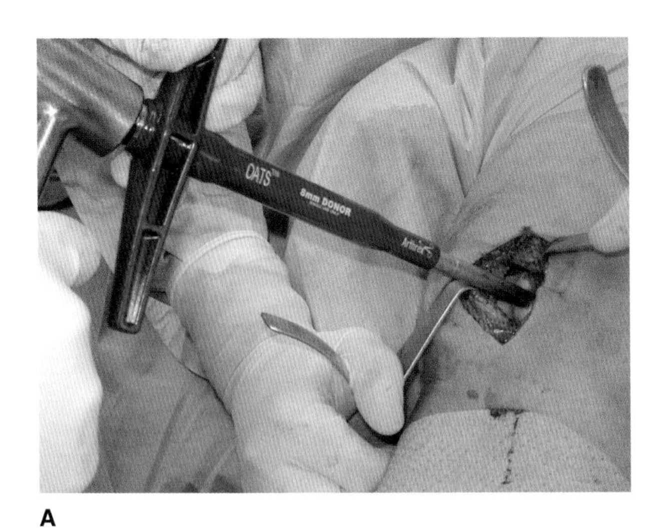

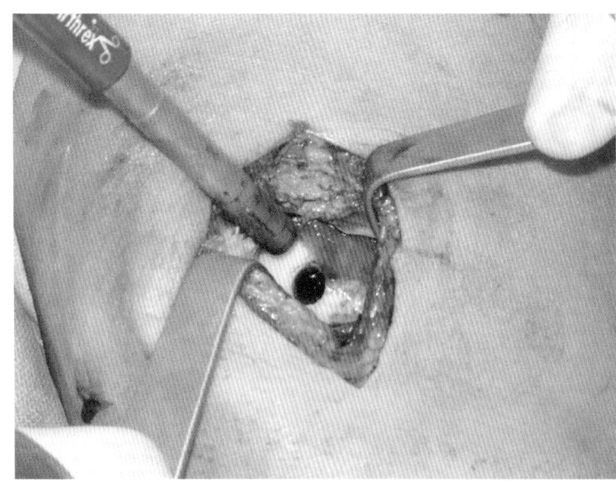

A B
图57–7 A. 快速转动转柄将骨栓完整取下；B. 将校准棒插入受体部位并夯打至15mm受体骨栓的深度（用作回填供体部位）

- 将供体骨栓放入缺损部位。
  - 将透明的输送管放置在含有供骨栓的供体收集器的末端。
  - 白色螺旋轮放置在供体收集器上。
  - 输送管放入缺损接收孔中（确保保持垂直），然后转动白色旋钮使骨栓穿过输送管（图57–8）。

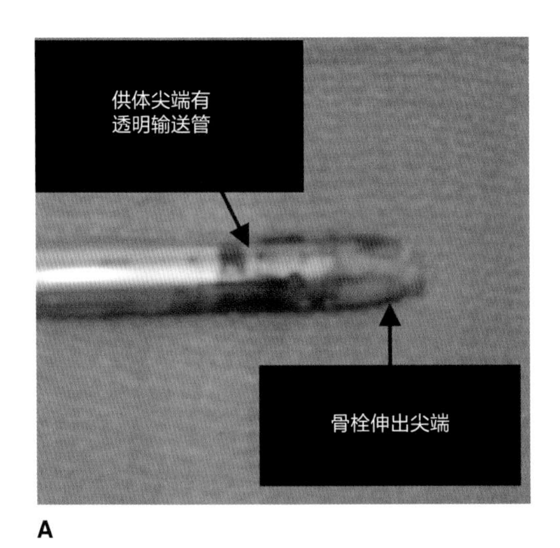

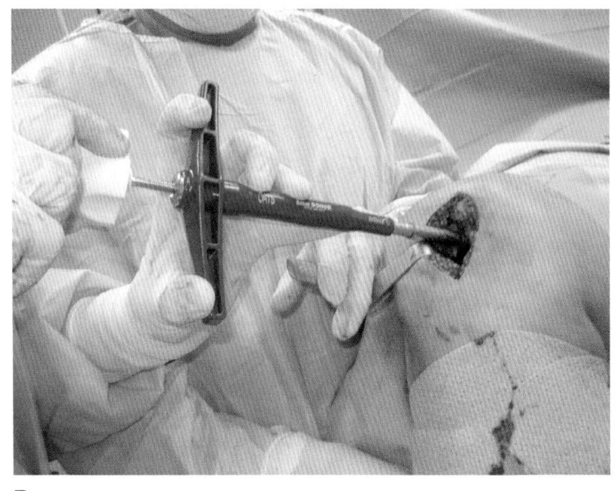

A B
图57–8 将输送管（A）放入缺损接收孔中（确保保持垂直），并转动白色旋钮以使骨栓穿过输送管（B）

  - 移除插入设备。
  - 用蓝色捣棒将骨栓轻轻敲入（必须对准并垂直于病损）。将蓝色捣棒一半置于骨栓，一半置于周围关节面，以防止骨栓击入太过或不足。
    - 起初，骨栓可能略有些凸起，但是在确定所有骨栓都插入之后，骨栓最好略埋入关节面下一些，否则骨栓可能会因承受太大压力而移植失败（图57–9）。

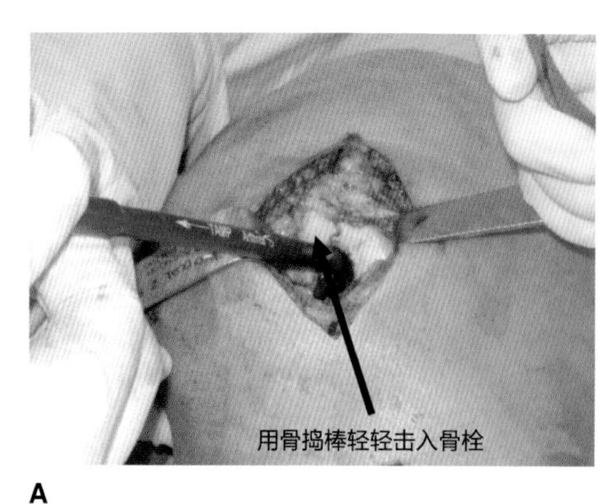

A

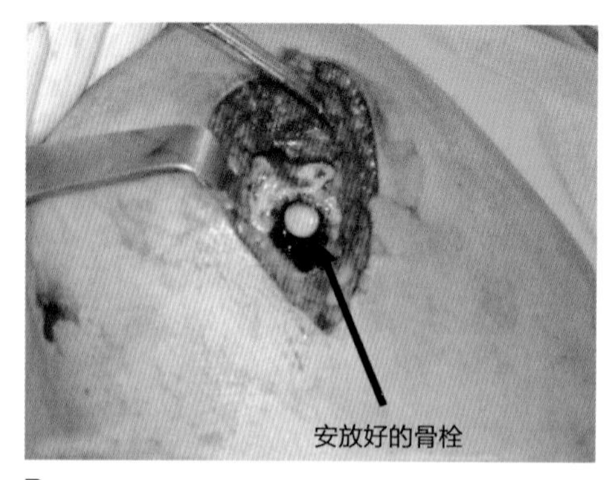

B

图57-9 A. 用骨捣棒轻轻击入骨栓；B. 安放好的骨栓

- 根据需要重复这些步骤，从远端到近端取新的供体骨栓。
  - 必要时可使用校准棒轻敲骨孔用来安放骨栓。
  - 在放置多个骨栓时，即镶嵌成形结构，在各骨栓间保留1mm的骨间隔以提高供体骨栓稳定性（图57-10）。

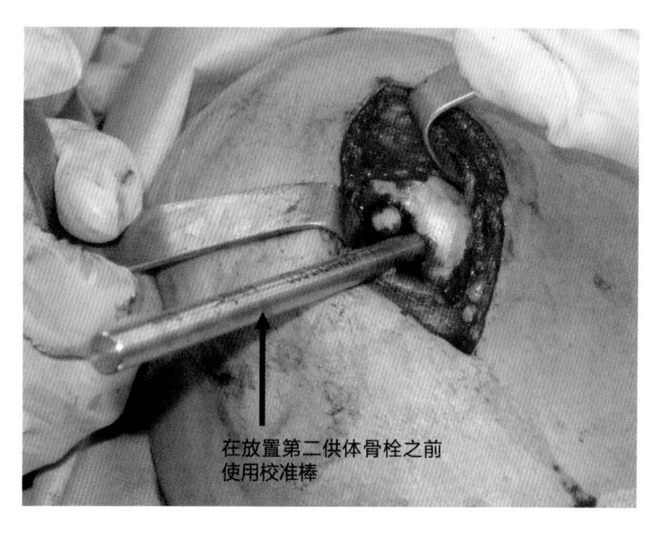

图57-10 在放置第二供体骨栓之前使用校准棒

- 将受体收集器收集的骨栓放入供体孔中作为回填，以减少术后关节积血的机会（图57-11）。
  - 一旦确定骨栓垂直病损，就将其击入。

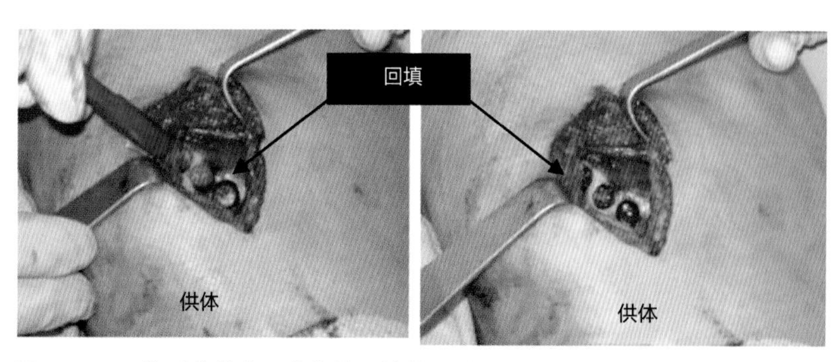

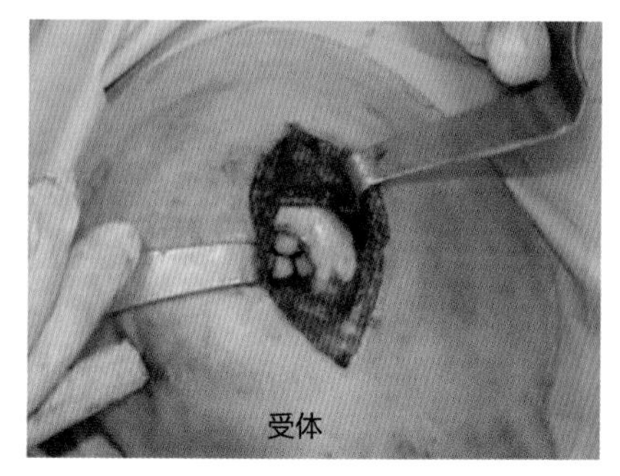

图57-11 将受体收集器收集的骨栓放入供体孔中作为回填，以减少术后关节积血的机会

- 大腿略微过伸以复位骨栓，必要时可将骨栓进一步击入。
- 手指放在病损区上确认骨栓是否复位和关节凸面是否重建（图57–12）。
  - 骨栓最好略埋入关节面下一些。

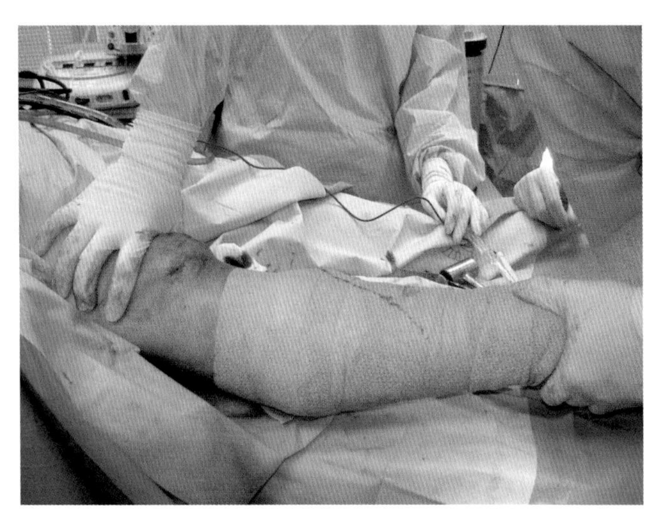

图57–12 手指触及病损区，以确认骨栓是否复位和关节凸面是否重建

闭合伤口

- 用1号Vicryl线缝合关闭关节囊。
- 2-0 Vicryl线缝合皮下组织。
- 3-0 Prolene线缝合皮肤。

术后

- 使用冰疗仪冰敷。
- 持续被动运动2周（至少8小时/天）。
- 对于有髌骨和滑车沟病变的患者，需使用0° ~30° 支具6周，必要时扶拐（WBAT）。
- 对于有股骨髁缺损的患者，不使用支具，但6周内需拄拐部分负重。
- 0~2周开始局限性的股四头肌活动度练习（四头肌收缩、足跟支撑、足跟滑动、踝泵）。
- 2~6周开始强化训练。
- 8周时，去除支具并进一步强化训练。
- 12周时，在可耐受的范围内恢复完全活动。

第58章

同种异体骨软骨移植治疗膝关节剥脱性骨软骨炎

（ERIC J. COTTER, DREW A. LANSDOWN, RACHEL M. FRANK, BRIAN J. COLE）

背景

- 剥脱性骨软骨炎（osteochondritis dissecans, OCD）是一种主要影响软骨下骨的疾病，导致骨质塌陷和关节软骨的不稳定[1,2]（图58–1）。
- OCD可存在于许多关节中，但最常见于膝关节股骨内侧髁（70%的病例）[3,4]。
- 虽然OCD可发生于小儿和成人，但儿童和青少年的疾病发病率较高（每年9.5/10万人，年龄6~19岁）[5]。
- 同种异体骨软骨移植物（osteochondral allograft, OCA）移植已被证明是一种有效的治疗膝关节OCD的保膝方法[6]，患者满意度高，移植失败率低[7]。

适应证

- 股骨髁、滑车或髌骨的孤立病变，单侧症状性软骨或骨软骨病变。
- 髌股间室的双侧病变也可以用OCA治疗，尽管效果不太确定。
- 年轻（年龄小于50岁），体能需求高的患者。
- 病变面积通常大于10mm[2]。
- 体重指数（body mass index, BMI）低于35，下肢力学轴线正常。而半月板状态是确定OCA是否适合行异体骨软骨移植的考虑因素。
  - OCA可以成功地与截骨术、半月板手术或韧带修复/重建同时进行[6]。
- 许多有症状性病变的患者可以通过非手术措施成功治疗，包括关节注射、物理治疗和改善活动。
  - 对于保守措施失败而仍然有或出现症状的患者，OCA可作为首要选择。此外，OCA是先前手术干预失败的患者的可行选择，如关节镜清创术、OCA固定术或软骨碎片切除术[8,9]。

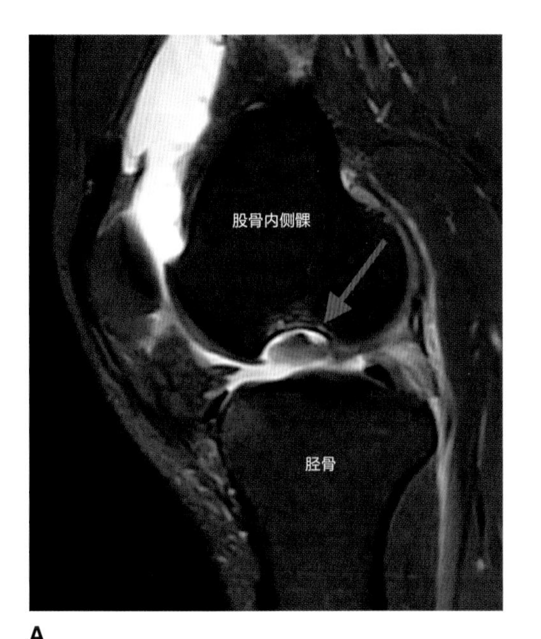

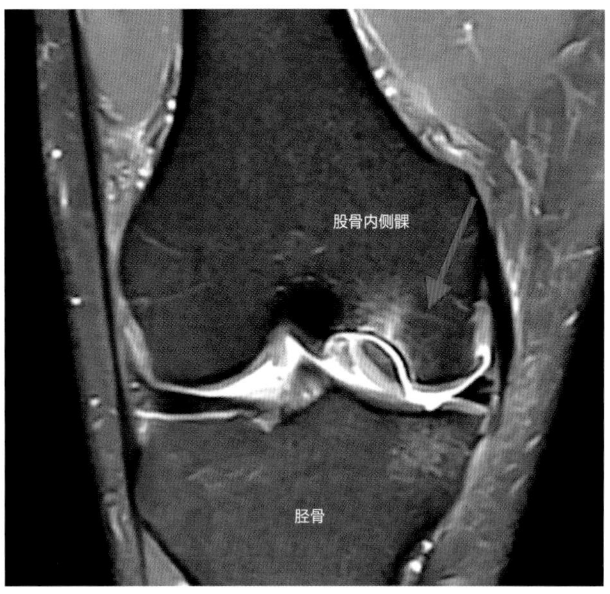

A　B

图58-1　MRI图像显示31岁男性股骨内侧髁的OCD损伤，如红色箭头所示。A. 矢状位，T2加权压脂图像；B. 冠状面，T2加权压脂图像

无菌仪器/设备

- 带衬垫的止血带。
- 高年资的医师通常使用商购系统（同种异体移植 OATS, Arthrex, Naples, FL），将良好压配技术用于大部分股骨髁的独立病损（图58–2）。

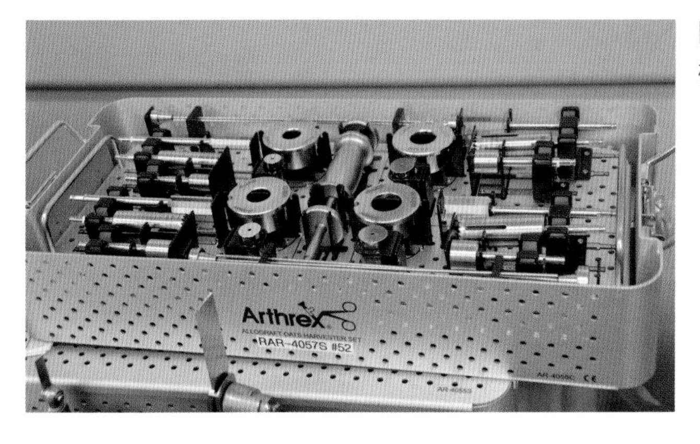

图58-2　同种异体移植OATS收集器械（Arthrex, Naples, FL.）

- 器械和植入物的考虑因素（以下许多因素可能都不需要考虑，而且决策是基于医师的经验和病损的特殊情况）。
  - 空心圆柱形尺寸导轨（15、18、20、25、30和35mm）。
  - 空心切割钻。
  - 同种异体移植工作站。
  - 供体收集器。
- 关节镜台和关节镜。
  - 准备关节镜刨削器。
- “Z” 形牵开器（2把）、大耙（2把）和（或）Hohmann牵开器（2把）。
- 15号手术刀片。

- 小尺子。
- 无菌记号笔。
- 止血钳。
- 常温无菌生理盐水。
- 导丝。
- 脉冲灌洗二氧化碳盐水（CarboJet, Kinamed, Camarillo, CA）。
- 摆锯。
- 咬骨钳。
- 手夯和木槌。
- 金属无头螺钉（Acutrak2迷你螺钉，Acumed, Hillsboro, OR）、生物挤压加压螺钉（Arthrex, Naples, FL）、Orthosorb钉（Depuy, Inc., Warsaw, IN）。

体位

- 患者可以仰卧，或者可以将肢体放置于标准的前交叉韧带腿架中（图58–3）。

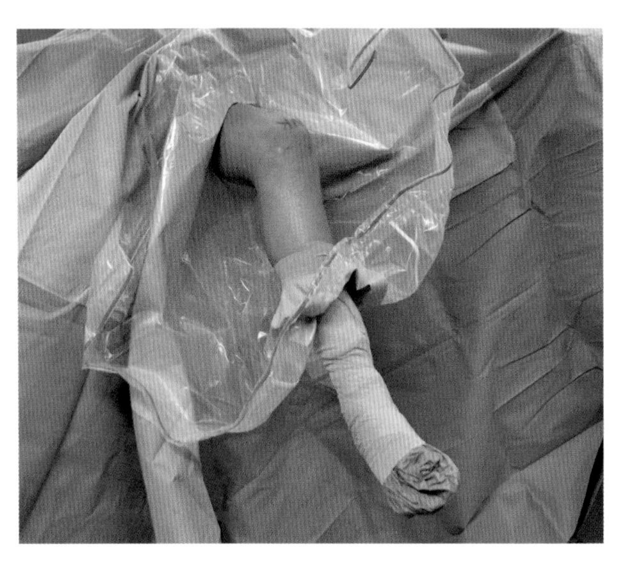

图58–3 关节镜膝关节支架上，右膝屈曲约80°

  - 对于简单的OCA移植，患者仰卧，腿直接放在手术台上。
  - 对于伴有其他手术的复杂OCA移植，可以使用ACL腿架，使膝关节屈曲90°自由下垂，可允许环形范围内操作。
- 在整个手术过程中使用衬垫良好的大腿止血带，并在手术结束关闭切口前放气以确保止血。
- 准备好患肢并按标准的膝关节前入路铺单。

入路/显露

- 该手术过程通常使用膝关节正中切口、髌旁关节小切口入路。
  - 关节切开通常是在病变同侧进入，但可能会适当调整来获得最佳入路角度，以垂直到达骨软骨病灶。
  - 在内侧，优先选择股内侧肌间入路。
  - 在外侧，倾向于松解外侧支持带以便于暴露，可以在手术结束时仍保持显露。

- 根据病变的大小和位置，关节切开可以向近端或远端延伸，以便于暴露。
- 当需要股骨内侧髁OCA时，关节切开可以向远端延伸，以适应高位胫骨截骨术。

- 使用“Z”形牵开器或Hohmann牵开器牵开软组织（a）和将牵开器置于髁间窝处牵开髌骨（b）(图58-4)。
- 然后屈曲膝关节以最佳地暴露病变。
- 对于髌股关节病变，首选外侧入路，当需要时可将髌骨外翻至90° 或更大。当要同时进行胫骨结节截骨术时，要先行截骨术，以改善手术视野，但不要抬高整块骨头或破坏脂肪垫，以尽量减少并发症。
- 对于之后的手术过程，需使用腿部固定器保持屈曲角度。

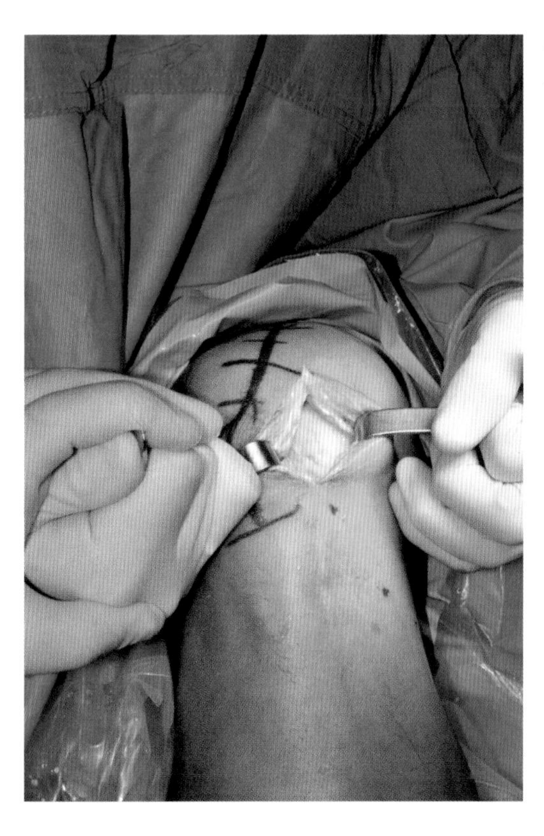

图58-4 使用两个“Z”形牵开器进行软组织牵开，以显示股骨内侧髁缺损

手术过程

步骤1：显露

- 在麻醉诱导之前，确认已准备好大小适当的OCA。
- 在切开关节之前，最好进行诊断性关节镜检查以评估是否伴随损伤，并确认软骨损伤适合同种异体移植物移植。
  - 如果最近已经分期进行前期的关节镜检查，在骨软骨同种异体移植时可以不再行诊断性关节镜检查。
  - 如果存在伴随病变，例如韧带损伤需要重建，半月板损伤需要半月板清理、修复或移植，和（或）力线不良需要截骨，这些手术需在OCA移植之前进行。
- 关节镜检查后，如前所述的以标准方式进行小切口关节切开，沿着股骨内侧髁或外侧髁显露病损（图58-5）。

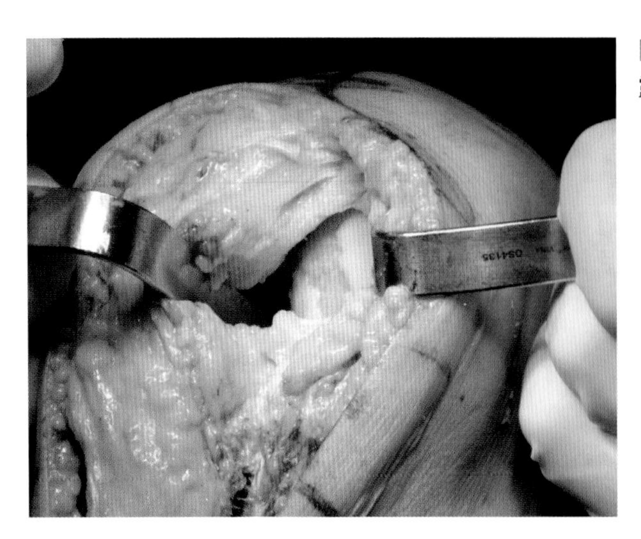

图58-5 膝关节屈曲至70°~110°，暴露骨软骨病变

- 打开同种异体移植物（图58–6），并在后台用室温无菌盐水浸泡。应该避免温度的突然变化可能对软骨的影响。

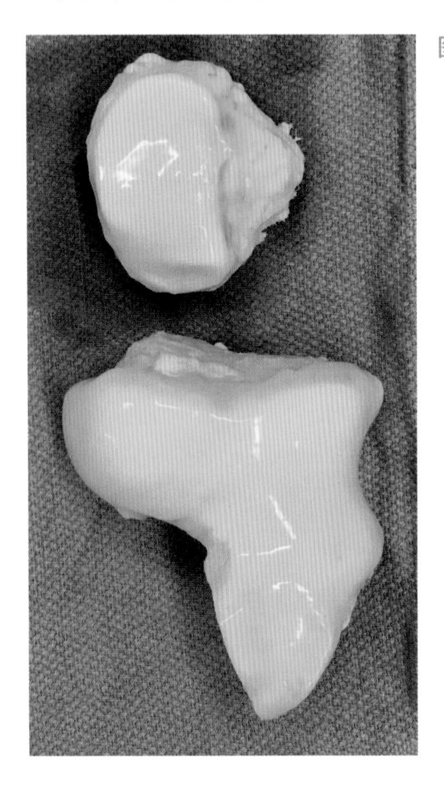

图58-6 供体骨软骨同种异体移植单侧髁和髌骨

步骤2：软骨病损区准备

- 检查病变以确定边缘，清理相邻的受损软骨以准确确定病变的大小。
  - 病损的形状将决定是否需要单个圆柱形骨栓或较大的斜形病损需要多个骨栓。或选择较新的工具（Bio-Uni, Arthrex, Naples, FL）用于股骨内侧髁的长斜形病损。
  - 相比定制的手工切割移植工具，笔者倾向于使用压配技术。
- 可以使用任何数量的同种异体移植物制备和植入托盘。以下步骤描述了可使用这些系统之一制备OCD床和同种异体移植物。
  - 同种异体移植OATS套装（Arthrex, Naples, FL）可以制作15、18、20、25、30和35mm同种异体移植物。

- 将不同的管状、圆柱形尺寸引导件放置在病变上以估计同种异体移植物的适当尺寸。
  - 必须将尺寸导向器垂直于周围关节软骨并与其齐平，以确保一致性。
  - 最好略微大于病灶，而不是在周边留下可疑的骨质。
- 一旦确定了合适的尺寸，将大小测定器插管放置在病损的中心，使得测量器完全覆盖病变。
- 将相同的圆柱形大小测定器垂直放置在供体髁上，以确保获取相似外形结构的骨栓。
  - 用标记笔沿12点钟方位标记其位置。
- 一旦确认供体膝关节可以获得满意尺寸，就将大小测定器插管放回到受体病灶上，并将2.4mm导针垂直插入至少3mm的深度（图58–7）。
- 移除测定器，留下导针，将相同尺寸的套管切割钻放置在导针上。用切割钻在外周软骨和软骨下骨的一部分刻痕标记。
- 将相同尺寸的套管式扩孔钻放置在导针上并用其在受体骨钻出6~8mm深度的圆柱形缺损（图58–8~58–10）。

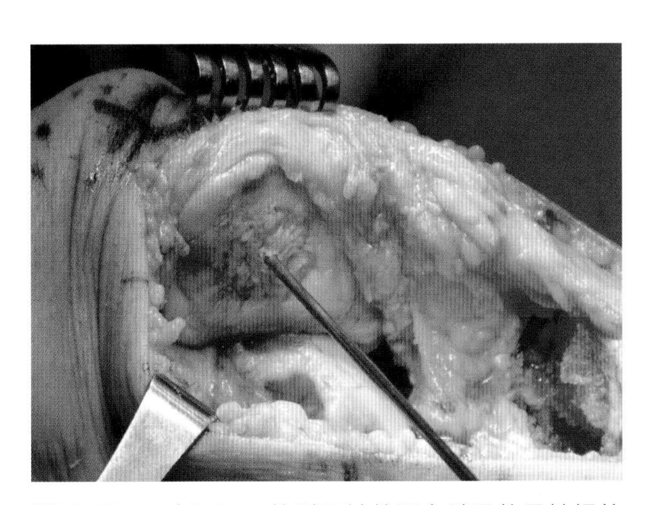

图58–7 一个2.4mm的引导针放置在髌骨软骨缺损的中心

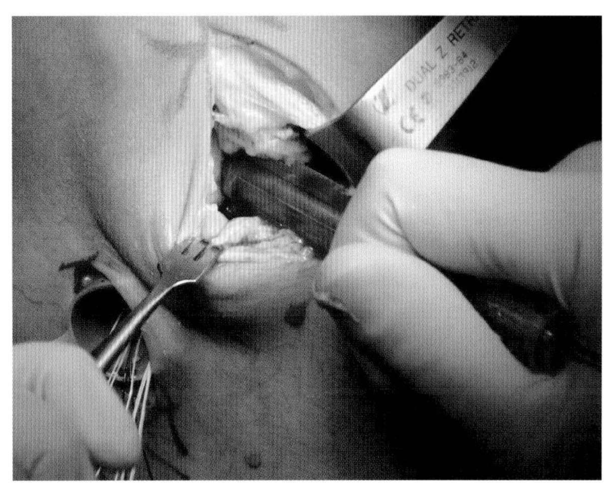

图58–8 圆柱形大小测定器放置在2.4mm导针上，以确定股骨外侧髁缺损的适当尺寸

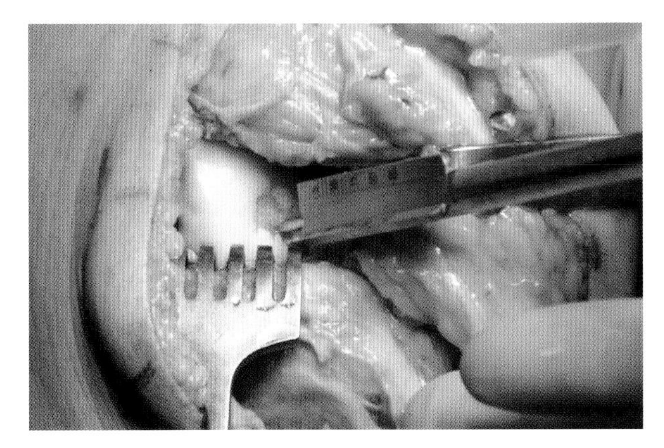

图58–9 使用套管式扩孔钻进行股骨外侧髁病损扩孔

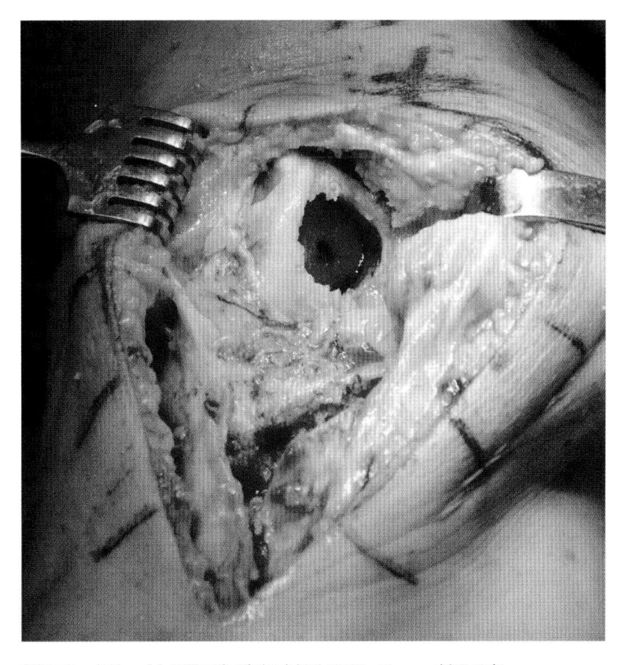

图58–10 外侧滑车病损扩孔至6~8mm的深度

- 在扩孔期间使用冷盐水冲洗以降低周围软骨发生热坏死的风险。
- 移除钻和导丝。
- 用止血钳夹小纸尺（图58–11）对受体病损的四个象限（3点、6点、9点和12点）进行精确的深度测量。

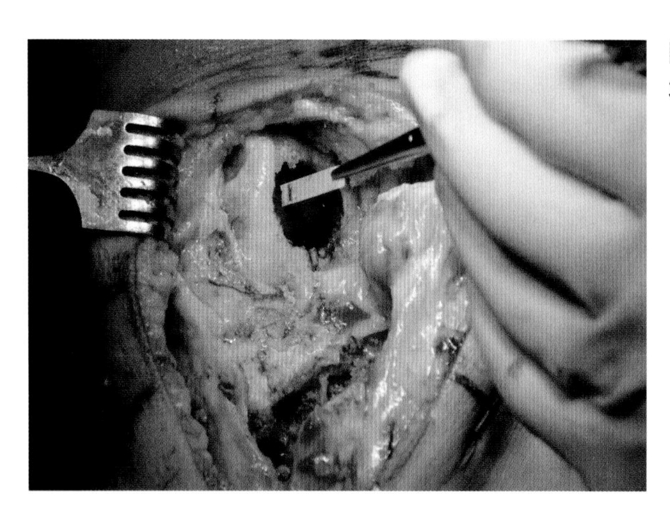

图58–11 止血钳夹小纸尺测量3点、6点、9点和12点的深度

- 使用新的15号刀片去除病灶周边松动或磨损的软骨。
- 可以使用小的克氏针（Kirschner wire, K-wire）在骨床上钻多个非汇合孔，进一步引导出血促进骨愈合。
- 扩孔期间显露的囊性病变可以使用扩孔时的自体骨移植物进行移植填塞。

步骤2：注意事项

- 在一些OCD病变中，移植物可能不完全包含在病损内，可能需要额外的固定，如生物加压螺钉。
- 保持完全垂直的入路可恢复最佳的修复界面。如果导管导向器无法到达该位置，则可调节膝关节的屈曲角度和内翻/外翻以便于进入。
- 准确的测量还可以使移植物很好地适应所产生的缺损。应注意确保标尺在测量骨缺损深度时不会弯曲，否则将影响测量准确性。

步骤3：同种异体移植物制备

- 如果获取到完整的半髁，则可能需要用摆锯在后台工作站修整以适合受体部位（图58–12）。
- 使用四个螺钉将供体髁固定在工作台上。
  - 或者，如果有另外助手，则在塑形移植物时，助手可将供体髁固定在台子上。
- 将适当尺寸的套管放置在与先前标记的12点位置精确匹配的移植物上。

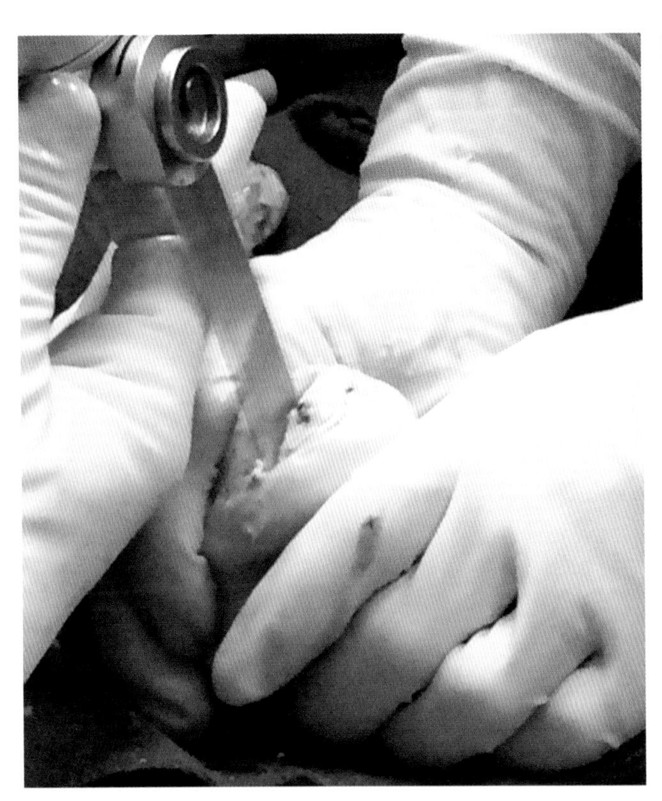

图58-12 使用摆锯修整供体股骨远端

- 在三维方向调整套管，使得测定器穿过套管后直接匹配在移植物的标记点上。固定套管（图58–13）。

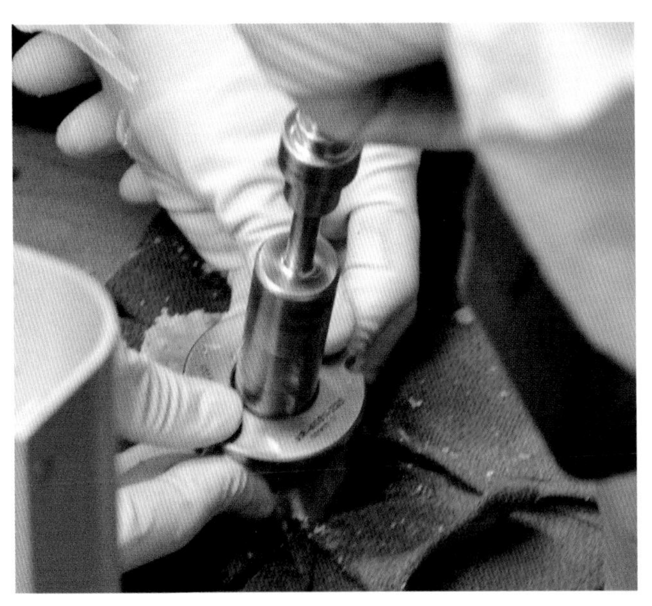

图58-13 将适当尺寸的移植收集器放置在套管上，并在供体组织的范围内取芯

- 使用供体收集器钻穿整个供体髁，然后轻轻提取移植物（图58–14）。
  - 助手用镊子固定骨栓，注意避免损坏关节面。

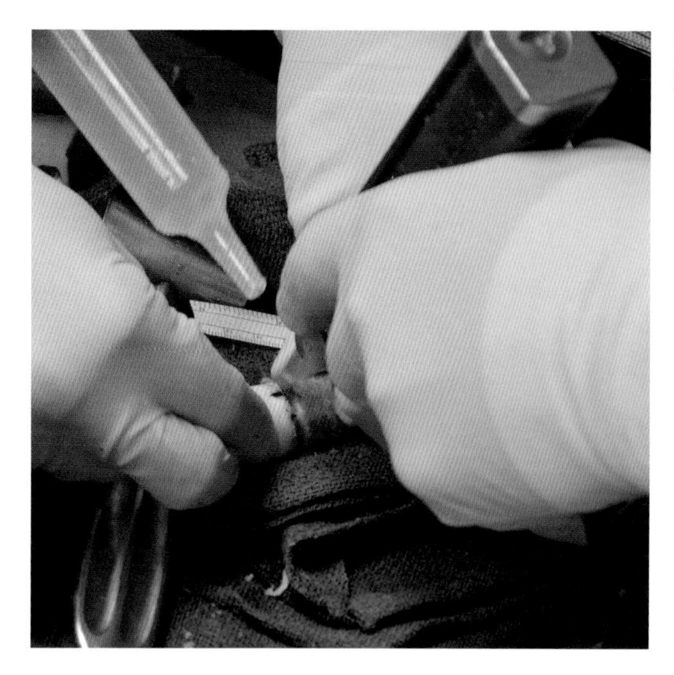

图58–14 根据受体缺损中最深的测量结果，将供体栓修整至6~8mm

- 先前在受体缺槽中进行的深度测量点标记在供体骨栓的四个角上，注意12点位置（图58–15）。

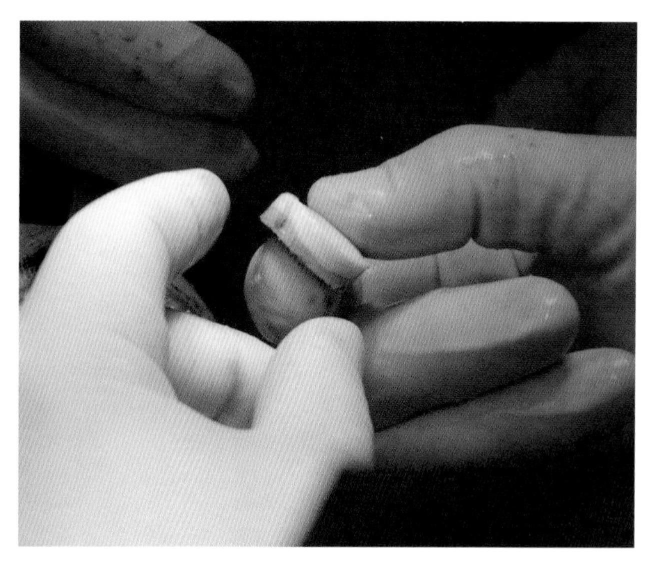

图58–15 在12点位置标记供体骨栓，以便与受体缺损处的12点位置对应在一起

- 将同种异体移植物在标记位置固定到固定夹上，并用摆锯修剪。
  - 如果四个象限具有不同的深度，则使用摆锯将软骨下骨轻轻修剪至适当的深度。

步骤3：注意事项

- 确保套管和所有仪器完全垂直移植物是制作与受体髁匹配移植物的关键点。
- 当标记修剪移植物的深度时，首先标记每个象限的深度。接下来，可以画出连接四个象限的线，以设计合适的切割角度，使移植物每个部分都达到适当的深度。

- 对于髌骨移植物，如果涉及垂直嵴，则缺损的轮廓可能特别难以匹配。复制适当的轮廓将取决于供体移植物的解剖结构和病变位置。据此应仔细检查供体髌骨，以便找到与受体髌骨的形态相匹配的单个移植物（或多个移植物）的最佳位置。
- 在3点、6点、9点和12点处，不适当地修剪供体骨栓的深度将出现不匹配，使移植物相对于周围的骨面凹陷或过于突出。
- 过度的力量或过多的冲击可能会降低软骨细胞的活力[10,11]。

步骤4：移植物植入

- 用盐水二氧化碳混合液脉冲灌洗供体同种异体移植物骨栓，去除其中剩余的骨髓组织，并灌洗受体部位以去除残留的骨碎片（图58-16）[12]。
- 将移植物轻轻压入缺槽，使供体侧和受体侧的两个12点位置匹配（图58-17）。
- 如果用手不能触及移植物，无法确定移植物与周围的软骨高低，可以用夯棒将移植物轻轻敲打到位。

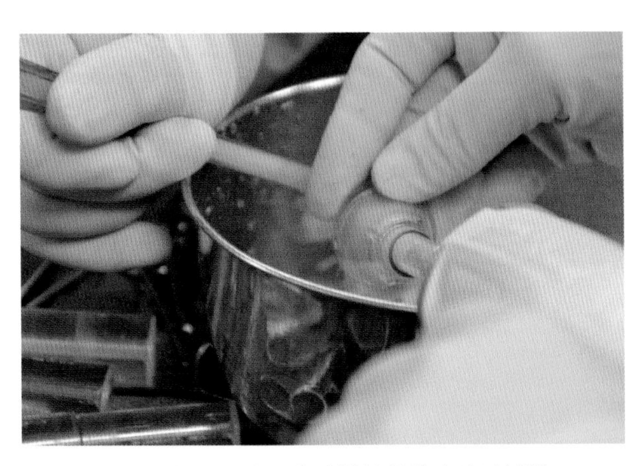

图58-16　骨软骨同种异体移植栓的盐水脉冲灌洗

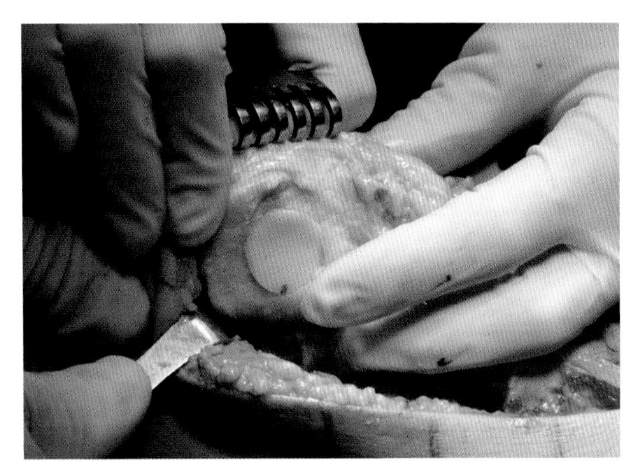

图58-17　将髌骨骨软骨同种异体移植栓轻轻压入供体槽中

步骤4注意事项

- 如果移植物太紧，使用相同尺寸的扩张器来扩张骨槽。
- 如果移植物太松，在骨栓的周边进行骨移植，也可通过移植物的中心进行辅助固定。
- 首先将移植物定位在最深处，然后将其余部分撬拨到位通常是成功放置移植物的关键。

步骤5：移植物固定

- 如果无法实现紧密压配，则可能需要额外的固定。移植物固定方式选择有以下几种。
  - 金属无头螺钉（Acutrak2迷你螺钉，Acumed, Hillsboro, OR）。
    - 适用于大型非包容性骨栓。
  - 生物可吸收螺钉（生物加压螺钉，Arthrex, Naples, FL）。
    - 笔者首选用于大型非包容性骨栓。
  - Orthosorb钉（Depuy, Inc., Warsaw, IN）。

- 由聚二噁烷酮缝合线（polydioxanone suture, PDS）制成（可吸收）。
- 提供1.3和2.0mm直径型号。
- 适用于小骨栓（直径小于20mm）。
- 技术。
  - 将套件中合适的克氏针穿过骨栓中心置入骨中。
  - 移除克氏针并将Orthosorb钉在空心插入器上置入骨中。
  - 修剪钉尾与骨头齐平。
  - 如果使用多个钉，则应以散开方式放置。

步骤5：注意事项

- 如果移植物不能与受体髁齐平，则应检查移植物大小和受体部位，并根据需要重新钻孔/重新修剪。
- 如果需要移除移植物，可以使用Freer剥离器将移植物从其位置移出，或者可以使用反向螺纹拔出器，通过将拔出器拧入移植物中并抓住拔出柄轻轻地将移植物拔出。

步骤6：缝合

- 大腿止血带放气，并止血。
- 盐水冲洗膝关节，分层闭合切口。
- 笔者推荐在脂肪垫中使用细小的可吸收缝线［2-0 Vicryl（Ethicon, LLC, San Lorenzo, Puerto Rico）］以限制脂肪垫的出血。
- 内侧支持带用强可吸收缝合线间断缝合［1号Vicryl（Ethicon, LLC）］。
- 如果进行外侧松解，则外侧不做任何缝合，保持张开状态。
- 应用完全伸展的铰接式膝关节支具，仅在物理治疗和连续被动运动（continuous passive motion, CPM）时去除。

术后康复

- 第一阶段（0~6周）
  - 足跟着地负重。
  - 在前2周内使用锁定在完全伸展状态的铰接式膝关节支具，在使用CPM机器训练时移除，2周后停用支具。
  - 从0°~40°开始每天使用约6小时，从0~6周每天在可承受的范围内增加5°~10°。
  - 0~2周的练习包括股四头肌训练、小腿泵、被动悬腿至90°，以及坐姿抬腿。
  - 2周时增加被动和辅助主动活动度训练。开始侧卧，并进行臀部和核心肌群腘绳肌腱训练和臀中肌训练。
- 第二阶段（6~8周）
  - 每周增加25%负重，直至全负重。
  - 实现全范围活动度。
  - 加强第一阶段的练习。
- 第三阶段（8~12周）

- 实现全负重。
- 开始步态训练、闭链活动、靠墙坐练习、穿梭运动、迷你蹲和脚趾抬高练习。
- 增加单侧站立运动和平衡训练。

- 第四阶段（12周~6个月）
  - 第三阶段练习加强，包括核心肌群、臀肌、骨盆稳定性和腘绳肌离心运动。
  - 患者在可以接受的范围内使用椭圆固定式自行车和游泳池训练。
- 第五阶段（6~12个月）
  - 进行功能运动。
  - 恢复特定体育活动，竞技练习可以在8个月开始。
- 康复注意事项
  - 康复方案可根据病损的治疗方法而改变，如截骨术、半月板同种异体移植或韧带重建。

参考文献

[1] Crawford DC, Safran MR. Osteochondritis dissecans of the knee. *J Am Acad Orthop Surg*, 2006,14(2):90-100.

[2] Kon E, Vannini F, Buda R, et al. How to treat osteochondritis dissecans of the knee: surgical techniques and new trends: AAOS exhibit selection. *J Bone Joint Surg Am*, 2012,94(1):e1.1-e1.8. doi:10.2106/JBJS.K.00748.

[3] Cahill BR, Phillips MR, Navarro R. The results of conservative management of juvenile osteochondritis dissecans using joint scintigraphy. A prospective study. *Am J Sports Med*, 1989,17(5):601-605; discussion 605-606. doi:10.1177/036354658901700502.

[4] Linden B. The incidence of osteochondritis dissecans in the condyles of the femur. *Acta Orthop Scand*, 1976,47(6):664-667.

[5] Kessler JI, Nikizad H, Shea KG, et al. The demographics and epidemiology of osteochondritis dissecans of the knee in children and adolescents. *Am J Sports Med*, 2014,42(2):320-326. doi:10.1177/0363546513510390.

[6] Frank RM, Lee S, Levy D, et al. Osteochondral allograft transplantation of the knee: analysis of failures at 5 years. *Am J Sports Med*, 2017,45(4):864-874. doi:10.1177/0363546516676072.

[7] Sadr KN, Pulido PA, McCauley JC, et al. Osteochondral allograft transplantation in patients with osteochondritis dissecans of the knee. *Am J Sports Med*, 2016,44(11):2870-2875. doi:10.1177/0363546516657526.

[8] Briggs DT, Sadr KN, Pulido PA, et al. The use of osteochondral allograft transplantation for primary treatment of cartilage lesions in the knee. *Cartilage*, 2015,6(4):203-207. doi: 10.1177/1947603515595072.

[9] Chahal J, Gross AE, Gross C, et al. Outcomes of osteochondral allograft transplantation in the knee. *Arthroscopy*, 2013,29(3):575-588. doi:10.1016/j.arthro.2012.12.002.

[10] Kang RW, Friel NA, Williams JM, et al. Effect of impaction sequence on osteochondral graft damage: the role of repeated and varying loads. *Am J Sports Med*, 2010,38(1):105-113. doi:10.1177/0363546509349038.

[11] Pylawka TK, Wimmer M, Cole BJ, et al. Impaction affects cell viability in osteochondral tissues during transplantation. *J Knee Surg*, 2007,20(2):105-110.

[12] Hunt HE, Sadr K, Deyoung AJ, et al. The role of immunologic response in fresh osteochondral allografting of the knee. *Am J Sports Med*, 2014,42(4):886-891. doi:10.1177/0363546513518733.

第59章

股骨髁剥脱性骨软骨炎新鲜同种异体骨软骨移植术

(Tim Wang, David M.Dare, Dean Wang, Reiley J.WilliamsIII)

背景

- 同种异体骨软骨移植术是治疗股骨中等至更大面积关节软骨缺损（直径大于15mm）的首选方法。
  - 微骨折。
    - 持续时间有限。
- 自体骨软骨移植。
  - 供给侧易发生风险[1]。
- 自体软骨细胞移植[2,3]。
    - 移植部位大小受到一定限制。
    - 需要二次手术。
    - 恢复时间延长。
- 同种异体移植组织在供体死亡后24小时内获得。
- 软骨细胞的生存能力和细胞外基质的完整性直接影响术后的预后，其保存至关重要。
  - 建议最长储存时间为28天，经过适当保存，约70%的软骨细胞具备存活能力[4]。
  - 与乳酸林格液相比，在无血清培养基中储存可提高软骨细胞的活力和代谢[5]。
- 最近，在外科手术时从髂嵴抽取获得骨髓浓缩液（bone marrow aspirate concentrate, BMAC）来增强同种异体骨软骨移植效果。
- 同时进行开放楔形胫骨高位截骨术和开放楔形股骨远端截骨术治疗膝关节内翻和膝关节外翻畸形。
- 可以通过术前MRI扫描或分期诊断性关节镜检查来确定缺损大小，以获得合适大小的同种异体移植组织（图59–1，59–2）。

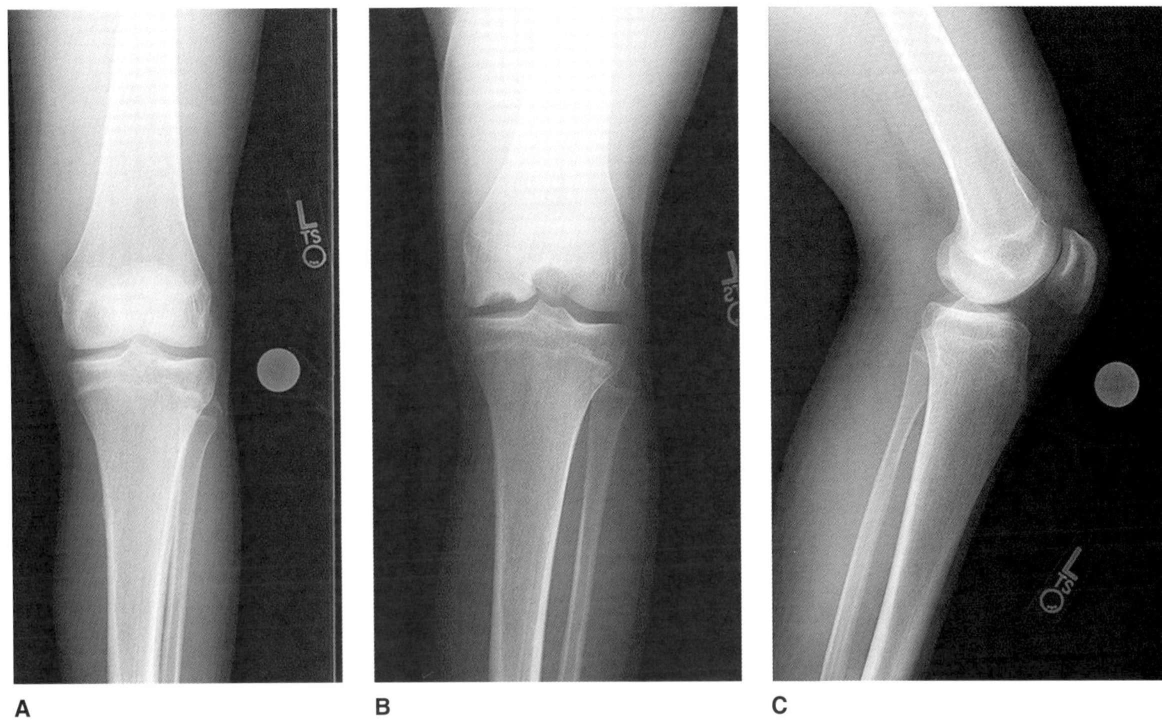

图59-1 29岁患者，左股骨内侧髁骨软骨炎病变膝关节正位X线片（A）和膝关节屈曲位后前位X线片（B）、侧位X线片（C）

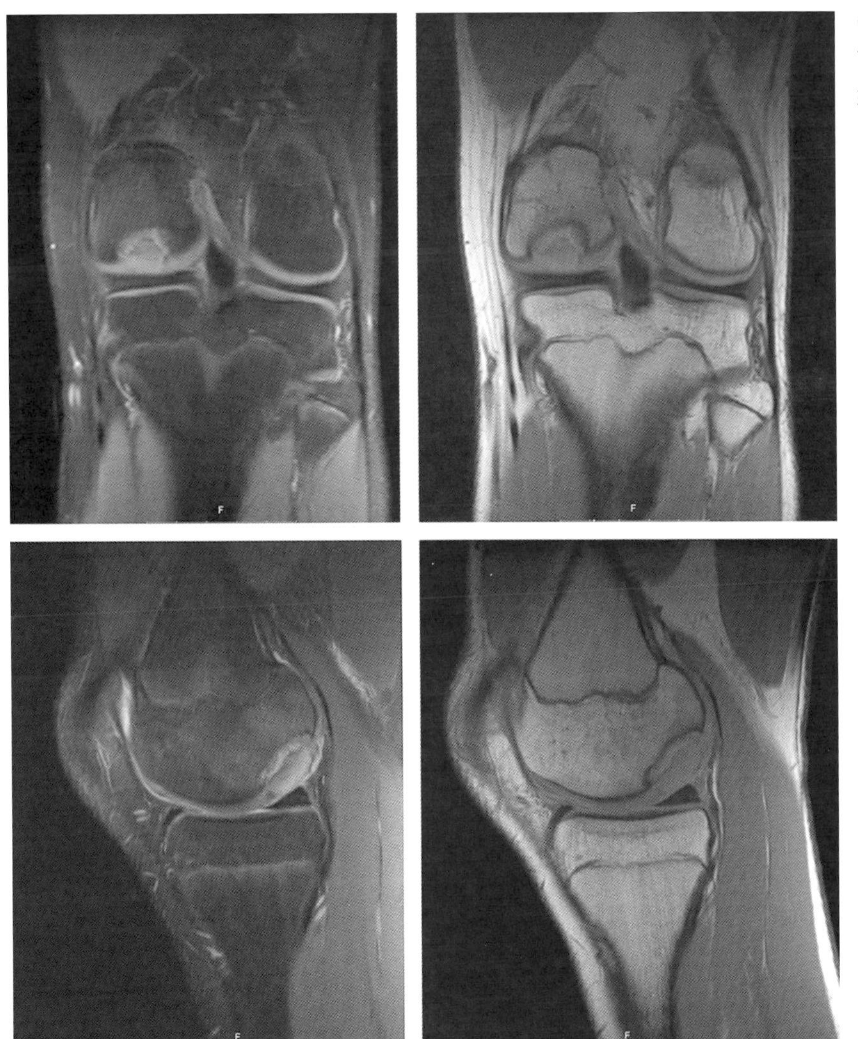

图59-2 左股骨内侧髁冠状面和矢状面MRI显示剥脱性骨软骨炎病变

体位

- 患者仰卧于手术台上。
- 大腿近端放置气囊止血带。
- 侧方支撑柱放置于大腿近端，与止血带水平，并确保行外翻应力试验时内侧间室充分张开，便于关节镜检查。
- 患者麻醉镇静后，从同侧髂前上棘获取BMAC。

关节镜检查

- 常规诊断性关节镜检查，测量病变大小，以确定最佳治疗方案（图59–3）。同时处理合并半月板病变。
- 通常，用于股骨髁病变时选择新鲜股骨半髁，而异体股骨远端最好用于滑车周围病变。打开移植物浸泡于抗生素无菌生理盐水中。

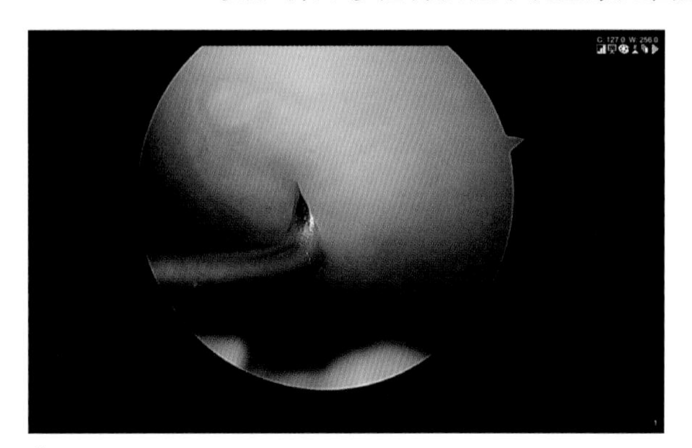

A

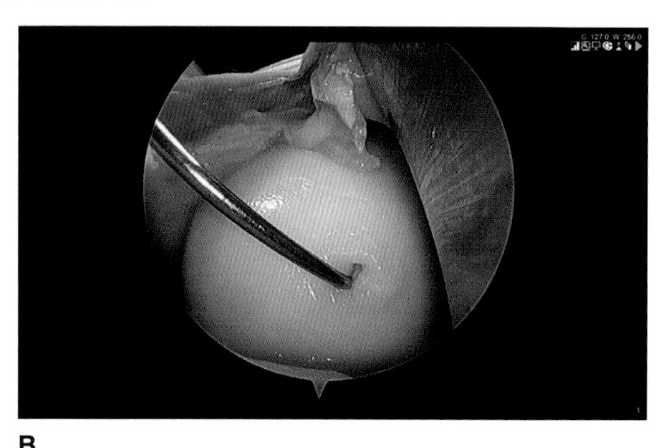

B

图59–3 关节镜下检查股骨内侧髁损伤。A. 空心铰刀导钻确定病变部位。B. 通过导针使用空心铰刀

入路

- 根据病变部位选择髌旁内侧或外侧关节切开术。如果是股骨内侧髁部位病变最好使用髌旁内侧关节切开术，而股骨外侧髁病变最好通过髌旁外侧关节切开（图59–4）。
- 大腿止血带充气后，沿着髌骨和髌腱的内侧边界切开皮肤，直到股骨伸肌支持带。

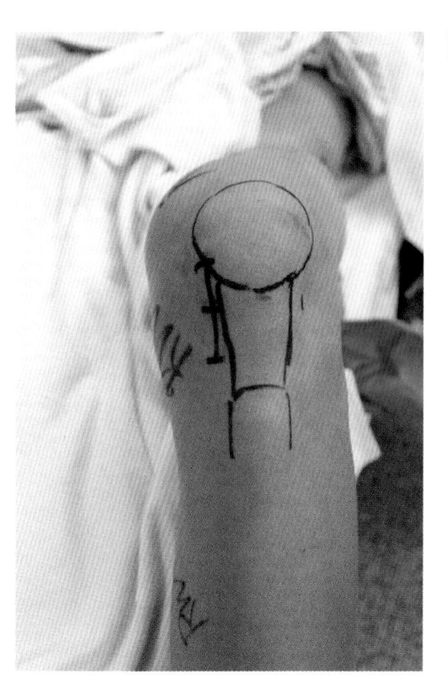

图59–4 计划切口和关节切开方法

- 髌旁关节切开术是从髌骨中央到胫骨平台远端。紧邻髌腱保留5mm软组织瓣，便于关节缝合。
- 常规切除髌下脂肪垫以增加暴露，同时能降低髌下瘢痕形成的风险。
- 在股骨髁外侧边缘放置Paulson牵开器，在髁间窝放置直角Hohmann拉钩来最大限度地暴露切口。
- 屈曲膝关节，尽可能地通过小的皮肤“窗口”观察关节内病变。

病变 / 受体部位准备

- 使用制造商提供的测量圆筒，选择适当尺寸的空心圆柱体以匹配病变部位直径大小。
  - 如果移植部位呈长椭圆形或太大而不能用单个圆柱移植物，倾向于将两个圆柱移植物堆叠放置成“雪人”样排列。
- 导管应垂直于关节面，且病变应至少在其边界3/4处。通过导向器的中心槽插入克氏针。
- 使用与量筒尺寸相同的套管扩孔器将病变部位钻至8~9mm的深度（图59–5）。
  - 用直尺在12点钟、4点钟和8点钟测量受体部位的深度。

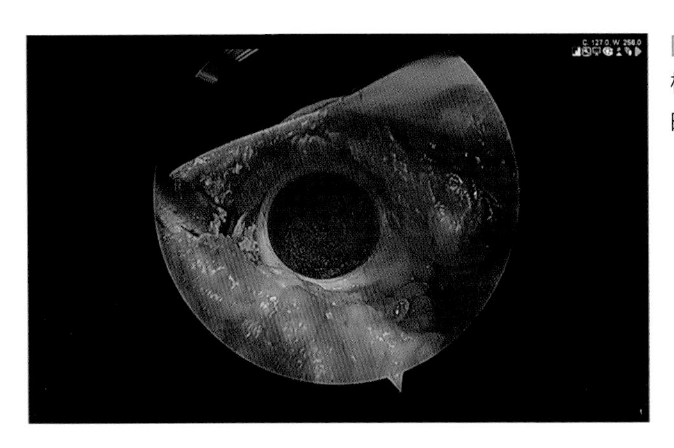

图59–5 完成病灶清创后，按照表盘标记、测量病变的深度以确定移植体的理想尺寸

供体部位准备

- 理想的供体部位应高度匹配受体部位的整体曲率半径和轮廓。新鲜同种异体骨软骨移植物（半髁或股骨远端髁）被认为最符合人体工程学结构。
- 固定移植物后用取芯扩孔器切取移植物（图59–6）。

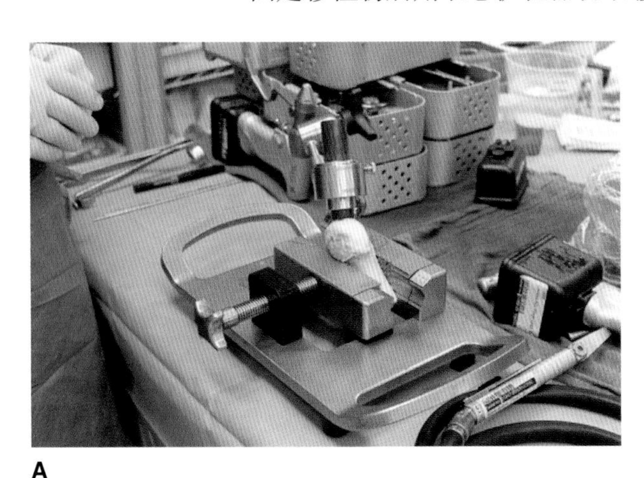

A

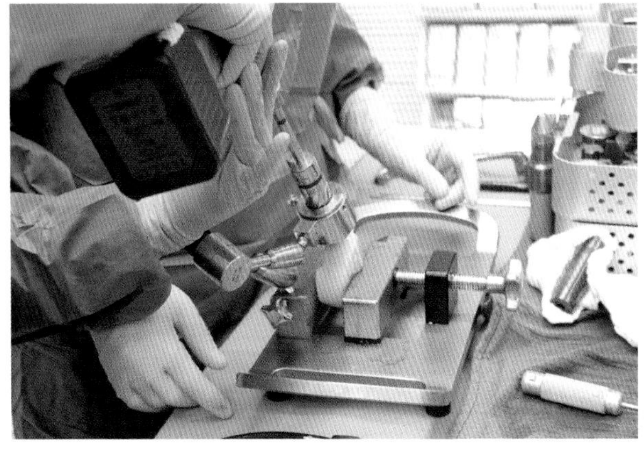

B

图59–6 A，B. 新鲜同种异体股骨半髁固定于移植台上，将环钻放置在选定好的位置以准备切取移植物

- 适当尺寸匹配的环形钻用于快速钻孔，同时进行盐水冲洗以防止组织发生热坏死（图59–7）。

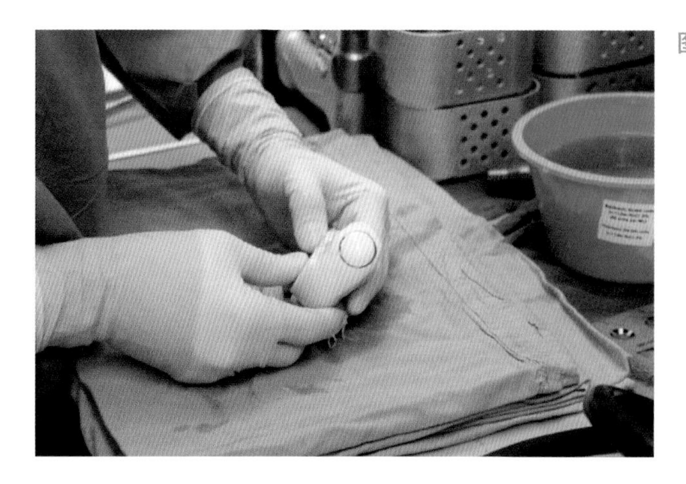

图59–7 环形钻切取移植物

- 一旦钻到预定深度，使用微型摆锯从股骨髁分离移植芯“塞子”。摆锯垂直于移植芯的长轴方向，而且深度大于预期的移植物深度。
- 使用标记笔标记嵌入关节面上的12点位置，直尺在预先测量的相应12点、4点和8点位置标记移植物的适当深度。
- 采用移植物夹持器沿圆柱方向将移植物夹持在标记位置。使用摆锯沿夹具平面切割圆柱体。这一步类似于全膝关节置换术中切开髌骨（图59–8）。
- 完成后，移植栓角度呈轻度倾斜，以便容易插入受体部位。另外，将骨软骨栓的骨侧（与关节软骨相反一侧）植入到松质骨基底，并敲击移植栓继续进入1~2mm深度，这样提供了移植栓的固定效果。如果在插入期间感到骨软骨栓高出受体软骨，则应切除一部分松质骨使移植骨软骨栓与之齐平。
- 再次暴露受体部位，将骨软骨栓浸泡在BMAC的骨髓抽吸浓缩液中（图59–9）。

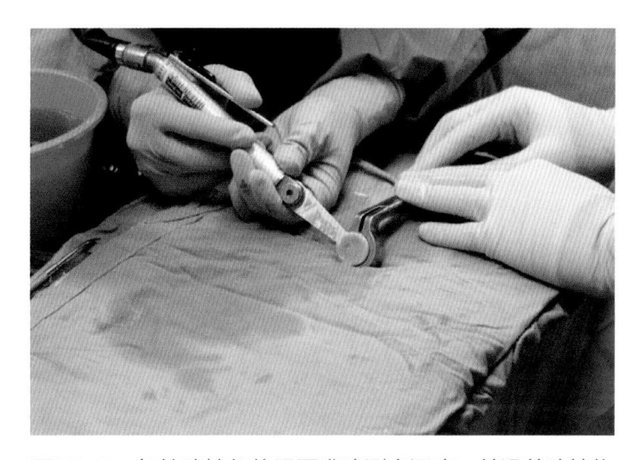

图59–8 每处移植部位需要准确测定深度，并沿着移植物表面切取移植物，以使移植物大小与相应的受体大小一致

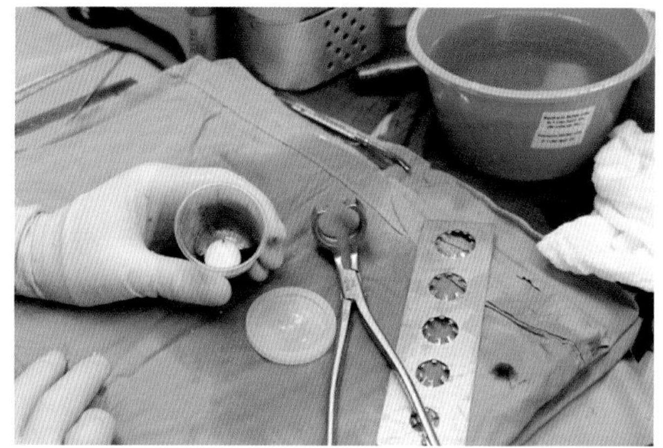

图59–9 新鲜同种异体骨软骨移植栓浸泡于骨髓抽吸浓缩液中

移植物植入

- 再次显露病变部位，用小克氏针或钻头对受体松质骨床进行多次钻孔。将剩余的BMAC注入缺损的底部。
- 将供体移植物垂直于缺损部位并临时放置在受区部位。用手加压以使移植物固定牢靠。在移植物几乎完全固定且仅几毫米突出时，击入器一半置于移植物表面，另外一半放置在受体部位股骨髁软骨表面击打，这有助于防止移植物的下沉。
    - 注意轻轻地撞击移植物，因为过度用力会损坏关节软骨，导致软骨细胞死亡。
- 移植物通过压配固定获得初期的稳定性，不需要额外固定（图59–10）。

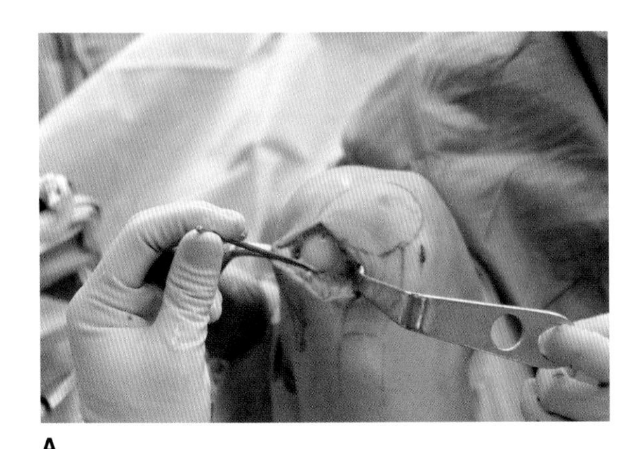
A

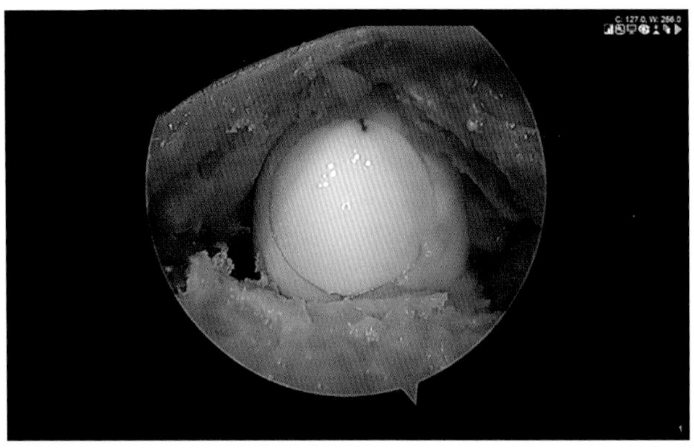
B

图59–10 同种异体骨软骨移植术的开放（A）和关节镜（B）下视图，移植物紧压在病损部位

闭合伤口

- 伤口彻底冲洗，止血带放气、止血（通常脂肪垫是出血的来源）。
- 采用常规技术闭合伤口。

术后方案

- 患者通常在手术当天出院。
- 脚趾接触式负重，膝关节保持伸展状态，持续1周。
- 第1周后允许0° ~90° 范围内活动。
- 第4周后开始逐渐过渡到完全负重。

参考文献

[1] Langer F, Czitrom A, Pritzker KP, et al. The immunogenicity of fresh and frozen allogeneic bone. *J Bone Joint Surg Am*, 1975,57(2):216-220.

[2] Dean CS, Chahla J, Serra Cruz R, et al. Fresh osteochondral allograft transplantation for treatment of articular cartilage defects of the knee. *Arthrosc Tech*, 2016,5(1):e157-e161.

[3] Richter DL, Tanksley JA, Miller MD. Osteochondral autograft transplantation: a review of the surgical technique and outcomes. *Sports Med Arthrosc*, 2016,24(2):74-78.

[4] Sherman SL, Garrity J, Bauer K, et al. Fresh osteochondral allograft transplantation for the knee: current concepts. *J Am Acad Orthop Surg*, 2014,22(2):121-133.

[5] Ball ST, Amiel D, Williams SK, et al. The effects of storage on fresh human osteochondral allografts. *Clin Orthop Relat Res*, 2004,418:246-252.

第60章
自体软骨细胞移植

(Scott D. Gillogly, Angus F. Burnett)

概述

- 自体软骨细胞移植（autologous chondrocyte implantation, ACI）分为两个阶段。
  - 自体软骨细胞活检（ACI第1阶段）。
  - 自体软骨细胞培养/移植（ACI第2阶段）。

ACI第1阶段——用于细胞培养的关节镜检查指标和软骨细胞活检

- 关节镜检查用来评估软骨缺损和各种伴随的膝关节病变。
  - 考虑因素包括缺损的位置、缺损的大小、缺损深度、骨受累程度、相对应的软骨表面、半月板/韧带的状态和髌股关节运动轨迹。

无菌仪器/设备

- 活检工具:关节镜下可用的小凿和（或）小刮匙。
- 活检培养基和容器。
- 装运标本的过程或储存。

患者体位

- 患者体位与常规关节镜检查一致。
- 患者仰卧位于手术台上。
- 尽可能使膝关节能极度屈曲。
- 可以使用止血带，但不作为常规使用。

移植软骨获取手术方法

- 移植软骨是从负重较少或不负重的非关节表面获取。
  - 股骨外侧髁的外侧软骨边缘。
  - 股骨内侧髁的内侧软骨边缘。

  - 股骨髁间窝滑车沟。
- 使用环形刮匙或髁间窝成形术专用圆凿。
- 使用软骨获取工具，将切取的软骨“剥离”出，确保软骨一侧附着在边缘上。
- 应用抓钳分离软骨活检附着部分（防止获取的软骨变成松散的标本）。
- 从软骨下骨上2~3片正常全层软骨组织［尺寸为（4~5）mm×（7~9）mm］分离下来
- 样本的重量为200~300g。
- 将活检标本置于无菌培养基中，容器上标记准确的患者信息。
- 对于离体培养，尽管可以冷冻保存培养物，以使患者有最佳的时机重新再植，但自体软骨细胞的总量扩增到之前的12倍需3~4周时间。

ACI第2阶段——软骨细胞植入胶原膜或基质膜

无菌仪器/设备

- 培养的软骨细胞（安排交付和细胞验证）。
- 纤维蛋白胶制剂。
- 特殊可吸收缝线（6-0 Vicryl缝合线）。
- 小刮匙。
- 精细仪器针座、剪刀、无齿镊。
- 可吸收Ⅰ型/Ⅲ型胶原膜，无菌包装，规格为50mm×40mm。
- 用5-0vicryl可吸收缝合线再缝合加固可吸收的微小锚定。

患者体位

- 标准仰卧位行膝关节切开术。
- 尽可能使膝关节能极度屈曲。
- 止血带使用；它仅在切口暴露和扩大清创时使用，然后放松止血带（止血带设置最低压力，使用时间不超过60分钟）。

手术入路

- 取决于软骨缺损部位。
- 根据手术步骤而确定。

显露

- 无论何种软骨修复，充分显露是手术成功的关键；然而，手术切口大小因缺损位置、大小和软骨细胞植入技术而异。
- 可以使用髌旁内侧或外侧切口和膝关节切开术。
- 手术切口应该随时可延长，并在以后关节其他手术时能重复使用，例如全膝关节置换术能重复使用到该切口。
- 翻转髌骨可加重股骨后髁软骨损伤或诱发复合性损伤。
- 对于髌股关节病变，手术时可以切取胫骨结节，清理半月板横韧带前方脂肪垫，并将胫骨结节向近端翻转，延长外侧支持带，切开内侧关节囊到股内侧斜肌（vastus medialis obliquus,VMO）斜形纤维处，但不能切断纤维附着点。

缺损部位准备

- 用小刮匙去除纤维组织和受损软骨组织，直至软骨下骨（图60–1）。
- 一旦暴露清楚，用15号刀片背面确定缺损边缘。
  - 标记出受损、受伤的软骨与健康软骨之间的界限。
  - 切入深度应达到骨质水平，并在缺损边缘形成一个90° 边的界（图60–2）。

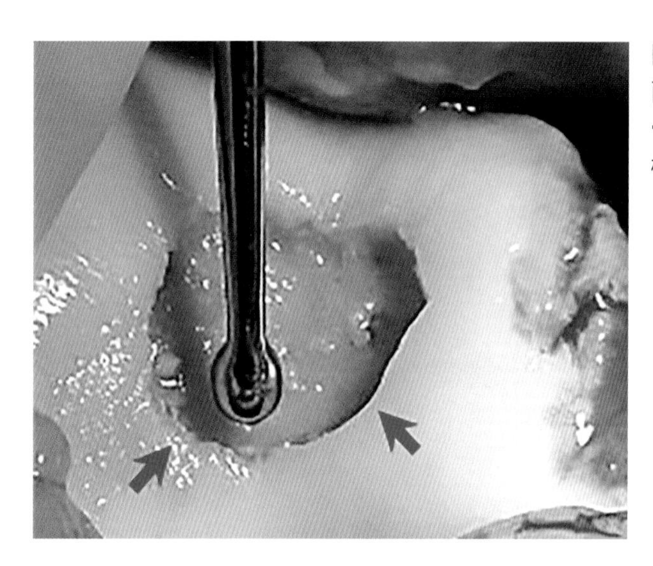

图60–1 使用小刮匙清理受损软骨表面残余的纤维组织和钙化软骨至软骨下骨。注意健康软骨边缘（蓝色箭头）与模糊不清晰边缘（红色箭头）的比较

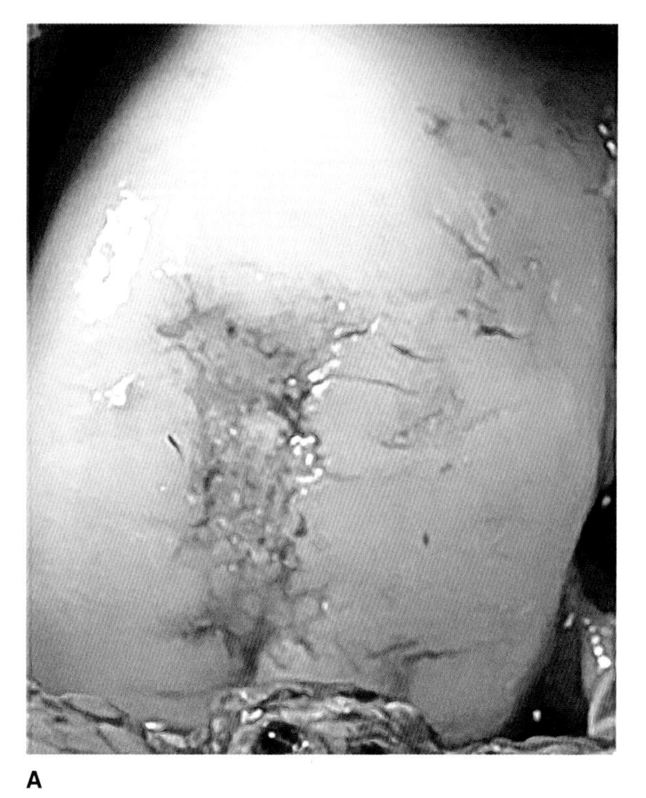

A

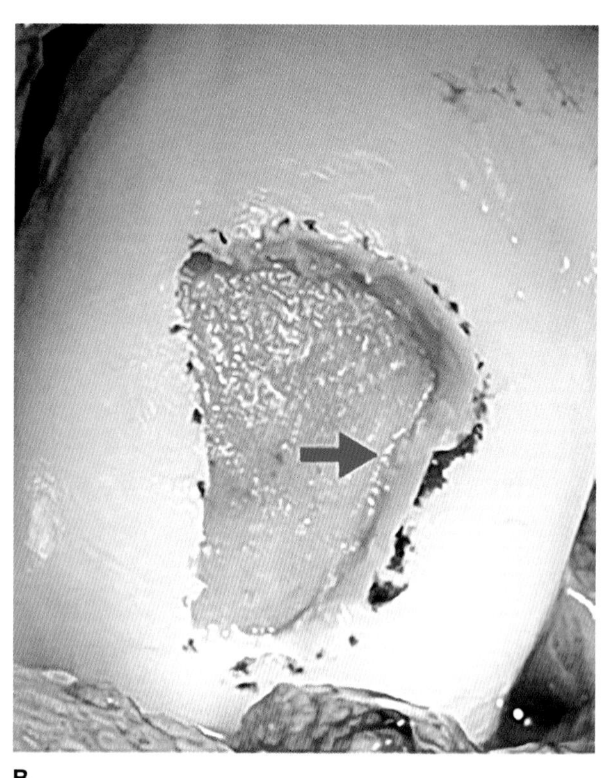

B

图60–2 A. 清理软骨裂缝和缺损边缘软骨分层之前的软骨形态；B. 清理骨床，使软骨缺损边缘清晰，并与软骨下骨呈90º（蓝色箭头），确保软骨细胞移植整合

- 用小刮匙清除缺损，去除钙化软骨、纤维软骨和受损软骨。
- 应避免穿透或损伤软骨下骨。
- 血液会稀释软骨细胞的浓度，因此需要控制缺损床部位任何出血。
  - 凝血酶喷雾和（或）肾上腺素浸泡的海绵压迫止血。
  - 使用凝胶泡沫海绵和纤维蛋白胶止血。
  - 用细头和低电压的电凝刀止血。
- 这样预先制作的骨床床面干燥，软骨下骨干净，与健康软骨分界清晰，周围软骨坚固健康，四周具有健康的软骨边缘。
- 病灶内骨赘。
  - 通常发生在先前的病灶微骨折术后。
  - 应避免突出的骨赘，避免局部应力增高后形成异常骨床（通常包括因骨折过度增生和微骨折后形成了硬化表面）。
  - 用高速磨钻清除骨赘，避免穿透松质骨。
  - 逐层清除增生骨质，以免穿透柔软的松质骨。
  - 如上所述，应避免打磨骨赘时发生骨床出血。
- 如果完成了手术操作，则放空止血带，冲洗膝关节和伤口，整个伤口需要进行止血。

胶原蛋白膜制备

- 当彻底清除缺损后，测量并确定移植物大小（图60–3A）。
- 为了准确确定基质或胶原膜移植物的尺寸，使用无菌手套包装纸作为测定损伤大小的模板（图60–3B）。
- 用盐水润湿缺损的边缘，并在缺损部位放置一张适当大小的手套包装纸，缺损边缘很容易拓印到纸面上，易于观察缺损周围轮廓。
- 用记号笔在缺损的周围标记小点，在纸上很容易形成清晰轮廓，最终拓印到纸模板中。
- 在纸模板上方标记一个方向，以便在整体植入时不会发生方向错误。

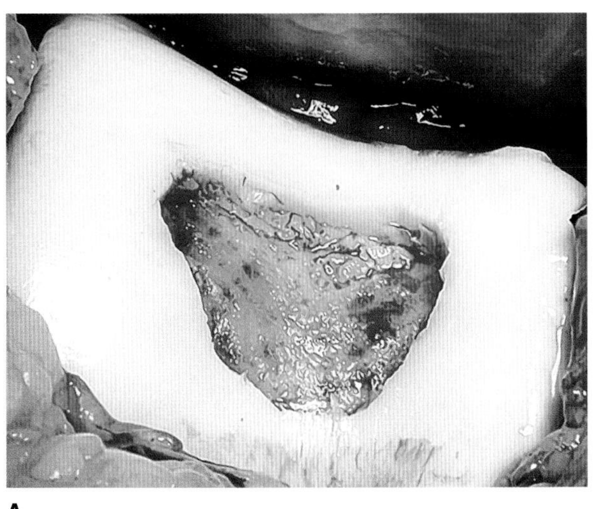
A

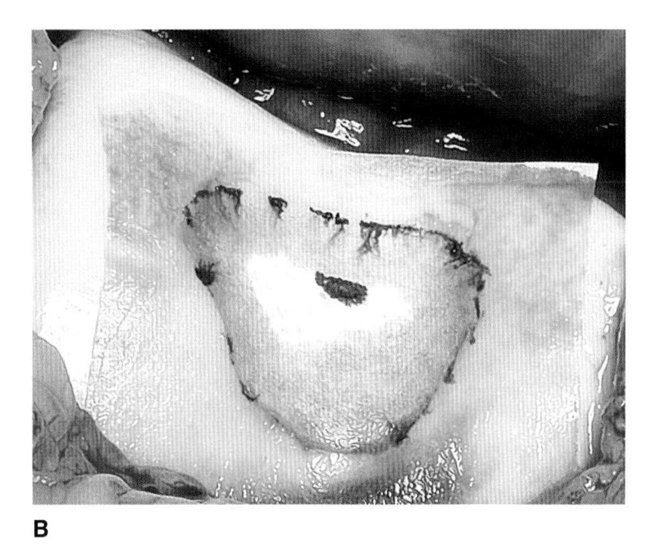
B

图60–3 A. 对滑车缺损进行了适当清理；B. 盐水重新润湿关节软骨后，将无菌手套包装纸放在缺损上。注意识别颜色变化，清楚地显示缺损边缘。用外科记号笔在纸上标记边缘，然后切掉纸模板。上半部分的点表示膜移植的方向

- 按照点的痕迹用剪刀剪下模板（图60–4A）。
  - 另一种方法是使用包装缝合线的锡箔轻柔地贴到缺损部位，压迫锡箔并在缺损周围形成一个边缘，按照边缘切割多余部分。
- 当固定到缺损周边时，使用可吸收的Ⅰ型/Ⅲ型胶原膜来承载细胞。
- 该膜外层比较光滑，其光滑表面与关节软骨平齐，将粗糙的里层朝向软骨下骨（图60–4B）。
- 将膜冷冻干燥并用无菌盐水复温。
  - 膜应湿润、柔韧，但不能浸水太饱。
  - 用小注射器一次滴几滴无菌生理盐水。
  - 为了承载足够多的细胞，用小注射器逐滴将悬浮在血清中的细胞接种在膜的深层（图60–4C）。
- 确保缺损模板中细胞聚集在该区域。沿模板周围切割薄膜。
  - 由于膜稍微膨胀，因此置入体内膜大于模板。
  - 切割前，模板的方向应与膜表面相对应。
  - 模板放置在膜的光滑表面上，与缺损的形状匹配，确定粗糙层朝向骨面。

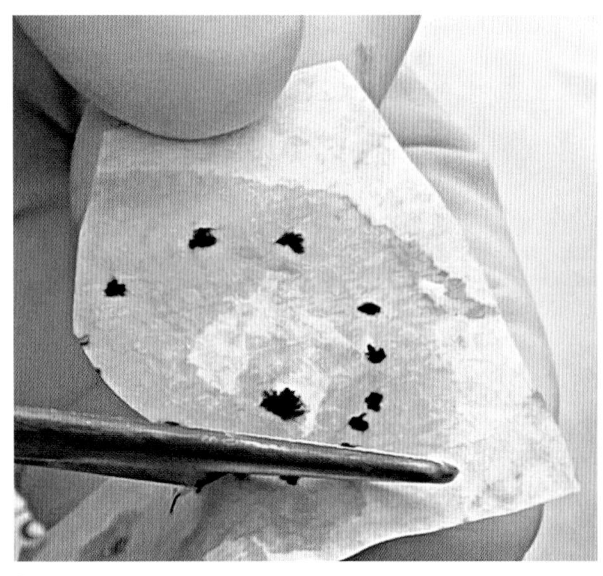

A

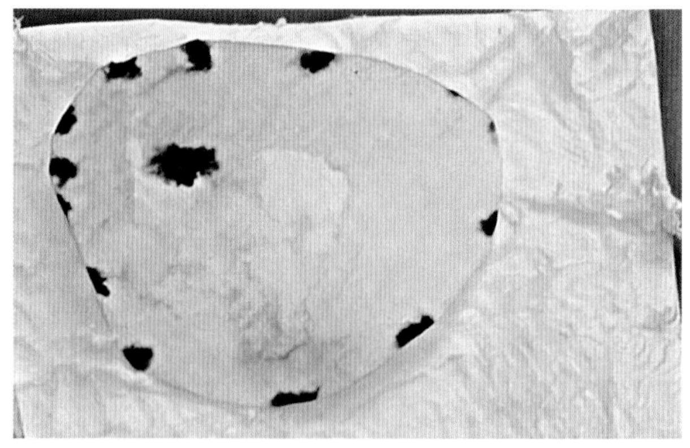

B

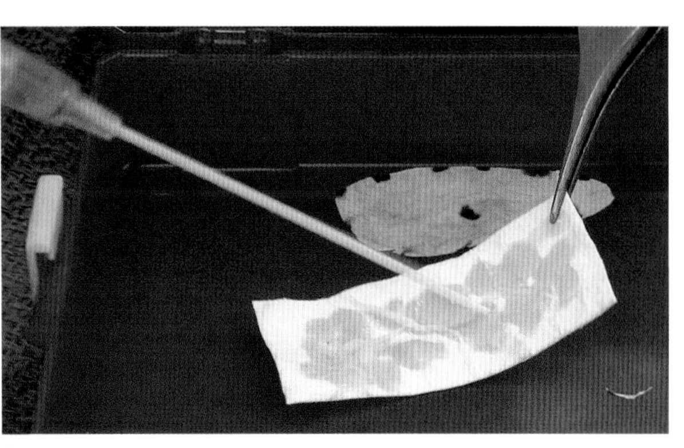

C

图60–4 A. 将无菌手套包装纸模板剪下，置于胶原蛋白膜上，其中（B）用于将膜切割成准确大小；C. 在使用模板进行最终剪切之前，将自体软骨细胞放置在膜上

胶原蛋白膜固定

- 目的是将移植膜缝合到缺损部位，使缺损区防水、闭合。
- 正确导入移植膜，间断缝合线固定，用6-0 Vicryl缝合线围绕缺损周边每隔2~3mm缝合一针（图60–5A、60–5B）。
- 根据周围健康软骨的厚度选择缝合针的大小。
  - 较小曲率半径的针用于缝合强健的健康软骨，对剩余软骨的缝合强度较小。
  - 较大的曲率半径适合于较薄的剩余关节软骨，使用大曲率半径针能更好抓持不太坚固的剩余软骨。
- 线结放置在移植物一侧，而不要在剩余软骨一侧。
- 移植膜的张力随着缝合线而调整，以重建关节面轮廓，并避免移植膜过多出现褶皱或聚集（图60–5C）。
- 多余的移植物根据需要用小弯曲剪刀修剪，防止移植膜残留在关节内。
  - 应注意不要削减太多。
  - 修整两次以确保足够的膜用于闭合缺损。
- 对于未覆盖的缺损边缘应该特殊考虑。
  - 无法覆盖缺损经常发生于：巨大股骨髁病变波及到髁间窝边缘；成人OCD病变，特别是在股骨内侧髁一侧的髁间窝部位；周围软骨有一定程度磨损的慢性病变。
  - 通过以下方式将膜固定在无法固定的软骨区域。
    - vicryl缝合线重装可吸收锚定，使用5-0可吸收缝合线更容易组装到锚定中。
    - 用Keith针穿过缝合线钻孔，穿过骨边缘。
    - 应避免将膜附着在内侧切口处的PCL纤维滑膜上，因为发生微动会影响防水密封。
- 留下一个小口用于向膜下注入细胞（图60–5D）。
- 使用小注射器和塑料血管导管注入无菌生理盐水来测试膜密封性。
  - 出现明显漏水部位时需要额外加1~2根缝合线。
  - 此时需要注意避免撕扯移植膜，维持具有轻微张力的膜重建关节软骨表面轮廓。
- 一旦缝合后膜形成密封防水，沿缝合线的四周贴附纤维蛋白胶。
- 使纤维蛋白胶凝胶化，进一步增强防水密封性能。

细胞植入和封闭

- 如果膝关节有其他病变需要手术，应在注射细胞之前完成，以减少细胞植入后膝关节的过多操作或运动。
- 用血管导管和1ml注射器将细胞从运输瓶中吸出。
  - 外部运输瓶不是无菌的；只有细胞和血清是无菌的液体（同其他注射液体一样）。
  - 注意无菌操作，用一只握住药瓶，另一只手戴无菌手套用注射针抽取瓶内液体。
  - 将细胞吸入注射器后，将小瓶取下，脱掉无菌手套。
    - 反复抽取瓶里液体时严格重复该过程。
    - 没有消毒的手戴无菌手套时，完成以上操作后扔掉手套。
- 使用新的无菌血管导管将细胞通过膜缝合线预留的小口注入，注意导管应置于膜的

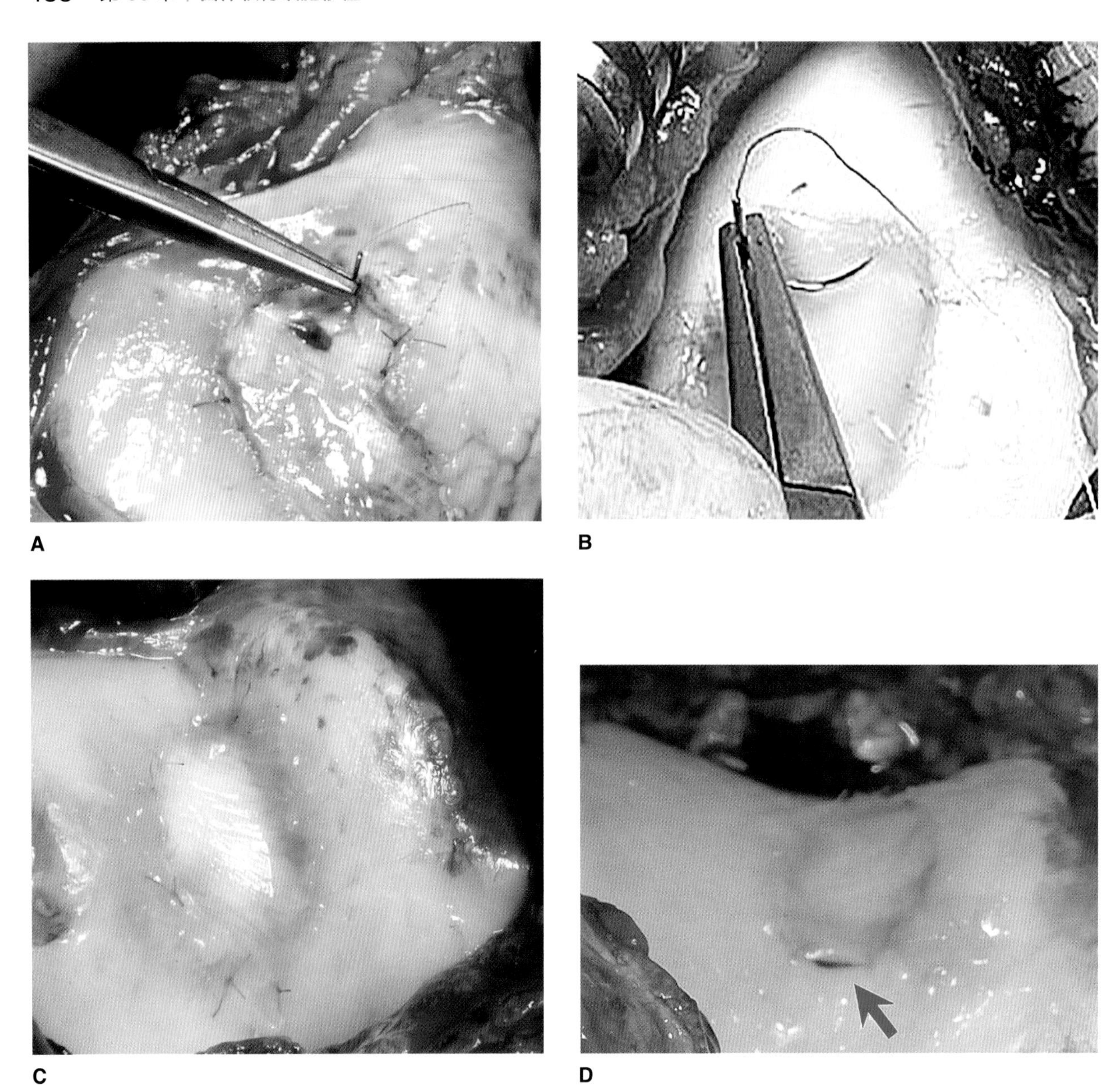

图60-5 A~C用6-0 Vicryl缝合线间断缝合胶原膜，重建关节软骨的正常轮廓；注意（C）滑车缺损具有滑车正常凹槽轮廓；D. 留下一个小裂口（箭头），用于注入细胞

深处。

- 从移植膜的远侧开始注入细胞，细胞通过导管注入膜下后慢慢抽回。
- 如果注入其他细胞时，重复这一过程，直到液体从注入口溢出即可证明空间完全填满。
- 拔除导管。

- 注射口用1~2根6-0 vicryl缝合线缝合，密闭。
- 注射部位用纤维蛋白胶密封，根据需要反复使用凝胶修补缺损的周边。
- 一旦注入细胞后，封闭/密封缺损部位，在缝合膝关节前保持关节伸直位。
- 轻轻活动膝关节到完全伸直，在缝合过程中保持膝关节完全伸直。
- 关闭关节囊和伸肌装置，逐层关闭伤口。
- 应考虑缝合伤口前在软组织内注射长效镇痛药，避免注射到关节内。

- 建议常规使用引流管，如有必要，可放置在关节外。

术后即时管理

- 冰敷可以缓解疼痛，使患者感到舒适。
- 24~48小时内可活动膝关节。
- 如果可能，持续被动运动，每天约6小时。
- 腿部控制练习。
- 扶拐负重行走。
- 在4~6周内逐渐负重训练。
    - 根据缺损的大小、特征和位置提高负重能力和训练。
    - 根据ACI或基质ACI（MACI）制定相对应的康复过程。
- 如果有髌骨或者股骨滑车病变，应避免开链式膝关节训练，防止剪切应力对移植部位造成影响。

基质自体细胞移植

- 2017年初由美国FDA批准，MACI培养患者的软骨细胞，然后将其种植在3D可吸收胶原膜中。
- 因为细胞在膜内，而不是在液体悬浮液中，所以将基质移植物固定到缺损中不需要防水密封。
- 将移植物修剪成适当大小并用纤维蛋白胶固定，不需要缝合。
- 缺损的清创和划界基本与ACI相同；然而，用纤维蛋白胶更容易固定，这意味着需要暴露和操作时间更少。
- 术后病程遵循相同的途径。

推荐阅读

1. Brittberg M, Lindahl A, Nilsson A, et al. Treatment of deep cartilage defects in the knee with autologous chondrocyte transplantation. *New Engl J Med*, 1994,331(14):889-895.
2. Cortese F, McNicholas M, Janes G, et al. Arthroscopic delivery of matrix-induced autologous chondrocyte implant: international experience and technique recommendations. *Cartilage*, 2012,3(2):156-164.
3. Gillogly SD, Arnold RM. Autologous chondrocyte implantation and anteromedializaton for isolated patella articular cartilage lesions: 5-11 year follow up. *Am J Sports Med*, 2014,42(4):912-920.
4. Gillogly SD, Gelven AT. Autologous chondrocyte implantation in the knee. In: Cole B, Sekeiya J, eds. *Surgical Techniques of the Shoulder, Elbow and Knee in Sports Medicine*. 2nd ed. Philadelphia, PA: Saunders-Elsevier; 2013:721-732.
5. Gillogly SD, Wheeler C. Autologous chondrocyte implantation with collagen membrane. *Sports Med Arthrosc*, 2015,23(3):118-124.
6. Gomoll AH, Gillogly SD, Cole BJ, et al. Autologous chondrocyte implantation in the patella: a multicenter experience. *Am J Sports Med*, 2014,42(5):1074-1081.
7. Peterson L, Minas T, Brittberg M, et al. Two- to 9-year outcome after autologous chondrocyte transplantation of the knee. *Clin Orthop Relat Res*, 2000,374:212-234.

第61章

踝关节镜基本原则

(MICHAEL R. ANDERSON, JUDITH F. BAUMHAUER)

无菌仪器/设备

- 关节镜。
  - 直径为2.7mm的踝关节镜较为常用。
    - 对于前踝及关节内的关节镜检查，直径为2.7mm的关节镜最为理想。另外，此种型号的关节镜也可以安全地用于检查后踝关节、距下关节和肌腱的病变。
    - 1.9mm关节镜适用于踝关节间隙较紧的病例以及小儿病例。
    - 一些人主张使用4.0mm关节镜，此种直径的关节镜可能对前踝很有用，但可能会增加对关节内评估的难度[1]。
  - 踝关节镜多选用倾斜度为30° 的关节镜；70° 镜有利于从前入口观察后踝关节。
  - 标准关节镜设备。
    - 监视器、光源系统、电动刨削系统、打印机。
    - 常规不使用关节镜泵管理进出水，而是依赖3L盐水袋中的水的重力。
  - 关节内仪器（图61–1）。
    - 为踝关节镜设计的专用器械通常较小，可以更好保证关节内操作的安全，通常包括以下装置。
      - 探针。
      - 篮式钳（不同尺寸和角度）。
        - 用于在增厚的软组织或瘢痕组织中制造空间，然后用电动刨削器进行清理；也可用于修理剥脱软骨瓣。
      - 夹持器。
        - 用于摘除游离体，以及清除骨软骨缺损清理过程中产生的碎片。
    - 各种尺寸和角度的刮匙。
      - 用于骨软骨缺损清理。
    - 各种角度的微骨折钳。
    - 骨锤。
      - 有助于清除撞击的骨赘，以及关节镜下踝关节融合术软骨的清除。

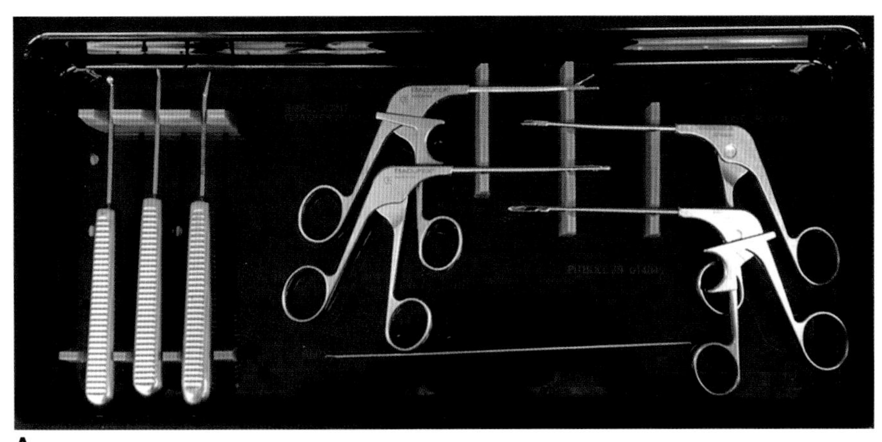

A

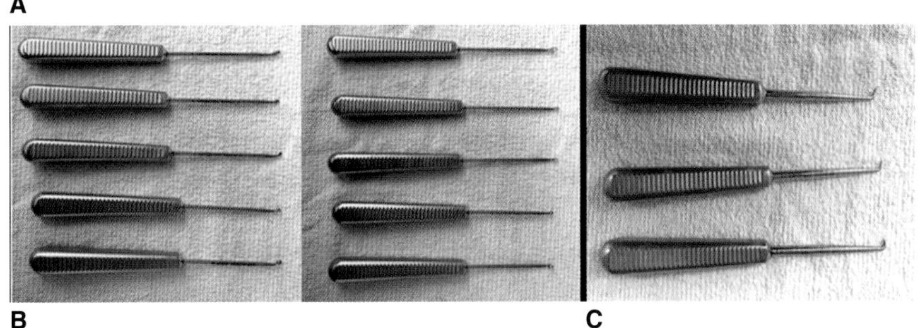

B C

图61–1 图示为踝关节镜使用的小关节镜器械。A. 不同大小的抓钳、篮式钳、截骨器械、刮匙；B. 不同大小的开口钳和闭口钳；C. 微骨折钳

- 电动器械。
  - 刨削器：通常使用2.5mm全半径刨削器，必要时使用3.5mm刨削器。
  - 电动磨刀：3.0~5.0mm球型磨刀可用于清除增生骨赘，以及关节镜下踝关节融合术的清理。

体位

- 仰卧位。
  - 大部分足踝手术因无创牵引的需要而将患者的足跟放置于手术床的末端，但踝关节镜手术与其他不同，通常不放置于手术床的尾端。
- 大腿支架。
  - 髋关节屈曲至大约45°，膝关节屈曲至大约90°。让足跟轻轻接触手术台。小心地将大腿固定器置于腘窝的近端，以降低膝后血管的压力（图61–2）。
- 无创牵引装置（图61–3）。
  - 无创性踝关节牵引有利于关节内检查。
  - 然而需要强调的是，术中需要限制牵引时间以减少术后下肢神经麻痹和足末梢神经分支的压迫[2,3]。
  - 关节牵引可减少进入前室的机会，因此在前囊清创时可以弃用[1]。
  - 如图61–4所示，牵引装置可以向前拉动距骨，对不稳定踝关节，可以减少操作时对骨质的接触和干扰。因此，在踝关节不稳的患者中通常不使用牵引装置。
- 止血带。
  - 外科医师可谨慎使用止血带。

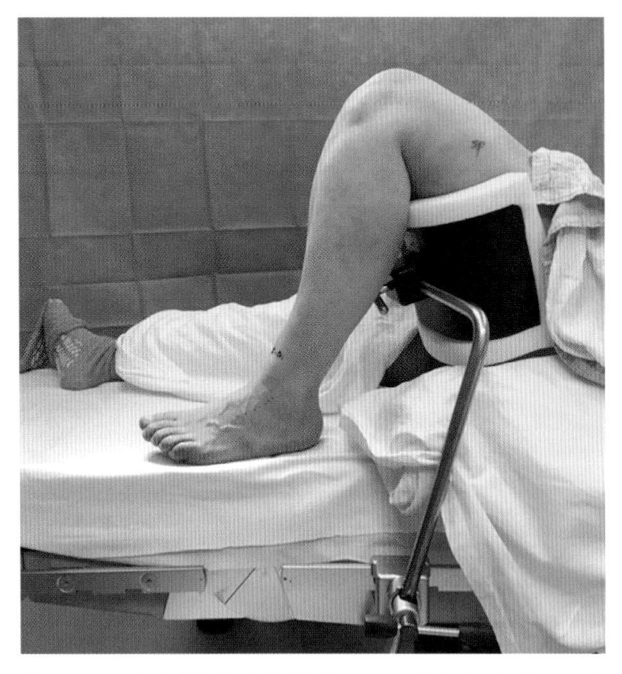

图61-2 患者放置于舒适位置，大腿固定器放置于腘窝后皮纹近段，足放置于手术床

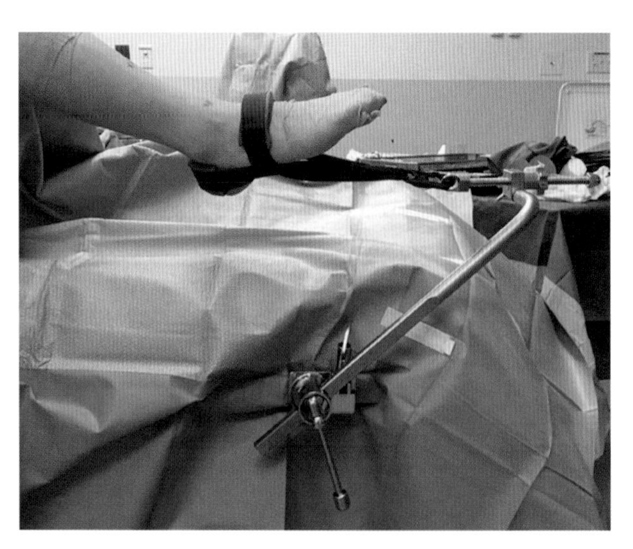

图61-3 足放置于消毒的皮牵引装置内，注意牵引钳与脚趾平齐

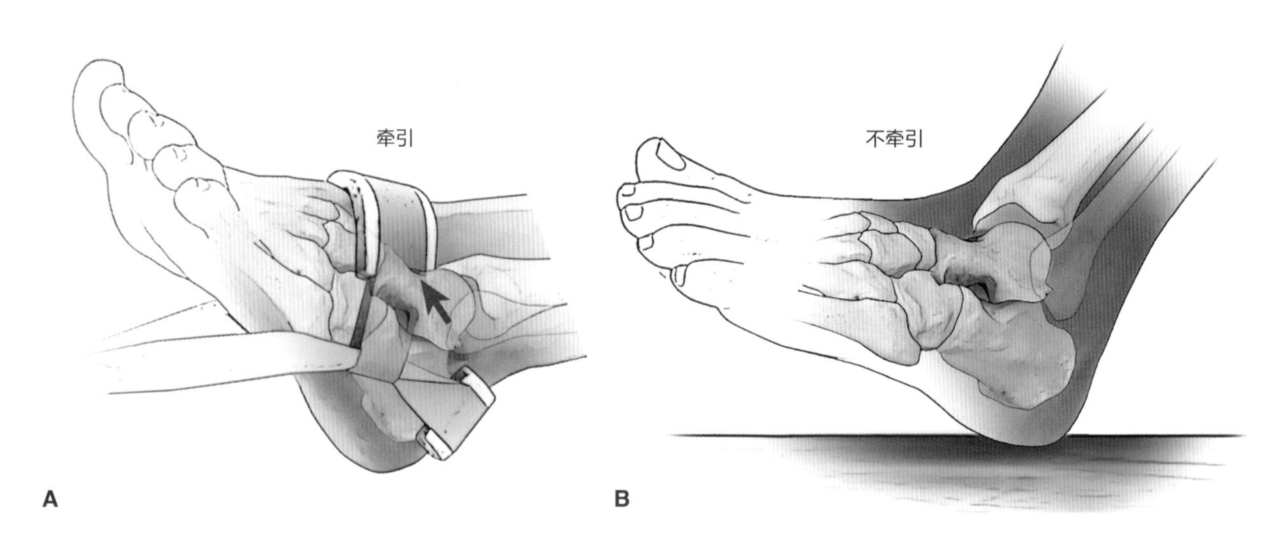

图61-4 A. 通过皮牵引把距骨牵拉向前（红箭头），减少操作时对骨的接触；B. 距骨不做牵引，位置没有发生改变，容易掌握入路

手术入路

- 入路设置（图61–5）。
  - 鉴于踝关节的特殊性，正确的手术入路至关重要。
  - 用10~15ml无菌生理盐水注入踝关节腔，以利于确认入路位置。要求：穿刺针较容易落入踝关节内侧，并在外侧入路出口形成明显凸起。
  - 采用逐步探查方式创建入路，以防止内侧隐神经和静脉及外侧腓浅神经的损伤。
  - 前入口可交互使用，用于观察和术中操作。
    - 通常，操作入路要与病变部位相近。

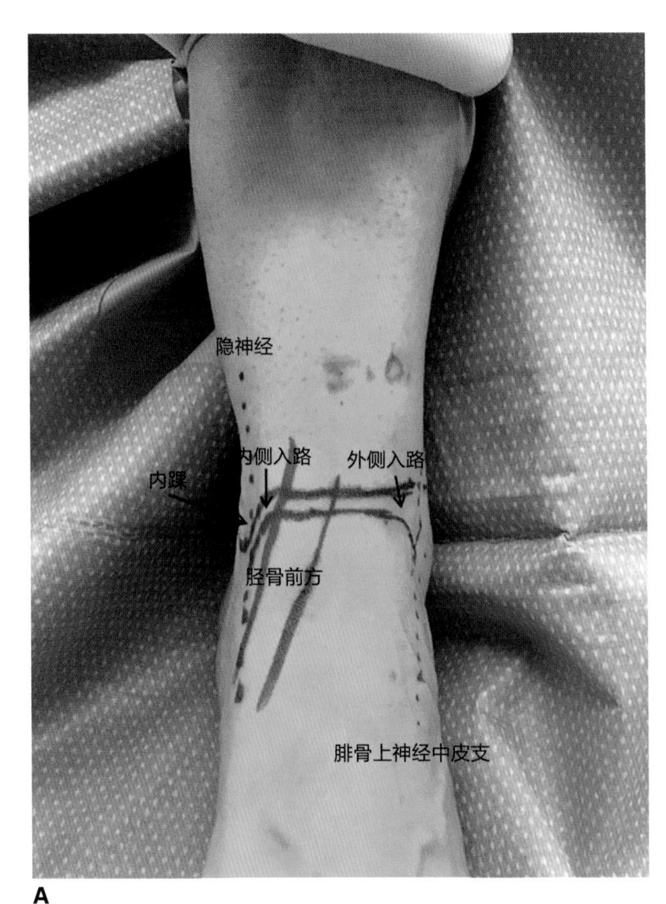

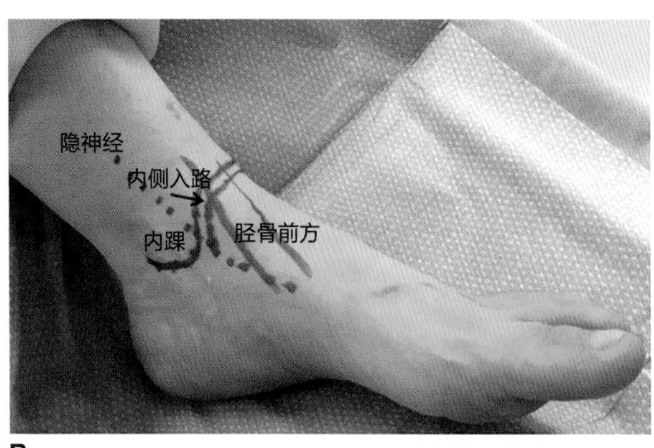

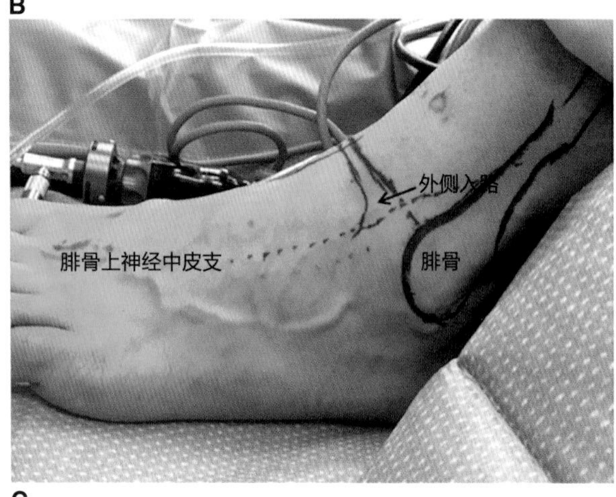

图61-5 A~C. 画出踝关节体表解剖标志方便手术入路

- 内侧入路。
  - 首先建立内侧入路用于疾病的诊断。
  - 该入路与关节间隙平行，胫骨前肌腱内侧。
    - 正确位置约在内踝尖端外侧1cm，以可触及的软点为特征。
- 外侧入路。
  - 趾长伸肌腱外侧或腓骨第三肌腱外侧。
  - 在直视下用腰穿针定位（图61–6）。

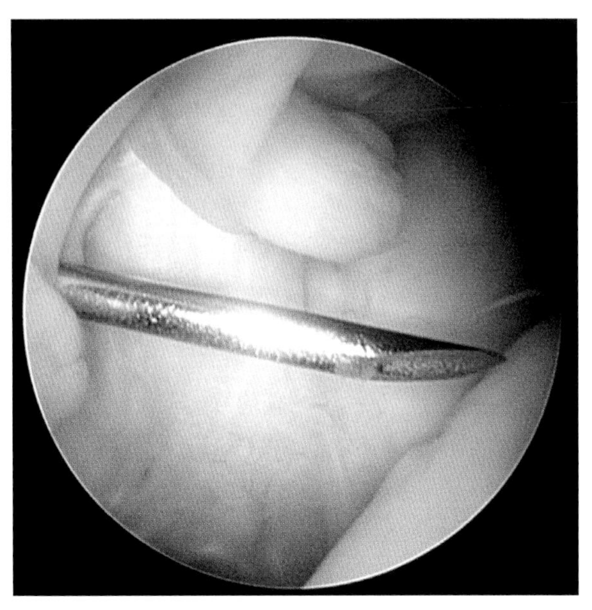

图61-6 关节镜观察，使用注射器针头确定外侧入路，确保该入路方便放置手术器械

- 应额外注意腓浅神经背皮支，该分支在外侧入路附近。
  - 神经可以通过第四趾屈曲来标志识别[4]。
- 关节内解剖。
  - 制定系统检查顺序以便于详细评估踝关节。
    - 下面列出了踝关节镜检查时所看到的结构。
      - 在进行彻底的关节镜诊断之前，通常需要清除前踝间沟。
    - 足踝内侧检查（图61–7）。
      - 三角韧带——内踝尖端的撞击
      - 内侧间室沟——游离体
      - 内侧距骨角——软骨缺损

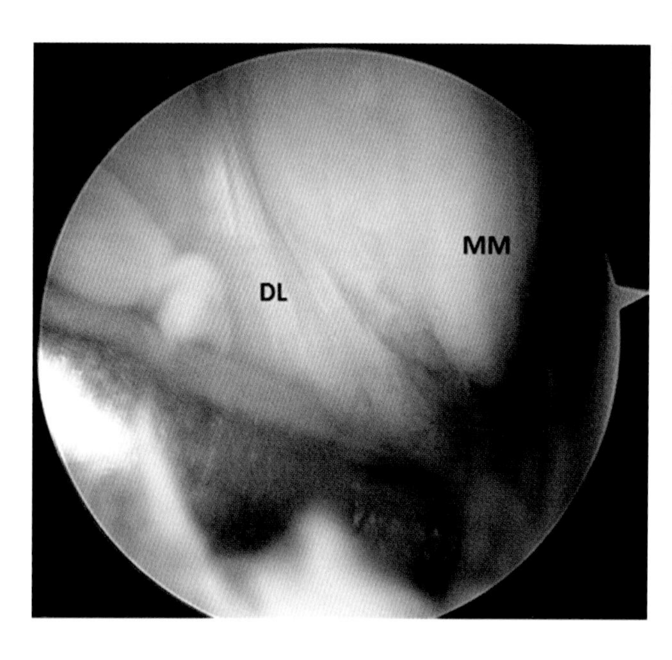

图61–7 内踝关节内检查。DL—三角韧带；MM—内踝

- 前踝关节检查
  - 前侧间室沟——增生滑膜及游离体。
    - 该区域清理时需仔细，防止损伤腓深神经和胫前动脉[5]。清理时去除牵引可使神经血管束放松，使之远离刨削器（图61–8）。
    - 过度清理滑膜组织会导致出血，引起手术视野模糊。
  - 距骨颈和胫骨远端——撞击骨赘（图61–9）。
    - 通过背屈和跖屈来评估前踝撞击的骨赘。

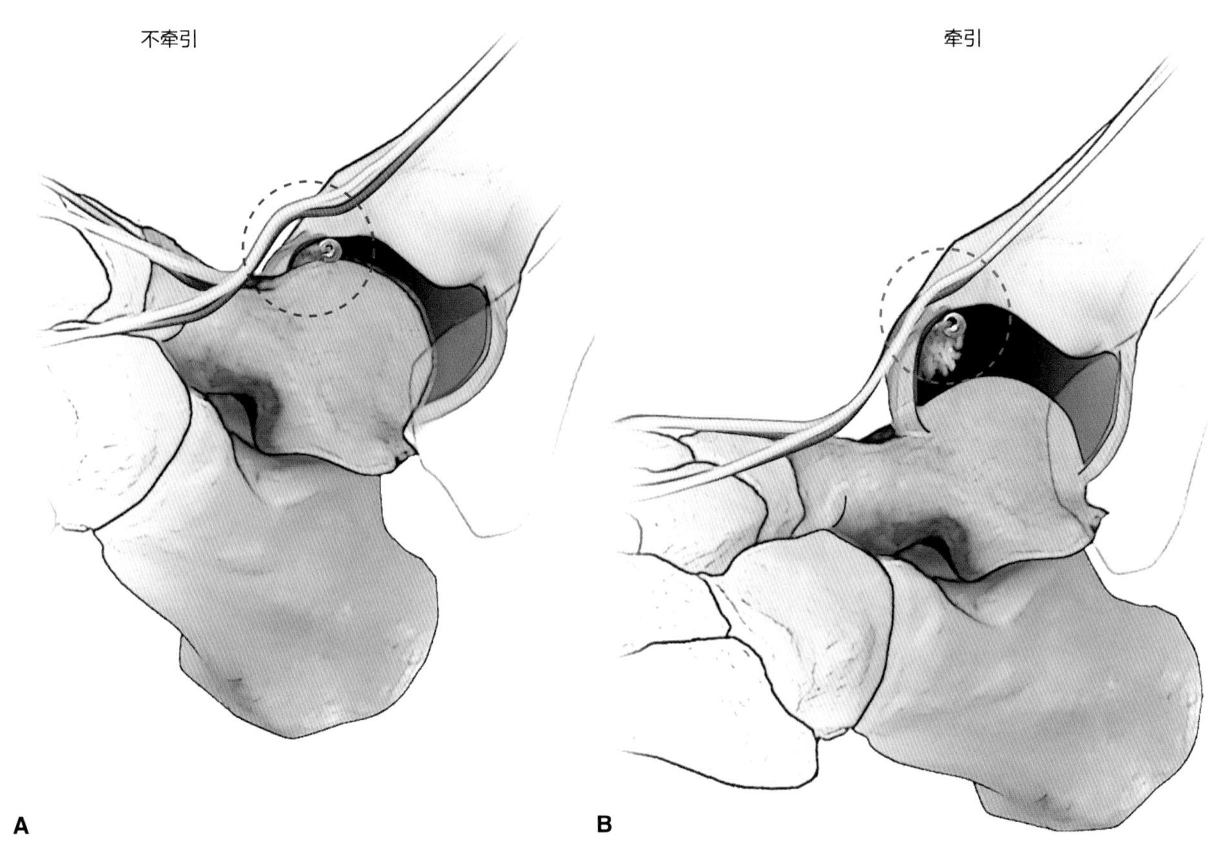

图61-8 A. 放松牵引，使前方关节囊松弛；B. 当牵引踝关节时，图示前方血管神经束紧贴关节

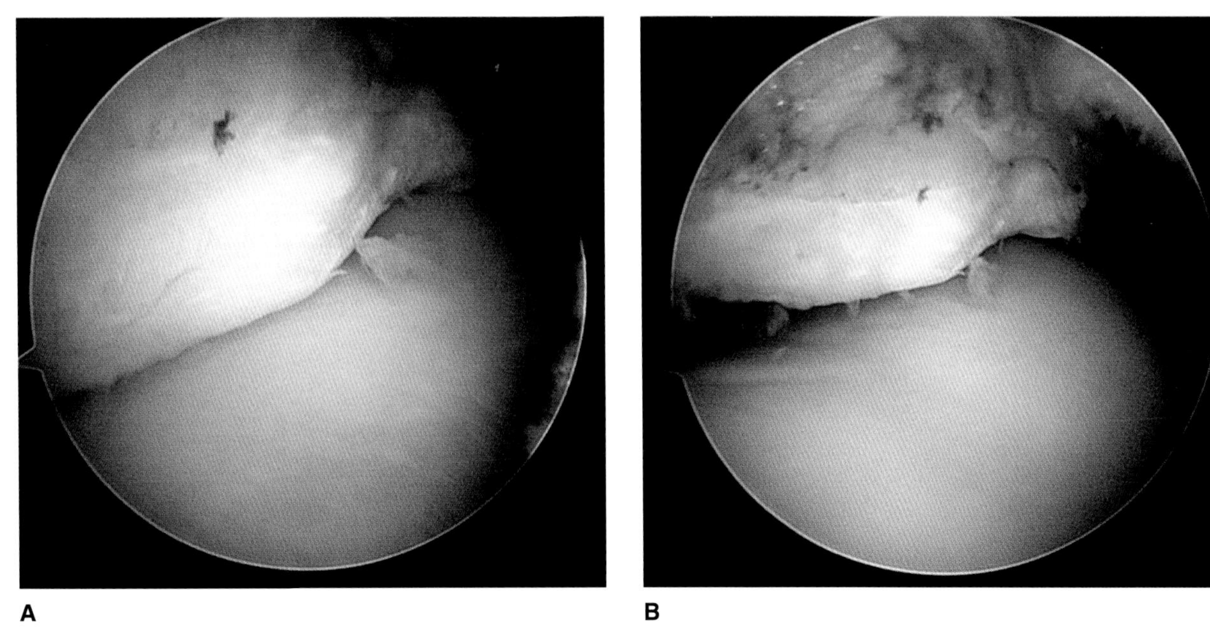

图 61-9 A. 胫骨远端前方骨赘；B. 关节骨赘清理

○ 足踝外侧检查（图61–10）。

■ 外侧间室沟——游离体。

■ 外侧距骨角——软骨缺损。

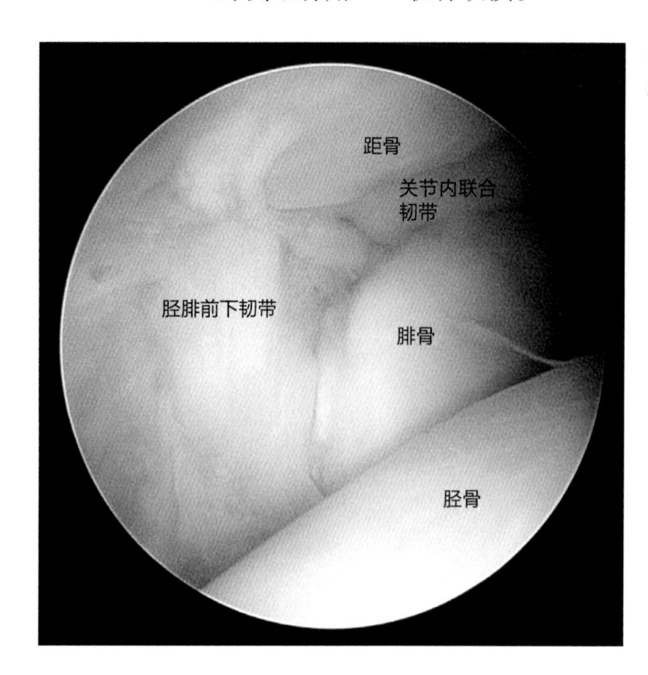

图61–10 检查踝关节外侧结构S联合韧带

■ “三分叉”——胫骨平台、腓骨远端和距骨关节的区域（图61–11）。

□ 无法看到“三分叉”表明存在巴塞特病变或滑膜增生，应彻底清理直至可见[6]。

□ 可以用穿刺针来评估胫腓联合韧带的完整性。

■ 胫腓前下韧带。

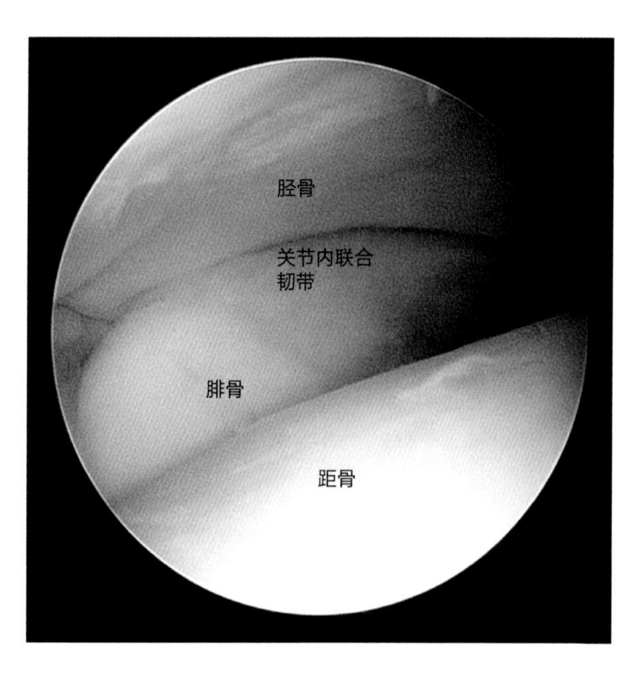

图61–11 探钩指向三分叉结构，用力探查韧带联合（无图示）

- 后踝关节检查。
  - 腓后下韧带和胫腓横韧带（图61–12）。
  - 踇长伸肌。
  - 由于关节后倾，游离体可能“隐藏”在后踝。可以轻轻挤压跟腱以减少后踝关节间隙，使游离体进入手术视野。

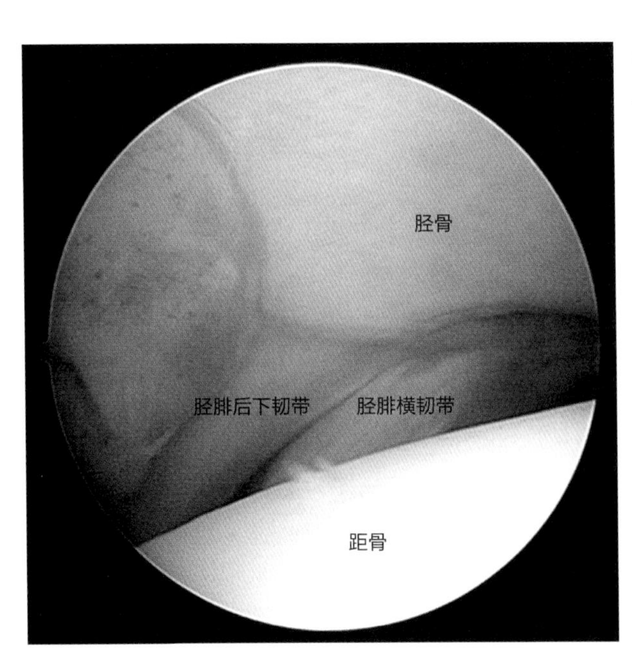

图61–12 通过前方入路观察踝关节后侧

参考文献

[1] van Dijk NC, van Bergen CJ. Advancements in ankle arthroscopy. *J Am Acad Orthop Surg*, 2008,16:635-646.

[2] Dowdy PA, Watson BV, Amendola A. Noninvasive ankle distraction: relationship between force, magnitude of distraction, and nerve conduction abnormalities. *Arthroscopy*, 1996,12:64-69.

[3] Young BH, Flanigan RM, DiGiovanni BF. Complications of ankle arthroscopy utilizing a contemporary noninvasive distraction technique. *J Bone Joint Surg Am*, 2001,93:963-968.

[4] Stephens MM, Kelly PM. Fourth toe flexion sign: a new clinical sign for identification of the superficial peroneal nerve. *Foot Ankle Int*, 2000,21:800-863.

[5] Darwish A, Ehsan O, Marynissen H, et al. Pseudoaneurysm of the anterior tibial artery after ankle arthroscopy. *Arthroscopy*, 2004,20:e63-e64.

[6] Bassett FH, Gates HS, Billys JB, et al. Talar impingement by the anteroinferior tibiofibular ligament. *J Bone Joint Surg Am*, 1990,72:55-59.

推荐阅读

1. Amendola A, Stone JW. *AANA Advanced Arthroscopy: the Foot and Ankle*. Philadelphia, PA: Elsevier; 2010.Ferkel RD. *Foot and Ankle Arthroscopy*. 2nd ed. Philadelphia, PA: Wolters Kluwer; 2017.

第62章

距骨骨软骨损伤的关节镜治疗

（G. ANDREW MURPHY, JANE C. YEOH）

引言

距骨骨软骨损伤（Osteochondral lesions of the talus, OLT）又称距骨剥脱性骨软骨炎，最初由Berndt和Harty提出[1]，并将其描述为距骨的软骨下骨折。在OLT分型方面，除Berndt和Harty建立的分型外，其他笔者也通过CT成像、MRI成像和关节镜对OLT进行了进一步的分型。OLT可以是有症状的，也可以是无症状的。无症状的OLT不应行手术治疗。

在治疗OLT方面，关节镜下清创和骨髓刺激技术已被证实具有良好的远期疗效。Van Bergen的研究表明，141名患者平均随访34个月，可以恢复到工作的比率达94%（46/49），88%（37/42）的患者恢复了运动功能。ogilvi-harris评分提示：大部分患者的临床结果良好或很好（20%优秀，58%良好，22%一般），其他评分也获得了相似的效果：AOFAS评分（平均88分）和SF-36［（71 ± 16平均客观成分和（94 ± 22）平均主观成分］[2]。影像学提示：67%（32/48）的患者未发生骨性关节炎进展，33%（16/48）的患者出现了一个阶段内的骨性关节炎的影像学进展。

分型

根据影像学[3]、MRI[4]和关节镜检查结果[5,6]，OLT有多种分型。Giannini 等[7]设计了一个指导OLT治疗的分类办法（表62–1）。

术前计划

- 详细的病史及体格检查。
  - 症状与影像学检查结果相一致。
    - 未手术的患者中，只有30%（15/50）的踝关节OLT患者有相应的踝关节压痛[7]。
  - 病理学提示：与距骨OCL同时治疗的病症（如慢性踝关节不稳定）。
    - 未手术的患者中，48%（24/50）的踝关节OLT患者有主观的踝关节不稳[8]。

表62-1 骨软骨病变的影像学、MRI、关节镜分级

影像学分类 Berndt and Harty[1]	MRI校订分类 Hepple等[8]	关节镜的分类 Dippy等[4]	基于关节软骨关节镜分级 Ferkel等[6]
0a期 射线照片上不可见病变	1期 仅关节软骨损伤	Ⅰ期 关节软骨不规则软化，无明确碎片	A级 平滑、完整的软骨，但柔软且膨胀
		1期 软骨下骨小梁受压	B级 关节软骨表面粗糙
2期 部分脱落的骨软骨碎片	2a期 骨损伤伴下段骨折及周围骨水肿	Ⅱ期 可发现碎片且不可移位的关节软骨碎片	C级 关节软骨有纤维性瘢痕形成和裂隙
	2b期 骨损伤伴下段骨折，未见周围骨水肿		
3期 骨软骨碎片分离未移位	3期 骨软骨碎片分离未移位	Ⅲ期 可找到且可移位的关节软骨碎片，但附着于部分关节软骨上	D级 关节软骨面出现或骨外露
4期 骨软骨碎片分离移位	4期 骨软骨碎片分离移位	Ⅳ期 自由移位的关节软骨碎片（游离体）	E级 松软且无移位的碎片
	5期 软骨损伤伴软骨下囊肿形成		F级 松软且可移位的碎片

[a] 0期不属于原始分类的阶段。

- 获得踝部的负重正位、侧位和斜位X线平片（图62–1）。
- 获得横断面图像。
  - MRI横断面成像（图62–2、62–3）。
    - MRI可显示骨髓水肿、软组织和关节软骨的细小变化。
  - 螺旋CT或负重CT（PEDCAT）（图62–2、62–3）。
    - CT是判断病变大小的首选方法。
- 比较这些不同的影像学表现可以帮助医师更好地理解骨软骨损伤（图62–4）。

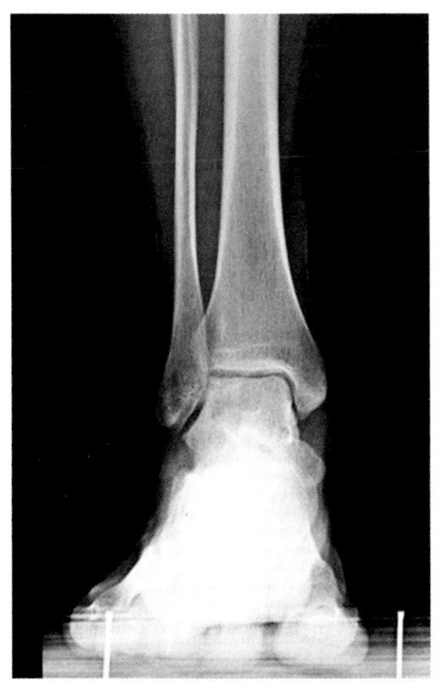
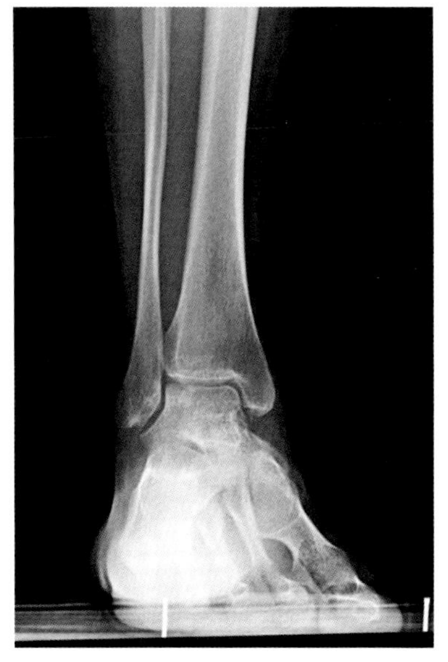
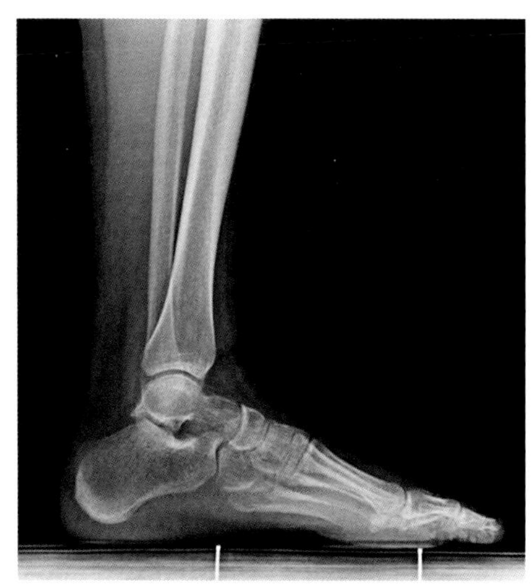

图62–1 一名17岁女性OLT的正位、斜位和侧位负重X线片

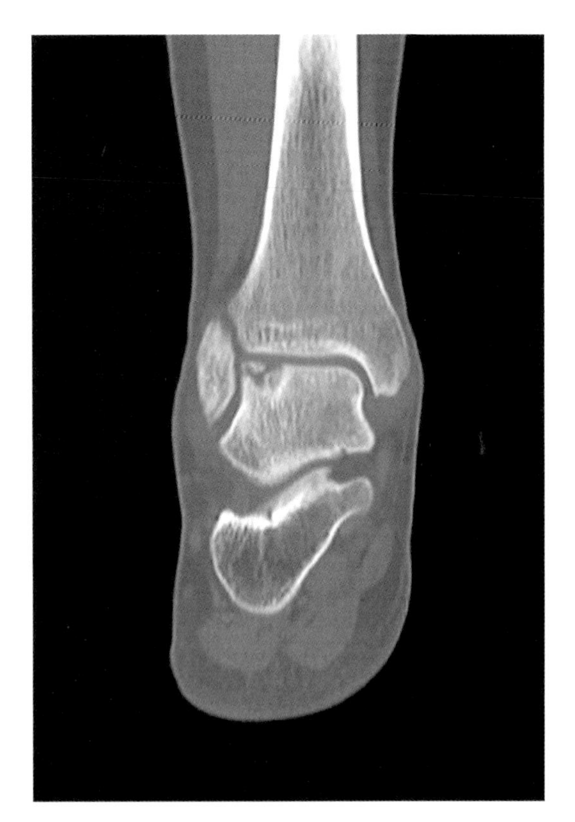

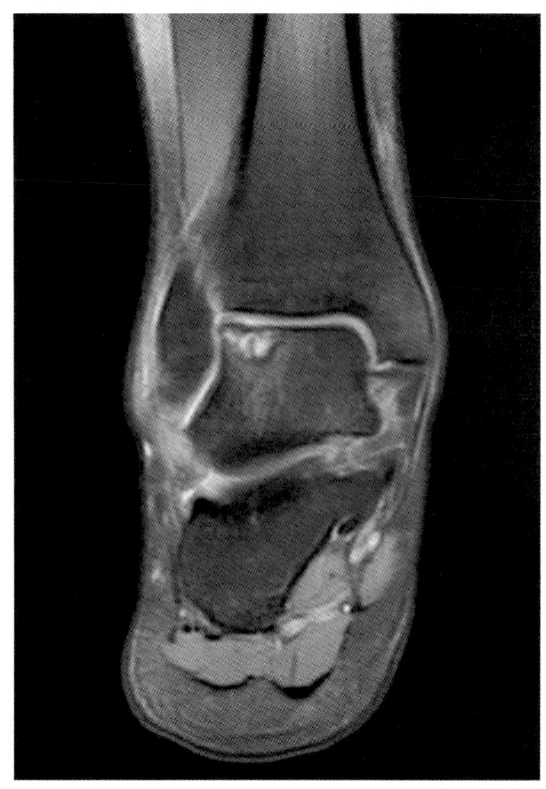

图62-2 冠状位CT图像及MRI显示17岁女性外侧囊性软骨下OLT（患者与图62-1相同）

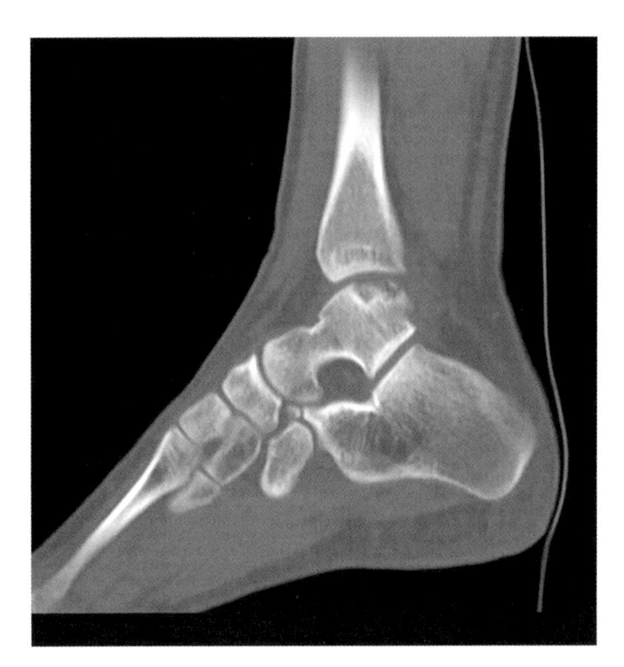

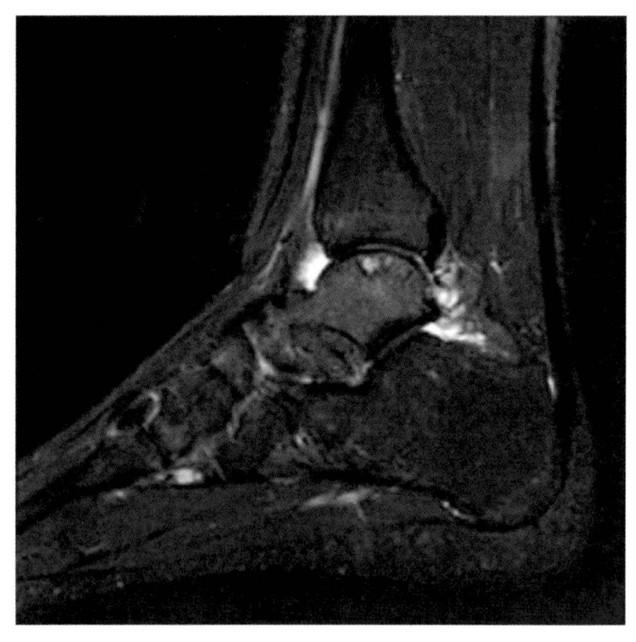

图62-3 矢状位CT图像及MRI显示为外侧囊性软骨下OLT（患者与图62-1、62-2相同）

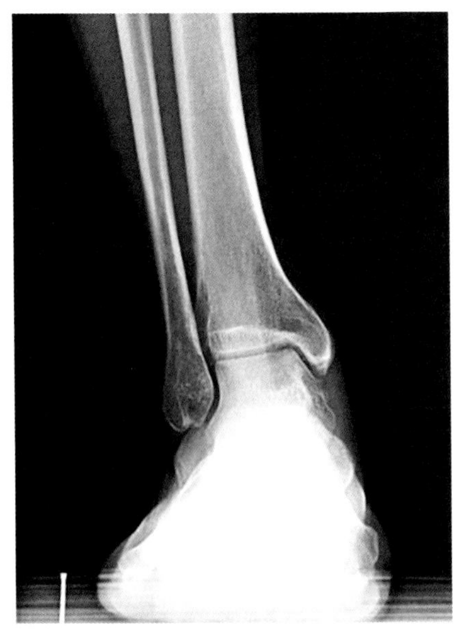
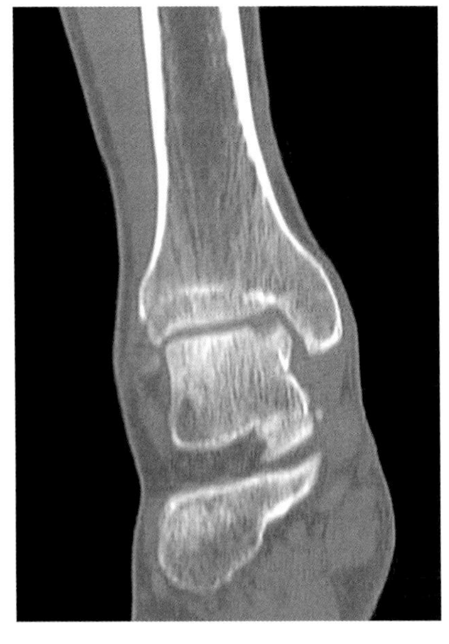
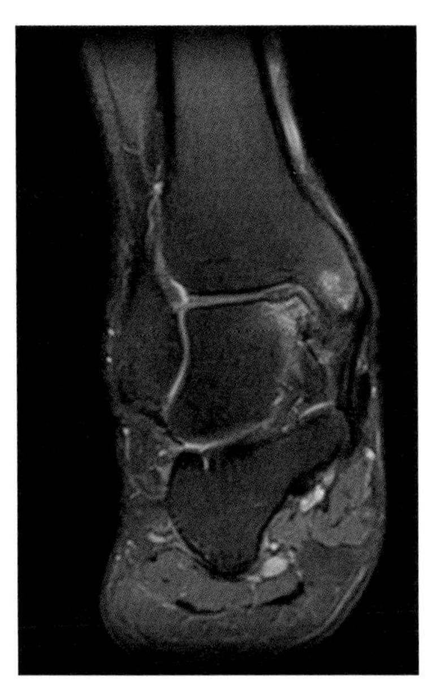

图62-4 36岁男性内侧OLT的冠状位CT图像、冠状位MRI图像。CT图像中可见OLT骨边界清晰，MRI可见距骨内侧及内踝骨髓水肿明显

手术方式

- 初级与翻修手术。
  - 小病变的OLT（小于1.5cm^2）初次手术的金标准是关节镜下清创和骨髓刺激或微骨折术。
  - 大病变初次处理及翻修手术的主要手术方式包括：软骨置换手术，其中包括骨关节移植系统（OATS）、自体软骨植入（ACI）、原始透明软骨同种异体移植和大块骨软骨同种异体移植。
    - 病变不小于1.5cm^{2}的OLT，关节镜下清创和骨髓刺激治疗均可与不良结果风险的增加有关[9]。因此，病变不小于1.5cm^{2}可以行关节镜下清创、骨髓刺激或软骨置换。
- 软骨或表面完整对比损伤[7]。
  - 表面完整，可考虑逆行钻孔。
  - 软骨损伤，见下文处理方式。
- 距骨OCL损伤的大小和时间处理方式[7]。
  - <1cm^{2}早期——清创
  - ≥1cm^{2}早期——固定
  - <1.5cm^{2}晚期——微骨折
  - ≥1.5cm^{2}晚期——软骨移植术（OAT或ACI）± 植骨（如深于5mm）
  - 大块（>3.0cm^2）——大块异体骨软骨移植
- 囊肿的存在和大小。
  - 微骨折治疗非囊性和软骨下小囊性OLT具有较好的治疗效果[2]。
  - 一些专家建议大的囊性病变（深度大于6mm）[6]应采用植骨治疗；然而，在这种情况下，科学文献并没有证明骨移植绝对有益。
- 本章描述关节镜下清创和微骨折治疗全层OLT。同时，还描述了特殊的关节镜下青少年透明软骨同种异体移植。ACI、OATS或大块骨软骨移植物在本章中不作详细讨论。

无菌仪器/设备（图62-5~62-7）

- 虽然所描述的关节镜范围从30° 角、25° 角和70° 角及2.5~4.5mm不等，但笔者更倾向于2.7mm 30° 的小关节镜。
- 进水泵设置为30~60mmHg。
- 电刀2.5mm。
- 刨削器3mm。

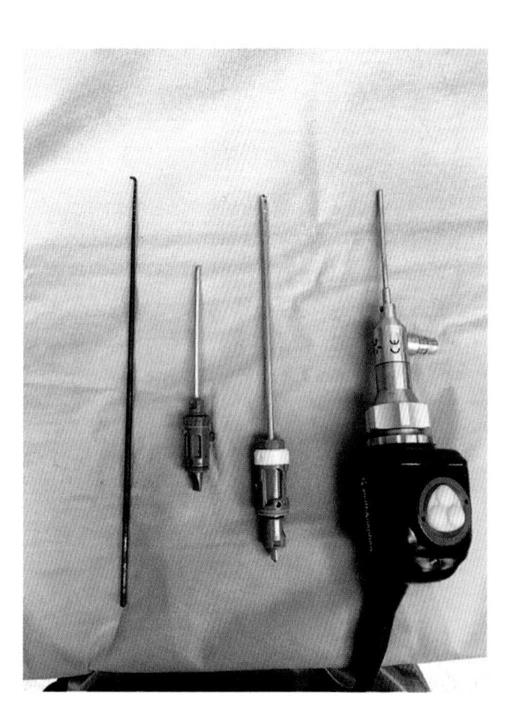

图62-5 从左到右：探头，2.5mm小型电刀，3mm刨削器，2.7mm 30° 关节镜

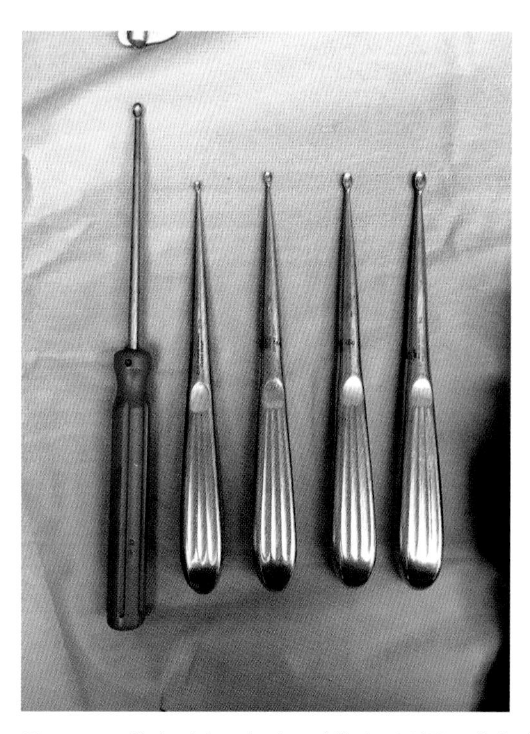

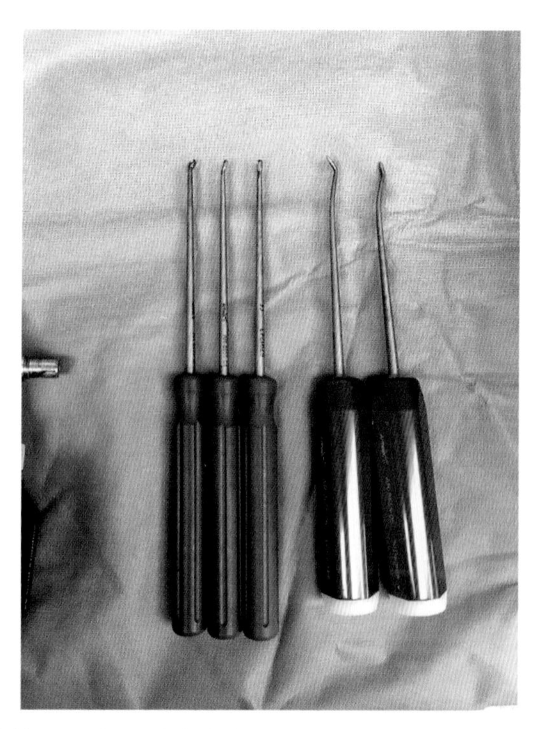

图62-6 从左到右，各种尺寸的直形刮匙、有角度的环形刮匙和有角度的微骨折锥

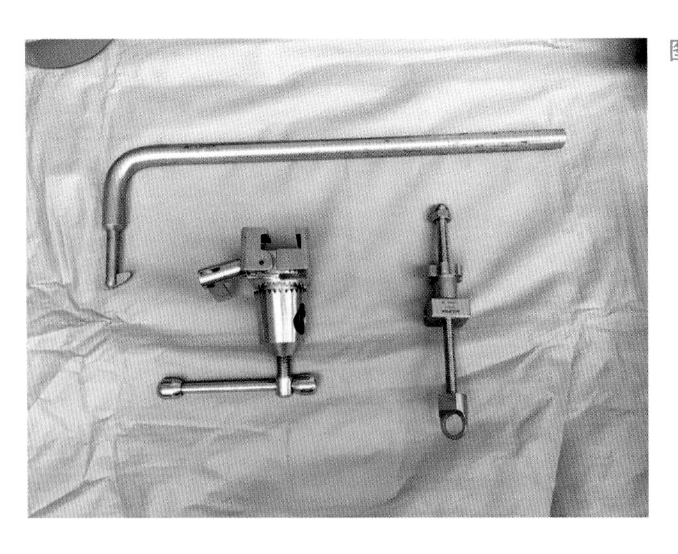

图62-7 消毒脚托及床夹

- 刨削器3mm或4mm。
- 切除器半径2.7mm或3.5mm。
- 微骨折锥。
  - 直或者弯。
  - 不同的角度：30°、60°、90°。
- 直和有角度的普通量规。
- 各种尺寸和角度的环型卡尺。
- 关节镜组。
  - 钳子、凿子、截骨刀、剥离器、软骨镐。
- 用于钻孔的克氏针1.1mm、1.6mm、2.4mm。
- 顺行或逆行钻孔导轨。
- 必要时可使用荧光镜检查。
- 必要时使用分离装置。
  - 非侵入式分离设备。
  - 虽然有一些方法可以将无创的牵拉装置固定在外科医师身上，但笔者更喜欢将无菌的踝关节牵拉带固定在消毒过的脚托和床夹上。

定位（图62-8）

- 全身麻醉。
- 止血带。
- 平卧，同侧髋关节下垫衬垫，使踝轴平行于地面。
- 用持腿器使髋、膝关节微屈。
- 无菌驱血（图62-8）。
- 将患者放置在适宜高度，这样外科医师就可以把患者的脚放在医师的胸部或腹部。
  - 胸部或腹部可用于伸展或屈曲踝关节，使踝关节前关节囊放松和前间室可视。
- 牵引。
  - 不需要立即牵引；牵引器保持无菌，并附着重物放于手术床外侧。

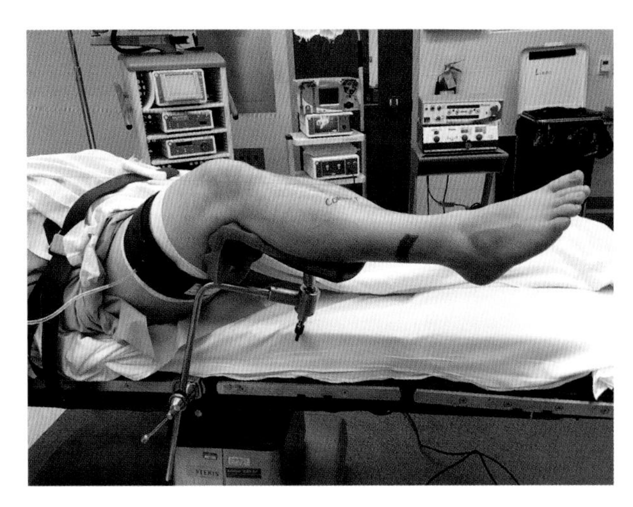

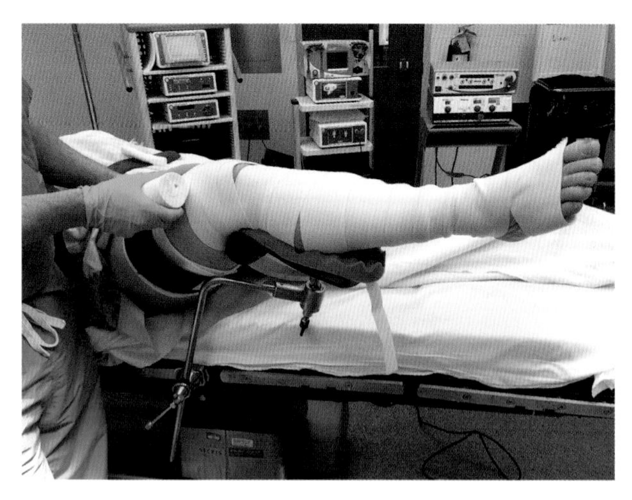

图62-8 患者肢体经持腿器固定，髋、膝微屈，大腿系止血带。作者更倾向于在无菌消毒前进行下肢驱血

入路

- 消毒前准备。
  - 在足跖屈和内翻踝关节时，可以识别腓浅神经的内侧背皮支和中间背皮支。第四趾的足跖屈也可以做到这一点（图62–9）。
  - 当这根神经穿过踝关节时，用笔尖触碰它及其运动路线（图62–9）。
  - 关节镜检查前，通过足背前内侧入路向关节内灌注5~10ml布比卡因和肾上腺素（图62–10）。
    - 当进入关节时，使用18G的针容易探及关节腔。液体很容易流动，应该有回流，这可以确保关节内的位置。
    - 此步骤需要在无菌条件下，下肢悬垂之前或之后进行。

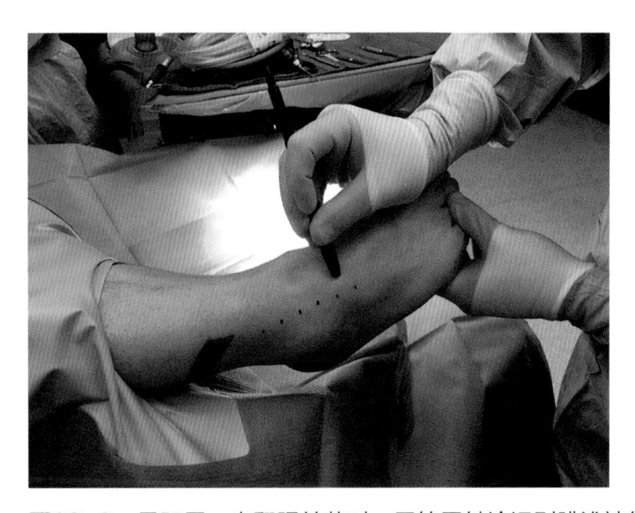

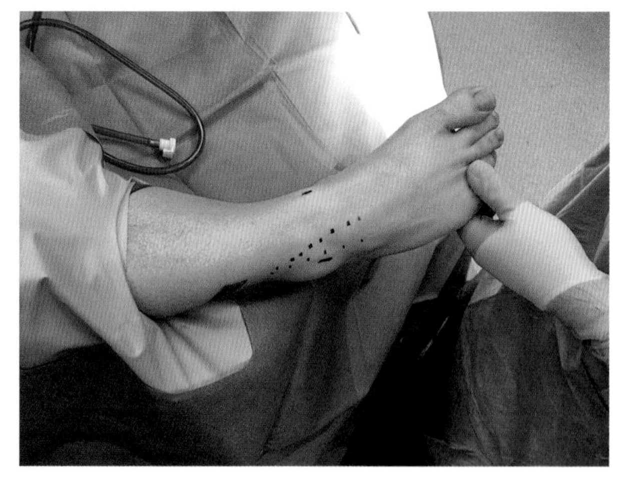

图62-9 足跖屈、内翻踝关节时，用笔尾触诊识别腓浅神经内侧背皮支和中间背皮支。注意，外科医师可通过跖屈患者足底及第四趾来调整足踝的位置

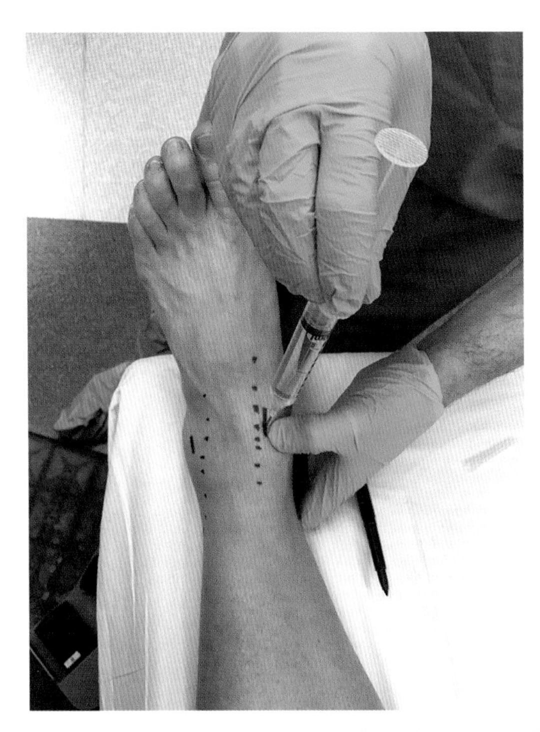

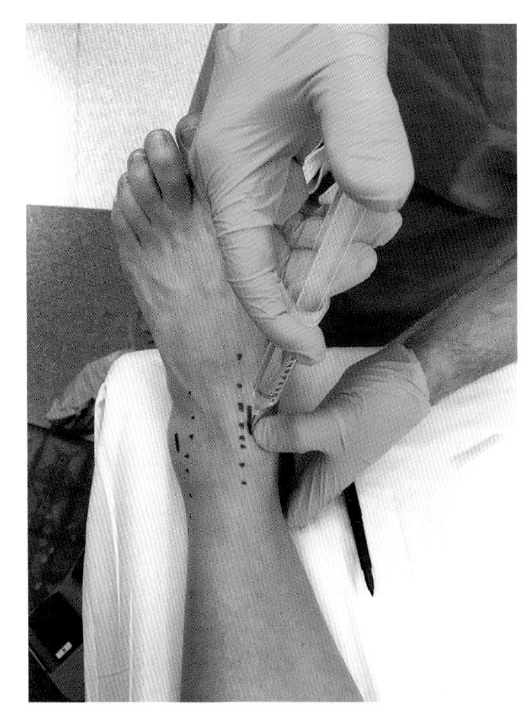

图62–10 关节内注射5~10ml布比卡因及肾上腺素18G针。使药物易于流动和回流，确保关节内注射的位置

- 标准入路。
  - 前内侧入路。
    - 首先建立前内侧入路：前内侧入路相对容易，偏差较小。
    - 胫骨前肌腱与内踝之间，胫骨前肌腱内侧，关节间隙水平（或关节间隙水平以下0.5~1.0cm）。
    - 皮肤小切口5~8mm（图62–11）。
    - 使用小止血钳以钝性分离皮下组织（图62–12）。
    - 将钝性关节镜鞘管置入关节腔，踝关节背伸位（图62–13）。
    - 取下管芯，流出液体（滑膜液和无菌生理盐水）表明套管针放置正确（图62–14）。
    - 将关节镜放入鞘管。

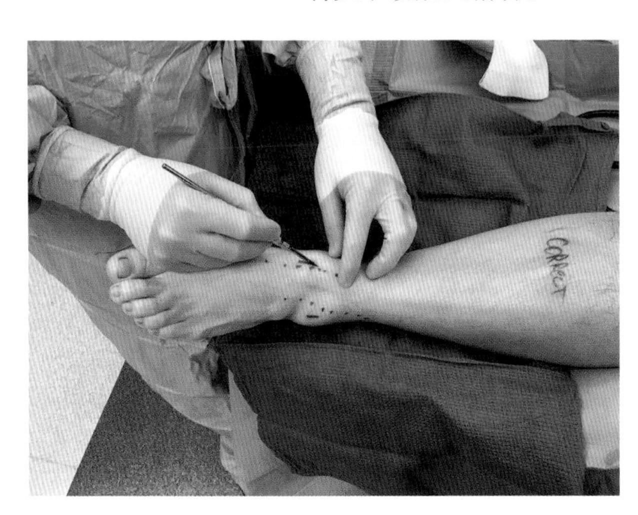

图62–11 前内侧入路，皮肤切开5~8mm

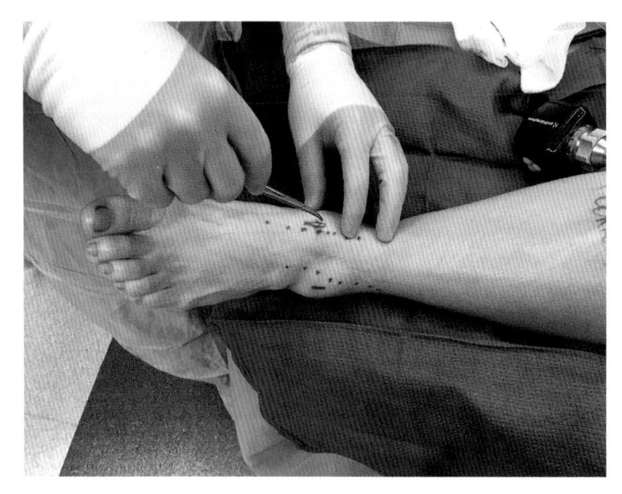

图62–12 钝性分离，皮下用小止血钳分离

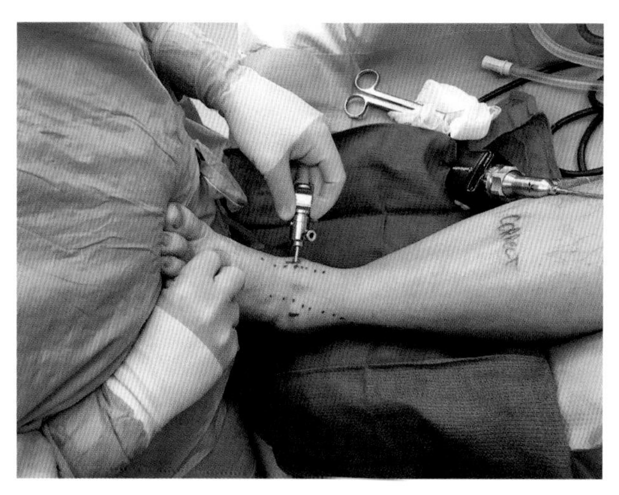

图62-13 钝性关节镜套管针轻轻置入前间隙，踝关节跖屈

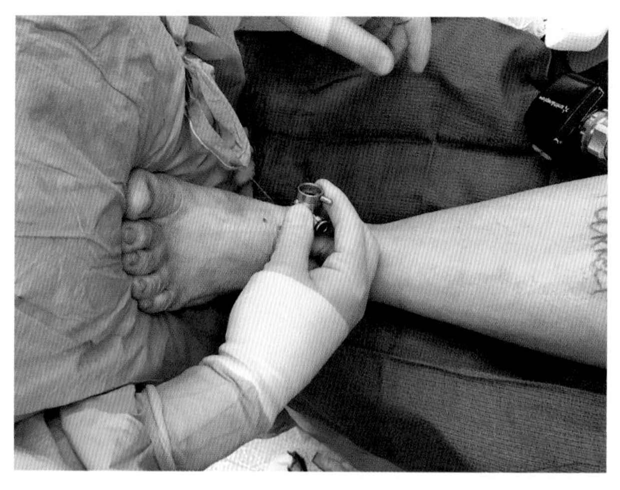

图62-14 取套管时，流出液体（滑膜液、无菌生理盐水）提示套管针放置正确

- 前外侧入路。
  - 在手术开始前，术者可将踝关节内翻背伸。此步骤可暴露腓浅神经的中间分支，操作最好在关节内注射前完成。
  - 体表标志：伸肌腱（腓骨第三肌）与腓骨远端（腓骨第三肌外侧）在关节水平或略高于关节水平。
  - 前外侧入路是在关节镜直视下通过前内侧入路辅助获得的，关节镜的透照也可以帮助指导找到这个入口的位置。
  - 穿刺针18-G针置于入路位置（图62–15）。
  - 在皮肤上切一个小切口（5~8mm）。
  - 皮下用小止血钳分层，直视下进入关节囊（图62–16）。
  - 用探钩、刨削器或其他工具通过前外侧入路进入踝关节（图62–17）。
  - 前外侧入路用于关节镜检查，前内侧入路用于操作（图62–18）。

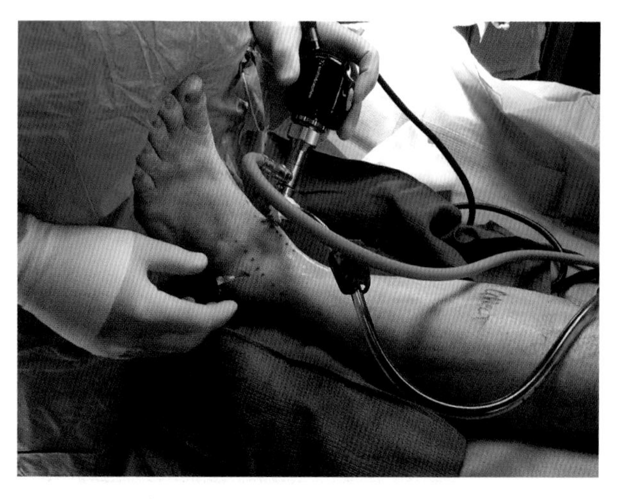

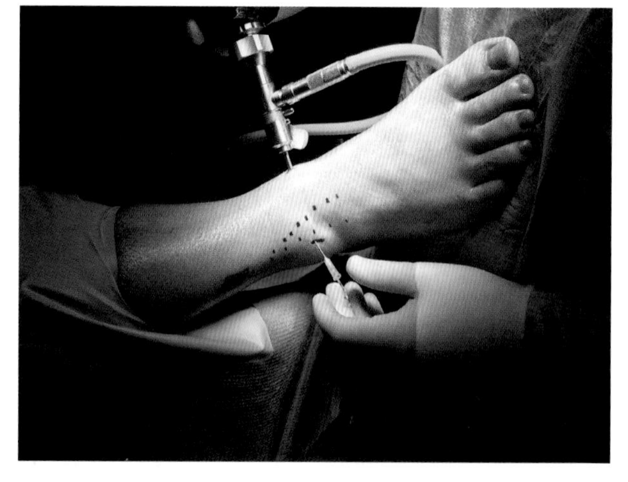

图62-15 液体从18G针头处流出，直接可视化确定前外侧入路的适当位置

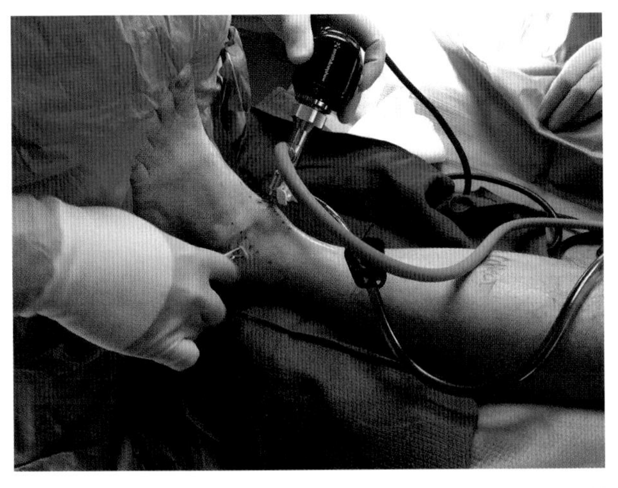

图62-16 在前外侧入路下，分离皮下组织，用小止血钳进入关节囊直接观察

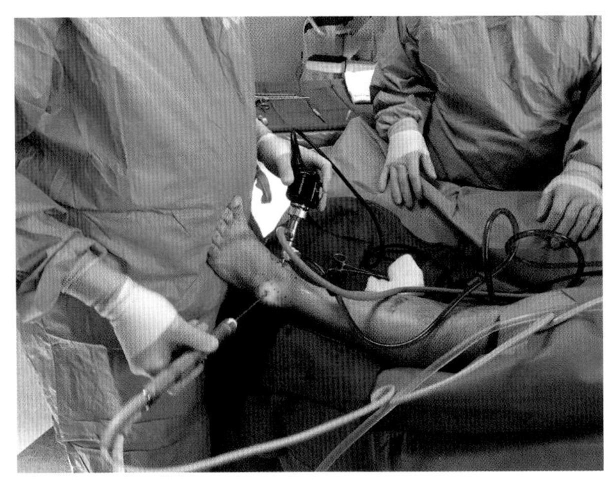

图62-17 刨削器通过前外侧入路置入

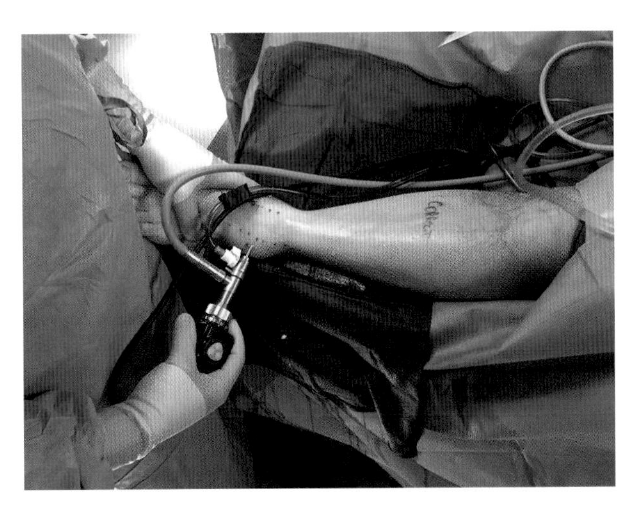

图62-18 前外侧入路用于关节镜检查，前内侧入路用于工具操作

- 其他入路。
  - 后外侧入路。
    - 入路的位置位于跟腱外侧边界与腓骨远端之间：在跟腱外侧，距离腓骨远端尖端1~1.5cm。
    - 在关节镜下通过前内侧入路直接暴露，将一根18-G的针头朝向内踝。
    - 在皮肤上切开一个5~8mm的小切口。
    - 使用小止血钳皮下分离，直视下关节镜鞘管置入关节腔。
  - 其他入路，包括前中央入路和跨踝入路，在本章末进行详细介绍。

OLT的治疗：关节镜检查、清创和微骨折

- 诊断性关节镜检查包括检查距骨颈，内侧沟、外侧沟及韧带，胫骨关节面，距骨前穹窿和距骨后穹窿。
- 首先进行无牵引关节镜下前间室探查。外科医师可利用自己的胸部或腹部伸展踝关节，放松前关节囊。
- 首先切除内侧距骨的前撞击病灶，然后明确OLT的诊断，因为撞击部位可能不利于OLT的确诊。

- 无创牵引器使足跖屈，可观察到距骨后穹窿（图62–7和图62–19）。
- 当进行关节镜检查时，前内侧入路和前外侧入路可互换。
- 需要对后室间沟进行挤压，以确保没有游离体存在。
- 病灶可用探针确定。
  - 松软及分层的软骨预示存在潜在的OLT（图62–20）。
  - 不稳定或翻转的软骨必须修整至稳定（图62–21和图62–22）。
  - 如果软骨完全完好，此患者可能需要逆行钻孔。
- 软骨和骨损伤可用刨削器、刮匙和软组织冲头处理，将不稳定的软骨修整直至稳定边界（图62–23）。

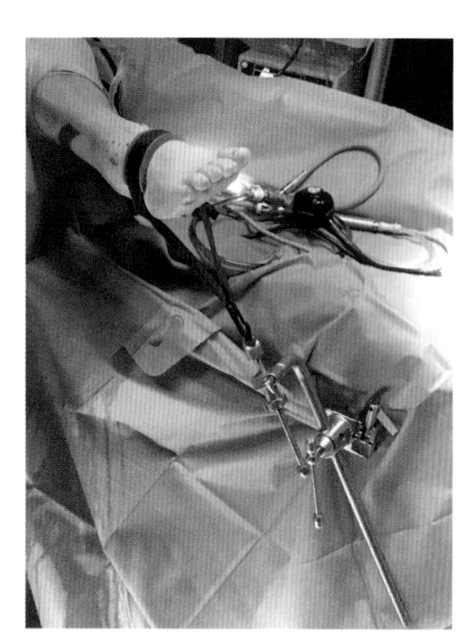
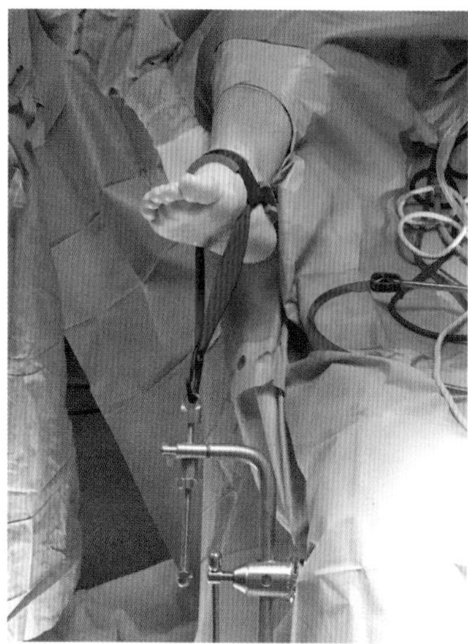
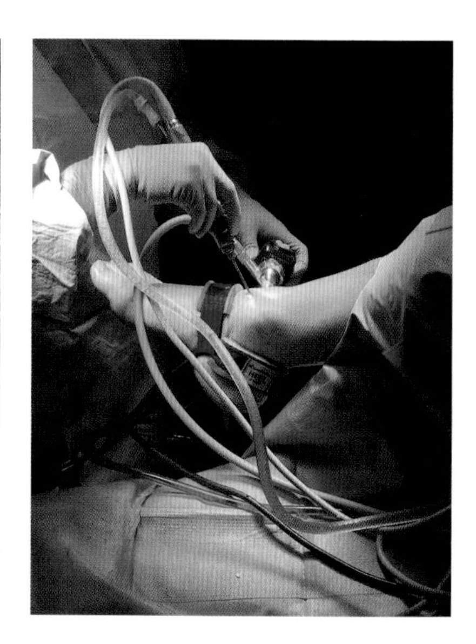

图62–19 无创牵引器，采用无菌踝关节牵引带、无菌脚托、床夹

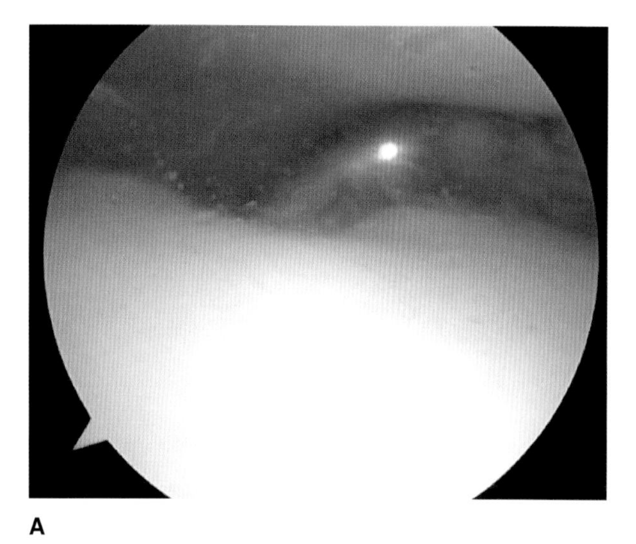
A

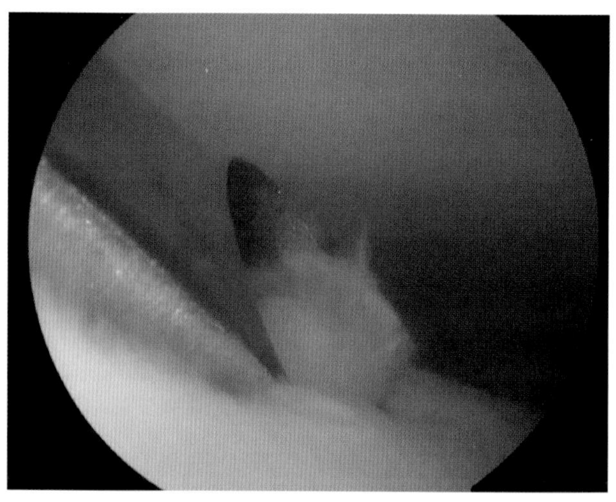
B

图62–20 A. 探查松软软骨显示潜在的OLT；B. 用刮匙轻柔剥离覆盖在OLT上面的软骨

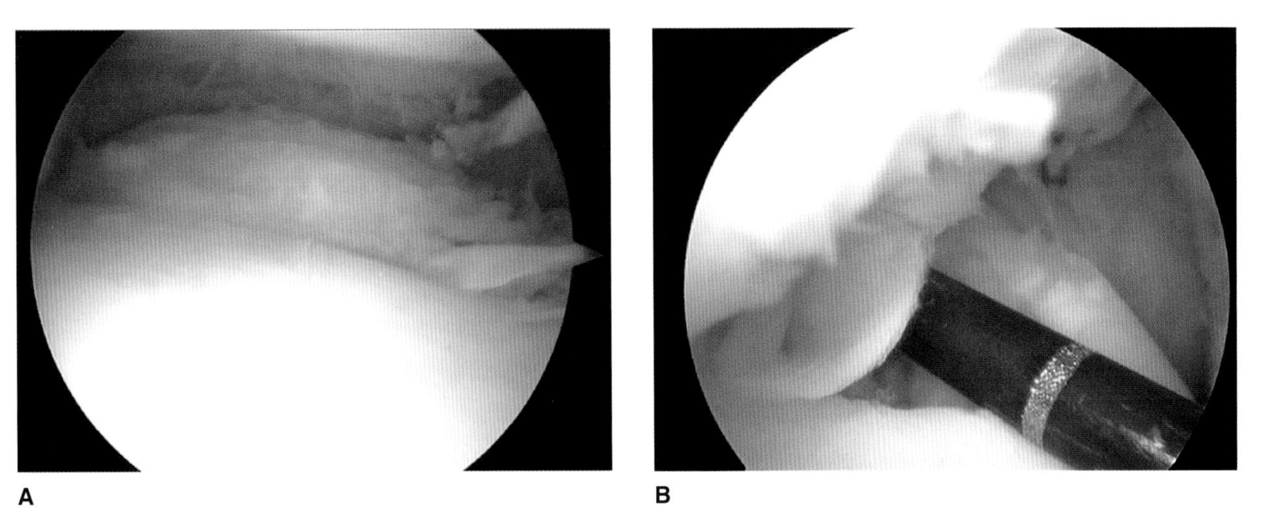

图62-21 A. 踝关节镜下可见非常不稳定的OLT；B. 探查软骨很容易翻转表明软骨不稳定

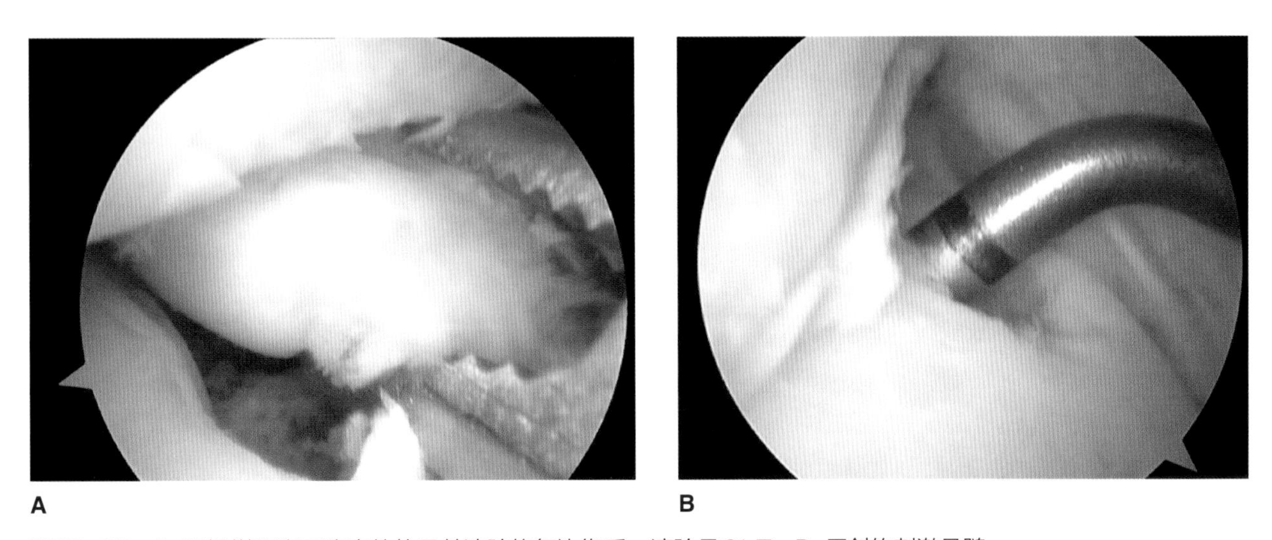

图62-22 A. 用抓钳取出不稳定的软骨并清除修复边缘后，清除骨OLT；B. 用斜钩刺激骨髓

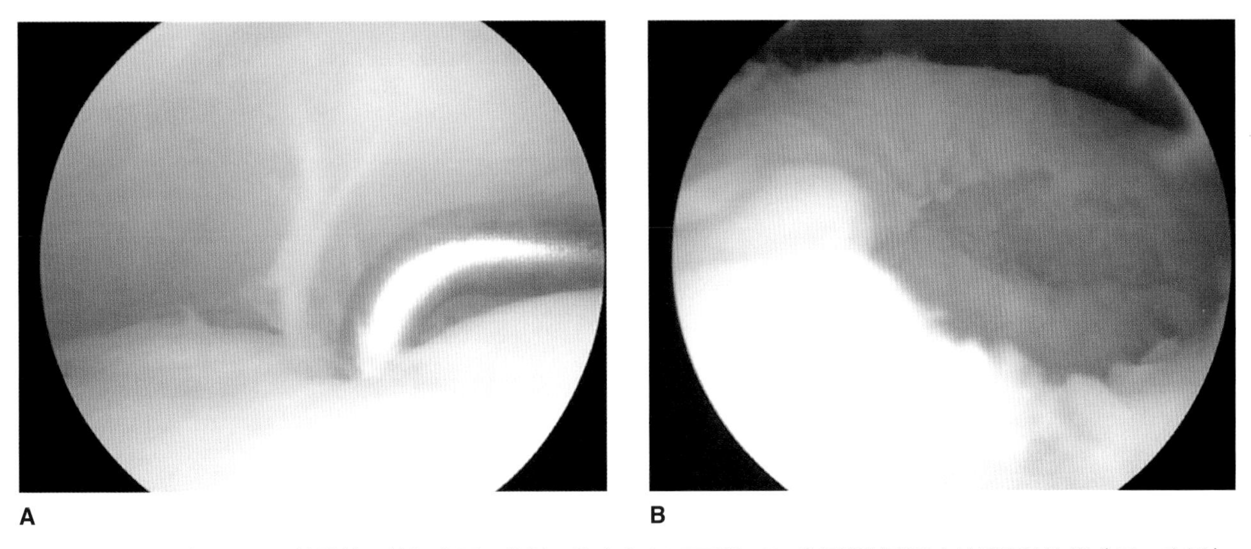

图62-23 A. 对OLT上覆盖的软骨的探查显示软骨不稳定和OLT下翻；B. 软骨清创到稳定的垂直的边缘（同一病例）

- 使用小刨削器骨制备。
- 直或成角度的骨凿，1.1mm或1.6mm克氏针用于软骨下的微骨折，需确保微骨折深度在2~4mm。
- 微骨折时可观察到脂肪滴，显示深度足够。
- 将止血带松开，用关节镜观察出血情况。
- 骨囊肿。
  - 关节镜用来显示骨囊肿。
  - 对囊肿内坏死的软组织清除。
  - 微骨折工具或刨削器用于破坏囊肿表面的硬化骨。
  - 深度小于6mm的关节囊可采用清创、微骨折不植骨治疗（Lee et al.[10]）。
- 如果需要，后外侧入路可用于治疗后方病变。
- 如果治疗的是中央或中央后方的OLT，则放置无创牵引器，并将足部跖屈以方便观察OLT。

关节镜下巨大或翻修OLT的关节镜选择：颗粒状的幼稚透明软骨同种异体移植

- 青少年透明软骨同种异体移植物植入适应证[11]：巨大OLT（≥1.5cm^2）或翻修OLT，且不需开放手术或涉及手术部位发病率问题。
- 理想情况下，至少50%~60%的OLT应包含有自体软骨，以允许足够的移植物固定。
- OLT的制备方法是将软骨清除至稳定边缘并行骨床清创（图62–24）。
- 为了方便植入纤维蛋白凝胶和幼稚透明软骨碎片，可能需要建立辅道或扩展入路大小。
- 松开止血带，将液体从关节腔中挤出。
- 在“干性”关节镜检查中，骨床应当被抽吸，变干，干燥。
- OLT的骨性基底部覆盖有纤维蛋白凝胶（图62–25）。
- 颗粒状的幼稚透明软骨碎片通过套管送到OLT部位（图62–26）。
- 剥离器用于平整和铺开软骨碎片（图62–27）。
- 待含有幼稚软骨片段的纤维蛋白凝胶凝固后，再加入纤维蛋白固定幼稚软骨片段（图62–28）。

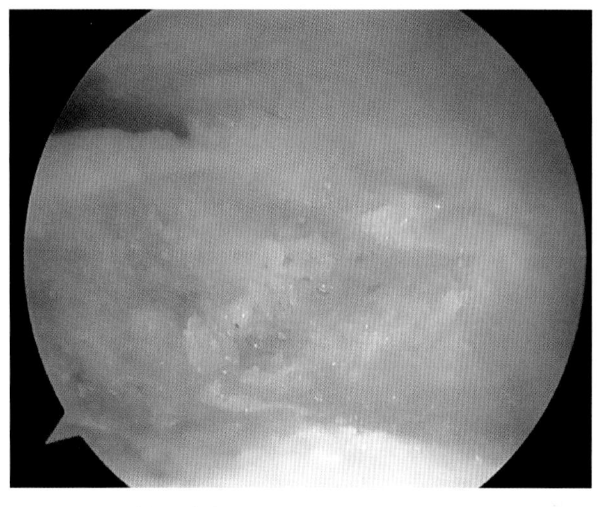

图62–24 软骨清创后的OLT及制备，骨床清创，为颗粒状的幼稚透明软骨植入做准备

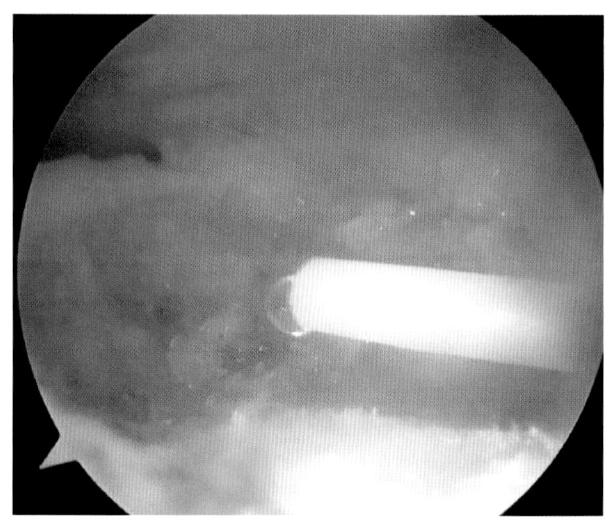

图62–25 OLT骨性基底部覆盖纤维蛋白凝胶

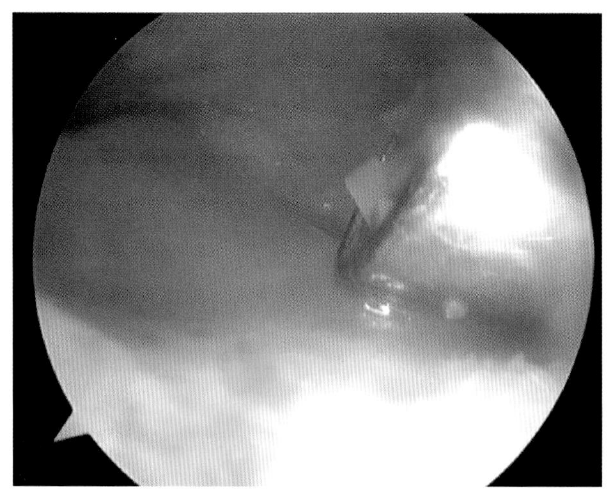

图62-26 颗粒状幼稚透明软骨碎片经套管送至OLT位点

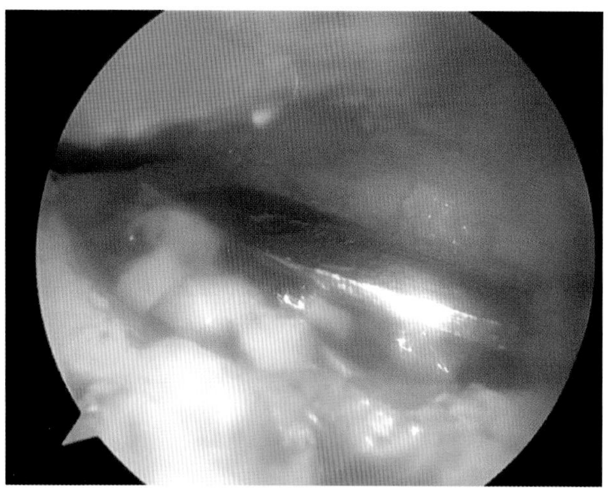

图62-27 使用剥离器对软骨碎片进行平整和铺开

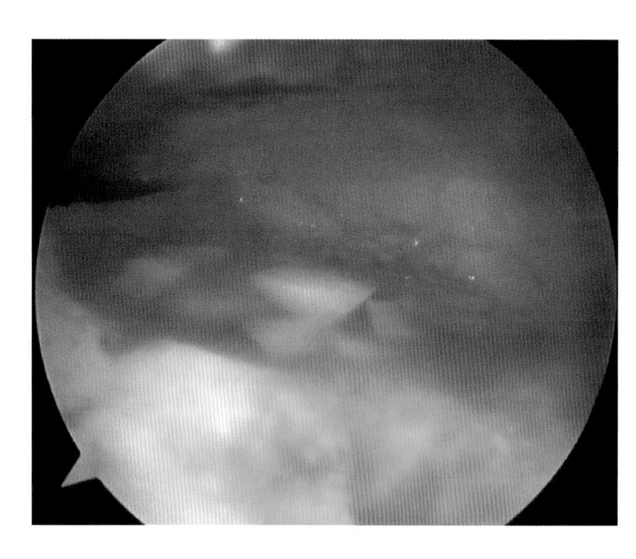

图62-28 待幼稚软骨片段纤维蛋白凝胶凝固后，再加入纤维蛋白固定

术后护理

- 如果仅进行关节镜检查、清创和微骨折治疗，手术时应使用无菌、体积大的软敷料。
- 患者4周内不负重或足趾负重，并根据损伤程度和长期情况允许术后即刻行轻度关节活动度训练。
- 术后2周后随访拆线。
- 4周时逐渐负重。
- 注意：如果同时进行韧带修复或重建，则采用带内/外侧支板的膝下夹板，并根据韧带修复/重建情况，制定负重及康复方案。

参考文献

[1] Berndt AL, Harty M. Transchondral fractures (osteochondritis dissecans) of the talus. *J Bone Joint Surg Am*, 1959,41A: 988-1020.

[2] van Bergen CJ, Kox LS, Maas M, et al. Arthroscopic treatment of osteochondral defects of the talus, outcomes at eight to twenty years of follow-up. *J Bone Joint Surg Am*, 2013, 95-A(6):519-525.

[3] Cuttica DJ, Smith WB, Hyer CF, et al. Osteochondral lesions of the talus: predictors of clinical outcome. *Foot Ankle Int*, 2011,32(11):1045-1051.

[4] Dipaola JD, Nelson DW, Colville MR. Characterizing osteochondral lesions by magnetic resonance

imaging. *Arthroscopy*, 1991,7(1):101-104.

[5] El Shazly O, Abou El Soud MM, Nasef Abdelatif NM. Arthroscopic intralesional curettage for large benign talar dome cysts. *SICOT J*, 2015,1-32.

[6] Ferkel RD, Zanotti RM, Komenda GA, et al. Arthroscopic treatment of chronic osteochondral lesions of the talus. *Am J Sports Med*, 2008,36(9):1750-1762.

[7] Giannini S, Buda R, Faldini C, et al. Surgical treatment of osteochondral lesions of the talus in young active patients. *J Bone Joint Surg Am*, 2005,87(Suppl 2):28-41.

[8] Hepple S, Winson IG, Glew D. Osteochondral lesions of the talus: A Revised Classification. *Foot Ankle Int*, 1999,20(12):789-793.

[9] Klammer G, Maquieira GJ, Spahn S, et al. Natural history of nonoperatively treated osteochondral lesions of the talus. *Foot Ankle Int*, 2015,36(1):24-31.

[10] Lee KB, Park HW, Cho HJ, et al. Comparison of arthroscopic microfracture for osteochondral lesions of the talus with and without subchondral Cyst. *Am J Sports Med*, 2015, 43(8):1951-1956.

[11] Zimmer Orthobiologics. DeNovoR NT Natural Tissue Graft, Arthroscopically-Assisted Surgical Technique for Ankle Cartilage Repair. Pages 1-8.

第63章

跟腱修补术

(ANDREW J. ROSENBAUM, ANDREW J. ELLIOTT, MARTIN J. O'MALLEY)

开放手术

无菌仪器/设备

- 止血带。
- 2号纤维线缝合线（Arthrex, Inc., Naples, FL）。
- 3-0 Prolene缝合线（Ethicon, Inc., Somerville, NJ）。
- 3-0 Vicryl缝合线（Ethicon, Inc., Somerville, NJ）。
- 4-0 Vicryl缝合线（(Ethicon, Inc., Somerville, NJ）。
- 4-0 Ethilon缝合线（Ethicon, Inc., Somerville, NJ）。

体位

- 俯卧位。
  - 俯卧位时注意保护工作，防止压疮等并发症。
- 准备双下肢（图63–1）。
  - 健侧用于对比评估患侧跟腱修复张力。

手术入路

- 在跟腱内侧边缘做一个纵向切口（图63–2）。
  - 此入路避开了腓肠神经，并在必要时利于解剖足底肌腱。

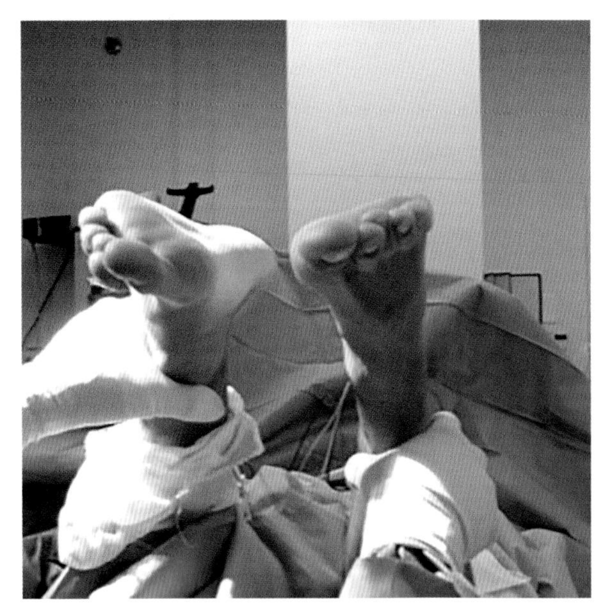

图63-1 跟腱修复时患者体位，准备双下肢都消毒，以便健侧腿在手术时可以处于休息位置

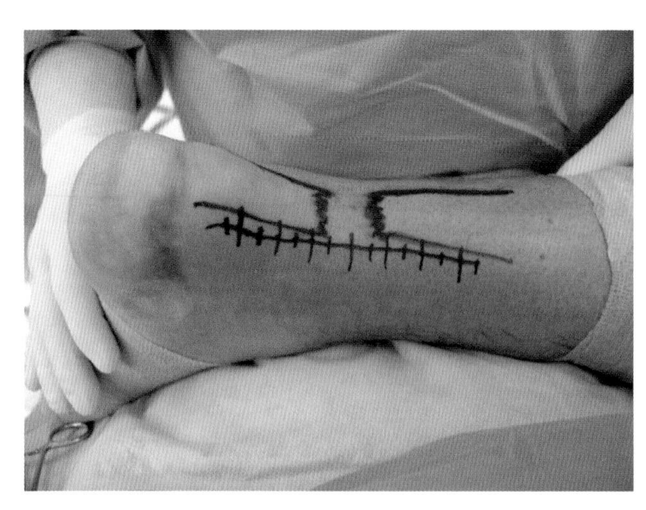

图63-2 沿跟腱内侧缘选择长纵行切口（左腿）（引用*Operative Techniques in Foot and Ankle Surgery*第110章图）

- 皮肤和皮下从侧面剥离。
  - 保护跟腱周围组织。
- 此入路可以保护腓肠神经和小隐静脉。
- 切开皮肤后，从正中入路切开腱膜组织。
- 松解跟腱前外侧筋膜（图63–3），以减轻伤口闭合时的张力。

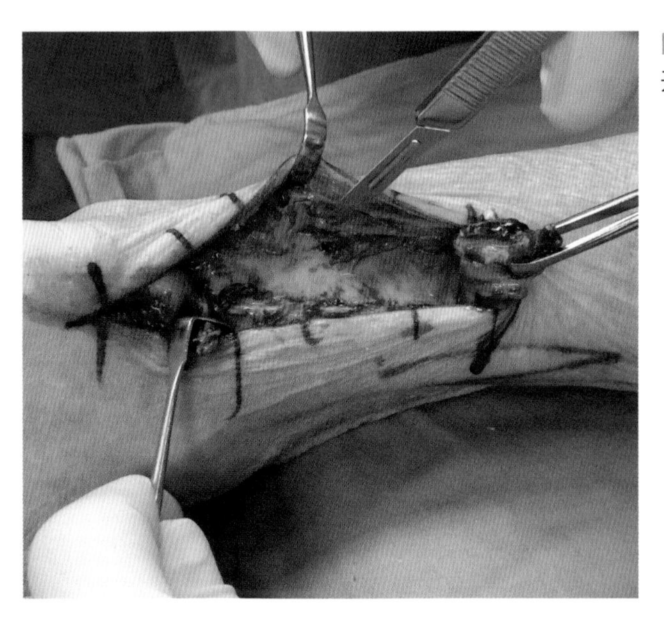

图 63-3 暴露跟腱前外侧筋膜，切开筋膜减轻关闭切口时出现的张力

手术技术

- 对断裂的跟腱端进行有限的清创（图63–4）。
- 使用2根2号纤维线缝合线（Arthrex, Inc., Naples, FL）。
  - 在每个肌腱末端，内侧和外侧分别用4根Krackow丝线锁边缝合[1]（图63–5）。

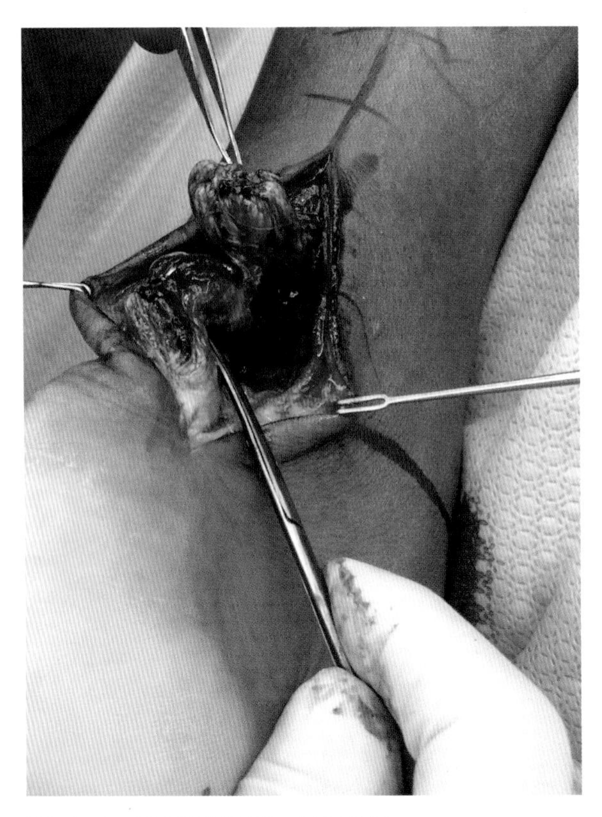

图63–4 清理跟腱近端和远端组织

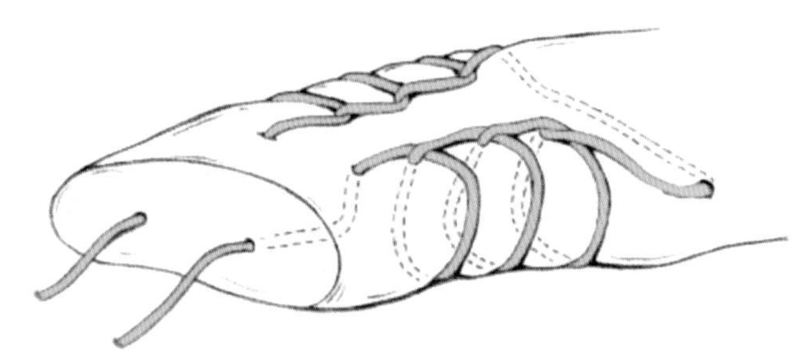

图63–5 采用Krackow锁边缝合（引用*Operative Techniques in Foot and Ankle Surgery*第110章图2A）

- 使足踝保持静息张力时，打紧手术结。
  - 张力基于健侧肢体的术中评估。
- 使用3-0 Prolene缝合线（Ethicon, Inc., Somerville, NJ）进行“8”字表位修复（图63–6）。

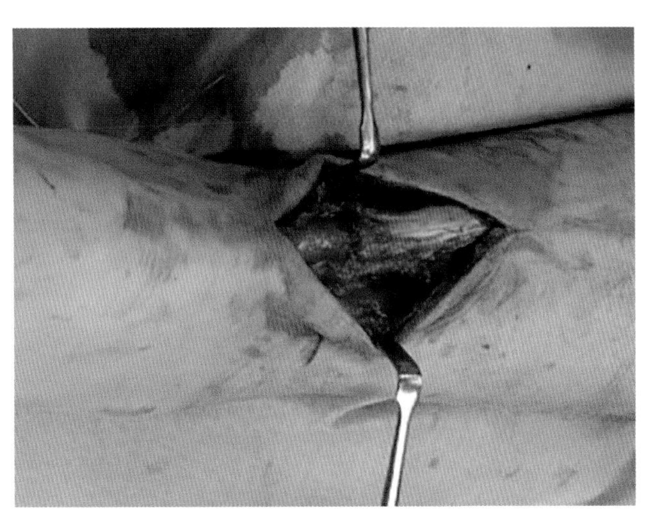

图63–6 跟腱表面缝合后外观

- 富血小板血浆（Platelet-rich Plasma, PRP）可在表位修复后直接注入跟腱的断裂位置（图63–7），可加速其早期愈合[2]。
- 用3-0 Vicryl缝合线（Ethicon, Inc., Somerville, NJ）对腱旁组织进行修复。
  - 如果腱旁组织较紧，足踝可以跖屈来使跟腱和周围组织放松。
- 皮下缝合采用4-0 Vicryl缝合线（Ethicon, Inc., Somerville, NJ）。
- 切口关闭采用4-0 Ethilon缝合线进行横行褥式缝合（图63–8）。
- 最后，足踝休息位予以固定。

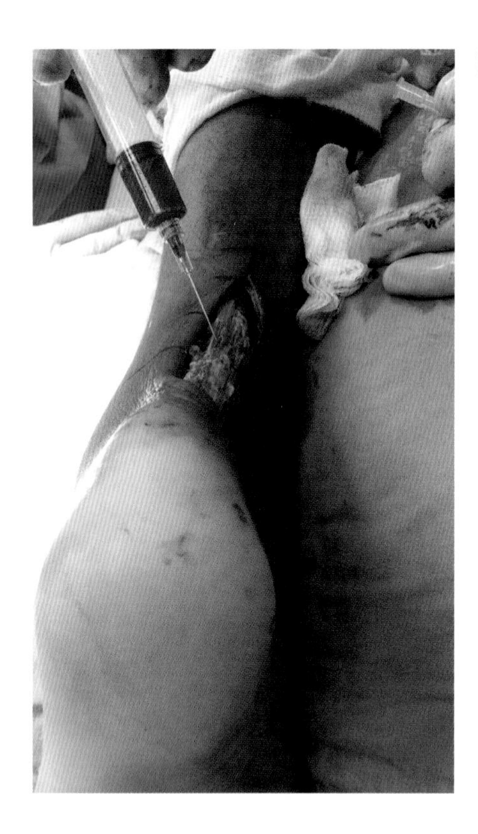

图63–7 缝合后在跟腱两断端注射PRP

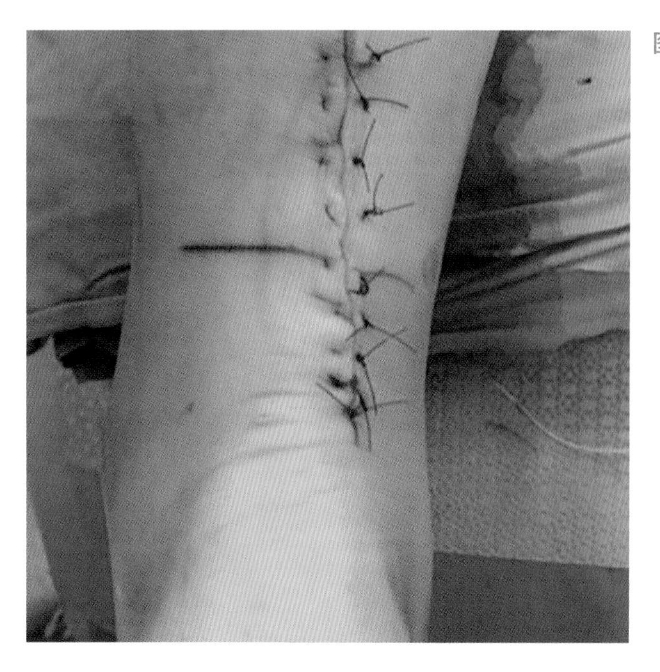

图63–8 横行褥式缝合皮肤

经皮缝合技术

无菌仪器/设备

- 止血带。
- 0号纤维线缝合线（Arthrex, Inc., Naples, FL）。
- 3-0 Vicryl缝合线（Ethicon, Inc., Somerville, NJ）。
- 4-0 Vicryl缝合线（（Ethicon, Inc., Somerville, NJ）。
- 4-0 Ethilon缝合线（Ethicon, Inc., Somerville, NJ）。
- PARS Achilles Jig System（Arthrex, Inc., Naples, FL）。

体位

- 俯卧位。
  - 俯卧位时注意保护工作，防止压疮等并发症。
- 双腿都需准备（图63–1）。
  - 健侧用于对比评估患侧跟腱修复张力。

手术入路

- 在跟腱可触到的断裂近端做约1cm横行皮肤切口（图63–9）。
  - 或者，在肌腱断裂处内侧做一“微型”纵行切口（图63–10）。
    - 如果需要转切开手术，此切口可以向近端和远端延伸。
- 横切口用于通过腱旁组织暴露跟腱断端。

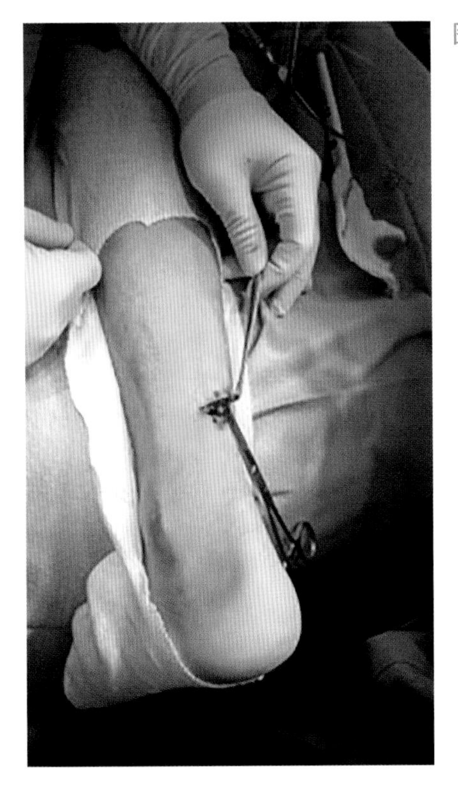

图 63–9 皮下缝合时选择横行切口

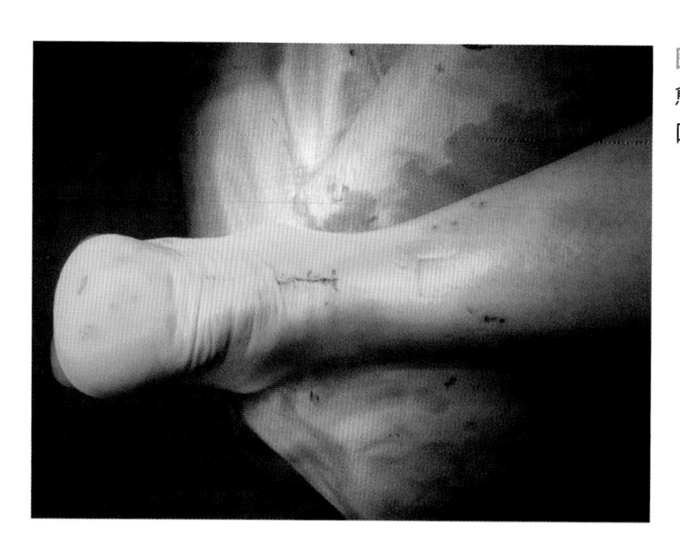

图63-10 经皮技术缝合跟腱断裂，愈合后皮肤“微型”切口外形，该切口不同于传统横切口，可以延长

手术技术

- 肌腱的近端用Allis钳或Kocher钳夹持。
- 使用0号Vicryl线通过Krackow缝合方式缝合肌腱近端（图63–5）。
- 夹具的内臂需插入腱旁组织（图63–11）。
- 确定插入腱旁组织后，通过调整滑轮打开内臂。
  - 推进夹具。
  - 触诊以确认肌腱在夹具臂之间。
- 夹具推进至夹臂可包绕适当长度的肌腱。
  - 在大多数情况下，肌腹部会阻挡夹具前进，使夹具停止在适当的水平。
- 缝合时腿轻微内旋，以确保缝合线与肌腱匹配，尽量减少对腓肠神经的风险（图63–12）。

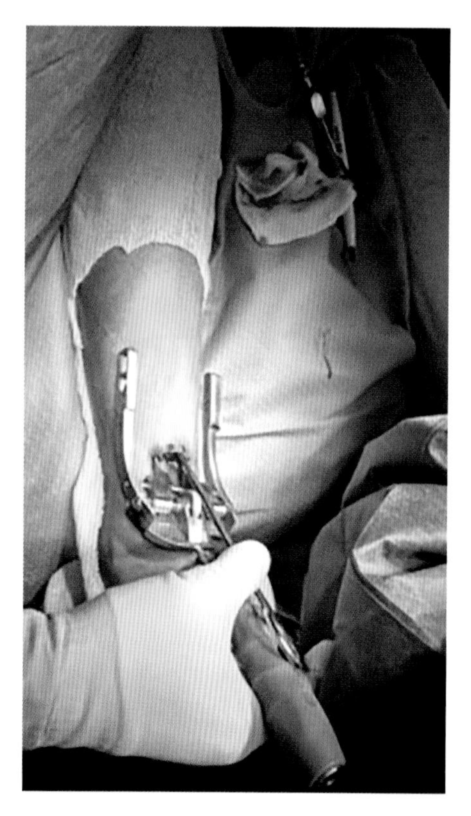

图63-11 夹具的内臂需插入腱旁组织

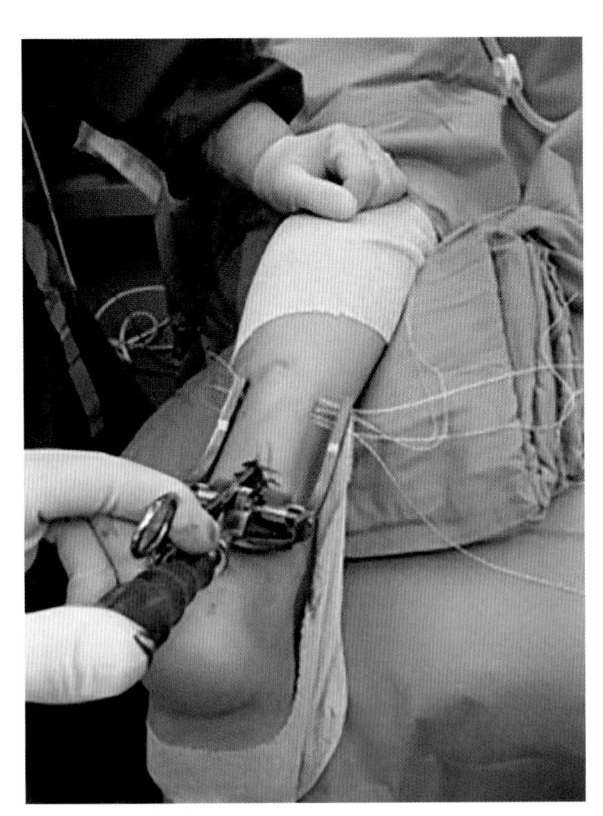

图63-12 缝合时腿部轻微屈曲、内旋确保缝合时缝合线包埋在肌腱内，尽量降低对腓肠神经损伤的风险

- 同样的步骤用于缝合肌腱远端。
- 足踝保持静息位扎紧缝线。
  - 足踝位置基于健侧肢体的术中评估。
- 3-0号Vicryl缝合线（Ethicon, Inc., Somerville, NJ）用于修复腱周组织。
- 皮下缝合采用4-0号Vicryl缝合线（Ethicon, Inc., Somerville, NJ）。
- 皮肤用4-0号Ethilon缝合线进行横行褥式缝合。
- 足踝静息马蹄位支具固定。

术后康复计划（经皮和开放手术类似）

- 0~2周。
  - 踝关节位于非负重马蹄位支具固定。
- 2~6周
  - 可控踝关节运动（controlled ankle motion,CAM）靴，2cm足跟，拄拐保护性负重。
  - 主动足底跖屈、背伸至中立位。
  - 主动内、外翻运动。
- 6~8周
  - 平底CAM靴，可承受的负重练习。
  - 背伸运动。
  - 步态训练。
- 8~12周。
  - 从CAM靴过渡到常规鞋。
  - 踝关节活动度、力量和本体感觉训练。

- 12周之后。
  - 体育专项训练。

参考文献

[1] Krackow KA, Thomas SC, Jones LC. A new stitch for ligament-tendon fixation. Brief note. *J Bone Joint Surg Am*, 1986,68(5):764-766.

[2] Fernandez-Sarmiento JA, Dominguez JM, Granados MM, et al. Histological study of the influence of plasma rich in growth factors (PRGF) on the healing of divided Achilles tendons in sheep. *J Bone Joint Surg Am*, 2013,95:246-255.

第64章

改良Brostrom 手术

(DANNY ARORA, ANNUZIATO (NED) AMENDOLA)

引言

- 踝关节扭伤是运动员和普通人常见的损伤[1—4]。
- 大多数人的踝关节扭伤发生在体育运动中，给患者带来巨大的经济和社会负担[1—4]。
- 踝关节扭伤最常见的损伤机制是踝关节过度内翻，导致外侧韧带复合体损伤[2—4]。
- 手术方式有解剖修复（Brostrom手术和改良Brostrom手术）、解剖重建（自体移植或同种异体移植）以及非解剖重建（亦称为checkrein手术），其中非解剖重建包括Watson-Jones手术、Evans手术、Chrisman-Snook 手术等[5–12]。
- 解剖修复特点是恢复踝关节正常解剖和运动学，保留了距下关节的活动度[13—15]。

体位及术前准备

- 仰卧位，术前静脉滴注抗生素。
- 患侧髋关节下放置垫块。
- 推荐大腿近端固定止血带。
- 小腿采用标准手术方式消毒准备及铺单。
- 通常在进行韧带修复之前进行诊断性踝关节镜检查（Ferkel描述的21点位置）[16]，以确保对踝关节进行彻底的评估，同时治疗偶然病变，例如软骨损伤及胫距关节撞击，这些一旦漏治，患者恢复正常活动后会感觉疼痛。手术开始之前，应在体表画出所有相关的解剖标志：内踝、外踝、胫骨前肌腱、腓浅神经背侧皮支中间支及标准关节镜入口。
- 止血带充气之前，建议使用驱血带给患肢驱血。

手术入路

- 最常用的皮肤切口为标准的弧形切口，正对外踝前方，从踝关节延伸到腓骨肌腱鞘。
- 如高度怀疑腓骨肌腱损伤或使用移植组织进行翻修手术时，可做外踝后外侧扩大切口，延伸至腓骨肌腱（图64–1）。

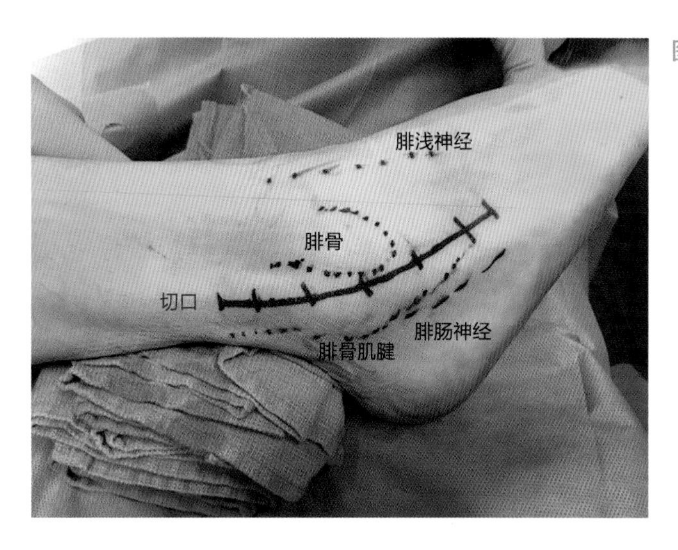

图64-1 绘制相关解剖图和皮肤切口

- 将全层皮瓣向前牵开，显露伸肌下支持带和距腓前韧带（anterior talofibular ligament, ATFL），以及腓骨肌腱和跟骨结节。
- 切开伸肌支持带，后期予以修复，切开腓骨肌腱鞘，暴露腓骨上支持带远端的腓骨长、短肌腱。然后将腓骨肌腱向远端牵开，显露下面的跟腓韧带（calcaneofibular ligament, CFL）。
- 检查ATFL和CFL的状况，以及踝关节松弛度。
- 沿着腓骨前缘切开前外侧关节囊，显露距腓关节，检查关节面有无异常。
- 皮瓣由残余的ATFL和（或）CFL，以及下腓骨骨膜组成，后期予以修复。
- 对ATFL和CFL进行修整，准备复位和紧缩。最好是将组织附着到骨上。
- 置入锚钉之前，将腓骨前面和远端用咬骨钳咬出粗糙面。一般来说，置入2~3枚带高强度缝合线或缝合带的锚钉固定，其中1~2枚位于ATFL附着部位的远端偏腓骨前侧，1枚位于CFL附着部位的腓骨末端（图64–2）。

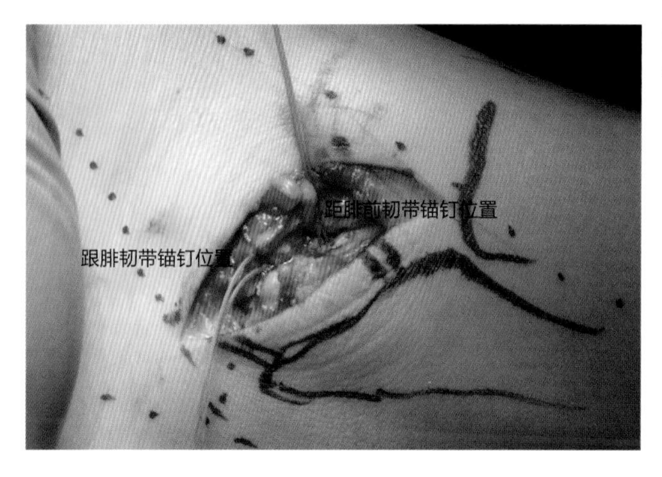

图64-2 ATFL和CFL锚钉的置入位置

- 锚钉滑动缝线采用棒球缝线方法，将一股线缝合于韧带组织中；另一股线将韧带拉紧并拉到骨上打结。踝关节中立位打结将缝线固定在骨上。带线锚钉并不是每个患者都必须使用，但是作为首选。
- 然后将腓骨骨膜缝贴在骨质边缘的组织上；可以用重叠缝合或其他类型的紧密缝合

技术将韧带严密覆盖。在这一点上，分两层进行缝合，一层从锚钉到骨头，另一层是上层覆盖的骨膜（图64–3）。

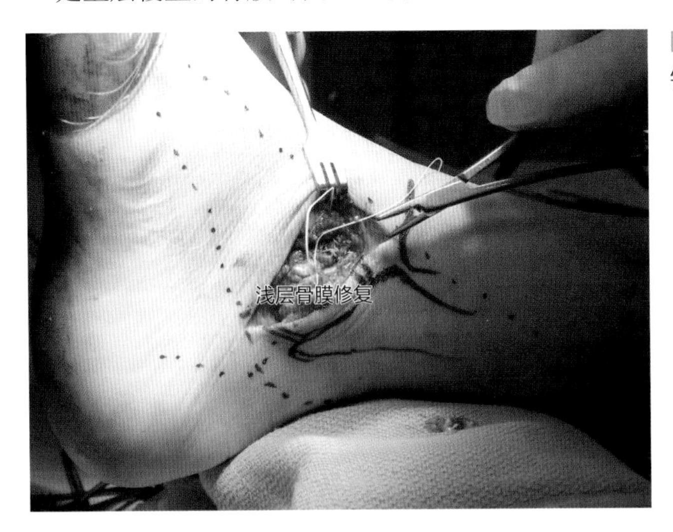

图64–3 双层修复。第一层是带线锚钉深层缝合。第二层是浅层骨膜缝合

- 接下来进行Gloud改良手术（第三层缝合），将活动的伸肌下支持带（infenior extensor retinaculum, IER）修复并牵至腓骨远端前两层缝合线的浅层，再使用高强度缝合线进行缝合。真正地达到了三层缝合：①骨；②骨膜瓣；③伸肌支持带（图64–4，64–5）。这一层也将锚钉缝合结覆盖，有时可以在腓骨边缘触摸到，因为这一区域没有太多的皮下组织。

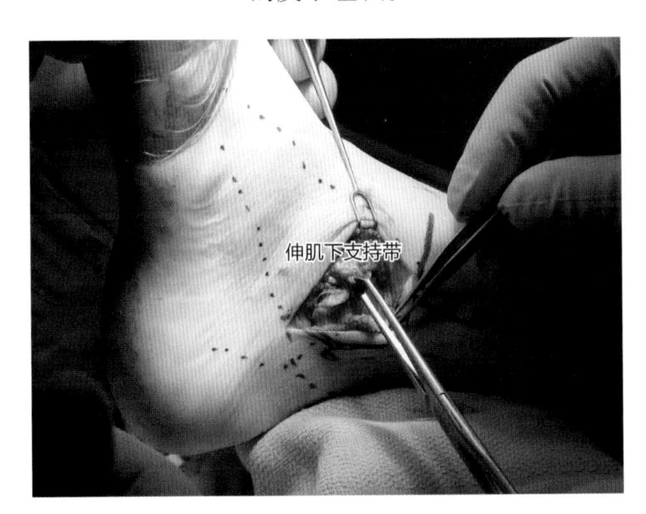

图64–4 伸肌下支持带牵拉进行Gould改良修复

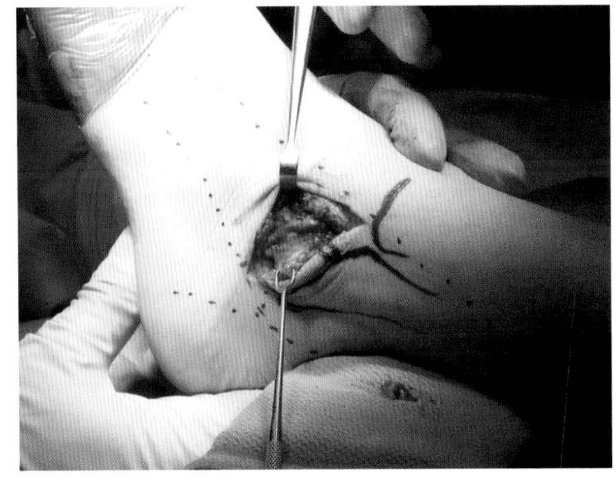

图64–5 Gould改良修复

- 分层组织缝合，皮下组织为2-0 vicryl可吸收缝合线，皮肤为3-0尼龙丝线。使用无菌敷料，踝关节垫好，放入3面石膏夹板固定。踝关节中立位背屈并轻微外翻固定。

术后康复

- 踝关节夹板或石膏固定2周，扶拐接触性负重。
- 术后2周随访时取下夹板，进行伤口检查，更换敷料，然后再将患肢放入夹板或石膏中固定2周，接触性负重。
- 第4周时，患肢更换外固定支具（DJO、VISTA、CA）或其他软支具固定。在可承受范围内逐步进行负重，第6周逐步开始无侧翻的关节活动范围训练。患者佩戴软支具在承受范围内逐步强化训练。

- 物理疗法伴随活动性和强化训练而进行。第8~12周开始进行特定体育训练，以及在地面练习。
- 体育运动一般在12周左右开始，但是需要软支具保护。

导致手术失败的情况

- 检查时未能发现和处理所有韧带异常（如踝关节、腓骨肌腱）。
- 内踝残留不稳定。
- 复发性踝关节松弛。
- 骨性排列不良（如后足内翻、前足外翻）。

注意事项

- 单独ATFL+/–CFL撕裂联合腓骨肌腱损伤。
  - 对于孤立的ATFL+/–CFL撕裂，继续采用上述手术方式。检查腓骨肌腱是否需要进一步手术治疗。例如，如腓骨长肌或腓骨短肌撕裂，直接修复。
  - 如果发现完全的肌腱撕裂，则进行肌腱转移（从短到长）。
  - 如有必要进行其他手术，可在上述切口一并完成（见图64–6）。

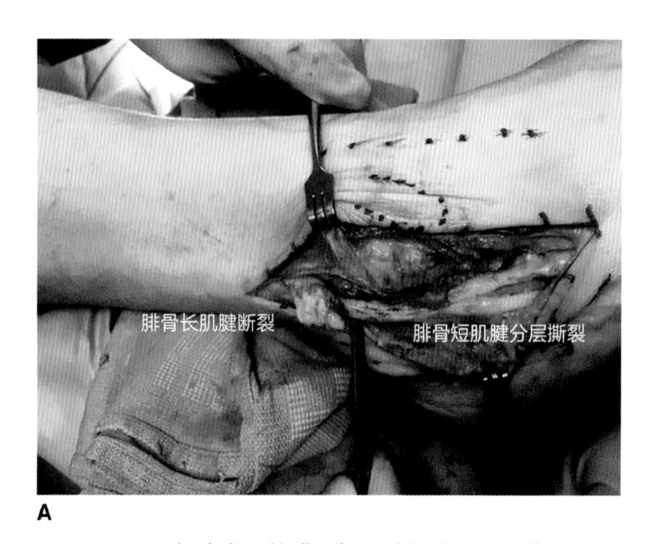

A

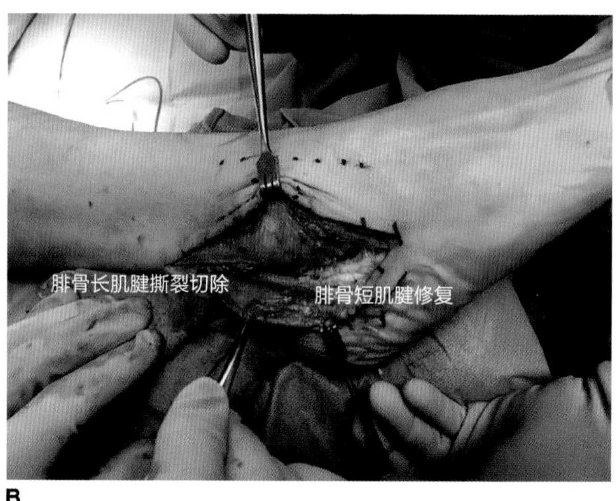

B

图64–6 A. 探查发现的腓骨长肌腱断裂，以及腓骨短肌腱分层撕裂；B. 腓骨长肌腱撕裂切除，以及腓骨短肌腱修复

- ATFL撕裂合并前外侧撞击。
  - 韧带修复前，所有骨性撞击均应常规在关节镜下清理/切除。
- 存在腓骨籽骨或撕脱骨片。
  - 如果存在腓骨籽骨或腓骨骨折不愈合，建议予以切除，并用1或2个带线锚钉将韧带（CFL）重新固定于腓骨远端。
- 翻修Brostrom手术，严重或慢性韧带不稳定。

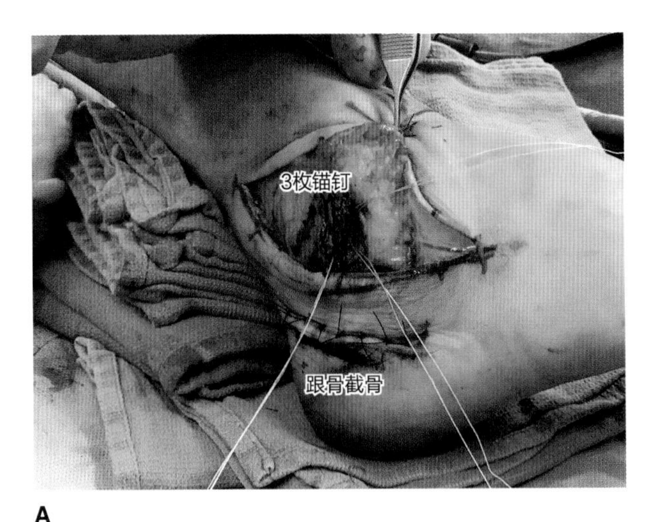

A

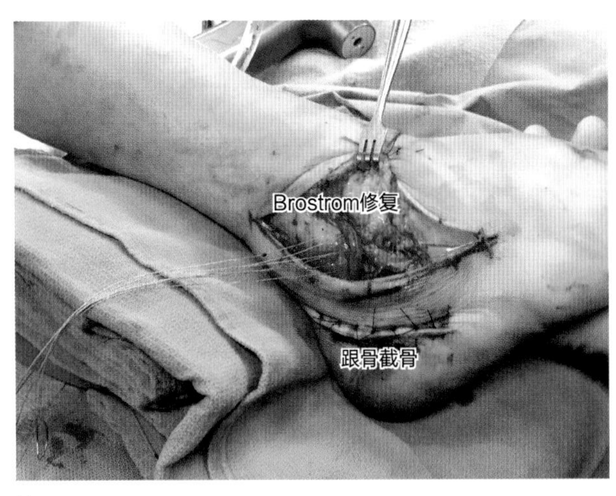

B

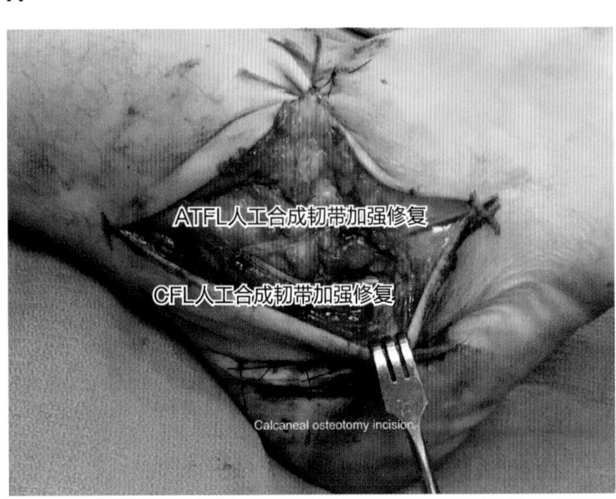

C

图64–7 严重失稳病例除需要韧带修复和加强外，还需要进行跟骨截骨。A. Brostrom修复的锚钉位置（使用3枚锚钉）；B. Brostrom修复；C. ATFL和CFL的人工合成韧带加强修复

- 在翻修Brostrom手术或严重/慢性不稳定时，建议行韧带加强修复。通常加强修复ATFL，但如果组织足以修复CFL或踝关节极度松弛，CFL也会加强修复。
- 首选同种异体肌腱加强修复，但也可使用自体肌腱移植（图64–7）[17]。

提示和技巧

- 将踝关节镜检查限制在20分钟内或更短，使用低压泵，以减少液体外渗。
- 在手术显露和组织牵拉过程中保护SPN。
- 使用超声（U/S）或MRI检查腓骨肌腱联合撕裂；手术时检查腓骨肌腱，必要时一并进行修复。
- 治疗继发性损伤以避免手术失败（骨排列不良、内侧不稳定、前侧撞击）。
- 对于严重或慢性的不稳定和翻修手术，进行韧带加强修复。

参考文献

[1] Soboroff SH, Pappius EM, Komaroff AL. Benefits, risks, and costs of alternative approaches to the evaluation and treatment of severe ankle sprain. *Clin Orthop Relat Res,* 1984,183:160-168.

[2] Yeung MS, Chan KM, So CH, et al. An epidemiological survey on ankle sprain. *Br J Sports Med*, 1994,28(2):112-116.

[3] Ferran NA, Maffulli N. Epidemiology of sprains of the lateral ankle complex. *Foot Ankle Clin*, 2006,11(3):659-662.

[4] Waterman BR, Owens BD, Davey S, et al. The epidemiology of ankle sprains in the United States. *J Bone Joint Surg Am*, 2010,92(13):2279-2284.

[5] Watson-Jones R. Recurrent forward dislocation of the ankle joint. *J Bone Joint Surg (Br)*, 1952,34:519.

[6] Evans HDL. Recurrent instability of the ankle—a method of surgical treatment. *Proc R Soc Med*, 1953,46(5):343-344.

[7] Chrisman OD, Snook GA. Reconstruction of lateral ligament tears of the ankle. An experimental study and clinical evaluation of seven patients treated by a new modification of the Elmslie procedure. *J Bone Joint Surg Am*, 1969,51(5):904-912.

[8] Gould N. Repair of lateral ligament of the ankle. *Foot Ankle*, 1987,8(1):55-58.

[9] Horibe S, Shino K, Taga I, et al. Reconstruction of lateral ligaments of the ankle with allogeneic tendon grafts. *J Bone Joint Surg Br.* 1991;73(5):802-805.

[10] Colville MR, Grondel RJ. Anatomic reconstruction of the lateral ankle ligaments using a split peroneus brevis tendon graft. *Am J Sports Med.* 1995;23(2):210-213.

[11] Bell SJ, Mologne TS, Sitler DF, et al. Twenty-six-year results after Broström procedure for chronic lateral ankle instability. *Am J Sports Med.* 2006;34(6):975-978.

[12] Jung HG, Kim TH, Park JY, et al. Anatomic reconstruction of the anterior talofibular and calcaneofibular ligaments using a semitendinosus tendon allograft and interference screws. *Knee Surg Sports Traumatol Arthrosc.* 2012;20(8):1432-1437.

[13] Liu S, Baker CL. Comparison of lateral ankle ligamentous reconstruction procedures. *Am J Sports Med.* 1994;22(3):313-317.

[14] Bahr R, Pena F, Shine J, et al. Biomechanics of ankle ligament reconstruction. An in vitro comparison of the Broström repair, Watson-Jones reconstruction, and a new anatomic reconstruction technique. *Am J Sports Med.* 1997;25(4):424-432.

[15] Rosenbaum D, Becker HP, Wilke HJ, et al. Tenodeses destroy the kinematic coupling of the ankle joint complex. A three dimensional in vitro analysis of joint movement. *J Bone Joint Surg Br.* 1998;80(1):162-168.

[16] Ferkel RD, Fischer SP. Progress in ankle arthroscopy. *Clin Orthop Relat Res.* 1989;240:210–220.

[17] Coughlin MJ, Schenck RC Jr, Grebing BR, et al. Comprehensive reconstruction of the lateral ankle for chronic instability using a free gracilis graft. *Foot Ankle Int.* 2004;25(4):231-241.

第65章

Jones骨折内固定术

(STEVEN L. HADDAD, BRIAN M. WEATHERFORD)

无菌仪器/设备

- 牙科刮匙。
- 小骨膜剥离器。
- 小AO（木柄）剥离器。
- 小点式复位钳。
- 小C型臂或大C型臂。
- 经皮螺钉固定。
  - 克氏针（1.0mm和1.5mm）。
  - 空心或实心钻头（3.2mm和4.5mm）。
  - 与螺钉直径相匹配的丝锥。
  - 全螺纹或部分螺纹实心螺钉（4.5mm、5.5mm和6.5mm）。
- 切开复位内固定。
  - 2.0、2.4和2.7mm钢板/螺钉固定。

手术方法

- 患者体位（图65–1）。
  - 侧卧位，适当加垫。
  - 悬空式可透视手术床。
  - 患者身体下方放置小沙袋辅助固定。
  - 将患者置于手术台的远端。
  - 同侧手臂置于胸前，加垫并固定。
  - 受累下肢准备，铺单至同侧膝关节周围。
  - 大腿止血带或无菌小腿止血带止血（很少需要）。
  - 斜垫或毯子抬高患肢以便透视。
- 小型C型臂与外科医师在手术床同侧。
  - 成像设备/屏幕位于外科医师的右侧或左侧（取决于骨折侧肢体）。

- 准直仪位于患脚下方。
- 大C型臂位于患肢对侧。
  - 在手术之前，确保对前后位、斜位和侧位透视进行适当的成像。
- 经皮螺钉固定的显露。
  - 在前后位和侧位透视中，用一根与第5跖骨髓腔方向一致的钢丝标出切口。这些线的交叉点可用于切开或经皮螺钉置入。

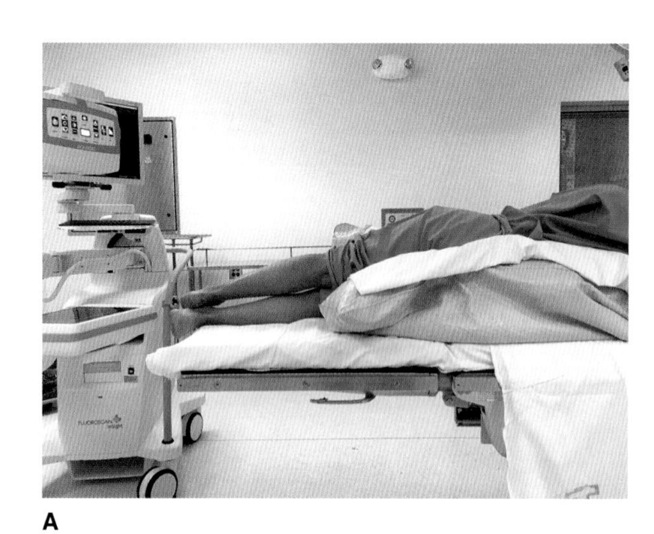
A

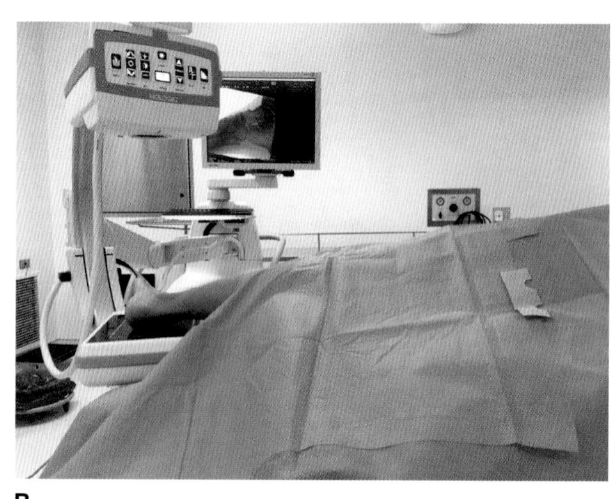
B

图65–1 患者体位（A）；以及内固定过程透视时患肢覆盖和体位（B）

  - 在上述钢针交叉点处，距第5跖骨基底部2~3cm处做1cm切口。
  - 皮肤切开，钝性分离，以避免损伤腓肠神经分支[1]。
- 显露骨折以直视下复位和（或）植骨（图65–2）。

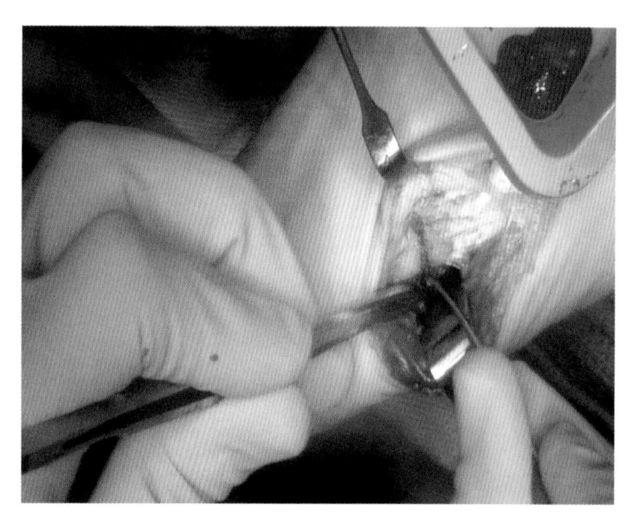

图65–2 切开复位或植骨的标准手术切口。这种方法通常用于不愈合或二次骨折

  - 可经皮切口完成，也可做单切口。
  - 透视定位骨折部位。
  - 切口正好位于掌侧和背侧/皮肤交界处。
  - 显露和保护腓肠神经分支。
  - 切开第5跖骨外展肌背侧筋膜。
  - 将肌肉向足底或足背牵拉，显露第5跖骨基底部。

复位和固定

- 经皮螺钉固定。
  - 电钻将一根克氏针或导针自趾骨近端关节沿长轴方向穿入，穿入位置位于关节面上方内侧。
    - 进针点和方向不良会导致导针与长轴不平行。
    - 临床最常见的是进针点偏外，导针方向朝内，导致外侧皮质分离或医源性内侧皮质骨折。
  - 在各个方向的透视中，导针都与髓腔方向一致，直到穿过骨折线（图65–3）。

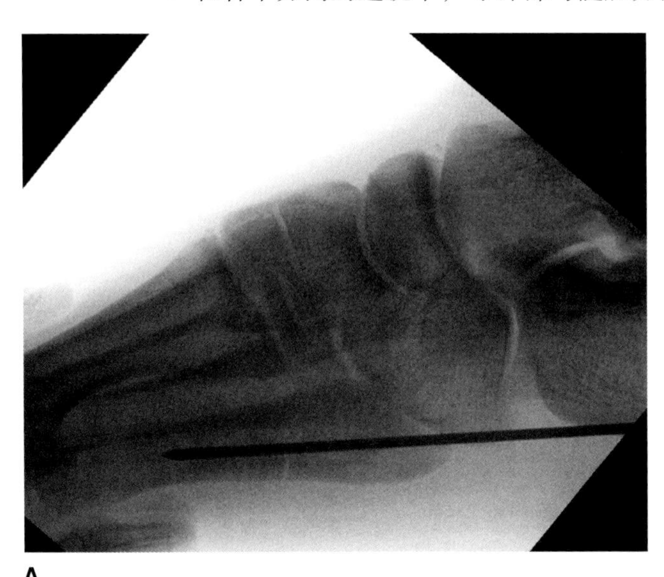

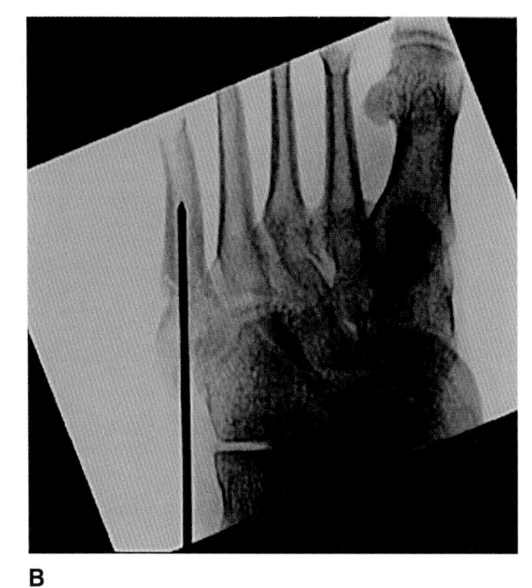

图65-3 透视显示，螺钉导针在AP（A）和侧位（B）上的进针点良好，方向都与髓腔方向平行

  - 3.2mm的钻头沿导针方向钻入，通过骨折线。
  - 然后将4.5mm套管丝锥沿导针拧入，复位骨折（图65–4）。

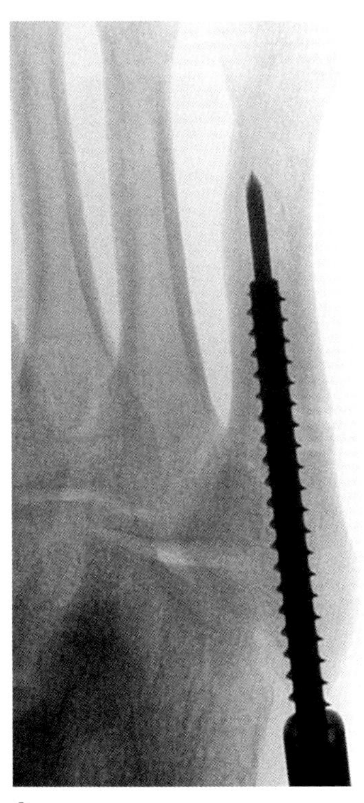

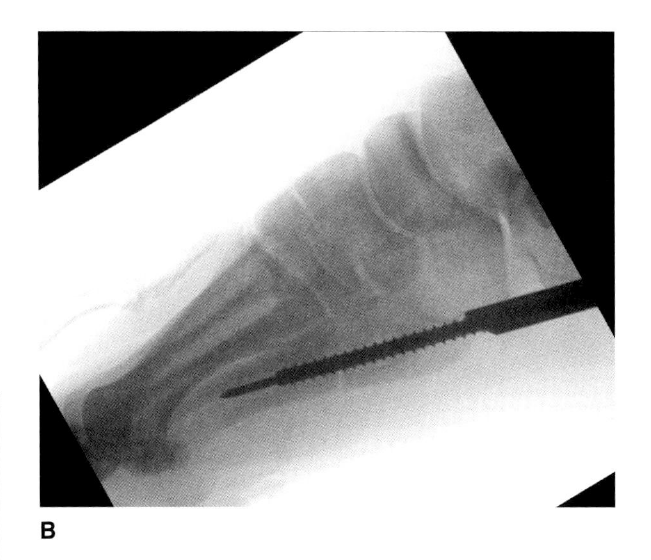

图65-4 透视显示，在斜位（A）和侧位（B）上，4.5mm套管丝锥与骨折部位远端的骨干相接合

- 丝锥直径增加1mm，直到获得足够皮质把持力（图65–5）。
  - 主要通过手感反馈和观察第5跖骨旋转的情况来确定。

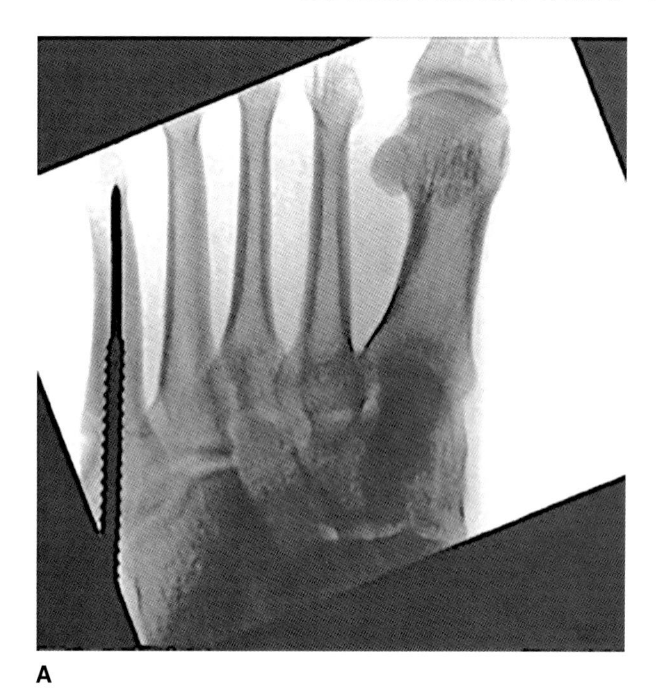
A

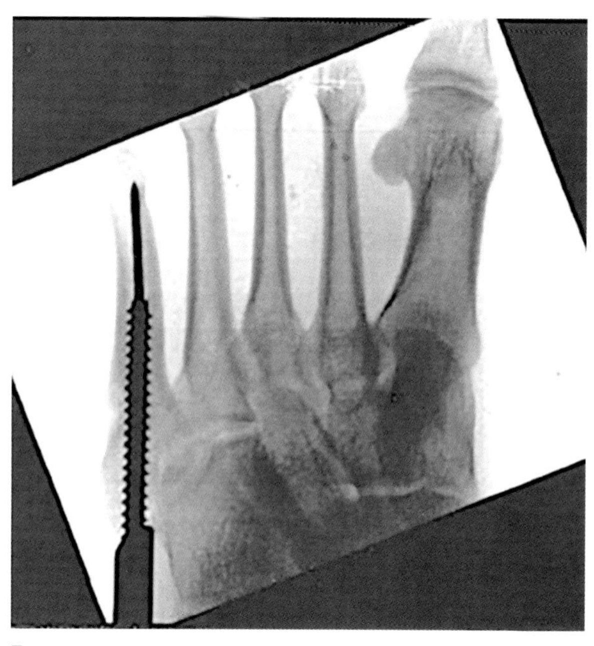
B

图65–5 透视显示，将丝锥直径从4.5mm（A）增加到5.5mm（B）以增加螺钉皮质把持力

- 螺钉的长度和直径对于骨折复位至关重要。
  - 术前测量髓内宽度，预测螺钉长度，有助于选择合适的螺钉。
    - 如果螺钉太短，会使螺纹穿过骨折线，失去断端加压作用。
    - 如果螺钉长度超过跖骨长度的60%，则会导致弯曲的跖骨变直，骨折断端外侧皮质间隙增大，从而增加骨不连的风险[2]。
  - 跖骨附近放置一枚螺钉，然后透视，有助于确定合适螺钉长度（图65–6）。

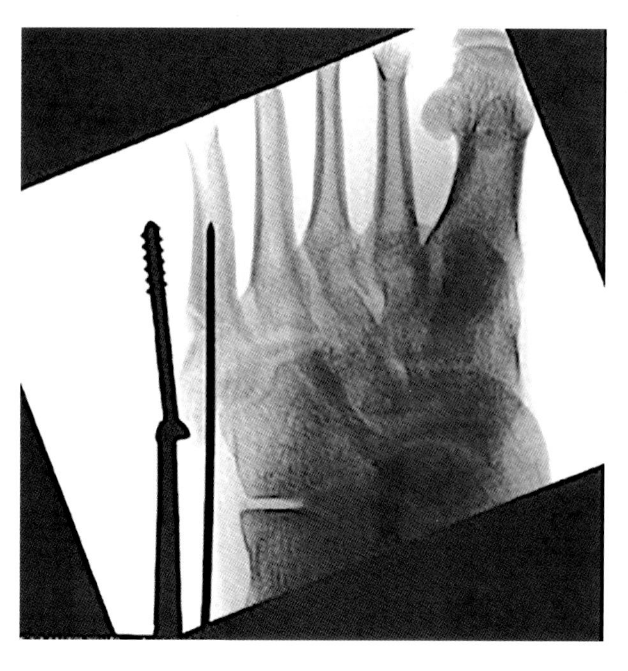

图65–6 AP位透视显示了螺钉最终放置前的情况，以确保螺纹穿过骨折线

- 目标是将螺钉的螺纹最近端越过骨折线，放置在骨折远端。
- 螺钉直径基于术前计划和使用丝锥的触觉反馈。
  - 尽可能使用直径大于4.5mm的螺钉进行固定，以限制骨折部位的弯曲和扭转应力[3]。
- 然后拔出导线，拧入螺钉，直至骨折断端压缩（图65–7）。
  - 注意不要过度挤压和劈裂骨折干骺端。
  - 牢牢抓持第5跖骨头并防止跖骨旋转，可以避免螺钉加压后的旋转畸形。

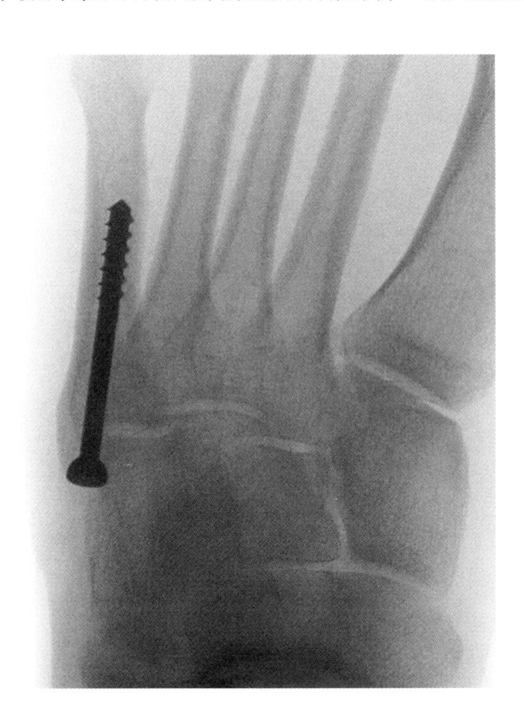

A

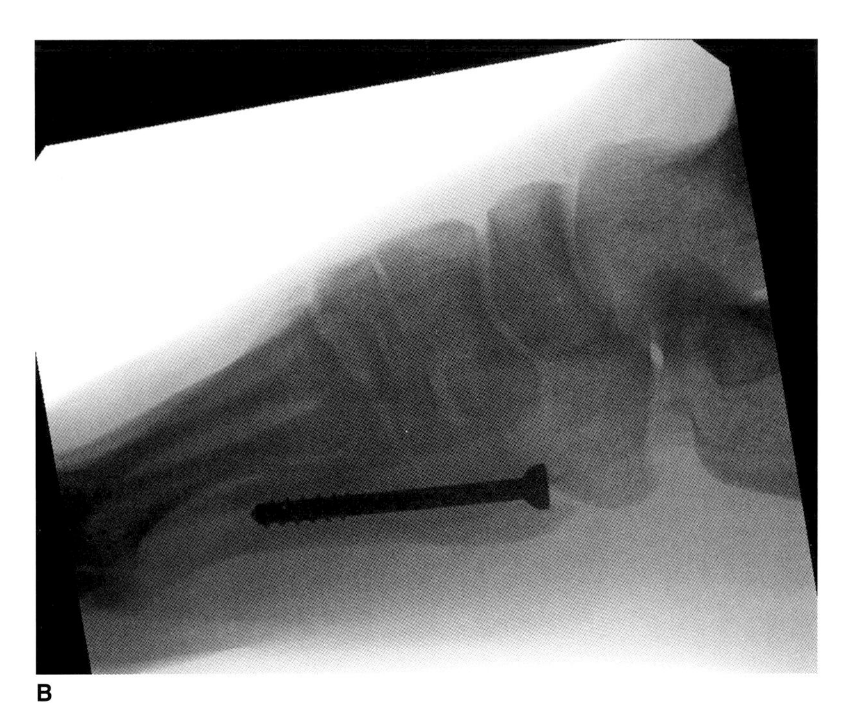

B

图65–7 AP位（A）和侧位（B）透视显示骨折断端压缩后最终的螺钉位置

- 切开复位内固定。
  - 这种手术方式通常用于延迟愈合、不愈合或经皮螺钉固定失败再骨折的情况（图65–8）。

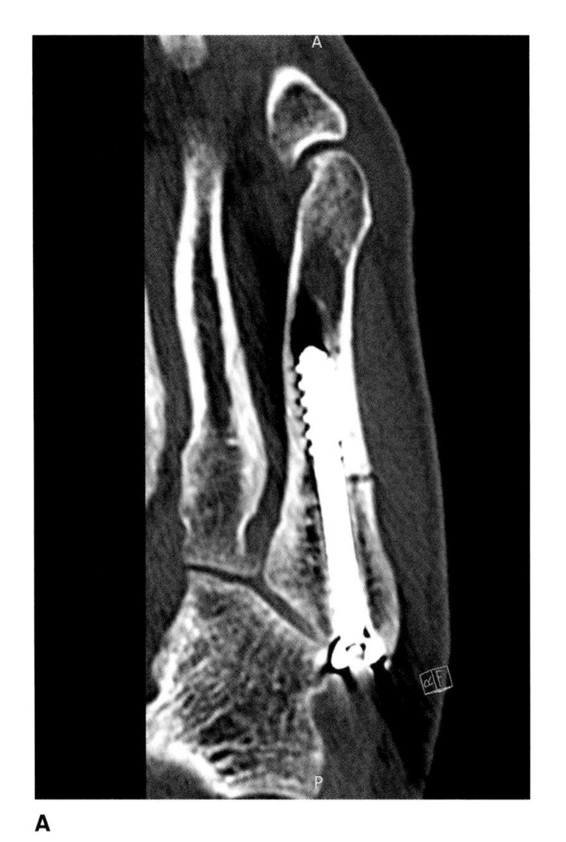

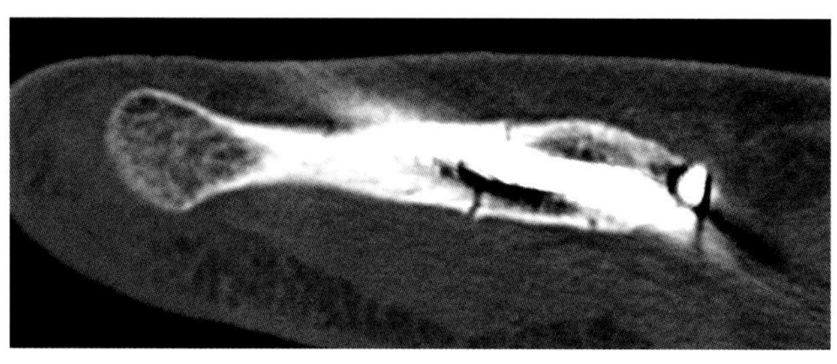

A　　B

图65–8　轴位（A）和矢状位（B）CT显示螺钉固定后的再骨折

  - 显露不愈合或骨折部位并清除纤维骨痂，注意避免不愈合部位热坏死（使用手动器械）。
  - 骨折断端植入同侧跟骨钻孔松质自体骨（图65–9）。

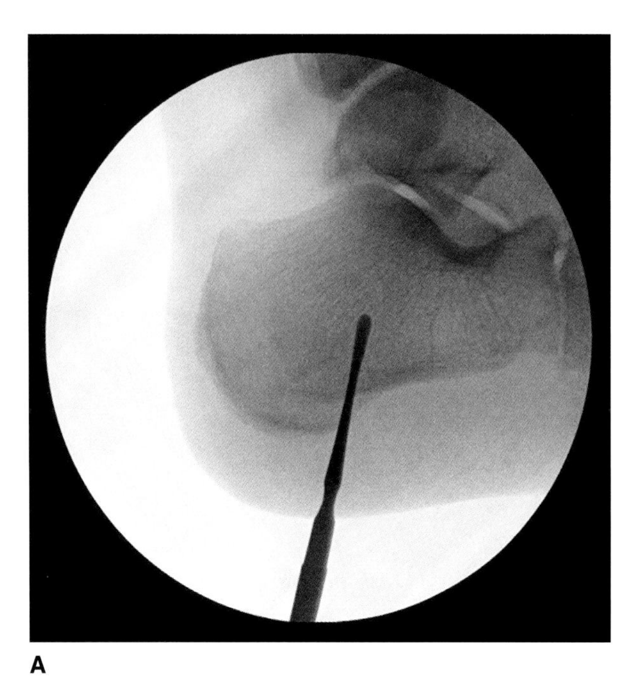

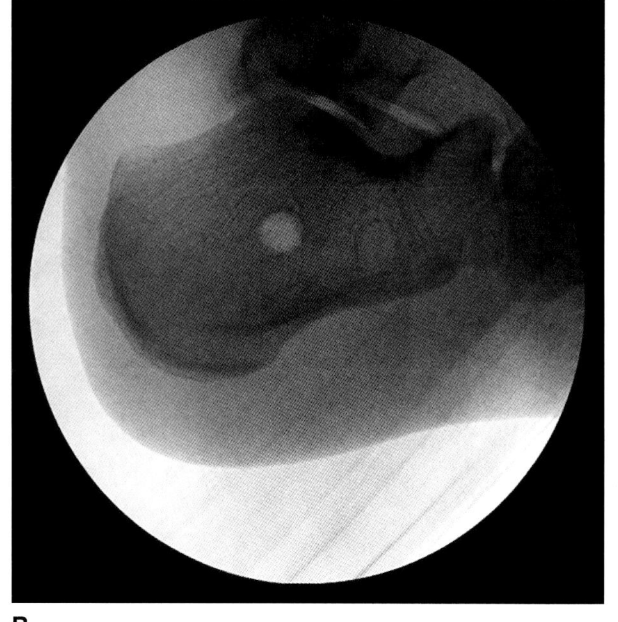

A　　B

图65–9　A~B. 透视图像显示第5跖骨再骨折时跟骨自体骨移植取骨

- 使用4mm的椭圆形的骨条，进行周围植骨。
- 在骨折近端和远端的2mm处单皮质钻孔，用小的点式复位钳辅助断端加压。
- 在翻修手术中，仍然可以采用髓内螺钉固定。
  - 如果之前螺钉被去除，二次手术螺钉直径必须增加以获得远端骨的良好把持力（图65–10）。
    - 同时，需要使用直径较大的丝锥。

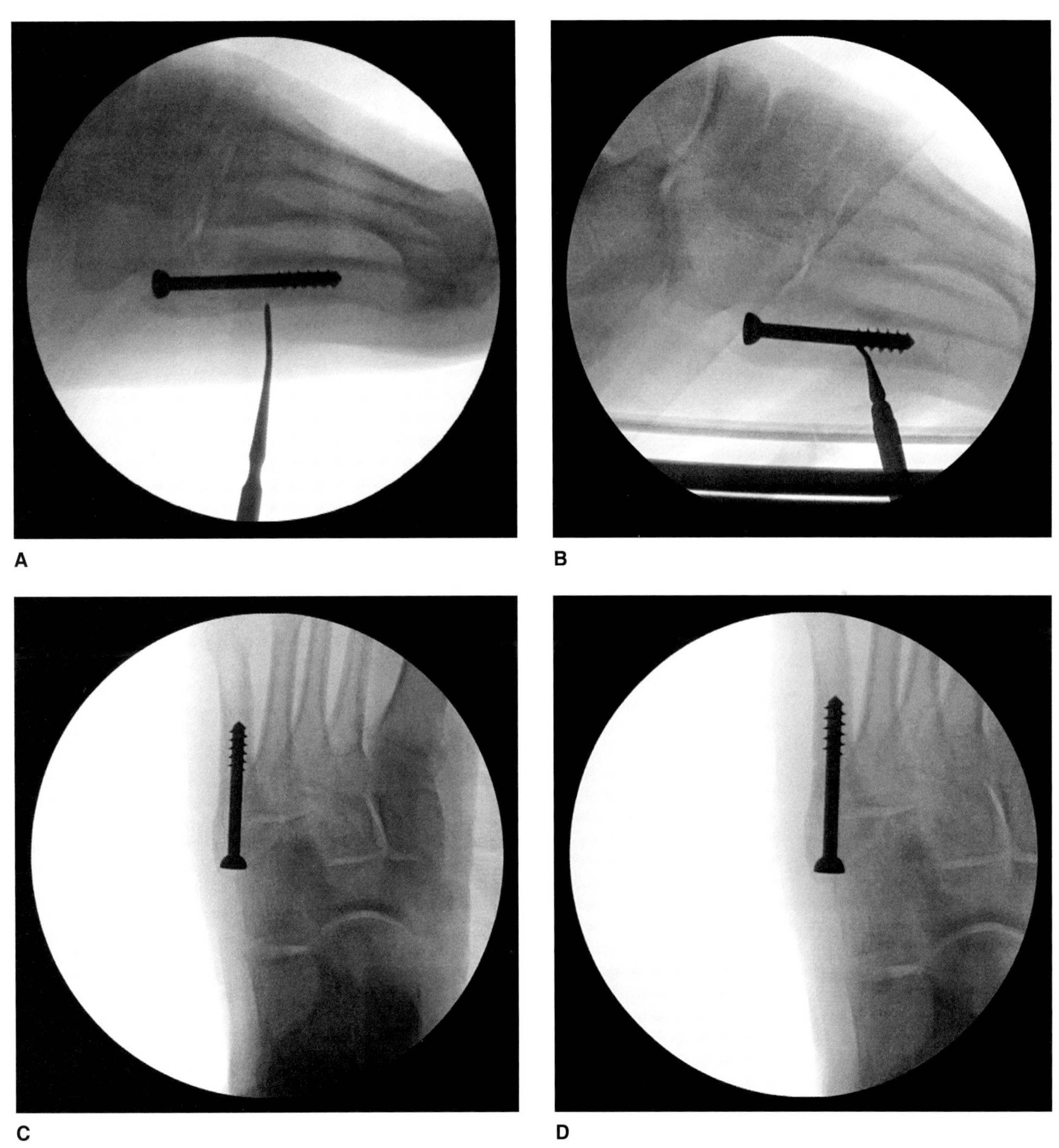

图65–10 A~D. AP位和侧位透视显示增大直径螺钉放置顺序。A. 术前螺钉的侧位透视，骨剥所指为骨折位置；B. 显示术后增大直径螺钉的位置；同样，C. 显示术前螺钉AP位图像，去除之前螺钉后将直径增大的螺钉植入（D）

  - 术中可能需直钻头扩大髓腔，尤其是对于肥厚性骨不连。
- 骨移植和骨愈合辅助剂（如骨形态发生蛋白、骨髓抽吸物、脱钙骨基质）可以补充自体骨不足的缺陷。
- 同时，也可以使用2.4mm或2.7mm的钢板辅助骨折断端加压。
  - 这种钢板在骨折部位应有轻微的凹陷，达到横型骨折的对称压缩的目的。
  - 钢板尽量靠下放置，以避免刺激神经及影响伤口愈合。

- 术后患肢短期膝下夹板固定，6周内避免负重。
  - 术后2~3天开始标准化伤口护理[4]。
  - 石膏固定可用于CAM靴固定的替代方案，两者均可。
  - 在骨愈合过程中，CAM靴允许患肢进行标准训练和物理治疗，尽可能减轻肌肉萎缩并增大患肢关节活动度。
  - 每隔6周行患肢负重X线片检查（图65–11）。

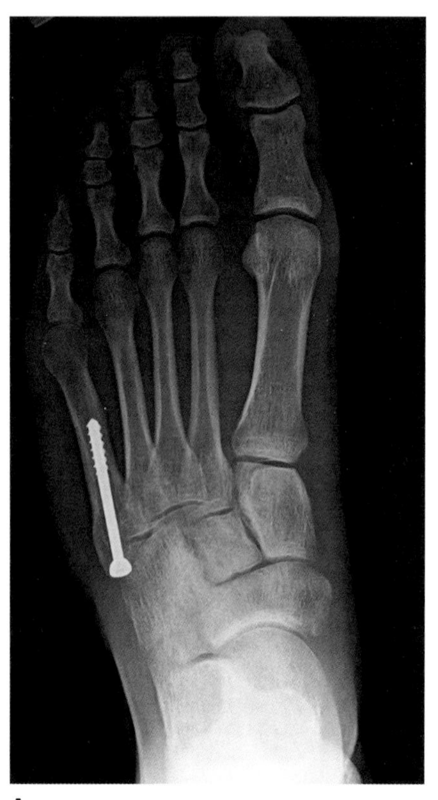
A

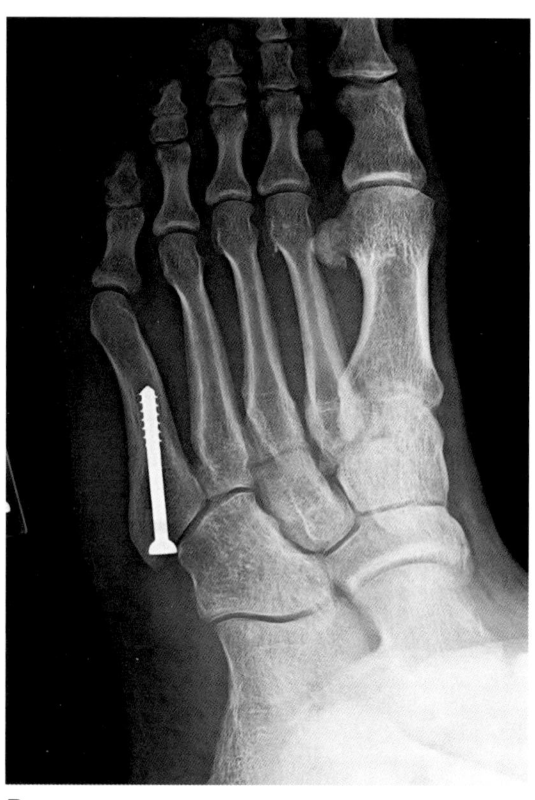
B

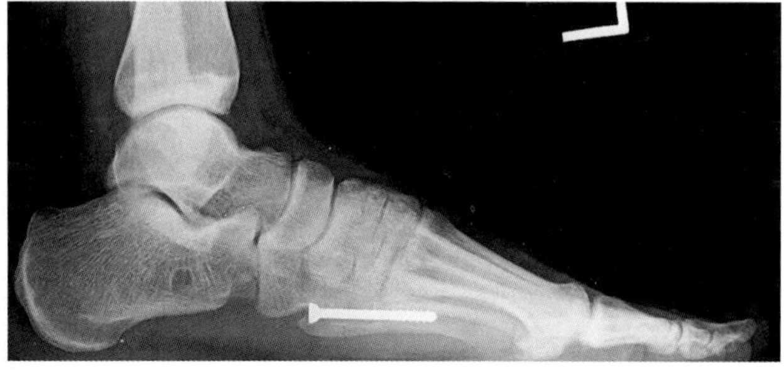
C

图65–11 AP位（A）、斜位（B）和侧位（C）X线片显示螺钉固定后第5跖骨骨折完全愈合

- 术后6周行第5跖骨CT扫描，以确认骨折断端进行性骨愈合。
    - 如愈合，患者可以在CAM靴固定下开始完全负重并持续物理治疗。
- 大多数患者可在术后12周内过渡到普通鞋。建议再行一次CT扫描。因为感觉已经骨愈合后，骨不连和（或）再骨折的发生率相对较高（图65–12）。

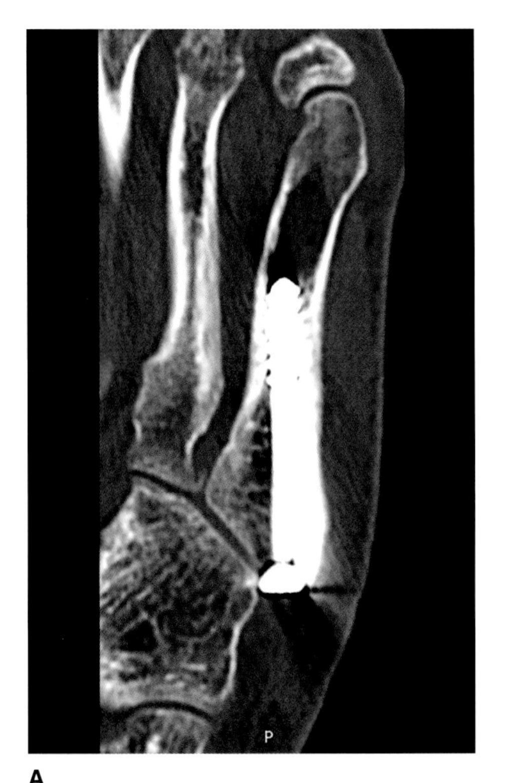

A

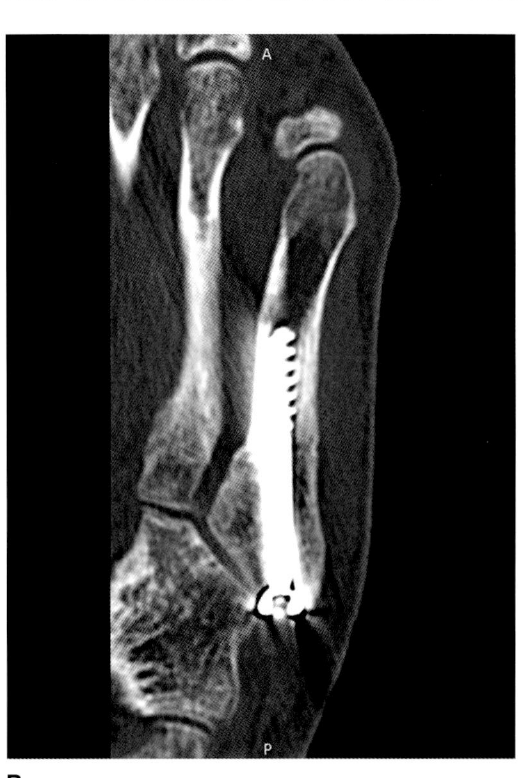

B

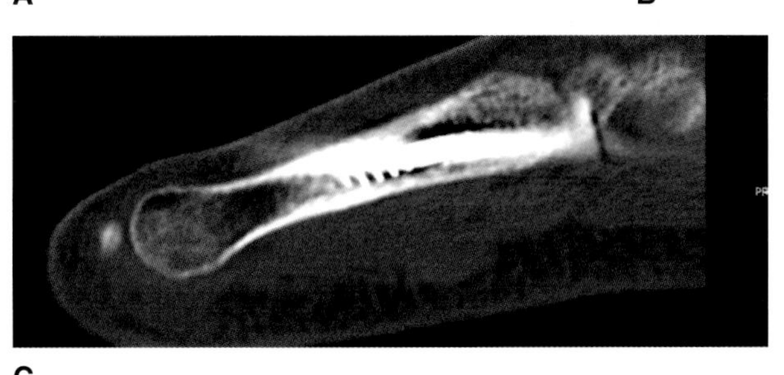

C

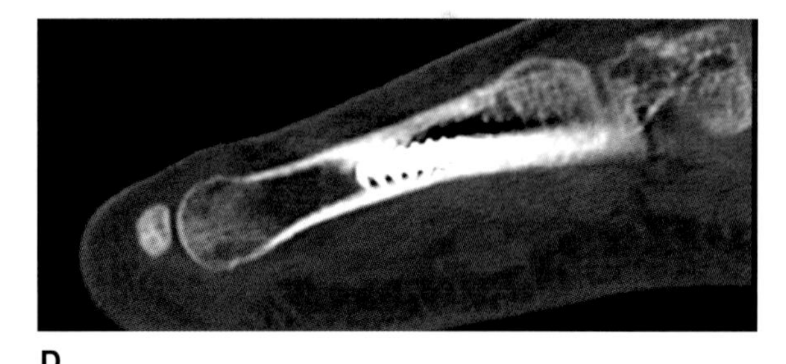

D

图65–12 轴位（A、B）和矢状位（C、D）CT图像显示完全骨愈合，允许安全范围内负重和恢复活动

- 预计恢复运动至少需要12周；然而，根据个体化方案，具体标准应根据临床症状缓解程度和CT扫描骨愈合情况而定。
    - 在高水平的运动员中，25%的人可能会出现再骨折[5]，恢复运动必须保证持续性的骨愈合。
    - 手术前和恢复过程中（尤其是在北部气候条件下），应评估维生素D水平，并应尽早补充，以降低再骨折的风险。
- 在认为已经骨愈合后仍然易于再骨折，常见的原因是先天性后足内翻和（或）结构性弓形足。
    - 手术前应进行评估。如果是可复性畸形，则应在恢复负重和（或）恢复运动前穿戴后足外后侧矫正支具。
    - 如果畸形是固定性，应考虑手术矫正畸形和第5跖骨固定术。

参考文献

[1] Fansa AM. The lateral dorsal cutaneous branch of the sural nerve: clinical importance of the surgical approach to proximal fifth metatarsal fracture fixation. *Am J Sports Med*, 2012,40(8):1895-1898.
[2] Den Hartog BD. Fracture of the proximal fifth metatarsal. *J Am Acad Orthop Surg*, 2009,17(7):458-464.
[3] Vertullo CJ, Glisson RR, Nunley JA. Torsional strains in the proximal fifth metatarsal: implications for Jones and stress fracture management. *Foot Ankle Int*, 2004,25(9):650-656.
[4] Schipper ON, Hsu AR, Haddad SL. Reduction in wound complications after total ankle arthroplasty using a compression wrap protocol. *Foot Ankle Int*, 2015,36(12):1448-1454.
[5] Hunt KJ, Anderson RB. Treatment of jones fracture nonunions and refractures in the elite athlete: outcomes of intramedullary screw fixation with bone grafting. *Am J Sports Med*, 2011,39(9):1948-1954.

第66章

跗骨舟骨骨折内固定术

（GABRIELLA ODE, ROBERT ANDERSON）

无菌仪器/设备

- 4.0mm半螺纹空心螺钉（考虑将来患者可能做MRI，最好选用钛合金螺钉）。
- 牙科刮匙。
- 小点式复位钳。
- 小骨膜剥离器。
- 2.0mm钻头。
- 克氏针（1.0mm和1.5mm）。
- 图像增强器/荧光透视（小型C型臂）。

患者体位

- 仰卧位。
- 可透视手术床。
- 在同侧臀部下方放置垫块。
- 踝上Esmarch驱血止血带或大腿气动止血带。

背侧手术入路[1]

- 适应证。
  - 适用于舟骨中外侧1/3的应力性骨折。
- 显露。
  - 透视定位舟骨，以舟骨为中心，做足背部纵行切口。
  - 于切口内侧游离神经血管（足背动脉和腓浅神经分支）并牵开。
  - 牵开伸肌腱（中间的踇长伸肌腱和外侧踇短伸肌腱）。
  - 切开舟骨骨膜及距舟关节囊，有助于识别骨折。
  - 为了明确骨折位置，通常需要切除距舟关节背侧表面皮质及增生骨赘（图66–1）。
  - 对骨折部位进行清理，注意保护关节面（图66–2）。
  - 用小钻头或克氏针在骨折部位打孔，尤其对于存在慢性硬化的患者（图66–3）。

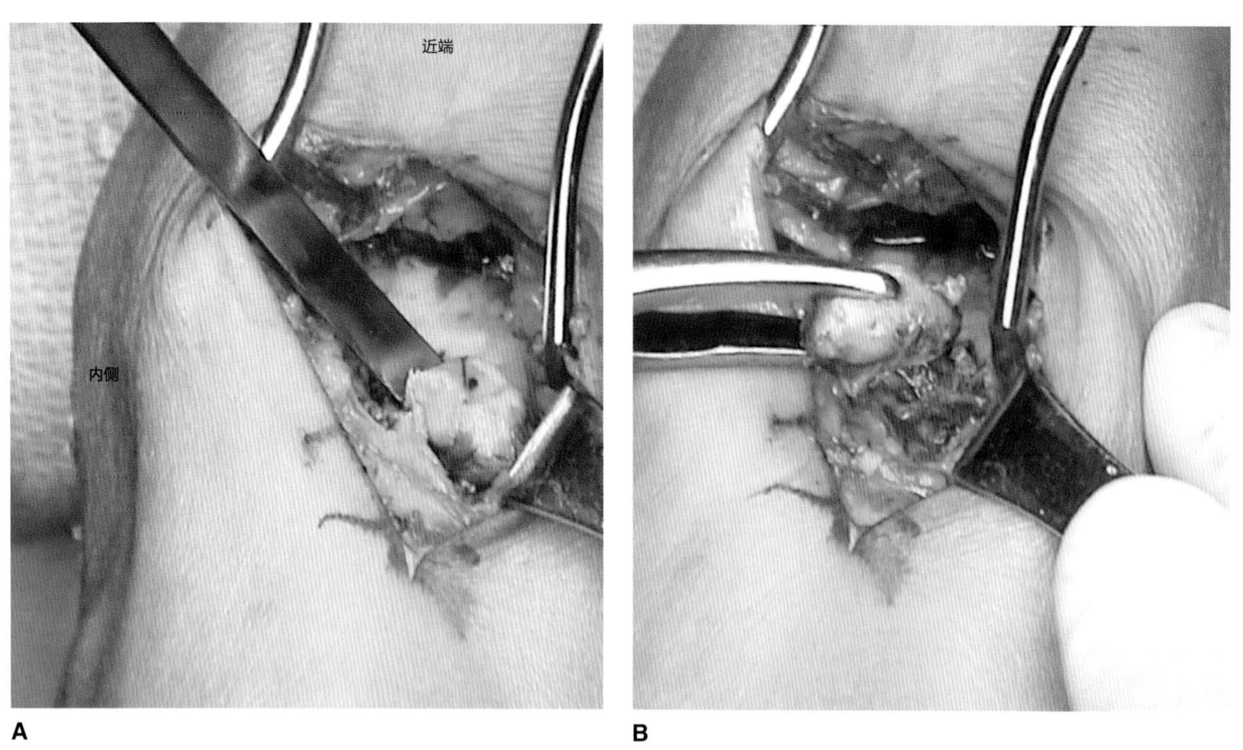

图66-1 背侧入路治疗舟骨骨折，使用骨刀凿除背侧骨赘（A），然后用小咬骨钳移除骨（B）

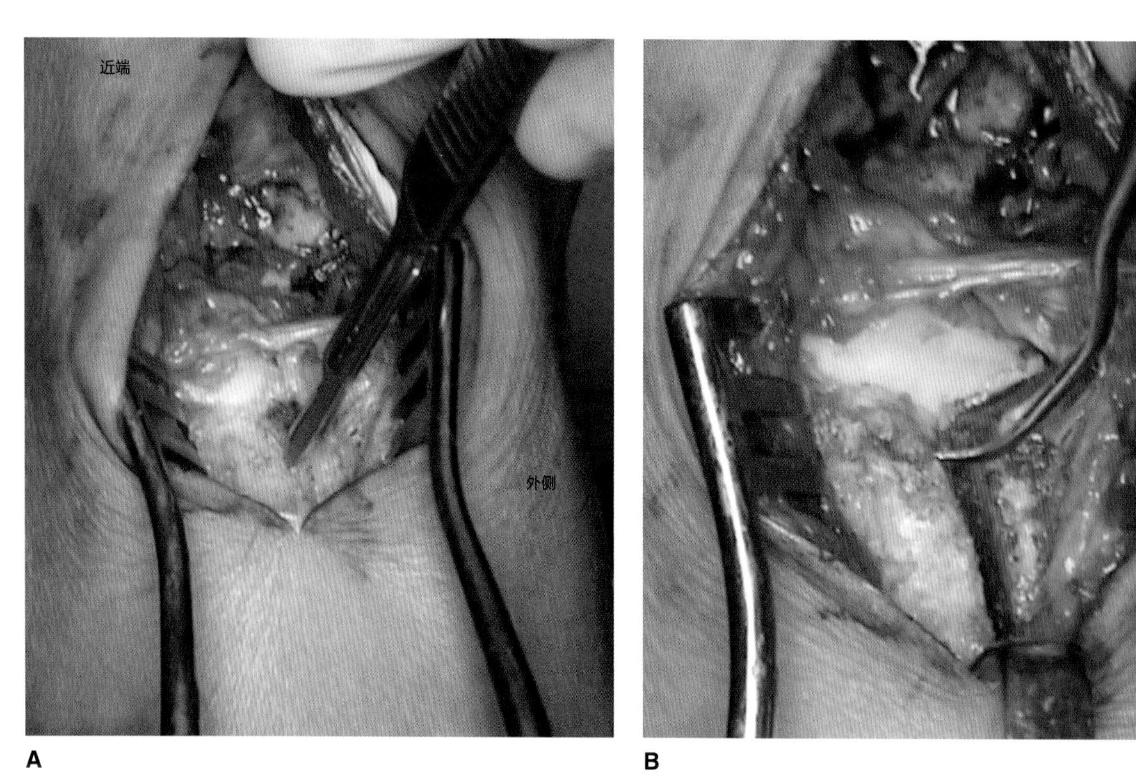

图66-2 仔细显露（A）和清理（B）舟骨骨折部位

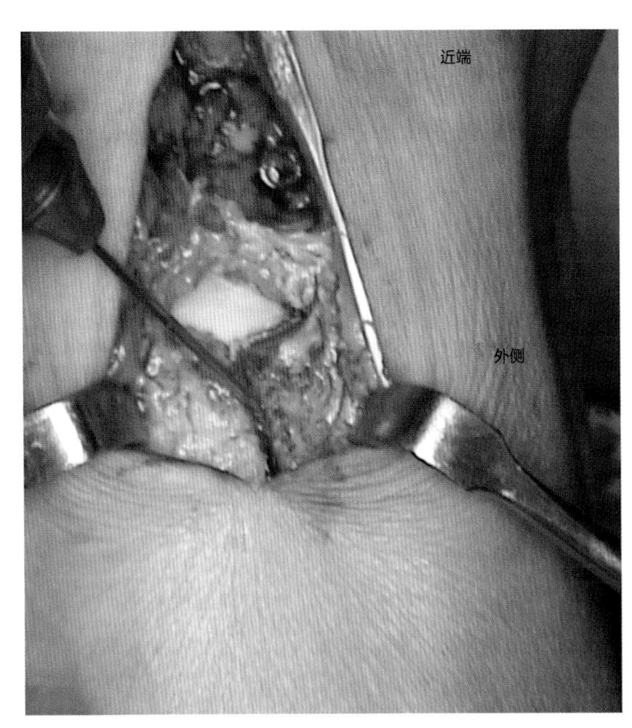

A

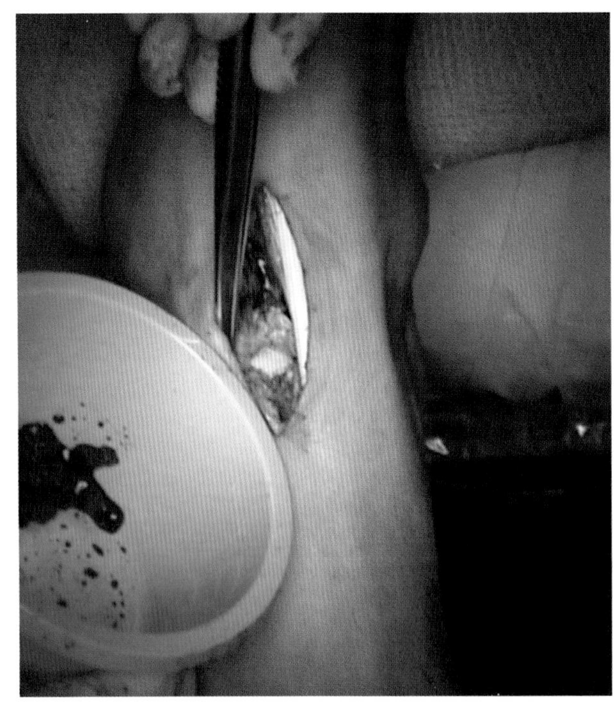

B

图66–3 用克氏针在骨折部位打孔（A），然后应用自体骨移植（B）

- 复位固定技术。
- 自体松质骨移植，可在跟骨后结节或髂嵴取骨，并植入骨折部位。
    - 在增强影像下，用点式复位夹将移位的骨折复位，2枚克氏针由外向内垂直穿过骨折线，临时固定。
    - 第一根针自近端钻入，方向由足背外侧朝向足底内侧。第二根针平行放置在稍远点并偏向足底位置。注意不要穿透远端皮质，测量克氏针的深度。
    - 空心钻沿导针穿过骨折线。
    - 透视下置入直径4.0mm半螺纹空心螺钉，以确保螺钉不会从远端皮质穿出。螺钉过长可能会损伤胫骨前或胫骨后肌腱（图66–4）。
  - 逐层闭合伤口。
  - 将患足中立位放置在垫好的夹板中。
  - 术后3个月行X线片和CT扫描，以评估骨折愈合情况（图66–5）。

内侧手术入路[2]

- 适应证。
  - 适用于舟骨高能量轴向负荷导致的骨折（Sangeorzan 2-4型）
- 显露。
  - 以舟骨为中心，于胫骨前、后肌腱行纵行切口。
  - 辨认并牵开保护隐神经和隐静脉。
  - 显露并松解内侧支持带及其下方的胫骨前肌腱，将其牵向前侧。

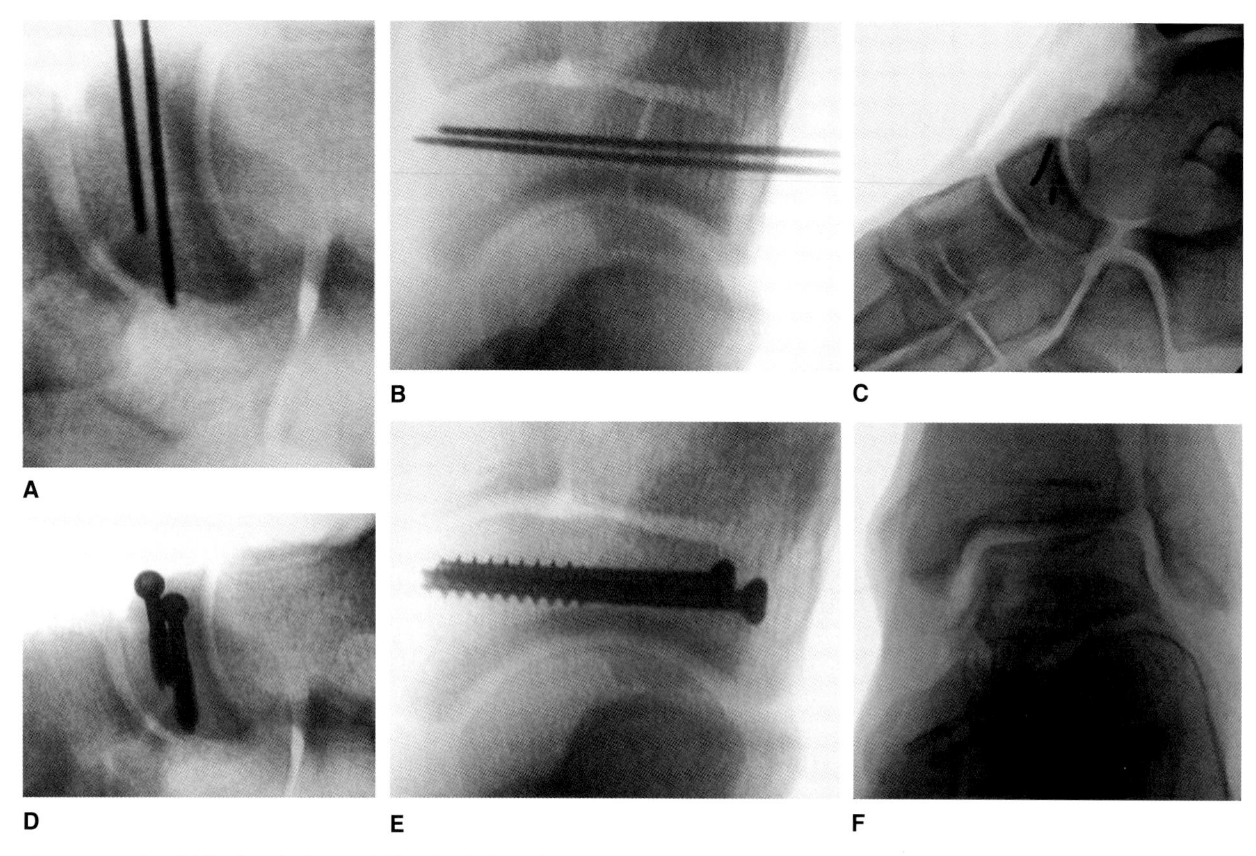

图66-4 克氏针临时固定（A~C）的透视成像，随后植入2枚空心螺钉进行最终固定（D~F）

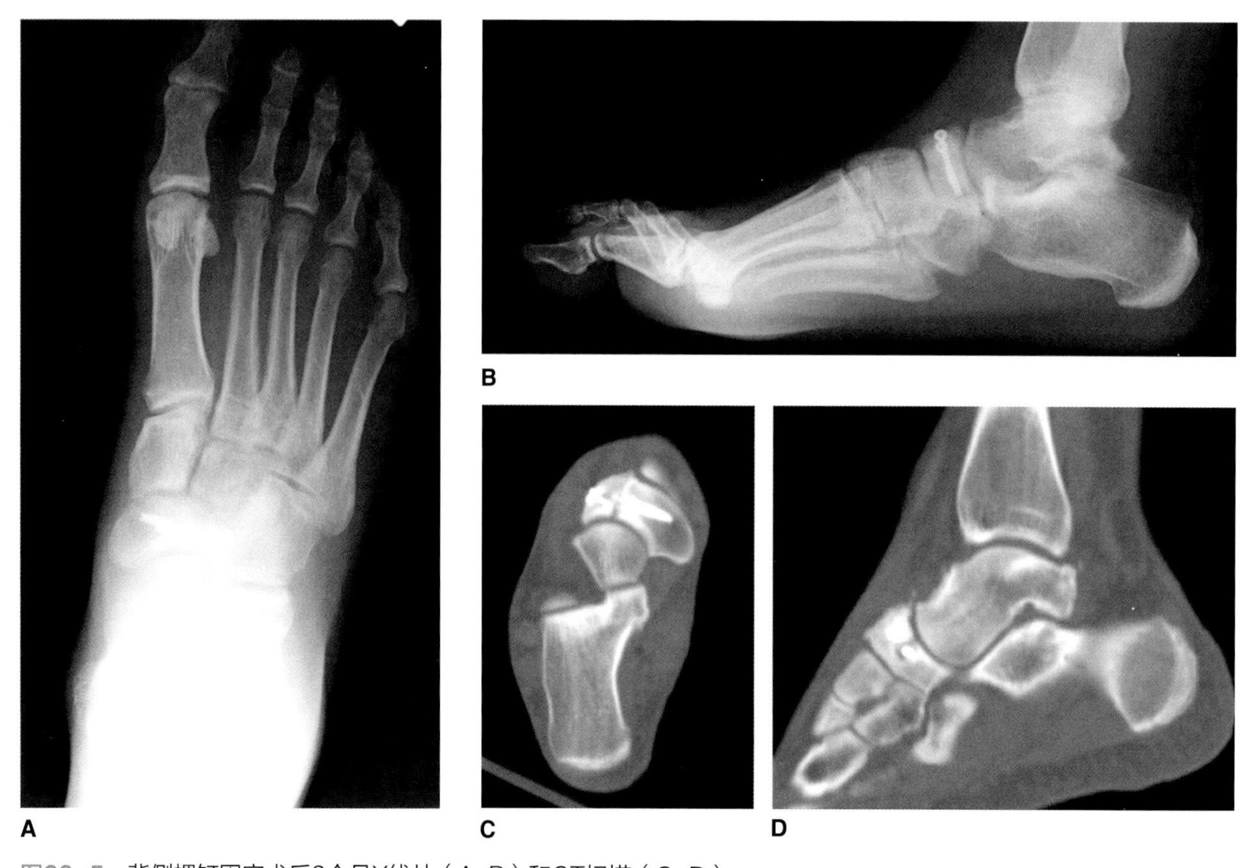

图66-5 背侧螺钉固定术后3个月X线片（A~B）和CT扫描（C~D）

  - 切开内侧距舟关节囊，显露骨折。
  - 分离并清理骨折断端，注意保护关节面。
- 复位及固定。
  - 透视下，用点式复位复位夹骨折断端。粉碎性骨折可能需要克氏针临时固定。2根平行导针垂直穿过骨折线，稳定骨折舟骨。
  - 测量并确认导针深度，空心钻沿导针方向穿过骨折，置入适当长度的空心螺钉。
  - 对于粉碎性或薄片型骨折，可以在足内侧从楔骨到距骨放置一个跨越式外固定架来固定（图66–6）。

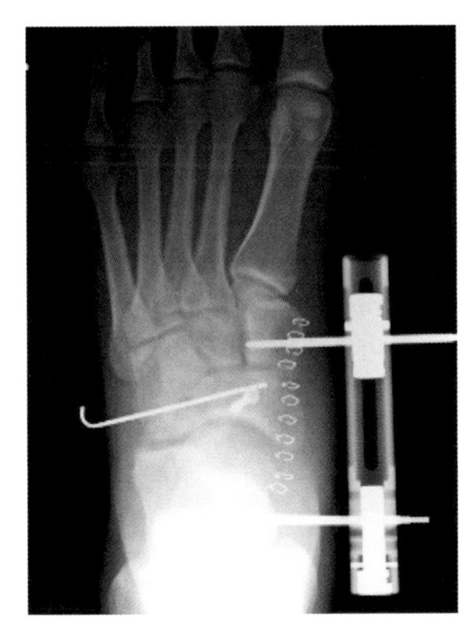
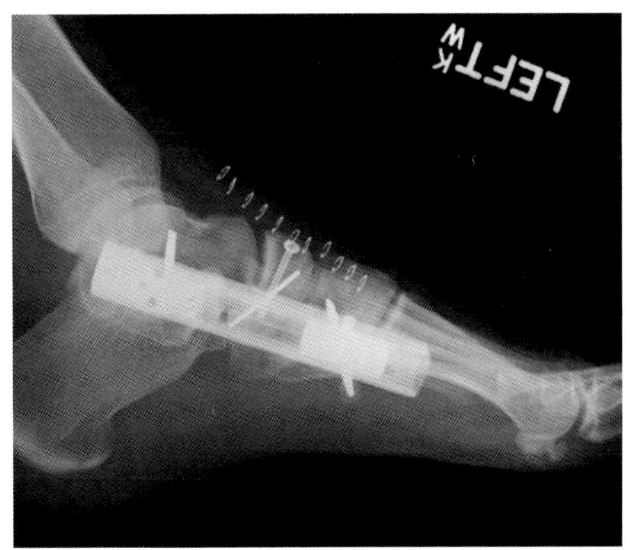

图66–6 内侧入路及跨越式外固定架

  - 必要时，可以在骨折部位移植自体松质骨。
    - 分层缝合伤口。
    - 术后患足中立位棉垫夹板外固定。

经皮入路

- 适应证。
  - 适用于陈旧性或进展性不完全骨折，以及非移位性完全骨折（没有硬化）。
  - 体育专业大学生或专业运动员的首选，术后可更快恢复且能降低复发应力性骨折的风险[3]。
- 复位和固定。
  - 如前所述，2枚平行克氏针经皮垂直穿过骨折线（背部或内侧）。
  - 测量并确认导针深度，空心钻沿导针方向穿过骨折线，置入适当长度的空心螺钉。
  - 值得注意的是不要过度加压螺钉，因为可能会造成肌腱损伤（从背部置入损伤胫骨前肌腱或从内侧置入损伤的胫骨后肌腱）或神经损伤（内侧入路时损伤足底内侧神经）（图66–7）。

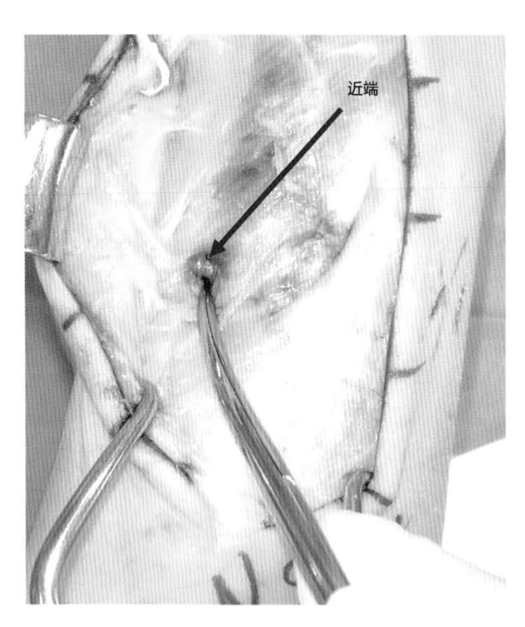

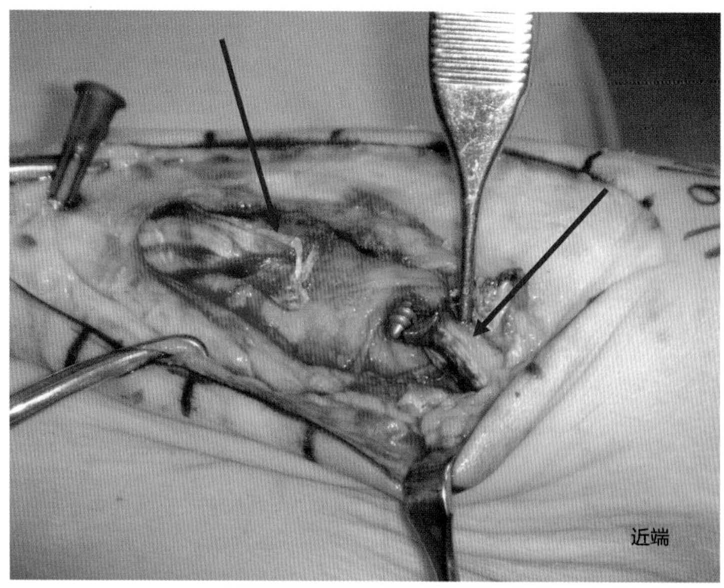

图66-7 经皮螺钉固定术后3个月由于螺钉穿透内侧皮质导致胫骨前肌腱断裂（蓝色箭头）

参考文献

[1] Lee S, Anderson RB. Stress fractures of the tarsal navicular. *Foot Ankle Clin*, 2004,9(1):85-104. doi:10.1016/S1083-7515(03)00151-7.

[2] Choi LE, Chou LB. Surgical treatment of tarsal navicular stress fractures. *Oper Tech Sports Med*, 2006,14(4):248-251. doi:10.1053/j.otsm.2006.05.003.

[3] Mann JA, Pedowitz DI. Evaluation and treatment of navicular stress fractures, including nonunions, revision surgery, and persistent pain after treatment. *Foot Ankle Clin*, 2009,14(2):187-204. doi:10.1016/j.fcl.2009.01.003.